国家卫生健康委员会"十三五"规划教材

专科医师核心能力提升导引丛书

供专业学位研究生及专科医师用

眼　科　学

Ophthalmology

第 **3** 版

主　审　崔　浩　黎晓新

主　编　王宁利　杨培增

副主编　徐国兴　孙兴怀　王雨生

　　　　蒋　沁　刘　平　马建民

人民卫生出版社

·北 京·

图书在版编目（CIP）数据

眼科学 / 王宁利，杨培增主编. —3 版. —北京：
人民卫生出版社，2021.5
ISBN 978-7-117-31563-0

Ⅰ. ①眼… Ⅱ. ①王…②杨… Ⅲ. ①眼科学－教材
Ⅳ. ①R77

中国版本图书馆 CIP 数据核字（2021）第 085902 号

| 人卫智网 | www.ipmph.com | 医学教育、学术、考试、健康，购书智慧智能综合服务平台 |
| 人卫官网 | www.pmph.com | 人卫官方资讯发布平台 |

眼 科 学
Yankexue
第 3 版

主　　编：王宁利　杨培增
出版发行：人民卫生出版社（中继线 010-59780011）
地　　址：北京市朝阳区潘家园南里 19 号
邮　　编：100021
E - mail：pmph @ pmph.com
购书热线：010-59787592　010-59787584　010-65264830
印　　刷：三河市潮河印业有限公司
经　　销：新华书店
开　　本：850×1168　1/16　印张：26　插页：8
字　　数：734 千字
版　　次：2008 年 3 月第 1 版　2021 年 5 月第 3 版
印　　次：2021 年 8 月第 1 次印刷
标准书号：ISBN 978-7-117-31563-0
定　　价：129.00 元
打击盗版举报电话：010-59787491　E-mail：WQ @ pmph.com
质量问题联系电话：010-59787234　E-mail：zhiliang @ pmph.com

编　者 （按姓氏笔画排序）

马　翔　大连医科大学附属第一医院

马建民　首都医科大学附属北京同仁医院

王宁利　首都医科大学附属北京同仁医院

王雨生　空军军医大学西京医院

代丽丽　哈尔滨医科大学附属第二医院

庄文娟　西北民族大学第一附属医院

刘　平　哈尔滨医科大学附属第一医院

刘　虎　南京医科大学第一附属医院

齐　虹　北京大学第三医院

关立南　哈尔滨医科大学附属第一医院

孙广莉　郑州大学第一附属医院

孙兴怀　复旦大学附属眼耳鼻喉科医院

杨明明　深圳市人民医院

杨培增　重庆医科大学附属第一医院

张　弘　哈尔滨医科大学附属第一医院

张丰菊　首都医科大学附属北京同仁医院

张丽琼　哈尔滨医科大学附属第一医院

张明昌　华中科技大学

张敬学　北京市眼科研究所

陈梅珠　中国人民解放军联勤保障部队第九〇〇医院

范先群　上海交通大学医学院

范皎洁　哈尔滨医科大学附属第一医院

郑广瑛　郑州大学第一附属医院

赵江月　中国医科大学附属第四医院

赵家良　中国医学科学院北京协和医院

胡运韬　北京清华长庚医院

胡建民　福建医科大学

姚　进　南京医科大学附属眼科医院

姚　克　浙江大学医学院附属第二医院

徐国兴　福州医科大学附属第一医院

陶　勇　首都医科大学附属北京朝阳医院

崔　浩　哈尔滨医科大学附属第一医院

蒋　沁　南京医科大学附属眼科医院

雷　博　河南省人民医院

瞿　佳　温州医科大学附属眼视光医院

编写秘书　马建民　孙　梅　首都医科大学附属北京同仁医院

主 审 简 介

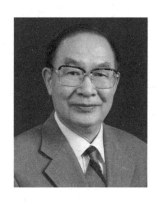

崔　浩　原哈尔滨医科大学附属第一医院眼科研究所所长，教授，博士生导师，硕士生导师。哈尔滨医科大学附属第一医院十大名医。崔浩教授眼科基础理论深厚，擅长弱视的诊断与治疗，在斜视致调节性近视方面也有独到建树，在眼外伤与交感性眼炎方面提出了全新的理论观念，为患者保留下大量重症伤眼球，改进了斜视手术，极大地减少了患者的负担和疼痛。

原《中华眼科杂志》等 12 家专业杂志编委或常务编委，主编及副主编多部眼科学教材（本科、八年制、研究生），发表 SCI 文章 30 余篇，出版专著（译著）8 部，获得国家专利 73 项，黑龙江省卫生厅科技进步奖 16 项，2018 年获得国家科学技术进步奖二等奖 1 项，省科技进步奖 4 项，医疗新技术 20 余项。

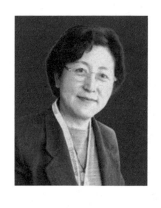

黎晓新　教授，厦门大学附属厦门眼科中心院长，厦门大学客座教授。原北京大学眼科中心主任，首任北京大学眼科学系主任，北京大学人民医院眼科中心主任。一直致力于视网膜玻璃体手术和眼底疾病的研究与治疗，先后承担国家"十五""十一五""十三五"、国家自然科学基金、863 计划等多项课题，国家重点基础研究发展计划（973 计划）首席科学家。

以第一作者或通讯作者发表中文论文 320 篇，在 *Nature Communication*、*Ophthalmology*、*FASEB J*、*IOVS* 等英文杂志发表论文 160 篇。主编《玻璃体视网膜手术学》《视网膜血管性疾病》等专著 7 本，主译 *RETINA*。起草和领导制定《我国糖尿病视网膜病变临床诊疗指南（2014 年）》《中国早产儿视网膜病变筛查指南（2014 年）》等 8 项指南。先后获得国家教委科技进步奖一等奖 2 项、二等奖 3 项，2007 年获世界眼科学会亚太区"最佳临床教师金苹果奖"，2008 年获得中华眼科杰出成就奖，2009 年获宋庆龄儿科医学奖，2016 年获中华医学会眼科学分会最高奖项"中华眼科终身成就奖"，2017 年获中美眼科学会金钥匙奖，2018 年获"十大医学贡献专家"，2019 年获中国医师协会眼科医师分会"特殊贡献专家"和"国之名医"称号。

主 编 简 介

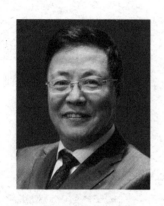

王宁利 教授,主任医师,博士生导师。现任首都医科大学附属北京同仁医院眼科中心主任,国家眼科诊断与治疗设备工程技术研究中心主任,全国防盲技术指导组组长,亚太眼科学会主席。2014年当选国际眼科科学院院士。

主要致力于青光眼、白内障、屈光及遗传眼病等方面的临床和基础研究,从事眼科临床与科研工作36年,完成各类眼科手术2万余台。主持国家级项目16项(首席3项,包括863计划1项和重大专项2项)。以第一作者或通讯作者发表论文513篇,其中SCI文章210篇,总他引7 343次,连续5年入选Elsevier高被引学者榜。主编眼科学教材及专著40部,制定指南、共识及标准规范36项,获发明专利25件。以第一完成人获国家科学技术进步奖二等奖2项,获国家卫生健康突出贡献中青年专家称号,获"何梁何利基金科学与技术进步奖",入选北京学者、国家高层次人才特殊支持计划(国家"万人计划")。

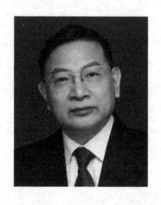

杨培增 教授,主任医师,教育部长江学者特聘教授,国务院学位委员会第五、第六届学科评议组成员,重庆市"两江学者"特聘教授,国际眼炎症学会执行理事,亚太眼内炎症学会执行理事,国际葡萄膜炎研究组成员,国际Behcet病学会理事,中华医学会眼科学分会副主任委员,重庆市首席医学专家。

以项目负责人获国家自然科学基金创新研究群体、国家杰出青年科学基金、重点项目、重点国际(地区)合作研究项目、973计划项目、"十一五"国家科技支撑计划、国家重点研发计划,以第一作者和/或通讯作者在 *Nature Genetics* 等SCI杂志发表论文215篇,以第一完成人获国家科学技术进步奖3项、省部级科学技术进步奖一等奖6项,获亚太眼内炎症学会杰出成就奖、重庆市科技突出贡献奖、全国卫生系统先进工作者、中华眼科杰出成就奖、中美眼科学会金钥匙奖和金苹果奖、第六届中国医师奖、卫生部有突出贡献专家、全国五一劳动奖章、全国模范教师、全国医德楷模、全国杰出专业技术人才、全国优秀科技工作者、"庆祝中华人民共和国成立70周年"纪念章、重庆英才•优秀科学家等荣誉及称号。

副主编简介

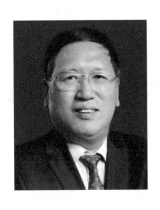

徐国兴 眼科学教授,博士生导师,主任医师,国务院政府特殊津贴专家,福建医科大学附属第一医院眼科中心主任,福建省眼科研究所所长,福建医科大学眼视光系主任,全国防盲技术指导组副组长。

1982 年毕业于福建医科大学医学系,1995 年受国家公派赴美国内布拉斯加大学眼科系留学,在晶状体和视网膜病基础与临床有较深造诣。中国中西医结合学会眼科专业委员会副主任委员,中华预防医学会公共卫生眼科学分会副主任委员。《国际眼科纵览》《国际眼科杂志》副主编,《中华眼科杂志》等期刊编委。担任教材《激光眼科学》《眼科学》《眼科学基础》主编,主译英国皇家医学院《临床眼科学》。承担国家自然科学基金项目 5 项,在国内外发表论文 118 篇,获省部级科学技术奖二等奖 4 项,已为国家培养眼科博士、硕士 116 人。被评为第三届"全国优秀科技工作者"。

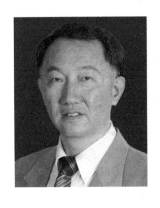

孙兴怀 医学博士,主任医师,眼科学教授,博士生导师。现任国家卫生健康委员会近视眼重点实验室主任,复旦大学上海医学院眼科学与视觉科学系主任,中华医学会眼科学分会候任主任委员,中国研究型医院学会眼科学与视觉科学专业委员会主任委员,上海市医学会眼科专科分会主任委员,亚太眼科学院院士,世界青光眼协会理事等。

发表专业论文 300 余篇,包括 *Nature Genetics*,*Progress in Retinal and Eye Research*,*Curr Biology*,*Ophthalmology* 等杂志,入选上海市优秀学科带头人、上海领军人才、卫生部有突出贡献中青年专家。荣获"上海市优秀科研院所长奖""上海市职工科技创新标兵"称号,上海市科技精英,上海医学科技奖一等奖,上海医学发展杰出贡献奖,上海市科学技术进步奖一等奖,全国优秀眼科医师,中国医院协会优秀医院院长,中华医学科技奖二等奖,中华眼科杰出成就奖,中美眼科学会金苹果奖,亚太眼科学会杰出贡献奖,国家科学技术进步奖二等奖等。

副主编简介

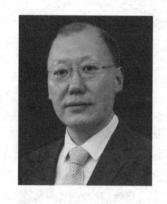

王雨生 空军军医大学西京医院眼科教授,主任医师,博士生导师,全军眼科研究所所长。中华医学会眼科学分会常务委员、眼底病学组副组长,中国医师协会眼科医师分会眼底病专业委员会副主任委员,中华医学会儿科学分会眼底病学组副组长。任《中华眼底病杂志》《国际眼科杂志》《眼科新进展》《国际眼科纵览》等杂志副主编,《中华眼科杂志》《中华眼视光学与视觉科学杂志》《中华实验眼科杂志》《中华眼外伤职业眼病杂志》《眼科》《中华神经外科疾病研究杂志》等10余种专业杂志编委。

以第一完成人获省部级科学技术进步奖一、二等奖共4项,主持973计划项目和国家自然科学基金等课题20余项,发表论文480余篇,主编专著8部,参与多部眼科学教材的编写工作。2010年被评为首届"中国眼科医师奖",2013年起享受陕西省政府"三秦人才津贴"。

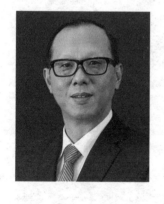

蒋 沁 医学博士,教授,博士生导师,南京医科大学附属眼科医院院长。从事眼科临床、科研和教学工作30余年,在白内障、玻璃体视网膜疾病等复杂性眼病的诊治上有丰富经验。

现为国家临床重点专科带头人,发表学术论文100余篇,其中SCI论文66篇,累计影响因子286.083。主持和参加国家自然科学基金、江苏省"六大人才高峰"项目等国家和省、市级项目10余项。获国家发明专利2项,实用新型专利1项。获中国中西医结合学会科学技术奖三等奖,江苏省科学技术进步奖一等奖、医学新技术引进奖一等奖,作为重要参与人获中国人民解放军医疗成果奖一等奖,中华医学科技奖三等奖,带领的科研团队获江苏省"医学创新团队"称号。主编专著《眼科主治医师手册》《小学生近视防控手册》,担任《眼科学》(英文原版改编版)、《眼视光学理论和方法》(第3版)副主编,参编《眼科学》和《医患沟通》等规划教材,参编国际教材 *Handbook of nutrition, diet, and the eye*,并在英国发行。

副主编简介

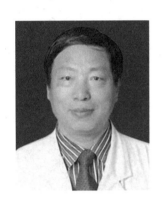

刘　平　主任医师，二级教授，博士生导师，国务院政府特殊津贴专家，黑龙江省劳动模范。现任哈尔滨医科大学附属第一医院眼科医院院长、眼科教研室主任，哈尔滨医科大学眼科中心重点实验室主任，哈尔滨医科大学中俄医学研究中心眼科研究所所长、眼科国家地方联合工程研究中心主任，黑龙江省中俄眼科工程技术研究中心主任。中华医学会眼科学分会第十二届委员会常务委员，中华医学会眼科学分会防盲及流行病学组副组长，中国医师协会眼科医师分会第四届委员会委员。

从事眼科医疗、基础研究及教学实践 30 余年，主要致力于白内障、角膜病及遗传眼病的临床及基础研究。主持并完成了国家自然科学基金项目 4 项，省部级课题 10 余项。先后获得教育部科学技术进步奖二等奖 1 项，中华医学科技奖医学科学技术奖三等奖 1 项，省级科学技术进步奖 6 项，新技术成果奖 20 余项，发明专利 5 项。在国内外发表核心期刊论文 200 余篇，其中发表 SCI 论文 70 余篇，出版专著 6 部。

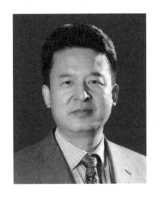

马建民　主任医师，教授，博士生导师，任职于首都医科大学附属北京同仁医院。目前兼任中国医师协会眼科医师分会眼肿瘤专业委员会主任委员，中国中西医结合学会眼科专业委员会眼肿瘤学组组长，北京医师协会眼科专科医师分会眼肿瘤眼眶病分委会主任委员，中国老年保健协会眼保健专业委员会秘书长，中国医疗保健国际交流促进会眼科学分会副秘书长兼常务委员等。

在从医 30 年的时间里，积累了丰富的临床经验，尤其擅长各种疑难眼肿瘤眼眶病的诊疗工作。撰写和发表文章 200 余篇，参编、参译著作 50 余本，其中主编（译）10 本，副主编（译）11 本。承担或以主要研究者身份参加国家级课题 6 项、省市级课题 9 项，获得各种奖励 30 余项。目前兼任《中国临床医生杂志》副主任委员，兼任《中华眼科杂志》《中华实验眼科杂志》《中华眼科医学杂志（电子版）》等多本杂志编委。

全国高等学校医学研究生"国家级"规划教材 第三轮修订说明

进入新世纪,为了推动研究生教育的改革与发展,加强研究型创新人才培养,人民卫生出版社启动了医学研究生规划教材的组织编写工作,在多次大规模调研、论证的基础上,先后于2002年和2008年分两批完成了第一轮50余种医学研究生规划教材的编写与出版工作。

2014年,全国高等学校第二轮医学研究生规划教材评审委员会及编写委员会在全面、系统分析第一轮研究生教材的基础上,对这套教材进行了系统规划,进一步确立了以"解决研究生科研和临床中实际遇到的问题"为立足点,以"回顾、现状、展望"为线索,以"培养和启发读者创新思维"为中心的教材编写原则,并成功推出了第二轮(共70种)研究生规划教材。

本套教材第三轮修订是在党的十九大精神引领下,对《国家中长期教育改革和发展规划纲要(2010—2020年)》《国务院办公厅关于深化医教协同进一步推进医学教育改革与发展的意见》,以及《教育部办公厅关于进一步规范和加强研究生培养管理的通知》等文件精神的进一步贯彻与落实,也是在总结前两轮教材经验与教训的基础上,再次大规模调研、论证后的继承与发展。修订过程仍坚持以"培养和启发读者创新思维"为中心的编写原则,通过"整合"和"新增"对教材体系做了进一步完善,对编写思路的贯彻与落实采取了进一步的强化措施。

全国高等学校第三轮医学研究生"国家级"规划教材包括五个系列。①科研公共学科:主要围绕研究生科研中所需要的基本理论知识,以及从最初的科研设计到最终的论文发表的各个环节可能遇到的问题展开;②常用统计软件与技术:介绍了SAS统计软件、SPSS统计软件、分子生物学实验技术、免疫学实验技术等常用的统计软件以及实验技术;③基础前沿与进展:主要包括了基础学科中进展相对活跃的学科;④临床基础与辅助学科:包括了专业学位研究生所需要进一步加强的相关学科内容;⑤临床学科:通过对疾病诊疗历史变迁的点评、当前诊疗中困惑、局限与不足的剖析,以及研究热点与发展趋势探讨,启发和培养临床诊疗中的创新思维。

该套教材中的科研公共学科、常用统计软件与技术学科适用于医学院校各专业的研究生及相应的科研工作者;基础前沿与进展学科主要适用于基础医学和临床医学的研究生及相应的科研工作者;临床基础与辅助学科和临床学科主要适用于专业学位研究生及相应学科的专科医师。

全国高等学校第三轮医学研究生"国家级"规划教材目录

1	医学哲学（第2版）	主　编　柯　杨　张大庆	
		副主编　赵明杰　段志光　边　林　唐文佩	
2	医学科研方法学（第3版）	主　审　梁万年	
		主　编　刘　民　胡志斌	
		副主编　刘晓清　杨土保	
3	医学统计学（第5版）	主　审　孙振球　徐勇勇	
		主　编　颜　艳　王　彤	
		副主编　刘红波　马　骏	
4	医学实验动物学（第3版）	主　编　秦　川　谭　毅	
		副主编　孔　琪　郑志红　蔡卫斌　李洪涛	
		王靖宇	
5	实验室生物安全（第3版）	主　编　叶冬青	
		副主编　孔　英　温旺荣	
6	医学科研课题设计、申报与实施（第3版）	主　审　龚非力　李卓娅	
		主　编　李宗芳　郑　芳	
		副主编　吕志跃　李煌元　张爱华	
7	医学实验技术原理与选择（第3版）	主　审　魏于全	
		主　编　向　荣	
		副主编　袁正宏　罗云萍	
8	统计方法在医学科研中的应用（第2版）	主　编　李晓松	
		副主编　李　康　潘发明	
9	医学科研论文撰写与发表（第3版）	主　审　张学军	
		主　编　吴忠均	
		副主编　马　伟　张晓明　杨家印	
10	IBM SPSS 统计软件应用	主　编　陈平雁　安胜利	
		副主编　欧春泉　陈莉雅　王建明	

11	SAS 统计软件应用（第 4 版）	主编	贺佳			
		副主编	尹平	石武祥		
12	医学分子生物学实验技术（第 4 版）	主审	药立波			
		主编	韩骅	高国全		
		副主编	李冬民	喻红		
13	医学免疫学实验技术（第 3 版）	主编	柳忠辉	吴雄文		
		副主编	王全兴	吴玉章	储以微	崔雪玲
14	组织病理技术（第 2 版）	主编	步宏			
		副主编	吴焕文			
15	组织和细胞培养技术（第 4 版）	主审	章静波			
		主编	刘玉琴			
16	组织化学与细胞化学技术（第 3 版）	主编	李和	周德山		
		副主编	周国民	肖岚	刘佳梅	孔力
17	医学分子生物学（第 3 版）	主审	周春燕	冯作化		
		主编	张晓伟	史岸冰		
		副主编	何凤田	刘戟		
18	医学免疫学（第 2 版）	主编	曹雪涛			
		副主编	于益芝	熊思东		
19	遗传和基因组医学	主编	张学			
		副主编	管敏鑫			
20	基础与临床药理学（第 3 版）	主编	杨宝峰			
		副主编	李俊	董志	杨宝学	郭秀丽
21	医学微生物学（第 2 版）	主编	徐志凯	郭晓奎		
		副主编	江丽芳	范雄林		
22	病理学（第 2 版）	主编	来茂德	梁智勇		
		副主编	李一雷	田新霞	周桥	
23	医学细胞生物学（第 4 版）	主审	杨恬			
		主编	安威	周天华		
		副主编	李丰	吕品	杨霞	王杨淦
24	分子毒理学（第 2 版）	主编	蒋义国	尹立红		
		副主编	骆文静	张正东	夏大静	姚平
25	医学微生态学（第 2 版）	主编	李兰娟			
26	临床流行病学（第 5 版）	主编	黄悦勤			
		副主编	刘爱忠	孙业桓		
27	循证医学（第 2 版）	主审	李幼平			
		主编	孙鑫	杨克虎		

28	断层影像解剖学	主　编	刘树伟　张绍祥			
		副主编	赵　斌　徐　飞			
29	临床应用解剖学（第2版）	主　编	王海杰			
		副主编	臧卫东　陈　尧			
30	临床心理学（第2版）	主　审	张亚林			
		主　编	李占江			
		副主编	王建平　仇剑崟　王　伟　章军建			
31	心身医学	主　审	Kurt Fritzsche　吴文源			
		主　编	赵旭东			
		副主编	孙新宇　林贤浩　魏　镜			
32	医患沟通（第2版）	主　审	周　晋			
		主　编	尹　梅　王锦帆			
33	实验诊断学（第2版）	主　审	王兰兰			
		主　编	尚　红			
		副主编	王传新　徐英春　王　琳　郭晓临			
34	核医学（第3版）	主　审	张永学			
		主　编	李　方　兰晓莉			
		副主编	李亚明　石洪成　张　宏			
35	放射诊断学（第2版）	主　审	郭启勇			
		主　编	金征宇　王振常			
		副主编	王晓明　刘士远　卢光明　宋　彬			
			李宏军　梁长虹			
36	疾病学基础	主　编	陈国强　宋尔卫			
		副主编	董　晨　王　韫　易　静　赵世民			
			周天华			
37	临床营养学	主　编	于健春			
		副主编	李增宁　吴国豪　王新颖　陈　伟			
38	临床药物治疗学	主　编	孙国平			
		副主编	吴德沛　蔡广研　赵荣生　高　建			
			孙秀兰			
39	医学3D打印原理与技术	主　编	戴尅戎　卢秉恒			
		副主编	王成焘　徐　弢　郝永强　范先群			
			沈国芳　王金武			
40	互联网＋医疗健康	主　审	张来武			
		主　编	范先群			
		副主编	李校堃　郑加麟　胡建中　颜　华			
41	呼吸病学（第3版）	主　编	王　辰　陈荣昌			
		副主编	代华平　陈宝元　宋元林			

42	消化内科学（第3版）	主　审	樊代明	李兆申		
		主　编	钱家鸣	张澍田		
		副主编	田德安	房静远	李延青	杨　丽
43	心血管内科学（第3版）	主　审	胡大一			
		主　编	韩雅玲	马长生		
		副主编	王建安	方　全	华　伟	张抒扬
44	血液内科学（第3版）	主　编	黄晓军	黄　河	胡　豫	
		副主编	邵宗鸿	吴德沛	周道斌	
45	肾内科学（第3版）	主　审	谌贻璞			
		主　编	余学清	赵明辉		
		副主编	陈江华	李雪梅	蔡广研	刘章锁
46	内分泌内科学（第3版）	主　编	宁　光	邢小平		
		副主编	王卫庆	童南伟	陈　刚	
47	风湿免疫内科学（第3版）	主　审	陈顺乐			
		主　编	曾小峰	邹和建		
		副主编	古洁若	黄慈波		
48	急诊医学（第3版）	主　审	黄子通			
		主　编	于学忠	吕传柱		
		副主编	陈玉国	刘　志	曹　钰	
49	神经内科学（第3版）	主　编	刘　鸣	崔丽英	谢　鹏	
		副主编	王拥军	张杰文	王玉平	陈晓春
			吴　波			
50	精神病学（第3版）	主　编	陆　林	马　辛		
		副主编	施慎逊	许　毅	李　涛	
51	感染病学（第3版）	主　编	李兰娟	李　刚		
		副主编	王贵强	宁　琴	李用国	
52	肿瘤学（第5版）	主　编	徐瑞华	陈国强		
		副主编	林东昕	吕有勇	龚建平	
53	老年医学（第3版）	主　审	张　建	范　利	华　琦	
		主　编	刘晓红	陈　彪		
		副主编	齐海梅	胡亦新	岳冀蓉	
54	临床变态反应学	主　编	尹　佳			
		副主编	洪建国	何韶衡	李　楠	
55	危重症医学（第3版）	主　审	王　辰	席修明		
		主　编	杜　斌	隆　云		
		副主编	陈德昌	于凯江	詹庆元	许　媛

56	普通外科学（第3版）	主　编　赵玉沛
		副主编　吴文铭　陈规划　刘颖斌　胡三元
57	骨科学（第3版）	主　审　陈安民
		主　编　田　伟
		副主编　翁习生　邵增务　郭　卫　贺西京
58	泌尿外科学（第3版）	主　审　郭应禄
		主　编　金　杰　魏　强
		副主编　王行环　刘继红　王　忠
59	胸心外科学（第2版）	主　编　胡盛寿
		副主编　王　俊　庄　建　刘伦旭　董念国
60	神经外科学（第4版）	主　编　赵继宗
		副主编　王　硕　张建宁　毛　颖
61	血管淋巴管外科学（第3版）	主　编　汪忠镐
		副主编　王深明　陈　忠　谷涌泉　辛世杰
62	整形外科学	主　编　李青峰
63	小儿外科学（第3版）	主　审　王　果
		主　编　冯杰雄　郑　珊
		副主编　张潍平　夏慧敏
64	器官移植学（第2版）	主　审　陈　实
		主　编　刘永锋　郑树森
		副主编　陈忠华　朱继业　郭文治
65	临床肿瘤学（第2版）	主　编　赫　捷
		副主编　毛友生　沈　铿　马　骏　于金明
		吴一龙
66	麻醉学（第2版）	主　编　刘　进　熊利泽
		副主编　黄宇光　邓小明　李文志
67	妇产科学（第3版）	主　审　曹泽毅
		主　编　乔　杰　马　丁
		副主编　朱　兰　王建六　杨慧霞　漆洪波
		曹云霞
68	生殖医学	主　编　黄荷凤　陈子江
		副主编　刘嘉茵　王雁玲　孙　斐　李　蓉
69	儿科学（第2版）	主　编　桂永浩　申昆玲
		副主编　杜立中　罗小平
70	耳鼻咽喉头颈外科学（第3版）	主　审　韩德民
		主　编　孔维佳　吴　皓
		副主编　韩东一　倪　鑫　龚树生　李华伟

71	眼科学（第3版）	主　审	崔　浩　黎晓新
		主　编	王宁利　杨培增
		副主编	徐国兴　孙兴怀　王雨生　蒋　沁
			刘　平　马建民
72	灾难医学（第2版）	主　审	王一镗
		主　编	刘中民
		副主编	田军章　周荣斌　王立祥
73	康复医学（第2版）	主　编	岳寿伟　黄晓琳
		副主编	毕　胜　杜　青
74	皮肤性病学（第2版）	主　编	张建中　晋红中
		副主编	高兴华　陆前进　陶　娟
75	创伤、烧伤与再生医学（第2版）	主　审	王正国　盛志勇
		主　编	付小兵
		副主编	黄跃生　蒋建新　程　飚　陈振兵
76	运动创伤学	主　编	敖英芳
		副主编	姜春岩　蒋　青　雷光华　唐康来
77	全科医学	主　审	祝墡珠
		主　编	王永晨　方力争
		副主编	方宁远　王留义
78	罕见病学	主　编	张抒扬　赵玉沛
		副主编	黄尚志　崔丽英　陈丽萌
79	临床医学示范案例分析	主　编	胡翊群　李海潮
		副主编	沈国芳　罗小平　余保平　吴国豪

全国高等学校第三轮医学研究生"国家级"规划教材评审委员会名单

顾　问

　　韩启德　桑国卫　陈　竺　曾益新　赵玉沛

主任委员（以姓氏笔画为序）

　　王　辰　刘德培　曹雪涛

副主任委员（以姓氏笔画为序）

　　于金明　马　丁　王正国　卢秉恒　付小兵　宁　光　乔　杰
　　李兰娟　李兆申　杨宝峰　汪忠镐　张　运　张伯礼　张英泽
　　陆　林　陈国强　郑树森　郎景和　赵继宗　胡盛寿　段树民
　　郭应禄　黄荷凤　盛志勇　韩雅玲　韩德民　赫　捷　樊代明
　　戴尅戎　魏于全

常务委员（以姓氏笔画为序）

　　文历阳　田勇泉　冯友梅　冯晓源　吕兆丰　闫剑群　李　和
　　李　虹　李玉林　李立明　来茂德　步　宏　余学清　汪建平
　　张　学　张学军　陈子江　陈安民　尚　红　周学东　赵　群
　　胡志斌　柯　杨　桂永浩　梁万年　瞿　佳

委　员（以姓氏笔画为序）

　　于学忠　于健春　马　辛　马长生　王　彤　王　果　王一镗
　　王兰兰　王宁利　王永晨　王振常　王海杰　王锦帆　方力争
　　尹　佳　尹　梅　尹立红　孔维佳　叶冬青　申昆玲　田　伟
　　史岸冰　冯作化　冯杰雄　兰晓莉　邢小平　吕传柱　华　琦
　　向　荣　刘　民　刘　进　刘　鸣　刘中民　刘玉琴　刘永锋
　　刘树伟　刘晓红　安　威　安胜利　孙　鑫　孙国平　孙振球
　　杜　斌　李　方　李　刚　李占江　李幼平　李青峰　李卓娅
　　李宗芳　李晓松　李海潮　杨　恬　杨克虎　杨培增　吴　皓

前　言

为了进一步贯彻落实《国家中长期教育改革和发展规划纲要（2010—2020年）》《国务院办公厅关于深化医教协同进一步推进医学教育改革与发展的意见》和《"健康中国2030"规划纲要》等文件精神，实施人才强国战略，培养高质量、高素质、创新型、研究型医学人才，推动实施健康中国战略，促进全民健康，建设健康中国，在国家卫生健康委员会和教育部领导的指导及支持下，人民卫生出版社启动了第三轮全国高等学校医学专业研究生国家级规划教材修订工作。

眼科学作为整合医学体系中重要的组成部分，主要是研究视觉器官（包括眼球、眼附属器及视路等）疾病的发生、发展、转归及预防、诊断和治疗的医学科学。眼科学研究生教育质量的好坏直接影响到我国眼科后备人才的培养，影响到我国眼科事业今后的发展。为了提升我国眼科学研究生的教育质量，在本次编写过程中，我们在汲取前两版研究生教材编写经验基础上，再吸取教材在全国研究生教学过程中使用后的反馈情况，同时结合我国眼科研究生教育的实际情况，我们邀请全国眼科专家，组织并编写了第3版《眼科学》研究生教材。

为了培养高素质、创新型、研究型眼科学人才，本教材在总体设计时，将培养研究生的临床思维和科研思维作为两个基本点，并将创新思维作为写作重点。为此，对于一些常见的眼科学基础知识，鉴于这些知识在眼科学本科生教材等均有讲解和论述，为了节省版面突出重点，也为了避免这些基础性知识重复，故在编写过程中将这些眼科学基础性知识相关的内容进行淡化处理。

本书包括两部分，前半部分为名家述评和导师寄语，后半部分主要讲述眼科学术现状、存在的问题和研究思路，共29章。涵盖内容较为全面，几乎涉及研究生培养的方方面面，这些内容主要来自编者自己在临床、科研及研究生教学过程中的切身感受、体会、总结和反思，具有较强的针对性和实用性。为了激发研究生的创新灵感，鼓励学术创新，在编写过程中我们鼓励编者秉承"百家争鸣、百花齐放、兼容并蓄"的学术理念，而不是拘于以往的一派和气和陈词滥调，这样也可以避免出现一些诸如人云亦云、东抄西抄、以讹传讹及毫无活力的内容，故在本书的某些章节中，针对同一个问题，不同作者之间可能存在不同的认识、理念和争议，而这恰恰是本书的特点之一。

2019年1月在北京的召开第3版《眼科学》研究生教材的编写会议，与会专家对编写思路、编写大纲等进行了集中讨论，确认编写样章，本着民主协商、专人负责的原则，进行了编写分工，并商定了编写流程和进度规划。

在汇总书稿后，我们进行统一编排，统一校对，尽力避免不同章节之间不必要的重复，并在字数上严格遵守出版社的要求。为了提高稿件质量，进一步进行了编者之间的交叉审稿，然后兼顾全书内容，最终定稿。希望本书的出版能够为眼科研究生的培养起到促进作用，也希望本书能够成为广大青年眼科医师和医学生的良师益友。

由于时间紧迫，主编水平有限，不尽如人意之处在所难免，在此虚心接受来自各方面的批评指正。

在整个成书的过程中，人民卫生出版社的各级领导为本书的出版搭建了很好的平台，各位编委在编写过程中付出了艰辛的劳动，编写秘书在统筹方面也付出了极多的心血。在此致以衷心的感谢！

王宁利　杨培增

2021 年 1 月

目　录

绪论……………………………………1

第一部分　名家述评·导师寄语

第一章　科研工作中的"胡思乱想"，冥思苦想，
　　　　边做边想，奇思妙想——试以弱视
　　　　为例与研究生朋友谈新思维…………3
　　一、所谓的"胡思乱想"………………3
　　二、冥思苦想…………………………3
　　三、边做边想…………………………3
　　四、既非"奇思"亦非"妙想"…………4
第二章　脚踏实地，仰望星空——试论医学
　　　　假设在生命科学领域研究生培养
　　　　中的作用………………………………5
　　一、医学假设在医学研究生的培养中
　　　　有什么作用呢？…………………5
　　二、假设有什么特点？………………6
　　三、在医学假设中应该注意的问题…7
　　四、注重积累…………………………7
第三章　眼科的转化医学…………………9
第四章　愿每个眼科研究生都有光明的未来…12
第五章　关注生物材料在眼科的成果转化——
　　　　与研究生谈眼科生物医用材料的
　　　　转化医学发展现状与实施策略………15
　　一、人工晶状体……………………15
　　二、青光眼植入物…………………16
　　三、人工玻璃体……………………16
　　四、角膜接触镜和人造角膜………16
　　五、眶内植入材料…………………17
　　六、医用胶……………………………18

第六章　医学职业规划——寄语年轻医师的
　　　　成长………………………………19
　　一、新形势下的有利条件……………19
　　二、年轻医师怎么规划好自己的职业
　　　　生涯？……………………………19
　　三、团队与个人的关系………………21
第七章　浅谈眼肿瘤眼眶病研究生的培养……22
　　一、综合临床能力的培养……………22
　　二、科研能力的培养…………………23

第二部分　眼科学术现状·存在的
　　　　　　问题·研究思路

第一章　眼睑病…………………………27
　第一节　概述…………………………27
　第二节　眼睑炎症……………………27
　　一、睑腺炎…………………………27
　　二、睑板腺囊肿……………………28
　　三、睑缘炎…………………………29
　　四、病毒性睑皮炎…………………31
　　五、接触性睑皮炎…………………32
　第三节　眼睑位置与功能异常………32
　　一、倒睫和乱睫……………………33
　　二、睑内翻…………………………33
　　三、睑外翻…………………………34
　　四、眼睑闭合不全…………………34
　　五、上睑下垂………………………35
　　六、眼睑痉挛………………………36
　　七、眼睑皮肤松弛症………………36
　第四节　眼睑肿瘤……………………37

一、良性肿瘤·······················37
二、恶性肿瘤·······················38
第五节 眼睑先天异常················40
一、先天性睑裂狭小症··············40
二、双行睫·························40
三、内眦赘皮和下睑赘皮···········40
四、先天性眼睑缺损················40

第二章 结膜炎·······················41
第一节 干眼症及病理心理因素与
研究方向···················41
第二节 人工泪液的现状、局限性与
改进前景···················42
第三节 滥用抗生素眼药的现状及对策·····42
第四节 非感染性结膜炎的困惑·······42
第五节 角膜缘干细胞的诸多问题·····43
第六节 过敏性结膜炎的防治难题与
科研思路···················43
第七节 结膜用药新途径与新药物
开发途径···················43
第八节 干眼二十年················44
一、干眼新定义····················44
二、干眼诊断现存的多个标准与问题·····44
三、干眼的发病机制逐步得到深入认识·····45
四、干眼治疗不应仅局限于人工泪液·····46
五、重视医源性干眼有助于获得更好的
疾病预后···················48

第三章 角膜病·······················50
第一节 角膜干细胞诱导分化的现状、
前景及研究方向············50
一、干细胞·························50
二、角膜缘干细胞··················51
三、角膜基质干细胞···············52
四、其他干细胞诱导分化为角膜细胞·····53
五、展望·························54
第二节 角膜内皮损伤的治疗难点及
研究思路···················54
一、角膜内皮细胞分裂的潜在可能性·····54
二、角膜内皮细胞增殖能力的影响因素·····56
三、角膜内皮细胞增殖能力下降的机制·····56
四、促进角膜内皮细胞增殖的研究进展·····57

五、研究生进一步思考与探索空间·····58
第三节 角膜新生血管的防治难题与
突破点·····················58
一、角膜的无血管状态············58
二、角膜血管新生··················59
三、角膜淋巴管新生···············60
四、角膜新生血管——问题与挑战·····61
五、角膜的免疫反射弧理论·········63
六、角膜新生血管的治疗··········64
七、抗淋巴管形成··················66
八、目前治疗的问题···············66
九、展望·························67
第四节 羊膜在眼科手术应用中的
争议和研究热点············67
一、羊膜结构及组成···············67
二、羊膜移植的基础···············68
三、羊膜移植的争议和局限性·······70
四、临床研究和成果···············71
五、羊膜的疗效与其他传统治疗
方法的关系·················71
六、羊膜在眼科手术应用中的进展·····71
第五节 角膜移植手术后排斥反应·····72
一、影响角膜移植排斥反应的因素·····73
二、角膜移植排斥反应的类型及
临床表现···················73
三、角膜移植排斥反应的防治······73
第六节 圆锥角膜临床及基础研究的
现状、前景及方向··········75
一、圆锥角膜的流行病学及患病率的
思考·······················75
二、圆锥角膜危险因素的诸多问题·····75
三、圆锥角膜发病机制的探索空间·····76
四、角膜交联术治疗圆锥角膜的进展·····77
五、儿童圆锥角膜的再认识·········77
第七节 关于 ANCA 相关性眼病导致
角膜穿孔的几点思考········78
一、病例引入·····················78
二、关于 ANCA 相关性眼病的诊疗
与思考·····················79

三、角膜穿孔类疾病相关治疗方法
　　的讨论……80
四、角膜基质透镜在角膜穿孔修复
　　中的应用……82
五、小结……82

第四章　泪器病……83
第一节　概述……83
第二节　泪液分泌系统疾病……83
一、泪腺炎……83
二、泪腺肿瘤……84
第三节　泪液排出系统疾病……85
一、泪道功能不全……85
二、泪道狭窄或阻塞……85
三、泪囊炎……86
四、泪小管炎……87
五、泪囊肿瘤……87
第四节　经皮肤切口入路的泪囊鼻腔
　　吻合术与经鼻入路的泪囊鼻
　　腔吻合术的利弊……88

第五章　白内障……89
第一节　人工晶状体的历史、发展趋势
　　及展望……89
一、人工晶状体的发展史……89
二、人工晶状体的发展趋势及展望……91
第二节　后发性白内障防治研究问题及
　　研究方向……92
一、后囊膜混浊……92
二、前囊膜混浊……96
三、囊袋皱缩综合征……97
四、后囊膜皱褶……97
五、创新思考……97
第三节　人工晶状体屈光度计算的准确性……98
一、根据原屈光状态推算……98
二、精确的生物测量及计算公式……98
第四节　以功能扩展为特点的新型人工
　　晶状体设计上的局限性……103
一、可调节人工晶状体……103
二、多焦点人工晶状体……106
三、非球面人工晶状体……109
四、可矫正散光的环曲面人工晶状体……111

五、微小切口植入的人工晶状体……113
第五节　白内障与遗传关系研究的
　　局限性与研究方向……113
一、先天性白内障与遗传的关系……113
二、先天性白内障基因筛查方法的
　　局限性……118
三、全基因组关联分析面临的困惑
　　和挑战……119
四、表观遗传学与白内障……120
第六节　改善白内障手术后屈光状态的
　　难点及研究方向……122
一、白内障手术向屈光性手术转化
　　应注意的问题……122
二、屈光性白内障手术的发展思路……124
第七节　白内障蛋白质组学研究……125
一、晶状体蛋白质组学研究现状……126
二、晶状体蛋白质组学未来研究方向……127
三、白内障防治药物研究现状……129

第六章　青光眼……130
第一节　原发性闭角型青光眼的过去、
　　现在和未来……130
一、原发性闭角型青光眼的认识过程……130
二、目前对原发性闭角型青光眼的
　　认识争论……131
三、关于房角关闭机制中的新观点……131
四、原发性闭角型青光眼未来会不会
　　消亡……132
第二节　原发性开角型青光眼视神经
　　损害机制，从多元论到一元论……132
一、开角型青光眼视神经损害机制
　　多元论的产生……133
二、新危险因素的发现——颅内压
　　偏低……133
三、一元论体系的建立——跨筛板
　　压力差概念的提出……134
第三节　恶性青光眼的发病机制及
　　临床处置……135
一、发病机制……135
二、恶性青光眼分类……135
三、临床表现……135

四、治疗···································135
五、预防···································135
第四节　从分子水平提高对青光眼
　　　　个性化的深层次认识·······136
一、青光眼定义和内涵的演变········136
二、青光眼发病机制探索的基本
　　思考构架·····························136
第五节　少年儿童的高眼压···········138
一、少年儿童高眼压的现状·········138
二、对青光眼诊断中眼压作用的认识·····139
三、少年儿童高眼压的影响因素·····139
四、少年儿童高眼压症的特征·······140
五、少年儿童高眼压症的处理·······141
六、总结与展望·························142
第六节　色素性青光眼的诊断与思考·····142
一、一例特殊青光眼病例引起的思考·····142
二、色素性青光眼的诊断与误诊
　　原因分析·····························143
三、色素性青光眼发病机制的认识
　　变迁································146
四、色素性青光眼的致病基因研究·····147
五、小结································149
第七章　玻璃体病与治疗新策略·······150
第一节　概述·······························150
一、目前研究要点·······················150
二、玻璃体及玻璃体视网膜交界面
　　的检查·····························150
第二节　玻璃体的解剖、生理与病理·····151
一、玻璃体结构特性····················151
二、玻璃体视网膜交界面结构········151
三、玻璃体老化改变····················151
四、玻璃体病理改变····················152
第三节　玻璃体视网膜交界面病变·····152
一、APVD与玻璃体视网膜疾病········152
二、玻璃体劈裂与黄斑部疾病········152
三、玻璃体与黄斑粘连与牵拉——
　　玻璃体黄斑牵拉综合征·········153
四、玻璃体与视盘异常粘连与牵拉······153
五、玻璃体与视盘及视网膜新生
　　血管粘连·····························153

六、玻璃体与视网膜粘连与牵拉——
　　视网膜裂孔形成···················153
第四节　未来治疗策略···················153
一、玻璃体切割术·······················154
二、药物性玻璃体视网膜分离术·····154
第五节　未来展望·······················154
第八章　葡萄膜炎·························155
第一节　葡萄膜炎是常见而又重要的
　　　　致盲眼病·······················155
第二节　葡萄膜炎的复杂性、可变性、
　　　　伪装性和治疗随访的长期性·····155
一、葡萄膜炎的复杂性·················155
二、葡萄膜炎的可变性·················156
三、葡萄膜炎的伪装性·················157
四、葡萄膜炎治疗和随访的长期性·····157
第三节　葡萄膜炎诊断和治疗中正确的
　　　　思维方式·······················157
一、系统思维·····························157
二、辩证思维·····························158
三、整体思维和局部思维··············159
四、唯美思维·····························159
第四节　眼内液检测技术在葡萄膜炎
　　　　诊治中的应用·················160
一、什么是眼内液检测·················160
二、眼内液采集的注意事项··········160
三、眼内液检测结果需要科学分析·····161
四、哪些葡萄膜炎适合眼内液检测·····162
五、预期和展望·························163
第九章　所谓"交感性眼炎"引发研究生
　　　　的思考·······················164
第一节　长期而全面的争论···········164
一、关于病因发病机制的争论········164
二、关于潜伏期的争论·················164
三、关于预后的争论····················164
四、关于"发病率"的争论··············164
五、病理改变的争论····················164
六、关于摘除眼球防治效果的争论·····165
第二节　最新学术动态···················165
第三节　所谓"交感性眼炎"毫无确定性·····165
一、在根本问题上无定论··············165

二、所谓"交感性眼炎"是一个"病"
　　还是一个名词……………………166
三、不可回避、不可含糊的问题……166
四、对研究生今后研究这一课题的
　　建议………………………………166

第十章　视网膜病的热点、难点、突破点………167
第一节　远部细胞治疗脉络膜新生血管
　　　　现状、前景及科研导向………167
一、脉络膜新生血管概述……………167
二、远部细胞在脉络膜新生血管
　　发生发展中的作用………………167
三、远部细胞用于治疗脉络膜新生
　　血管的潜能分析…………………169
四、现存问题、前景展望及探索方向……171
第二节　早产儿视网膜病变的回顾、
　　　　现状及挑战…………………172
一、历史回顾…………………………172
二、研究现状…………………………173
三、问题和展望………………………175
第三节　视网膜病近期国内外现状与
　　　　进展方向……………………176
一、遗传性视网膜病…………………176
二、先天性视网膜病…………………177
三、变性性视网膜病…………………177
第四节　视网膜血管阻塞的现状、
　　　　难点及突破点………………178
一、视网膜血管阻塞的现状…………178
二、视网膜血管阻塞治疗的难点及
　　突破点……………………………178
三、展望………………………………184
第五节　视网膜移植的国内外现状、
　　　　难点及突破点………………184
一、视网膜组织移植…………………184
二、细胞替代疗法的移植问题………185
三、视网膜移植的难点………………188
四、细胞移植研究的几个突破点……188
五、展望………………………………188
第六节　糖尿病视网膜病变的现状、
　　　　问题与科研新思路…………189

一、糖尿病视网膜病变的发病机制
　　研究………………………………189
二、糖尿病视网膜病变的防治现状……191
三、治疗的重点和难点………………193
四、糖尿病视网膜病变治疗的整体观……193
五、展望………………………………193
第七节　视网膜神经退行性病变基因治疗
　　　　临床转化的现状、挑战与展望……194
一、视网膜神经退行性病变——基因
　　治疗临床转化的优势疾病领域……194
二、视网膜神经退行性病变基因治疗
　　临床转化的现状…………………194
三、视网膜神经退行性病变基因治疗
　　临床转化的挑战与展望…………196
第八节　视网膜神经退行性病变细胞治疗
　　　　临床转化的现状、挑战与展望……197
一、视网膜神经退行性病变细胞治疗
　　临床转化的现状…………………197
二、组织工程技术在视网膜退行性
　　病变细胞治疗中的促进作用……198
三、视网膜神经退行性病变细胞治疗
　　的挑战与展望……………………199
第九节　抗VEGF药物在视网膜疾病
　　　　治疗中的利弊………………200
一、目前主要使用的抗VEGF药物
　　及其特点…………………………201
二、抗VEGF治疗对视网膜疾病的
　　作用………………………………202
三、抗VEGF治疗的局限性…………203
第十节　视网膜手术的古往今来………203
一、视网膜手术发展史………………204
二、结论与展望………………………206
第十一节　抗VEGF时代眼底激光的
　　　　　应用价值…………………207
一、前言………………………………207
二、眼底激光光凝方式和治疗要点……207
三、抗VEGF治疗的重要性及意义……208
四、在抗VEGF保护下实现眼底激光
　　的规范化及精准化治疗…………209
五、展望………………………………210

第十一章 眼视光学的现状与前景…………211
　第一节　波前像差与视觉质量相关研究
　　　　　进展方向………………………211
　　一、角膜屈光手术与像差……………211
　　二、白内障人工晶状体植入术与像差……212
　　三、各种接触镜视力矫正与像差………213
　第二节　与近视眼手术相关的研究进展
　　　　　分析述评………………………213
　　一、近视眼角膜手术…………………213
　　二、眼内晶状体性近视眼手术………215
　　三、近视眼巩膜手术…………………216
　第三节　眼视光专用检测器械的研究
　　　　　进展与改进……………………216
　　一、角膜形态测量器械………………217
　　二、眼屈光检测器械…………………217
　　三、光学相干断层扫描仪……………218
　　四、波前像差检测器械………………219
　第四节　角膜胶原交联术及临床应用………220
　　一、概述………………………………220
　　二、角膜胶原交联术的历史与发展……221
　　三、角膜胶原交联术的临床应用………222
　　四、角膜胶原交联术的展望……………223
　第五节　近视……………………………223
第十二章 眼外肌病的新问题………………226
　第一节　眼外肌与眼球运动的生物力学
　　　　　问题……………………………226
　　一、眼外肌运动神经元的生理学特点……226
　　二、眼外肌与普通骨骼肌在肌纤维
　　　　组成上的差异……………………226
　第二节　眼外肌检查、治疗仪器的设计、
　　　　　改进与开发……………………226
　　一、磁共振成像………………………226
　　二、Orbit^{TM} 生物力学模型…………228
　　三、头位倾斜自动测量仪……………228
　　四、眼动仪…………………………229
　第三节　A 型肉毒毒素在麻痹性斜视
　　　　　治疗中的应用…………………230
　　一、A 型肉毒毒素的作用机制………230
　　二、A 型肉毒毒素在麻痹性斜视中的
　　　　应用……………………………230

　　三、A 型肉毒毒素的使用剂量………230
　　四、A 型肉毒毒素的禁忌证和并发症……230
　第四节　斜视手术后眼球运动出现的
　　　　　新问题…………………………230
　　一、肌肉丢失…………………………230
　　二、肌肉滑脱…………………………231
　　三、上斜肌术后并发症………………231
　　四、下斜肌术后并发症………………231
　　五、下斜肌嵌入外直肌止点…………232
第十三章 眼眶病存在的问题与科研方向……234
　第一节　眼眶骨折的治疗进展及其
　　　　　存在的问题……………………234
　　一、眼眶骨折的分类及存在的问题……234
　　二、单纯眶壁骨折整复治疗的现状
　　　　和存在的问题……………………235
　　三、复合性眼眶骨折整复治疗的现状
　　　　和存在的问题……………………237
　　四、眼眶骨折修复材料的发展及应用……238
　　五、三维打印在眼眶骨折修复中的
　　　　应用……………………………239
　第二节　特发性眼眶炎性假瘤……………239
　　一、特发性眼眶炎性假瘤的病因及
　　　　发病机制…………………………239
　　二、特发性眼眶炎性假瘤的诊断………242
　　三、特发性眼眶炎性假瘤的治疗………244
　第三节　甲状腺相关性眼病的发病机制
　　　　　及综合治疗进展………………247
　　一、TAO 发病机制的研究进展………247
　　二、临床评估及治疗方法的多样性……248
　　三、糖皮质激素治疗的利与弊………249
　　四、眶周放射治疗的作用与争议………250
　　五、手术治疗进展……………………251
　　六、免疫治疗的辅助作用和副作用……253
　第四节　IgG4 相关性眼眶病研究中
　　　　　需要关注的问题………………254
　　一、重视 IgG4 相关性眼眶病发生
　　　　机制的研究………………………254
　　二、认识 IgG4-RD 的诊断标准………255
　　三、关注临床常见 IgG4 相关性眼眶
　　　　病的研究…………………………255

四、重视 IgG4 在眼眶疾病之间鉴别
诊断中的价值·············256
五、重新认识 IgG4 相关性眼眶病的
治疗·················256
六、重视 IgG4 在监测 IgG4 相关性
眼眶病病情变化中的作用·······257
七、展望·················257

**第十四章 开放性眼外伤的研究进展
和挑战**·············258
第一节 眼外伤的分类与研究方法·····258
一、机械性眼外伤的分类与相关
名词定义···············258
二、眼外伤登记与大数据·······259
第二节 眼外伤治疗的技术与理念·····259
一、眼外伤救治的技术要求······259
二、眼外伤救治的现代技术······259
三、开放性眼外伤一期救治的重要性···260
四、外伤无光感眼救治理念的转变···261
第三节 开放性眼外伤救治的争论与
挑战·················262
一、开放性眼外伤二期玻璃体手术
时机················262
二、外伤性增生性玻璃体视网膜病变··262
三、眼内异物·············263
四、感染性眼内炎···········264
五、交感性眼炎············264

**第十五章 视觉电生理学的临床解析及
研究方向**···········266
第一节 概述··············266
第二节 常规闪光 ERG 和多焦 ERG·····266
第三节 如何解析 ERG··········267
一、解析 ERG 的两个概念·······267
二、解析 ERG 的步骤·········267
第四节 视觉电生理的研究进展和方向··270
一、视网膜功能与形态的结合·····270
二、数学模拟视网膜细胞功能·····271
三、视锥系统和视杆系统之间的联系··271

第十六章 眼科用药的现状与展望····273
第一节 眼科用药药物动力学特点·····273
第二节 眼科药物评价标准·······273

一、首先要考虑药物的安全性·····273
二、要注意到药物的有效性······273
三、注意全身用药的眼部影响·····274
四、药物的最佳用量·········274
五、模拟药物作用的实际环境·····274
第三节 眼科药物剂型··········274
第四节 眼科药物给药途径·······275
一、眼表局部给药···········275
二、注射给药·············275
三、眼内植入给药···········275
第五节 眼科用药存在的问题及解决
措施·················275
一、眼科用药存在的问题·······275
二、药物滥用原因···········275
三、眼科不合理用药的表现······276
四、解决措施·············277
第六节 展望··············277
一、抗真菌药的开发属当务之急···277
二、发挥中草药滴眼液的优势·····277
三、眼科药物缓释剂的开发······278
四、治疗性眼镜的开发是创新点···278

第十七章 中西医结合眼科学现状与前景···279
第一节 中医在眼底病诊治方面的现状、
存在的问题及展望·······279
一、中医在眼底病研究的现状·····279
二、存在的问题············281
三、解决问题的建议及展望······281
第二节 探讨中西医结合眼科学面临的
新问题···············281
一、中国中西医结合眼科学的发展
情况················281
二、中西医结合眼科学面临的问题··281
三、中西医结合眼科学应该真正
成为一门独立的学科·······282

**第十八章 防盲治盲中的流调难点及
解决方案**···········285
第一节 防盲治盲的最新进展······285
一、世界的防盲治盲现状·······285
二、我国的防盲治盲情况·······285
第二节 眼科流行病调查的基本特点···287

一、眼病流行病学调查特点……………287

二、抽样战略……………………………287

三、道德认同……………………………287

四、预试验………………………………287

五、资料的管理和质量控制……………287

六、白内障手术及其手术效果问题……287

第三节　防盲治盲存在的问题、难点

与解决方法………………………288

一、防盲治盲存在的问题及解决方法…288

二、防盲治盲的难点……………………289

第四节　防盲治盲的广泛科研空间……290

一、研究生科研立项参考………………290

二、科研价值……………………………290

第十九章　眼科检查技术的方法及存在的

问题………………………………291

第一节　视功能检查方法及其影响因素…291

一、视力…………………………………291

二、视野…………………………………291

三、色觉…………………………………292

四、暗适应………………………………292

五、立体视觉……………………………293

六、对比敏感度…………………………293

七、视觉电生理…………………………294

八、波前像差分析………………………295

第二节　角膜检查的各种方法及进展……296

一、眼表综合分析仪……………………296

二、角膜形态测量有关仪器……………296

三、角膜内皮显微镜……………………297

四、共聚焦显微镜检查…………………299

五、角膜生物力学测量…………………299

第三节　人工晶状体度数测量的各种

方法及优缺点……………………300

一、A 型超声……………………………300

二、光学生物测量仪……………………300

三、光程差分析系统和眼前节测量及

分析系统…………………………301

第四节　眼科超声检查不同方法的

解读要点…………………………304

一、A 型超声扫描………………………304

二、B 型超声……………………………305

三、彩色多普勒超声……………………306

四、超声生物显微镜……………………306

五、计算机辅助的三维超声成像………307

六、超声造影……………………………307

七、不同疾病的超声诊断………………308

第五节　眼底血管造影检查侧重点及

意义………………………………309

一、眼底血管造影的基本原理…………309

二、眼底血管造影与光学相干断层

扫描血管成像的对比……………309

三、眼底血管造影解读的侧重点及

意义………………………………309

第六节　光学相干断层扫描的新进展及

存在的问题………………………313

一、OCT 及 OCTA 的基本原理…………313

二、血管成像 OCT 与眼底血管造影

的对比……………………………314

三、OCT 及血管成像 OCT 的临床应用…314

四、OCT 及血管 OCT 存在的不足………317

第二十章　眼组织工程材料学……………320

第一节　组织工程材料学的发展背景……320

第二节　眼组织工程材料………………320

第三节　生物材料在眼科的应用………321

一、眼睑皮肤及睑板……………………321

二、角膜…………………………………321

三、人工晶状体、角膜接触镜、青光眼

引流器等眼内植入物……………323

四、人工玻璃体…………………………323

五、义眼台………………………………323

六、眼眶…………………………………323

七、眼科手术附属材料…………………324

第四节　展望……………………………324

第二十一章　视力障碍辅助技术…………325

第一节　概述……………………………325

第二节　视障辅具………………………326

一、视觉性辅具…………………………327

二、非视觉性辅具………………………331

三、视障辅具应用的新进展……………331

第三节　人工视网膜装置……………………331
　　一、发展历史…………………………………331
　　二、分类…………………………………………332
　　三、工作原理…………………………………332
　　四、人工视网膜装置的临床运用…………332
　　五、人工视网膜装置的疗效评估…………333
　　六、人工视网膜装置存在的挑战…………333
　　七、展望………………………………………333
第四节　无障碍信息技术……………………333
　　一、产品种类…………………………………334
　　二、研究进展…………………………………334
第五节　人工智能与视障辅助技术………336
第六节　视障康复工作模式………………336
　　一、综合性多学科视障康复模型…………337
　　二、未来的视障康复工作模式……………338

第二十二章　研究生需要掌握的写作技巧……339
第一节　英语科技论文写作概要…………339
　　一、从研究内容上要从不同侧面、
　　　　不同水平阐明同一个问题……………339
　　二、在形式上要符合所投寄英文
　　　　杂志的要求或习惯……………………340
　　三、文章题目要能清楚表达文章的
　　　　核心内容………………………………340

　　四、摘要应清晰表达研究的目的、
　　　　方法、结果和结论……………………340
　　五、引言提供研究的背景、基础及意义…344
　　六、方法应描述得具体、准确……………346
　　七、结果应表达得详尽、层次分明………347
　　八、讨论要讲述一个完整的故事…………348
　　九、参考文献引用应恰当…………………352
第二节　国家自然科学基金项目的
　　　　撰写要点……………………………354
　　一、撰写要求…………………………………354
　　二、撰写技巧及要点………………………354
第三节　开题报告的写作要点……………355
　　一、撰写要求…………………………………355
　　二、写作要点…………………………………355
第四节　结题报告的写作要点……………356
　　一、撰写内容及要求………………………356
　　二、写作要点…………………………………356
第五节　演示文稿的制作要点……………357
第六节　老师能给你带来什么？…………358

参考文献………………………………………361
中英文名词对照索引………………………373
登录中华临床影像库步骤…………………385

绪　论

21世纪，随着现代科学技术迅猛发展，学科之间的交叉加速融合，给研究生的教育观念、人才培养和科学研究工作带来了新的挑战。对于眼科专业的医学生来说，需要在扎实眼科知识的基础上，创新思维模式，打破"以眼论眼"的局限性，从全身整体的角度出发，思考科研及临床可能遇到的问题。本版《眼科学》教材在前一版的基础上，立足基础知识，从疾病入手，深入浅出地分析科研问题，有助于初窥门径的眼科专业研究生掌握科研方法，提高科研能力。

首先，研究生用的教材，主要教什么？

教科研方法，教科研思路；教创新原则，教改革方向。

对研究生而言，主要不是继续"系统地"不厌其详地去传授已成定论的"三基""五性"要求的眼解剖、眼生理、眼疾病的诊断治疗等。在眼科学技术飞速发展的今天，诊断方法、治疗技术、理论知识日新月异，按照"应试教育"的方式去教育学生，已经无法适应时代变革的需求，这也不适合眼科研究生教育的主旨。

那么，本版眼科研究生教材的主旨是什么？

本教材的主旨，是帮助眼科研究生用开阔的视野、敏锐的目光去扫视国内外眼科学术发展动态和趋势。审视目前眼科学术领域还有哪些重要的未解之谜？哪些值得修订的理论、概念？哪些需要纠正的错误观点？哪些应该改进的技术、仪器？材料？方法？什么是创新的切入点？哪里是实施创新的方向、路线？决不是让眼科研究生满足于接受一些现成的眼科学的知识、理论、方法（当然这些也是必要的），更要引导眼科研究生在眼科学及相关学科领域去开拓新道路，总结新知识，创造新方法，发现新规律，提出新理论，发明新器材。有如常谈的吃鱼，不能满足于请眼科研究生去吃到老师捕来的鱼，而是引导眼科研究生去掌握捕鱼的工具和方法。这就是所谓的"授之以鱼，不如授之以'渔'"。

和其他学科同样，眼科学也是一门深而博，广而精，探索无穷无尽，研究无边无际的医学科学学术领域。如此浩瀚的空间，怎样摸索前进？"一片汪洋都不见，知向谁边？"是盲目乱闯，还是定向远航？提高探索的效率，需要指南针、需要导航仪。科学引导与规划可起到眼科学发展的"指南针""导航仪"的重要作用。"规划"不是束缚，规划不是抹杀个性的发展。恰恰相反，科学的规划，得当的规划，必然有助于个性天赋的有效发挥。

眼科专业的研究生，需要规划什么？

规划科研的大方向，规划眼科研究生科研过程中的思维方法和探索方式。规划到开拓创新的方向上来。创新少不了怀疑的意识，怀疑少不了学术勇气。爱因斯坦敢于对传统理论投以怀疑的目光，不怕被别人讥笑为"疯子"。正是由于对传统的、绝对的时空观中的"同时性"概念发生了怀疑，才走上了相对论的创新征程。

创新离不开好奇心，离不开发散思维和逆向思维。只知道"墨守成规"把科学视同宗教，"法门无二"，对传统理论中的错误成分熟视无睹或不敢触犯，怎么能有新思路？

创新需要自信，也需要自谦，没有自信就失去创新的勇气，没有自谦就会狂妄、偏执，在改正传统谬误的同时，制造出自身的更大谬误。不但要敢于怀疑传统，更要有勇气怀疑自己。怀疑要大胆，确信要坚定。坚定的确信来自严谨的求证。

自信与自谦相辅相成，才能成就崭新的学术业绩。

本版教材自第一版开始便着重突显"创新"这一主题。在本版教材的编写中，汇集了我国眼科学术界一大批学术造诣深、学术影响大的知名

1

专家，大家共同为眼科研究生教育事业付出了大量的心血和劳动。"江山代有才人出"，与时俱进，新人辈出。后浪向前，引领风骚。我们深信，今后眼科研究生规划教材将会继续更新，再创佳绩，不断登上新的云端！

（崔　浩　王宁利）

第一部分　名家述评·导师寄语

第一章　科研工作中的"胡思乱想"，冥思苦想，边做边想，奇思妙想——试以弱视为例与研究生朋友谈新思维

一、所谓的"胡思乱想"

要敢想，科研与创新是一对孪生兄弟，创新就要有勇气改变现状。对已有的结论，现成的定论，要敢于怀疑，要敢于在接受中问一句"是这样吗？"因为学术上的定论总是相对真理，都有可能再深入一步，都有再完善一些的可能。

许多年前，眼科界曾认为国际惯用的弱视定义——Bangerter 弱视定义已经是"金科玉律"了。根据这个定义衍生出来的"诊断标准"也毫无质疑了。然而，30 多年前，我国就有人对此提出质疑，遭遇的却是冷遇、拒绝甚至是无形的压力。

将提出不同意见者视为"异端""另类"，甚至三番两次地下达学术"文件"，捍卫传统的 Bangerter 弱视定义和诊断标准。

但是，科学毕竟不是宗教，传统学术理论不是"法门无二"的宗教教义，需要不断地探讨、完善和修订，没有必要去扮演"卫道士"这类的角色。因为这些对学术发展没有好处。那么，"卫道士"心目中所谓的"胡思乱想"是否就是毫无理性的又"胡"又"乱"呢？非也！

二、冥思苦想

仍举弱视为例。

什么是弱视？怎么样诊断弱视？Bangerter 的传统弱视定义中说："眼本身没有器质性病变，视力或矫正视力达不到正常为弱视（amblyopia），更被许多学者将"正常"规定为 0.9、0.8 等。

这就不能不令人深思一个问题：新生儿的视力也能达到 0.9 吗？婴幼儿的视力也能达到 0.9

吗？如果不能达到 0.9，那么，婴儿室里的孩子和托儿所里的孩子中除了少数能查出先天性或个别后天性的眼部病变者，凡是戴眼镜也一时不能提高视力者岂不都成了"弱视"患儿吗？能有那么多吗？到了一定年龄以后，怎么又没那么多了呢？

另外，即使到了一定年龄以后，本身未查出器质性病变，视力达不到 0.9，而且矫正不上去，就一定是"弱视"吗？大脑的皮质枕叶发生病变、受到损害，出现视力下降同样符合这个"弱视定义"和"弱视诊断标准"，难道皮质盲也是"弱视"吗？

难道癔症性视力障碍也是"弱视"吗？

还有一些框架眼镜不易矫正的"屈光不正"，其原因很多难道也只能是弱视吗？

冥思苦想的过程是一个震撼人心的过程，也是一个痛苦的过程。可能要承受想不通而又突不破更是不能不想的内心煎熬。仅仅在个人的思想深处反复思索而又百思不得其解就能解决问题吗？不能。

三、边做边想

仅仅依靠冥思苦想的推理还是远远不够的。即使在数学"王国"里，"猜想"尚需得到证明。况且在医学实践中，一切科研假设都要经历一个过程——即"大胆的假设，小心的求证"。让事实说话。怎样让事实说话呢？事实又是怎样说话的呢？必须尊重事实，观察，统计，总结……

对那些曾被"诊断"为"弱视"的孩子尽可能多地进行随访，尽可能长时间随访，会发现一大批孩子多年的"弱视"帽子戴错了，因为没有进行任何特殊的治疗，成长到一定阶段，视力竟然自

动地达到正常了。当然，不能否认，这些孩子在日常生活中，在睁眼看世界的过程中，视觉系统会得到一定的视觉信息刺激，会促进视力发育。但是，当初戴个"弱视"帽子毕竟不妥吧？

再把那些由于脑出血、脑血栓、脑肿瘤等先天异常疾病损伤了枕叶视皮层高级中枢的患者统计起来，虽然符合 Bangerter 弱视定义，但终究不是弱视吧？

还有一些由于心理因素导致的癔症性视力下降，所谓"心因性视力障碍"，经过心理疏导，视力明显好转乃至正常，虽然也符合 Bangerter 弱视定义，但也不是弱视吧？

这些工作，对开始时提及的否定 Bangerter 弱视定义的"胡思乱想"可以算作一个注脚了吧。

另外，和弱视相关的另一个问题是关于双眼视觉的理论。有一种提法，认为产生双眼视觉的必备条件之一是："注视目标在两眼视网膜上的物像的大小、形状、颜色及亮度都必须相同或近似。事实并非如此。例如：同时视的形成就无须双眼同时见到相同或相似的物像。"汽车"图像和"门"的图像，"笼子"图像和"动物"图像就不相同，"控制点"的图像可以看作是不小的差异。而形成立体视的图像也必须有差异，这个差异反映双眼的视差角。

四、既非"奇思"亦非"妙想"

令人高兴地看到，关于弱视定义和弱视诊断标准在中国终于修改了。不知道两者有没有因果关系，反正之前不久，美国开始改了。原本 30 年前就可以改，3 年前改了也算改了。改了就好，也是好事，可喜可贺！

由于没有进行过天体影像学的观察与对比，不知道是否"美国的月亮比中国的圆"，但有一点可以想到——中国人上空的月亮有时也会比美国上空的圆。因为时间不同嘛！在 Bangerter 弱视定义的问题似乎已经"尘埃落定"，可以肯定地说，Bangerter 有过历史功绩，其弱视定义受诸多条件的局限，早就应该修改，这是前人留给后人的机遇，我们的后人也会修改我们今天的不完备、不正确乃至错误的观点。这很正常。

然而，关于弱视，我们的"胡思乱想"是否可以停止了呢？

仍然可以继续下去。

首先，弱视的确诊需要进行鉴别诊断，这需要进一步达成"共识"。其次，弱视（amblyopia）属于视觉发育障碍。而视觉不仅仅包括中心视力，还包括周边视力（视野）、双眼视力（同时知觉，融合，立体视）、色觉、运动视觉、对比敏感度、明适应、暗适应等。因此，视觉发育障碍应该作为一大类疾病确定下来，值得由有志于此的硕士、博士、博士后及其导师们进一步思考与探索。而中心视力发育不良仅是视觉发育障碍的类型之一。

这样，由中心视力发育不良引申开来，发散开来，还是有意义的。再则，视觉发育的程度划分，可否增加一种方法。即发育延迟（即不必专门训练还是可以提高上来）、发育停顿（经过医疗干预仍可提高上来）和发育终止（即使医疗干扰也很难奏效）。而且，双眼视力相差 2 行未必就是弱视的诊断标准之一。因为很多眼病双眼视力可能相差 2 行或 2 行以上。诸多例子无须赘述。

还有一个新的问题是，我们通过弱视的本质属性认识到，弱视属于出生以后，视觉系统的发育障碍。那么，也使我们考虑到，在眼科学，存在着一大类疾病，那就是视觉系统发育障碍。这一大类疾病应该和眼科学中的炎症、肿瘤、先天异常、血液循环障碍等同居一个层面上。视觉系统发育障碍中应当包括单眼形觉发育异常、双眼视功能发育异常、立体视觉发育异常、固视功能发育异常等。这些不同类型的发育异常将成为此类疾病有一个分型方式。而传统眼科学上所谈的"弱视"，仅仅是视觉系统发育异常的一种类型。此外，在疾病分度上可以从发育程度的角度考虑分为"发育延迟""发育停顿""发育终止"等。单眼视觉发育与双眼视觉发育之间有一定关系，但还不是"综合征"范畴内的连锁关系，临床上有大量的交替性斜视患者每只单眼视力很好，却双眼视觉异常。

另外，不同年龄阶段视觉发育的正常标准值还缺少国人的，多中心的、大样本的、不同地域的、不同民族的、不同生活习惯的流行病调查资料，工作量很大，难度可想而知，但是值得我们的硕士、博士考虑一下。就是如何对不懂事的孩子进行准确的视力测量仍然有很大的研究空间。

以上设想，可能是新一轮研究循环，又是一轮"胡思乱想"—冥思苦想—边做边想—奇思妙想。

（崔　浩）

第二章　脚踏实地，仰望星空——试论医学假设在生命科学领域研究生培养中的作用

假设，是根据已有的知识和经验，对当前或未来的某一问题和现象，通过反复考察并经过一个复杂思维过程后所提出的、不同于前人或他人的、具有预见性的、但又未经实践验证的命题或学说。在医学发展的漫长历程中，各种假设的出现从来没有停止过。也可以说，几乎所有的医学理论和医学进步最初的雏形都是以假设的形式产生的。医学发展的历程就是不断提出假设后又不断证实或者排除的过程。

一、医学假设在医学研究生的培养中有什么作用呢？

1. 提高创新能力　在医学教育中，鼓励学生大胆假设始终是必不可少的，这一点在研究生培养阶段尤为重要。在我国的医学教育中对学生的"记性"要求是很高的。比如，记得当年在读本科时，考试时最好按照笔记或书本对答。不全则扣分，任何发挥和猜想非但不会加分，而且如与老师或书本之意相悖，还会扣分甚至全错。这样学生就容易形成思维僵化，也许善于小心求证，却不愿意或者不敢大胆假设猜想，不敢挑战书本和权威，缺乏独立思考精神、原创力和想象力。在医学生特别是研究生的培养中，一定要克服这种倾向。做一个课题，应该包含假设、探索未知、挑战和创新等元素，甚至可以是一个未知或冒险的过程。应该培养研究生充分发挥想象力、创造力，应用已有知识解决新问题。而不应该仅限于做导师指定的课题，或者导师感兴趣的课题。

比如，过去一直认为原发性闭角型青光眼（PACG）在因纽特人、中国人和蒙古人中的发病率较高，而原发性开角型青光眼（POAG）则更常见于黑人和白种人。但是近年来关于青光眼的流行病学研究显示，中国原发性开角型青光眼（POAG）的发病率显著增加，和西方国家类似，且POAG在城市患病率比农村患病率高。原因在哪里？没有任何教科书和专家告诉我们答案。我们只能打破常规，发散思维。为什么城市比农村患病率高？青光眼的患病率增高与我国近半个世纪来经济的快速发展是否有关？我们查阅了大量文献发现，环境因素的改变可以导致国家经历最快速的一个流行病学转变。现代人类的眼睛需要适应更近距离的工作环境、近距离的文本精读，这使得人们的眼球结构和屈光状态发生变化，包括前房加深、眼轴增长、近视增加、远视减少等。这些方面的变化与青光眼的发病密切有关。其中近视尤为重要，它作为一个独立的危险因素，可能会增加青光眼视神经损害的敏感性。眼压对筛板造成的压力性损害在近视眼中比正常眼更敏感。轴向的近视眼比正常眼眼轴更长，前房更深，这些都增加了POAG的患病率、减少了PACG的发生机会。据此我们提出了青光眼的发生和现代工业化进程相关的假设，并推断，随着工业化和城市化进程的深入，由于年轻一代近视眼的高发，未来，在因纽特人、中国人乃至其他亚洲人种中POAG的发病将更加普遍。这篇文章已经发表在*Medical Hypothesis*，文章出版后即引起了大众的关注，还有媒体报道了该文章。后来也有很多的研究者引用支持该观点。

2. 培养研究生对于探索的兴趣　假说也是一种科学，不管提出假说，还是去验证假说，首先是要有探寻科学真知的兴趣和执着追求的精神，兴趣是任何事情成功的基础。鼓励研究生更多地打破常规，对问题提出猜想和质疑，从而解除过多地充塞在研究生记忆中的"定论"以及由此导致的亦步亦趋和思维禁锢。

再举个例子。我们临床遇到一个有趣的病例。一个46岁女性，双眼陈旧性虹膜睫状体炎继发性青光眼的患者，在使用拉坦前列素降低眼压

的同时，伴随出现明显的胃肠道副作用：恶心、呕吐和腹泻，停药后即缓解，用药后再次发生。换成曲伏前列素出现同样的反应。但使用贝美前列素后降眼压作用类似，却未出现胃肠道副作用。这3种药物均为前列腺素 $F_{2\alpha}$（$PGF_{2\alpha}$）类似物，为什么会有明显不同的副作用呢？我们讨论这个特殊病例时，无论是临床型还是科研型的研究生，大家都很感兴趣，各抒己见。做药理研究的学生提出，拉坦前列素是苯基替代的 $PGF_{2\alpha}$ 衍生物，曲伏前列素是 $PGF_{2\alpha}$ 的异丙酯前体，而贝美前列素为乙酰胺替代的 $PGF_{2\alpha}$ 衍生物，前列腺素类药物产生药理作用的基础是 FP 和 EP 受体（前列腺素受体亚型），不同受体的激活是否会导致不同的副作用？是否这三种药物激活了该患者不同的 FP 和 EP 受体亚型？做分子遗传学研究的学生立即对该患者 FP 和 EP 受体各亚型进行了基因检测。结果发现，该患者 FP 受体启动子区 SNP 位点 rs3753380 处为 T，1 号内含子 rs3766355 处为 C。根据文献对 FP 受体启动子效率的分析，该患者属于 FP 受体表达水平相对较低的基因型。因此，该患者的前列腺素类药物作用可能主要是由 EP 受体介导的。我们已知，拉坦前列素可与 EP_1 结合，贝美前列素可与 EP_1 和 EP_3 结合。进一步查阅文献得知，不同的 EP 受体亚型的激活会导致不同的胃肠道反应，比如，EP_1 受体激活会引起 Ca^{2+} 的释放，引起胃肠道平滑肌收缩，而 EP_3 受体激活，会引起胃肠道平滑肌舒张。拉坦前列素激活 EP_1 受体，导致胃肠道平滑肌收缩，因此出现恶心、呕吐和腹泻等胃肠道副作用；而贝美前列素对 EP_1 以及 EP_3 的同时作用，不会对平滑肌引起明显收缩或舒张的单向刺激，因此胃肠道副作用不明显。到此，这个特殊的临床现象从分子水平得到了圆满的解释，在这个过程中，是强烈的探索兴趣和刨根问底的精神鼓励着我们，经过查阅文献、严密思考，我们提出假设、验证假设，并最终得到了答案。

3. 利于创新 医学科研的最终目的在于发现新事物与形成新理论。实际上它们都是某种假设被验证后的具体体现形式。所以，假设为发现新事物与形成新理论提供了重要依据或研究蓝图，同时有利于创新型人才的培养。众所周知，近视已经成为严重的全球公共卫生问题，其发病

机制复杂，确切的病因尚未清楚，遗传、环境因素可能均起到一定作用。几年前我们在 *Medical Hypothesis* 发表了文章，提出"近视，尤其是病理性近视，是一种胶原性的疾病"的假设，认为巩膜胶原的变化与近视的发生、发展关系密切。近年来越来越多的学者在探寻病理性近视的发病机制时，将注意力放在巩膜胶原的合成与降解上。比如有研究者在分子水平，推测编码 I 型胶原的 *COL1A1* 和 *COL1A2* 基因都可能是近视的易感基因，并开展了一系列的分子遗传学研究实验，研究结果支持了我们的假设。

二、假设有什么特点？

医学假设必须具备如下一些共性，才能有一定的意义。

1. 科学性 医学假设的提出是以客观事实为依据、经过缜密的科学逻辑推断得到的，不能凭借个人主观幻想。这里的"客观事实"可以是个人长期观察和实践的结果，也可以是他人的经验总结。我们强调假设的科学性、客观性，正如脚下坚实的大地，而新建假设正如拔地而起的尖塔，只有兼具广度与深度的扎实地基，方能承载高耸的尖塔，直指向夜空中闪烁着真理光芒的星星。

2. 假定性 生命科学中有许多的未知领域需要我们去探索、去发现，第一步一定是从假设开始的。既然设想的是一个未知的问题，它具有不确定性，随着我们认识的深入，假设本身经历了一个不断修正、日趋完善的过程。假设的表达形式可以是一元或多元的。我们要学会使用科学的研究方法，比如 SPSS、SAS 等统计学软件，为我们解决多元分析验证多元假设提供便利。

3. 预见性 假设是全新的观点、理论或学说，但还未经实践验证。它的科学价值正在于它的预见性。假设的提出需要预言者的智慧和远见，假设的验证往往需要几年、甚至几十年的时间和实践。比如，1997 年诺贝尔物理学奖获得者朱棣文先生创立的激光电子冷凝学说，经过了 10 年时间的验证，证实了该成果的应用将对化学、物理和医学诸多领域产生深远、巨大的影响。

4. 曲折性 任何科学假设的提出一般都不可能是一蹴而就的。绝大多数假设都经历了若干次假定、检验、修正、再假定、再检验的过程。在

验证假设时，有的假设可能被否定，有的假设可能起到了提示、启发和桥梁的作用。只有反复推陈出新、抽丝剥茧、去伪存真，才能一步步接近科学本质。

三、在医学假设中应该注意的问题

1. 大胆假设，小心求证 假说必须接受实践的检验，被实践检验证实了的假说，才是真理，才能称为科学理论，反之则否。比如，有关人体血液运动的理论，曾有盖伦的"血液潮水说"和哈维的"血液循环说"两种假说。经过长期实践证明，盖伦的命题是"错误的假说"，终被历史所抛弃，哈维的命题是正确的，故称其为"科学的假说"，并登上了科学理论的大雅之堂。

2. 防止泛用"移花接木" "移花接木"或"举一反三"在医学发展史中不乏成功的例子。具有抗血管内皮生长因子作用的重组人源化单克隆抗体因其可阻止新生血管生长，用于治疗恶性肿瘤取得了成功。于是有人设想是否可以用此类药物治疗以新生血管为重要病理基础的眼科疾病（如湿性老年性黄斑变性），结果成为该病治疗的一个里程碑式的成就（此前并无好的治疗方法），该贡献挽救了无数人的视力，将来有望获得诺贝尔奖的提名。但同时要注意滥用"移花接木"。比如目前流传一种青光眼治疗药物能让睫毛变黑变长的说法，让许多爱美女性想通过点眼药水的方法长睫毛，想方设法让医生开药。殊不知，该功能只是一些前列腺素类药物的副作用，其主要作用是促进眼睛房水排出，达到降眼压的目的，从而治疗青光眼。滥用药物很可能会影响眼球健康。这种舍本逐末、"移花接木"的方法是不可取的。

3. 应当结合临床实践 提出医学假说既是医学发展的重要环节和思维形式，又是取得医学研究成果的重要前提。几乎所有的医学成果与医学理论最初都是以假说的形式提出来的。假说往往来源于临床实践中一些极易被忽略的细节。比如，在幽门螺杆菌被发现之前，消化性溃疡病被大众普遍认为是应激状态、饮食习惯和胃酸的过多分泌造成的。病理科医师 Robin Warren 在慢性胃炎患者的胃窦黏膜组织切片上观察到一种弯曲状细菌，并发现这种细菌邻近的胃黏膜总是有炎症存在；该发现引起了消化科年轻医师

Barry Marshall 的关注，他们在一片质疑声中埋头钻研，并从人胃黏膜中培养和分离出幽门螺杆菌（*Hp*），经过大量临床观察和实验研究，他们进一步提出"*Hp* 感染可导致胃炎和溃疡"的论点。Barry Marshall 甚至不惜以身试菌，最终证明了 *Hp* 是造成大多数胃溃疡和胃炎的原因。两位年轻人最终获得了 2005 年诺贝尔医学奖。目前许多研究发现 *Hp* 与胃外疾病都有关系，比如阿尔茨海默病、偏头痛、慢性荨麻疹、脑梗死、缺血性心脏病，眼科疾病如睑缘炎、青光眼等，其机制还不清楚。一些学者提出了氧化损伤假说、炎症因子和血管活性物质假说、神经毒性假说、基因易感性假说等，均有待于实践去验证。

4. 不轻言放弃 在假设提出的早期阶段，难免会遭遇怀疑、否定。此时应当坚持自己的信念，不怕寂寞，更要经得起考验。以伟大的发明家爱迪生为例，为了制造出价廉物美、经久耐用的电灯，在十多年里先后选用了钌、铬、竹棉、石墨等上千种不同物质做灯丝材料进行实验，均以失败告终。很多专家都认为电灯的前途黯淡，甚至一些著名专家讥讽爱迪生的研究是"毫无意义的"，一些记者也报道"爱迪生的理想已成泡影"。面对失败，面对冷嘲热讽，爱迪生没有退却。他明白，每一次的失败，意味着又向成功走近了一步。在试用了 6 000 多种材料，实验了 7 000 多次之后，终于有了突破性的进展。1879 年爱迪生用碳化的竹丝作为白炽灯丝，并点燃了 40 小时。后来，人们便一直使用这种竹丝作灯丝的灯泡。几十年后，又对它进行了改进，即用钨丝作灯丝。几个世纪过去了，当我们仰望星空中伟大的科学家的时候，在他们卓越的科学成就后面，我们看到的是他们身上坚持不懈、尊重科学、刻苦钻研的精神在熠熠生辉。

四、注重积累

假设不是主观猜测。凭空产生的奇思异想是站不住脚的。不能脱离实际，更不能沉迷于一些亦真亦幻的假说。假设也要"脚踏实地，仰望星空"，也有个开始、积累和升华的过程。历史证明，对科学有杰出贡献的人，常常是脚踏实地、努力奋斗、以事实说话的学者，比如爱因斯坦、爱迪生、牛顿、达尔文等；相反，像亚里士多德那样脱

离实践、闭门造车、坚持武断理论的人，却阻碍科学（如天文学）进步达 2 000 年之久。科学假设，从仰望星空开始，由脚踏实地实现。树立梦想的开始与实现梦想的过程，几乎所有的成功者都完整地经历了这两个过程。同样，我们在提出假设、验证假设、探索科学的路上，不仅需要拥有一双梦想的翅膀，还要用力地、坚持不懈地挥动它，才能最终到达梦想的彼岸。

（王宁利）

第三章　眼科的转化医学

转化医学作为一个概念提出并非偶然。20世纪末，现代医学已经高度发展；然而相当数量的疾病仍然无法得到有效治疗，相当数量的公共卫生问题仍然没有合理的对策；与此同时，大量的科研经费被投入到医学相关的研究中，也产出了大量论文，但是对临床并没有起到显著的推动作用。这就促使人们去反思现代医学研究的目的和发展方向。转化医学确切地说不仅仅是一门学科，更是一个理念，它是强调实验台到临床（bench to bedside）的双向连接，即将基础研究的成果转化成能够提供给患者的真正治疗手段，同时临床问题能够迅捷地反馈到实验室的过程，因此导向性非常明确。

虽然转化医学最早是指把分子医学领域的最新研究成果直接用于临床疾病的诊疗，但实际上回过头来看，作为一门临床学科，眼科学从诞生之初就一直在诠释着转化医学的理念。眼科学最早是从外科学中分离出来的，人们对于眼睛最初的认识是来自离体的解剖，但是无法对活体人眼进行检查，对大部分眼部疾病的实质性表现和发病机制几乎是一无所知；因此学者们迫切需要能够直接观察眼睛的技术手段，这就成为眼科学最初发展的原始动力。裂隙灯显微镜、检眼镜等仪器的发明，使眼科诊断学发生了重大飞跃。

眼科发展史上取得的重大成就无一不是转化医学的范例，即以临床问题为中心，采取各种技术和手段解决问题，最终使患者受益。如今我们耳熟能详的白内障摘除术就是一个范本。白内障患病率高，是最早被人们熟知和最想攻克的致盲性眼病之一。白内障治疗技术的发展（包括白内障摘除技术和术后屈光重建技术）走过了千年的历程；20世纪40年代到60年代，美国的Charles Kelman 医生发明了超声乳化白内障吸除术，加上英国眼科医师 Harold Ridley 设计制造并应用于临床的人工晶状体，标志着白内障治疗技术的成熟，成为少有的几项能够被治愈的疾病，堪称是现代医学发展最成功的范例。

如今作为国家强制标准、我们每天都在使用的标准对数视力表，也是转化医学的结晶。20世纪50年代，我国眼科前辈缪天荣教授发现当时的视力检测技术无法科学合理地反映视力，因此着手研究视力检测标准，融合了数学、光学、视觉生理学和心理物理学等多个学科知识，确立了"E形视标""视标大小对数增率""五分记录"等视力表设计的基本原则，获得全国科学技术奖，并于20世纪80年代在全国各省市铺开应用，解决了我国人口健康普查、近视防治工作中的视力标准问题。从20世纪60年代开始，其他各主要国家也均开始采用视角的对数增率来设计视力表；1986年标准对数视力表亮相第25届国际眼科大会（罗马）时引起高度关注，表明这项研究成果不仅切实解决了临床问题，而且在当时确实领先于国际水平（图1-3-1）。

又如20世纪50年代，在"十人九沙"的严峻形势下，汤飞凡和张晓楼两位教授毅然合作投身于沙眼防治工作。他们一位是微生物学家，一位是眼科学家，一位负责实验室研究，一位负责临床诊查和提供临床样本，他们不仅成功分离出沙眼衣原体，而且开展了敏感药物的筛选工作；这些研究成果相继发表于国内外的高等级学术杂志上，填补了世界范围内沙眼研究的空白，可以说是为国争光，在新中国成立之初百废待兴的情况下，不仅大大提升了沙眼诊疗的水平，而且成为我国政府制定防沙防盲政策的直接和可靠的依据。迄今沙眼的防治工作取得了重大成就：我国沙眼患病率逐年下降，严重并发症已不多见；世界卫生组织更提出要在2020年消灭致盲性疾病——沙眼。

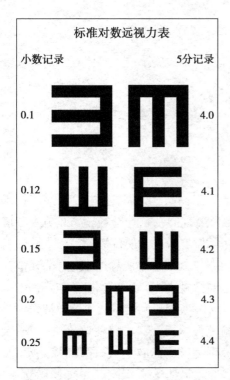

图 1-3-1 标准对数视力表

抗血管内皮细胞生长因子（VEGF）药物雷珠单抗用于年龄相关性黄斑变性（ARMD）的治疗，也是转化医学在眼科的一个具有代表性的范例。ARMD 是严重损害中心视力的疾病，脉络膜新生血管（CNV）的治疗最为棘手，促使学者研究其来源和发生机制；这是转化的第一步——临床问题反馈到实验室。然后，在"肿瘤血管因子"研究的基础上，VEGF 被证实在 ARMD 继发 CNV 发生中起关键作用。于是围绕抗 VEGF 治疗的研究建立实验室研究方法、检测手段，进而研发抗 VEGF 药物；这是转化的第二步——围绕临床问题、运用各种技术手段。终于，抗 VEGF 药物雷珠单抗上市了，这是转化的第三步——针对临床问题给出解决方案；目前我国的多中心临床研究正在继续。值得一提的是，雷珠单抗最早是用于抗肿瘤血管化治疗，"肿瘤过程中新生血管化"和"ARMD 的新生血管形成"是转化的扳机点，因此该药用于眼科，实际上经历了"二次转化"的过程。如果没有明确的临床问题的牵引、转化医学理念的指引，实现这样的跨越是很困难的。

通过回顾眼科发展史，我们还发现一个现象：不少转化过程的设计者和实施者既是眼科学家，又是"一专多能"的工程师、物理学家。例如

裂隙灯显微镜的发明者 Allvar Gullstrand，同时以对眼屈光学的贡献获得诺贝尔生理学或医学奖。Harold Ridley 不仅设计制造了世界上第一枚人工晶状体，还亲自手术将其植入一名患者眼内。Robert Machemer 医生发明了玻璃体切割术（简称玻切术），并与人合作制造了玻璃体切割术手术设备……他们体现了转化医学的内涵：多学科、多手段、一个目的，诠释了实验室和临床的无缝衔接。当然，随着现代科学技术的高速发展，专业化、社会分工成了常态，所以只有瞄准目标，融合多学科、多技术手段，依靠团队合作，才能解决临床问题。

通过回顾眼科发展史和现状，我们不难发现，眼科是最能够集中体现转化医学的特性和优势的学科之一。转化医学在历史上推动了眼科诊疗水平和公共卫生领域的进步，而且仍在发挥显著作用。这与人眼作为感觉器官的重要性和其自身特点是密切相关的。人眼是同时具备生物和光学属性的器官，这要求我们同时从光学和生物学的角度研究解决眼科临床问题，眼科临床诊疗设备的发展，也需要理工学科的新技术。同时，眼科发展转化医学也有其内在的迫切需求，因为目前仍有相当数量的致盲性疾病（包括年龄相关性黄斑变性、糖尿病视网膜病变、青光眼等）尚未得到有效解决，迫切需要基础研究、临床研究和工程技术研究的结合。

必须指出的是，眼科是非常依赖于诊疗设备的医学学科，可以说诊疗设备先进与否，直接决定了眼科临床的水平。从转化医学角度，先进诊疗设备研发对眼科而言有两个层次：①眼科诊疗设备集中体现了理工学科的最新成果及其与医学的学科交融；②进入 20 世纪下叶，先进诊疗技术发展进一步加快，有引领眼科临床发展之势，呈加速发展的态势。更重要的是，先进设备的发展在推动临床诊疗水平提高的同时，也"创造"了新的临床需求，反过来对先进设备的发展提出了更高要求，从而出现了良性循环互相推动的态势。试举数例：一是玻璃体切割术手术设备的发明和持续更新，使得眼后段疾病可治、可控并且走向微创化；二是光学相干断层扫描技术（OCT）的发明，使视网膜疾病的诊疗水平得到飞跃；三是激光技术的成熟，使得虹膜周边切除术成为一项门

诊操作，大大减少了并发症、减轻了患者痛苦、节约了医疗的时间和经济成本；四是准分子激光的发明，使得屈光手术风靡全球……如今，飞秒激光方兴未艾，又将带来什么？正如心血管内科介入治疗技术的发展一样，原先需要外科手术的大量患者在介入治疗下就能完成。如果说白内障摘除术的成熟标志着"眼外科"的成熟，那么飞秒激光将可能再次革新白内障治疗技术，也许白内障摘除术将变得和角膜屈光手术一样便利。技术发展的潜力是无穷的，技术对眼科临床的推动也是不可估量的。从"转化医学"的角度审视眼科研究，我们会豁然开朗地发现，我们身边实际上有诸多转化医学领域和方向，包括纳米生物技术、组织工程角膜、先进诊疗设备研发、基因治疗等。与传统的眼科研究不同，"转化医学"使得这些领域的广度、深度、可扩展性大大增加。相信在不久的将来，许多在科幻片里才出现的情景，例如眼压无线持续测量、眼药缓释系统、便携式监测系统等将成为现实。

目前美国、欧盟、英国纷纷斥巨资建立转化医学中心，哈佛大学、麻省理工学院（MIT）等著名学府设立专门专业，国际上各知名出版商创建转化医学类的学术期刊。"转化医学"之所以越来越热门，是因为它代表了如今医学科研发展方向的新趋势。虽然"转化医学"作为一个名词是 20 世纪 80 年代才提出，但实际上转化医学的理念贯穿在眼科的临床和科研实践中，它让科研工作者重新认识到医学科学发展的根本目的，认识到

解决临床问题、提升临床诊疗水平是医学的出发点和落脚点。提醒我们实验室与临床必须紧密结合，基础研究必须回答或解决临床问题。

我们的理解，转化医学的理念可以用"一个中心，两个基本点"来概括，即以"临床"为中心，进行"链接"和"融合"。从组织角度，它强调实验室和医院的链接；从技术角度，它强调采取多学科技术融合来解决问题；从知识背景角度，它不仅指医学的基础研究结果应用到临床，也指其他学科的最新进展应用到医学研究和临床。对我们而言，为了达到解决问题的目的，我们可以打破基础研究和临床研究之间的藩篱，打破学科之间的藩篱，博采众长、"不择手段"。

根据多年从事眼科工作的实践体会，我们逐渐认识到，眼科虽然是最能够集中体现转化医学的特性和优势的学科之一，但转化医学的实施需要充分的条件：首先要重视临床研究、发现临床需求，才能找到"问题"，定位"思路"，明确"攻关方向"；其次要建立学科交叉和资源整合的机制体制；再次是建立能够"链接"和学科"融合"、医教研产"融合"的攻关团队。各位研究生同学就是攻关团队的生力军，希望大家在科研生涯和职业生涯的起步阶段，就秉持科学研究的根本方向，不唯 SCI，时刻思考研究成果的转化和临床价值，如此，才能使自己的研究更有深度、更有价值、更有可持续性，为我国医药卫生事业的发展和人类身心健康做出自己的贡献。

（瞿　佳）

第四章　愿每个眼科研究生都有光明的未来

研究生学习是人生中一个重要的阶段。经过几年的认真学习，顽强拼搏，掌握了必要的专业知识，通过了考试，完成了研究工作，取得了学位，成为人生的赢家，值得可喜可贺。但是从人生漫长的过程来看，研究生毕业仅仅是一个新的开端，眼科临床和视觉研究的道路还很漫长，还很艰苦，还有很多的挑战。当然在这条道路上我们也会不断地收获医治病患的成功和喜悦，有着光明的未来。我们期望每个眼科研究生都有光明的未来，但是我们应当认识到，这种光明的未来是需要怀揣一颗坚定向前的决心，脚踏实地不断奋斗和辛勤工作才有可能获得的。

我们大多数的研究生在毕业之后将会成为眼科医师。要成为一名好的眼科医师，就需要具有渊博的眼科学知识和相关的医学知识，要有扎实的基础理论、基本知识和基本技能。同时，也需要在实践中不断总结和积累经验。眼科学同其他临床学科一样，既有大量的科学内容，这是几代眼科人的知识积累，需要我们认真研读，扎实地掌握。这就需要我们在认真阅读大量的眼科学资料之后，精读几本眼科学的经典著作。作为医学一部分的眼科学也包含着大量的经验，这也是前人认识和处理眼科疾病的经验积累，尤其在眼科手术方面，也需要我们掌握。一个眼科医师掌握的眼科学知识和临床经验越多，就越能自如地为病患解除病痛，就越有成就感。眼科学和其他医学学科一样，是在不断发展的，新的知识、新的理论、新的技术和新的设备不断涌现，这就需要我们不断地阅读眼科学的专门学术期刊，了解国内外眼科发展的新动向和新趋势，这样才能使自己的知识不断更新，不断地使自己拥有的知识和经验与眼科学发展保持着同步。

也许一部分研究生在当好眼科医师的同时，还会进行眼科学和视觉科学的研究，或者主要从事眼科学和视觉科学的研究。开展研究工作是进行临床工作的深入。在我们诊治疾病的过程中，我们常常会遇到许多难题，为了解决这些难题，就需要进行科学研究工作，需要及时地发现眼科和视觉科学中需要解决的关键科学问题，提出假设，确定研究路线和方法，经过细致的工作，获得新的结论，从而不断地去解决疑难的眼病，不断地推动着眼科学和视觉科学不断地发展。这就需要我们具有敏锐的观察能力，组织实验或开展其他研究的能力，归纳总结的能力。在这一过程中，当然会有成功的希望和喜悦，但更多的是充满着无比艰辛的思考和日复一日的平凡工作。正是在付出这些艰苦努力之后，光明的未来才有可能会到来。

毕业后的研究生无论是成为一个医师，还是成为一个专职的研究工作者，更为重要的是要树德立人。有才无德，不可能在临床和研究的道路上长期走下去。有德少才，也不可能为患者解决实际问题，不可能在科学研究中做出成绩。只有有德有才，才有可能成为一个好医师，成为一个好的研究工作者。对于一个医师，掌握大量的医学知识是必要的，但还是不够的，更为重要的是要具有良好的医德医风和良好的科研道德。作为一个具有高尚医德的医师，就要不断地为患者提供高质量的医疗保健服务，而且这种服务的方式和技术应当与患者的最大利益相一致。这是一个医师的最高道德责任，也是一个医师获得公众信任的基础。眼科医师应当通过接受培训和继续教育，不断地提高和维持最可行的技术来满足患者的需要。眼科医师应当在医疗活动中尊重患者的尊严、隐私和气节，而不能利用患者的弱点谋求个人的私利。眼科医师应当努力与患者进行有效的交流和沟通，仔细地倾听患者的需求和担忧，保证在做出不影响患者的处理和护理决定时，患者能够实质性参与其中，从而帮助他们减少担心和忧虑。眼科医师应当只是实施他们已经接受过恰当训练、有经验和有资格实施的操作。眼科医师应当谨慎地采用新技术，要考虑到这些新技术与现有的替代治疗相比其价格是否合适，是否有潜在的益处，以及所显示出来的安全性和有效性，而不能只考虑医院效益和个人的收入。当一个医师在医德方面注意到上述问题时，就会发现在临床与患者比较容易相处和交流，医患关系就不会那么紧张了。这可能是在当前应对十分复杂的医患关系的重要措施之一。只有具有高尚医德的医师，才有可能获得患者们的信赖，才有可能做好医疗工作。在研究工作中，也必须使用较高的道德标准来约束自己，所做的研究应当是真实可信，数据可靠，绝不做假，绝不抄袭，而且所做的研究符合伦理道德的各项要求。在医德和科研道德方面，不能打折扣，不能有丝毫的侥幸心理。所发表的每一篇论文都会体现出作者的医风医德和科研作风，白纸黑字，终生难改的。一旦医德和科研道德上出问题，就可能会全盘皆输而丧失光明的未来。

在研究生阶段，虽然已经学习了许多眼科学知识，但是也应当清醒地认识到，在这一阶段所能掌握的知识对于成为一个好的眼科医师来说还是不够和不全面的，还需要继续努力，加以补充和充实。当今，眼科学的发展已经将眼科学分成了若干个亚专科。作为研究生，很可能集中研究了某个亚专科的问题，可能对于这个亚专科是比较熟悉的，但并不能说对眼科学系统地掌握了。当我们从事临床工作时就会发现，患者的眼病并不是只是局限于某个亚专科，有可能涉及多个亚专科，例如患有白内障的患者可能还有糖尿病视网膜病变，患有青光眼的患者可能还有虹膜睫状体炎。要处理好这些临床问题，就需要我们的眼科医师不但精于某个亚专科，还应当有其他亚专科的相关知识。因此对于每一个研究生来说，在掌握眼科学知识时要注意处理好综合的眼科医疗服务能力和眼科亚专科之间的关系。作为一个年轻的眼科医师，应当尽可能全面地掌握眼科学知识，掌握好眼科学的基本技能，而不能从研究生阶段就一头扎入某个亚专科，而不了解眼科学的全面的知识；只学习眼科学的某个章节，而丢

掉了整本眼科学，总之，不能将眼科学碎片化了，而是要完整地学习眼科学和与眼科学相关学科的知识，这样才能更好地为患者服务。对于一个成熟的亚专科医师来说，首先应当掌握综合的眼科学知识和技能，以便为患者们提供综合的眼科医疗服务。在这基础上，深入学习一个或几个亚专科，才能更好地为患者服务，为他们解除病痛。对于一个成功的亚专科医师来说，在所从事的某个亚专科领域内，应当具有广博的知识，精深的技能，同时在综合眼科和其他亚专科方面也应当具有相当于中级职称医师的知识和能力。这样不但能很好地处理患者，也能更好地参与同行的业务交流和讨论，可能会获得更加渊博的知识。如果从事亚专科的医师只能具有中级职称医师的知识和能力，那么他所从事的亚专科也不可能达到一个相当的水平而取得成功。

作为一个医师，在一生几十年的行医时间中，应当持续不断地努力，将医师的工作作为自己毕生的事业。当然，对于任何一个人来说，除事业和工作之外，还有家庭等个人的生活需要恰当和合理地处置，这是应该的。但是作为一个医师，作为一个选择以眼科学作为毕生奋斗的人来说，应当牢记为什么选择这一职业，应当在前进的道路上"不忘初心"，牢记医师的使命，克服困难，力戒骄傲，力戒惰心，要长期保持着旺盛的斗志，将从医的平凡生活变为充满乐趣的生活，使治疗救人成为我们毕生的事业。

现在的研究生生活在一个眼科学快速发展的时代。经过70年的努力，我国眼科学已经发展到了一个相当高的水平，无论从眼科医师的人数，还是从眼科的规模来说，我国已经成为眼科大国。但是从临床服务的水平、眼科和视觉研究的水平来说，还不是一个眼科的强国。几十年来，我们的眼科临床和基础研究的发展主要处于跟上国际发展的水平。现在从我国的国力，眼科的医疗水平和眼科医师数量来说，应当逐渐从"跟着走"的角色转变为国际眼科发展的"引领者"的角色。这一历史性的任务将会落在新一代的年轻的研究生身上。为此，一些有志向的年轻朋友们应当从大处着眼，不但从我国的眼科学发展，还要从解决眼科学发展的世界性难题着眼，思考问题，不做表面文章，而是要进行踏实的工作，争取

在新的时代里做出新的业绩。这也需要我们一些年轻的朋友要成为眼科界的未来的领袖，担当更大更重要的责任。对于未来眼科界的领袖，当然会有更高的要求。他们不但要有很高的道德水准，品行端正，能够团结大多数眼科医师共同工作，而且业务精良，知识渊博，能够关注普遍眼健康和防盲治盲和中重度视觉损伤的大问题，关注眼科教育和培养新的眼科医师的问题。我们期望在研究生中不断地涌现这样的优秀人才。

愿每个眼科的研究生都有光明的未来。只要目标明确，不断努力，我们就可以取得成绩，成就事业，成为我国和国际眼科事业发展的推动者。

（赵家良）

第五章　关注生物材料在眼科的成果转化——与研究生谈眼科生物医用材料的转化医学发展现状与实施策略

随着诊疗设备的更新和手术技术的飞速发展，眼科学成为近代医学领域发展最快的学科之一，同时，对眼部生物医用材料的开发和应用也提出了更高的要求。生物医用材料是当代材料科学的全新分支，其发展与患者生命健康密切相关，在眼科，理想和功能化的生物医用材料是保证清晰视觉的关键，因此，成为各国科学家竞相研发的热点。

眼科与视觉科学发展至今，领域内生物医用材料的更新迭代升级：

1947 年，高分子聚甲基丙烯酸甲酯（polymethylmethacrylate，PMMA）开始用于人工角膜，1974 年，首个由 PMMA 制成的波士顿人工角膜问世。

1949 年，第一枚以医用有机玻璃为材料的 IOL 诞生，1978 年，我国开始自行设计和研制 IOL，历经 40 年，新型功能性 IOL 成为白内障手术主流。

1978 年，以醋酸丁基纤维素（cellulose acetate butyrate，CAB）为材料的透气性硬性角膜接触镜（rigid gas permeable contact lenses，RGPCL）获得 FDA 许可。

1989 年，羟基磷灰石（hydroxyapatite，HA）义眼台作为眶内植入物首次进入临床。

2009 年，首个以可生物降解基质为材料的地塞米松玻璃体内植入剂（OZURDEX®）获 FDA 批准在美国上市。

2016 年，首个以明胶为材料的 XEN 凝胶支架获 FDA 批准用于难治性青光眼。

2017 年，首例国产折叠式人工玻璃体球囊（foldable capsular vitreous body，FCVB）于国内上市。

2018 年，"十三五"国家重点研发计划投入千万经费用于"新型高分子眼科功能性植入材料的研发和应用"，研发内容涵盖角膜再生性材料、新型 IOL、眼眶组织再生材料、人工玻璃体、新型眼科黏弹剂和青光眼手术填充凝胶等，支持当前眼科领域生物医用材料产学研转化的创新发展模式。

新型生物医用材料的成果转化对于眼科学和生物医学工程均有深远影响，但在我国，该领域依然面临着基础研究的临床转化率低、新材料向临床应用推广难等问题。因此，笔者将系统探讨眼科生物医用材料领域的创新发展态势和亟待解决的关键科学问题，为研究生在科学研究过程中提供若干思考。

随着眼科诊疗技术的进步，诸如沙眼、盘尾丝虫病等传统致盲眼病已被攻克，但 WHO 认定的三大致盲眼病——白内障，青光眼和黄斑变性在我国依然横行，成为人类视觉面对的新敌。因此，近年来，生物医用材料的成果也集中向以上三大领域转化，同时，患病人数众多的角膜病、屈光不正和眼眶病等也成为各类植入材料研发的转化热点。

一、人工晶状体

根据患者需求个性化设计的新型功能性 IOL 已成为当今白内障手术的主流。回顾其发展历程，从传统的 PMMA，到硅胶、水凝胶、丙烯酸酯和可注入式新型材料，从球面单焦，到非球面双焦、多焦点、Toric 和连续视程的设计创新，均离不开基础研发的逐步有效转化。以笔者为例，我在国内最早开展非球面 IOL 的设计、研制和临床应用，前期我的团队主要关注 IOL 的主体材料，后期重点针对 IOL 的生物相容性、表面改性、载药性能等进行表面修饰研发，如我们团队研制的前表面接枝 PEG 的新型 IOL 通过了 CFDA 关于 IOL 质量标准的注册检验，表面装载 TGF-β2 抗体多层膜的新型 IOL 光学和力学特性均符合

SFDA 质量检测标准，我们研发的 IOL 在提升白内障术后炎症、感染和后发性白内障结果等方面获得了一定的成果转化。结合自身的科研经历，我的感想是，IOL 研发应始终围绕白内障手术的有效性和安全性的基础需求，包括：①白内障手术微切口需求，白内障手术始终朝着微切口方向发展，因此可折叠、软性 IOL 材料的研发更具临床转化价值；②手术安全性需求，安全性为手术第一要义，因此可针对术后后囊膜混浊、感染等并发症的 IOL 材料尤其关键；③视觉质量需求，白内障手术步入精准屈光性白内障手术时代（refractive cataract surgery，RCS），满足患者个性化视觉需求的新型功能性 IOL 为领域研发主流；④生物相容性需求，如开展特定纳米涂层、缓释载药等性能 IOL 的研究成为新兴研发方向。围绕以上白内障手术需求研发出的 IOL 产品最终才有可能获得有效临床转化，最终生产出对患者有益且具有产业价值的产品。

二、青光眼植入物

近年来，中青年成为青光眼的庞大患病群体，使该疾病成为威胁视力的隐匿杀手。而由于传统手术存在瘢痕形成、房水滤过道封闭、滤过泡感染、慢性炎症等客观缺陷，各种青光眼植入物应运而生，且由于生物医用材料的进步加速了微创青光眼手术（microinvasive glaucoma surgery，MIGS）的发展，使青光眼植入物的研发成为疾病临床转化的最主要方向，植入物的手术可操作性、降压疗效、术后并发症成为评估转化价值的重要指标。目前已投入临床应用的青光眼微创植入物包括：小梁网引流装置（iStent）、脉络膜上腔引流器（Cypass、iStent、SOLX）、结膜下引流装置（XEN 凝胶支架、InnFocus 微型分流器、Express 微型引流钉）和 Schlemm 管支架（Hydrus）等，以及笔者在国内率先开展的以 iTrack 微导管和透明质酸钠黏弹剂为材料的内路黏小管成形术（ABiC），也已获得临床实践。另外非穿透性小梁术联合胶原膜、生物胶、生物羊膜等生物医用材料植入正在研发和转化中，同时，随着新型缓释材料的研发，已有学者将药物和缓释系统结合到青光眼植入物上，在产生治疗疗效的同时延缓视神经损害，并解决药物治疗依从性差的问题，目前已获得初期研究数据。基于 MIGS 青光眼手术的发展趋势，研发利于与微切口白内障手术联合的、具有可操作性、生物相容性较好和降低疾病复发率的青光眼微创植入物成为临床转化研究的发展态势。

三、人工玻璃体

在眼底病领域，医学转化的成功范例除了抗 VEGF 药物雷珠单抗，另一个即为人工玻璃体。人工玻璃体的研发需求是基于传统玻璃体替代物如硅油、膨胀气体、全氟化碳液等的副作用和局限性，而研发过程始终围绕如何获得无色透明、生物学参数与玻璃体近似、具备充分的表面张力和机械稳定性、高生物相容性、无毒副作用、方便手术操作等性能的理想玻璃体替代物。经历了透明质酸、水凝胶、智能水凝胶等阶段材料的不断探索和更新换代，目前临床上最终研发出了全新的可折叠式人工玻璃体球囊并获得临床转化，我国在这个领域也处于国际领先地位。2017 年，首例国产折叠式人工玻璃体球囊（FCVB）于国内上市，为眼底病的修复带来了新的材料选择。当前，新型功能性玻璃体材料的研发仍是领域的热点之一，同时，纳米技术和软物质的发展推动了药物递送系统、药物缓释载体与生物医用材料的有机结合，成为最新研究方向，通过基因和组织工程诱导再生新的玻璃体也具有广阔的转化前景。

四、角膜接触镜和人造角膜

全球有超过 10 亿的近视患者和 6 000 万角膜移植患者，因此，角膜接触镜和人工角膜市场规模巨大（2017 年全球角膜接触镜市场规模已增至 120 亿美元），有极大的临床转化价值，而生物医用材料是影响两种产品性能的关键因素。

2018 年，国家发布《综合防控儿童青少年近视实施方案》，面对日益增长的近视矫正的需求，RGP 镜片由于可在一定程度上延缓儿童近视的发展，成为近视防控领域最具研发价值的产品。目前用于 RGP 制作的生物医用材料主要包括日本的美尼康、美国的 Paragon 和 Boston 材料，RGP 镜片由于其高透氧、优越光学质量、对配戴眼生理健康影响小等特点，是近年来角膜接触镜的发展方向。2002 年，美国 FDA 首次批准使用高透氧系数材料制作的夜戴型角膜塑形镜的临床应用。目前，在保持/提高原有材料透氧性和光学质量的前提下，提升材料表面性能，改善其生物相容性，如个性化可矫正散光 RGP 的研发是热点领域。除此之外，载药接触镜也是近年来研究的重点，由于接触镜可稳定可控释放药物，可用于治疗角膜上皮异常、各类角膜炎、葡萄膜炎和青光眼等疾病，形形色色的纳米材料在其中成为亮点。2016 年，国外学者研发了一种由季铵化壳聚糖（HTCC）、Ag 纳米颗粒、氧化石墨烯（graphene oxide，GO）和 Vor（一种抗菌剂）组成的水凝胶基隐形眼镜，有很好的生物相容性并且能持续释放抗菌剂，可有效治疗真菌性角膜炎。我们的团队也研发出的一种光活性双功能纳米药物——新型铜源复合纳米银眼用凝胶，可有效抗几乎所有种类耐药菌的小鼠角膜炎感染，我们进一步将这款药物制备成喷雾、凝胶、滴眼液 3 种形态，除了眼科感染性疾病，身体其他部位的感染也可以得到相应的治疗，目前该项研究成果已初见端倪，具有极大临床转化价值。

人造角膜是影响角膜移植手术成功的关键因素，分为人工角膜和组织工程角膜。前者由胶原蛋白、丝素蛋白、水凝胶等合成材料制成，最有代表性的是波士顿人工角膜，于 1992 年获得美国 FDA 批准临床使用。后者由天然脱细胞基质制成，我国在 2015 年通过国家药品监督管理局注册的自主研发的全球首个生物工程脱细胞角膜基质投产，成为全球首个生物工程角膜产品，另一个脱细胞猪角膜产品也获得国家注册证书，材料的成功转化对我国角膜供体紧缺的状况起到一定的缓解作用。人工角膜生物相容性不如组织工程角膜，而组织工程角膜的光学性能不及前者，因此，将两者有机结合形成的复合材料如胶原与水凝胶有可能成为未来的新型生物支架材料，如我们团队在 2014 年研发的新型高韧度水凝胶人工角膜支架获得美国专利。除此之外，人造角膜材料与 3D 打印技术结合也出现了可喜的研究成果，2018 年，全球首例用 3D 打印机打印出的人角膜上皮细胞、胶原蛋白 - 明胶、海藻酸盐水凝胶三维复合物作为人工角膜取得突破性进展，可能在未来获得临床转化用于角膜移植，有望解决全世界角膜捐赠短缺的难题。我的观点是，在角膜生物医学材料的研发过程中应发挥匠人精神，重视生产工艺，设计和生产的越好，越有转化的价值。

五、眶内植入材料

近年来，新型生物医用材料的研发和重建植入物的优化设计在眼眶病治疗中越来越受到重视，主要转化内容包括眼眶骨修复材料和人工义眼台。眼眶骨修复材料包括不可降解材料（羟基磷灰石人工骨、生物活性玻璃、高密度多孔聚乙烯 Medpor、钛金属、硅橡胶）、生物可降解材料（磷酸三钙、高分子聚合物、纳米材料、生物仿生材料），复合材料（多孔聚乙烯、羟基磷灰石以及各种可吸收材料制成的复合材料）。组织工程骨和纳米修复材料为眼眶骨缺损修复提供了新的思路和方法，也是近年来研究热点，但距离临床转化还有一段距离。人工义眼台材料包括硅胶球、玻璃球、羟基磷灰石等，其中羟基磷灰石是国内外公认的用于义眼台的最佳材料。多孔羟基磷灰石完全具备理想眶内植入物的特点，在 1989 年 FDA 批准后，于临床获得广泛应用。今后研发趋势为结合 3D 打印、计算机重建和辅助设计、人工智能技术制作出个体化眼眶模型，为个性化眼眶植入材料设计提供一个更精确的、个性化的治疗方法，精确实现组织结构的优化。

另外，随着眼眶修复迈进三维精确修复时代，对材料的生物性能也提出了更高的要求，可降解、能骨化和血管化的眼眶修复材料将是今后眼眶重建修复材料的主研方向。我们的团队研发的一种生物陶瓷，可负载具有生物学效应的生长因子、蛋白或细胞，使植入材料与眼眶局部微环境更匹配，从而获得更好的重建效果，在作为骨性眶内植入物方面展现出优越的机械和生物性能；研发的一种具有弹性的多孔 PPF-HEMA 支架在眼睑重建中具有良好的效果；研发的层层自组装 VEGF 活性多层膜复合 HA 义眼座具有良好的血管化效果，提供了一种可优化血管化性能的材料改性技术。今后的研发方向包括对生物医用材料的优化设计、材料表面改性以及植入器械的设计和制备的工程化技术，增进血液接触材料和器械表面抗凝血及防止组织增生改性技术，赋予表面抗菌、抗磨损、选择性固定生物分子等的表面功能化技术等。

六、医用胶

医用黏合剂作为一种新的接合手段，在众多眼科手术中起到了替代缝合的作用。纤维蛋白胶（fibringlue）最常见，已用于翼状胬肉、白内障手术、板层角膜移植术、屈光手术、青光眼小梁切除术和斜视手术；氰基丙烯酸辛酯组织黏合剂（cyanoacrylateglue）用于黏合眼睑裂伤、角膜穿孔和巩膜扣带术；血纤蛋白胶黏剂 Tissucol 用于闭合黄斑裂孔。当前，国外眼科手术中应用医用黏合剂已较为普遍，而国内眼科学界尚处于探索阶段，医用黏合剂对中国人群眼部的适用情况的研究仍存在空白，因此亟需深入研究。

当前生物医用材料产业正以约 20% 的年增长率持续增长，其发展不仅是社会、经济发展的迫切需求，对人类健康事业也具有重要意义。而当前我国眼科生物医用材料大部分依赖进口，研发具有自主知识产权且优于市售产品的新型眼科材料为我国对眼科生物医用材料的迫切需求。因此，大力推进新型眼科医用材料的研制和临床转化具有重大科学和社会意义，这就要求科研人员，包括广大研究生在科学研究过程中做到以下几点：

1. 围绕眼科细分领域尚未被满足的一些临床需求和世界上最先进的技术和领域进行研发。

2. 积极与不同学科背景的人员团队进行研究合作，加强眼科生物医用材料与临床眼科学的有机结合。

3. 以患者为中心，了解患者实际需求，从临床工作中发现和提出问题，基于基础研究数据，成果最终回归转化临床，解决实际问题。

眼科科研成果的落地是系统工程，需要长线思维，以及开放的视野、兴趣、耐心、专注、创新等品质。研究生从事这方面的科学研究非常有意义，科研成果如果最终能转化为生产力，将为提升我国眼科学研究创新能力和国际竞争力提供有力的基础支撑，对于眼科复明事业具有重大的民生意义。分享在此，以飨读者。

（姚　克）

第六章 医学职业规划——寄语年轻医师的成长

我们所处的时代是机遇与挑战并存的时代，如何抓住机遇规划好自己的医学职业生涯，广大研究生们需要认真思考。

一、新形势下的有利条件

现代社会的发展给我们提供了良好的硬件设施、先进便捷的信息手段，加上改革开放的政策和氛围、科学技术日新月异地发展、频繁的国际交流……在丰富了我们生活（物质的和精神的）的同时，更开阔了我们的眼界。

作为人们追求美好生活的最有力保障——医学科学也同样不断地进步和发展。作为医学界未来的一份子，你们面临着成长的有利条件。一方面正值我国当前进行的新医改，包括全国性展开的住院医师规范化培训，以及多点执业和多样性资本进入医疗行业等。同时，学校和医院发展规划、学科建设要求、学业毕业标准等整体水平起点提高，还要家庭与事业兼顾……都带来激烈的竞争与职业压力。好在现今的人才选拔不拘一格，人才计划项目也多样化，机遇多多！

首先让我们来了解一下西方国家要成为医师的培养过程：4年医学院毕业—住院医师—考试进入专科培训3年—考试通过—专科医师，比如要做眼科亚专科医师（specialist），还要经过亚专科培训2~3年（fellow），考试通过后才成为视网膜病医师、青光眼医师、角膜病医师……完成住院医师培训后就能够胜任独立诊疗工作，完成专科医师培训后更是独当一面。美国申请医学院通常是4年医学预科（pre-medical）的本科优秀毕业生，不仅需要好的MCAT考试成绩（即北美地区的医学院入学考试，包括以下4个部分：① chemicaland physical foundations of biological systems；② critical analysis and reasoning skills （CARS）；③ biological and biochemical foundations

of living systems；④ psychological, social and biological foundations of behavior。内容涉及理科、心理社会学、文学艺术历史等，考试时间常为7.5小时），还要递交一系列相关材料，包括为什么要学医、参加过的各项社会活动和经历如医院义工等，充分体现对医学的认识和学医准备，具有爱心、恒心和乐于助人的品质，最后通过面试，综合评价择优录取。

相对而言，我国的医生培养现状大家都心知肚明，医学院的门槛并不高，学制从4年到8年不等，毕业后的培训也才刚有国家强制性要求。因此医生的整体水平低，知识面相对较窄，心理素质也不够强大，动手能力相对较弱。培训基地虽有标准但差异大（住院医师规范化培训2010年在上海启动，现已在全国全面启动；专科医师规范化培训2014年在上海启动），各地的医生水平参差不齐。培训和继续教育系统存在差异，究其原因是各个专科医生的评价体系未统一建立、执行。

改变中国医生队伍现状的对策是：建立国家制度（新医改的内容之一，已经在进行中），建立各科住院/专科医生的培训考试体系，建立具有资质的各科培训基地（但实际上并不如意，目前对住院医生的导向还是SCI论文等），还要结合医学发展前沿进行诊疗规范的修订，将我国的医疗行业标准和要求与国际接轨并形成中国特色、引向世界。

要承担起引领该地区医疗事业的责任与义务，就需要朝向建立一流的医师队伍和一流的学科发展模式、练就一流的临床技能和获取一流的研究成果，也就是医教研全方位的规划发展。目前机遇多、起点也高，同时压力大、动力也足！

二、年轻医师怎么规划好自己的职业生涯？

研究生这个高级人才群体（博士、硕士），不仅有超出寻常的潜力，也有实现自我价值的个性愿景。作为学科持续发展的生力军，是学术型临床医生的梯队，也是临床科研的骨干力量。挖掘和发挥每个人的潜能，是学科及学科带头人的责任和个人的价值体现。因此，需要制订适宜的事业发展规划，这里有共性要求，也有个性化特点。

1. 规划要求 复旦大学上海医学院培养医学生的目标是：领袖气质，国际视野；人文情怀，科学素养。大学附属医院的品牌是将医学生培养成优秀的临床医生。就医院临床学科的发展我们要思考的是：定位于 physician（专职医生）——临床名医，抑或成为 researcher（专职科研人员）——生物医学科学家，还是要做 researcher-physician（有研究背景的临床医生），或 physician-researcher（有临床医学背景的研究者）？而形成临床学科品牌的一定是"临床名医＋临床科学家"。希望每个研究生都有远大的志向，当然也要切合实际结合每个人的特长和兴趣来进行规划。要成为临床名医或临床科学家这样的"大家"，在此给各位有志者一点规划建议。

我们知道研究生学历教育是科研基础，具体来说硕士生是注重科研技能的训练，博士生是注重独立科研能力的训练。而住院／专科医师规培是临床基础，注重独立从事和全面承担科室临床医疗活动的责任能力（包括诊疗技能、医学人文、责任、爱心等）。对于我们研究生来说，在获得学位后要抓住出成绩的关键期：即学历教育毕业后 5 年，也恰好是住院医师及专科医师培训期间，是完成医学生向医生的转化期，更是从学校走向社会的标志。在这个关键期要保持学习进取心，不要因为已经获得相应的博士、硕士学位就松懈了。好习惯（学习、钻研、进取）将保障你的事业持续发展。就现阶段发表 SCI 论文来说，是事业起步发展的需要，也是各类人才项目、课题申请的基础。对于年轻医生来说，申请到国家自然科学基金青年项目课题，无疑是高起点的标志之一，也初步确定了你的专业方向，将助力你的事业发展。所以，需要有一个个人的五年发展规划，每一年的目标是什么？年底总结时对照这个规划，完成得怎样？没有达标，第二年的补救措施是什么？千万不能放弃或降低要求！这样一步一个脚印，就会逐步实现你的规划目标。人是有惰性的，但要进步、要先行一步，就需要有规划要求来 push 自己（当然，也会有导师、科主任等的外在 push），外因还是通过内因起作用的，这是人人皆知的哲理！

在这个时期我们的年轻医生们还可能要经历人生极重大的一个事件：建立小家庭，为人父母。经营好小家庭，天伦之乐，和谐温馨，一定会相互促进，也是事业发展的催化剂。所以，这个时期的压力和动力都是多重的。

2. "苦与乐"的对立统一 听到很多年轻医生诉说住院医生阶段要做这么多的事，时间不够，太辛苦啦！有的甚至放弃了做医生。在这里我想与大家一起解读一下"苦与乐"这个对立的统一体。

苦的解读：英文 bitter 是一种不愉快的味觉，但苦尽甘来！paining, suffering 是一种难受／痛苦的感觉，是肉体（生物体）的疾病、外伤等以及精神上的心理、心灵的创伤（包括生活环境、条件等）所致；painstaking 意寓为有耐心的、尽力的（勤学苦练，苦思冥想）。对你们来说固然有工作上的辛苦，但主要是父母和家庭、朋友的期望造成的心理压力，是与享乐对立起来而产生的苦闷！

乐的解读：英文 pleasure 是乐趣，做事有一种愉快的感受；happiness 是快乐，感到幸福和满意；willing to 是乐意，心甘情愿地；eudaemonia 是因理性而积极生活带来的幸福！很多年轻医生认为是上级医生／老师要求我们努力学习工作。这样想你就会觉得学习苦！甚至很苦啊！因为你是被动、被迫的。换一个角度来看，渴求知识、主动地学习工作，也就乐意去做，从 willing to 到 pleasure，进而 eudaemonia，苦也乐耶！因为你收获了、长进了、实现了。

举例说明：

每当夜晚躺上床准备入睡时，一想到明天一大早（尤其是周一或寒暑假期间）就要上班看门诊，那么多的患者，看到中午 1 点也没时间吃午饭，晚上还不知道几点钟能够下班……越想越没劲，越想越烦恼，不由地感叹"命苦啊"！这样第二天上班你就会带着消极的态度去应对，越想越觉得无聊、没劲，累死了！这样的话，说不定还会惹来患者的投诉，说你服务态度不好……真是沮丧啊！

换一个角度来看看：一想到明天有那么多的患者来就诊，说不定我会见到书本上或上级医生讲的少见病 / 罕见病，让我长见识！还可以积累个案病例资料呢。也说不定前些时日看过的患者来复诊，我给他 / 她的治疗明显见效了，验证了我的判断处理是正确，解除了他 / 她的病痛疾苦，开心！还有一个拿不太准的病例，约了明天来复查，我给的诊断性治疗效果怎样？是转好了还是进展了？期待着结果……这样第二天的上班是多么有收获啊！越想越开心，越想越有干劲！因为你带着每天都有一点收获的态度去面对繁重的日常工作，就不觉得无聊、不觉得累，并且会促进你更加主动地工作和学习，你的进步就更快、更大。这就是工作的态度会导致"累并快乐着"！

所以说，工作学习的"苦与乐"是对立的统一体。上海的一位中学老校长已作过精辟论述：

学习，能使人获得长进之乐；

学习，能使人拥有奉献之乐；

学习，能使人体会奋斗之乐；

学习，能使人品味创造之乐；

学习，能使人享受成就之乐；

学习，能使人感受同学间、师生间切磋之乐。

三、团队与个人的关系

年轻医生在成长的过程中，个人的奋斗很重要，但需要提醒注意的是团队成员之间互动和共同发展。

1. 老师 / 导师的作用　我们每个人都是在老师 / 导师的教育指导下成长起来的。以往师生的信息是不对称的，是老师 / 导师带着知识走向学生。而如今信息时代，知识量极大且获取手段快捷多样，老师 / 导师是带着学生走向知识，因为现在知识信息时代老师 / 导师也需要及时补充、更新知识。

中国有句话"尊老爱幼"，学生尊敬长辈、老师是素质修养：不只是称呼上，更要体现在日常医教研工作以及学习生活中；老师 / 导师懂得爱幼同样是素质修养：要全心全意地带教、互相帮助、共同进步、快乐相处。积极地搜寻团队中每位成员的长处，如果暂时没有看到，请相信他 / 她一定会有，并给他 / 她发挥作用创造一定的条件。

融洽的师生关系是：学生需要倾诉，老师 / 导师需要倾听，不仅要教导学业，还应该"为人师表"，在做人和事业上共同进步，取得的成果共同分享。

2. 团队的作用　这里强调的是每位年轻医生要注重良好的团队协作精神。我们既要提倡积极的学术竞争，鼓励学科交叉，又要避免近亲发展（学派小团体）和恶性竞争。临床上复杂的疾病诊治往往涉及多个学科，大科下面还有多个三级学科，甚至跨本科的多学科，需要联合协作攻克！重大、深入的科研问题也同样需要团队合力，比如临床与基础、本科室与其他学科。这些都体现出团队协作的重要，因为每个人的作用是有限的。

每一位团队成员（导师与学生、上级与下级、年长与年幼）都有自己的优势和不足，取长补短才能形成合力。"三人行必有我师"，人无完人，要有自知之明；要不断学习，完善自己；要有宽阔的胸怀，能够海纳百川，看人长处，用人长处，学人长处。

最后再给大家几句寄语：

（1）强调相互爱护和相互帮助。要积极地"补台"而不"拆台"，年轻人尤其要注意避免无意中贬低他人、抬高自己的行为。

（2）团结协作是个人品质的重要指标。每一位成员要具有团结协作的团队精神，尤其是在研究生、年轻医生的培养过程中，要体现学科成员的和谐发展。

（3）有压力，更有责任与使命感。决定人生未来三要素是：智商（研究生群体都不低，况且勤能补拙），情商（社会适应性——人缘）和逆商（经受得了挫折——不放弃）。年轻医生们工作与生活并重，要事业和家庭兼顾，更需要追求发展，力求完美。

（4）成功与否——有机遇，但需要准备，更需要付出！

当然每个人有自己的人生目标，有自己的想法，有自己的活法……

如果你规划好——达到目标，就满意；超出预期，就 happiness；实现完美，就 eudaemonia！

（孙兴怀）

第七章 浅谈眼肿瘤眼眶病研究生的培养

眼科学是研究视觉器官（包括眼球、眼附属器及视路等）疾病的发生、发展、转归及预防、诊断和治疗的医学科学。眼科学的研究方向不仅包括青光眼、白内障、角膜病、视网膜病、眼屈光、眼肌等常见的大众专业，也包括眼肿瘤、眼眶病等相对小众专业。常见大众专业与相对小众专业研究生的培养既有共性之处，也存在差异之处。

由于眼肿瘤眼眶病专业是一门涉及眼科学、医学影像学、肿瘤学、病理组织学、耳鼻喉科学、神经外科学、内分泌科学等多学科的边缘性科学，这使得其具有知识辐射面广和技术要求难度高等特点。因此眼肿瘤眼眶病研究生的培养需要具备常见眼科学研究生培养的共性要求，还要特别突出其专科特色。近10年来，我一直致力于眼肿瘤眼眶病专业研究生的培养，在培养过程中因学生们所取得的一些成绩而感到欣慰，同时也会对一些培养过程中存在的问题进行总结和反思；故在此将培养研究生的心得与大家分享，希望年轻的研究生能够从中受益。

一、综合临床能力的培养

眼肿瘤眼眶病研究生综合临床能力的培养既需要重点进行眼科学、医学影像学、肿瘤学、病理组织学等理论和技能的培养，也需要进行与眼肿瘤眼眶病相关的耳鼻喉科学、神经外科学及内分泌科学等基本理论和技能的培养，还需要针对眼肿瘤眼眶病的发病特点，进行这些特定疾病的临床思维能力和医患沟通能力的培养。

1. 基础理论与基本技能的培养 扎实的理论基础和基本技能是诊治眼肿瘤眼眶病的必要条件。眼科专业研究生多为应届本科毕业生，其常规眼科基础理论知识通常比较扎实，但是眼肿瘤眼眶病知识相对欠缺。主要是因为国内外眼科教材中针对眼肿瘤眼眶病的介绍篇幅少、深度不够，缺乏相关基础知识等内容。因此眼肿瘤眼眶病研究生在掌握眼科常见疾病知识的基础上，还应该掌握肿瘤学、病理组织学、医学影像学等相关知识，同时兼顾耳鼻喉科学、神经外科学及内分泌科学等相关知识。通过学习肿瘤科学和病理学，可以掌握各类肿瘤的组织来源，良、恶性的区别及各类肿瘤的病变特点等；通过学习医学影像学知识，可以借助影像学检查判断眼肿瘤眼眶病病变范围、部位及性质，为制定科学合理的治疗方案提供依据；通过学习耳鼻喉科学、神经外科学和内分泌科学等知识，可以了解眼肿瘤眼眶病与周围鼻窦、全身疾病的关系，明确发病的真正原因，提高诊治效率。只有这样才能形成一个较为完善的知识体系，为眼肿瘤眼眶病科学合理的诊治奠定基础。为此，多学科临床基本知识的掌握对培养眼肿瘤眼眶病研究生至关重要。

基本技能的培养与普通眼科研究生的要求类似，需要熟练掌握裂隙灯显微镜、检眼镜（眼底镜）及前置镜等的使用，这些临床技能对诊断眼表及眼内肿瘤有着非常重要的作用。与普通眼科研究生的不同之处在于，眼肿瘤眼眶病研究生还应着重培养眼部超声、CT、MRI等影像学检查结果的读片能力。另外，如果条件许可，学生在研究生阶段还应该掌握手术操作基本功，如手术显微镜的正确使用、基本手术切口设计及组织切割、切口缝合技术，以及术后拆线等技术，为将来能够独立完成手术打下基础。

众所周知，手术效果的好坏涉及多个方面，比如术前患者的管理、术中手术操作是否到位、术后患者的管理，以及术中术后并发症的防范等。现在由于许多临床实际情况的影响和制约，在培养期间研究生主刀的机会较少，但处置其他问题的机会并不少，这时就要求研究生能够充分掌握术前、术后管理患者的能力，并将上级医师手术操作步骤及优缺点熟记于心，一旦以后有机会就可以迅速提升自己的手术操作能力。

2. 临床思维能力的培养　科学合理的临床思维能力是医师临床能力的核心，决定着医生诊断和治疗水平的高低。为此，在研究生期间的临床思维能力培养极其重要。

眼肿瘤眼眶病研究生如何才能建立起良好的临床思维能力呢？第一，应该具有较为完善的眼肿瘤眼眶病知识理论体系。第二，学会发现问题和提出问题。眼肿瘤眼眶病研究生需要积累相关学科知识和总结临床经验，才能针对该专业疾病提出问题。每例患者的表现都具有共性和个性，发现问题，查找原因，提出解决问题的方案是研究生必经的培养过程。从教科书中查找共性问题，从文献中查找个性问题，结合某种特定疾病进行纵向、横向的梳理，具有事半功倍的效果。第三，合理使用辅助检查结果。医学影像学在眼肿瘤眼眶病诊断中具有重要价值。随着医学影像学技术的不断升级，医生越来越依赖辅助检查结果，而忽略了通过眼部检查了解功能障碍进而确定病变的解剖位置，导致轻视体格检查而过度依赖仪器现象的发生，不利于眼肿瘤眼眶病研究生综合诊断能力的培养。在培养眼肿瘤眼眶病研究生时，应该重视病史分析、体格检查在诊断中的作用，合理选择必要的辅助检查，在此基础上对疾病做出初始判断，然后结合影像学和病理组织学等结果进行最终诊断。第四，要勤于分析，善于总结。分析和总结常见病例和疑难病例的共性与个性，尤其应该认真参加疑难病例讨论，认真听取不同研究方向专家的不同观点，结合最新文献分析，进一步加深对各种眼肿瘤眼眶病中常见病和疑难病的认识，有益于临床能力的大幅度提高。

3. 医患沟通能力培养　目前我国医患关系比较紧张，很多医疗纠纷事件是由于医患之间沟通不畅或不当所致。眼肿瘤眼眶病由于病情复杂，有些疾病临床表现不具备特征性，这会导致早期确诊较为困难，常常需要借助医学影像学和病理组织学检查才可以明确诊断，这些客观的检查流程会造成患者看病时间长、花费多，使得个别患者及家属难以理解和接受，此时就需要向患者及家属提前说明情况，以便让他们充分理解眼肿瘤眼眶病的实际诊疗流程，争取他们的理解，将可能的隐患消灭在萌芽状态。

如何培养眼肿瘤眼眶病研究生的医患沟通能力？首先，牢固掌握眼肿瘤眼眶病专业的理论知识和基本临床技能，针对患者罹患疾病，能够提前向患者及家属解析疾病现在及将来可能发生的病情演变，建立患者对医生专业技能的信任感；其次，选择最适当的检查手段，降低检查费用，增加患者对医生的信任度，减少沟通障碍；再次，要具有良好的职业道德和服务态度，不分贵贱和职业，对所有患者一视同仁，尽可能对患者提出的问题给予充分回答，建立患者对医生的亲近感；最后，在研究生培训阶段，让学生进行换位思考，这有助于他们认识医患沟通能力的重要性，以及提升他们的医患沟通能力。另外，在与患者沟通遇到障碍时，研究生应该及时将遇到的问题向上级医生汇报，争取将潜在的医患纠纷及时化解。

二、科研能力的培养

科研能力的培养对眼肿瘤眼眶病研究生的未来发展至关重要。在临床医学专业理论和实践技能培训的基础上，构建合理完善的研究生课程设置体系，对提高研究生的科研创新能力有着积极的影响。经过阶段性的多方面科研能力的培训，能够进一步提升他们的综合素质和能力，为他们今后能够成为一个具有科学思维的学者型医生奠定坚实基础。

1. 阅读文献能力的培养　文献检索和阅读是进行临床和基础研究的前提。眼肿瘤眼眶病研究生进入临床工作之前，在学校通常学过文献检索的基础知识，但往往都停滞于理论层面，实际动手能力不够。这就要求研究生导师指导学生将理论知识转化为实践活动。结合临床实际需要确定研究方向，让学生学会充分利用图书馆中的各种资源，包括纸质版杂志、电子数据库；也应该指导研究生学会使用网络医学资源，快速查阅相关文献；同时，向研究生介绍专业医药相关网站，鼓励在网站交流平台上进行学术互动，尽可能第一时间掌握研究前沿内容。

由于眼肿瘤眼眶病研究生所要学习的英文专业术语较多，开始阅读时可能会出现不能正常阅读和理解英文文献内容，此时就应该建议学生快速增大相关英文术语词汇量，同时也可以建议学生先把相关文献叙述内容的中文文献阅读完毕，对所研究内容有一个大概认识，然后再阅读英文文献，这将有助于提高英文文献阅读效率。另外，通过阅读文献，可以学习不同体裁文章写作风格和写作格式，为自己以后的写作做好准备。

2. 科研选题能力的培养 研究生做科研的目的主要是解决临床遇到的实际问题。紧密结合临床实际需要，发现问题，提出解决方案是培养研究生科研能力的核心所在。研究生确定科研课题的方式一般包括以下几种：

（1）导师有明确的研究方向，并有待完成的科研课题，此时对研究生而言只要按部就班把科研设计完成即可，但一定让研究生知道做此课题的背景知识和设计课题的理念。

（2）导师提供主要研究方向，让研究生自己结合临床需要，通过检索文献，确定具体研究内容，如泪腺良性淋巴上皮病变，该病以往一直使用糖皮质激素治疗，该疗法短期效果良好，停药后易复发是其不足，如何解决？有学生提出能否将病变泪腺切除的方案，并依据此进行了课题设计，然后再进行验证；结果发现手术切除联合术后糖皮质激素应用效果良好。

（3）根据学生兴趣自行选题。第一种情况相对最简单，但需要导师设置相应的问题和难点；第二种情况难度适中，既提供了研究生自主学习能力，也保证了导师的必要引导；最后一种情况无疑最难，但也是最好的科研思维能力培养方式，不仅需要学生具有发现问题能力，而且需要学生具有解决问题能力，此时导师的指导可以使学生少走弯路。

3. 基本实验操作能力的培养 了解和掌握实验室技术对阅读基础研究性文章、设计和书写基础性科研课题以及完成基础性研究内容至关重要。眼肿瘤眼眶病研究生毕业后，绝大多数要成为临床医生。一旦他们毕业后进入临床工作，再接触实验室操作技术的可能性较小。如果在研究生阶段没有掌握实验室基本操作技术，这会对他们今后发展造成障碍，并且可能今后也无机会进行弥补。为此，在研究生阶段，应该让学生抽出一些时间进入实验室，在实验室技术人员和高年级同学们的帮助下，做些基础性实验操作，了解

和掌握一些基础性实验技术，如免疫组化染色、Western blot（蛋白质印迹法）、PCR（聚合酶链反应）等技术。掌握基本实验操作有助于提升研究生的综合素质，为今后的发展提供更为广阔的空间。

4. 科研写作能力的培养 科研写作能力对于研究生的长远发展非常重要，如何写好科研论文是研究生科研能力培养过程中一项非常重要的内容。科研写作就是将专业内容进行合理编排和展示的过程，也是对问题深入思考的过程，不仅体现作者对专业知识和科学问题的把握程度，而且通过论文发表的形式，将研究成果进行广泛传播和交流，同时也有益于学科的发展。

通过系统培养，研究生应该掌握以下写作内容，包括个案报道、综述、论著、课题标书，甚至参编书籍等。如果研究生掌握了这些基本写作能力，他们将从中获益终身，在此过程中导师发挥关键的指导作用。学生写作可以从简单体裁写起，第一篇文章通常是与课题相关的文献综述。文献综述写作能力培训是研究生科研能力培养的基础，其在论文选题设计、科研设想及科研课题申请中发挥着重要的作用。首先，帮助学生明确查阅文献的方向和大致范围，让学生充分阅读和理解文献内容，归纳和总结文献内容，指导学生完成综述写作。当学生完成第一稿时，导师必须认真阅读，发现文章的优点和缺点，指出文章修改的方向。在反复修改过程中，让学生逐渐掌握综述的具体写作方法、技巧和规范。授人以鱼不如授人以渔。以此类推，逐渐学会临床病案和论著性文章的写作；如果条件允许，建议学生参与一些书籍的编写，也让他们了解专业书籍的编写过程。

掌握科研标书的写作对硕士研究生将来的发展非常重要。在导师指导下，一旦课题研究目的和内容确定，就可以给学生一些申报成功的课题标书范本，让学生进行模仿性写作，然后通过导师与学生之间反复沟通，反复对标书进行修改润色，让学生逐步掌握标书的写作能力。

5. 演讲能力的培养 演讲能力形成是一个年轻医生今后能够成为有建树医生的必备条件。在研究生阶段就要有目的性地对学生进行演讲能力的培养。首先，确定适合于演讲的内容，能够让学生将掌握的内容较为系统、自如地表达出

来，提高学生的自信心，也有助于避免怯场发生。其次，提供演讲机会，利用一切可以利用的机会，创造机会让学生进行演讲。动员学生投稿参加会议，一旦有机会发言，就要做好充分准备，参会发言前反复训练，尽可能将准备工作完善为妥，包括 PPT 制作、演讲着装、演讲手势、演讲语调语速等。最后，每次演讲结束，让学生谈谈体会，讲讲心得，积累经验，以提升演讲水平和能力。

总之，在培养研究生过程中，应突出研究生临床和科研能力的综合培养，提高研究生的整体综合素质，为他们今后的成长和发展奠定坚实的基础。

（马建民）

第二部分 眼科学术现状·存在的问题·研究思路

第一章 眼睑病

第一节 概 述

眼睑位于眼球前面，分为上下眼睑，缘部称为睑缘，其上有睫毛、一些腺体的开口和泪点。上下两睑间的裂隙称为睑裂。两睑连接处分别称为内眦及外眦。从组织学上眼睑分为皮肤层、皮下组织层、肌肉层、纤维层和结膜层。睑缘附近分布着许多汗腺（Moll腺）和皮脂腺的开口。全身或局部皮肤、黏膜、肌肉等病变均可波及眼睑。眼睑的主要生理功能为保护眼球，上下睑的闭合，可避免外界的微生物、灰尘等侵及，瞬目运动又可使腺体的分泌物均匀分布于眼球表面，滑润眼球，使角膜有正常的光泽。睫毛还可阻挡过多的光线入眼。

眼睑皮下组织疏松，炎症时组织渗出液或外伤时血液易在此聚集，炎症反应也容易在此扩散。眼轮匝肌和上睑提肌相互配合，使眼睑与眼球表面紧密贴合，启闭自如。来自第五对脑神经（三叉神经）第一分支的感觉神经分出的眶上神经，泪腺神经，滑车上神经和滑车下神经司眼睑的感觉。眼睑的闭合则由第七对脑神经（面神经）颞支支配。正常人在非注视状态下每3～4秒瞬目一次，瞬目过程中上、下眼睑除了彼此相向移动，同时也向内眦侧移动，从而产生负压泵效应，使泪液从泪点引流到鼻泪管。眼睑反射性闭合动作，可使眼球避免强光的刺激和异物的损伤。经常性的瞬目动作不但可去除黏附于眼表的尘埃和微生物，还可以将泪膜均匀地涂布于角膜表面，保持角膜的湿润，发挥正常的生理光学功能。睑缘前部的睫毛每3～5个月更新一次，具有遮挡灰尘和减少光线刺激的作用，眼睑最内层为睑结膜，和球结膜相延续，含有许多维持眼表润滑的

分泌腺体，参与泪膜的形成。

眼睑在颜面占据重要位置，眼睑的疾病常影响容貌。眼睑解剖结构和功能的异常导致眼睑病变，使其不能维持眼表正常和获得正常视力。眼睑常见的疾病有炎症、位置与功能的异常、先天性异常和肿瘤等。眼睑血液供应丰富，对炎症、损伤有较强的修复能力。当眼睑损伤后给予创口彻底清洗、按解剖结构分层精细缝合以及必要的抗感染治疗等措施，多能获得理想愈合，恢复正常生理功能。眼睑的静脉和面静脉相延续，而且缺少静脉瓣，因此眼睑炎症时不可随意挤压患部，以免导致感染向眼眶深部组织及颅内扩散。上睑皮肤由于上睑提肌部分肌纤维分支附着于皮肤内面，使皮肤外表面形成皱褶即双重睑，亚洲人的双重睑位置较低，而白种人的重睑位置较高。由于眼睑的形态对外观十分重要，在进行眼睑手术和外伤处理时，要考虑到美容要求。

（孙广莉）

第二节 眼睑炎症

一、睑腺炎

睑腺炎（hordeolum）俗称麦粒肿，是一种眼睑腺体的急性、痛性、化脓性、结节性炎症病变，青少年多发，根据被感染腺体的不同部位，可分为外睑腺炎（external hordeolum）和内睑腺炎（internal hordeolum）。如为睫毛毛囊所属的皮脂腺（Zeis腺）感染，称为外睑腺炎；如为睑板腺受累，称为内睑腺炎。

1. **病因** 大多数睑腺炎由葡萄球菌感染引起，其中金黄色葡萄球菌引起的感染最为常见。睑板腺开口阻塞引起的急性无菌性炎症可继发为

内睑腺炎。睑腺炎伴发睑缘炎时，可表现为多发性病灶或反复发作。

2. 临床表现 眼睑有红、肿、热、痛的急性炎症表现。外睑腺炎的炎症反应集中在睫毛根部附近的睑缘处，起病初红肿范围弥散，疼痛明显，触诊可发现压痛性硬结，同侧耳前淋巴结可有肿大及压痛（图2-1-1，见文末彩插）。感染部位靠近外眦部时，引起反应性球结膜水肿。内睑腺炎受睑板限制，肿胀范围较局限，同样有硬结、疼痛和压痛等症状。相应睑结膜面局限性充血水肿。睑腺炎发生2~3天后，病灶中心形成黄白脓点。外睑腺炎向皮肤面发展，硬结软化，自行破溃排出脓液，内睑腺炎多数向睑结膜面发展，向结膜囊内破溃，少数患者向皮肤面破溃。睑腺炎破溃后炎症明显减轻，1~2天内逐渐消退。若致病菌毒性强烈，或者在儿童、老年人以及患有糖尿病等慢性消耗性疾病而抵抗力低下的患者中，睑腺炎症反应剧烈，可发展为眼睑蜂窝织炎。此时整个眼睑红肿波及同侧颜面部。眼睑睁开困难，触之坚硬，压痛明显。球结膜反应性水肿剧烈者脱出于睑裂外。多伴有发热、寒战、头痛等全身中毒症状。处理不及时，可能引起败血症或海绵窦血栓形成而危及生命。

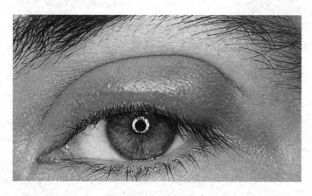

图 2-1-1 睑板腺炎

根据病史及查体见眼睑隆起，红肿，有时可伴球结膜水肿。触诊可及硬结，边界清，伴压痛，即可基本诊断。

3. 治疗 内睑腺炎与外睑腺炎治疗方法大致相同：

早期局部热敷，促使浸润、硬结吸收，或促进化脓，每日热敷2~3次，每次15分钟。局部滴抗生素眼药水及涂抗生素眼药膏，一般常用广谱抗生素如喹诺酮类或氧氟沙星类滴眼。症状较重者或者发展为眼睑蜂窝织炎者需要全身使用抗生素治疗，超短波理疗也可作为辅助疗法。

脓肿形成后考虑切开排脓，外睑腺炎切口在皮肤面，与睑缘平行，减少瘢痕形成。脓腔大，未能排净脓液者，应放入引流条，每日换药，至引流条无脓时取去，1~2天后伤口即可愈合；内睑腺炎手术切口位于结膜面，垂直于睑缘，避免损伤过多的睑板腺导管。睑腺炎未成熟或已破溃出脓切忌挤压，以免感染扩散，引起蜂窝织炎、海绵窦脓栓等严重并发症。因眼睑及面部静脉无静脉瓣，挤压致细菌进入血管可引起海绵窦血栓或败血症，导致生命危险。一旦发生这种情况，尽早全身给予足量敏感抗生素，并按败血症治疗原则处理。顽固反复发作者，可做脓液培养，结合药敏结果选用合适的抗生素，或做转移因子注射，每次2mg，每周2次，5周为1个疗程，可调节免疫功能。

4. 预防 一般主张清淡饮食，少油腻。注意眼部卫生，不要用手揉眼，以免引起感染。

二、睑板腺囊肿

睑板腺囊肿（chalazion）又称霰粒肿，是因睑板腺排出管道阻塞和分泌物潴留的基础上而形成的睑板腺慢性非化脓性炎症，是一种常见病，儿童和成人均可患此病。该病进展缓慢，可反复发生。可在眼睑上可触及坚硬肿块，但无疼痛，表面皮肤隆起。该病发生于老年人，且有复发倾向时，需与睑板腺癌相鉴别。

1. 病因 由于脂类物质在Zeis腺和睑板腺内积存，挤压邻近组织并引发慢性肉芽肿性炎症，通常有一纤维结缔组织包囊。囊内含睑板腺分泌物及包括巨噬细胞在内的慢性炎症细胞浸润。

2. 临床表现及诊断 多见于青少年或中年人，多发于上睑，也可上下眼睑同时发生或双眼同时发生。病程缓慢，一般并无明显症状，无疼痛有时仅有沉重感，可因有肿块压迫引起暂时性散光，或肿块压迫眼球而引起异物感。眼睑皮下可触及一至数个大小不等的圆形肿块（图2-1-2，见文末彩插），小至米粒、绿豆，大至黄豆、樱桃，表面光滑，不与皮肤粘连，边缘清楚，无触痛。翻转眼睑观察肿块所对应结膜面，可见紫红色或灰红色局限隆起。小的囊肿可自行吸收消退,多数睑板腺囊肿可长期不变或逐渐长大,质地变软,也可自行破溃,排出胶样内容物,在睑结膜面形成蘑菇样肉芽肿,肉芽亦可经睑板腺排出管道,在睑缘开口处形成乳头状增生。当囊肿内容物通过皮肤或睑板得到引流后,病变会在数周或数个月之内消失。少部分瘢痕组织残留。睑板腺囊肿有50%的患者在6周内自愈,亦常见有反复发作者。当有继发感染时,即形成内睑腺炎。

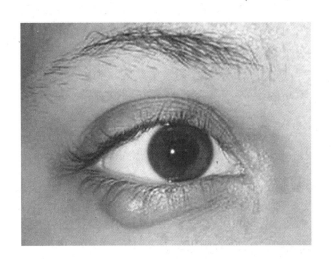

图 2-1-2 睑板腺囊肿

根据患者通常无自觉症状,眼睑皮下有结节隆起,无压痛,与皮肤无粘连,翻转眼睑,正对囊肿处结膜呈暗红或紫红色充血(囊肿可自结膜面穿破,露出肉芽组织),通过眼部检查即可做出诊断。反复发作者,应将切除的标本送病理检验,以排除睑板腺癌的可能。

3. **治疗** 睑板腺囊肿有自愈可能,因此早期保守治疗(热敷),较小的睑板腺囊肿可以进行病灶局部激素注射,使囊肿消退,但是在深肤色的人中会引起眼睑皮肤的色素脱失,所以应该慎重应用。如果不能自愈且影响视力和外观时可行切开刮除引流术。内睑板腺囊肿要在睑结膜面行顺着睑板腺的纵切口,便于引流,避免睑板的横行瘢痕。行手术之前要在病变周围麻醉,局麻后睑板腺夹放置于睑板腺囊肿上,翻转眼睑。沿睑板腺囊肿及睑板腺做垂直切口,避免损伤睑缘。用刮匙伸入囊腔,将囊腔内的胶冻样物质和腺上皮细胞刮除。剪除分离后的囊壁以防复发。术毕注意加压止血,结膜囊内涂抗生素眼膏。复发病

例或可疑病例应将囊肿内容物送活检。有报告切开刮除术联合病灶内注射曲安西龙(40mg/ml,0.2ml)可将治愈率从89%(单独应用切开刮除术)提高到97%。如果囊肿已自行穿破,有肉芽组织突出,需将肉芽组织连同囊肿内容物及囊壁一起清除干净,并行病理检查。

三、睑缘炎

睑缘炎(blepharitis)是睑缘皮肤、睫毛毛囊及其腺体的亚急性、慢性炎症。睑缘部位富于腺体组织和脂肪性分泌物,易沾染尘垢和病菌致感染。临床上分三型:鳞屑性、溃疡性、眦部睑缘炎。鳞屑性者为睑缘湿疹皮炎,由腺体分泌过多继发感染引起(图 2-1-3,见文末彩插);溃疡性者是睫毛毛囊和睑缘皮肤受葡萄球菌感染所致(图 2-1-4,见文末彩插);眦部睑缘炎为摩 - 阿(Morax-Axenfeld)双杆菌所致。此外,也与核黄

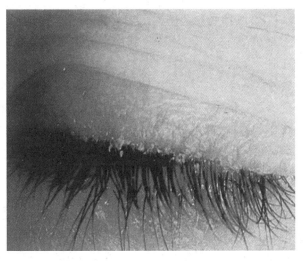

图 2-1-3 鳞屑性睑缘炎

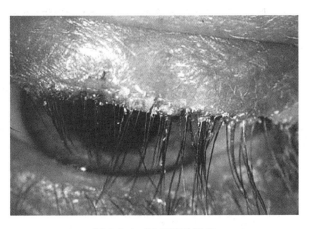

图 2-1-4 溃疡性睑缘炎

素缺乏、慢性全身疾病有关。睑缘炎一般病程较长，坚持用药疗效尚好。睑缘炎的发病诱因为理化因素、屈光不正、不良卫生习惯等。国外将睑缘炎分为前、后型，并将睑板腺功能障碍划为后部睑缘炎。前部睑缘炎通常和葡萄球菌感染或者皮脂分泌过多有关，后部睑缘炎是继发于睑板腺功能异常的慢性炎症，两种睑缘炎可以同时发生相互影响，如脂溢性皮炎常导致睑板腺功能异常，同样，细菌的脂肪酶可引起睑板腺结膜的炎症反应并破坏泪膜稳定性。

（一）鳞屑性睑缘炎

1. 病因　鳞屑性睑缘炎（squamous blepharitis）病因尚不十分明确，与局部存在的卵圆皮屑芽孢菌分解皮脂产生刺激性物质有关，或是继发于睑板腺功能异常的慢性炎症。理、化学刺激（风、尘、烟、热等）、全身抵抗力降低、营养不良、睡眠不足、屈光不正以及视力疲劳等，长期使用劣质化妆品都可能是致病因素。

2. 临床表现　多半累及双眼，主要症状包括睑缘刺激感、烧灼、瘙痒，眼部潮红。睑缘充血、红肿，睑缘皮肤表面及睫毛根部可见灰白色上皮鳞屑，睑缘表面有点状皮脂溢出，形成黄色蜡样分泌物，干后结痂。去除鳞屑与痂皮后可见发红充血的睑缘，没有溃疡形成。睫毛易脱落但可再生，病程迁延不愈者可致睑缘肥厚，后唇钝圆，泪点肿胀、外翻、溢泪。患者睑结膜面粗糙，泪膜和睑板腺开口关系异常，导致泪膜稳定性下降。对葡萄球菌敏感者还可发生周边部上皮角膜炎。

3. 治疗　去除病因，避免一切刺激因素，如有屈光不正应予以矫正，如有全身其他慢性病应予以治疗，此外，应注意营养和体育锻炼，增加身体抵抗力。治疗措施包括保持眼部清洁，使用无刺激性的香皂和香波去除头皮、眉弓和睑缘的皮脂，亦可用 2% 的碳酸氢钠溶液或生理盐水清洁局部，拭去皮屑。伴有的结膜炎、睑板腺炎和睑板腺囊肿也应该给予相应治疗。短期使用抗生素激素复合眼膏有益。激素长期使用有引起念珠菌属重叠感染的可能性。睑缘炎控制后，由于角膜表面的泪膜不稳定，伴发的干眼症状更加明显，可使用不含防腐剂的人工泪液支持治疗，以恢复泪膜的完整性，减轻患者的不适。症状较重者可以全身应用抗生素治疗，包括口服四环素

（250mg，2 次 /d）、红霉素（250mg，3 次 /d），多西环素（50mg，2 次 /d）这些亲脂类抗生素，通过减少细菌产生脂肪酶及降低脂肪成分的毒性来发挥作用。服用数周后起效，持续应用数月。四环素类药物可引起儿童牙釉质异常，因此妊娠期妇女、儿童慎用。

（二）溃疡性睑缘炎

溃疡性睑缘炎（ulcerative blepharitis）是睫毛毛囊及其附属腺体的慢性或亚急性化脓性炎症。大多为金黄色葡萄球菌感染所引起，也可由鳞屑性睑缘炎遭受感染后转变为溃疡性。屈光不正、视疲劳、营养不良和不良卫生习惯也可能是诱因。

1. 临床表现　患者有眼痒、刺痛和烧灼感等，清晨加重。睫毛边缘的睑缘红肿，皮脂分泌更多，形成干痂将睫毛黏合成束，常合并有睫毛根部黄痂及小脓疱，除去痂皮后，可见睑缘皮肤溃疡。毛囊破坏，并发秃睫、倒睫或睫毛乱生，摩擦角膜。日久不愈反复发作者睑缘肥厚变形，以致下睑瘢痕收缩、外翻，泪点肿胀、阻塞、溢泪，下睑湿疹形成。葡萄球菌感染蔓延引起内外睑腺炎及复发性睑板腺囊肿。

结膜表现包括轻度充血及慢性乳头状结膜炎。葡萄球菌性睑缘炎的角膜并发症主要累及下 1/3 角膜，包括毒性点状上皮性角膜炎、周边角膜新生血管生成、周边上皮下混浊及 Salzmann 结节变性。

2. 治疗　溃疡性睑缘炎需要长期治疗，基本的治疗是认真清洁睑缘。应尽量减少眼部化妆品的使用，用无刺激性的香波或肥皂清洁眼睑，每天局部热敷 2～4 次，以松解眼睑上的碎屑并溶化睑板腺分泌物，除去脓痂和已经松脱的睫毛。局部抗生素治疗首次宜选择杆菌肽和红霉素，长期治疗推荐使用新霉素及氨基糖苷类药物，通常将眼膏直接涂抹在眼睑以避免其对眼表的毒性。最好能进行细菌培养和药敏试验，选用敏感药物。以生理盐水或 3% 硼酸溶液每日清洁睑缘，除去脓痂和已经松脱的睫毛，清除毛囊中的脓液，然后以涂有抗生素眼膏的棉签在眼缘按摩，每日 4 次。局部使用皮质激素仅适合治疗角膜过敏性浸润或新生血管生成的病例，并不能控制眼睑疾病。治疗持续 2～8 周，直至患者症状消失，以防复发。

（三）眦部睑缘炎

1. 病因 多数因摩 - 阿双杆菌感染所引起，也可能与维生素 B_2 缺乏有关。

2. 临床表现 眦部睑缘炎可表现为单侧或双侧发病，在眼外眦角部位及结膜有刺激症状、痒及不适感。外眦部睑缘和皮肤充血肿胀，并有糜烂浸渍，严重者内眦部也受累。邻近结膜有充血，可伴发滤泡性结膜炎，也可发生点状角膜炎、边缘浸润及角膜溃疡。儿童容易复发。

3. 治疗 基本同溃疡性睑缘炎。保持个人卫生，清洁眼睑，大多数病例局部应用杆菌肽、红霉素即可。0.25%～0.5% 硫酸锌点眼法点眼，能够抑制摩 - 阿双杆菌产生的酶。慢性病例可口服四环素、多西环素或红霉素。服用维生素 B_2，或复合维生素 B 对病情恢复可能有所帮助。

四、病毒性睑皮炎

眼睑病毒性皮炎种类较多，最常见的眼睑病毒感染有单纯疱疹病毒、带状疱疹病毒引起的睑皮炎。天花病毒、传染性软疣及人乳头状瘤病毒引起的感染少见。

（一）单纯疱疹病毒性睑皮炎

单纯疱疹病毒性睑皮炎（herpes simplex palpebral dermatitis）由单纯疱疹病毒 - I 型感染引起。病毒潜伏于体内，上呼吸道感染、紧张、劳累后，病毒趋于活跃引发感染。眼睑单纯疱疹病毒性睑皮炎容易复发。

1. 临床表现 病变可侵犯上、下睑，以下睑为多见，感染病灶可局限于睑缘，或累及眶周皮肤，并与三叉神经眶下支分布范围符合。睑部皮肤出现簇状半透明小疱，有刺痒烧灼感。初起水疱内含有透明黄色液体，约在 1 周内干涸，结痂脱落而不留瘢痕，但可有轻度色素沉着。少数病例表现为眼睑糜烂溃疡形成，以睑缘间存在糜烂区（1～4mm）及睑缘皮肤溃疡（3～6mm）为特征。据文献报道高达 94% 的患者并发滤泡性结膜炎，15% 患者发展为慢性睑缘炎。唇部和鼻前庭部可有同样损害出现，严重者有耳前淋巴结肿大。

2. 诊断 根据病史和典型眼部表现可做出诊断。病变基底刮片常证实有多核巨细胞，Giemsa 染色（吉姆萨染色）显示典型的嗜酸性病毒包涵体。水疱内渗出液病毒分离阳性率为 70%。特异性检查包括免疫荧光电子显微镜、免疫过氧化物酶染色、放射免疫测定、琼脂凝胶免疫扩散及 DNA 探针。血清学鉴定检查包括酶联免疫吸附测定（ELISA）、补体结合试验、免疫粘连血凝试验及荧光抗体染色。血清病毒抗体滴度的测定比较可以鉴别原发和复发病例。

3. 治疗 疾病初期局部皮肤涂龙胆紫溶液或氧化锌糊剂，涂抗生素眼膏，加速干燥结痂。结膜囊内滴 0.1% 阿昔洛韦、2% 利巴韦林（病毒唑）和 0.1% 碘苷（疱疹净）等眼药水，或涂 0.15% 更昔洛韦眼用凝胶以防止角膜受累。一旦病变蔓延至角膜，按单纯疱疹性角膜炎治疗。全身症状明显、高热者卧床休息，加强护理，退热降温。给予全身抗病毒治疗，阿昔洛韦 0.25g，每天 5 次，儿童 10～15mg/（kg·d），分 5 次口服，疗程 5 天；也可用板蓝根 1 包，每天 3 次；或抗病毒口服液 10ml，每天 3 次。反复发作患者可长期服用阿昔洛韦预防。

（二）带状疱疹病毒性睑皮炎

带状疱疹病毒性睑皮炎（herpes zoster palpebral dermatits）是由于水痘 - 带状疱疹病毒感染了三叉神经的半月神经节或三叉神经第一支所致。水痘 - 带状疱疹病毒（varicella-zoster virus，VZV）属疱疹病毒家族，与单纯疱疹病毒有许多相同的抗原。VZV 原发性感染常见于儿童水痘。然后病毒潜伏，复发感染表现为带状疱疹性眼病或疱疹。到 60 岁为止，100% 的人血清 VZV 抗体阳性。免疫抑制者容易发生本病。

1. 临床表现 发病前有发热、寒战、倦怠及食欲不振等前驱症状。随后出现病变区域皮肤灼热、感觉过敏及剧烈神经痛。继而皮肤潮红、肿胀、簇生粟粒丘疹，48～72 小时后，皮肤红斑、斑丘疹迅速转变为疱疹。病变继续发展 3～5 天。50%～69% 患者出现睑缘疱疹。疱液初起透明，随后混浊或合并感染成脓疱，多群水疱之间皮肤正常。疱疹局限于一侧头部、前额部、上下睑皮肤，不越过颜面中线。活动性的感染常常持续 7～10 天。随后伴有皮损结痂。2 周后水疱结痂脱落，因病变达到真皮层，愈合后留下永久凹陷性瘢痕，并有色素沉着。可发生双行睫、倒睫、上睑下垂及眼睑畸形，妨碍眼睑正常闭合。炎症消退后，额部、头部等处的知觉依然减退，要持续数月方可恢复。眼睑带状疱疹常引起浅层角膜炎、虹膜睫状体炎，在鼻睫神经受侵犯，鼻翼出现疱疹时，这种可能性更大。其他尚可引起青光眼、后部巩膜炎和眼肌麻痹等并发症。

2. 诊断 根据病史和临床表现可给予诊断。必要时可做皮肤活检组织病理检查。

3. 治疗措施 包括休息、避光、给予止痛和镇静剂。局部治疗以消炎、干燥、收敛、防止继发感染为原则。0.1% 阿昔洛韦眼液、0.1% 碘苷眼液或者 0.15% 更昔洛韦眼用凝胶外搽患处或眼部，6 次 /d。必要时用干扰素 100 万～300 万 U 肌注，1 次 /2～3d；或聚肌胞 4mg 肌注，1 次 /2d，共5 次。疼痛明显可予以卡马西平 0.1g，2～3 次 /d；或去痛片 1～2 片必要时口服。有继发感染时用抗生素眼液或眼膏涂眼，2～3 次 /d。水疱干涸、结痂、局部瘙痒时，可用曲咪新乳膏等霜剂外涂皮肤，2～3 次 /d。并发角膜炎、虹膜睫状体炎时，按角膜炎、虹膜睫状体炎治疗原则处置。对于重症患者，推荐口服阿昔洛韦，15～20mg/（kg•d），还可注射胎盘丙种球蛋白以及维生素 B_1、维生素 B_2，也可注射恢复期血清或全血。

五、接触性睑皮炎

接触性睑皮炎（contact dermatitis of eyelid）是眼睑皮肤对某种致敏原或化学物质产生的过敏反应或刺激反应，也可以是头面部皮肤过敏反应的一部分。以药物性睑皮炎最为典型。常见的致敏原为眼局部应用的抗生素、局部麻醉剂、阿托品、毛果芸香碱、碘、汞等制剂。与眼睑接触的许多化学物质，如化妆染料、染发剂、绊创膏和眼镜架等，也可能为致敏原。全身接触某些致敏物质或某种食物也可发病。有时接触致敏原一段时间后才发病，如长期应用阿托品或毛果芸香碱后。

接触性睑皮炎是一种季节性反复发作、由花粉引起的接触性皮炎，好发于春、秋季节，女性多见。表现为季节性突然发生，皮疹多局限于颜面、颈部，表现为轻度红斑、水肿，略隆起或伴有少数米粒大小红色丘疹；有的表现为眼周或颈部红斑，水肿不明显；有的还可为湿疹样改变，轻度苔藓化皮疹，时有糠皮样鳞屑（图 2-1-5，见文末彩插）。常伴有瘙痒，每年反复发生，可自行消退。本病有时伴有过敏性鼻炎或其他"异位性"病史。

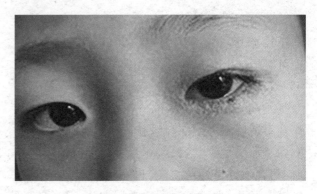

图 2-1-5 接触性睑皮炎

1. 临床表现 患者自觉眼部发痒和烧灼感。急性者眼睑突发红肿，皮肤出现丘疹、水疱或脓疱，伴有微黄黏稠渗液，不久糜烂结痂，脱屑，有时睑结膜肥厚充血。亚急性者，症状发生较慢，但常迁延不愈。慢性者，可由急性或亚急性湿疹转变而来，睑皮肤肥厚粗糙，表面有鳞屑脱落，呈苔藓状。季节性突然发病，反复发生，表现为面部轻度红斑、丘疹、鳞屑，无明确的致敏物质接触史，应与化妆品皮炎及日光性皮炎相鉴别。花粉斑贴试验、血清 IgE 测定有助诊断。

2. 诊断 根据致敏原接触史，以及眼睑皮肤湿疹样临床表现，可给予诊断。但若要区分是过敏性还是刺激性皮炎，唯一准确的方法是进行斑贴试验。

3. 治疗 立即停止与致敏原或刺激原的接触。如因同时使用多种药物，难以确认何种药物引起反应时，可暂停所有药物。急性期用生理盐水或 3% 硼酸溶液局部冷湿敷，点用糖皮质激素眼液，渗液停止后，可涂糖皮质激素眼膏，但不宜包扎。全身口服抗组胺药物及钙剂。反应严重时口服泼尼松，每次 0.75mg，3～4 次 /d。戴深色平光镜对减少光线刺激，减轻症状有帮助。中医治疗给予清热、利湿、解毒，用化斑解毒汤加减。若久而不消，反复发作，皮损呈慢性干燥者，则治以清热祛风、养阴润燥，用消风散加减。

（孙广莉）

第三节 眼睑位置与功能异常

眼睑的正常位置应该是：①眼睑紧贴于眼球表面，中间形成毛细间隙，泪液借间隙的毛细管吸力，随瞬目运动向泪湖方向流动，润泽眼表；

②睑缘保持和眼表面相适应的弯度，使睫毛指向前方，不与角膜接触；③眼睑能紧密闭合；④上睑能充分上举至瞳孔上缘而不遮挡视线；⑤上、下泪点贴靠在泪阜，使泪液顺利进入泪道。眼睑位置异常不仅在不同程度上影响其正常生理功能，也给眼球带来伤害，如内翻的睑缘和睫毛可导致眼部刺激症状及严重的角膜损伤，睑缘外翻可引起暴露性角膜炎。

一、倒睫和乱睫

倒睫（trichiasis）与乱睫（aberrant lashes）是指睫毛向后或不规则的生长，以致触及眼球的不正常状况，是儿童、青少年以及老年人中比较常见的外眼病。

1. **病因** 凡能引起睑内翻的各种原因，均能造成倒睫，其中以沙眼最为常见。其他有睑缘炎、睑腺炎、睑烧伤、睑外伤等，形成瘢痕后牵引睫毛倒向角膜。乱睫可由先天畸形引起。

2. **临床表现** 患者常有疼痛、眼红、流泪、怕光、持续性异物感，眼睛分泌物增多。儿童多不愿意抬头，怕光不愿意配合手电或者裂隙灯检查。在睫毛长期的摩擦下，结膜充血、角膜上皮点状或弥漫性损伤、角膜上皮部分脱落，角膜浅层混浊、角膜新生血管、角膜血管翳、角膜上皮变厚、角膜上皮角化、角膜溃疡、角膜白斑导致视力下降，严重者甚至导致失明。

3. **诊断** 外眼常规检查，手电筒侧照即可发现倒睫或乱睫。检查下睑时患者需向下注视，方能发现睫毛是否触及角膜。

4. **治疗** 对于异常的睫毛可以拔除、电解或冷冻。机械性拔除是暂时的，因为睫毛在2～3周内会再生。电解法破坏毛囊并拔除，也可在显微镜直视下将毛囊切除，但只对少数睫毛有效。也可用微型冷冻器对切开的毛囊进行冷冻，−20℃的治疗持续时间应小于30秒，以免过度冷冻使睑缘变薄并损伤邻近的正常结构。倒睫数量较多者应行睑内翻矫正手术。

二、睑内翻

睑内翻（entropion）指眼睑，特别是睑缘向眼球方向卷曲的位置异常。当睑内翻达一定程度时，睫毛也倒向眼球。因此睑内翻和倒睫常同时存在。

1. **病因** 根据睑内翻的临床表现可分为：先天性睑内翻、痉挛性睑内翻、瘢痕性睑内翻。

（1）先天性睑内翻：多见于婴幼儿，女性多于男性，大多由于内眦赘皮、睑缘部轮匝肌过度发育或睑板发育不全所引起。如果婴幼儿较胖，鼻梁发育欠饱满，也可引起下睑内翻。先天性睑内翻少见，常发生在下睑，通常伴有其他异常，如睑板发育不良、小眼球，它可以与先天性内眦赘皮或下睑赘皮同时存在（图2-1-6，见文末彩插）。

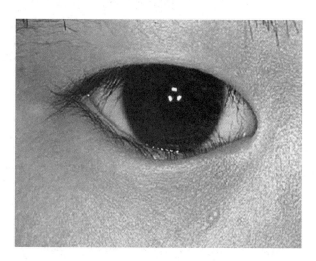

图 2-1-6 先天性睑内翻

（2）痉挛性睑内翻（老年性睑内翻）：多发生于下睑，常见于老年人，又称老年性睑内翻，是由于下睑缩肌无力，眶隔和下睑皮肤松弛失去牵制眼轮匝肌的收缩作用，以及老年人眶脂肪减少，眼睑后面缺少足够的支撑所致。如果由于各种因素刺激（如结膜炎、结膜异物、角膜炎、长期包扎绷带等），引起眼轮匝肌、特别是近睑缘的轮匝肌反射性痉挛，导致睑缘向内倒卷形成睑内翻，称为急性痉挛性睑内翻。

（3）瘢痕性睑内翻：上下睑均可发生，由睑结膜及睑板瘢痕性收缩所致，常伴倒睫，沙眼引起者常见。此外结膜烧伤、结膜天疱疮等病之后也可发生。

2. **临床表现** 患者有流泪、畏光、异物感、摩擦感等症状，致角膜溃疡者有眼刺痛。睑缘内卷，部分或全部睫毛倒向眼球表面，相应部位球结膜充血，角膜上皮脱落，荧光素弥漫性着色。继发感染可致角膜溃疡。长期不愈新生血管长入，使角膜失去透明性，视力不同程度减退。

3. **诊断** 根据患者年龄，有无沙眼、外伤、手术史等，以及临床表现，容易做出诊断。

4. **治疗**

（1）先天性睑内翻：随年龄增长，鼻梁发育，可自行消失，因此不必急于手术治疗。如果患儿已到5～6岁，睫毛仍然内翻，严重刺激角膜，可考虑手术治疗，行穹窿部-眼睑皮肤穿线术，利用缝线牵拉的力量，将睑缘向外牵拉以矫正内翻。

（2）痉挛性睑内翻：可行肉毒杆菌毒素局部注射。如无效可手术切除多余的松弛皮肤和切断部分眼轮匝肌纤维。对急性痉挛性睑内翻应积极控制炎症。为暂时缓解刺激症状，可用胶布将下睑牵拉。无眼球者可安装义眼，由包扎绷带引起者可去除绷带。

（3）瘢痕性睑内翻：必须手术治疗，手术方式可考虑经皮肤切口削薄睑板后，深部固定法缝合。

三、睑外翻

睑外翻（ectropion）是指眼睑向外翻转离开眼球，睑结膜常不同程度的暴露在外，常合并睑裂闭合不全，下睑比上睑更常见。轻者睑缘后唇离开眼球，外翻如涉及内眦侧泪点外翻则引起溢泪，重者睑结膜暴露，甚至眼睑闭合不全。可导致暴露性角膜炎、角膜瘢痕、溃疡，甚至穿孔。睑外翻按其发生原因可分为瘢痕性、老年性、麻痹性、机械性4类。睑结膜因外翻后长期暴露而发生慢性结膜炎，导致分泌物增多，结膜干燥、肥厚并充血。

1. **病因**

（1）瘢痕性睑外翻：最为常见，发生在睑皮肤垂直性瘢痕收缩的基础上，常见的原因有创伤、烧伤、化学伤、眼睑溃疡、眶缘骨髓炎、睑部手术等情况。

（2）老年性睑外翻：为眼轮匝肌及眼睑皮肤松弛，下睑本身重量使之下坠引起，仅见于下睑。组织病理学可发现伴随边缘动脉硬化的眼轮匝肌变性病灶，提示慢性肌肉缺血。

（3）麻痹性睑外翻：是由于外伤或其他原因导致面神经麻痹，眼轮匝肌收缩功能丧失，致使眼睑外翻，也仅限于下睑。

（4）机械性睑外翻：由眼睑、颊部巨大肿瘤或者不合适眼镜的重力影响造成。

先天性睑外翻较为少见，可单独发生或伴随其他异常，如睑裂狭小、眼球异常及系统性病变如唐氏综合征。

2. **临床表现** 轻微者仅靠近内眦部下睑缘离开眼球表面，下泪小点向外不能吸引泪湖的泪液以致溢泪，泪液的长期浸渍产生下睑湿疹。严重者整个眼睑向外翻转，结膜暴露。结膜长期暴露致干燥充血，久之变粗糙肥厚。因眼睑闭合不全，角膜失去保护，发生干燥和上皮脱落，严重者可发生暴露性角膜炎，甚至角膜溃疡形成，严重危害视力。

3. **诊断** 根据患者的病史、年龄、有无外伤手术史，结合临床表现，容易做出诊断。但需和Graves病引起的眼睑退缩相鉴别。

4. **治疗** 瘢痕性睑外翻必须依靠手术治疗，其治疗原则为增加眼睑前层的垂直长度，消除睑缘垂直方向的牵拉力。轻度的睑外翻可采用穿透电热疗法，在睑缘4～5mm结膜面对睑板下方进行电热，使胶原纤维收缩将眼睑拉回正常位置。中、重度眼睑外翻需行瘢痕松解及清除后联合自体游离植皮术。老年性睑外翻做Z形皮瓣矫正或V、Y成形术。麻痹性睑外翻积极治疗原发病，在先天性面神经麻痹患者，眼轮匝肌麻痹常可自发恢复，故应采取保守治疗。可选择润滑性眼膏夜间包眼、湿房保护或暂时性睑缘缝合。不可逆的麻痹性睑外翻可在睑裂部的内外远端分别做永久性睑缘缝合，或用自体阔筋膜通过睑缘皮下，分别缝合固定于内外眦韧带，使外翻复位。

5. **预防** 一般进行眼部矫正手术预防，首先加强眶隔膜，提紧眼轮匝肌，最后去除多余的皮肤。近几年，许多学者都一致认为，眼袋的矫正手术效果、眶隔的加强、眼轮匝肌的提紧比皮肤去除显得更为重要。

四、眼睑闭合不全

眼睑闭合不全（hypophasis）指在睡眠或闭眼时上下眼睑不能完全闭合，导致部分眼球暴露，又称"兔眼"。少数正常人睡眠时，睑裂也有一缝隙，但角膜不会暴露，称为生理性"兔眼"。

1. **病因** 最常见原因为面神经麻痹后，眼轮匝肌麻痹，使下睑松弛下垂。其次为瘢痕性睑外翻。其他原因可见眼眶空隙与眼球大小的比例失调，如甲状腺相关性眼病、先天性青光眼、角巩膜葡萄肿和眼眶肿瘤引起的眼球突出。全身麻醉或重度昏迷时可发生暂时性功能性眼睑闭合不全。

2. 临床表现 患者主诉刺激症状、异物感及烧灼感。轻度眼睑闭合不全，闭眼时眼球反射性上转（Bell 现象），只有球结膜暴露，引起结膜充血、干燥、过度角化。中度以上眼睑闭合不全角膜受累，上皮干燥脱落，点状角膜上皮病变的表现取决于睡眠时角膜暴露的位置。角膜病变可发生在下方、中央，甚至是上方，因为有些患者睡眠时眼球下转。严重者可致角膜溃疡，视力不同程度下降。

3. 诊断 自然闭眼时眼睑不能闭合或闭合不全。球结膜或角膜显露，有结膜干燥、溢泪，重者有暴露性角膜炎，角膜荧光素染色检查阳性，视力下降。

4. 治疗 首先针对病因治疗，无法去除病因者，采取有效措施保护角膜。可用人工泪液频繁点眼，睡眠时予以抗生素眼膏或含透明质酸钠的眼用凝胶涂眼，必要时建立透明密合眼罩的湿房，避免角膜干燥和溃疡的发生。神经麻痹性眼睑闭合不全，在睑裂区内外侧分别各做一个永久性睑缘缝合，可有效避免暴露性角膜炎。瘢痕性眼睑闭合不全，根据手术适应证行眼睑植皮术、眼睑成形或睑球粘连分离术。突眼性眼睑闭合不全，应针对病因治疗突眼，如甲状腺相关眼病。必要时可行睑裂缝合术，做暂时性的保护治疗。在全身麻醉或重度昏迷情况下给予结膜囊涂眼药膏并包扎预防角膜暴露。

五、上睑下垂

上睑的正常位置在上方角膜缘和上方瞳孔缘的中部，具体位置有小的差异，上睑下垂（ptosis）系指上睑提肌（动眼神经支配）和 Müller 肌（上睑板肌，颈交感神经支配）功能部分或完全丧失，致使一侧或双侧的上睑明显低于正常位置。

1. 病因 可以分为先天性和获得性两大类。先天性者多为动眼神经核或上睑提肌发育不良，肌纤维收缩和舒张功能均异常，常染色体显性或隐性遗传获得性者由眼睑本身病变引起，也可因神经系统及其他全身性病变导致。常见原因包括动眼神经麻痹、上睑提肌损伤、交感神经疾患、重

症肌无力、上睑炎性肿胀等。

2. 临床表现 先天性上睑下垂单眼或双眼上睑提肌功能不全或丧失，自然睁眼平视时，轻者上睑缘遮盖角膜上缘超过 3mm，中等程度下垂遮盖角膜 1/2，重度下垂者超过角膜 1/2 或遮盖全部角膜。双眼上视时，下垂侧眉毛高竖，以额肌收缩来补偿上睑提肌功能的不足，额部皮肤有明显横行皱纹。双侧下垂者常需仰头视物。先天性上睑下垂大约有 25% 的患者合并上直肌功能不全或麻痹，影响眼球上转（图 2-1-7，见文末彩插）。

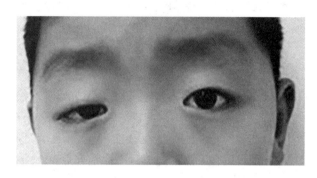

图 2-1-7 先天性上睑下垂

后天获得性多有相关病史及其他症状，肌源性上睑下垂中重症肌无力的初发症状经常是上睑下垂和复视，眼轮匝肌也常被累及，晨起时症状较轻，渐之症状加重。当患者眼位从水平快速向下转动时，上睑向上颤动，这种现象称为 Cogan 眼睑抽动。但是眼睑的疲劳症状更常见，注射新斯的明后症状减轻。此外对自身抗乙酰胆碱抗体的检测也有助于诊断。Horner 综合征压迫颈交感神经，使 Müller 肌麻痹发生上睑下垂，下垂的程度一般不超过 2mm。严重的皮肤松弛患者，睑板前皮肤下垂遮盖睑缘可造成上睑下垂的外观。

3. 治疗 先天性上睑下垂以手术治疗为主。手术的目的是恢复外观对称，如果上睑提肌肌力良好，术后各眼位保持外观对称的可能性较大，大多数情况保证双眼水平位的对称即可。如果下垂严重遮挡瞳孔可导致弱视，应早期手术。如果上睑提肌功能尚未完全丧失，手术方式可选择上睑提肌缩短，手术的切口有皮肤和结膜切口两种，近年来主张施行联合手术切口进行上睑提肌缩短矫正上睑下垂。上睑提肌肌力弱不能满足手术要求时，应选择行额肌悬吊术或自体阔筋膜悬吊术。早期上睑下垂应注意排除重症肌无力，神

经系统或眼部及全身疾病引起的上睑下垂，需先进行病因和药物治疗，无效时再考虑手术。

六、眼睑痉挛

眼睑痉挛（blepharospasm）是一种不明原因的、不自主的面神经支配区肌肉的痉挛和抽搐，多发于中老年人，是神经科疾病，给患者精神和身体带来极大的痛苦，也极其影响美观。

眼睑痉挛是神经系统的一种功能性疾病，可能是由多种因素所造成的。但其确切的发病机制至今尚不明了。随着新技术的诞生，国外对此病的发病机制展开了深入的研究，其中最著名，最有价值的理论就是利用脑干磁共振血管成像技术，来观察脑干部位的血管异常与面神经脑干的相互关系。发现其病因常为面神经在小脑脑桥角被血管或肿瘤压迫，从而揭示出其真正的病因。面神经出脑干段是中枢性（少突胶质细胞）和周围性（施万细胞）髓鞘交汇处，易受血管压迫激惹。面神经血管受压迫和脱髓鞘变是引起眼睑痉挛的两个必要条件，面神经运动的兴奋性增高在眼睑痉挛的发生中起着重要作用，也支持了眼睑痉挛的病理生理基础是面神经运动核兴奋性增高的假说。

眼睑与面部肌肉痉挛性疾病有两种类型：原发性眼睑痉挛、偏侧面肌痉挛。

1. 原发性眼睑痉挛 是由于眼轮匝肌痉挛性收缩引起的眼睑不随意闭合，常为双侧病变，呈进行性进展。2/3 为女性，多在 60 岁以上发病，其病因不明。痉挛的频率和时间不等，轻者眼轮匝肌阵发性、频繁地小抽搐，不影响睁眼；重症者抽搐明显，以致睁眼困难、影响视物，引起功能性失明（图 2-1-8，见文末彩插）。大多数患者的症状在 3～5 年内稳定。1/3 的患者有相关的运动异常，如：Meige 综合征（梅热综合征）、原发性震颤或帕金森病。诊断时应除外角结膜炎、倒睫和睑缘炎引起的继发性眼睑痉挛。

对本病的药物、物理治疗包括：氯硝西泮、盐酸苯海索等，针灸、经皮的面神经热解术等，但均收效甚微。手术治疗包括：眼轮匝肌、眉肌的肌肉切除术联合眉成形术及上睑提肌加固术、面神经选择性抽出术联合肌肉剥离术，但这些方法效果不理想，前者副作用有前额麻木、眼睑水肿；后者可有严重的面神经麻痹并发症，表现为眉下垂、眼睑闭合不全、角膜暴露、睑外翻。50% 的患者术后复发。

2. 偏侧面肌痉挛 是累及单侧的病变，面肌周期性的强直性收缩。痉挛通常从眼轮匝肌开始，逐渐扩展到面肌的其他部分，无论睡眠或清醒时均可发作。常起自中年，女性多见，可伴有单侧面肌无力。病因常为第七对脑神经根在小脑脑桥角被血管结构或肿瘤压迫。血管病变占 90%，小于 1% 的病例是颅后窝肿瘤。药物治疗包括卡马西平、地西泮、苯妥英钠等，以及生物反馈法，手术治疗包括肌肉切除术、选择性面神经切除术，但可产生听力丧失、中耳炎、脑脊液漏等并发症。

七、眼睑皮肤松弛症

眼睑皮肤松弛症（blepharochalasis）是由眼睑皮肤组织萎缩，眶隔膜变薄或无力而引起眶脂肪脱垂。主要累及上眼睑，男女均可发病，女性多见，也可发生于具有家族倾向的青年人。临床以双上睑皮肤松弛、变薄、弹性减弱，伴泪腺脱垂为特征。严重者不但影响外貌美观，还影响眼睑功能，故眼睑松弛在眼部整形美容外科较常见。

1. 病因 眼睑皮肤松弛症分为老年性眼睑皮肤松弛症和特发性眼睑皮肤松弛症。老年性眼睑皮肤松弛症是眼睑皮肤与眼轮匝肌、眶骨缘组织的连接松弛，皮肤皱褶下垂，超过眼睑游离缘，双侧发病。特发性眼睑皮肤松弛症原因不明，可能与反复发作的眼睑血管神经性水肿有关。

2. 临床表现 一般上睑表现更明显，尤其是上睑中外部分，重症者皮肤松弛下垂遮挡部分睑裂，甚至瞳孔，影响视野。部分松弛皮肤将睫毛下压，刺激角膜。患者为满足视野要求，看清

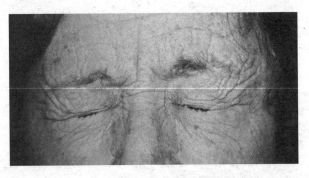

图 2-1-8 原发性眼睑痉挛

前方物体，往往需抬头或不时用手抬起上睑。此外，患者常反射性地用收缩额肌的方法，以开大睑裂，久而久之则造成较深的抬头纹。

3. **诊断** 患者眼睑皮肤变薄、松弛、缺乏弹性、皮肤表面沟纹加深、皱纹增多。眼轮匝肌变性、松弛。眶隔膜松弛、萎缩变薄，导致眶脂肪突出脱垂，在上睑表现为"肿眼泡"，同时常伴泪腺脱垂；在下睑则形成下睑眼袋。眉部及上睑、下睑皮肤下垂。

4. **治疗** 轻度眼睑皮肤松弛者可采用埋线法或缝压法形成重睑，严重者应采用切皮法形成重睑，同时切除过多的眼睑皮肤及脱垂的眶脂肪。如伴有眼眶脂肪膨出，可切除部分眼眶脂肪。特发性者可同时切除脱垂的睑叶部泪腺组织。

（孙广莉）

第四节 眼睑肿瘤

眼睑良性肿瘤较为多见，大多数良性肿瘤起源于皮肤，包括眼睑皮肤的各种结构，如表皮、真皮附件（包括皮脂腺、外分泌汗腺）相关色素细胞。随年龄的增长，发病趋势增加。良性眼睑肿瘤可为实性或囊性、单发或多发。某些眼睑良性肿瘤有恶性化趋势，如果眼睑病变外观发生改变，如大小增加、形状不规则或不对称，或出血，应立即活检。眼睑恶性肿瘤中最常见的是基底细胞癌，其次包括鳞状细胞癌、睑板腺癌，另外还包括其他少见的肿瘤如 Merkel 细胞癌（梅克尔细胞癌）和汗腺肿瘤等。许多恶性肿瘤和良性肿瘤的外观相似，单从临床表象很难区分，高度可疑病例需要通过活检证实。

治疗方法包括手术切除、冷冻治疗、放射治疗、化学治疗等，其中手术切除和放射治疗是临床常用的技术手段。目前，能够抑制致癌病毒复制杀死正在增生的细胞阻断血管生成，或者阻断营养肿瘤的血管供应的药物也正在研究开发之中。手术切除时，切除边缘要行冷冻切片证实肿瘤的切除是否彻底。治疗时除考虑肿瘤的预后外，还要考虑保护眼睑的功能和外观。

一、良性肿瘤

1. **血管瘤（hemangioma）** 眼睑最常见的先天性血管性肿瘤是毛细血管瘤（capillary hemangioma），组织学上可见薄壁毛细血管边界清楚，呈现在真皮中，内皮细胞扁平，偶尔可见内皮细胞芽。肿瘤由增生的毛细血管和内皮细胞组成，常可发现少量炎症细胞浸润。

婴幼儿血管瘤出生后即出现，生长迅速，7 岁左右发生退行。病变在眼睑皮下或结膜下呈丛状、桑葚状，为蓝色或紫红色隆起（图 2-1-9，见文末彩插）。一般无刺激症状。病变分布广者可与颞颧部及眼眶深部血管瘤相连。患者因血管瘤压迫引起散光而继发的屈光参差、屈光性弱视、斜视要给予相应的治疗。毛细血管瘤有自行退缩趋向，一般不需治疗，若需治疗可以进行病灶内注射皮质激素使肿瘤消退，效果不理想者，考虑冷冻或手术切除。

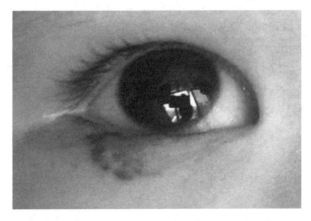

图 2-1-9　毛细血管瘤

毛细血管瘤要注意和炎症性色素痣鉴别，后者颜色更深，由扩张的窦状血管组成，出生后就存在，静止状态，既不增大也不会消退，常伴有 Sturge-Weber 综合征（斯德奇 - 韦伯综合征）。影响外观者行激光治疗。

第二种血管瘤是海绵状血管瘤，为成人眼眶最常见的良性肿瘤，病变位置较深，呈淡紫色软性结节状肿块，富有弹性和压缩性，可深入眶内。由内皮细胞衬里，管壁有平滑肌的大血管腔组成，有明显的血栓形成。这种血管瘤是发育性的，常在 10 岁前发生。它不会自行退缩，而会逐渐增大。推荐手术治疗。

2. **色素痣（nevus）** 眼睑色素痣是一种较为常见的良性色素性病变，和身体其他部位的痣具有相同的病理结构。色素痣有三个来源：痣细胞、表皮黑色素细胞及真皮黑色素细胞,这三种细胞均起源于神经嵴。痣细胞被认为是特殊化的黑色素细胞,显示出特征性地成群进入皮肤病灶的趋势。表皮病灶或来源于痣细胞,或来源于黑色素细胞。真皮病灶仅起源于黑色素细胞。组织学可将色素痣分为以下类型:

(1)交界痣:来自表皮的深层,不侵犯真皮。临床表现为扁平色素斑疹、圆形或椭圆形,生长缓慢。

(2)真皮内痣:最常见,黑色素细胞存在于真皮内,呈不连续巢状分布或单层立方细胞。外观呈穹窿形无蒂疣状,或息肉状下某些病变中可见毛发。色素沉着范围的程度从肉色到浅棕色。

(3)混合痣:有交界痣和真皮内痣的特征。可在表皮和真皮内发现痣细胞群落。常累及大龄儿童及年轻成人。如果累及上下睑缘相同部分(镜像)称为 Kissing 痣。混合痣有发展为黑色素瘤的可能。

(4)蓝痣:来源于真皮深层的黑色素细胞,并在抵达表皮前滞留在真皮内,呈蓝紫色丘疹或结节。无恶性化倾向。

(5)太田痣(眼部皮肤黑色素细胞增多症):表现为眼睑和眶周皮肤的淡蓝色污点。皮肤病变的恶性化极少见。脉络膜黑色素瘤发病率增多与之有关。

色素痣一般不需治疗,有恶变倾向或美容要求者可以切除,必须完整彻底,否则残留的痣细胞可能受手术刺激而恶变。

3. 黄斑瘤(xanthelasma) 是位于上睑内侧的双侧病损,老年人好发,外观呈软的扁平黄色斑。病理证实为脂质物质沉积在眼睑皮下。患有遗传性高脂血症、糖尿病以及其他引起继发性高脂血症的患者出现黄斑瘤的概率高,但是临床上发现有 2/3 的黄斑瘤患者血脂正常。有美容要求的患者可以手术切除或激光切除,手术后有复发可能。

4. 乳头状瘤(papilloma) 是眼睑常见的良性肿瘤,有鳞状细胞乳头状瘤和脂溢性角化病两种类型,其共同的特征是在增生的上皮周围有血管化结缔组织,呈乳头瘤状外观。脂溢性角化病是老年人最常见的病损,常见于中年或老年人眼睑、面部,表现为境界清楚、表面分叶或乳头状的

病灶,有色素沉积。治疗宜进行手术切除,如切除不彻底可致肿瘤复发。

5. 角化棘皮瘤(keratoacanthoma) 是发生于成人皮肤的良性炎症性肿瘤,和阳光过度照射有关,部分病例伴有免疫缺陷病,如着色性干皮病、Muir-Torre 综合征。其临床表现及组织学特点和鳞状细胞癌相似,需通过活检加以排除。

6. 皮样囊肿(dermoid cyst) 为先天发育异常,囊肿呈圆形或椭圆形,边界光滑清楚,具有一定的弹性和活动度,居皮下而与皮肤不形成粘连。囊肿腔可为单房,亦可为多房。囊壁外层为结缔组织,内层为复层鳞状上皮,囊腔的内容物含有皮脂腺的分泌物、毛发和胆固醇。可手术切除。

二、恶性肿瘤

我国眼睑恶性肿瘤中最常见的为皮肤基底细胞癌,其后依次为皮脂腺癌、鳞状细胞癌和恶性黑色素瘤。

(一)基底细胞癌

基底细胞癌(basal cell carcinoma)是累及眼附属器最常见的恶性肿瘤,约占眼睑恶性肿瘤的90% 及眼睑肿瘤的 29%。光化学损伤是基底细胞癌与其他大多数皮肤表皮肿瘤发生中最重要的罹患因素,其中 290~320nm(紫外线 B 段)紫外线对皮肤的致癌作用最强。组织学上,基底细胞癌是由小的、形状规则细胞组成的坚固小叶构成,细胞嗜碱性,胞质缺乏(图 2-1-10,见文末彩插)。

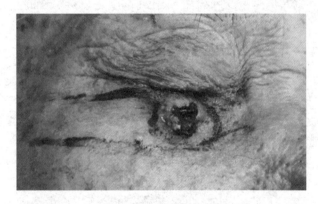

图 2-1-10 基底细胞癌

多见于老年人,临床表现好发于下睑(50%~60%)及内眦(25%~30%),其次为上睑(约 15%)和外眦(约 5%)。病程长,发展慢,无疼痛不适。病变初起为一轻度隆起,半透明、珍珠样小硬结,

周围血管曲张,表面覆有痂皮鳞屑,肿瘤前部可超出其血液供应过度生长,继而中央形成溃疡,糜烂出血。溃疡边缘隆起内卷,外观呈火山口状,上有毛细血管及痂皮,揭之易出血。色素性基底细胞癌具有上述特征,而且富含色素,似黑痣恶变,易误诊为恶性黑色素瘤;溃疡可向深部发展,晚期侵犯结膜、泪器、眼球、眼眶及鼻窦,很少向远处转移。硬化型基底细胞癌表现为扁平或稍微凹陷的蜡样、边界不清的硬结斑块,呈灰白色;有时缺乏明显的溃疡病灶,但毛细血管扩张突出。这种基底细胞癌类型常表现出侵犯眼眶深部组织及复发的倾向性。基底细胞癌发生的概率低,最常转移的部位是局部淋巴结,其次是肺、骨、皮肤、肝、脾及肾上腺。发生转移后平均存活时间为1.6年。

控制性病变切除+眼睑成形是最常用和有效的方法,手术切除边缘组织的冷冻切片十分重要,以确保无癌细胞残留。此肿瘤对放疗敏感,但多用于侵犯肿瘤较深、病理报告未切除干净,或肿瘤范围很大难以切除干净者。

(二)皮脂腺癌

眼睑为全身皮脂腺癌(sebaceous gland carcinoma)的好发部位。眼睑皮脂腺癌主要发生于睑板腺,少数为Zeis腺(睑缘腺)和汗腺等。多见于50岁以上的女性,发生于上睑者比下睑多3~4倍。导致癌变的环境因素广泛作用于眼睑板腺的腺体细胞是可能的病因。需要和睑部炎症性疾病,睑腺炎、慢性睑缘炎等相鉴别。

1. 临床表现 多为单个病变,少数为多中心性,多数发展较慢,少数病例恶性程度高、发展快、易转移。起自睑板腺者,初起睑板面有一无痛性逐渐长大的小硬结,边缘清楚,表面皮肤完整,相应的结膜面稍充血,可有黄白色豆腐渣样斑块状物。对临床反复发作的睑板腺囊肿应排除睑板腺癌的可能性。肿瘤在睑板内弥漫性增长,可突出于睑板或穿破皮肤,形成黄白色叶状肿块,表面有溃疡和出血。起自皮脂腺者,则表现为睑缘的黄色小结节。晚期可侵犯眼眶,发生耳前或颌下淋巴结转移。10%~20%的患者可局部复发,15%~25%的患者发生远处转移,肿瘤相关的死亡率约为10%。

2. 治疗 皮脂腺癌的恶性程度高,比基底细胞癌与鳞状细胞癌更易发生转移,转移率高达40%。对化疗与放疗均不敏感,主要治疗方案为手术彻底切除联合眼睑成形,病变广泛者需行眶内容摘除和淋巴结清除。病程超过6个月,广泛的肿瘤转移和浸润以及不完全切除是预后不良的提示。

(三)鳞状细胞癌

鳞状细胞癌(squamous cell carcinoma)是一种表皮角化细胞恶性新生物,发病率位居眼睑恶性肿瘤的前三位。通常认为紫外线(290~320nm是中波紫外线,简称UVB;320~400nm是长波紫外线,简称UVA)对皮肤有致癌作用,紫外线通过直接损害DNA或损伤表皮内的朗汉斯巨细胞改变细胞免疫诱导皮肤癌变,光化学性角质病和Bowen病(鲍恩病)被认为是癌前病变,有潜在分化为浸润鳞状细胞癌的可能。

1. 临床表现 多发于老年人,男多于女,累及下睑较上睑多见,有睑缘受累的倾向,好发于睑缘皮肤黏膜移行处。发展快,侵袭性强。初起时呈疣状、结节状或乳头状,周围伴扩张的毛细血管,无任何不适症状。继之则逐渐增大,成为菜花状。表面有溃疡,溃疡边缘饱满稍外翻。肿瘤侵及眶上、眶下神经时可出现疼痛,可直接或沿神经浸润眼眶,扩散至周围淋巴结及远端转移。手术治疗为主,根据肿瘤范围大小确定切除范围,再行放射治疗。

2. 治疗 鳞状细胞癌对放疗、化疗都敏感,通常以手术切除为主,术后辅助放疗和/或化疗。如侵犯眶内组织,并有耳前或颌下淋巴结转移,预后不好。

(四)恶性黑色素瘤

眼睑恶性黑色素瘤(malignant melanoma)是一种恶性程度高,发展迅速,易于向全身各处广泛转移的肿瘤,约占眼睑恶性肿瘤的1%。

1. 临床表现 病变初起时为蓝黑色或灰黑色小结节,结节周围皮肤血管扩张。以后结节增大,有时发展成为菜花样肿物或形成溃疡,触之易出血。本病一部分是由黑色素痣恶变而成,有下列情况时要考虑恶变可能:①色素痣的颜色改变,特别是变为红色或淡蓝色;②质地变软变脆;③形状忽然增厚或隆起;④病变体积增大,病变表面渗液、渗血及结痂,出现溃疡;⑤病变区疼痛、触痛或发痒;⑥病变外围皮肤红肿或出现卫星结节。

2. 治疗 恶性黑色素瘤对放疗与化疗均不敏感,手术切除为首选疗法,切除范围尽可能广泛。如病变累及范围广泛,切除后难于做眼睑成形术及保存眼球,可行眶内容摘除术;如附近淋巴结有肿大,还要做淋巴清扫术。

(孙广莉)

第五节 眼睑先天异常

一、先天性睑裂狭小症

先天性睑裂狭小症是一种常染色体显性遗传病,外显率高,常有连续的垂直传代史。其特征为睑裂狭小,合并有上睑下垂、逆向内眦赘皮、内眦距离过远、下睑外翻、鼻梁低平、上眶缘发育不良等一系列眼睑和颜面发育异常,病容十分特殊。日本人发病率较高。此病可分期进行整形手术,如外眦角成形术、隆鼻术,合并上睑下垂者行上睑下垂矫正术。

二、双行睫

双行睫(distichiasis)为正常睫毛根部后方相当于睑板腺开口处生长另一排多余的睫毛,可能为常染色体显性遗传。此副睫毛细软短小,色素少,排列规则,直立或向内偏斜,常引起角膜刺激症状,角膜下半部可被染色。双行睫较少,刺激症状不重者,可涂用眼膏或戴角膜接触镜保护角膜,冷冻治疗或电解脱毛法亦可采用。刺激症状重者,可在显微镜直视下手术切除毛囊,然后将缘间部切口前后唇对合缝合。

三、内眦赘皮和下睑赘皮

内眦赘皮(epicanthus)是遮盖内眦部垂直的半月状皮肤皱襞,可能的病因是面部骨骼发育不良。儿童和亚洲人多见,皮肤皱襞有时遮盖鼻侧部分巩膜,常被误认为内斜视。内眦赘皮多发生于上睑,有时也可以发生于下睑,而发生于下睑的赘皮表现为平行于下睑缘的皮肤皱襞,多半占据下睑缘内1/3,有时经内眦部向上垂直延伸,形成逆向内眦赘皮。随年龄的增长,鼻梁发育隆起,内眦赘皮和下睑赘皮可以消失,因此一般不需治疗,如为美观可行整形术,因为内眦赘皮是内眦部和鼻侧之间的纵向皮肤过紧引起,所以手术矫正的目的是松解纵向的牵拉,将横向的皮肤收紧。如合并其他先天异常者酌情手术矫正。

四、先天性眼睑缺损

先天性眼睑缺损(congential coloboma of upperlid)系由于生殖细胞异常或影响生长的局部因素,使眼睑发育不全所致,与遗传有关(图2-1-11,见文末彩插)。

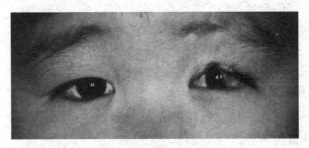

图2-1-11 先天性眼睑缺损

先天性眼睑缺损为少见的先天异常。动物实验表明,胚胎期受 X 线照射及注射胆碱或萘,第 2 代可发生眼睑缺损、先天性白内障及小眼球。有的患者家族有血亲结婚史,有母亲和女儿,或兄弟两人同时患本病的报道。

1. 临床表现 典型的先天性眼睑缺损多数呈三角形,基底朝向睑缘,也可为四边形。上睑缺损多位于中 1/3 或内 1/3 处,下睑缺损多位于外 1/3 处。缺损大小可各异,一般包括皮肤、睑板、结膜在内的全层缺损,所以缺损边缘光滑、无睫毛、无汗腺亦无瘢痕组织。极少数患者缺损区仍保留结膜和皮肤,仅缺少一部分睑板。本症还可同时伴有眼部与全身其他部位的先天异常,如永存瞳孔膜、瞳孔异位,虹膜、脉络膜缺损,睑球粘连、小眼球、腭裂、唇裂、面裂、腹疝等,但较少见。

2. 治疗 手术修补,以保护角膜或改善面容。

(孙广莉)

第二章 结 膜 炎

第一节 干眼症及病理心理
因素与研究方向

干眼症,又称角膜结膜干燥症(kerato conjunctivitis sicca,KCS)或者泪液功能不全综合征,是指任何原因引起的泪液质或量的异常,或流体动力学异常导致的泪膜稳定性下降的眼表组织病变,并伴有眼部不适及视觉功能障碍的一类疾病,是一种影响人们生活质量的常见眼表疾病。国际干眼工作组于2007年将干眼症定义为:多种因素所致的一种泪液和眼表疾病,包括眼表不适症状、视力变化和泪膜不稳定并且伴有潜在的眼表损害,伴随泪液渗透压升高和眼表炎症反应。研究表明,干眼症在世界范围内的发病率为5.5%~33.7%,男女比例约1:2;其中亚洲地区发病率较高,为17%~33%;而白种人发病率相对较低,为7%~14.6%,目前流行病学研究报道,我国的干眼症发病率为21%~30%。常见发病原因:

1. 炎症 由于不良的生活习惯与工作环境,要求长期佩戴角膜接触镜或长期生活在空调开放和空气不流通的环境里,阅读或夜间驾车,眼部整形、美容手术,使用染发剂,用眼不卫生等,均可导致眼部炎症,产生干眼症。

2. 过度用眼导致的视频终端综合征。

3. 手术 大部分眼部手术可导致术后泪液的动力及质和量的异常,可引起泪膜不稳定等眼表损害,甚至导致手术源性干眼。

4. 细胞凋亡 细胞凋亡与干眼症有着密切的关系,是指在多细胞生物去除不需要的细胞或异常的细胞过程中出现的一种基本生物学现象。有研究报道,干眼症的发生与泪腺细胞、角膜上皮细胞、角膜内皮细胞及结膜上皮细胞的凋亡有关。凋亡、脱落的眼表细胞与眼表局部组织中淋巴细胞的凋亡抑制可加重炎症反应。

5. 性激素水平失调 由于体内激素调节失衡,处于更年期的中老年女性更易患干眼症,引起体内腺体萎缩,泪液分泌减少。而雄激素对泪腺的形态、生理和免疫有调节作用,并可调节睑板腺向泪膜中分泌油脂,在其他条件不变的情况下,女性的角膜敏感性比同龄男性更低。

6. 眼部其他疾病 眼部其他疾病若不及时治疗,亦可导致干眼症的发生。如睑板腺功能障碍可导致蒸发过强型干眼症;睑外翻、内翻、缺损,瞬目减少或缺失,角膜硬化症等可导致泪膜扩散损害;翼状胬肉等结膜异常及眼球突出均可引发干眼症。

7. 全身性疾病 如伴有系统性红斑狼疮、类风湿性关节炎及干燥综合征等免疫性疾病和一些过敏性疾病,糖尿病和颈椎病患者的干眼症发病率均高于正常人。

8. 其他 药物本身或某些防腐剂的毒性可以引起干眼症,长期服用抗组胺药物可能会增加干眼症的患病率。研究发现,长期应用抗高血压药、噻嗪类利尿药及抗帕金森药等可增加干眼症的危险性。缺乏维生素A、不规范使用眼药水及眼药水中防腐剂的毒性都可引发干眼症。

干眼症患者初期出现眼干、眼涩、异物感及眼部不适症状,易出现焦虑、紧张等情绪;在治疗过程中治疗时间较长的患者,也可出现焦虑、消沉、抑郁的负面情绪,从而影响到患者的依从性;临床研究表明女性患病率高于男性,尤其是年轻女性心理脆弱,易悲观、失望、缺乏治愈的信心,因此在整个治疗过程中应耐心向患者讲解发病机制,尽量避免不良的认知和情绪,引导和鼓励患者在良好的心理状态下坚持用药及治疗。干眼症在许多眼科研究生眼里不算什么大病,但就是这种大家认为很简单的病还没有解决,所以在眼科领域有许多问题有待于研究生去进一步创新与解决。干眼症可能对心理状态产生影响，心理失衡可能使干眼症状变化，干眼症的心理学问题值得探讨。

（张丽琼）

第二节 人工泪液的现状、局限性与改进前景

人工泪液是一种模仿人体泪液，用于提高眼表湿度和润滑、消除眼部不适，治疗干眼症。目前人工泪液可以分为：①以润滑保湿作用为主，甲基纤维素类、玻璃酸钠类、聚乙烯醇类、聚乙烯吡咯烷酮类等；②维生素 A 棕榈酸酯；③含细胞因子，重组人表皮生长因子类、重组牛碱性成纤维细胞生长因子等。这些人工泪液多含有防腐剂，最近研究表明苯扎氯铵可破坏角膜上皮细胞间的紧密连接带，使紧密通透性增加；还可与角膜细胞膜的脂质膜结合，增加细胞对水和各种离子的通透性，而降低人工泪液的疗效。目前市面上人工泪液有几十余种，只有科学合理的选用人工泪液才能达到改善症状，治疗疾病的目的。目前处在研制阶段的人工泪液有自体血清、中药人工泪液、海藻糖、磷脂等。根据其成分不同，不同人工泪液分别具有抑菌、促进角膜修复及促进分泌等不同功能，但与泪膜成分还存在差异，不能在眼表完美地形成泪膜。现需要出现一种可以补充整个泪膜结构，加强泪膜三层结构紧密连接的人工泪液，有待研究生去探索与开发。

（张丽琼）

第三节 滥用抗生素眼药的现状及对策

抗生素眼药在临床应用十分广泛，对临床抗感染具有疗效好、奏效快的优点。然而，新的问题是，许多患者只要眼睛不舒服、充血、干涩就使用抗生素眼药。局部滥用抗生素包括无明确诊断、无明确目标、无明确药敏试验的局部应用抗生素，甚至对非感染性结膜炎也用抗生素；也包括不按正确的疗程、无休止地应用抗生素；还包括不管必要不必要，也不管配伍合理不合理，若干种抗生素一起用上。滥用抗生素眼药危害十分严重：①细菌耐药性增加，滥用抗生素使其与细菌的接触增多，使细菌产生抵抗力，抗生素的药效逐步减弱，甚至无效；②毒副作用，滥用抗生素眼药会对机体产生许多毒副作用，抗生素眼药中的防腐剂也会对眼表组织产生毒副作用；③菌群失调，眼结膜囊内存在许多细菌，各种细菌之间的比例是一定的，滥用抗生素眼药，则未被抑制的细菌大肆繁殖，导致细菌失衡；近年发现，真菌感染与眼部滥用抗生素有关。现普遍存在的问题就是患者自觉出现眼部不适、眼红充血，就使用抗生素眼药。

抗生素滥用的原因归结为：①我国抗生素药品管理制度不完善；②医师及药师用药不当；③患者使用的误区。

抗生素眼药的应用要最大限度地合理化、个性化，确实是一个十分值得重视的问题。减少抗生素眼药的对策：①完善药品的管理监督制度；②加强医护人员对抗生素眼药使用的规范化，加强指定个性化、敏感性的抗生素眼药使用计划；③减少患者对抗生素眼药使用的误区。

致病因素的复杂性导致了针对病因治疗的困难性。如何确定个性化的病因是困难的，而进一步确定个性化的治疗方案更是一个难题。这不仅是临床专家面临的问题，也有待研究生去深入研究、设法解决的一个课题。

（张丽琼）

第四节 非感染性结膜炎的困惑

非感染性结膜炎主要为由免疫因素、化学因素、物理因素和全身因素引起的疾病。近年研究表明，感染性结膜炎的发病逐渐减少，而非感染性结膜炎的病例比例增加，非感染性结膜炎与不良环境和生活方式有关，包括风沙、灰尘、烟雾、强光及有害气体的刺激；经常熬夜、睡眠不足、长时间使用电脑、电视；长期使用某些化妆品或者眼药；过敏状态、鼻炎、倒睫、睑缘炎等均可加重非感染性结膜炎，致病因素的复杂性导致了针对病因治疗的困难性。如何确定个性化的病因是困难的，而进一步确定个性化的治疗方案更是一个难题。这需要我们未来的栋梁——眼科研究生们去研究、探索和创新。

（张丽琼）

第五节 角膜缘干细胞的诸多问题

角膜缘干细胞(limbal stem cells,LSCs)是一种成体干细胞,同时也是一种单能干细胞,是正常角膜上皮细胞增殖和分化的来源。LSCs位于角膜缘基底层,尤其是Vogt栅栏区乳头状结构中的角膜缘基底细胞层。诸多学者研究表明LSCs的生物学特征主要有:①低分化度;②细胞生长周期长;③较高的分裂增殖能力及无限的自我更新能力;④增殖方向具有从角膜缘向角膜中心的方向性;⑤具有特殊的形态学特征,有助于吸收紫外线,减少日光损伤。

虽然现阶段研究我们已经了解到LSCs主要定位于角膜缘区域及LSCs的多种生物学特征,但因为目前仍未找到特异性的LSCs标记物,以致对LSCs的鉴定、分离及体外培养仍不能完全完成,这是角膜缘干细胞临床应用的主要阻碍。

角膜缘干细胞移植的适应证为多种因素引起的角膜干细胞(功能)缺乏性疾病,是目前最理想的治疗方案。理论上,如果病变主要是因为LSCs数量及功能的降低,单纯的LSCs移植即可解决问题。但是临床上大多数角膜干细胞(功能)缺乏性疾病多伴有生长微环境的破坏,这时就需要将"微环境"联合移植,移植的供体可以是单眼患者的健眼及同种异体角膜缘。自体移植可解决排斥反应,但存在着移植片大小的局限和对健眼角膜缘干细胞的损伤问题。同种异体角膜缘干细胞移植存在的主要问题是免疫排斥反应,因此诱导患者自体的成体干细胞向LSCs方向转化是以后研究的另一重点。

(张丽琼)

第六节 过敏性结膜炎的防治难题与科研思路

过敏性结膜炎主要是由于对特异抗体有遗传或体质上有内因的人,眼结膜组织接触了特殊的致敏物产生的过敏反应(主要是Ⅰ型及Ⅳ型变态反应),近年来随着空气污染、隐形眼镜佩戴、染发等诱因增加了其发病率。过敏性结膜炎是一种反复发作的疾病,该病虽然不会产生严重的并发症,但由于其发病时眼部奇痒,给患者工作生活带来很多困扰,且现临床治愈比较困难,治疗的目的是缓解症状,减少并发症的发生。过去常局部用药,容易产生对眼液的耐药性,且长期使用时患者会产生不同程度的不良反应,近年来研究表明,传统局部用药联合中药雾化熏眼治疗可以提高疗效,缩短病程,减少局部刺激,避免长期应用的不良反应。

(张丽琼)

第七节 结膜用药新途径与新药物开发途径

眼科最常用的给药方式是眼局部给药,如将滴眼液(包括溶液、混悬液、乳剂等)、眼用凝胶或眼膏等滴入或涂入结膜囊内。如果眼部治疗需要较高药物浓度,可以采用眼局部注射方式,如球结膜下注射、眼内注射等。

眼科疾病发病诱因很多,因而其治疗药物也呈多元化,按治疗功能分:抗生素类、抗病毒类、抗真菌类、降眼压类、缩瞳、散瞳类。在这些药物中润眼和消炎是绝大多数药物的功能。

临床应用中普遍认为滴眼剂是最佳的制剂,其优点为不会引起模糊和刺激,且价格低,患者容易接受,容易配制等。其缺点为生物利用率低,95%活性药物会流失,与眼泪混合使药物浓度降低及随眼泪经过鼻泪管流失,药效维持短,需频繁给药,一般规定给药3~4次/d,但实际临床的应用可多达10~20次/d,从而产生诸多副作用,且夜间给药不便,使药理峰谷现象突出。眼膏制剂中,基质因其透明度和折光率的因素可造成视野模糊。

现眼科用药的新剂型需要具备:能长时间稳定地释放治疗浓度的药物、减少给药次数、方便给药、减少峰谷现象、降低药物不良反应、避免药物流失、提高药物利用度、减少缓冲剂和抑菌剂。

1. 目前的新剂型有 胶粒系统和微粒系统:乳剂、脂质体、纳米粒和微粒微囊剂;凝胶系统:生物黏附型、在位形成凝胶型;嵌入剂与植入剂:眼部嵌入剂、眼部植入剂。

2. 目前结膜用药的新剂型有

(1)滴眼剂:①3%地夸磷索四钠滴眼液(商

品名 diquas）是首个 P_2Y_2 受体激动剂，以新的作用机制（促进水和黏蛋白分泌）改善干眼症，使泪膜更接近正常状态。diquas 用药的耐受性好，可以长期治疗干眼症症状。②苯磺酸贝他斯汀滴眼液（商品名 beoreve），非镇静性高度选择性 H_1 受体拮抗剂，能稳定肥大细胞，抑制嗜酸性粒细胞迁移入炎症组织，从而有效地治疗过敏性结膜炎引起的眼部过敏性瘙痒。

（2）触变性凝胶滴眼液：马来酸噻吗洛尔触变性凝胶是非选择性 β 肾上腺受体阻滞药，治疗高眼压患者或开角型青光眼。

（3）眼用乳剂：0.05% 二氟泼尼酯眼用乳液可快速减轻炎症和疼痛，且对眼内压基本没有影响。

（4）复方眼用混悬液：布林佐胺/布林佐胺噻吗洛尔眼用混悬液，用于治疗单一用药不能降低眼内压的成人开角型青光眼或眼内压升高，临床研究表明其用药舒适性和患者耐受性好。

近来人们在寻找新的给药手段，有报道结膜囊内点滴给药法还有应用多孔的、生物相容性良好的物质制成缓释载体贴合在结膜表面，其形状类似结膜塑形镜。结膜用药的方式还存在很多可以改进之处，有待临床工作者及眼科研究生共同努力，去进一步发掘、设计与创新。

（张丽琼）

第八节 干眼二十年

一、干眼新定义

2016 年，亚洲干眼协会（Asia Dry Eye Society，ADES）提出干眼新定义：干眼是以泪膜不稳定为特征的多因素疾病，可导致多种症状和视觉损伤，并可能伴随眼表损害。2017 年，国际泪膜和眼表协会（the Tear Film & Ocular Surface Society，TFOS）干眼疾病工作组第二次会议（TFOS Dry Eye Workshop II，TFOS DEWS II）对干眼更新定义为：以泪膜稳态失衡为主要特征并伴随眼部不适症状的多因素眼表疾病，其发病机制包括泪膜不稳定、泪液高渗透压、眼表炎症与损伤和神经感觉异常。干眼的定义走向复杂，这与干眼复杂的发病机制和病理过程是密不可分的。值得注意的是，此次定义首次纳入了神经感觉异常。

干眼不仅仅是眼干，其最常见的症状是眼疲劳、异物感、干涩感，其他症状有烧灼感、眼胀感、眼痛、畏光、眼红等。流行病学研究结果显示，71.3% 的干眼患者有视疲劳症状，51.4% 的视疲劳患者符合干眼诊断。异物感和刺痛感主要与干眼导致的角膜多觉型感受器、机械感受器受刺激有关。有动物实验显示酸性刺激会使角膜产生烧灼感，考虑烧灼感、眼红主要与干眼状态下结膜充血有关。泪膜是眼屈光系统的组成部分，泪膜受损可导致畏光。再者，干眼患者除了有不适症状，还有角膜与结膜上皮的病理性损害，如中重度干眼患者可出现角膜上皮点状糜烂或可逆性的结膜上皮鳞状化生，甚至出现角膜溃疡等眼表病理改变。功能上，干眼患者的视觉质量可出现明显下降。泪膜的稳定对于良好视觉质量的维持具有重要作用。高阶像差、客观散射指数等是反映视觉质量的参数，干眼状态下，角膜前表面高阶像差和客观散射指数显著增加，明显影响患者的视觉质量和生活品质。综上，从干眼的症状、病理改变和视功能方面分析，干眼都不仅仅是眼干，而是一种多因素疾病，不仅病因、发病机制多样，而且对眼表结构和功能造成的影响也多样。所以，干眼是一种较复杂的眼表病变。

二、干眼诊断现存的多个标准与问题

（一）DEWS II 干眼诊断标准

DEWS II 诊断方法小组分析了用来量化眼表症状、视力障碍、泪膜稳定性、渗透压、泪液量、眼表损伤、眼表炎症和眼睑征象的研究证据，并推荐了关键的诊断方式和技术。在诊断之前，首先排除有干眼症状的其他眼表疾病，如结膜炎、角膜炎等，并评估可能的危险因素，在此之后，应进行干眼问卷 -5（dry eye questionnaire-5，DEQ-5）或眼表疾病指数（ocular surface disease index，OSDI）调查以提示患者是否患有干眼，这些问卷中的任何一个阳性症状评分都需引起重视，并对干眼临床症状进行更详细的检查。非侵入性的泪膜破裂时间减少、渗透压升高或双眼差异较大、任何一眼（角膜、结膜或眼睑边缘）的表面染色，出现该三个体征中的任何一个即代表眼内平衡受到了破坏。基于阳性症状评分和一个或多个阳性眼内平衡标志物的结果确诊干眼后，应进行进一

步的亚型分类检查（如睑板腺观察仪、脂质干涉测量和泪液体积测量）：①确定是水液缺乏型干眼，还是蒸发过强型干眼；②确定干眼的严重程度，并据此来指导治疗。近些年以泪膜为导向的诊断（tear film-oriented diagnosis，TFOD）和泪膜导向型治疗（tear film-oriented therapy，TFOT）逐渐占据了人们的视野，即通过观察泪膜破裂前的泪液动力学特征、泪膜破裂类型和泪膜破裂区是否快速扩展对干眼进行分类和治疗。

（二）2013中国干眼临床诊疗规范专家共识

干眼的诊断应包括以下内容：①是否干眼；②干眼的病因和分类诊断；③干眼的严重程度。结合其他国家及我国学者提出的标准，角膜病学组提出目前我国的干眼诊断标准：①有干燥感、异物感、烧灼感、疲劳感、不适感、视力波动等主观症状之一和泪膜破裂时间（BUT）≤5s 或 Schirmer Ⅰ试验（无表面麻醉）≤5mm/5min 可诊断干眼；②有干燥感、异物感、烧灼感、疲劳感、不适感、视力波动等主观症状之一和 5s < BUT≤10s 或 5mm/5min < Schirmer Ⅰ试验结果（无表面麻醉）≤10mm/5min 时，同时有角结膜荧光素染色阳性可诊断干眼。

（三）干眼现有或潜在的诊断指标

1. 炎症指标［HLA-DR、基质金属蛋白酶 9（MMP-9）、细胞因子、泪液蛋白组学等］，泪液中炎症因子的改变。

2. 泪液乳铁蛋白含量，反映泪液分泌功能。在干眼患者中泪液乳铁蛋白含量值下降，且随病程进展而持续下降。

3. 干眼仪或泪膜干涉成像仪检查，了解泪膜脂质层厚度及分布。干眼患者尤其是脂质性泪液不足的患者其脂质层异常，经光学干涉摄影检查，可清晰显示分布在泪液脂质层的干涉图像与正常人不同。

4. 结膜印迹细胞学检查，了解眼表上皮细胞的病理及病理生理变化。此方法客观、准确、半定量、无创，与结膜活检结果相同。干眼患者眼表上皮细胞 HE 染色异常表现有结膜杯状细胞密度降低、细胞核与胞质比值增大及上皮细胞形态改变鳞状化生、角膜上皮结膜化（发现杯状细胞）。此法结合其他实验室方法可对眼表上皮细胞的细胞因子表达进行研究，有助于干眼发病机制的研究。

5. 角膜地形图检查，了解泪膜分布的规则性。反映角膜表面规则性的两个参数，即表面规则性指数（surface regularity index，SRI）和表面不对称性指数（surface asymmetrical index，SAI）较正常人明显增高，且其增高程度与干眼的严重程度呈正相关。

6. 角膜共聚焦显微镜检查，从细胞水平上对活体角膜进行无创观察的新型高分辨率显微镜。干眼患者角膜上皮基底层下可见增多的免疫细胞（树突状细胞）；基底层下神经纤维形态及数量发生变化：形态变扭曲，分支减少，并且神经纤维的密度明显降低；随着干眼程度的加重，上述改变越加明显。

7. 血清学检查，了解自身抗体的存在，对干燥综合征型干眼的诊断尤为重要。血清学检查主要看抗 SSA 抗体和抗 SSB 抗体，但由于很多干燥综合征患者合并其他自身免疫性疾病，如类风湿关节炎、狼疮，所以相关免疫指标都应进行检查。

三、干眼的发病机制逐步得到深入认识

（一）干眼发病的恶性循环通路

干眼的恶性循环包括泪液渗透压增高、眼表炎症与损伤和泪膜不稳定。DEWSⅡ认为泪液渗透压增高是此恶性循环中的初始环节，泪液蒸发过强和水性泪液不足是其诱发因素。泪液渗透压增高使角膜和结膜上皮细胞处于应激状态下，启动炎性通路（MAPK、NF-κB 等）促进炎性因子的分泌，如白介素-1（interleukin-1，IL-1）、肿瘤坏死因子-α（tumor necrosis factor-α，TNF-α）、基质金属蛋白酶 9（matrix metalloproteinase-9，MMP-9）等，这些炎性因子还可以招募免疫细胞至眼表参与进一步的炎症反应。这些炎性瀑布共同导致杯状细胞和黏蛋白损失、角膜上皮细胞受损及凋亡。黏蛋白是泪膜最内层的主要组分，角膜上皮细胞与黏蛋白的锚定功能下降增加了泪膜不稳定性，泪液蒸发速度加快，泪液渗透压进一步增高。

（二）干眼是局部免疫异常参与的眼表非感染性炎症

近年来大量动物实验及临床证据认为干眼的免疫异常是非感染性的自身免疫反应。眼表炎症是干眼的主要病理生理因素之一，眼表炎症效应因子为众多炎症介质，其中既有角膜、结膜尤

其是上皮细胞的参与,也有免疫细胞的参与。下面对于经典的干眼免疫过程进行阐述:干燥环境使泪液渗透压增高,角膜、结膜上皮释放炎症因子,如 IL-1β、IL-6、TNF-α。这些炎症因子激活抗原呈递细胞(antigen presenting cell,APC,存在于正常角膜基质中),并且通过 APC 表面 C-C 趋化因子受体(CCR1/CCR5)招募外来的 APC 进入角膜。角膜 APC 与自身抗原结合,随后在 CCR7 作用下,角膜 APC 向淋巴结迁移,到达引流淋巴结后,主要组织相容性复合体(major histocompatibility complex,MHC)Ⅱ负责与 T 细胞表面 CD3 结合提供 T 细胞活化的第一信号,CD80/CD86 与 T 细胞表面 CD28 结合提供 T 细胞活化的第二信号。T 细胞在 IL-12、γ 干扰素(interferon-γ,IFN-γ)的作用下向 Th1 细胞分化,在 IL-6、转化生长因子 -β(transforming growth factor-β,TGF-β)作用下向 Th17 细胞分化。Th1 细胞和 Th17 细胞分别分泌 IFN-γ 和 IL-17A,与 MMPs 等炎症因子一同促进眼表上皮细胞凋亡,破坏角膜屏障功能。近年来,研究者发现自然杀伤细胞可以激活 APC 参与干眼免疫,并且可以分泌 IFN-γ 直接诱导 Th1 细胞的分化。以上免疫环节表明,角膜不仅是被眼表炎症攻击的对象,同时也主动参与眼表炎症,其中既有正向调节,也有负向调控。近年来免疫细胞的可塑性受到了广泛的关注。调节性 T 细胞(regulatory T cells,Tr cell)可以向 Th17 转变,CCR7 引导 APC 和 Tr 细胞迁移至淋巴结,故兼具放大免疫反应和免疫抑制作用,说明部分免疫细胞及免疫分子具有两面性。

(三)神经因素在干眼病理生理中的作用被日渐重视

分布于角膜的感觉神经末梢由三类感觉神经元组成:多觉型感受器(polymodal receptor)、冷觉感受器(cold thermoreceptor)、机械感受器(mechanoreceptor)。冷觉感受器能够感受眼表的干燥程度,与眨眼的控制和基础泪液的分泌有关,它可能是与干眼关系最密切的感受器。无论是水液缺乏型干眼还是蒸发过强型干眼,患者的眼表渗透压或者眼表温度较正常情况会有所改变,这些改变成为冷觉感受器的刺激源。分布于角膜上皮细胞间的冷觉感受器受到温度变化和渗透压变化的刺激后产生信号,并把信号传递给三叉神经节细胞,节细胞被激活,传递信号到三叉神经脑干核的 ViVc 过渡区,信号在这里被处理,ViVc 过渡区的神经细胞又发出新的信号传递给泪腺,调节泪液分泌,同时也发出新信号传递给面神经的运动神经元,调节由眼轮匝肌控制的眨眼。

多觉型感受器和机械感受器极少产生自发的冲动。角膜的多觉型感受器对于眼表温度变化和渗透压变化的敏感性低于冷觉感受器,只有在眼表渗透压异常升高时才被激活。干眼时,泪膜性状和结构的改变、泪膜破裂时间的缩短使眼表的机械摩擦力增强,造成眼表损伤,多觉型感受器和机械感受器受到刺激发出信号,信号经由三叉神经节细胞传递到三叉神经脑干核的 VcC1 区域,与冷觉感受器在高强度刺激下发出的信号整合在一起后,传入丘脑,最终到达大脑皮质的躯体感觉中枢,产生了眼表的刺痛感和异物感。

四、干眼治疗不应仅局限于人工泪液

(一)健康的生活方式是轻度干眼的首选治疗方式

早期及轻度的干眼通过改善生活和工作方式可产生良好的效果。

1. 间断性放松 推荐成年人每 1 小时近距离工作休息 15 分钟,可以远眺,一方面放松眼部肌肉,另一方面可有助于维持泪膜稳态。

2. 避免手揉眼睛,做好睑缘的清洁 推荐使用睑缘清洁湿巾和清洁液。

3. 正确做眼保健操、睑板腺按摩及热敷 清洁双手和眼部后进行眼保健操可以有效缓解视疲劳,对干眼也起到一定的缓解作用。睑板腺按摩时,示指指腹在睑缘做旋转的动作,或者牵拉外眦固定上下眼睑,之后用对侧手自睑板腺末端向开口处按摩上、下眼睑。睑板腺可使用干净的湿毛巾热敷 10～15 分钟,以不烫伤皮肤为准。按摩及热敷均有助于促进睑板腺分泌,维持泪膜脂质层的正常。

4. 推荐工作湿度 40%～60%,若室内湿度过低,可适当使用加湿器。

5. 成年人避免必要工作外长时间接触电脑、手机等电子产品,避免学龄前及学龄儿童长期面对电子产品。

6. 适当的户外活动。

7. 合理膳食，避免维生素缺乏引起的眼部疾病，避免挑食。

（二）针对不同类型的干眼选择不同的治疗方式

1. 水液缺乏型干眼 人工泪液是干眼最常用的治疗手段。人工泪液可以润滑眼表面，改善刺激症状，如干涩感和异物感。在许多患者中，人工泪液还可改善视功能并减轻畏光现象。在临床上，病情严重的干眼患者在滴用人工泪液之后视力可立即得到改善。对于需要长期滴人工泪液且每天滴用次数较多（3 次以上）的患者应选择泪小点栓子植入，改善生活环境与佩戴湿房镜可降低蒸发率。

2. 脂质缺乏型干眼 睑板腺功能障碍会引起脂质浓缩直至分泌物减少，导致泪膜不稳定、泪液蒸发量增加、腺体萎缩、脂质浓缩。这些变化会降低泪膜的稳定性，引起包含视觉质量下降等一系列的干眼症状。有文献报道，在睑板腺按摩后，测得的泪膜破裂时间和泪膜变薄时间明显长于未行按摩的患眼，眼表面有炎症者则应用激素及免疫抑制剂。

3. 蛋白缺乏型干眼 在自体血清中已发现许多泪液中存在的活性因子，包括角膜上皮生长因子、转化生长因子、纤维连接蛋白、维生素、成纤维细胞生长因子、胰岛素样生长因子、神经生长因子等，可以改善组织营养，刺激细胞再生，加速组织修复，可向眼表提供上皮修复所需的基本营养物质；且包含许多抗菌因子，如溶菌酶和补体。自体血清作为一种生理性泪液补充剂，含有一些泪液的必要成分，如表皮生长因子及维生素 A 等生物活性物质，可改善眼部营养，加速组织恢复，是最好的泪液替代品，但其来源有很大的局限性，制备保存不方便，因此临床应用不广泛。

4. 泪液动力学异常型干眼 此类干眼由泪液的动力学异常引起，包括瞬目异常、眼睑位置异常结膜松弛等。治疗方法包括补充人工泪液；局部抗炎治疗，应用非甾体抗炎药、激素和 / 或免疫抑制剂；手术治疗对于因眼睑位置异常、结膜松弛等引起的严重泪液动力学异常性干眼患者，应行眼睑整形手术或松弛结膜切除术。

（三）科学选取人工泪液

人工泪液是类似于泪液的无菌性滴眼液，补充人工泪液是目前治疗干眼的基本方法。临床所有滴眼液中基本都含有防腐剂以防止污染，保证一定的有效期。苯扎氯铵是其中应用最多的防腐剂。Donghyun Jee 等进行前瞻性临床研究，将 100 名中重度干眼患者随机分为两组，除同样使用 0.1% 氟米龙滴眼液和 0.05% 环孢素滴眼液外，一组使用无防腐剂玻璃酸钠滴眼液，一组使用含防腐剂玻璃酸钠滴眼液，3 个月后无防腐剂玻璃酸钠滴眼液组患者在症状、BUT、角膜荧光染色（CFS）、Schirmer I 试验、杯状细胞数量及泪液炎症因子（IL-1β、IL-6、IL-12、TNF-α）含量方面均显著优于防腐剂组。关于人工泪液的使用原则，需要依据干眼患者的病情严重程度、干眼的类型及经济条件等特点进行个体化选择。轻度水液缺乏型干眼患者宜最先使用黏度低的人工泪液，可更少引起眼睛刺痛及视物模糊，点眼后更为舒适，如聚乙烯醇滴眼液。中重度干眼伴蒸发过强型患者宜选择黏稠度高的人工泪液，能更持久地维持泪膜的稳定及减少泪液的蒸发，从而减少滴药频率，增加用药的依从性，如玻璃酸钠滴眼液和卡波姆凝胶。对于黏蛋白缺乏型及泪液动力学异常的干眼患者来说，促进黏蛋白分泌及杯状细胞生长的人工泪液更为适宜，如玻璃酸钠海藻糖滴眼液。目前不含防腐剂的人工泪液多为单剂量包装，使用成本较高，因此对于轻度干眼患者，选择含有防腐剂的人工泪液更为经济适用，而对于中重度干眼患者（特别是须长期或高频率使用人工泪液的干眼患者），应选不含防腐剂或防腐剂含量少的人工泪液。佩戴软性接触镜患者或滴用含有防腐剂的人工泪液患者出现眼部刺痛等干眼症状时，可优先选择不含防腐剂的人工泪液。

（四）环孢素对干眼有确切的疗效

环孢素是一种真菌衍生肽类药物，可以阻止 T 细胞激活和炎症因子产生需要的胞质转录因子的核转位和活化，抑制辅助性 T 细胞分泌 IL-2，还可以通过阻止线粒体通透性转换孔的开放来抑制细胞凋亡。2000—2010 年，多个 III 期临床试验证实了 0.05% 和 0.1% 的环孢素乳剂用于中重度干眼治疗的有效性和安全性，使用环孢素滴眼的不良反应主要为刺痛感（约 17%），其中约 3% 的患者不能耐受，使用糖皮质激素可以缓解刺痛感。

（五）睑板腺功能障碍引起的干眼诊疗新方向

1. 强脉冲光治疗 强脉冲光（intensive pulsed light，IPL）是由闪光灯产生和发射的一种高强度、宽波长、连续性、非相干性的强复合光，波长为500～1 200nm，可作用于皮肤组织，产生光热和光化学作用。IPL在皮肤科具有悠久的治疗历史，通常被用于治疗酒渣鼻、痤疮和色素病变。有关IPL治疗睑板腺功能障碍（MGD）机制：①通过热传递使睑板腺分泌物软化，更利于分泌物的排出；②IPL通过选择性光热解作用，使血红蛋白吸收IPL后变性，形成血栓，封闭睑板腺周围毛细血管，消除睑缘新生血管，减少炎症因子产生；③IPL破坏睑缘周围细菌群，抑制睑缘细菌的繁殖，从而改善MGD患者的症状和体征。近年来，因其在治疗睑板腺功能障碍上具有无创、无痛、效果好等优点，在眼科领域得到了进一步发展。目前研究表明IPL在缓解MGD引起的干眼症状方面有确切疗效，但波长、能量大小、能量密度、热弛豫时间等参数值尚未明确，有待于进一步研究。

2. 热度脉动系统治疗 热度脉动系统（LipiFlow）是近年来欧美国家普遍推广用于MGD治疗的装置，具备热敷与按摩两个方面的功能。工作时，LipiFlow利用眼睑加热器和眼杯之间产生的脉冲式压力间歇施加于眼睑上，同时使用眼睑加热器的特殊供热系统完成睑板腺的治疗，全程耗时仅12分钟。研究显示，经LipiFlow治疗后，MGD相关干眼患者睑板腺分泌功能改善，泪膜破裂时间明显延长。

LipiFlow治疗MGD的适应证为（如下4项同时具备）：①眼部有干眼症状［眼表疾病指数（OSDI）问卷调查，每只眼总症状得分≥13分或眼表干眼症状评估（SPEED）问卷调查，得分≥6分］；②双眼皆为睑板腺功能障碍，每只眼的下眼睑15个睑板腺腺体分泌脂质评分（MGYLS）≤12（范围为0～45）；③睑板腺照相下睑睑板腺缺失≤30%～50%；④任一眼无活动性的眼表、睑缘感染或炎症反应且3个月内无眼部手术史。

五、重视医源性干眼有助于获得更好的疾病预后

（一）药物源性干眼

1. 系统性药物 DEWS II新增可导致干眼的药物。I级证据药物：镇痛剂（阿司匹林、布洛芬、吗啡），麻醉剂（乙醚、一氧化氮），抗癫痫药（氯法齐明），抗疟疾药（氯喹），抗肿瘤药（西妥昔单抗等），抗焦虑药（阿普唑仑等），异维A酸、非那雄胺等；II/III级证据药物：抗帕金森药、减充血药、镇静剂。系统性药物导致干眼的机制主要有：①减少泪液分泌量；②改变神经敏感性和反射性分泌；③引起分泌腺的炎症反应；④分泌入泪液，直接对眼部组织造成损伤；⑤作用于睑板腺上皮细胞和结膜杯状细胞的毒蕈碱受体，导致泪膜脂质和蛋白减少，进而破坏泪膜稳定性。对于导致干眼的药物我们可以采用的方式有：①调整药物和食物摄入的先后顺序；②换用另一种机制的药物替代治疗；③减少药物剂量，或者使用局部用药；④症状轻微者可使用人工泪液。

2. 局部药物 与干眼相关的局部药物包括防腐剂、降眼压药物、局麻药、抗过敏药、抗病毒药、减充血药、非甾体抗炎药、散瞳剂、睫状肌麻痹药等。非甾体抗炎药（nonsteroidal anti-inflammatory drug，NSAID）对干眼既有治疗作用，也有致病作用。NSAID滴眼会引起暂时性烧灼感、点状角膜炎和上皮缺损等。有研究表明白内障术后NSAID滴眼相比激素滴眼，结膜杯状细胞密度显著下降，NSAID与瑞巴派特联用可以降低杯状细胞损失程度。

（二）手术源性干眼

引起干眼的眼部手术包括角膜屈光手术、白内障手术、眼睑手术、角膜移植手术、结膜手术、青光眼手术等。手术导致干眼的原因：眼表组织正常结构和功能的破坏，结膜杯状细胞及角膜缘干细胞的丢失，眼表神经的损伤等。为减少眼科手术后干眼的发生，围手术期处理非常重要。术前进行干眼评估，对干眼倾向（无症状有体征）的患者应提前给予治疗。术前治疗可以用局部润滑、抗炎，或者行泪点栓塞，对于更严重的干眼患者可使用自体血清点眼或者局部热动力疗法。术中操作轻柔、小心缝合、避免烧灼、缩短手术时间都是有益措施。术后推荐使用少（无）防腐剂药物，适当使用神经再生药物。

（三）眼外因素引起干眼

眼外因素主要包括移植物抗宿主病（GVHD），它是由于移植后异体供者移植物中的T淋巴细

胞经受者发动的一系列"细胞因子风暴"刺激，大大增强了其对受者抗原的免疫反应，以受者靶细胞为目标发动细胞毒攻击，其中皮肤、肝、肠道、口腔黏膜及眼睛是主要的靶目标。发生眼部GVHD的患者中有40%～60%需要进行再次移植，它对眼表产生影响，继发泪腺、睑板腺的炎症，腺体纤维化改变，结膜充血，假膜性结膜炎，结膜瘢痕，（去掉葡萄膜和）角膜上皮剥落。在慢性期，患者可出现干眼症状，表现为局部烧灼感、疼痛、红肿及异物感等。干眼是最常见的移植物抗宿主病眼部并发症，发病率69%～77%，尤其多见于慢性GVHD患者，主要由于眼部的化疗毒性及继发于全身辐照和免疫疗法的睑板腺损伤，这类患者的干眼治疗较为棘手。

（齐 虹）

第三章 角 膜 病

第一节 角膜干细胞诱导分化的现状、前景及研究方向

一、干细胞

1. 干细胞的分类及特征 干细胞是一群具有自我更新、高度增殖以及多向分化潜能的细胞群体。按照其分化能力可分为全能干细胞、多能干细胞以及单能干细胞，全能干细胞是一种未分化、分裂能力无限、具有发育全能性的细胞，可分化为该物种所有类型的细胞、组织及器官，最终可形成一个完整的个体，受精卵就是可以形成整个胚胎及部分胎盘的全能细胞；多能干细胞是一种低度分化、分裂能力有限、不具有发育全能性的细胞，能分化为该物种的多种组织细胞，但不能发育为一个完整个体，大多数组织中出现的三个胚层的细胞均起源于多能的内细胞团；单能干细胞分裂能力及分化潜能有限，能分化为该物种某一种类型或密切相关的两种类型的细胞，不具有发育全能性，如表皮干细胞、角巩膜缘干细胞等。胚胎组织和成熟组织均含有干细胞，分别叫作胚胎干细胞以及成体干细胞，但其只占细胞总量很小的比例（1%～10%）。按照组织来源可划分为神经干细胞、脂肪干细胞、造血干细胞、脐带血干细胞等，这些干细胞处于特定的微环境中，微环境中的间质细胞能够产生一系列生长因子及配体，与干细胞相互作用，控制干细胞的更新及分化。此外，随着现代医学与研究手段的不断进步，一些特殊类型的干细胞相继被发现或发明，如诱导多能干细胞（induced pluripotent stem cell，iPSC）和肿瘤干细胞等。目前研究发现，几乎可以从人体的任何细胞诱导生成 iPSC，iPSC 的出现为干细胞临床应用提供了细胞来源，同时也避免了胚胎干细胞应用所面临的伦理问题。肿瘤干细胞是在几乎所有肿瘤中都存在的一部分细胞，具有类似于干细胞的特殊功能，其增殖及分化是失控的，通过不断的自我更新与分化，最终产生大量的肿瘤细胞，维持肿瘤的生长与异质性。

增殖能力和可塑性是干细胞的两个关键特征。干细胞的增殖呈特异性的不对称分裂方式，即细胞分裂后，一个子代细胞仍然是干细胞，返回到干细胞龛中，另一个子代细胞变成"短暂扩增细胞"并最终分化为终末细胞。除干细胞外，其余所有细胞均不具有无限增殖性。"短暂扩增细胞"来源于干细胞龛，可最终分裂、分化为特殊位点的终末细胞，但在特定的条件下也可作为干细胞还原到干细胞龛中。短暂扩增细胞比干细胞分裂更为频繁，但其增殖能力有限，其出现是分化路径的初始步骤，最终会分化为特殊位置的终极细胞。角膜的上皮基底细胞就是短暂扩增细胞，可分化成分裂后细胞（翼细胞）和终末晚期分化细胞（表面鳞状细胞），分裂后细胞和终末晚期分化细胞不能继续细胞分裂及分化。干细胞的"可塑性"指的是它们具有转分化能力，当一些干细胞迁移到特定的位点（或组织）时，可以承担该位点的结构和功能，分化为该位点的特殊类型细胞，同时协助细胞群在新位点的再生、修复和维护，因此干细胞具有巨大的治疗潜力。

2. 干细胞龛（niche） 干细胞驻留的微环境称为干细胞龛。干细胞邻近的特定的细胞外基质、基底膜、基质细胞、细胞因子等共同形成的三维空间结构即为干细胞龛，对干细胞的特性维持、自我更新以及增殖分化起重要作用。现已公认角膜缘基底部外 2/3 区域的"Vogt 栅栏"是角膜缘干细胞的所在之处。

二、角膜缘干细胞

研究发现在角结膜上皮的过渡区域即角膜缘存在着角膜缘干细胞（limbal stem cells，LSCs）。角膜缘干细胞既属于成体干细胞又属于单能干细胞。临床上已经证明，在角膜上皮损伤愈合和正常上皮更新中，细胞以一种向心的方式从角巩膜缘向中心角膜迁移。越接近角膜缘的角膜上皮损伤，愈合速度越快。反复剥脱的角膜上皮损伤，第二次伤口愈合比第一次更为迅速，这表明在第一次损伤后，角膜缘干细胞快速分裂形成新生的角膜上皮细胞向中央区域迁移，并且更易于修复第二次损伤。

1. **角膜上皮干细胞的定位及特征**　1971 年 Davanger 首次提出角膜上皮干细胞的存在，自此以后，关于角膜上皮干细胞位置的探索一度成为研究热点，现普遍认为角膜上皮干细胞存在于 Vogt 栅栏区乳头状结构的上皮基底层。而角膜缘的连续切片发现 Vogt 栅栏区中存在少量与眼表平行且沿角膜半径方向放射状伸入结膜基质的细胞条索，命名为角膜缘上皮隐窝（limbal epithelial crypts，LECs）。LECs 富含黑色素细胞、抗原呈递细胞和淋巴细胞，可有效保护和调控 LSCs，是比 Vogt 栅栏区更确切的 LSCs 储存池。临床观察发现外伤或炎症破坏中央角膜上皮后，修复从角膜周边向中央推进，呈水平向心运动及垂直向上运动，提示周围角膜上皮增殖潜能强于中央角膜上皮；此外，角膜缘肿瘤发病率高于中央角膜区域，结合肿瘤更易发生于低分化、增殖能力强的细胞这一特点，提示角膜上皮干细胞存在于角膜缘区域。基础研究则借助各种蛋白定位 LSCs，尽管目前确切的 LSCs 标记物尚未完全确定。Schermer 等通过体外培养角膜缘基底细胞发现在分化成熟后期，细胞在除角膜缘基底层以外的各层细胞皆表达角蛋白 K3/K12，推测角蛋白 K3/K12 为角膜上皮分化成熟的标记物之一，而角膜缘基底细胞则表达角蛋白 K19。随后的研究发现了一些相对成熟的干细胞标记物在角膜缘上皮基底膜位置表达，如原始干细胞转运蛋白家族 ABCG2、ABCB5，转录因子 p63、TCF4，细胞间基质蛋白 periostin，细胞黏附分子整合素 β1（integrin β1）等，体外细胞培养表明这些干细胞标记物仅表达于角膜缘基底层，并且在损伤修复过程中尤其是修复早期高表达，同时损伤区域周边的表达量明显高于中央。增殖细胞核抗原（PCNA）及溴脱氧尿苷（BrdU）检测发现角膜缘基底层存在大量阳性细胞，说明该处区域的细胞增殖能力较强，同时细胞周期动力学研究亦发现该处细胞具有慢周期的干细胞特性。此外，与邻近的角结膜细胞相比，角膜缘处细胞更小且密集，核/质比更大，这些均符合干细胞的特征。大量动物实验和临床案例也发现，将角膜缘上皮完全切除，可导致角膜新生血管及假性翳肉的侵入，而进行 LSCs 移植后，可使症状得到明显改善。

2. **角膜上皮干细胞龛**　已有研究表明角膜缘干细胞需要局部环境提供营养并保持干细胞的未分化状态，Schofield 首先提出了干细胞龛的概念。Vogt 栅栏处的干细胞龛环境具有如下特点：上皮基底层中含有黑色素细胞，可降低紫外线的伤害；与基底膜紧密相连，使其不易受剪切力剥离；解剖上与角膜缘血管网靠近，且通过波浪状突起增大基底细胞表面积，可汲取丰富的营养物质和其他支持因子，这种独特的微环境为角膜缘干细胞的存储及维持提供了充分的条件。此外，研究显示角膜缘基底膜和角膜上皮基底膜的组成显著不同。Ljubimov 等在中央角膜的基底膜中定位出Ⅳ型胶原蛋白 α3 链、α4 链和 α5 链，然而在角膜缘基底膜发现Ⅳ型胶原蛋白 α2 链和层粘连蛋白 α2、β2 链，这从微观角度解释了角膜缘干细胞龛与其他区域的不同之处。角膜缘干细胞龛环境除可对 LSCs 进行调节，还能诱导多能干细胞和其他种类的专能干细胞向角膜上皮分化。LSCs 龛的调节作用主要是通过血清源性和基质细胞源性细胞因子与 LSCs 表面的受体结合，以及基质细胞分泌的细胞外基质组分与 LSCs 表达的黏附分子相结合，触发 LSCs 胞内特定的信息通路，最终调节 LSCs 的增殖、分化及凋亡。

3. **角膜缘干细胞的标记物**　目前尚未确定 LSCs 的特异性标志物，但很多学者致力于该方面的研究，并取得了很大的进展，目前认为对 LSCs 的判定主要通过阳性标志物以及阴性标志物的检测。阳性标志物是指那些相对于眼表其他部位来说仅在角膜缘区域呈高表达的分子，包括原始干细胞转运蛋白家族 ABCG2、ABCB5，转录因子 p63、TCF4,细胞间基质蛋白 periostin,细胞黏附分子整合素 β1（integrin β1）,α 烯醇酶,角蛋白 K19 等;而阴性标志物是指在角膜缘基底细胞层不表达或少量表达的蛋白分子,包括角蛋白 K3/K12 以及细胞连接蛋白 43/45 等。除此之外,目前基于 RNA 或 mircoRNA 的生物标志物以及 Wnt 信号通路的传导介质也开始作为 LSCs 的标志物使用。在角膜缘干细胞的特殊标志物确定方面仍有很大的探索空间。

4. 角膜缘干细胞的治疗潜能 临床上由于先天或后天获得性因素,如化学或者热损伤等,会引起干细胞或其生存微环境的损伤从而导致角膜缘干细胞缺乏。当角膜缘干细胞缺乏时,相邻的结膜上皮长入角膜区域,从而引起角膜混浊、视力下降、角膜血管化,患者可以出现畏光、流泪、疼痛、视力减退甚至致盲,这种病症称为角膜缘干细胞缺乏（limbal stem cell deficiency, LSCD）。传统的角膜移植术对 LSCD 治疗无效,而治疗 LSCD 最有效的方式就是角膜缘干细胞移植（limbal stem cell transplantation, LSCT）。

LSCT 主要是通过角膜缘干细胞的诱导分化来修复受损的角膜缘,从而达到眼表重建的目的。按照角膜缘干细胞的来源又可分为自体 LSCT、异体 LSCT 和体外培养细胞来源的 LSCT。自体 LSCT 虽然可最大程度避免排斥反应的发生,且其移植的成活率相对较高,但在患者双眼均患有较为严重的角膜缘病变时则不适合采用这种移植方法。

除自体 LSCT 外,异体 LSCT 的研究也越来越深入,并取得了可观的成果,对角膜烧伤、虹膜缺失相关角膜病变、角膜糜烂、LSCD 伴角膜浅层血管等疾病的治疗,都取得了较好的效果。异体 LSCT 虽然可很大程度上解决角膜缘干细胞缺乏的问题,但排斥问题是其不容忽视的并发症。

除此之外,目前的角膜缘干细胞体外培养技术已经显示了其临床应用潜力。1993 年,Lindberg 等用组织培养法获得角膜上皮单层细胞并成功移植到裸鼠体内,被移植的上皮在 4 天内就形成了 5~6 层较原始的角膜上皮细胞,并且可在植床上保持较强的稳定性。1997 年,Pellgrini 等应用患者健眼 $1mm^3$ 的角膜缘组织块在体外培养获得角膜上皮细胞层,并成功将其移植到患者的患眼,

术后随访 2 年,角膜上皮一直保持完整并可达到 0.7 的视力。角膜缘干细胞体外培养的供体来源可以是自体和异体角膜缘干细胞,自体 LSCs 体外培养后的移植不仅解决了角膜缘干细胞数量缺乏的问题,又避免了同种异体移植的排斥,被认为是最有前途的治疗方法之一。除供体外,支架材料的选择也是影响其临床应用的重要因素之一,目前的材料主要有生物材料（羊膜、胶原、胎鼠 3T3 细胞、脱细胞角膜基质、丝素蛋白等）、合成高分子材料（纤维蛋白凝胶、聚乳酸羧基乙酸、改良的聚二甲基硅氧烷等）,以及复合材料（胶原硫酸软骨素共混膜、聚乙烯醇 - 胶原、胶原结合羊膜等）3 大类,而以羊膜为主要承载物的自体或异体 LSCT 已成为严重眼表疾病治疗的重点研究领域。

三、角膜基质干细胞

角膜基质干细胞是神经嵴起源的间充质干细胞群,来源于角巩膜缘基质层,上皮基底膜的下方,与角膜上皮干细胞在解剖位置上相邻,提示其具有交互性。角膜基质干细胞具有很强的增殖潜能,并且在经过多次细胞分化后仍然可保持其分化潜能,使其成为角膜生物工程应用材料之一。在小鼠角膜瘢痕模型中,角膜基质干细胞可以再生为正常的角膜基质,并且具有明显的免疫调节特性,为以细胞为基础的人角膜瘢痕的治疗提供了新的思路。

1. 人角膜基质干细胞 在过去的 10 年里,研究者在众多间充质组织中发现了干细胞群体,这些间充质干细胞的表型因组织来源不同而各有差异,但它们具有以下共同特性:①增殖能力强;②可分化为多种组织细胞;③不对称分裂,分裂后可产生间充质干细胞和分化的子代细胞。人角膜基质干细胞是通过 DNA 结合染料 Hoechst 33342 实验发现的,通过该实验可分离出一群不结合 Hoechst 33342 染料的细胞群称为"侧群细胞"。侧群细胞是成熟干细胞的一种,存在于许多哺乳动物的多种组织中,侧群细胞约占角膜基质细胞的 1%。通过筛选的基质侧群细胞可以无限繁殖,呈现成熟干细胞的特性,这部分细胞就称为角膜基质干细胞。角膜基质干细胞特异性基因包括间充质干细胞基因 *ABCG2*、*Bmi1*、*CD166*、 *cKIT* 和 *Notch1*，同时也包括角膜早期生长阶段所表达的基因 *PAX6* 和 *Six2*。角膜蛋白、乙醛脱氢酶 *3A1*、*CXADR*、*PTDGS* 和 *PDK4* 在分化的角膜基质干细胞中高表达，同时也在角膜基质细胞中高表达。此外，角膜基质干细胞具有分化多潜能性，而角膜基质细胞则没有类似的分化潜能。

2. 角膜基质干细胞的位置 ABCG2 和 PAX6 染色结果显示，角膜基质干细胞主要位于角巩膜的过渡区域——角巩膜缘，这些细胞主要位于上皮基底膜下的浅层基质，与 Vogt 栅栏区相邻。分离带有少量角巩膜缘基质的角巩膜缘上皮进行体外培养，角巩膜缘上皮干细胞更易增长，与角巩膜缘上皮干细胞相连的基质细胞与间充质干细胞表达大量的共同基因，包括 *CD105*、*CD106*、*CD54*、*CD166*、*CD90*、*CD29* 和 *CD71*，除此之外，这些细胞同时也表达一种被称为眼球发育控制器的同源性基因——*PAX6*。由于角膜基质细胞缺失 *PAX6* 的表达，所以，借助其表达可协助识别角膜基质干细胞。

3. 角膜基质干细胞的胚胎起源 干细胞的表型可塑性使得寻找人角膜基质干细胞的来源变得尤为困难。角膜上皮是外胚层的衍生物，但是角膜基质和内皮则来源于神经嵴。角膜基质干细胞中 *PAX6* 的表达与神经外胚层的子代基因 *Six2*、*Six3* 和 *Notch1* 的表达具有相同的基因表达模式，表明这些角膜基质干细胞起源于神经嵴。同时用转基因小鼠进行研究也已经表明角膜基质干细胞和神经嵴的干细胞起源于同一胚层。虽然在角膜基质已经发现骨髓来源的细胞，但已经证明角膜基质干细胞在胚胎时期即起源于眼，而不是血液细胞或者骨髓细胞。

4. 角膜基质干细胞分化为有功能的角膜基质细胞 在含有低浓度的分裂素和抗坏血酸盐的培养基中，角膜基质干细胞的基因表达谱与角膜基质细胞相似。将角膜基质干细胞分离并成球培养后，可以观察到更为完整的角膜基质细胞的基因表达情况。将人角膜基质干细胞注射到小鼠角膜基质后，人角膜基质的成分可逐渐取代小鼠角膜基质的成分，这些注射的细胞可以保持活力达数月之久，类似于静止的角膜基质细胞。然而，角膜基质干细胞在维持正常角膜基质的动态平衡及其在组织修复中的作用仍有待进一步研究。

5. 角膜基质干细胞的免疫豁免 除具备上述成熟干细胞的特征外，角膜基质干细胞还具有其独特的特性。体内实验研究显示，将人角膜基质干细胞注射到鼠角膜基质中，未发现 T 细胞介导的免疫排斥反应，且炎症反应与对照注射组相似，并在 1 周内消退；注射人角膜成纤维细胞可产生相似的炎症反应，但在 2 周之后可发现 T 细胞的出现以及明显的角膜基质混浊，而角膜基质干细胞注射后的角膜则可维持透明。这些数据表明人角膜基质干细胞具有免疫调节功能，但具体的调节机制仍需进一步研究。

6. 角膜基质干细胞的治疗潜力 角膜基质干细胞具有干细胞表型，可分化为角膜基质细胞，同时还可以调节宿主的免疫反应。除可为组织工程生物角膜提供原材料外，角膜基质干细胞也可为角膜瘢痕治疗提供可能性。Lum 小鼠是一种角膜基质内硫酸角质素蛋白聚糖基因表型呈阴性的小鼠，这种小鼠有明显的角膜基质混浊，并且角膜基质的胶原结构发生显著破坏，将人角膜基质干细胞注射到该小鼠的角膜基质中，可见人角膜基质干细胞散布于整个角膜基质，并保持其活力，但不与小鼠细胞融合。人的硫酸角质素蛋白聚糖则在小鼠角膜基质中沉淀，但并没有免疫排斥反应。经过 3 个月的治疗，激光共聚焦显微镜观察到小鼠角膜呈透明状态，其透明度和厚度可恢复为野生型小鼠角膜的状态；电子显微镜分析也显示，角膜组织的胶原纤维恢复正常，表明人角膜基质干细胞可以到达角膜基质的瘢痕处，从而为非手术方式治疗角膜瘢痕提供了可能性。

四、其他干细胞诱导分化为角膜细胞

1. 胚胎干细胞 胚胎干细胞（embryonic stem cells，ESCs）是来源于囊胚内细胞团、原始生殖嵴的一类全能干细胞，具有很强的增殖和分化能力。目前 ESCs 诱导分化为角膜上皮的策略主要有 3 个方向：一是根据角膜上皮细胞起源于表皮外胚层这一发育生物学原理，通过拟胚体途径培养后再结合特定的细胞外基质进行诱导分化得到 LSCs；二是体外模拟 LSCN 直接定向诱导分化，从而生成 LSCs；三是基因编辑。目前小鼠及人的 ESCs 的研究均表明可诱导分化的角膜上皮样细胞与正常角膜上皮细胞具有很大的相似性，但胚胎干细胞的应用始终存在伦理争议，因此限制了其研究进展。

2. iPSCs iPSCs 在基因型、端粒酶活性、细胞标记物等方面均类似于 ESCs，且保持三胚层分化潜能，同时又可避免 ESCs 应用所面临的伦理问题，因此 iPSCs 的诱导分化具有很大的研究空间。目前研究显示，通过拟胚体途径诱导分化的角膜细胞具有较大的活性，但细胞种类混杂，诱导率较低，仍需要进一步的研究。此外，iPSCs 的诱导分化还面临成畸风险高、安全性不可靠等现实问题。

3. 间充质干细胞（MSCs） MSCs 在不同条件下可被诱导分化为机体 3 个胚层几乎所有的组织，同时又具有含量最丰富、易分离、分裂增生能力强、易被外源基因转染且稳定表达、免疫原性低等特点，被广泛应用于组织工程及再生医学。另外 MSCs 可作为免疫调控细胞，利用其抗炎及免疫调控作用促进角膜再生修复。

4. 皮肤干细胞 皮肤干细胞（skin derived precursors，SKPs）与 LSCs 皆起源于外胚层，故有横向分化为角膜上皮的潜能，且皮肤是人体最大的器官，干细胞取材方便，临床应用价值较大。应用较多的 SKPs 有毛囊干细胞和表皮干细胞。国内外研究证实，在模拟体内角膜缘诱导环境下，分离培养的各类 SKPs 皆可横向分化为角蛋白 K3/K12$^+$ 的复层角膜类上皮，但 SKPs 分化并不完全，分化效率和诱导分化的细胞纯度都有待进一步提高。

5. 口腔黏膜上皮细胞 口腔黏膜上皮细胞透明且不角化，表达角蛋白 K3、p63 以及 Ki67，与角膜上皮干细胞具有一定的相似性。口腔黏膜上皮除可直接移植用于眼表的重建，也可应用于再生医学，即组织工程角膜的构建。近几年，自体口腔黏膜上皮细胞体外培养联合角膜移植治疗 LSCD 等眼表疾病的研究也取得了一定的成果。但目前这一领域的研究还仅局限于单层上皮细胞的移植上，且自体组织培养的周期较长，难以满足临床需要。因此，口腔黏膜上皮体外培养用于眼表的重建仍需要进一步研究。

五、展望

角膜干细胞治疗方法如自体移植和异体移植

都取得了令人欣喜的疗效和成果，利用角膜缘干细胞诱导分化可促进眼表重建。此外，利用组织工程技术制造的人工角膜更是为角膜疾病提供了另一个光明的治疗前景，也可以从根本上解决角膜供体材料不足的问题，为更多角膜盲患者提供复明的机会。但目前在这一领域仍然面临许多问题与挑战，例如，干细胞移植后的远期效果，移植后细胞的移行、黏附、增殖和分化能力，以及干细胞分化的控制及细胞因子对干细胞的影响等。此外，人工角膜的支架，除可以羊膜为承载物辅助培养及移植外，还应进一步研究其他高分子材料的应用与临床疗效，发掘更多治疗严重眼表疾病的有效方法。如何控制稳定再生的机制、是否有充足的细胞来源、完善培养的流程、并在该过程中实现高重复性是我们目前亟待解决的问题。同时，我们还面对着如何选择患者、如何处理复杂眼表疾病、如何减少异体移植排斥等问题，这些尚未解决的问题，恰恰为研究生提供了进一步立题研究的广阔天地。

（张　弘）

第二节　角膜内皮损伤的治疗难点及研究思路

一、角膜内皮细胞分裂的潜在可能性

人角膜内皮细胞增殖潜能的相关研究早已开展，Laing 等对角膜移植后排斥的角膜组织进行检测发现，在角膜内皮细胞中存在明显的有丝分裂现象，这表明至少在特定情况下角膜内皮细胞具有体内增殖能力。同时，角膜内皮细胞的细胞周期研究结果显示，正常情况下人角膜内皮细胞只是停留在细胞周期的 G_1 期，而不是退出了细胞周期。

1. 细胞周期（cell cycle） 细胞周期是指细胞从前一次分裂结束起到下一次分裂结束为止的活动过程。根据细胞核和细胞质在不同阶段的生理状况，可将细胞周期划分为分裂间期和分裂期，分裂间期是物质准备和积累阶段，包括 G_0、G_1、S、G_2 等 4 个时期；细胞分裂期（M 期）则是细胞增殖的实际阶段。

G_0 期——休止期。分裂结束后，细胞处于暂

时休止状态，只有当它们受到刺激后才再次开始进行 DNA 合成和细胞分裂。

G₁ 期——DNA 合成前期。细胞一旦完成分裂，即可进入 G₁ 期。它是决定细胞是否继续进入另一个细胞周期或停留在 G₁ 期而变成分化细胞的一个关键时期。G₁ 期合成各种 RNA、结构蛋白和酶等，为 DNA 复制做好准备。

S 期——DNA 复制合成期。在细胞核里进行 DNA（包括端粒）的复制、组蛋白合成、核小体装配。S 期后每一染色体复制成 2 个染色单体，此期初始阶段为常染色质复制，后期阶段为异染色质复制。

G₂ 期——DNA 合成后期。是细胞进入分裂期的启动阶段，处于 G₂ 期的细胞则会修复在 DNA 复制过程发生的错误，并识别出在 M 期时将 DNA 平均等分的切割位置。

M 期——有丝分裂期。新复制的染色体将分开，各自进入子代细胞的适当位置，分裂成两个独立的子代细胞。

细胞并非永远都在进行细胞分裂，事实上，在细胞周期中有几个特殊的点可以控制细胞是否进行细胞分裂，称为限制点（restriction point, R 点）。G₁ 期的晚期就有一个限制点，用以控制细胞进入 S 期。当细胞内外环境及条件均较好时，细胞就会通过限制点进行细胞分裂。最近研究发现控制限制点的关键条件是细胞周期蛋白依赖性激酶（cyclin-dependent kinase, CDK）活化，从而促进其底物成视网膜细胞瘤蛋白（retinoblastoma protein）的磷酸化。Rb 磷酸化后会解除对 E2F 的转录抑制，从而促进 S 期 DNA 复制必需的活化 E2F 转录因子的释放，进而推动细胞进入 S 期。调控细胞增殖和分化的因素有多种，主要有细胞周期蛋白（cyclin）、CDK、细胞周期蛋白依赖性激酶抑制因子（cyclin-dependent kinase inhibitor, CKI）。CKI、p27^{kip1}、p21^{cip1} 和 p16^{INk4a} 可以阻止 Rb 的磷酸化，抑制细胞由 G₁ 期向 S 期的转化，此外，p21 水平上调也可以抑制 CDK2 和 CDK4 的活性，使其不能磷酸化 Rb，未磷酸化或低磷酸化的 Rb 结合到 E2F 上使其不能与靶基因结合，从而阻止细胞进入 S 期，最终导致细胞周期停滞。p16 是 CDK4 和 CDK6 的抑制物，阻止 CDK4 和 CDK6 与 cyclinD 结合，抑制细胞周期蛋白复合物

的活性及 Rb 的磷酸化，从而抑制 E2F 活化，细胞周期停滞在 G₁ 期。

2. 角膜内皮细胞体内增殖抑制 在体外角膜内皮损伤模型中（有丝分裂原存在的情况下），进行 Ki67 细胞免疫染色后发现，角膜内皮细胞在伤口边缘及伤口区域内能够增殖。此外，角膜内皮细胞体外培养应用乙二胺乙酸（钙-镁离子螯合剂 EDTA）解除细胞-细胞接触后能够进入并完成细胞周期。因此，有足够的证据表明虽然人角膜内皮细胞在体内滞留在 G₁ 期而不分裂，但它们仍保留增殖的能力。

目前研究发现，角膜内皮细胞在体内缺乏增殖能力的原因主要有接触抑制、缺乏旁分泌或自分泌生长因子刺激、转化生长因子-β 抑制等。

（1）接触抑制：角膜内皮细胞之间包含紧密连接、黏附连接和缝隙连接，从而维持角膜内皮细胞的单层细胞状态及其屏障功能。在许多类型的细胞中，成熟细胞之间的接触，尤其是钙黏着蛋白介导的黏附连接形成后，会引起一系列分子的改变，最终抑制细胞分裂，这个过程被称为"接触抑制"。发生接触抑制的细胞，即使暴露于血清或生长因子环境中仍不能进入细胞周期。一些研究表明，细胞 G₁ 期抑制剂 p27^{kip1} 可介导接触抑制中的细胞周期停滞。Joyce NC 等在大鼠中的研究发现角膜内皮细胞分裂停止的时间点，与形成细胞接触的时间点相一致。在培养的大鼠角膜内皮细胞中，有接触抑制的细胞中 p27^{kip1} 的蛋白表达水平比没有接触抑制的高 20 倍，而在用 EDTA 解除细胞接触后 p27^{kip1} 的水平明显降低。这些均证实了接触抑制对体内外角膜内皮细胞的增殖具有抑制作用，而 p27^{kip1} 可介导这种抑制作用。

（2）角膜内皮细胞在体内缺乏有效的旁分泌或自分泌生长因子的刺激：接触抑制是体内控制角膜内皮细胞密度的主要机制，但是在角膜内皮细胞密度降至临界值时，细胞分裂也不会发生，这说明除接触抑制外，还存在其他导致细胞周期停滞的因素。研究发现，生长因子对角膜内皮细胞的增殖有促进作用。在正常眼的房水中可以检测到的阳性生长因子包括酸性成纤维细胞生长因子、碱性成纤维细胞生长因子、血小板衍生生长因子和干细胞生长因子/分散因子等。这些生长因子在房水中的水平较低，并存在人群差异。而

炎症、组织损伤或其他眼部损伤等都可以使这些生长因子的水平显著增高。除此之外，还发现后弹力层可以结合酸性和碱性成纤维细胞生长因子，角膜内皮细胞自身也可以合成和表达一些生长因子及其受体，包括表皮生长因子、酸性和碱性成纤维细胞生长因子、转化生长因子 -α、转化生长因子 -β 等。尽管在房水、后弹力层、角膜内皮细胞存在众多生长因子，但这些生长因子或浓度不足，或不能和细胞受体结合，因此不能有效地诱导和维持有丝分裂。

（3）转化生长因子 -β2 抑制细胞进入 S 期：房水中除存在促有丝分裂的生长因子外，也存在抑制有丝分裂的因子如转化生长因子 -β2（transforming growth factor-β, TGF-β2）。TGF-β2 主要以无活性的形式存在，但角膜内皮细胞表达的某些蛋白质（如血小板反应蛋白）能激活 TGF-β2。基因及蛋白水平的研究发现角膜内皮细胞表达 TGF-β2 诱导信号转导所需的 TGF-β 受体 I/II/III，因此可抑制有丝分裂的发生。动物体内模型研究也发现，增加 TGF-β2 含量或激活房水中的 TGF-β2 可抑制角膜内皮细胞进入 S 期，从而抑制细胞分裂。而 TGF-β 抑制细胞分裂的具体机制，可能与抑制 $p27^{kip1}$ 蛋白降解或激活前列腺素 E_2 有关，目前仍需要进一步研究。

二、角膜内皮细胞增殖能力的影响因素

1. 角膜内皮细胞增殖能力与年龄的关系

Baum 等首次提出角膜内皮细胞增殖和供体年龄相关，他们的研究发现，相较来源于老人的角膜供体，来源于不到 20 岁年轻人角膜供体的内皮细胞增殖能力更强。在供体角膜损伤实验中发现，老年人（> 50 岁）与年轻人（< 30 岁）相比，进入循环和分裂的角膜内皮细胞相对数量显著降低，此外，两个群体中角膜内皮细胞的大小和密度也有显著差异。这些均证明角膜内皮细胞增殖能力的差异与年龄有关。

细胞的老化过程是借助于信号转导途径实现的，$p16^{INK4a}/Rb$ 和 $p19^{Arf}/p53/p21^{cip1}$ 途径是细胞老化的两条主要信号通路，而 $p16^{INK4a}$、$p21^{cip1}$ 基因分别是 Rb 和 p53 依赖调控的两条老化相关通路中的关键调节因子，具有抑制 Rb 磷酸化、阻遏 E2F 释放，抑制细胞周期进入 S 期的作用。此外，

大量研究表明，$p16$ 和 $p21$ 的高表达可以诱导细胞老化，所以又被称为老化相关基因。细胞一旦收到 $p16^{INK4a}/Rb$ 和 $p19^{Arf}/p53/p21^{cip1}$ 途径的老化信号后，即会进入老化程序，停止增殖并且发生一系列形态和功能上的变化。角膜内皮细胞与年龄有关的增殖能力下降就是由于 $p21^{cip1}$ 和 $p16^{INK4a}$ 的表达量及活性上调所导致的。此外，在年轻（< 30 岁）的供体角膜中，可以通过 $p27^{kip1}$ 的小分子干扰小 RNA 解除 $p27^{kip1}$ 的抑制作用，促进细胞分裂；但是在年老（> 50 岁）供体中这种治疗无效。这表明 $p21^{cip1}$ 和 $p16^{INK4a}$ 对衰老导致的增殖抑制有附加作用。

2. 不同部位角膜内皮细胞增殖能力的差异

研究表明，不同部位角膜内皮细胞的相对密度不同。在角膜中心旁区域及外围区域的内皮细胞相对密度显著高于角膜中心区域。尽管所有区域的角膜内皮细胞相对密度随年龄增加而降低，中央区域的角膜内皮细胞密度总是最低；而且，中央区域角膜内皮细胞的增殖能力最低，老化细胞最多。Bednarz 等人的研究发现，从直径 6.5mm 的中央角膜获得的角膜内皮细胞培养后与体内内皮细胞的形态相似，并没有表现出有丝分裂活性。与此相反，从 6.5mm 到 9.0mm 的外周缘获得的细胞有宽松的细胞接触，并表现出更强的有丝分裂活性。体外角膜损伤模型研究也显示，中央角膜内皮细胞的增殖能力比外周的低，而且来源于老年组供体角膜的增殖能力比年轻组的更低。β- 半乳糖苷酶（SA-β-GAL）是一个公认的细胞老化标记物，SA-β-GAL 染色结果显示，在年轻捐助者的角膜内皮中，无论是在中央或周边区域几乎没有衰老细胞；但在年老捐助者的角膜内皮中，不仅可以在外围角膜检测到中等水平的老化细胞，在角膜中心区域可检测到更大比例的老化细胞。

三、角膜内皮细胞增殖能力下降的机制

角膜内皮细胞的增殖能力存在年龄相关性及区域相关性，而此两者均与细胞衰老有关。目前确定的细胞衰老形式有两种：复制性衰老和应激性早衰（压力导致的早衰）。复制性衰老是 DNA 复制过程中端粒逐渐缩短的结果。一旦端粒缩短到一定程度，衰老程序被激活，细胞将不能再分裂增殖。应激引起的过早衰老是由于细胞暴露在

某些环境下引起的,这种过早衰老被认为是"不成熟"的,因为细胞是在端粒耗尽之前失去增殖能力的,因此,这种形式的衰老,细胞保留一定长度的端粒并具有增殖潜力,但由于应激引起的损伤通路激活而导致衰老的发生。在角膜内皮细胞中的研究发现,角膜内皮细胞增殖能力的下降与应激性早衰密切相关,而与复制老化关系不大。

1. **复制性衰老** Hayflick 曾认为正常人体细胞在体外的分裂潜能受到限制,这种现象称为细胞衰老,而这种细胞衰老是由复制性衰老(replicative senescence)所导致的,即在有丝分裂的过程中,位于染色体末端起着稳定染色体结构作用的端粒逐渐缩短所致。端粒是细胞有丝分裂的分子基础和调节机制,是真核生物线性染色体末端重要的 DNA- 蛋白质复合结构,由富含鸟嘌呤(G)的简单串联重复序列组成。研究表明端粒缩短与细胞衰老密切相关,人类端粒长度 2～15kb,由于存在末端复制问题,人体正常细胞一般以 50～200bp 的速度丢失,即 DNA 每复制 1 次,端粒 DNA 就会丢失 50～200bp,到细胞发生衰老时约有 4kb 核苷酸丢失。Egan 等对 5 周～84 岁角膜捐献者的角膜内皮细胞端粒限制性酶切片段(telomere restriction fragment,TRF)进行长度测定,发现供体的平均 TRF 长度为 12.2kb,而这个长度是足够进行细胞分裂的,同时使用专门结合到端粒重复序列的肽核酸 / 异硫氰酸荧光素(PNA/FITC)探头进行检测结果也显示,在体外培养的角膜内皮细胞与新鲜捐献角膜内皮中,端粒的长度不存在与年龄或部位的差异相关性。这些数据有力地表明角膜内皮细胞有足够的端粒长度来维持增殖能力,其增殖能力的下降并不是由"复制性衰老"所造成的。

2. **应激性早衰** 当细胞处于氧化应激状态时,一种被称为活性氧(ROS)的高活性分子水平急剧上升,可对细胞结构和 DNA 产生重大损害,这是人体衰老和早衰的发生机制之一。角膜内皮细胞新陈代谢旺盛且位于光通路上,因此易于受到氧化应激损伤。对氧化 DNA 的标志物 8- 羟基脱氧鸟苷(8-OHdG)的检查发现,氧化损伤主要位于角膜内皮细胞的线粒体 DNA。而 8-OHdG 染色在不同年龄组角膜内皮中的位置是不相同的,在年轻的供体角膜内皮上,8-OHdG 的染色中

央区域与周边区域相似,主要是在细胞质中,而细胞核内只有轻微着色;然而老年供体角膜内皮中央区域却有大量的核染色,这表明,在老年人角膜中央区域有更大量的氧化核 DNA 损伤。此外,为了研究氧化应激是否与角膜内皮细胞增殖能力的下降有关,Joyce 等人用过氧化氢处理年轻供体的角膜内皮细胞,用 WST-8 检测细胞的分裂能力,结果发现,角膜内皮细胞的生长随过氧化氢浓度升高而受到抑制,与老年供体角膜内皮细胞的生长动力学相似,说明年龄相关性的角膜内皮细胞增殖活性下降是由氧化应激诱导的早衰引起的,并且核 DNA 的氧化损伤在其中起关键作用。

在过去的几年中,角膜内皮细胞的细胞周期调控和复制研究进展显著。尽管端粒长度正常,人角膜内皮细胞通常停滞在细胞周期的 G_1 期而不分裂的原因是复杂的,包括 p27[kip1] 参与的接触性抑制、氧化引起的应激性早衰等。从目前的研究结果推测,年轻的角膜内皮细胞在体内受接触性抑制而不能增殖,随着年龄的增加,角膜内皮细胞受高代谢特性及长期的光刺激影响引发细胞核 DNA 的氧化损伤,从而激活级联信号导致细胞凋亡(这是角膜内皮细胞数量逐年减少的原因),此外,p21[cip1] 和 p16[INK4a] 的表达和活性均上调,这也可导致细胞增殖能力逐年下降。

四、促进角膜内皮细胞增殖的研究进展

角膜内皮细胞存在潜在的增殖能力,为了使角膜内皮细胞恢复增殖,研究者们已经对多种方法进行了尝试。根据角膜内皮细胞增殖抑制及增殖能力下降的机制,刺激角膜内皮细胞增殖主要可从以下 3 个方面入手:解除细胞接触抑制;持续的生长因子诱导;克服 G_1 期抑制。来源于供体角膜的角膜内皮细胞可在体外进行有限次数的传代培养,体外培养的角膜内皮细胞在细胞连接被破坏时和在经 EDTA 及其他类似的、能暂时干扰细胞连接的药物与分裂素共处理时,可以进入并完成细胞周期,但可能存在使细胞脱落的风险。抑制使生长因子 EGF、FGF2 等信号下调的因素,如蛋白酪氨酸磷酸酶,可使增殖的角膜内皮细胞数量增加。为了获得能够增殖的角膜内皮细胞,有研究者用猿猴空泡病毒 40(SV40)、人乳

头瘤病毒或携带全长 *E2F2* 基因的腺病毒转染体外培养的角膜内皮细胞，或者降低 CKI 水平，从而解除 CKI 对细胞由 G₁ 期向 S 期过渡的抑制作用，促进角膜内皮细胞的增殖。但这些措施目前效果局限，未来仍需要进一步研究。

五、研究生进一步思考与探索空间

目前，角膜内皮细胞的增殖抑制决定了角膜内皮疾病的复杂性及难治性。了解体内角膜内皮细胞周期停滞的分子机制对开发新的药物治疗方法极为重要，如果我们能克服 G₁ 期的细胞周期停滞，促进细胞增殖分裂，将为临床角膜内皮失代偿患者带来革命性的新疗法，极大缓解我们角膜植片短缺的问题，而这些无疑会激发有志于此的研究生的极大兴趣。

（张 弘）

第三节 角膜新生血管的防治难题与突破点

角膜和软骨是无血管的人体组织。角膜的无血管状态对于维持角膜组织的透明性是至关重要的，而角膜的透明是维持良好视力的必要条件。角膜暴露在外界环境中，不断接受各种微小的刺激。虽然这些刺激可以导致炎症从而诱发新生血管生成，正常角膜却可以维持无血管状态。这是角膜组织与其他组织的不同之处。这种所谓的血管新生赦免状态对于维持良好的视力是至关重要的，也是角膜移植手术预后的决定性因素。

一、角膜的无血管状态

1. 角膜结构 从组织学上角膜分为五层，由前向后依次为：上皮细胞层（epithelium）、前弹力层（lamina elastic anterior，又称 Bowman 膜）、基质层（stroma）、后弹力层（lamina elastic aposterior，又称 Descemet 膜）、内皮细胞层（endothelium）。角膜血管终止于角膜缘，形成血管网，营养成分由此扩散入角膜。此血管网包括两层：浅层由结膜血管分支构成，位于结膜内；深层由睫状前血管分支构成，位于巩膜浅层。角膜新生血管将导致视力下降甚至丧失，是角膜移植排斥反应的高危因素。

2. 正常角膜无血管状态的机制 尽管角膜形成新生血管机制的研究已经几百年了，关于正常角膜保持无血管的分子机制研究却是最近才开始。事实上，早在 20 世纪 40 年代，Michaelson 就假设存在一种可溶性的血管生成因子（后来被证明是 VEGF）介导角膜血管新生，但正常角膜是如何维持其无血管状态却仍没有完全弄清楚。

角膜"血管新生赦免"是通过许多复杂的作用机制实现的。首先，角膜包含大量抗血管生成（angiogenesis）因子。这些抗血管生成因子合理地分布于角膜的前后两侧（角膜后弹力层和上皮基底膜），用于抵消无论是从内侧（例如增殖性糖尿病视网膜病变过程中，房水中高浓度的血管生长因子），或从外部（例如泪膜中的血管生长因子）的刺激。应用这些内源性抑制剂基因缺陷小鼠的动物实验已经表明，在这个复杂的抗血管新生网络中，即使缺失内源性抑制剂中的一个或两个因素，也不会导致自发的角膜缘血管向内生长；而同样动物模型中的虹膜组织则出现丰富的新生血管。这表明，角膜拥有强大的内源性抗血管新生的网络，该复杂的系统可以在大多数情况下维持角膜的无血管特性，除非受到炎症、感染等超出其承受能力的足以影响整个眼睛或全身的刺激。其次，角膜有多个保护性受体机制，结合并中和那些通常会导致血管和淋巴管生成的促血管新生因子。例如角膜内皮细胞上有异位表达的血管内皮生长因子（vascular endothelial growth factor，VEGF）受体（VEGFR-3），而 VEGFR-3 可以与 VEGF-C 及 VEGF-D 结合，从而抑制角膜血管的生长。角膜基质中存在着大量色素上皮衍生因子（pigment epithelium-derived factor，PEDF），PEDF 在无血管的软骨中大量存在，且有研究表明大量的 PEDF 与视网膜的无血管状态密切相关。通过特异性抗体作用于角膜中的 PEDF 后可以出现血管新生现象，而在角膜中大量应用 PEDF 可以降低由促血管生成因子导致的新生血管水平，表明其在维持角膜的无血管状态中可能发挥着重要作用。可溶性血管内皮生长因子受体 1（sFlt1）可与 VEGF-A 结合，使之无法发挥作用，从而抑制新生血管的形成。应用基因治疗手段使这段基因沉默后出现角膜新生血管也提示了 sFlt1 具有抗新生血管形成的作用。血小板应答蛋白（thrombospondin，TSP）由一组具有调控血管生成的分子构成。其中，TSP-1 主要存在于角膜和虹膜中，对基因缺陷鼠进行研究后发现，TSP-1 可以降低炎症诱导的角膜新生血管化程度。角膜还可以通过干扰缺氧诱导的角膜中 VEGF 等促血管生长因子的上调，阻止缺氧诱导的角膜血管生成。

二、角膜血管新生

角膜新生血管（corneal neovascularization，CNV）是与角膜炎症和角膜排斥反应密切相关的常见病理现象。CNV 对清除感染、伤口愈合、抑制角膜溶解等有一定作用，但它同时能破坏角膜正常微环境，从而破坏眼前节生理免疫状态，是角膜移植排斥反应的高危因素。而且角膜新生血管结构较脆弱，易渗透，常因出血渗出及继发纤维化等导致角膜混浊。

1. 角膜新生血管的调控 参见本节四、角膜新生血管——问题与挑战。

2. 角膜新生血管的病因 临床最常见的引起角膜新生血管的疾病包括角膜炎（疱疹性和细菌性）、佩戴隐形眼镜，以及遗传性或获得性角膜缘干细胞缺损（主要是化学性烧伤）。沙眼是全球角膜盲最常见的致病原因，另一种是疱疹性角膜炎。此外，继发性角膜新生血管可出现于角膜缝合手术后，如角膜损伤缝合术、角膜移植术和肿物切除等。

3. 角膜新生血管的危害 角膜的新生血管不仅可由于血管本身物理特性影响角膜的透明度，而且这些新生血管是不成熟的形态，所以容易出血和渗漏从而导致视力下降，如由于水分泄漏引起角膜水肿，脂质泄漏导致脂质角膜病，以及基质内或上皮下出血（例如佩戴接触镜的患者）。而且，新生血管还会进入深板层角膜移植术的角膜板层间，从而引起视力下降。

此外，角膜移植研究证明角膜血管的存在是角膜移植术后免疫排斥反应的高危因素。在最近的一项对近 25 000 例角膜移植术后患者的荟萃分析发现，角膜新生血管是植片失败和排斥反应的明确危险因素。这种风险随含有新生血管的角膜象限数量的增加而增加。事实上，角膜新生血管的存在会严重影响植片的存活率，因此，近年国际眼科界把有血管化角膜的这部分患者称为高

危角膜移植患者（high-risk keratoplasty patients）。最近的动物实验清楚地证明高危角膜移植后，角膜的血管及淋巴管会进一步增加。即使在高危病例中，抑制血管新生可以提高后续的移植片存活率。此外，抑制血管新生对炎症急性期甚至是急性期过后血管已经部分消退的病例也有作用。动物实验表明，即使在这些曾经是高风险但角膜血管已经消退的陈旧病例中，角膜移植术后的抗 VEGF 疗法也可以提高植片的存活率。

4. 角膜新生血管的评估

（1）临床评估：有学者提出，可以综合血管形态、受累象限等进行评估分类。具体包括新生血管的来源（结膜、角膜缘、虹膜）、受累象限（1～4个象限）、深度（表浅、浅基质层、深基质层、混合类型）、长度（周边或累及中央）、分支形态（环形、弯曲、直行）、颜色（鲜红、暗红、灰白）、是否渗出（脂质、角膜水肿）等。按此标准将角膜新生血管分为 5 类：第一类为活动期的新生血管，这些新形成的血管内充满血液，颜色鲜红，周边纤维组织血管鞘较细，且分支较多。血管周边的角膜基质可出现渗出和水肿。第二类为活动期的成熟血管，在这一阶段，血管已经到达或覆盖病灶区，血管新生速度有所减慢但仍在继续，血管颜色较深且血液循环稳定。第三类为部分退化的血管，这类血管可见于有效治疗后的角膜病灶。血管中的血液流动相对缓慢，血管不再继续生长且部分消失。第四类为成熟血管，这些血管相对较粗，很少有分支和毛细血管网，可存在于角膜的瘢痕组织或静止期的角膜基质层中。第五类为已退化的血管，表现为沿着原有血管走行的较细的白线，可表现为幻影血管。这些血管中没有血液循环，且所在的角膜区域未见水肿，幻影血管均位于基质层中。

（2）吲哚菁绿和荧光造影：联合应用吲哚菁绿和荧光造影可以更好地观察位于角膜深层、角膜瘢痕下的血管，对于已经退化、无血液循环的角膜血管观察效果较好。通过吲哚菁绿和荧光造影与计算机辅助图像软件的联合应用，临床医生可以获得对新生血管的直径、直径变化、区域和血管弯曲程度等进行定量评估的有效手段。此外，吲哚菁绿和荧光造影还可以反映出角膜新生血管的渗漏程度。一项研究通过对不同阶段的角

膜新生血管进行吲哚菁绿和荧光造影发现，随着新生血管临床分期的不断发展，吲哚菁绿和荧光素的渗漏均有增加。而且，吲哚菁绿的渗漏常见于新形成的、处于活动期的新生血管，这表明这项参数可以作为衡量血管新生程度和重要参数，在未来或许可以作为判断抗 VEGF 治疗是否有效的重要方法。

（3）光学相干断层扫描血管造影（OCTA）：OCTA 可通过快速、非接触、无创的检查方法评估眼前节和眼底的血管血流情况。研究者发现，同吲哚菁绿造影检查相比，OCTA 可以更好地观察、描述小口径、深层和经抗 VEGF 治疗之后角膜血管的状态，可以观察到经裂隙灯、吲哚菁绿造影无法观察到的直径为 10μm 的小血管，还可以明确血管所在的深度。此外，通过血管密度百分比和血管生长密度这两种参数，研究者利用随访模式还可以观察到每周的血管生长情况。在未来对于新生血管定量、随访的研究中，OCTA 具有巨大的潜在应用价值。

三、角膜淋巴管新生

1. 角膜淋巴管新生是角膜移植排斥反应的基本要素　角膜原有的新生血管早已被确定为角膜移植后导致强烈免疫排斥反应的危险因素。但是，角膜移植术后发生的淋巴管生成以及血管生成的具体机制到目前还不清楚。

超过 50% 的低风险（手术前角膜无血管）角膜移植术患者在术后第一年内发生角膜新生血管。新生血管主要分布在 6 点和 12 点位置，而且往往朝向缝合线转折点的外侧生长。在大约 10% 的患者中，这些新生血管可以到达植片组织。最近在小鼠角膜移植实验模型中，观察到这些毛细血管总是伴随有即使在显微镜下也不易见到的淋巴管。事实上，小鼠的低风险角膜移植实验证实这些移植手术后产生的新生血管是随后发生免疫排斥反应的一个危险因素。抗血管及淋巴管新生的治疗可以显著提高低风险角膜移植术后植片的存活率。

使用小鼠的角膜新生血管模型我们能够证明，在角膜受炎性刺激后，通常是同时或在极早期（48 小时内）从角膜缘血管弓长出新生血管和淋巴管。与血管相比，淋巴管往往在角膜炎症刺激去除后消失得更快、更彻底。例如，经过短时间炎症刺激（如角膜缝线 2 周），小鼠角膜淋巴管在 6 个月后完全消退，而血管则持续无限期存在（部分成为无灌注的鬼影血管）。所以在临床实践中，不要在有急性炎症的眼行穿透性角膜移植术，而是要等到炎症消退后，以提高移植物的存活率。淋巴管新生是由 VEGF 家族生长因子（VEGF-A，VEGF-C 和 VEGF-D），FGF 和 PDGF 介导的。在本质上，淋巴管生长因子 VEGF-C 的释放主要是由炎症刺激而引起的，所以，临床上角膜炎患者的角膜上也常见淋巴管新生。

2. 角膜新生淋巴管的机制　和角膜新生血管类似，角膜新生淋巴管也是由 VEGF 家族的相关因子与受体相互作用后形成的。其中，VEGF-C 和 VEGF-D 活化 VEGFR-2 和 VEGFR-3，而 VEGFR-3 与 VEGF-C 的相互作用同角膜新生淋巴管的形成密切相关，VEGFR-2 也可能在新生淋巴管形成的过程中发挥了重要作用。此外，VEGF-A 虽然不会直接与 VEGRFR-3 相互作用，但其可以通过促进巨噬细胞和其他炎性细胞的聚集，并由这些细胞分泌 VEGF-C、VEGF-D 并与 VEGFR-3 相互作用后促进新生淋巴管形成。

此外，巨噬细胞也在角膜淋巴管形成中发挥了重要作用。巨噬细胞可以分泌大量促角膜淋巴管形成的生长因子，如 VEGF-C、VEGF-D，并由此诱导淋巴管内皮细胞的增殖。

除 VEGF 家族外，角膜存在着大量对新生淋巴管起调控作用的物质。透明质酸是构成角膜缘干细胞龛的重要组成成分。人们发现，新生淋巴管模型鼠的角膜中，透明质酸含量明显增加，且新生淋巴管朝向透明质酸丰富的区域增长；在合成透明质酸的 *Has2* 基因缺陷的鼠角膜中，淋巴管生长明显受到抑制，这些结果均表明透明质酸是调控角膜淋巴管形成的重要物质。

膜型基质金属蛋白酶 -1（MT1-MMP）也是一种调控新生淋巴管形成的内源性抑制因子。MT1-MMP 可以通过作用于淋巴管内皮细胞上的淋巴管内皮透明质酸受体 -1（LYVE-1），使机体无法经 LYVE-1 调控的信号通路促进淋巴管内皮细胞的增生，也无法使内皮细胞与细胞外基质发生黏附，从而抑制了新生淋巴管的形成。酪氨酸激酶在调控新生淋巴管形成的过程中也发挥了重要作用。在合成酪氨酸激酶障碍的 B6N-Tyrc-Brd 鼠中,新生淋巴管的区域、面积明显多于对照组,且新生淋巴管分支更多,表明其是内源性调控淋巴管形成的重要物质,可作为未来治疗新生淋巴管的靶点。

此外,角膜上皮中具有含量丰富的 microRNA-184(miR-184),研究者发现在炎性淋巴管新生的过程中,miR-184 的含量出现了明显下调,而向角膜中引入 miR-184 可以明显抑制淋巴管的形成过程。这表明,这种 microRNA 在维持角膜无淋巴管状态中发挥着重要作用。

3. 角膜新生淋巴管的检测 最近,淋巴管在肿瘤转移和诱导异体器官移植手术后的免疫反应中发挥重要的作用,引起了广泛的关注。虽然百年前人们就已经知道血管可以进入正常无血管的角膜组织,但由于淋巴管不像含有红细胞的血管那样,用常规裂隙灯显微镜的放大倍率就能直接观察到,而且又缺乏淋巴管内皮细胞的特异标记物,所以直到最近才弄清楚角膜缘淋巴管弓的淋巴管是否可以进入原本无淋巴管的正常角膜。

由于角膜淋巴管管腔几乎没有细胞并且缺乏基底膜,因而与它们周围的细胞外基质之间对比度太低,使用裂隙灯看不见。近年来,由于新技术的开发,我们可以看见角膜淋巴管。

(1)活体共聚焦显微镜使用海德堡视网膜断层扫描系统(HRT Ⅱ)和 Rostock 角膜模块:使用这种方法,我们在啮齿动物的实验模型内可以看见角膜淋巴管。通过注射染料和随后的免疫组化方法可以看见空的、黑的、无细胞的淋巴管。该方法在未来应该也可以适用于患者在门诊的检查。

(2)活体内多光子成像:这种更精确的方法可以对免疫组化标记的淋巴管进行明确识别。

(3)应用淋巴管内皮透明质酸受体 -1(LYVE-1)标记淋巴管:在过去的 5～10 年,几个特定淋巴管内皮细胞的特异标记物[如 LYVE-1、平足蛋白(podoplanin)、VEGFR-3]被发现,这些新标志物的启用使人们第一次精确地识别在人血管化角膜组织中的淋巴管。淋巴管在角膜炎症后(通常是角膜炎或外伤)短时间内大量出现,也多见于严重血管化的眼角膜。因此,淋巴管与病理性角膜血管新生有密切的关系。

(4)荧光原位杂交(fluorescence in situ hybrid-isation, FISH):对角膜切片进行预处理后,应用对淋巴管内皮细胞标志物(LYVE-1、VEGFR-3、平足蛋白)具有特异性的 RNA 探针进行杂交,在荧光显微镜下观察结果。一项研究对角膜切片进行了 FISH 和免疫荧光染色(IF)检查,发现在部分情况下,IF 检查平足蛋白为阴性,而经 FISH 检查 LYVE-1,VEGFR-3 和平足蛋白的 mRNA 为阳性,推测其可能原因为经 FISH 观察到的为尚不成熟的淋巴管腔,而这种管腔在 IF 检查中较难被观测到。

基于淋巴管成像在动物模型体内的巨大进步,很可能在不久的将来,我们将能在诊所对患者的眼角膜淋巴管进行检测。通过分析高危角膜移植患者的角膜中是否含有淋巴管,对患者进行更准确的风险评估。

四、角膜新生血管——问题与挑战

角膜本身无血管,毛细血管网围绕角膜缘,如果血管超越角膜缘进入透明区即为病理性。角膜新生血管不是一种独立的角膜病,而是一种病理改变。由于维持角膜无血管的平衡因素被破坏,角膜缘的毛细血管侵入角膜周边部 1～2mm,即可视为角膜新生血管(CNV)形成。

(一)角膜血管化的机制

1949 年 Campbell 首先开展研究,但迄今确切机制不清。角膜新生血管(CNV)所引起的眼盲已成为我国眼科学目前所面临的最突出的问题之一。新生血管形成是一个复杂的生物学过程,受多种因素的综合调控,与促血管生成因子和抗血管生成因子的平衡失调有关。各种组织促血管化和抗血管化因子之间的平衡和部位决定了是否发生新生血管。假如平衡朝向促血管化方向,则血管生长发生;相反,抗血管化因子占上风,则血管化受到抑制。近年来证实了一些在组织中存在的促血管化因子和抗血管化因子(表 2-3-1),其中具有特异性促进血管内皮细胞分裂作用的 VEGF,被认为发挥着核心作用,是主要的调控因子,也是一个有效的内源性角膜血管生长因子。

采用一种或多种无抗血管化因子的缺陷小鼠研究发现,角膜血管化豁免是多重因子调节,不会因为缺乏一两种抗血管化因子而发生角膜缘新生血管长入,这一特性与眼内的其他组织如虹膜

表 2-3-1 促血管化和抗血管化因子

促血管化因子	抗血管化因子
VEGF（VEGA-A, VEGF-C, VEGF-D）	thrombospondins（TSP1 和 TSP2）
FGF（aFGF 和 bFGF）	PEDF
白细胞介素 -1（IL-1）	血管抑制素（angiostatin）
转化生长因子 -α	β- 内皮抑制蛋白（endostatin）

注：VEGF，血管内皮生长因子；thrombospondin，血小板应答蛋白；aFGF，酸性成纤维细胞生长因子；bFGF，碱性成纤维细胞生长因子；PEDF，色素上皮衍生因子

不同，因为虹膜中缺乏任何一种或多种抗血管化因子均可以引起新生血管形成，说明角膜在进化过程中形成了充分的抗血管化系统，可以对抗一般的促血管化刺激，避免新生血管进入。

角膜血管化的过程与炎症反应、角膜缘干细胞缺乏及缺氧 3 个环节密切相关。

1. 炎症反应 炎症反应是由化学烧伤、感染、免疫功能失调、角膜缘干细胞功能障碍导致角膜新生血管现象的核心机制，由炎症细胞分泌的炎症因子与血管生长因子间存在着密切的相互作用。VEGF-A 可以介导巨噬细胞的聚集，并由此产生免疫级联反应，促进新生血管及新生淋巴管的形成。在角膜损伤过程中聚集的炎症细胞会释放促新生血管形成因子及蛋白水解酶，并因此促进血管内皮细胞的增生和移行；同时，促炎细胞因子和趋化因子也是介导新生血管形成的重要媒介。

IL-1 是在炎性新生血管中发挥重要作用的一种细胞因子。它可以促进 VEGF 和 bFGF 的产生，促进黏附分子的表达，并通过产生趋化因子而使白细胞聚集。近年的研究表明，IL-1β 既可以促进角膜成纤维细胞中 MMP 的产生，又可以促进内皮细胞增生、移行及管腔形成；IL-6 可通过增加 VEGF 的分泌促进新生血管的形成；IL-17 可以通过增加浸润的 M1 型巨噬细胞的比例，增强促炎细胞的作用，增加 VEGF、IL-6 和 IL-1β 的分泌，促进新生血管的形成。

2. 角膜缘干细胞 角膜缘干细胞缺乏是与角膜新生血管相关的重要致病因素。过去曾认为，角膜缘干细胞的物理屏障是防止角膜新生血管产生的主要原因。但研究显示，当大量角膜缘干细胞受到破坏消失后，血管自被破坏的对侧角膜缘区域长入。这表明，角膜缘干细胞通过物理屏障防止新生血管产生的效果可能是次要效果。人们推测，其主要通过影响细胞因子的水平达到防止新生血管形成的效果。角膜缘干细胞缺乏时可以发生巨噬细胞的聚集及慢性炎症反应，并可能由此导致 VEGF 和 TGF-β 的大量产生，而炎症细胞和炎性因子的增多又可以进一步破坏残余的角膜缘干细胞，形成恶性循环，最终导致角膜新生血管形成。

3. 缺氧 缺氧的角膜通过增加上皮细胞和内皮细胞的 VEGF 表达以促进对角膜的氧供。由缺氧导致的炎症反应经细胞色素途径产生花生四烯酸等促炎物质，可能导致炎症细胞聚集，并使得角膜促新生血管形成和抗新生血管形成的细胞因子间平衡受到破坏，是导致角膜新生血管形成的重要因素。

病理状态下新生血管形成主要是炎性刺激、角膜缺氧和角膜缘屏障功能破坏的结果，导致角膜血管化赦免缺如（表 2-3-2）。

表 2-3-2 角膜新生血管常见病因

病理机制	相关疾病
1. 角膜炎症 / 感染	角膜炎：单纯疱疹性角膜炎最常见，也可见于细菌或真菌感染；角膜移植排斥反应；自身免疫性疾病影响角膜或巩膜
2. 角膜缺氧 / 外伤	长期佩戴角膜接触镜
3. 角膜缘血管化屏障缺陷	先天性缺陷：如无虹膜症 后天角膜缘缺乏：化学烧伤等
4. 继发性 / 医源性	角膜移植术后 角膜创伤修复等
5. 变性与营养不良	维生素 B_2、维生素 A/ 色氨酸、赖氨酸、蛋氨酸缺乏等

临床上常见的新生血管形成原因主要是角膜炎（单纯疱疹性角膜炎和细菌性角膜炎）、长期佩戴角膜接触镜和遗传性或获得性角膜缘干细胞缺乏（眼表化学烧伤）等，目前认为 VEGF 是无血管角膜中促炎和促血管化的关键因素，其形成过程包括：血管的扩张、细胞外基质分解、内皮细胞的有丝分裂激活及使内皮细胞向促血管刺激方向趋化移动等。临床上提出了角膜缘干细胞缺乏引起新生血管长入的观点，这一点有待于进一步研究。

（二）角膜新生血管的研究进展

临床上主要用糖皮质激素和环孢素类药物治疗，疗效有限，副作用较大，但是由于目前还没有其他可替代药物，因此仍然是目前临床治疗的主要选择。更多抗新生血管药的研究和开发正在进行中，包括一些抗癌症药物、抗血管化激素、小干扰 RNA、中药人参皂苷 Rg3、复方丹参、螺旋藻、西罗莫司、肝素、亚砷酸、VEGF-A 抗体等，但仍缺乏一种十分安全有效的药物。

研究发现，抑制血管内皮细胞的生物活性，抑制管腔形成，从而抑制新生血管的发生。因此，很多学者探讨通过调节整合素的表达从而抑制新生血管的发生。整合素作为细胞外基质（ECM）蛋白受体或其他细胞结合的受体，含有 RGD 序列（精氨酸、甘氨酸、天冬氨酸序列）的多肽可以特异性识别并结合增殖内皮细胞的 αvβ3/αvβ5。整合素受体 αvβ3、αvβ5 在血管生成中起着重要的作用，αvβ3 在新生血管内皮细胞中高表达，是新生血管的标志物之一。RGD 序列作为整合素和其配体相互作用的识别位点，成为细胞外基质与细胞整合素间结合的强效竞争性拮抗剂，进而通过封闭整合素的信号转导通路而起到抑制新生血管的作用。RGD 肽具有聚合效应，重复 RGD 序列的 poly（RGD）要比单肽作用强。因此，抑制或竞争性结合整合素均可抑制新生血管的发生。内皮抑制蛋白已经在临床应用很多年，能明确地抑制新生血管的发生，现在已经是临床抗肿瘤药物之一，其内部就含有 RGD 结构，有研究显示，含 RGD 结构的内皮抑制蛋白能增强其抑制新生血管疗效。Sudhakar 等人研究发现，RGD 肽可以特异性与血管内皮细胞膜上的 αvβ3 整合素牢固结合，在新生血管生成中起着关键作用。在研究 BIGH3（人角膜上皮素，也称为人转化生长因子 -β 介导的蛋白）中发现，BIGH3 蛋白包含 4 个含有内部重复的 FAS 结构区，而 BIGH3 蛋白 C 末端一个 FAS 结构（含有 RGD 序列）能与各种整合素相互作用，含有 poly（RGD）结构的 BIGH3 蛋白 C 末端蛋白能够抑制人脐静脉内皮细胞的活性，激活信号转导通路，诱导细胞凋亡，从而抑制新生血管的管腔形成，抑制新生血管的发生。

此外，microRNA 也在角膜新生血管的调控中发挥重要作用。microRNA 是在转录后水平调节基因表达的内源性非编码 RNA。研究者发现，在碱烧伤后的角膜中，出现了 miR-296 表达增加的情况，而且在左氧氟沙星和妥布霉素地塞米松滴眼液滴眼后，miR-296 表达水平有所降低。miR-184 是一种在角膜上皮中大量表达的 micro-RNA，它在维持角膜透明性、抗新生血管过程中发挥着重要作用。研究者发现，miR-184 通过作用于上游 VEGF 转录调节因子 FOG2 对 VEGF 通路进行调控；它还可以通过作用于 PDGF-β 和磷脂酸磷酸酯酶 2B（phosphatidic acid phosphatase 2B，PPAP2B）负向调控 Akt 活性，经过下调金属蛋白酶活性，影响新生血管结构的形成和维持，从而抑制新生血管的形成。因此，人们推测 miR-296 和 miR-184 在角膜新生血管形成的过程中发挥了重要作用。

近年来发现的许多内源性和外源性血管抑制剂可从不同环节阻断新生血管的发生发展，这使得针对新生血管的病因，尤其是针对 VEGF 的治疗成为研究的热点，以期从根本上有效地预防与治疗角膜新生血管。

促血管化和抗血管化因子之间是相互制约的，受多种表达因子的相互调控，如何找到新生血管的发生机制及抑制机制，仍有很长的路要走。

五、角膜的免疫反射弧理论

目前认为角膜血管生成是由于所谓的"免疫反射弧"介导，其中反射弧的传入臂是淋巴臂，而反射弧的传出臂是血管臂，它们共同导致角膜移植术后免疫排斥反应的发生。

血管提供免疫效应细胞（CD4+ 同种异体 T 淋巴细胞、巨噬细胞等）到达植片的通路，而角膜淋巴管提供了抗原性物质（细胞、细胞碎片）和抗原呈递细胞（APC）到达区域淋巴结的通路。此外，由于手术操作诱导或者在高危患者的植床中原有免疫调节细胞因子、记忆性 T 细胞和透明质酸（HA）的分解产物等也可以通过淋巴管到达淋巴结激活树突状细胞。这些物质将在淋巴结引起同种免疫反应，并产生同种反应性效应细胞，经传出血管臂到达供体的眼角膜而诱导移植物排斥反应。

淋巴管（抗原呈递细胞的出口途径）与血管（即效应细胞进入的途径）在血管化角膜移植排斥

中的相对重要性还是没有完全明确。但是，由于临床可见的角膜血管并不是实验性角膜移植免疫排斥反应中的必要和充分条件，淋巴管介导的淋巴传入通路可能在免疫排斥反应中担当重要的角色。最近的研究已经证实了免疫反应中传入淋巴臂对角膜移植物存活率的重要性。在行颈淋巴结清扫术以去除颈部淋巴结的 BALB/c 小鼠中，免疫配型完全不匹配的非高风险角膜移植术后的角膜植片永久存活，完全不匹配的高风险眼角膜移植术后的角膜也可以达到 90% 的生存率。此外，通过药物抑制淋巴管生成和血管生成，可以显著提高低风险的角膜移植，甚至高危角膜移植后植片的生存期。通过在小鼠模型上制造不同程度的预血管化的角膜植床，使人们能够将原先无血管的角膜（低风险组），与原先既有血管又有淋巴管（高风险组），以及只有新生血管的（所谓无淋巴管高风险组）植床进行比较。有趣的是，淋巴管高风险组和低风险组术后的角膜植片生存率之间无显著差异。仅当淋巴管与血管共同存在时，术后角膜植片的存活率才显著下降。所有这一切都支持一种新的概念，抗淋巴管同时抗血管新生疗法可以调节免疫反应，从而提高角膜移植后移植片的存活率。

六、角膜新生血管的治疗

原则是积极处理原发病，消除刺激因素，抑制新生血管的生长，减少并发症的发生。

1. **药物治疗**　抗角膜血管新生的方法大致可分为两类：①血管生成抑制 / 抗血管生成（angiostatic/anti-angiogenic），即阻止不成熟的新生血管生成（经典的抗血管生成方法）；②血管消退及血管阻塞（angioregressive/angioocclusive），使已经成熟、病理性的血管消退。由于有周细胞覆盖的成熟血管不依赖于血管内皮生长因子和其他血管生长因子等因素，所以我们需要额外的物理方法来使其消退。

到目前为止，抑制活跃的角膜血管及淋巴管新生的药物包括外用糖皮质激素 / 环孢素、抗VEGFs、抗胰岛素受体底物 -1、血管生成素激动剂。这些化合物中的大多数不仅能抑制血管新生，还可以抑制淋巴管生成。

（1）糖皮质激素：是主要的治疗药物，通过抑制炎症细胞的聚集、阻止前炎症细胞因子的合成、抑制血管内皮细胞的增生移行发挥作用，但长期使用并发症较多。抗炎化合物治疗例如糖皮质激素眼药水已经被用于抑制炎症及相关血管生成性疾病很长时间了，而且目前仍然是主要的外用药。糖皮质激素可以部分对抗血管生成，最新研究也显示其具有抗淋巴管新生的作用。这种功能不仅是通过抑制炎性细胞，也通过直接作用于血管内皮细胞实现。不同糖皮质激素的抗血管和淋巴管新生的能力也不同，其中泼尼松龙和地塞米松是作用最强的药物。所以，在临床角膜移植中应给予泼尼松龙。然而，糖皮质激素只能部分对抗血管生成，而且长期使用会产生严重的副作用。因此，从安全性和有效性来看，需要更多的特异性抗血管生成药物。事实上，抗炎症和抗血管生成联合治疗的方法（例如，通过结合糖皮质激素和抗 VEGFs 的新方法）在角膜新生血管的实验模型上达到相当有效的抗血管生成作用。

（2）抗 VEGFs：抗 VEGF 药物如贝伐珠单抗（bevacizumab，商品名 Avastin）、雷珠单抗（ranibizumab，商品名 Lucentis）、哌加他尼（商品名 Macugen）或 VEGF Trap 都可以有效抑制实验性角膜血管新生。此外，在动物模型中，贝伐珠单抗滴眼液和雷珠单抗滴眼液已被证明还能够抑制角膜淋巴管生成。基于这些实验数据，该治疗方法已被应用于临床正在接受常规治疗无作用的患者，加用贝伐珠单抗滴眼液后，应用标准化数字化裂隙灯图像分析显示，病理性角膜新生血管表现出不同程度的闭塞，而对眼药水的耐受性良好。然而，由于正常角膜组织中有微量 VEGF 存在，它可能作为一种正常的神经递质而发挥作用，应用抗VEGF 抗体有可能引发伤口愈合迟缓和神经毒性作用。众多发表的病例报告及对照试验显示，贝伐珠单抗滴眼液或结膜下的应用是比较有效和相对安全的，但仍有必要对该方法在抑制角膜新生血管的适应证、安全性、有效性进行前瞻性随机研究。

目前对于其他抗 VEGF 药物，如雷珠单抗、哌加他尼和 VEGF Trap 对角膜新生血管的效果还了解得较少。最初的临床数据表明，雷珠单抗滴眼液有更强大的抗角膜血管生成作用，这也许是因为它比贝伐珠单抗体积更小，可以更好地渗透进角膜。临床前数据表明，和贝伐珠单抗一样，雷珠单抗除了有抗角膜新生血管的作用，还可以抗角膜新生淋巴管生成。

（3）抗胰岛素受体底物 1（insulin receptor substrate-1，IRS-1）治疗（针对 IRS-1 的反义寡核苷酸）：最近许多体内模型已经证明 IRS-1 是介导炎性血管生成的一种重要介质，阻断 IRS-1 信号的反义寡核苷酸已经在临床前开发和临床测试阶段。最近一项欧洲前瞻性、多中心、随机 II 期临床试验数据表明，每日应用 2 次抗 IRS-1 滴眼液（阿加尼生）可以显著地抑制角膜新生血管而且药物耐受性良好。动物实验数据显示，这种化合物不仅可以阻断有形的血管，还可以阻断无形的淋巴管生成。在 II 期临床试验基础上，一项随机 III 期临床试验目前正在欧洲进行。抗 IRS-1 的治疗方法有可能在将来演变为一种促使角膜新生血管消退的安全有效的治疗。

（4）血管生成素激动剂：如何使已经形成的病理性角膜血管消退是个难题。尽管对新长出的血管可以通过除去促血管生成信号（如 VEGF）来实现，而早就成形的周细胞覆盖的成熟血管不再依赖于血管生成信号。使这些成熟血管消退的方法将不得不涉及抗 VEGF 疗法与血管内皮 Tie-2（血管生成素 -2 受体）受体激动剂相结合。Tie-2 受体是酪氨酸激酶型受体，特异性表达于内皮细胞。成熟机体血管内皮都有 Tie-2 表达，而在增殖活跃的血管内皮中 Tie-2 表达、磷酸化显著增加。Tie-2 在血管发育中起着关键性的调节作用，干扰 Tie-2 激活可以扰乱血管生成过程。

2. 外科治疗 药物仅对处于活跃生长期的新生血管有效，当角膜病变静止时，可考虑外科治疗。

（1）氩激光：对植床的新生血管进行照射，能直接凝固封闭单支或吻合支新生血管，但对广泛的网状新生血管疗效欠佳。在近年的一项研究中，研究者发现，对患者进行 Nd-YAG 激光治疗后，患者的新生血管化角膜面积明显减小，角膜水肿程度明显减低，且多名患者的视力得到了提高。研究者在治疗前后对新生血管进行连续观察发现，新生血管的血液灌流明显减少。该治疗方法的并发症包括出血、角膜变薄、虹膜萎缩等，发生率较低。研究者认为，该方法为治疗角膜新生血管、减轻角膜水肿且无严重并发症的有效手段。

（2）光动力疗法：使用光敏剂后，用激光对新生血管进行靶向治疗，损伤血管内皮细胞，使其栓塞，但其安全性有待评价。有研究者对 33 名患者进行光动力学方法治疗后发现，患者的新生血管化程度明显降低。该方法对于新生血管化程度较轻的角膜治疗效果更为明显，新生血管化程度较重的患者需要接受多次治疗以改善新生血管程度。此外，该方法对于深层角膜新生血管治疗作用相对较差。该治疗方法对于血管周围组织损伤较轻，且可以多次应用该方法治疗复发性或难治性新生血管。

（3）电凝：采用 3/8 弧长的不锈钢纤维缝合针制成简易的电凝针，对新生血管进行透热，可使 50%～80% 的新生血管阻塞。该治疗方法简便、易于操作，在局麻下即可进行，对浅层、深层新生血管均有效。近年的一项研究表明，通过在血管造影引导下的电凝法治疗新生血管可以有效减少角膜新生血管的面积。通过血管造影可以分辨出角膜新生血管的传入和传出血管，并得以应用电凝方法针对传入血管进行治疗，取得更好的治疗效果。

（4）放射治疗：使用锶 -90 也有一定疗效。

（5）眼表重建手术：角膜缘组织是新生血管进入角膜的天然屏障。根据新生血管的部位和程度，角膜缘干细胞缺失及角膜损伤程度，可选择不同的眼表重建术式，如角膜移植、角膜缘联合板层角膜或全角膜移植、羊膜移植联合培养干细胞移植等。此外，由于软骨细胞来源的细胞外基质（CDECM）本身的抗新生血管和抗纤维化特性，其可以作为羊膜移植的替代手段之一。在碱烧伤急性期动物经 CDECM 移植后，实验动物的角膜新生血管和水肿程度明显降低。自体或异体角膜缘干细胞移植术是目前常用的移植手段，除此以外还可以采取培养的角膜缘干细胞进行移植治疗。研究者对接受捐赠的角膜缘干细胞移植术患者及接受体外培养的角膜缘干细胞移植术患者进行术后一年的随访发现，两组患者在视力、角膜状态和眼表稳定程度及并发症的发生方面并无显著差异，提示体外培养的干细胞移植手术可作为治疗 LSCD 的有效手段。

3. 基因治疗 基因治疗是指应用病毒或非

病毒载体将核酸转入细胞中纠正细胞功能异常或重建细胞功能的治疗方法。与药物治疗相比，基因治疗后机体可以获得相对持久的治疗效果。包括病毒载体、脂质相关载体、纳米微粒、多聚体等载体均已在实验中应用于治疗角膜新生血管，各种载体各有其优缺点。病毒载体更为高效，但可能导致机体出现免疫应答反应；而非病毒载体引起免疫应答反应的可能性较小，但基因表达时间相对较短。载体可经结膜下注射、基质内注射、前房注射或局部滴眼等方法进入角膜内。其针对角膜新生血管治疗的机制或为促进抗新生血管因子的表达，如内皮抑制蛋白、过氧化物酶体增殖物、脑特异性血管生长抑制因子等；或为抑制促新生血管形成基因的表达，如应用 siRNA 使表达 VEGF-A 的基因序列沉默以抑制新生血管形成。目前，基因治疗方法抗角膜新生血管形成在动物实验中取得了较好的效果，其安全性有待进一步观察。未来，基因治疗可能成为防治角膜新生血管形成的重要手段。

探索角膜新生血管形成机制及防治措施具有重要的理论价值和实际意义，将对防治角膜新生血管形成，提高角膜移植的成功率，防盲、治盲都具有极其重要的现实意义。

七、抗淋巴管形成

正如上文所述，淋巴管似乎是角膜移植排斥反应的主要介质。这意味着，在移植手术中，极有可能通过阻止淋巴管生成以促进移植物的存活。目前，对角膜新生淋巴管的治疗主要着眼于以下几个方面：①抑制新生淋巴管的形成；②诱导已经形成的淋巴管消退；③抑制角膜新生淋巴管中抗原呈递细胞的聚集。

其中，抑制新生淋巴管形成的药物包括特异性淋巴管抑制剂、多重激酶抑制剂等。特异性淋巴管抑制剂另一个可能的优点是不会干预角膜伤口愈合。目前几个特异性抑制淋巴管生成的新药包括：

1. **通过多肽阻断淋巴血管内皮细胞表达整合素** 体内阻断淋巴血管内皮细胞表达整合素 α5，在一定浓度范围内只特异性阻断淋巴管新生而不影响血管新生。

2. **特异性抗体** 针对淋巴血管内皮细胞血管内皮生长因子受体 -3，也已被证明只特异性阻断淋巴管新生而不影响血管新生。

此外，多重激酶抑制剂也可以对淋巴管生成产生抑制效果。经动物实验证实，局部及全身应用多重激酶抑制剂尼达尼布可明显抑制淋巴管内皮细胞的增生、移行及管壁形成，并可以减少包括巨噬细胞和树突状细胞在内的炎性细胞浸润，未来可能作为治疗新生淋巴管形成的有效手段。

近年的一项研究表明，联合应用核黄素及紫外线交联方法可以使已存在的角膜淋巴管消退，促进了高风险角膜植片的存活。通过应用核黄素促进角膜基质对紫外线的吸收，既保证了存留一定内皮细胞数，又使得到达晶状体、视网膜的紫外线量较小，同时还减少了巨噬细胞、CD45[+] 白细胞的浸润，可能成为预防高风险角膜移植发生排斥的重要方法。

尽管这些方法目前还没有进入临床试验阶段，但它们在不久的将来很有希望成为特异性阻断淋巴管的工具从而促进移植物的存活。

八、目前治疗的问题

虽然目前公布的研究显示临床使用抗 VEGF 疗法（主要是贝伐珠单抗）在体内和体外的安全性，但建议必须彻底研究和观察一些潜在的并发症。应该考虑到，VEGF 的生理功能除促血管新生外，还在伤口愈合和炎症中发挥作用，此外，还具有神经营养功能。所以抗 VEGF 疗法可能出现的潜在并发症有：

1. **神经营养性角膜病变** 角膜是一个富有最密集的神经支配的人体组织，我们现在知道，血管内皮生长因子是一个有效的神经营养生长因子。从生理学的角度看，在正常无血管的角膜中也存在大量的 VEGF，这暗示着 VEGF 对无血管的角膜也可能有神经营养作用。因此，一个长期的抗 VEGF 疗法可能会降低角膜的神经支配，从而导致神经营养性角膜病变或角膜神经再生受损。

2. **免疫反应的改变** 血管内皮生长因子是炎症细胞的一种强效趋化剂，而且是引起角膜强烈免疫反应的免疫级联放大系统中重要的组成部分。抗 VEGF 治疗可能会改变角膜有效的免疫反应能力。

3. **伤口愈合问题** 血管生成抑制剂的一个

众所周知的副作用就是影响愈合伤口,即使在无血管的角膜,VEGF 仍可能在伤口愈合方面发挥作用。例如,角膜上皮细胞表达 VEGFR-3,除中和 VEGF-C 和 VEGF-D 保持角膜无血管新生外,也有可能影响上皮增殖。此外,已知的 VEGFs 促进炎症细胞(特别是巨噬细胞)聚集的能力也可能会影响角膜基质伤口愈合的速度。

九、展望

角膜淋巴管新生在角膜移植术后排斥反应中起着很大的作用。抗血管新生及淋巴管新生的新疗法是改善临床角膜移植预后尤其是高危患者预后的新手段。目前,如何防治角膜新生血管还有许多领域需要研究,比如疾病机制的研究和新药物的开发等,解决这些新的问题将是研究生攻关的课题。

(张 弘)

第四节 羊膜在眼科手术应用中的争议和研究热点

1940 年羊膜第一次被报道用于治疗眼部烧伤,从此拉开了羊膜在眼科的应用。首先是苏联,随后在南美洲羊膜被广泛地使用。20 世纪 90 年代初,北美也开始应用羊膜移植。羊膜现在越来越多地被应用在眼表面手术相关的适应证,而且适用范围也在扩大。羊膜具有抗炎、抗血管生成和抗菌的作用,并可能促进上皮再生,因此在角膜疾病中可以用于角膜溃疡的治疗,目前还被用于角膜缘上皮细胞培养的载体。羊膜移植方法有"打补丁"及覆盖两种。用于治疗角膜溃疡时,术前和术后必须针对病因给予充足的抗细菌或抗病毒等药物。羊膜移植术后患者必须密切随访,观察有无感染及手术失败的发生。

羊膜的可能作用机制有:①促进上皮形成;②抑制瘢痕形成;③抑制血管形成;④抑制炎症;⑤提供细胞生长的底物;⑥具有抗菌作用;⑦作为生物绷带。

一、羊膜结构及组成

1. **羊膜结构** 羊膜位于胎盘的最内层,是人体最厚的基底膜,从内向外分为 3 层(图 2-3-1):

(1)上皮层:单层代谢高度活跃的柱状立方上皮。

(2)基底层:由胶原蛋白、层粘连蛋白和纤连蛋白等细胞外基质成分组成的一层薄膜。

(3)基质层:基质层无血管,又可进一步分为 3 层,①致密层,几乎没有细胞的网状结构;②成

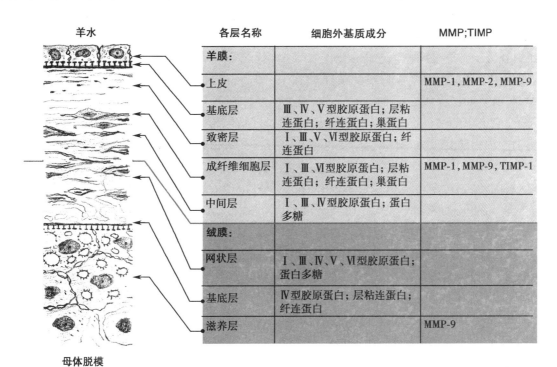

羊水	各层名称	细胞外基质成分	MMP;TIMP
	羊膜:		
	上皮		MMP-1, MMP-2, MMP-9
	基底层	Ⅲ、Ⅳ、Ⅴ型胶原蛋白;层粘连蛋白;纤连蛋白;巢蛋白	
	致密层	Ⅰ、Ⅲ、Ⅴ、Ⅵ型胶原蛋白;纤连蛋白	
	成纤维细胞层	Ⅰ、Ⅲ、Ⅵ型胶原蛋白;层粘连蛋白;纤连蛋白;巢蛋白	MMP-1, MMP-9, TIMP-1
	中间层	Ⅰ、Ⅲ、Ⅳ型胶原蛋白;蛋白多糖	
	绒膜:		
	网状层	Ⅰ、Ⅲ、Ⅳ、Ⅴ、Ⅵ型胶原蛋白;蛋白多糖	
	基底层	Ⅳ型胶原蛋白;层粘连蛋白;纤连蛋白	
	滋养层		MMP-9

母体脱模

图 2-3-1 足月胎膜细胞外基质成分表

纤维细胞层,松散的含有成纤维细胞的网络结构;③海绵层,含有大量黏蛋白波浪状的网状纤维,形成于绒毛膜的界面。

2. 羊膜的组成

(1)细胞外基质:羊膜中含有胶原蛋白(Ⅰ型、Ⅲ型、Ⅳ型、Ⅴ型和Ⅶ型)、层粘连蛋白、纤连蛋白、弹性蛋白、巢蛋白和蛋白聚糖等多种细胞外基质成分。羊膜基底层含有大量丰富的硫酸肝素蛋白多糖,此外还含有大量的胶原蛋白、透明质酸和小分子蛋白多糖如二聚糖和核心蛋白聚糖,胶原纤维紧密结合的部位核心蛋白聚糖含量更多。已经证实,在角膜、结膜和羊膜的基底膜中,层粘连蛋白 -1、层粘连蛋白 -5、纤维连接蛋白和Ⅶ型胶原成分是相似的;羊膜与结膜之间,Ⅳ型胶原一个子链的组成部分相似,但羊膜和角膜之间的情况不相同。从冰冻羊膜中可以纯化合成一种新的复合物——重链 - 透明质酸 / 穿透素 3 复合物,它是羊膜发挥抗炎、抗纤维化、抗血管新生等作用的最主要的基质成分。

(2)酶:羊膜中的酶包括参与前列腺素合成的磷脂酶、前列腺素合成酶、环氧合酶、前列腺素脱氢酶、前列腺素失活酶等。在人体羊水和羊膜中含有分泌性白细胞蛋白酶抑制剂(一种人类白细胞弹性蛋白酶的有效抑制剂),其浓度受 IL-1α、IL-1β 和肿瘤坏死因子的调节。

(3)细胞因子:IL-6 和 IL-8 是与羊膜细胞相关的主要细胞因子。这些细胞因子的表达在 IL-1β、肿瘤坏死因子和细菌脂多糖存在的条件下增加。IL-10 和 IL-1RA(受体拮抗剂),都是抗炎症的细胞因子,它们已经被证实存在于羊膜上皮细胞和间质细胞中。除此以外,IL-4、IL10 也被证实存在于羊膜中。

(4)生长因子:通过逆转录 PCR(RT-PCR)和酶联免疫吸附试验(ELISA)对人类羊膜的蛋白产物 mRNA 的研究揭示相关的生长因子有 EGF、TGF-α、KGF、HGF、bFGF、TGF-β1 和 TGF-β2。RT-PCR 还检测出 TGF-β3、生长因子的受体 KGFR 和 HGF。在羊膜上皮细胞中检测到的多种生长因子含量要高于无上皮的羊膜细胞,这表明这些生长因子来源于羊膜上皮。神经营养因子如 NGF(神经生长因子)也被证实存在于羊膜和羊水中。除此以外,羊膜还含有血管内皮生长因子、血小板源性生长因子 AA 与 BB、转化生长因子 -α 与转化生长因子 -β、碱性成纤维细胞生长因子、表皮生长因子、粒细胞集落刺激因子、干细胞生长因子、神经生长因子、角化细胞生长因子等。

(5)其他:内皮抑制蛋白是一种基底膜硫酸肝素蛋白多糖,具有抗血管新生的作用。组织金属蛋白酶抑制物(TIMP)由羊膜上皮细胞和间充质细胞产生,组织中存在的金属蛋白酶同样存在于羊水和羊膜中,它们可能在人类分娩机制和调节宫内感染时宿主反应的过程中发挥作用。

羊膜的基底膜为新上皮细胞的迁移、延展和黏附提供了良好的底物。在作为绷带覆盖因受伤或手术引起的角膜发炎或暴露的部位时,不仅有利于伤口愈合过程,还可以显著减轻疼痛和不适症状。羊膜基质包含生长因子、各种蛋白酶天然抑制剂和抗血管生成的物质。此外,还有金属蛋白酶抑制剂、一氧化氮合酶和具有强大抗炎作用的蛋白质,包括 IL-10 和 IL-1 受体拮抗剂。

二、羊膜移植的基础

羊膜可以促进上皮细胞迁移、黏附、分化,抑制上皮细胞凋亡。

羊膜的基底膜为新的上皮细胞迁移、延展和黏附提供了良好的底物。在作为绷带覆盖因受伤或手术引起的角膜发炎或暴露的部位时,不仅有利于伤口愈合,还可以显著减轻疼痛和不适症状。羊膜基质包含生长因子、各种蛋白酶天然抑制剂和抗血管生成的物质。此外,还有金属蛋白酶抑制剂、一氧化氮合酶和具有强大抗炎作用的蛋白质,包括 IL-10 和 IL-1 受体拮抗剂。

1. 羊膜基底膜为新上皮细胞的迁移、扩展和黏附提供了一个优良的基板 羊膜作为绷带覆盖在由于损伤或外科手术而导致的炎症或暴露区域的时候,不仅能够有效地促进愈合过程,还能减轻疼痛和不适症状。当角膜严重损伤时用羊膜覆盖眼球表面,可以明显减轻患者的痛苦和不适,这可能是羊膜的机械或物理作用的结果。

2. 抗炎作用 羊膜的抗炎特性已被证明与羊膜基质包含生长因子、各种蛋白酶的天然抑制剂和抗血管生成的物质有关。此外,羊膜还含有金属蛋白酶抑制剂和一氧化氮合酶,以及具有强大抗炎作用的 IL-10 和 IL-1 受体拮抗剂。羊膜基质在人角膜和角膜缘成纤维细胞培养中可以减少 TGF-β 的生成和肌成纤维细胞的分化，在结膜和翼状胬肉成纤维细胞中也有同样的作用。角膜基质细胞与羊膜共同培养时，产生的趋化因子减少。淋巴细胞与羊膜共培养时，增殖反应降低，而且细胞因子的产生减少。此外，角膜缘上皮细胞与羊膜基质共同培养时，经脂多糖（LPS）刺激表达的 IL-1α 和 IL-1β 也减少。羊膜能吸引并"扣押"炎症细胞；羊膜细胞合成的 IL-1 受体拮抗剂（IL-1Ra）通过竞争结合 IL-1 受体，阻断 IL-1 所致的炎症反应；羊膜能抑制人类主要组织相容性复合体 Ⅱ（MHCⅡ）阳性抗原呈递细胞的迁移；羊膜还可下调 IL-1α、IL-2、干扰素 -γ、肿瘤坏死因子 -β、成纤维细胞生长因子和血小板衍生生长因子等促炎因子的表达，促进抗炎因子 IL-4、IL-10、基质金属蛋白酶抑制剂 -1、β 防御素、表面活性蛋白 A、神经递质 P 等重要活性物质的释放。

3. 免疫调节作用 单纯疱疹性角膜炎（herpes simplex keratitis，HSK）的实验小鼠模型中，羊膜移植可以加速深溃疡的愈合。这主要是由于羊膜的局部作用，因为针对 HSV-1 的全身性细胞免疫和体液免疫反应并没有受到影响。同样，羊膜移植迅速改善疱疹病毒角膜感染患者的症状。羊膜移植引起的免疫抑制中，角膜中 CD3 和 CD4 表达阳性的 T 淋巴细胞大大降低，而且 T 细胞特异的细胞因子 IL-2 和 IL-12 浓度也降低。

4. 抗血管生成的影响 有完善的实验和临床证据证明羊膜具有抗血管生成活性。羊膜包含大量的细胞外基质，即使在没有上皮细胞的情况下，也可以通过抑制免疫和炎症反应而发挥抗血管生成的活性作用。此外，羊膜上皮和间充质细胞还可释放水溶性抗血管生成因子，包括 IL-1 受体拮抗剂、所有 4 个类型的组织金属蛋白酶抑制物（TIMP）、胶原蛋白抑制剂、白介素、血小板反应蛋白 -1 和色素上皮衍生因子（PEDF）等。此外，PEDF 对角膜上皮的生长还有促进作用，与羊膜对血管内皮细胞增殖的抑制作用一起在角膜损伤的修复中相互协同。羊膜能够产生强有效的抗血管新生物质：血小板反应蛋白 -1，内皮抑制蛋白，组织金属蛋白酶抑制物 -1～组织金属蛋白酶抑制物 4。

在感染性角膜炎患者中，羊膜移植除控制炎症、重建眼表外，还可以减少血管生成因子的释放，引起角膜新生血管的消退。

5. 促进上皮再生 基底膜被应用于促进上皮细胞迁移、加强基底上皮细胞黏附、促进细胞分化和防止细胞凋亡等方面。作为基底膜的替代品，羊膜已广泛应用于治疗各种眼表疾病，包括持续性上皮缺陷、无菌角膜溃疡、结膜损伤、翼状胬肉、干细胞缺乏以及化学或热烧伤。最近，羊膜还被用来提供体外培育角膜缘上皮细胞的基质。羊膜独特的结构特性和其含有的生长因子，如表皮生长因子、角膜基质生长因子等是羊膜在体内和体外促进上皮细胞生长增殖至关重要的因素。此外，羊膜还可以保护上皮细胞免受眼睑运动的摩擦。

6. 组织工程中的应用 除了促进角膜上皮伤口愈合，利用组织工程技术，在羊膜上体外扩增自体和异体人角膜缘上皮细胞是另一个重要的临床应用。实验研究表明，在羊膜上体外扩增的角膜缘和结膜上皮祖细胞的生长率、细胞周期动力学、细胞表型特征都被良好保存，组织工程技术对整个眼球表面干细胞群的重建可能起重要作用。

7. 抗微生物作用 有证据显示，羊膜具有多种抗细菌和病毒感染的特性。羊膜是防止感染的物理屏障，可防止细菌从母体传播到胎儿。羊膜还可产生各种抗菌化合物，增进免疫力。宫内感染患者的羊膜中含有诱导型一氧化氮合酶。在器官培养中，羊膜含有多种细胞因子，如 IL-1β、IL-2、IL-4、IL-6、IL-8、IL-10、IL-11、IL-15、TNF-α、IFN-α、IFN-β、IFN-γ、抑制素 A、激活素 A、前 B 细胞集落增强因子（PBEF）、白血病抑制因子（LIF），羊膜中细胞因子的产生还可以由其他因素介导，如细胞因子和自体有效物质（例如前列腺素和催产素）、糖皮质激素等的诱导。羊膜还能表达并分泌 β- 防御素、分泌白细胞蛋白酶抑制剂、弹性蛋白酶抑制剂等人体固有免疫系统中的重要组成成分，发挥抗微生物作用。

此外，新鲜分离的羊膜具有对病毒感染的免疫力，包括单纯疱疹病毒 -1（HSV-1）、脑心肌炎病毒（EMCV）和水疱性口炎病毒（VSV）。羊膜还可以诱导肿瘤坏死因子 -α、IFN-α、IFN-γ、IFN-β 等的表达。有趣的是，羊膜包含它自己的干扰素。该羊膜特异性干扰素不同于 IFN-α、IFN-β、IFN-γ 或 TNF，具有对不同物种的抗病毒和抗细胞活性。最后，羊膜还能够存储抗生素并在几天内释放它们。

8. 抗纤维化 羊膜除了通过抑制转化生长因子 -β1，Ⅲ型胶原蛋白和纤维结合素而发挥作用，还可作为一种生物屏障防止发生粘连，从而起到部分抗纤维化作用。

9. 抗氧化 羊膜能够抑制自由基的生成、清除微环境中自由基、增强超氧化物歧化酶的活力，从而有效地减轻自由基对角膜组织的损伤。

10. 低免疫原性 羊膜不表达人类白细胞Ⅰ类抗原 HLA-A、HLA-B 和人类白细胞Ⅰ类抗原 DR 抗原，表达 HLA-G，免疫原性极低，发生免疫排斥的可能性较小，具有良好的组织相容性。

三、羊膜移植的争议和局限性

1. 已提出的羊膜的作用机制的矛盾性 从上文中可以看出，在羊膜中有一些相互矛盾的成分。在任何一种像羊膜这样具有生物活性的组织中，这并不奇怪。例如，羊膜上存在前列腺素会促进炎症反应，但前列腺素灭活酶和分泌性白细胞蛋白酶抑制剂会抑制炎症反应；抗炎细胞因子的存在如 IL-1 受体拮抗剂和 IL-10 可抑制炎症，但 IL-6 和 IL-8 将会促进炎症。眼睛因伤病等发炎时，会同时产生促进和抑制炎症的细胞因子和酶，如 EGF 促进上皮生长，TGF 促进伤口愈合；然而，TGF 本身也会促进瘢痕组织的形成，抑制角膜和结膜的愈合，这和它"防黏剂或瘢痕抑制"的作用相矛盾。同样的，TIMPs 的存在抑制动静脉的形成，但也存在相反的作用。羊膜已经被成功地应用于眼球表面烧伤和角膜缘缺血的病例中，但因为羊膜在其成分上具有抑制血管形成的作用，所以理论上不适合角膜缘缺血的病例，但这与实际情况相矛盾。羊膜移植中这些同时存在的矛盾因素是如何相互作用的，及其带来的一些最终效应仍然需要进一步研究阐明。

2. 羊膜供体的多样性 羊膜上皮细胞形态可以是扁平上皮或柱状立方上皮，不同供体的羊膜厚度和透明度是不同的，在宫缩和足月时羊膜的生理功能有很大的变化。怀孕周期、是否尝试宫缩等都会影响到膜的性能。供体之间可能存在

种族差异；同一供体不同部位的膜也会有不同的效果。

羊膜的一般功能是作为一种上皮用来维持羊水的稳定性，因此，其生理作用和一些相应的形态会随着妊娠阶段的不同而改变。在即将生产的子宫收缩时，羊膜的生化成分会发生许多变化。例如在宫缩刚开始之前羊膜上皮细胞凋亡增多，在妊娠末期羊水中 IL-6 和 IL-8 的浓度增加。在足月时应用前列腺素和抗生素会影响羊膜在眼表的作用。

从妊娠初期到末期，羊膜组织的外观变化也是多种多样的。羊膜中的前列腺素合成酶在宫缩的过程中是增加的。羊膜的上皮细胞可以变成大的扁平细胞，也可以转变成胎盘柱状细胞。羊膜上皮细胞面的顶层被绒毛覆盖，这些绒毛的密度随怀孕周期变化而变化。最新的研究表明，用 TGF-β 作为检测因子，清晰地表明捐赠者之间的羊膜多样性的变化。Fortunato 等的研究表明，羊膜在应对传染性刺激时还表现出种族差异。

随着应用羊膜技术的增多，现有的经验告诉我们，羊膜的厚度和通透度在各个部位是不同的。通常靠近脐带部位的羊膜要厚一些。这在捐赠者之间的变化可能更明显，羊膜的厚度可以从 0.02mm 到 0.5mm 不等。而羊膜的厚度可能会影响术后效果，当它被应用在角膜表面时，羊膜的透明度对视力有潜在的影响。

3. 羊膜的加工和保存 保存和加工羊膜有很多种方法。有一些非常古老，有一些是现在非常流行的。像冻干法、风干法、用戊二醛和聚四氟乙烯处理和光照等这些方法都有记载，但都不适合应用于眼科羊膜的保存。最常用的方法是冰冻保鲜，此外，不同浓度的抗生素、0.5% 的硝酸银、0.025% 的次氯酸钠溶液也被用来封闭羊膜。在一些地区，有一些被称为"新鲜羊膜"（捐赠者捐赠后几天或几周的羊膜）仍在使用中。然而，在大多数国家中，法律规定必须要保存羊膜，而且要充分筛查羊膜是否被 HIV 感染。为此，需要对供体在捐赠时和捐赠后 6 个月进行检测。

Kruse 等的研究表明，冷冻保存会严重影响羊膜上皮细胞的生存和迁移能力，羊膜移植是作为一种基质发挥功能，而不是通过移植细胞达到治疗目的。研究表明在 -80℃ 保存 6 个月后，细

胞的生存活性是最小的。羊膜的保存方法也会影响细胞因子的浓度，但不同的保存方法对羊膜结构和生化组成的影响还不清楚，这些可以直接影响羊膜的作用效能。目前关于移植是否去除羊膜上皮细胞还没有定论。未经加工的羊膜、已经处理过的羊膜或是已经过两次检疫的羊膜依然存在感染血源性疾病的潜在风险，尽管延长了羊膜的检疫期，一个供体感染多个受体的潜在风险依然让人担忧，特别是在那些使用"新鲜羊膜"的国家，这种风险更高。

四、临床研究和成果

大多数在眼科应用羊膜已发表的报告，都有一系列的回顾性研究，但随机对照的研究分析很少，而且临床上一直都缺少一个用来评价羊膜应用成功或失败的标准。这两个因素使得评价羊膜的临床效果变得很难，而且在一些情况下甚至使不同组间无法比较。

1. **羊膜移植的目的** 羊膜在手术中的应用目的是作为移植物或修补物，主要应用于：①覆盖在没有上皮的部位；②用来降低由于基质融化导致的角膜穿孔；③用来抑制瘢痕的产生或者作用在已形成的瘢痕上；④用来抑制炎症和新生血管的形成。评价效果的标准是看是否达到移植和修补的目的。

2. **成功或失败的标准** 评价效果的 3 条标准：①成功，羊膜作为移植物或修补物完成了其使命；②部分成功，a. 当羊膜作为移植物使用时却达到了修补物的目的；b. 当羊膜作为修补物时没有坚持到足够长的时间，但是已经达到了使用的目的；③失败，没有达到羊膜的使用目的。

五、羊膜的疗效与其他传统治疗方法的关系

值得注意的一点是，羊膜使用的成功与否不应该用现存的技术标准进行评价。当羊膜被用于修补小梁切除术产生的大疱时，它的效果要优于传统技术。用羊膜来修补一些破坏的滤泡效果也是很好的。羊膜在翼状胬肉手术中的使用还没有完全阐明，自体结膜移植的效果要比羊膜移植好。有研究者发现，与自体结膜移植的翼状胬肉手术相比，羊膜移植的复发率要高。值得注意的

是，羊膜可以用来治疗部分干细胞缺乏症，同时也可以应用于纤维血管的血管翳切除治疗，但是它不适用于结膜病变侵犯角膜的情况。有学者认为在角膜清创术后的干细胞缺乏症中，应用羊膜治疗有较好的效果；也有学者认为在简单清创的情况下，有无羊膜的效果是相同的。同样的，在严重的大疱性角膜病变中，羊膜的应用是否优于传统的治疗效果还有待评估。在某些疾病中，羊膜的应用只是其中的一种治疗方式，而并非是唯一的疗法。关于羊膜的治疗效果还有很多未知情况有待进一步研究。

六、羊膜在眼科手术应用中的进展

羊膜手术大致可分为羊膜移植术、羊膜遮盖术及羊膜充填术。羊膜移植术的主要目的是使急性损伤的角膜眼表或缺损的结膜区能够迅速上皮化，如眼表化学性烧伤及眼表热烧伤、史-约（Stevens-Johnson）综合征、神经麻痹性角膜病变和准分子激光屈光性角膜手术后角膜受损、眼表肿瘤等。羊膜遮盖术主要应用于治疗睑球粘连等大面积的眼表病变，目的是维持眼表稳定，重建眼表结构。羊膜充填术则多应用于眼肌损伤的修复、非感染性角膜及巩膜的溃疡或穿孔，以及难治性青光眼术后滤过口的粘连等。

羊膜手术最常用于角膜上皮缺损的重建，修复角膜上皮缺损，维持角膜上皮表型，如角膜缘干细胞缺乏症、眼部复杂化学烧伤、史-约综合征等疾病的治疗。近年来，随着人们对羊膜认识的加深，角膜还被开发用于以下疾病：

1. **用于结膜的眼表重建** 结膜损伤在眼表疾病中极为常见，过去大多采用口唇黏膜替代结膜的手术方式，但取材烦琐，还会产生非结膜上皮形态，术后外观也不理想。采用新鲜羊膜替代结膜进行眼表重建，取材方便且操作简单，残存的结膜上皮细胞在羊膜上迅速生长，瘢痕形成减少，术后外观及功能恢复均比较理想。羊膜移植用于手术病灶切除后大面积的结膜缺如，如翼状胬肉切除手术。除此以外，越来越多的结膜良恶性肿瘤（皮样囊肿、结膜痣、结膜上皮内瘤变、结膜黑色素瘤、结膜鳞状细胞癌等）切除术后也用到了羊膜移植。研究证实，羊膜移植联合自体结膜移植可以显著减少手术并发症和疾病复发。

2. **在斜视手术中的应用** 斜视手术术后恢复的理想目标是将愈合的纤维组织限制在一条从肌腱连接到巩膜的细线中。然而，结膜、腱膜囊、眼外肌和巩膜之间经常发生粘连，导致眼球运动障碍，影响手术效果。羊膜移植在一定程度上可以减少这种粘连。新鲜羊膜移植有传播传染病的风险，干燥的羊膜在预防粘连方面没有效果，因此不推荐使用。冷冻保存的羊膜是最好的选择，可以有效地防止粘连的发展。羊膜具有预防粘连的优点，也有一些缺点。羊膜的应用增加了手术时间和手术操作，反过来引起更多的炎症、粘连、纤维化，尽管羊膜存在的区域粘连会得到改善，但是周边地区粘连却会愈发严重。因此，建议手术医生：第一，将羊膜移植限制在广泛粘连的情况下；第二，利用最大的羊膜段来限制大面积粘连；第三，如果不能很容易地识别基质，羊膜可以选择以任何方向放置在肌肉周围，这样将省去不必要的时间；最后，选择无缝合线羊膜。

3. **在青光眼手术中的应用** 小梁切除术成功的关键在于生理性伤口愈合过程的中断，从而能维持新形成的瘘的通畅。小梁切除术失败的主要原因是成纤维细胞增殖和滤过泡瘢痕。丝裂霉素通过对血管内皮细胞和成纤维细胞持续细胞毒性作用，可以抑制成纤维细胞增殖，从而被广泛地应用于小梁切除术中。然而，丝裂霉素容易导致滤过泡无血和结膜渗出，导致前房变浅、内皮细胞损伤、白内障、眼前房积血、黄斑病变、脉络膜积液等并发症。羊膜作为一种安全有效的滤过泡调制器，可以使滤过泡保持在更稳定的生理状态，增强丝裂霉素在小梁切除术中的效果。此外，羊膜通过下调转化生长因子-β和肌成纤维细胞分化抑制纤维化，还可以用来防止引流道周围纤维化，维持低眼压，减少并发症。

4. **在屈光手术中应用** 近年来随着近视发生率的持续增长，屈光手术的方法及预后也成了万众瞩目的焦点，准分子激光手术后出现的角膜雾状混浊成了众多学者研究的难题。羊膜作为上皮细胞生长、迁移和黏附的基质，可以促进角膜上皮细胞的生长。此外，羊膜基质具有抗血管生成、抗炎症和蛋白酶抑制因子，这些因子对伤口愈合至关重要。在角膜上施行羊膜覆盖的方式可以有效降低准分子激光角膜切削术后角膜雾状混浊的形成，促进术后创面的愈合。准分子激光角膜切削手术结束时，通常会选用绷带隐形眼镜促进上皮愈合，减轻患者的不适，防止感染。研究发现，放置无缝合羊膜移植片与术后放置绷带角膜接触镜对抑制角膜雾状混浊的效果相当，两种方式获得的视力结果相似，且均无严重并发症。

（张 弘）

第五节 角膜移植手术后排斥反应

角膜具有对外来移植组织或其他抗原刺激处于相对无免疫反应状态的特性，称为角膜的免疫赦免。角膜免疫赦免的生理基础由以下几项构成：①角膜无淋巴管及血管，为排斥反应提供了一个相对的屏障，血液来源的免疫效应细胞和分子不能通过血管进入移植的角膜组织，角膜内的效应细胞也不能通过淋巴管运送到局部淋巴结，从而阻止了免疫系统对移植抗原的识别，免疫反应的传入弧及传出弧均被阻断。②正常角膜低表达主要组织相容性抗原复合物（MHC），角膜内皮细胞甚至抑制MHCⅠ类分子的表达。因此，推测这些分子在眼组织的表达下调可能通过限制T细胞在眼内的活化而降低其免疫原性。③角膜上皮和角膜内皮表达免疫调节分子Fas配体（FasL），FasL可以诱导入侵角膜组织的炎症细胞（如中性粒细胞、活化的T细胞和巨噬细胞）发生程序性死亡或凋亡。④前房相关性免疫偏离（anterior chamber-associated immune deviation，ACAID），前房也是免疫赦免部位，当外源性抗原进入前房后，房水中的免疫抑制因子可诱导迟发型超敏反应（delayed type hypersensitivity，DTH）发生偏离，从而保护机体不发生免疫反应。

角膜移植后发生免疫排斥反应的起始是抗原的识别，主要通过两个途径：直接途径，即供体抗原呈递细胞负荷同种异体抗原从供体迁移到淋巴结后激活T淋巴细胞；间接途径，即受体抗原呈递细胞（APC）进入供体角膜，俘获和处理供体抗原后，迁移进入淋巴系统，通过自身的MHCⅡ抗原将同种异体抗原呈递给T淋巴细胞。一般认为，间接途径是角膜移植术后排斥反应的主要途径，而在病毒感染时，供体角膜中APC细胞增加，可能导致直接途径的抗原激活。当辅助性T

细胞识别呈递的抗原为"非己"时，即产生对供体组织的免疫反应。

一、影响角膜移植排斥反应的因素

1. **植片大小** 植片大于直径 8mm 或植片与角膜缘距离在 2mm 以下者容易发生排斥反应。

2. **移植手术类型** 穿透性移植的排斥反应发生率远高于板层移植，即使一些未出现排斥反应临床表现的穿透性角膜移植植片在远期也会出现一定程度的混浊或者水肿，是亚临床的排斥反应还是其他机制导致的植片（内皮细胞）慢性功能丧失，还有待进一步研究。

3. **术前超过 2 个象限的深层角膜新生血管** 角膜的无血管状态是其保持免疫赦免的基本条件，全角膜新生血管即使行板层角膜移植也很难成功。

4. **角膜移植术后** 植片失败再次移植尤其前次移植后发生过排斥反应的。

5. **手术前角膜植床处于炎症状态** 无论是何种炎症反应，除非是角膜濒临穿孔或已经穿孔，最好等到炎症静息后再移植。在发生急性圆锥角膜时，即刻手术或延期进行角膜移植两种手术策略的术后移植排斥发生率尚有待进一步研究。

6. **儿童角膜移植。**

7. **术后缝线松弛** 可能是缝线松动诱发感染、炎症甚至新生血管，所以缝线松动要及时拆除。也有报道指出甚至在正常拆线时也可能诱发排斥反应，故拆线近期应加大抗排斥反应药物的应用强度。

8. **植片炎症反应** 各种炎症包括 HSV 感染复发及其他非病毒感染均可引起。

二、角膜移植排斥反应的类型及临床表现

1. 按照发病时间，可分为超急性、急性和慢性，超急性和急性排斥反应临床少见。

2. 按照发生的层次分为上皮型、基质型及内皮型。角膜上皮排斥反应主要表现为线性混浊，荧光素染色阳性，占所有角膜移植排斥反应的 10%，一般在术后 3 个月后发生；角膜基质排斥反应表现为上皮下浸润、水肿，甚至新生血管长入；角膜内皮排斥反应常常出现视力下降和虹膜炎体征，早期主要是房水中浮游细胞，晚期可发生角

膜后 KP、内皮排斥线及与角膜内皮排斥对应区域的角膜水肿。

三、角膜移植排斥反应的防治

1. **供体与受体的匹配** 在其他器官移植中，采取人类白细胞抗原（human leukocyte antigen，HLA）配型可以降低排斥反应，从而取得较好的效果。然而，在角膜移植中，由于组织配型的作用仅最近才得到认可，因此即便免疫排斥反应仍为导致移植失败的主要原因，现今术前的 HLA 配型仍未得到重视，HLA 匹配率和配型方法鲜少提及，在临床上的应用极少。

过去数十年来，关于 HLA 组织配型的效果一直存在极大争议。美国 The Collaborative Corneal Transplant Studies Research Group（角膜移植研究协作组）的报告认为，HLA 的配型不能降低因为排斥反应导致的植片失败（1992）。Corneal Transplant Follow-up Study 发现，在高危角膜移植中，HLA-Ⅰ型抗原不匹配可增加植片排斥的发生率（相对危险系数 1.27），但是 HLA-DR 不匹配可降低排斥的相对危险度（相对危险系数 0.58），因此这个研究支持进行 HLA-A 和 HLA-B 配型，而不支持 HLA-DR 配型。1996 年一个回顾性分析研究显示，在血管化等高危角膜移植中，HLA-DRB1 配型可以提高角膜植片的 1 年存活率。而近年来，越来越多的研究倾向于认为，对于高风险病例，HLA-Ⅰ（HLA-A 和 HLA-B）的配型是有益的，但对于 HLA-DR 分类和配型效果的讨论仍未结束，这一具有争议的问题很值得研究生们进一步探索。

（1）方法学问题：大量研究显示 HLA 配型具有矛盾的结果，其中包括多方面的问题。①过去 HLA 配型的质量太差，但是最近随着高精确度 HLA 配型方法的成功，HLA 配型的重要性得到认可，即使 5% HLA-DR 配型不同也会造成植片的失败。②绝大多数研究受到统计学方法的干扰，导致不同研究中心的结果差异。由于缺乏手术的标准化和免疫抑制剂使用的不同，影响了植片的存活及 HLA 配型的观察。③由于大部分研究局限于高危角膜移植，在 HLA 配型研究中，可能一些非免疫排斥反应因素如高眼压等也会干扰对配型的研究。

（2）目前的证据显示，在现代可靠的 HLA 配型技术基础上，HLA 组织相容性有助于延长穿透性角膜移植植片的存活时间。①在一个序列研究中发现，Ⅰ类位点 A 和 B 以及Ⅱ类位点 HLA-DR 相同时，有利于角膜植片的长期存活；②有研究表明，单独的 HLA-Ⅰ类抗原配型仅可在有限范围内延长角膜植片的存活时间；③采用 HLA-A、HLA-B 和 HLA-DR 宽位点配型有助于低危角膜移植，如角膜内皮失代偿、Fuchs 角膜内皮营养不良、圆锥角膜和无血管角膜白斑患者的植片存活。

（3）HLA 不同时的免疫原性差异（variable immunogenicity of individual HLA mis-matches）：HLA 不同时的免疫原性差异不同，导致角膜植片的破坏。对于 HLA-Ⅰ类位点，可以确定 50 个以上的表型，这些表型暴露于免疫系统，并诱发免疫反应。HLA 错配率为零或极低时，可以认为组织相容，不会发生排斥反应。

常规在角膜移植中进行 HLA-Ⅰ（包含 HLA-A 和 HLA-B）配型，而当将 HLA-DR 配型包含在内时，需匹配的抗原就升至了 6 个。Roelen 建议在高危角膜移植中进行 HLA-A 和 HLA-B 的配型，可以避免供体特异性 T 细胞的出现。尽管细胞介导的排斥反应被认为是角膜移植术后排斥反应的主要途径，当特异性致敏反应发生时，补体激活异种抗体亦可导致排斥的发生。对于少数处于免疫系统活化状态的患者，应尽量选择低错配率植片以提高植片存活率。Duquesnoy 的 HLA Matchmaker 程序可以通过确定表位组织相容性的抗原水平，曾主要用于揭示为何一些不匹配的移植物仍可取得较好效果。现在，当研究者们筛选出补体依赖性细胞毒性检测为阴性的 HLA 抗原后，可以应用 HLA Matchmaker 进一步鉴别供体植片的 HLA 抗原匹配性，从而避免移植术后排斥反应的发生。

值得注意的是，即使在完全 HLA 匹配的病例中，排除移植失败的非免疫原因，角膜存活率仍然低于 100%，这提示了除主要组织相容性抗原外，次要组织相容性抗原如 H 抗原亦可以在移植后排斥反应中发挥作用，其机制有待人们的继续研究。

2. 植片与植床的准备　尽量使用同种异体植片，异种植片要进行充分的脱细胞处理；有炎症及新生血管的植床术前尽可能先进行治疗，新生血管丰富的植床排斥反应的发生概率大大增加，可采用激素、免疫抑制剂、抗新生血管药物如抗 VEGF 的药物等；新生血管过于丰富的植床尽量不行穿透性角膜移植，也可先采用改良基质的板层移植和 / 或联合角膜缘干细胞移植。

3. 减少植片的抗原携带量

（1）尽量减少角膜移植植片的直径：植片越大，排斥反应发生率也会增高。

（2）尽量避免穿透性角膜移植，采用成分角膜移植：凡是穿透性角膜移植，因携带角膜内皮，排斥反应发生的概率大大增加。

（3）尽量采用保存的角膜：这样角膜细胞会大大减少，排斥反应也随之减少。如角膜缘移植，到底是用新鲜角膜缘供体还是保存角膜缘供体材料尚存在争议，主张新鲜供体者认为干细胞存在；主张保存供体者则认为新鲜材料排斥反应发生率较高，尤其儿童非常容易发生排斥导致移植失败，且保存供体角膜缘移植术后角膜缘重建也较好，术后眼表稳定。由此引发对传统角膜缘干细胞的新思考。

（4）有研究指出，在手术中尤其是板层角膜移植可去掉供体角膜的上皮细胞，术后至少会减少上皮型排斥反应的发生。

4. 药物防治

（1）排斥反应的预防：对于非高危角膜移植，术后只需局部应用抗排斥反应药物 4～6 个月，可以预防排斥反应的发生；但是对于高危角膜移植，术后糖皮质激素的应用至关重要，严重者甚至还需合并应用其他免疫抑制剂，应用多长时间没有规范，一般认为可术后递减应用 2 年。

（2）排斥反应的治疗：如果是上皮排斥反应治疗效果尚好，若是基质或内皮排斥反应则效果稍差，一旦发生要尽快处理。尤其是内皮排斥反应，时间尤为重要，如果内皮细胞损毁，一般预后很差，一定要争分夺秒强化或激素冲击治疗。

细菌及病毒性感染移植术后，如果术中病灶切除干净，术后在用抗生素的同时可以联合应用激素；但是真菌及棘阿米巴等感染，术后早期不能使用激素，可应用其他免疫抑制剂如环孢素或他克莫司等，术后 2～3 周无原发疾病复发才可谨慎应用激素。

有研究发现一些非高危穿透性角膜移植的患者，术后没有明显排斥反应的植片内皮也在较长时间（8～10 年）后发生内皮功能丧失，具体机制目前尚不清楚。

异种（猪）脱细胞基质移植及单纯内皮移植术后如何应用抗排斥反应药物尚有待进一步探索；此外，部分患者对一种或多种抗排斥反应药物不应答的机制也有待进一步研究。

（张明昌　谢华桃）

第六节　圆锥角膜临床及基础研究的现状、前景及方向

圆锥角膜和扩张性角膜疾病已经被认识有 150 余年，在最近的 20 年里，关于该病的病因、发病机制、诊断和治疗取得了革命性的进展，这也意味着在临床和基础研究方面有更广阔的空间值得我们去探索和创新。

一、圆锥角膜的流行病学及患病率的思考

由于诊断标准不同、研究年龄组及人群的差异以及检查设备的不同，关于圆锥角膜患病率的报道差异很大。目前常见的患病率报道都是引用 1986 年美国明尼苏达州报道的 0.054%（10 万人中有 54 人）的流行病学数值，该数值仅是通过视网膜检影中出现的剪刀运动以及角膜曲率计检查获得的。近年来随着角膜地形图及角膜断层扫描地形图的出现，使得早期诊断角膜扩张性疾病成为可能，而且之前大多数关于患病率的研究都在医院以及诊所完成（由于在医院就诊的患者通常是有症状的，因此错过了疾病的早期阶段），这就意味着我们目前一直引用的患病率可能低估了该病的真实患病率。

采用基于人群的研究是最好的评估疾病真实患病率的方法，可以减少选择偏倚，因此未来关于圆锥角膜患病率的估计将会是在基于人群筛选联合标准的检查设备及确定一致的诊断标准基础上获得的。

二、圆锥角膜危险因素的诸多问题

人们普遍认为圆锥角膜的病因是环境和遗传等多因素综合作用，而且在基因易感的个体中，虽然环境因素导致疾病发生的贡献有多少目前还不清楚，但却是必不可少的触发因素。

（一）环境因素

首先，眼摩擦被认为是一个重要的危险因素，无论是从病例对照的关联研究还是对于圆锥角膜患者基础泪液的实验分析，都提供了最有说服力的证据；其次，是关于包括过敏、哮喘和湿疹的特异性反应与圆锥角膜的关联性，有一些相互矛盾的报道。但应当注意的是，在无显著相关性的研究结果中，对照组来自普通人群而不是与之年龄和性别匹配的人群。Kaya 等的研究结果表明，有过敏反应的圆锥角膜患者的角膜扩张较没有的患者更陡峭、更薄。或许过敏可能只是间接相关，因为它引起的瘙痒可进一步导致眼睛摩擦；再次，紫外线照射是另一个被确定的重要危险因素。与欧洲和北美相比，在炎热、阳光充足的国家圆锥角膜的患病率更高。而来自于动物实验的证据也显示了暴露于紫外线下的小鼠角膜基质胶原退化、变薄，角膜基质细胞明显丢失。但值得注意的是，紫外线辐射可能通过诱导角膜胶原交联而提供有益的效果，从而减轻疾病的发展或进展；最后圆锥角膜可能和吸烟呈负相关，因为烟雾的副产物可能导致角膜胶原交联。但另一方面来自乌拉尔的研究报告显示，污染工业城市的圆锥角膜病例比农村地区多。

大量文献发现，环境因素的改变可以导致国家经历最快速的一个流行病学转变。由此，随着城市的工业化发展及患有过敏性疾病患者的增多，关于圆锥角膜的流行病学调查及患病率的评估将会面临很大的挑战，而且由于该病是慢性的，未来圆锥角膜的监测及治疗也有可能加入眼科慢性疾病管理的行列中。

（二）社会经济因素

由于圆锥角膜通常是从无症状开始的，因此大多数患者确诊的年龄均是在实际发病年龄之后。多数文献记载疾病开始于青春期，35 岁后很少出现，超过 50 岁的圆锥角膜患者比例很低。英国中部进行的 3 项不同研究提示亚洲人的发病年龄比白人明显小 4～5 岁。

地理位置和种族不同是圆锥角膜患病率存在差异的另一个重要因素。北欧、乌拉尔、美国北

部和日本的患病率都比较低,而中东国家、印度和中国相对较高,尤其是以炎热和阳光充足气候为特征的中东国家以及印度的部分地区。生活在英国中部的亚洲人(印度人、孟加拉国人和巴基斯坦人)的发病率是白人的4.4倍,同一国家的不同民族之间也存在差异。不同地理位置、不同种族人群圆锥角膜患病率和发病年龄的差异强烈,这表明遗传因素在疾病的发病机制中起着重要作用。

气候是否会影响圆锥角膜的发展,特别是过度暴露在紫外线下造成的氧化损伤;人与人之间是否存在固有的差异,比如种族背景,或营养成分及生活方式的不同,这些都需要进一步研究以更好地了解圆锥角膜的发病机制。

三、圆锥角膜发病机制的探索空间

关于圆锥角膜发病机制的每个环节都被研究过,但与许多复杂疾病一样,区分相关性、病因和结果的关系依然存在争议,而且具有挑战性。

圆锥角膜的发展涉及遗传和环境因素之间复杂的相互作用,但它们对疾病的相对贡献尚不清楚,而且可能是可变的。目前对于圆锥角膜发病机制的研究方法包括组织化学、生物力学、酶学、蛋白质组学和分子遗传学,这些研究结果确实有利于我们对圆锥角膜发病机制的理解,但是由于这些研究主要集中在疾病相对晚期的患者,其发生的角膜变化通常不能区分是原发性改变和继发于炎症或退行性变,仍无法将这些变化追溯到原发性病因,也无法确定引发导致圆锥角膜临床表现级联事件的触发因素。因此,关于圆锥角膜发病机制的研究仍有较大的探索空间。

(一)炎症因子

圆锥角膜通常被定义为退行性、非炎症性角膜病,然而最近的研究证据表明,在临床期和亚临床期圆锥角膜患者泪液中存在炎症介质,如细胞因子、IL-6的过度表达,因此目前一些学者认为炎症因素在圆锥角膜的发病机制方面扮演着重要的角色。关于炎症因子在影响细胞外重塑中的作用需要我们继续探索,在未来研究中,以大量健康眼作为对照组,以及将炎症因子水平与角膜中其他炎症状况的比较,将有助于揭示圆锥角膜的病因学奥秘,并为探索局部抗炎药物用于圆锥角膜的治疗以阻止其进展提供新的思路。

(二)生物力学

圆锥角膜患者的角膜组织比正常组织硬度差,其基质的变薄是由受影响区域内的基质板层数量减少而不是单个板层内的胶原纤维压缩引起的,但是基质变薄的机制尚不确定,而且基质胶原相互作用异常的分子基础也不确定,这都是今后关于圆锥角膜生物力学研究的方向。

(三)遗传学

大多数圆锥角膜病例是散发的,但家族性圆锥角膜病例的报告也很常见,圆锥角膜一级亲属患病率约为3.34%,明显高于一般人群,这种一致性同样在同卵双胞胎中也很高,并且在同卵双胞胎中观察到更大的表型相似性,这意味着遗传因素可能在疾病表型中起关键作用。

目前有几种遗传方法被应用于圆锥角膜的遗传学研究,包括圆锥角膜显性遗传家系的连锁研究、圆锥角膜群组中的候选基因分析以及全基因组关联分析(GWAS)。

基于家族的传统连锁分析已识别出19个可能与圆锥角膜相关的基因突变位点,其中chr5q21.2区域已被成功复制。通过连锁分析结合新一代测序在两个显性先天性白内障联合角膜表型的家系中发现了miR-184的杂合突变,为了确定miR-184中的突变是否与圆锥角膜相关,随后在780名圆锥角膜患者的队列中筛查miR-184,仅2个(0.25%)患者中鉴定出变异,但这些变异并不完全与圆锥角膜共分离,表明miR-184突变不是散发圆锥角膜的常见原因,还需要进行更多关于miR-184的研究探索其是否调控其他候选基因的表达。

圆锥角膜的候选基因主要基于其生物学功能,其中两个主要候选基因是视觉系统同源框1(VSX1)和超氧化物歧化酶1(SOD1)基因。迄今为止,对超过1 500名圆锥角膜患者进行了VSX1基因筛查,仅在不到2%的病例中发现了潜在的致病突变,表明该基因在圆锥角膜的分子病理学中没有主要作用,这与圆锥角膜基因异质性的理论一致。其次,虽然圆锥角膜患者角膜氧化应激标志物水平的间或升高,使人们普遍认为氧化应激在圆锥角膜的进展中起着关键作用,但遗憾的是没有在圆锥角膜患者中发现负责代谢超氧化物自由基的SOD1基因突变,SOD1基因是否在圆锥角膜发病中起作用尚不清楚，上述氧化应激也可能是由其他基因缺陷引起病理过程的最终结果。其他候选基因还包括 *TIMP3*，*TGFBI*，*7ZEB1*，*FLG* 和几种胶原基因，尽管做了很多研究，但仅极少数圆锥角膜个体发现了潜在的致病变异。我们建议未来的研究重点是在圆锥角膜中识别新的遗传因子。

通过全基因组关联分析（GWAS）确定了该疾病新的候选基因，肝细胞生长因子基因（*HGF*）和 RAB3 GAP 酶激活蛋白催化亚基基因，*HGF* 基因与圆锥角膜的相关性提示 HGF 相关炎症通路的潜在参与。

圆锥角膜的遗传异质性使得单个研究组识别和复制新的基因突变面临很多困难，因此不同的圆锥角膜研究群体将有必要相互协作，建立遗传学研究联合会，通过共享 DNA 样本和表型数据，来识别与圆锥角膜和相关表型的新的基因组变异。而新开发的基因技术，必将继续提高我们对圆锥角膜发病机制的认识，最终在改进早期诊断、靶向治疗和潜在预后方面提供依据。

（四）基因表达研究

正常角膜与圆锥角膜之间基因表达的差异补充了蛋白质组学研究，以识别疾病途径。但目前关于这部分研究中，任何差异表达的基因都没有显著重叠，也没有帮助验证遗传研究中的任何候选基因。这可能是由于所使用的是不同的组织和细胞类型、遗传异质性和不同的实验方法和阵列组合造成的。然而，它们突出了与蛋白质组学数据相关的细胞分化、增殖和凋亡的相似途径。这种表达分析不仅是阐明圆锥角膜发病机制所用的其他方法有价值的补充，并且帮助分析原发和继发的作用，还会提供进一步的信息以缩小确定潜在致病基因的范围。

四、角膜交联术治疗圆锥角膜的进展

圆锥角膜目前是发达国家中角膜移植最常见的原因，大约 20% 的圆锥角膜患者最终需要角膜移植手术，虽然角膜移植术可以取得满意的视觉效果，但是潜在的后遗症包括移植排斥、高度不规则散光和屈光不正会极大地影响患者的视力和生活质量。近年来很多研究报道角膜交联术成功地减慢、阻止或者逆转圆锥角膜的发展，给圆锥角膜等角膜疾病的患者带来了希望。

角膜交联术自 2016 年获得了美国食品药品监督管理局的批准推广后，经历了从去上皮到经上皮、从核黄素光敏剂到不同光敏剂、从低照射能量密度到高照射能量的变化，同时在减轻患者术后疼痛、异物感、缩短手术时间等方面取得了较大的进步。文献报道包括多个回顾性研究、前瞻性研究和随机对照试验均支持角膜交联稳定了圆锥角膜的进展。但圆锥角膜的病程是慢性的、变化的过程，角膜交联主要用于进展期患者，因此如何定义进展期圆锥角膜的诊断标准，以确定最佳的治疗时间仍是一个挑战。而且如何定义角膜交联术有效性的标准，如何更好地保证角膜交联术的安全性、可预测性及稳定性等临床问题，仍需要进一步的探索，这也是未来关于圆锥角膜治疗方面研究的焦点。

圆锥角膜及其后遗症会影响患者的生活质量，而且通常都发生在患者受教育、工作和养育孩子时期。因此，研究潜在的治疗方法，并去限制该疾病对患者生活带来的严重影响是我们努力的方向。

五、儿童圆锥角膜的再认识

通过回顾文献，儿童圆锥角膜比成年人更具有侵袭性和高的进展率，最有可能是由于角膜胶原交联的结构差异造成的。因此年轻患者的病情更严重，恶化迅速，需要更频繁的随访和早期干预。有文献报道成年人的治疗方式及所采用的圆锥角膜停止发展的标记物不足以适用于儿童，因此像成年人一样在圆锥角膜进展迹象出现时提供治疗是不合适的，什么时候进行干预治疗仍在儿童人群中值得进一步讨论。

目前成人圆锥角膜的治疗方法，包括根据疾病的阶段选择眼镜、角膜接触镜、角膜基质环植入术、角膜交联、穿透性角膜移植术和前部深板层移植术来改变视觉质量，这些方法已经尝试用于儿童的治疗。但在长期的随访中，几乎所有文献都表明，相比成年人，儿童圆锥角膜术后具有更高的失败率和进展率，而且比起高失败率的角膜基质环植入术和穿透性角膜移植术，角膜交联在儿童中是最有前景的。然而，由于儿童角膜的自然动态性，交联术后的稳定性也被证明不如成人。为了了解和治疗儿童圆锥角膜，探索一种针对儿童人群的治疗方法是很有意义的。此外，我们应该进一步探索儿童圆锥角膜与炎症标记物和激素因素在病因学上的相关关系，为未来针对圆锥角膜的治疗提供新的靶点。

（庄文娟）

第七节　关于 ANCA 相关性眼病导致角膜穿孔的几点思考

一、病例引入

临床中结合患者症状及体征，诊断角膜穿孔并不困难，请看以下病例。

患者男性，68 岁，务农，主诉"双眼反复红 4 年余"，4 年前无明显诱因出现双眼反复红，伴畏光、流泪，无眼分泌物增多及眼痛等不适。因考虑行翼状胬肉手术就诊当地医院后发现右眼角膜穿孔，随后转诊我院。就诊情况如图 2-3-2～图 2-3-4（图 2-3-2 和图 2-3-3 见文末彩插）所示。既往史：因"抗中性粒细胞胞质抗体（ANCA）相关性血管炎肾损害"长期口服醋酸泼尼松片（目前 1 片，1 次 / 周），高血压病史。否认糖尿病等其他病史。

查体：视力，右眼 0.25，左眼 0.5。双眼鼻侧纤维血管组织增生肥厚呈三角形状侵入角膜，右眼鼻上方可见一溃疡灶，大小约 3mm×4mm，其

间可见一大小约 2mm×2mm 的穿孔灶，颞下方角膜缘可见少量新生血管侵入，余透明，KP（-）。角膜鼻上方处可见纤维膜局限性变薄，大小约 2mm×2mm。辅助检查：双眼角膜知觉轻微减退。

本患者临床特点：老年男性，查体可见角膜穿孔病灶，虹膜前粘连，局部前房消失，无疑符合角膜穿孔诊断标准，患者角膜溃疡无明显疼痛，结合患者既往病史，考虑患者为肉芽肿性多血管炎相关性眼病导致的可能性大。

如果在临床中我们遇到这类的患者，经过专科查体及相关的全身检查后，下一步应该作何思考呢？

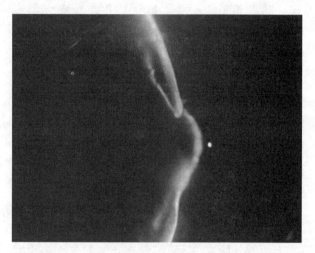

图 2-3-3　右眼角膜裂隙灯显微镜切面照相
右眼角膜鼻上方溃疡灶，切面可见溃疡灶侵入角膜基质深层

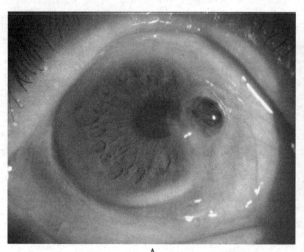

A

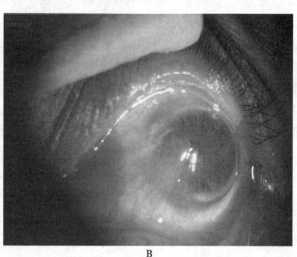

B

图 2-3-2　双眼前段照相
A. 右眼结膜充血（+），鼻侧纤维血管组织增生肥厚呈三角形状侵入角膜内约 4mm，角膜鼻上方可见一溃疡灶，大小约 3mm×4mm，其间可见一大小约 2mm×2mm 的穿孔灶，颞下方角膜缘可见少量新生血管侵入；B. 左眼结膜充血（+），鼻侧纤维血管组织增生肥厚呈三角形状侵入角膜内约 3mm，角膜鼻上方处可见纤维膜局限性变薄，大小约 2mm×2mm

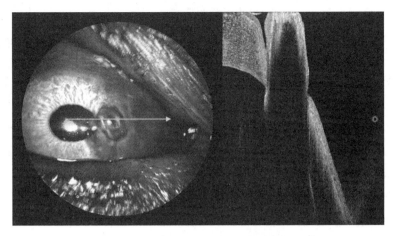

图 2-3-4　右眼前节 OCT 扫描
可见右眼角膜鼻上方溃疡灶,切面显示溃疡灶侵入角膜基质深层

首先,"保眼球"是首位,那么应该通过什么治疗方法来保住眼球呢?是手术修补穿孔,还是保守治疗?其次,引起角膜穿孔的病因是什么,在"保眼球"的治疗过程中,我们需要针对病因做哪些治疗,以及是否需要做哪些辅助治疗?最后,眼球保住了之后需要哪些进一步的治疗。这些问题将在后面内容进行讨论。

二、关于 ANCA 相关性眼病的诊疗与思考

抗中性粒细胞胞质抗体(ANCA)相关性血管炎(AAV)是一组临床表现为 ANCA 阳性并且累及多系统的寡免疫复合物型小血管炎。AAV 可同时引起肾、肺、皮肤、五官、神经系统等多器官损伤。美国风湿病学会(American College of Rheumatology,ACR)对 AAV 分类提出主要包括韦格纳肉芽肿(Wegener granulomatosis,WG)、变应性肉芽肿性血管炎(Churg-Strauss syndrome,CSS)和结节性多动脉炎(polyarteritis nodosa,PAN)。2012 年 Chapel Hill Consensus Conference(CHCC,教堂山共识会)根据病因、种类等对 AAV 疾病进行更具体的划分。AAV 正式定义为与 ANCA 相关、伴有少量或没有免疫复合物沉积并显著影响小血管的一组坏死性血管炎,部分被重新命名,显微镜下多血管炎(microscopic polyangiitis,MPA)命名未改,WG 更名为肉芽肿性多血管炎(granulomatosis with polyangiitis,GPA),而 CSS 被更名为嗜酸性肉芽肿性多血管炎(eosinophilic granulomatosis with polyangiitis,EGPA)。换言之,ANCA 相关小血管炎主要指 GPA、MPA 和 EGPA,而 ANCA 是其血清学诊断工具。

抗中性粒细胞胞质抗体(anti-neutrophil cytoplasmic antibody,ANCA)是一种以中性粒细胞和单核细胞胞质成分为靶抗原的自身抗体,在间接免疫荧光阳性实验中,若见到粗大的荧光颗粒不均匀分布于中性粒细胞胞质内,则为胞质型 ANCA(cytoplasmic,C-ANCA),其抗原主要为蛋白酶 3(proteinase 3,PR3);荧光呈线条状沿细胞核周围分布者称为环核型 ANCA(P-ANCA),其抗原主要为髓过氧化物酶(myeloperoxidase,MPO)。C-ANCA 多见于 GPA,其靶抗原为蛋白酶 3(PR3),P-ANCA 主要见于 MPA,其主要靶抗原为髓过氧化物酶(MPO)。

针对 ANCA 相关性眼病,我们需要了解的是,它是一种病因不明,主要累及中小血管并以坏死性肉芽肿性血管炎为主要特征的罕见疾病。可累及上下呼吸道和肾脏,亦可累及眼、耳、关节、皮肤及神经系统。眼部可侵犯角膜、巩膜及眼眶。认识该疾病早期眼部表现及其伴发改变,并尽早进行活检以正常诊断该病,具有重要临床意义。

目前的研究认为,眼部表现是 8%~16% ANCA 患者的首发症状,且 28%~87% 的患者最终都将累及眼部。眼部受累的原因部分是由邻近眶周和上呼吸道的病变蔓延而来,孤立的局限性病变是由于局部的坏死性血管炎所致。无论是作为 ANCA 血管炎的首发症状,或者是其全身改变的一部分,这类患者的眼部表现特点没有任何差

异。眼部的任何一个部位均可受累，包括眼球、眼附属器及视路，其中眼前节及眼眶是最常累及的部位。

ANCA 相关性眼病患者眼部受累的表现多样：① ANCA 相关性眼病角膜病变可出现角膜溃疡及角膜穿孔，表现为双眼或单眼的角膜缘浸润，逐渐发展成溃疡向角膜中央蔓延，可引起穿孔，病变的进行缘成穿凿样与 Mooren 溃疡（蚕蚀性角膜溃疡）相似，病理表现为角膜上皮和浅基质层溃疡，可见急慢性炎细胞，偶有上皮样细胞和巨细胞包绕，溃疡基底部有慢性肉芽组织，巩膜炎也是其常有的眼部表现形式，多为前部巩膜的结节和坏死，多靠近角膜缘，有时可见睫状体坏死性肉芽肿，被认为是本病的一种特征性表现。②眼眶假瘤或眼眶炎症伴眼球突出较常见，多双眼，炎性假瘤、眶蜂窝织炎、伴有视神经病变是这类患者视力丧失的最常见原因。眼眶的受累是由于原发感染或邻近的鼻窦或鼻咽部的炎症扩展所致。因此，大部分有眼眶病变的患者同样有鼻窦疾病的症状和体征，眼眶疾病最常见的有代表性的特点为眼痛、溢泪和充血。眶组织活检表现为混合性炎症，脂肪崩解，小灶性坏死及纤维化，很少表现为血管炎。③累及眼后节病变不常见，多表现为视网膜血管炎，包括播散性的视网膜炎、后部葡萄膜炎、渗出性脉络膜视网膜脱离。④眼附属器受累表现为泪囊炎，鼻泪管阻塞，眼睑包块、坏死，神经眼科疾病表现为视神经病变，继发于眶内病变、后睫状血管炎或继发于颅内病变所致的高颅压。⑤眼部并发症，不同程度的视功能损害最多见，常为双眼角膜穿孔甚至丧失眼球，此外还有眼睑畸形、眼表破坏导致干眼、眶窝畸形挛缩、眼球内陷等。

ANCA 相关性眼病的辅助检查：①实验室检查方面，ANCA 试验是目前诊断 ANCA 相关性眼病最敏感、最特异的方法，而 C-ANCA 在此类疾病中特异性很高。根据文献统计，几乎所有活动期 ANCA 血管炎患者的 ANCA 检测均为阳性，其中 80%～95% 表现为 C-ANCA，5%～20% 表现为 P-ANCA。以眼部病变为首发症状的局限性病变患者，ANCA 试验也是敏感而特异的，并可作为监测疾病进展情况的评估指标。Reynolds 等检测到大部分 AAV 患者血清中含有一种针对角膜上皮细胞的 66kDa 角膜上皮抗原（BCEA-A）的抗体，进一步证明是抗细胞角蛋白 3（K3）抗体，尤其在伴有边缘性角膜溃疡的 AAV 中阳性率很高，K3 被认为可以作为一项早期诊断 ANCA 相关性眼病并与其他角膜溃疡鉴别的指标之一。此外，实验室检测可见 C 反应蛋白（CRP）及红细胞沉降率（ESR）升高，此类结果并无特异性。②影像学检查方面，MRI 检查有时可见眶内炎性假瘤、直肌增粗、泪腺肿大，CT 扫描可显示肺部境界清晰的病灶，眼眶炎性假瘤或鼻窦的炎性改变，对 ANCA 相关性眼病并无特异性。③病理及活检，a. 病理特征，AAV 典型的病理改变有 3 种，坏死、肉芽肿和血管炎。b. 是否必须通过组织学检查来诊断，目前仍有争议。多数临床医生对于具有典型临床特征和 ANCA 水平升高的患者，并不追求一定要有组织学检查，因为活检并非总能观察到典型组织学特征，AAV 病灶部位的活检结果并不是特异的，最常表现的是非特异性炎症和坏死。但活检对此类疾病诊断尤其是鉴别诊断仍有意义，尤其鼻咽部病灶活检显示典型的三联症阳性率较高，常提示诊断。

目前尚无诊断 AAV 的"金标准"，通常情况下，当任何一种器官出现典型表现，有典型的组织学改变及 ANCA 阳性即可诊断。但由于 C-ANCA 检验会漏诊部分患者，因此对于仅有眼或眼眶病变的局限性 AAV 患者，如仅出现角巩膜溃疡、眶内包块和眼睑溃疡，活检表现为典型的三联症甚至 ANCA 检测阴性的情况下，也可做出早期诊断。

三、角膜穿孔类疾病相关治疗方法的讨论

多种眼部疾病可导致角膜穿孔的发生，其中眼外伤与感染性角膜病最为常见，同眼多次发生角膜穿孔的原发病中，单纯疱疹性角膜炎与蚕蚀性角膜溃疡常见。原发病复发是导致角膜移植术后角膜再次穿孔的最常见原因，其次为植片自溶与细菌感染。

由于角膜穿孔患者并发症多且严重，其基本的预防与早期治疗是临床上值得高度重视的问题。

在临床中，遇见这一类的疾病我们应该如何处理应对呢？角膜发生穿孔后，快速做出诊断、

及时采取合理的措施是治疗的关键，治疗一般围绕以下几个方面进行：①封闭角膜穿孔；②去除原发病灶；③控制感染；④重建眼前段；⑤防止并发症。其主要治疗方式：①药物治疗；②非手术治疗，包括治疗性角膜接触镜、组织黏合、角膜交联；③手术治疗，包括角膜缝合、结膜瓣遮盖、羊膜移植、角膜移植术。

正如前面提到的案例，对于角膜穿孔的患者，"保眼球"是首位，需明确角膜穿孔的原因，如果说药物治疗因贯穿角膜穿孔预防和治疗的全程，治疗是否得当对角膜穿孔的预后有密切的关系，那么手术则作为主要治疗方法，而其中角膜移植是治疗和复明的主要手段。

手术治疗的目的首先是恢复眼球的完整性，进而恢复眼内结构特别是眼前节结构的正常，防止眼内感染等并发症的发生。手术方法包括部分穿透性角膜移植术、眼前节重建术、板层角膜移植术及羊膜移植术、结膜瓣掩盖术等。其中部分穿透性角膜移植术及眼前节重建术用于角膜穿孔位于中央或旁中央，原发病变为感染性疾病，病灶侵及范围广泛，合并前房积脓者。尚存健康角膜边缘组织者，选择部分穿透性角膜移植术；病变严重，累及角膜缘及巩膜者，选择眼前节重建术。板层角膜移植术用于角膜穿孔位置偏于边缘或近周边，原发病变为非感染性疾病，病灶相对清洁局限，前房无反应者。羊膜移植术用于角膜穿孔直径 <1～1.5mm 或临时性手术（近期拟行其他角膜移植手术）。合并白内障者术中根据情况行白内障囊外摘除（或联合人工晶状体植入术）。结膜瓣掩盖术是用自体结膜来填补覆盖角膜穿孔处，在没有角膜材料的情况下用来保持眼球的完整性，由于结膜带有血管，术后可改善角膜的血运和营养，有利于角膜组织的修复，同时为二期手术打下基础。但由于结膜不具有角膜组织的透明性，因此术后外观和视力恢复较差，愈合后新生血管长入角膜为二期角膜移植带来不便。

在临床中，也经常遇到权衡是否积极手术修复穿孔等问题，是不是选择手术治疗，通过角膜移植修复穿孔。手术时机的选择对术后恢复效果有很大的影响，根据病情和治疗条件选择合适的时间进行手术往往可取得较好的治疗效果。对于感染性角膜病变引起的角膜穿孔，在有效的药物作用下，感染得到基本控制后实施手术，此时病灶及周围感染有局限的趋势，角膜处于再生恢复期，术后恢复效果最为理想。如药物治疗无效，病灶及周围感染有扩大趋势，应根据条件及早手术。一般穿孔面积较小、前房存在、虹膜无前粘连、眼内组织无明显移位等异常者，可暂不手术，应用合理的药物治疗使穿孔及溃疡面愈合，形成单纯性角膜白斑，此时病灶已消失，眼前节结构正常，这时行部分穿透性角膜移植治疗效果最好。对于角膜穿孔面积略大，但虹膜等眼内组织向前移位较轻后仅有轻微虹膜前粘连者，可用药物治疗使病灶略局限后行部分穿透性角膜移植术，术中尽可能清除坏死的角膜组织，分离轻度的虹膜前粘连，尽力保留眼部的所有正常组织。如角膜穿孔面积较大，虹膜等眼内组织向前移位，虹膜脱出并嵌顿于穿孔处，应积极药物治疗防止病灶扩大，并及时行青光眼减压术，如有条件应尽早行穿透性角膜移植术，术中应清除坏死组织。

对脱出及嵌顿的眼内组织可予部分剪除，若治疗及时可取得较好疗效，若无条件及时进行角膜移植治疗，可药物治疗或根据病情适时行结膜瓣掩盖或羊膜移植使其愈合为粘连性角膜白斑后行二期手术治疗，但由于眼内组织与病变角膜粘连较重，术中情况复杂，术后效果较难预料。对于穿孔面积极大，角膜大部分缺损者，唯有及时行全角膜移植术或眼前节重建术，才能挽救眼球。

角膜穿孔常见于感染性角膜溃疡、角膜免疫性疾病、角膜外伤等，其病理基础为角膜原发病变持续加重，溃疡继续向深部发展，在眼内压的作用下突破后弹力膜，导致角膜穿孔。因此，在部分病变较小的角膜穿孔保守治疗中，抗青光眼药物应用及角膜绷带镜等的使用尤为重要。抗青光眼药物有助于降低眼内压，促进前房形成，减少眼内容脱出；角膜绷带镜紧密贴附于角膜表面，加固穿孔区域，封闭穿孔部位的房水渗出，促进前房形成，角膜绷带镜与眼内压力对角膜形成夹板作用来抵抗后弹力层进一步膨出，避免全层穿孔的发生。穿孔部位邻近的角膜内皮细胞通过变大移行来完成新的覆盖，后弹力层能分泌再生，角膜组织能够得到修复。但是角膜绷带镜仅作为治疗非感染性角膜微小穿孔的治疗方法之一。

角膜穿孔的治疗包括药物治疗、角膜绷带镜、组织黏合、角膜交联等非手术治疗，以及角膜缝合、结膜瓣遮盖、羊膜移植、角膜移植等手术治疗供眼科医生选择，各种方法均有其自身优缺点和适应证，灵活选用治疗方法，及时封闭穿孔是恢复眼球完整性，提高视觉质量的关键。有时联合治疗方法也不失为明智的治疗方式。药物治疗因贯穿治疗的始终，小的穿孔可采用角膜绷带镜、组织黏合等方式；若角膜穿孔发生于角膜周边，可采用结膜瓣遮盖、新月形的板层移植等；角膜穿孔的面积大或者其他措施无效的角膜穿孔，采用紧急的角膜移植也是不可避免的。

四、角膜基质透镜在角膜穿孔修复中的应用

随着人们对角膜疾病认识程度的加深以及新技术和新器材的使用，目前国内外的研究已从传统的穿透性角膜移植术逐渐转向角膜成分移植，如角膜缘干细胞移植、板层角膜移植、带内皮的板层基质移植以及单纯内皮移植等，极大地提高了角膜供体材料的利用率，减少了手术对受体角膜的损伤，降低了免疫排斥反应的发生率，并获得了更好的光学效果，为不同角膜病变患者采用同一角膜供体移植治疗提供了可能。其中板层角膜移植术，特别是前部板层角膜移植术（anterior lamellar keratoplasty，ALK）因避免了穿透性角膜移植的诸多缺点，受到广大眼科医生和角膜病患者的青睐，被广泛应用于治疗角膜瘢痕、角膜化学伤、角膜免疫性疾病、角膜穿孔、后弹力层膨出的修补和全身应用抗真菌药物仍无法治愈的真菌性角膜炎等疾病的治疗中，在多数病例中不仅可以修复角膜穿孔，还可以获得良好的视力。但我国角膜供体材料不足，尤其在急用时难以随时获得，部分患者失去了最佳治疗时机，采用替代的方法是一种良好的选择。目前利用小切口角膜基质透镜取出术（SMILE 术）中所获得的角膜基质透镜，可以用作角膜溃疡修复材料。全飞秒激光是将激光精确定位于角膜基质，制作角膜基质内镜片后将其取出，从而改变角膜的屈光度以矫正近视。将来源于全飞秒激光的角膜基质透镜用于板层角膜移植，治疗一些难治性角膜溃疡与穿孔具有以下优势：①植片角膜瓣均匀一致，术后视觉质量更好；②植片与植床易贴合，不易有间隙或形成双重前房；③材料经济易得，解决了国内角膜供体材料不足的现实问题。全飞秒激光 SMILE 术所得的角膜基质透镜作为角膜移植材料修复角膜穿孔，对于小于 6.0mm 的顽固性角膜溃疡、角膜溃疡穿孔又无角膜供体材料的患者，是一种可供选择且有发展潜力的手术方式。角膜基质透镜作为角膜植片的转归、适应证选择、控制角膜感染的效果、有无排斥反应以及远期疗效等，还需要进一步探索。

五、小结

角膜穿孔是角膜最严重的临床急症之一，常可造成眼睛结构的破坏及视觉质量的下降，分析其产生的原因主要有角膜溃疡穿孔、角膜外伤穿孔。及时封闭角膜创口，恢复眼球正常解剖结构是治疗的关键。对于角膜穿孔患者，应根据穿孔的原因、位置、大小等综合因素，灵活选用不同的治疗方法，个体化治疗才能够达到有效封闭穿孔、控制感染、保存眼球完整性、增进视力的要求。随着医学技术的日新月异，我们也期待如角膜交联、生物工程角膜等一系列新技术的突破及具有更好生物相容性的替代材料问世，可以给角膜穿孔患者带去福音。

（陈梅珠）

第四章 泪器病

第一节 概　述

泪器病（lacrimal apparatus disease）包括泪道和泪腺的疾病。泪器（lacrimal apparatus）分为泪液分泌系统（lacrimal secretory system）和泪液排出系统（lacrimal excertory system）两大部分。分泌系统由泪腺、副泪腺（包括 Krause 腺、Wolfring 腺等）、结膜杯状细胞组成。位于眼眶颞上泪腺窝的泪腺分泌了大部分的泪液。外形似杏仁的泪腺分为较大的眶部泪腺上叶和较小的睑部泪腺下叶，两个泪腺叶通过各自的排泄管，将泪液引流到结膜穹窿颞上部，睑部泪腺有时在翻转上睑时可以见到。泪腺受到情感或外界刺激后大量分泌，起到冲洗和稀释刺激物的作用。泪液产生过多流出眼睑造成流泪（lacrimation）。小脑脑桥的肿瘤和听神经瘤会使泪腺失去三叉神经上颌支的神经支配，影响泪液的分泌。副泪腺的数量只有主泪腺的 1/10，多位于结膜上穹窿。副泪腺的分泌称为基础分泌，其分泌量足以维持眼表的湿润，减少眼睑和眼球的摩擦。结膜中还散布着杯状细胞，分泌黏蛋白，失去杯状细胞后，即使泪液量很丰富仍会导致角膜干燥。泪液分泌过多或过少都将对眼部造成一定危害。

泪液排出系统包括泪点、泪小管、泪总管、泪囊和鼻泪管。泪液的生成和排出通常保持平衡，每次瞬目、闭睑动作使泪液在眼表涂布，同时推送到内眦部形成泪湖，然后通过虹吸现象进入泪点。闭睑时，围绕泪小管部的眼轮匝肌收缩，防止出液回流，同时挤压泪小管和泪囊，迫使泪液从鼻泪管排入鼻腔。睁开眼睑，眼轮匝肌松弛。泪小管和泪囊因自身弹性扩张，形成负压，泪湖的泪液通过重新开放泪点进入泪小管和泪囊。泪囊内部有阀门状的上皮衬里，防止泪液或空气倒流。发育最完善的是鼻泪管远端的 Hasner 瓣，其结构十分重要，婴幼儿发生堵塞是引起先天性泪道阻塞和慢性泪囊炎。

正常情况下，眼部各种腺体的分泌成分组成泪液，眼睑的瞬目运动将泪液均匀涂布到眼表，除少量泪液蒸发外，大部分泪液经排出系统引流到鼻腔。分泌系统或是排出系统的病变，包括先天异常、炎症、变性和肿瘤，统称为泪器病，炎症性肿胀或组织增生、肿瘤压迫或阻塞、瘢痕粘连等都可引起泪道阻塞，使泪液不能流入鼻腔而导致溢泪（epiphora）。泪道阻塞最常见原因为炎症性疾病，外伤次之，肿瘤较少，先天性狭窄或闭锁更是少见。

（孙广莉）

第二节　泪液分泌系统疾病

泪液分泌系统疾病主要包括泪腺炎和泪腺肿瘤。

一、泪腺炎

泪腺炎（dacryoadenitis）是各种原因引起的泪腺组织炎症性疾病的总称。临床上按其起病的缓急程度分为急性和慢性两种。

1. 急性泪腺炎（acute dacryoadenitis）临床上较少见，一般单侧发病，主要见于儿童，常并发于麻疹、流行性腮腺炎和流行性感冒。

（1）病因：多为细菌、病毒感染所致，常见细菌为金黄色葡萄球菌或肺炎球菌，感染途径可为眼睑、结膜、眼眶或面部化脓性炎症直接扩散，远处化脓性病灶转移，或来源于全身感染。

（2）临床表现：单侧急性起病，表现为泪腺部疼痛、有流泪或脓性分泌物。患者通常感到不适及发热。检查见眶外上方局部肿胀、触痛，上眼睑典型的S形弯曲，表面皮肤红肿，并伴有炎性上睑下垂。对应泪腺导管开口处的颞侧上穹窿球结膜充血，可伴有分泌物。眼球向下、内方移位，运动受限。耳前淋巴结肿大，并可出现体温升高、头痛不适等全身表现。CT检查显示泪腺扩大、边缘不规则，但不累及鼻窦、眶组织及周围骨壁。急性泪腺炎病程通常短暂，经治疗后可缓解，或转为亚急性或慢性，也可形成脓肿。

（3）治疗：针对特殊病因进行不同治疗，①细菌病毒感染，应全身使用抗生素或抗病毒药物，局部热敷。②脓肿形成时，宜早切开引流，睑部泪腺炎可采用上睑外侧皮肤切口。③眶部泪腺炎则从上穹窿外侧结膜切开排脓。低剂量放射治疗（2 000rads）、口服抗炎药物（如萘普生或吲哚美辛）对治疗累及泪腺的非特异性眼眶炎症有一定疗效。

2. 慢性泪腺炎（chronic dacryoadenitis）为一种病程进展缓慢的增殖性炎症，病变多为双侧性。

（1）病因：免疫反应为主要原因，也可为沙眼性和结核性，后者多由血行播散。此外，肉瘤样病、干燥综合征（Sjögren综合征）均可累及泪腺，表现为慢性泪腺炎。良性淋巴细胞病变（Mikulicz综合征）、淋巴瘤和白血病均可累及泪腺，通过活检可明确病因。

（2）临床表现：泪腺肿大，一般无疼痛，可伴有上睑下垂，在外上眶缘下可触及较硬的包块，但多无压痛，眼球可向内下偏位，向上、外看时可有复视，但眼球突出少见，多不伴有流泪。切除泪腺做组织病理检查有助于诊断。必要时行结核菌素试验（OT试验）、周围血象检查、眼球突出度测定、X线检查等。

（3）治疗：针对病因或原发疾病治疗。肉瘤样病和Mikulicz综合征局部或全身用糖皮质激素有效。对Sjögren综合征可行免疫抑制、抗炎等治疗，辅以人工泪液滴眼。

二、泪腺肿瘤

泪腺肿瘤主要指原发于泪腺的肿瘤，是眶内肌锥外间隙最常见的原发肿瘤，良性肿瘤约占80%，恶性约占20%。肿瘤较小时可无明显症状，随着肿瘤生长可逐渐出现流泪、眼球移位、视力下降等症状，良性肿瘤生长缓慢，恶性肿瘤可迅速进展，并伴有疼痛；治疗以手术为主，并根据肿瘤类型选择放疗、化疗。

1. 泪腺多形性腺瘤（pleomorphic adenomas）又称泪腺混合瘤（图2-4-1）。组织学上，泪腺混合瘤包含双层腺管上皮同时含有异常的基质成分如脂肪、纤维、软骨组织等，因此称为"混合瘤"，肿瘤有完整包膜。

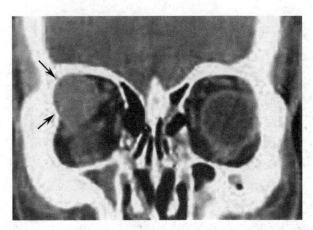

图2-4-1　箭头所指为泪腺多形性腺瘤

（1）临床表现：多见于年轻成年人，男性略多，一般单侧受累，发病缓慢，表现为眼眶外上方无痛性包块。眼球受压向内下方移位，由于肿瘤生长缓慢，患者可无复视。触诊局部可扪及实质性包块，无压痛。CT扫描可清楚显示肿瘤为高密度块影以及泪腺窝压迫性骨凹陷。高龄患者要考虑恶性混合瘤，特点为肿瘤生长较快，并有明显的骨质破坏。

（2）治疗：手术切除。应尽可能连同包膜完整切除，包膜残留或破裂可能导致肿瘤复发。

2. 泪腺腺样囊性癌（adenoid cystic carcinoma of the lacrimal gland）是泪腺最常见的恶性上皮性肿瘤。

（1）临床表现：好发于30～40岁，女性较为多见，病程短，有明显疼痛及头痛，眶周和球结膜水肿，眼球向前下方突出，运动障碍，常有复视和视力障碍。X线平片或CT扫描可显示骨质破坏。本病预后较差。

（2）治疗：由于本病高度恶性，易向周围组织和骨质浸润生长和转移。手术不易彻底清除，复发率较高，术后应配合放射治疗。必要时行眶内容摘除术。

（孙广莉）

第三节　泪液排出系统疾病

一、泪道功能不全

泪道功能不全（insufficiency of lacrimal passage）是指没有器质性阻塞的泪液引流不畅，即泪道冲洗通畅而有溢泪的一类情况。

1. 临床表现　患者有单侧或双侧溢泪史。部分患者泪点外翻，和泪湖脱离接触，泪液不能通过泪小管的毛细现象吸入泪道。泪点外翻的原因很多，如结膜或泪阜肥厚及痉挛性、瘢痕性睑外翻，老年性下睑松弛，面神经麻痹等，下睑皮炎亦可引起睑外翻，患者不断擦拭眼泪及泪液的刺激又加重了皮炎和外翻，形成恶性循环。眼轮匝肌的收缩与松弛推动着排泪，部分患者眼轮匝肌松弛，致使泪液泵作用减弱或消失，泪液排出障碍，出现溢泪。鼻泪管瓣膜功能不全时可引起泪囊气肿，空气滞留在泪囊中，触之有捻发声，引起泪液引流不畅。

2. 治疗　去除病因。泪点位置异常者，应矫正相关的解剖异常，如行眼睑外翻矫正术，也可在泪点下方切除水平椭圆结膜及结膜下组织，使泪点复位。此外，还可试行泪点下结膜电烙术，借助瘢痕收缩使泪点复位。眼睑的水平松弛可行水平的眼睑或外眦韧带缩短手术。

二、泪道狭窄或阻塞

泪道阻塞（obstruction of lacrimal passage）常发生在泪点、泪小管、泪囊与鼻泪管交界处以及鼻泪管下口，主要症状为溢泪。鼻泪管下端是一个解剖学狭窄段，易受鼻腔病变的影响出现阻塞。泪道起始部（泪点、泪小管、泪总管）管径窄细，位置表浅，并与结膜囊比邻相通，容易受到炎症、外伤的影响而发生狭窄或阻塞。

1. 病因　泪点的异常包括泪点狭窄、闭塞或缺如，使泪液不能进入泪道。各种原因引起泪小管至鼻泪管的狭窄或阻塞如先天性闭锁、炎症、肿瘤、外伤、异物、药物毒性等导致的泪道结构和功能不全，亦可使泪液不能排出。鼻泪管阻塞常见于 Stevens-Johnson 综合征、类天疱疮和其他结膜皱缩性疾病。全身使用氟尿嘧啶类药物和局部使用碘苷眼药水可使鼻泪管发生阻塞。鼻泪管的下段是解剖学的狭窄段，容易受鼻腔疾病的影响导致阻塞。

2. 临床表现　泪道系统的先天性阻塞通常是覆盖于鼻泪管鼻侧末端的 Hasner 瓣发生膜性阻塞所致，患儿多由其父母代诉在出生时或出生后不久被发现有溢泪症状，可单眼或双眼发病，泪囊若有继发感染，可出现黏脓性分泌物，形成新生儿泪囊炎（neonatal dacryocystitis）。先天性泪囊膨出患儿出生时可见扩张的泪囊，同时缺乏炎症表现，检查鼻腔可见到泪囊向下膨出到鼻腔的外侧壁。先天性皮肤泪道瘘管可在皮肤面发现瘘管形成和黏性分泌物。成人由于泪道狭窄或阻塞引起的器质性溢泪多见于中年人，最常见的原因为肿瘤或泪道中存在泪石，女性较男性更易受累，通常发生在 30～35 岁。泪石阻塞泪液外流，泪液滞留导致泪囊扩张，患者感到内眦处有压力感，随后出现泪液分泌物及泪囊隆起，最终形成泪囊炎。患者泪道阻塞时，在刮风或寒冷气候中症状加重。询问病史时应重点追问局部用药史、眼表疾病史、颜面及鼻部外伤史、窦腔手术史和以前有无泪囊炎病史等。裂隙灯下注意观察泪点位置、形态是否正常。由于泪道狭窄或阻塞可发生在泪道任何部位，因此确定阻塞部位对于治疗方案的选择十分重要。常用的检查方法有泪道冲洗、X 线碘油造影、泪道探通等。泪道冲洗可帮助判断阻塞部位，如果泪道冲洗时冲洗液完全从原路反流者为泪小管阻塞；冲洗液从上或下泪点进入后由另一泪点反流者为泪总管阻塞；冲洗时有阻力且冲洗液部分进入鼻腔、部分自泪点反流者为鼻泪管狭窄；冲洗液自另一泪点反流同时伴有黏性或黏脓性分泌物者为鼻泪管阻塞合并慢性泪囊炎。X 线碘油造影可以显示泪囊大小及阻塞部位。泪道探通在证实泪道阻塞部位的同时对于婴幼儿的泪道阻塞还有治疗作用。

3. 治疗　大部分先天性 Hasner 瓣阻塞可在出生后 4～6 周自行开放，因此可先行局部按摩和抗生素眼药水点眼，鼻腔应用缓解充血的婴儿滴鼻剂等保守治疗。若不能自行痊愈或治疗无效，半岁以后可考虑行泪道探通术。一次探通有效率为 75%，还有 25% 患儿需行二次探通，然后留置硅胶管一段时间保持引流。保守治疗期间，发生新生儿泪囊炎者按急性泪囊炎进行处理,待炎症消退后再行泪道探通。先天性泪囊膨出采用按摩和局部抗生素眼药水保守治疗1～2周无效者或并发感染时,进行泪道探通。先天性皮肤泪道瘘管可给予手术切除。泪点膜闭者可用探针或泪点扩张器直接刺穿,然后行泪道冲洗;泪点狭窄通过扩张或硅胶管植入进行治疗,泪点缺如时可在泪小管相应部位做睑缘切开,同时行泪囊逆行硅胶插管;如泪点和泪小管完全缺如,则行结膜泪囊鼻腔吻合术。泪小管的阻塞可通过留置泪道硅胶管治疗;泪道激光亦有较满意的治疗效果,近年来内镜系统的引入,使泪道激光的操作更为直观和简便,可直视下行泪道摄影,使用微型环钻或激光疏通泪道阻塞部位。鼻泪管阻塞者可行鼻腔泪囊吻合术。

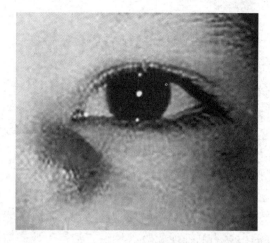

图 2-4-2 急性泪囊炎

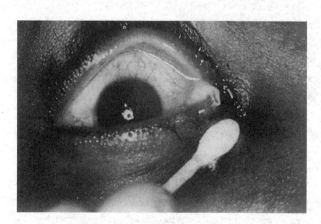

图 2-4-3 急性泪囊炎

三、泪囊炎

泪囊炎一般表现为慢性和急性两种,而以慢性最常见。急性泪囊炎常是慢性泪囊炎的急性发作,原因是毒力强的细菌如链球菌或混合肺炎链球菌等感染所致。泪囊炎是由于患者长时间患沙眼、慢性结膜炎或慢性鼻炎,累及鼻泪管黏膜,造成鼻泪管阻塞。

(一)急性泪囊炎

急性泪囊炎(acute dacryocystitis)由毒力强的致病菌如金黄色葡萄球菌或β-溶血性链球菌,或者少见的白念珠菌感染引起,多为慢性泪囊炎的急性发作,也可以无溢泪史而突然发生(图2-4-2、图2-4-3,见文末彩插)。新生儿泪囊炎的致病菌多为流感嗜血杆菌,如不采取快速、有效的治疗,易演变为眶蜂窝织炎。

1. **临床表现** 急性泪囊炎起病急,患眼充血、流泪,有脓性分泌物。检查见泪囊部(内眦韧带下方)红、肿、热、痛明显,常波及眼睑及颜面部。眼睑肿胀,结膜充血、水肿,颌下及耳前淋巴结肿大。全身可有发热不适。数日后局部形成脓肿,破溃排出脓液后炎症减轻。有时形成泪囊瘘管,时愈时发或长期不愈。机体免疫力低下或感染未控制者,可演变为眼睑眶隔前蜂窝织炎、眶蜂窝织炎或脓肿,甚至引起全身脓毒血症导致死亡。感染也可逆泪道而上,导致角膜、结膜感染或超敏性周边角膜破溃。

2. **治疗** 治疗的原则是控制感染,缓解疼痛,使堵塞的泪道重新通畅。急性泪囊炎早期局部热敷,超短波理疗,滴抗生素眼药水,全身应用抗生素或磺胺类药物。新生儿和婴幼儿很难确定是否为泪囊炎或眼眶蜂窝织炎,住院应用静脉抗生素治疗以降低眼眶脓肿或脓毒血症发生的可能性。推荐剂量头孢呋辛[新生儿30～100mg/(kg·d),分2次;婴幼儿1个月～12岁,30～100mg/(kg·d),分3～4次]。脓肿出现波动感则切开排脓放入引流管,培养泪囊内容物,并涂抹广谱抗生素药膏。一旦急性泪囊炎缓解,大多数患者应行鼻腔泪囊吻合术。炎症期忌行泪道冲洗或泪道探通,以免导致感染扩散。

(二)慢性泪囊炎

慢性泪囊炎(chromic daryocystitis)是一种较常见的眼病,在鼻泪管下端阻塞、泪囊内有分泌物滞留的基础上发生,常见致病菌为肺炎球菌、链球菌、葡萄球菌等。女性较男性更易受累。成人发生堵塞的原因不明，可能与沙眼、泪道外伤、鼻炎鼻中隔偏曲、下鼻甲肥大等因素有关。

1. 临床表现 慢性泪囊炎主要症状为溢泪，溢泪使泪囊部皮肤潮红、糜烂，出现慢性湿疹表现。挤压泪囊区有黏液或黏脓性分泌物自泪点溢出。鼻侧球结膜充血。如泪囊内分泌物长期引流不畅，则泪囊可逐渐增大形成泪囊黏液囊肿。慢性泪囊炎是眼部的感染病灶，泪囊中的致病菌及脓性分泌物反流到结膜可引起结膜炎症，角膜存在损伤的情况下，可导致角膜溃疡。因此要重视慢性泪囊炎对眼球构成的潜在威胁，特别是在施行内眼手术前，必须给予治疗，避免引起眼内化脓性感染。

2. 治疗 原则是药物控制炎症后，手术使堵塞的泪道重新通畅。慢性泪囊炎可局部使用抗生素眼液，或泪道冲洗后注入抗生素药液。药物治疗仅能暂时减轻症状，手术是主要的治疗手段。鼻腔的检查也十分重要，明确在鼻中隔和鼻甲之间是否有足够的引流空间，对于估计手术效果有重要意义。鼻腔泪囊吻合术是治疗方法之一，目的是在泪囊和鼻腔之间建立永久性的泪液引流通道。手术中切开泪前嵴充分暴露泪囊窝，在鼻骨上开窗，将鼻腔黏膜和泪囊黏膜相吻合。近年来，内镜开始应用，通过激光将泪囊和鼻腔之间的堵塞疏通，重建泪液引流通路。不能耐受手术者可以使用扩张远端鼻泪管的腔内扩张球。高龄患者还可行泪囊摘除术去除病灶，但术后溢泪症状仍存在。

四、泪小管炎

泪小管炎（canaliculitis）为泪小管的慢性炎症，多由沙眼衣原体、放线菌、白念珠菌或曲霉菌感染引起。发病率不高，儿童易患，多为下泪小管感染，而且常继发于眼部化脓性结膜炎，因此常难以正确诊断。如不治疗，将引起泪小管狭窄。

1. 临床表现 患者眼部有流泪、眼红，有分泌物，上睑或下睑鼻侧轻触痛。泪点发红、凸起，泪小管周围皮肤发红。压迫泪囊区时，有黏液或脓性分泌物从泪点溢出。可伴发局限于鼻侧的结膜炎。用泪道探针探测泪点有沙砾感。分泌物涂片检查有助于致病微生物的确诊。

2. 治疗 首先是去除堵塞泪小管的结石，在裂隙灯显微镜下试行挤压，促使结石从泪点排出。如要彻底清除泪小管结石，则行泪小管切开术。然后应用抗菌药物滴眼液冲洗泪道。涂片或细菌培养发现有细菌者应用敏感的抗菌药物滴眼液。发现真菌者用制霉菌素滴眼液，或用相同浓度的药液每周冲洗泪小管数次。单纯疱疹病毒可用阿昔洛韦滴眼液，持续数周。热敷泪小管区，每日3次。有大量脓液时，需进行泪小管切开引流治疗。

五、泪囊肿瘤

泪囊肿瘤比较罕见，但其种类却不少，大多是原发性肿瘤；亦可由于眼眶、鼻腔和鼻旁窦肿瘤扩张侵袭所致；极少数是转移性肿瘤，泪囊转移性肿瘤常侵袭其邻近组织，如面部、鼻旁窦等。病因尚不十分清楚。部分泪囊肿瘤与长期的泪囊慢性炎症有关。

1. 临床表现 泪囊肿瘤可以有良性和恶性肿瘤之分。一般恶性肿瘤发展较快，累及范围较广，有时挤压泪囊区时，可有血性分泌物自泪点流出。泪囊良性与恶性肿瘤的鉴别诊断，需要有病理组织学证据。泪囊肿瘤临床表现可分为4个阶段：①Ⅰ期（早期）无特异性症状和体征，泪囊区扪不到包块；②Ⅱ期，泪囊区有明显肿块；③Ⅲ期，肿瘤扩张至邻近组织；④Ⅳ期有转移证据。其中大部分患者就诊时可扪及泪囊区包块。初期症状有溢泪，泪囊部肿胀。早期行泪道冲洗是通畅的，可持续数月。发展愈慢，泪道通畅的持续时间愈长，较晚期出现泪囊部皮肤浸润，肿胀，可以伴有局部充血，酷似炎症，但并不像急性泪囊炎那样严重。泪囊肿瘤一般无痛，按压肿块可发现质地较硬，并且在按压时，泪点没有分泌物反流。按压时肿物体积一般无明显变化。

2. 治疗 对于泪囊肿瘤，根据肿瘤性质决定具体治疗方案。对于泪囊良性肿瘤，一般可以做肿瘤局部切除。对于泪囊恶性肿瘤，在局部手术切除基础上，根据肿瘤具体性质，术后辅以放射线治疗和/或化学治疗。如果泪囊恶性肿瘤累及眶内范围较大，可以考虑行眶内容摘除术；如果肿瘤侵犯范围累及鼻窦，手术后需给予综合治疗。

（孙广莉）

第四节 经皮肤切口入路的泪囊鼻腔吻合术与经鼻入路的泪囊鼻腔吻合术的利弊

泪囊炎是眼科的常见病,多见于女性和老人,由于药物治疗无效,探通、插管效果不理想,激光治疗效果难以肯定,目前仍以手术治疗为主。泪囊鼻腔吻合术作为经典的手术方式,目的是把泪囊与鼻黏膜直接吻合,使分泌物和泪液由泪囊直接进入中鼻道,以消除泪囊化脓性病灶并解除溢泪现象。泪囊鼻腔吻合术的开创为泪囊炎的治疗提供了有效方法,是适用于所有慢性泪囊炎的手术方法,已成为治疗泪囊炎的"金标准"。根据手术入路方法不同分为外路 DCR 手术和内路 DCR 手术,经皮肤切口入路的泪囊鼻腔吻合术称外路 DCR 手术,经鼻入路的泪囊鼻腔吻合术称内路 DCR 手术。泪囊有急性炎症时为手术禁忌。外路 DCR 手术成功率较高,治疗费用偏低,创伤较大,有颜面部皮肤瘢痕,泪液引流效果略差;内路 DCR 手术成功率高,适应证广泛,创伤小,术后恢复快,无颜面部瘢痕,泪液引流效果好,治疗费用略高。

总之,"微创"手术已成为当代手术的发展趋势。

泪道阻塞是常见的泪器病,可发展为急、慢性泪囊炎。近年来,随着激光、内镜技术、高分子材料及其他医疗器械的不断发展和完善,其治疗手段有了长足的进步。泪道内镜、泪道激光手术、鼻内镜激光泪囊鼻腔吻合术、气囊导管扩张泪道成形术、高频电泪道成形术等提高了泪道阻塞的诊断和治疗效果,球囊扩张术是一种更加微创有效的替代泪道探通术的新方法,可广泛应用于儿童先天性泪道阻塞的早期手术以及泪道探通、泪道插管、泪道激光手术失败后的治疗。如何防止手术后泪道再次粘连阻塞仍是一个重要问题。

(孙广莉)

第五章 白 内 障

第一节 人工晶状体的历史、发展趋势及展望

人工晶状体（intraocular lens，IOL）通常是指由人工合成材料制成的一种用来代替人眼晶状体的特殊透镜，通常由一个圆形光学透镜和周边的支撑襻组成。手术摘除混浊的晶状体，然后植入人工晶状体，是目前白内障患者恢复视力最有效的方法。

自1949年第一枚人工晶状体植入术的完成，人工晶状体的材料经历了聚甲基丙烯酸甲酯（PMMA）硬质材料，到如今的硅胶、水凝胶和丙烯酸酯软质材料的折叠式人工晶状体，使得手术切口从6～7mm减小到如今微切口的1.8～2mm，手术创伤更小，愈合更快。努力开发研制新型人工晶状体、进一步提高和完善手术技术，是未来人工晶状体研究的热点及难点。

一、人工晶状体的发展史

人工晶状体的研究始于18世纪。1766年，意大利眼科医生 Tadini 提出了一种能使白内障患者手术后恢复正常视力的设想，即将一个椭圆形抛光水晶状体取代原本混浊的晶状体置入眼内，然而该设想并未能实现。1795年，Casamat 根据 Tadini 的设想，制造出了一个玻璃的人工晶状体，并在白内障术后植入患者眼内，但术后很快就脱位于玻璃体内。

第二次世界大战中，英国眼科医生 Haiold Ridley 发现许多飞行员受伤的眼内有飞机舱盖上的有机玻璃（PMMA）小碎片，但碎片在眼内却没有发生异物反应，这启发了他尝试用玻璃或者一些高分子有机材料来制造人工晶状体。1949年11月29日，Ridley 在英国圣托马斯医院施行世界第1例人工晶状体植入术，他在白内障囊外摘出术（extracapsular cataract extraction，ECCE）后，将人工晶状体植于虹膜后晶状体囊袋中。他的第2例人工晶状体植入术于1950年8月23日在同一家医院完成，由于手术前计算的误差，这两位患者手术后都是高度近视，术后验光的结果分别是 -18DS/-6DC×120°、-15DS，矫正视力都在0.3以上。在之后几年中，Ridley 医生和 Mr. John Pike 联合设计，由 Rayner 公司生产制造了一批双凸圆盘状后房型人工晶状体，植入到1 000多例白内障患者眼内，许多患者术后视力恢复良好，裸眼视力都在0.6以上，并且没有明显的并发症，他们在1950年及1951年发表了手术结果，并于1952年7月在牛津大学的年会上作了报导，这引起世界各地眼科医生的极大兴趣。Haiold Ridley 医生被认为是人工晶状体植入领域的原创及先驱（图2-5-1）。但是第一代人工晶状体没有襻，并且质量过重，术后人工晶状体偏位的并发症发生率很高。当时由于手术显微镜等条件的限制，白内障囊外摘除术后另一个主要的并发症是后发性白内障。

我国张锡华教授于1947年在英国跟随 Ridley 医生进修，受到很大启发，于1949年回国后，利用飞机上的有机玻璃碎片按照 Ridley 医生人工晶状体标本，亲自磨制，先后在西安市第四医院和原第四军医大学第一附属医院进行了老年性白内障囊外摘除联合后房型人工晶状体植入术，这是人工晶状体手术在我国最早施行的情况。由于当时条件所限，仅个别病例获得了成功，最好的一例经过20多年随访仍保持良好的视力。

为了避免后发性白内障和人工晶状体偏位的发生，第二代到第四代人工晶状体主要是各种类型的前房型人工晶状体。第二代人工晶状体主要是房角支撑型人工晶状体，因为过度前拱对角膜

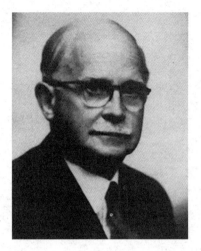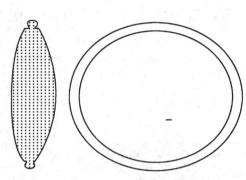

图2-5-1 Haiold Ridley 及第一代人工晶状体

内皮和前房角影响较大,术后极易引起角膜内皮失代偿和继发青光眼。第三代人工晶状体主要是虹膜固定型人工晶状体,其固定位置远离角膜和房角,可以在一定程度上避免上述并发症,但是人工晶状体与虹膜组织接触常引起葡萄膜炎及黄斑水肿等并发症。第四代人工晶状体是虹膜夹型人工晶状体,虽然明显减少了上述并发症,但又出现了光学直径小、圆襻人工晶状体固定到脆弱的虹膜组织上引起的腐蚀和脱位问题。

由于前房型人工晶状体出现了各种各样的问题,随着白内障囊外摘除技术的成熟,后房型人工晶状体又重新被启用。第五代人工晶状体是 PMMA 后房型人工晶状体,此阶段白内障手术是现代白内障囊外摘除联合后房型人工晶状体植入术。但由于人工晶状体是硬质的,手术切口大,术源性散光重;所以第六代人工晶状体向软性人工晶状体转变,出现了软性可折叠式人工晶状体。此阶段白内障手术两个主要的特点是白内障超声乳化术和连续环形撕囊术(CCC),使得折叠式后房型人工晶状体通过 3mm 的小切口植入彻底清除皮质的囊袋内,术后视力恢复快、良好而稳定。因而,超声乳化联合折叠式后房型人工晶状体植入术成为白内障的主流手术。

近20年来,随着白内障手术技术的日臻完善和人们生活水平的提高,白内障患者对术后视力的要求越来越高,不仅要看得见,而且要看得清晰、舒适;不仅要白天看得清晰,而且要夜晚、阴天、雨雾天均看得清晰;不仅要有全天候视力,而且要有远、中、近全程视力。目前,白内障手术已

经由复明手术转化为屈光手术。为实现屈光手术精准和微创的需求,又出现了飞秒激光辅助的无刀白内障超声乳化术和术中手术导航系统的应用。为适应白内障患者术后视力和视觉质量的需求,人工晶状体亦在不断更新和发展,出现了保护黄斑的蓝光滤过型人工晶状体、改善视觉质量的非球面人工晶状体、克服老视的可调节型人工晶状体、双焦点、三焦点、连续视程和区域折射等人工晶状体、散光矫正型人工晶状体等越来越多地被应用于临床,大大提升了白内障患者术后的视觉质量和生活质量。

与此同时,人工晶状体制作材料也随着白内障手术技术的发展不断更新换代。PMMA 材料是最早用于制造人工晶状体的一种硬性疏水性丙烯酸酯。这种材料质量轻、透明度好,具有较好的生物相容性,对机体的生物反应轻。但是它是硬性材料,对葡萄膜组织刺激性较大,易引起该部分组织慢性炎症反应,且具有不能耐受高温高压消毒、光学部易被 YAG 激光损伤及手术切口大、术源性散光重等缺点。使得它的应用受到了限制,这使得人们开始寻找软性多聚材料克服其带来的问题。之后又先后出现了硅凝胶、水凝胶、丙烯酸酯等材料的软性可折叠人工晶状体。

硅凝胶材料由二甲基乙烯硅氧烷为端基的聚甲基硅氧烷组成,无化学性反应,高温下性质稳定,且具有良好的生物相容性,质地柔韧可折叠,在眼科还用来制作接触镜、青光眼引流阀、鼻泪管插管等。但是具有可控性差、折叠时易滑脱、易产生静电、眼内代谢物易附着于光学区表面,

特别是硅油等缺点。因此不适宜用于合并慢性葡萄膜炎或其他眼后节疾病的白内障。

水凝胶是以甲基丙烯酸羟乙酯（2-HEMA）为单位与双酯形成交叉连接的材料，含水量高、化学稳定性好，在眼科主要是用作软性接触镜。和硅凝胶材料相比，其生物相容性更好、植入后炎症和渗出反应均较轻，并且可以高压灭菌。但由于其渗水性好，眼内代谢物往往可以渗入内部黏附于其内部结构，影响人工晶状体的透明度，引起人工晶状体钙化。

丙烯酸酯人工晶状体材料是交叉连接的异分子共聚物，由苯乙基丙烯酸和苯乙基甲基丙烯酸酯共聚物或3倍多聚物组成，它属于 PMMA 系列，具有 PMMA 良好的生物相容性、质量轻、透明度高的生物优势，又富于黏弹性，使折叠后的人工晶状体能轻柔而缓慢地展开，比硅凝胶人工晶状体更易控制，同时含有吸收紫外线成分。根据其性质特点又可分为亲水性丙烯酸酯及疏水性丙烯酸酯：

亲水性丙烯酸酯材料：亲水性丙烯酸酯是将2分子甲基丙烯酸羟乙酯和1分子甲基丙烯酸甲酯通过主价交联共聚方式结合成的大分子有机化合物，材质柔软，具有良好的弹性及亲水性，折叠时不易产生划痕。由于它渗水性良好，眼内代谢物易渗入人工晶状体并附着污染，使晶状体内部发生钙化。且相对于疏水性丙烯酸酯，亲水性丙烯酸酯材料更容易引起后发性白内障。

疏水性丙烯酸酯材料：疏水性丙烯酸酯是由苯乙基丙烯酸酯和苯乙基甲基丙烯酸组成共聚体，以减少此材料的极性和含水量，成为疏水性材料。它的屈光指数高，相同屈光度下这种材料的人工晶状体最薄。后表面黏性大，可以有效防止后发性白内障的发生。生物相容性好，适应于糖尿病、青光眼、葡萄膜炎等并发性白内障和儿童白内障。但是相对于亲水性丙烯酸酯，疏水性丙烯酸酯材料较易产生划痕，术中应尽量避免镊子损伤。总的来说，疏水性丙烯酸酯材料具有稳定、安全、生物相容性好的优点，是目前应用最多的主流人工晶状体材料。

二、人工晶状体的发展趋势及展望

随着白内障手术理念逐渐由复明手术转向屈光矫正手术，白内障患者术后视觉质量越来越倾向于健康晶状体的自然状态。更小的手术切口、更好的术后视觉质量、更低的术后并发症概率仍然是广大眼科领域研究者不断追求的目标。

1. **注入式人工晶状体** 利用改进了的细超声乳化针头插入到晶状体中，去除混浊的晶状体，保持囊袋的完整性，注入不同的人工晶状体材料后以不同的方式固化，重新按囊袋形状形成晶状体。对远近距离目标的聚焦状态依然能够通过睫状肌的控制实时改变，实现无级调焦，并可消除术后人工晶状体旋转，从而改善术后的屈光效果。

目前有关注入式人工晶状体材料的研究主要集中在丙烯酸酯材料、PPO-PEO 材料、硅油材料以及高分子聚硅氧烷材料。主要缺点是可能发生撕囊口撕裂、后囊膜混浊、炎症反应等并发症。撕囊口撕裂是术后最易发生的并发症，可通过飞秒激光来预防。继发性囊膜混浊由残存的晶状体上皮细胞迁移、增生继而纤维化造成，需要将晶状体核与皮质去除完整，注入式人工晶状体材料要完整充填不要留有空隙，并注意防止材料外溢。该类人工晶状体的研发目标是在保证并发症最小的前提下，找到最合适的材料及最好的固化方式。

2. **人工晶状体的边缘和表面形态设计** 囊袋撑开设计区分了晶状体前囊和后囊，并通过人工晶状体的边缘设计对晶状体上皮细胞的增殖产生屏障，从而降低后发性白内障的发生率。近年来对后发性白内障的研究肯定了方形边缘设计的人工晶状体能抑制晶状体上皮细胞由周边囊膜向视轴中心生长，故人工晶状体的方形锐缘有屏障作用。

光学部及襻上的微孔装置可以使营养物质在囊袋内自然流动，使前后囊间液体流动性增加，囊袋内的生长因子水平下降，从而预防后发性白内障。

然而有研究发现方形边缘设计、相对于扁平的前表面、高折光指数是加重术后眩光等不良光学现象的主要原因。如何进一步解决方形边缘在光学上的缺陷，仍需进一步的临床研究。

3. **纳米材料的人工晶状体** 纳米材料的人工晶状体目前还处于试验阶段。其原理是通过区域等离子活化的方式将具有光热特性的纳米金棒化学修饰到人工晶状体的赤道部位。它的优点是可以改进人工晶状体的生物相容性，有利于减少后发性白内障、眼内炎、异物反应、黄斑囊样水肿和角膜水肿等白内障手术并发症等。而且纳米人工晶状体具备区域光热效果，可杀死白内障术后残留的晶状体上皮细胞，具有实时可控杀死上皮细胞的功能，并具有良好的生物兼容性，可以有效预防后发性白内障。此外，一些纳米微粒还具有药物缓释特性，利于进一步降低术后并发症发生率。

4. 液流人工晶状体 这种人工晶状体的光学部包含两种不同折射率的不混溶流体。通过微液流技术，依赖于重力，流体间产生垂直向上或向下的相互作用，使人工晶状体实现厚度的变化，从而进行屈光度的调节。当患者注视不同的方向时，焦距随折射率的变化而变化，晶状体的下 3/4 部分包含了折射率较低的液体，为远视力提供合适的屈光力，上半部分则包含了折射率较高的液体，为近视力提供合适的屈光力。当向下看时，可产生高达 +30D 的假性调节力。目前植入人工晶状体屈光度数选择的相关计算公式未得到有效证实，如何准确植入合适屈光度的人工晶状体，使患者术后获得最佳视觉质量仍需进一步研究。

5. 人工晶状体植入联合药物注入 有研究利用水浸和超临界二氧化碳技术将诺氟沙星装载到丙烯酸酯人工晶状体内，通过缓释诺氟沙星有效地预防了术后眼内感染。还有学者在白内障超声乳化联合折叠式亲水性丙烯酸酯人工晶状体植入术中注射 0.1% 台盼蓝到囊袋内，有效降低了术后后发性白内障的发生率。药物注入需有一定的适应证，其安全性尚待进一步观察和评估。

随着当前白内障手术技术不断的进步及人工晶状体材料的更新换代，白内障手术日臻完善，各种智能材料的人工晶状体还在进一步研究及开发中，更多材料的智能型人工晶状体带给临床医师和患者更多的选择，可以通过个性化选择植入合适的人工晶状体。虽然目前使用的人工晶状体各自有局限性，尚没有一种涵盖所有优点的所谓的"仿真人工晶状体"出现，但是随着研究的深入，尤其是对可注入式人工晶状体的进一步开发，一定会有生物相容性高、并发症少的新型人工晶状体问世。如何有效预防术后并发症、优化人工晶状体设计使患者术后达到最佳视觉质量，并获得良好的远期临床效果还需要研究生们的大量工作来进一步研究、探讨、改进和提高。

（郑广瑛）

第二节 后发性白内障防治研究问题及研究方向

白内障手术后，由于残留的晶状体上皮细胞增殖而致的囊膜混浊，是囊外晶状体摘除手术最常见的并发症。由于混浊直接遮挡视轴区，因此对术后视力恢复的影响非常大。前囊膜的混浊虽不直接遮挡视轴区，但可以引起一些相关并发症，包括人工晶状体偏心、囊膜皱缩综合征等，此时，医生检查眼底时可见部分或全部周边视野被遮挡，严重者可导致人工晶状体和囊袋复合体的脱位。

减少白内障术后继发膜与后发性白内障的研究，目前集中在两个方面，一个是提高手术质量，减少晶状体上皮细胞的残留；另一个是人工晶状体材料和设计方面的改进，阻止增殖的晶状体上皮细胞沿后囊膜向中心部扩展。

一、后囊膜混浊

（一）概述

后囊膜混浊（posterior capsular opacification，PCO），俗称后发性白内障。即白内障手术后由于残存的晶状体上皮细胞沿着后囊膜周边向中心生长、迁移、增殖及发生上皮-间质转化（epithelial-mesenchymal transition，EMT），导致后囊膜呈灰白色混浊增厚。PCO 是与白内障囊外晶状体摘除术共存的并发症，在对晶状体上皮细胞清除的重要性认识还未清楚的早期人工晶状体手术中，是特别普遍和严重的。即使在 20 世纪 90 年代，现代囊外白内障摘除联合后房型人工晶状体植入，这一并发症仍然是主要的临床问题，其发生率高达 25%～50%。

从手术到后囊膜混浊发生的时间自术后 3 个月至 4 年不等。尽管 PCO 的原因是多因素的，但 PCO 的形成被认为与年龄呈负相关。年龄越大的患者发生 PCO 的概率越低, 年龄越轻的患者发生 PCO 的概率越高, 以致大家公认为, 近乎所有的儿童患者在术后 2 年内均会发生后囊膜混浊。

现代白内障手术技术已经明显减少了这种并发症的发生。有资料表明, 随着现代白内障手术技术的提高和人工晶状体材料的改进, 使术后发生 PCO 而需行 Nd:YAG 激光后囊膜切开术的比例, 在进入 21 世纪时将降至 10%～15% 以下。

（二）后囊膜混浊的形态

PCO 是在白内障术后, 晶状体囊袋内残留的或新生的晶状体上皮细胞增殖而引起。后囊膜混浊一词其实是用词不当, 并不是后囊膜本身混浊, 而是增殖迁移的细胞在后囊膜上形成的不透明膜。其外观形似珍珠或纤维, 或两种形态的结合。根据发生机制及形态可将其分为如下几种类型:

1. **Elschnig 珍珠** Elschnig 珍珠是指由赤道部晶状体上皮细胞增殖向后囊膜伸展, 形成蛙卵状或囊泡状的半透明组织（图 2-5-2, 见文末彩插）。由于折光紊乱, 即使混浊并不十分严重, 也会产生明显的视力障碍。Elschnig 珍珠样小体可以均匀分布于后囊膜, 也可积聚成簇状, 或仅局限于某一象限。超微结构显示 Elschnig 珍珠样小体与巨细胞（giant cell）的形成有关, 其来源为晶状体上皮细胞。至于是否能够产生特异性晶状体纤维蛋白（γ- 蛋白）尚需进一步研究。

2. **纤维膜增殖** 残留的前囊下晶状体上皮细胞在前囊膜开口边缘及其周围化生为纤维细胞, 纤维细胞呈纺锤形, 核细长, 并增殖成多层, 周围有胶原产生。赤道部晶状体上皮细胞大量增殖并向后囊膜表面移行。当移行至后囊膜上的晶状体上皮细胞与植入的人工晶状体紧密接触后, 诱发纤维化生（假性纤维化）, 部分转化为成纤维细胞, 形成纤维膜（图 2-5-3, 见文末彩插）。此外, 增生和化生的晶状体上皮细胞及成肌细胞（myoblast）收缩, 使后囊产生皱褶, 致马多克斯杆（Maddox 杆）效应, 导致视物模糊、眩光、甚至扭曲变形。

3. **泽默林环（Soemmering 环）** 当圆形撕囊残留的前囊膜环与后囊膜相贴附, 被包裹的残留皮质, 将在包裹腔内增殖形成环形结构（图 2-5-4, 见文末彩插）, 称为"Soemmering 环"。此环内的晶

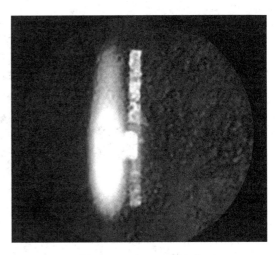

图 2-5-2 Elschnig 珍珠

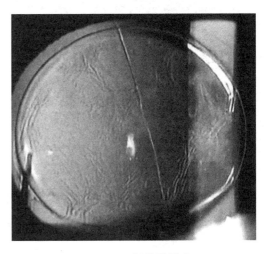

图 2-5-3 纤维膜增殖

状体上皮细胞增殖, 产生透明样物质和新的晶状体纤维, 使环的体积不断增大, 形成完整的灰白色圆环。当散大瞳孔时, 可见到此环。Soemmering 环可因其内物质溢出诱发葡萄膜炎症反应。

4. **混合型后囊混浊的改变** 同时具备上述两种以上情况者为混合型（图 2-5-5, 见文末彩插）, 多伴有虹膜后粘连。

（三）后囊膜混浊的临床评价

1. **理想的评价方法** 对白内障手术后后囊膜混浊的客观、准确和标准化的评价, 对于探讨后囊膜混浊的发生机制及制定有效的防治措施, 具有重要意义。但到目前为止, 尚没有一个被公认有说服力的统一标准。理想的评价方法应具备如下几个条件:

（1）具有客观性, 并可进行定量评价, 其结果与视力变化有一致性。

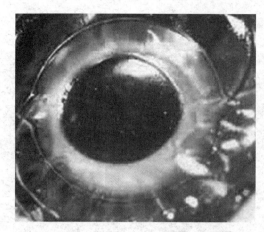
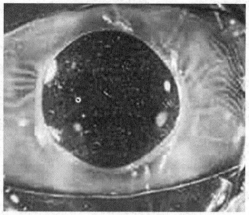

图 2-5-4　Soemmering 环

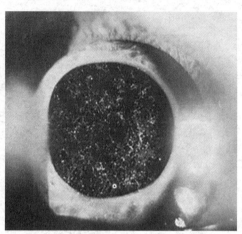
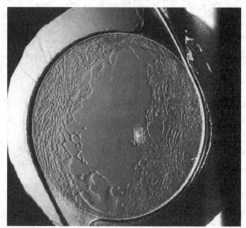

图 2-5-5　混合型 PCO

（2）集准确性、可靠性及可重复性于一体，把操作误差降至最低程度。

（3）有高度敏感性，可识别并区分中心区任何程度和类型的混浊；对人工晶状体植入眼应能识别人工晶状体光学部边缘、撕囊口边缘的相对暗区。

（4）能提供定量分析后囊膜混浊的多种观察和测算模式。

（5）能准确辨别纤维化、串珠样混浊和色素沉着等。

（6）可以预测 Nd：YAG 激光后囊切开术后的效果。

2. 主观检查法

（1）视功能检查法：PCO 可引起严重的视功能障碍。视敏度、眩光敏感度、对比光敏感度等下降程度与 PCO 范围和程度密切相关。

（2）Nd：YAG 激光后囊膜切开率：在许多文献中，学者把 Nd：YAG 激光后囊膜切开率作为人工晶状体材料对术后 PCO 影响的一种评价方法。这种方法有较大的局限性和评价误差，不能直接反映 PCO 本身的真实形态和本质，因此仅用于对大组病例的总体评价。

（3）裂隙灯检查法：国内文献多采用 Odrich 评分法，0 级，PCO 未发生，散瞳前及散瞳至 6mm 以上观察后囊膜无混浊；1 级，为后囊膜有轻度混浊，眼底能看清；2 级，PCO 出现在视轴中心区域，不散瞳可见，视盘清晰、神经纤维层和视网膜血管模糊；3 级，视轴中心区 PCO 混浊显著，眼底模糊，视盘边界不能辨别。在 Odrich 评分法的基础上加以改进，对中央 3mm 直径范围和周边部后囊膜混浊程度进行评分。

（4）计算机图像处理评估系统：包括数码照相和计算机图像处理系统两部分。首先确定数码照片中不同混浊的程度，按 0~4 分进行分级，然后将不同程度混浊面积百分比同相应等级的乘积相加，得出 PCO 的定量值。这种检查方法已被成功用于评价不同边缘设计人工晶状体植入术后 PCO 发生率的比较研究中。由于确定混浊范围和程度仍排除不了主观因素，因此仍然存在较大的计算误差。

3. 客观检查法

（1）Scheimpflug 裂隙灯照相：具有窄裂隙光及大景深等特点，能够摄取高清晰度的晶状体裂隙光学切面图像。

（2）数码图像评价：用裂隙灯按特定要求确定拍摄范围，将所获图像以一定的格式直接输入计算机图像分析系统进行处理，计算后以 PCO 程度的定量结果输出。

（3）灰度分析法：将数码图像不同点的亮度分为 0～255 亮度单位（灰阶），然后用图像的像素灰度值同确定的基数值进行比较，根据比较差值来判断是否属于 PCO。

（4）全自动客观定量系统：全自动客观定量评价方法是以结构分析为基础的分析方法。与上述描述相似，只是计算方法不同。

（四）预防措施

PCO 的预防原则可分为 2 个方面：即努力清除残留的晶状体上皮细胞，以及在人工晶状体光学区边缘部创建一生理屏障以阻止自赤道部生长的晶状体上皮细胞进入中心区。

1. 清除残留的晶状体上皮细胞 术中应用各种方法抛光晶状体囊膜：粘弹剂注入针头摩擦、I/A 头抛光、抛光器抛光以及应用植入的人工晶状体二次抛光等，可以彻底清除残留的晶状体上皮细胞，明显减少术后 PCO 前体的 Soemmering 环形成。

2. 水分离术（hydrodissection） Fine 最先提出这种技术，并把它称作皮质劈开水分离术。这种水分离技术是在白内障术中应用平衡盐溶液（BSS）沿着晶状体囊膜缓慢推注，使皮质和囊膜充分分离，其重要性在于更好地完成晶状体皮质的清除，以减少手术后发生 PCO 的长期并发症。随着水分离皮质技术的成功，手术也变得更容易、更快速。

3. 人工晶状体囊袋内固定（endocapsular fixation） 即将人工晶状体囊袋内固定，其最显著优点一是人工晶状体位于瞳孔区中央。有证据表明，另一重要相关因素是连续环形撕囊术（CCC）直径略小于人工晶状体光学区，前囊膜环形撕囊口的边缘位于人工晶状体光学区边缘上。人工晶状体的光学区完全位于囊袋内，后面与后囊贴附，前面全周被环形撕囊口的前囊膜边缘覆盖，能起到屏障效应，可阻止晶状体上皮细胞向中央移行，从而减少 PCO 的发生。

4. 人工晶状体的生物相容性 在有关 PCO 的讨论中，生物相容性主要指人工晶状体所具有的抑制刺激细胞增殖的生物学特性。有研究资料表明，植入生物相容性好的人工晶状体 PCO 发生率较低，植入不同材质的人工晶状体病例中，PCO 发生率由高到低依次为：水凝胶、聚甲基丙烯酸甲酯（PMMA）、硅凝胶和丙烯酸。人工晶状体材质的生物相容性及在 PCO 形成的临床显著性评价影响还需长期的观察研究。

5. 人工晶状体光学区与后囊膜的接触 成功的囊袋内固定可以使人工晶状体光学区与后囊膜紧密接触，从而抑制向内生长的晶状体上皮细胞遮盖视轴（称作"无间隙，无细胞"概念）。晶状体襻的角度（10°）使光学区后移及后凸。如上面所述的，创建小的 CCC 可以产生囊膜与晶状体光学区的"皱缩遮蔽"效应。

6. 人工晶状体光学区的屏障作用 人工晶状体光学区的屏障作用是防止 PCO 的第二道防线。所谓屏障作用，除指人工晶状体光学区后表面与后囊膜完全贴附，除"无间隙，无细胞"的一种状态外，主要指光学区边缘直角方边设计。人工晶状体光学区后边缘设计成直角方边，对向中心移行生长的细胞有极佳的屏障作用。Nishi 曾设计了一个囊袋内张力环，将其植入囊袋内，其矩形边缘与赤道部囊膜紧密接触形成阻隔。动物实验显示囊袋内张力环在抑制晶状体上皮细胞向后囊中心移行、增殖中非常有效。近年来，有新型的微切口非球面人工晶状体在设计方面进一步改进，全外周 360° 连续的直角方边设计，包含光学区和襻结合部的微小高低差，均采用直角方边设计，使人工晶状体及后囊紧密结合，进一步降低 PCO 的风险（图 2-5-6，见文末彩插）。

7. 抑制晶状体上皮细胞增殖的药物 有关预防白内障术后晶状体上皮细胞增殖的药物，

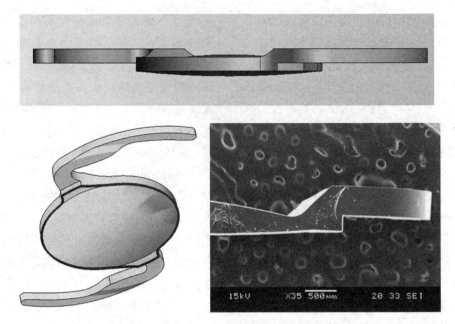

图 2-5-6　IOL 全外周 360° 连续的直角方边设计

即抑制晶状体上皮细胞分裂的研究已有相当长的历史。这些药物大部分属于抗代谢、抗肿瘤药物。其中代表性的有氟尿嘧啶（fluorouracil）、高三尖杉酯碱（homoharringtonine）、多柔比星（doxorubicin）、秋水仙碱（colchicine）、柔红霉素（daunorubicin）、甲氨蝶呤（methotrexate）、丝裂霉素（mitomycin）、阿糖胞苷（cytosine arabinoside）、放线菌素 D（actinomycin D）等。其中氟尿嘧啶通过抑制胸腺嘧啶核苷酸合成酶而抑制 DNA 合成；高三尖杉酯碱可抑制真核细胞蛋白质合成的初始阶段；多柔比星能直接嵌入 DNA 核碱基对之间干扰转录过程，阻止 mRNA 的合成。

以上这些制剂在培养的晶状体上皮细胞中显示了很强的抑制作用，然而遗憾的是，这些抗代谢、抗肿瘤药物的毒副作用较大，临床应用问题有待进一步研究。

其他预防白内障术后晶状体上皮细胞增殖的药物还包括非甾体类和糖皮质激素抗炎药、免疫导向药物以及肝素等抑制纤维素生成的药物等，寻找有效、特异且无毒副作用的药物仍是今后研究的一个热点。

二、前囊膜混浊

1. **概述**　晶状体前部的上皮细胞（A- 细胞）具有纤维增殖的潜能。当手术没有完全清除前部上皮细胞（A- 细胞）时，A- 细胞受到刺激转化为纤维细胞样组织（假性纤维化生），就会发生前囊膜混浊（anterior capsule opacification，ACO）。更确切的词应该是前囊膜下混浊。ACO 通常比 PCO 发生早很多，有时在术后 1 个月内发生。前囊膜混浊可以为环周，亦可表现为局部，混浊程度也不尽相同。前囊膜混浊常常同前囊膜皱缩并存。前囊膜皱缩或前囊切口的最终收缩可伴随前囊膜的超纤维化。这种情况多发生在高度近视、视网膜色素变性等睫状小带脆弱、假性囊膜剥脱和高龄患者，常合并有眼内慢性炎症。

2. **前囊膜混浊的影响因素**　ACO 的程度受多种因素影响，其中连续环形撕囊术（CCC）口直径的大小、人工晶状体材料等被认为是主要的影响因素。

与环形撕囊口大小相关的囊膜皱缩是 ACO 形成的主要因素之一。研究认为，任何与 IOL 接触的残留 A- 细胞都存在纤维化生的可能性。如果 CCC 开口越小，残留的 A 细胞越多，则伴随囊膜皱缩同时存在的前囊膜混浊发生的危险就越大。

不同材料的人工晶状体表面活性，即生物相容性被认为对 ACO 的产生具有不同影响。

3. **预防**　许多方法已经用来预防和治疗囊袋皱缩和人工晶状体偏心。在常规白内障手术中，前囊膜完全抛光将使 ACO 的发生明显减少，这一点已经被大多数学者接受。一些学者建议行仔细的前囊膜抛光以彻底清除前囊膜下上皮细胞。Nishi 建议使用一改进的表面有研磨作用的注吸头，它可以通过超声的震动使囊膜上的细胞脱落而吸除。大的环形撕囊口（直径＞5.5mm）可以减少囊膜皱缩。理想的环形撕囊直径为5～6mm。对于睫状小带脆弱，发生囊膜皱缩风险性高的患者，应该采用记忆性好的大 C 襻 PMMA 晶状体，或考虑在囊袋内植入 PMMA 张力环。

三、囊袋皱缩综合征

囊膜皱缩是指手术后前囊膜开口纤维化，开口越来越小的临床现象，常与前囊膜混浊同时存在。前囊膜皱缩综合征是白内障超声乳化联合人工晶状体植入术中连续环形撕囊术（CCC）特有的并发症，它以前囊膜 CCC 开口进行性皱缩甚至完全闭锁、晶状体囊袋赤道部直径进行性缩小为特征，常引起人工晶状体偏心和严重的视力障碍，如视物模糊、眩光、对比敏感度降低等一系列临床症状。

不平衡的力度和睫状小带脆弱这一关键因素都可以产生囊袋皱缩。囊膜皱缩还与其他疾病有关，如糖尿病、高度近视、假性剥脱综合征、青光眼、葡萄膜炎、肌强直性营养不良和视网膜色素性变等。对不同类型人工晶状体与囊膜皱缩之间关系的研究中发现，硅凝胶人工晶状体植入后的囊膜皱缩发生最显著，而丙烯酸酯材料的人工晶状体植入后发生囊膜皱缩的病例亦有报告，亲水性丙烯酸酯人工晶状体植入术后发生囊袋皱缩概率大于疏水性丙烯酸酯人工晶状体眼。

一些学者认为，连续环形撕囊的伸缩性可能是产生显著性囊膜皱缩的重要因素。晶状体上皮细胞的残留以及环形撕囊口的大小也是重要原因，残留的上皮细胞越多，囊膜皱缩发生的危险就越大。有研究报道称 5～6mm 的 CCC 在术后前囊膜机化过程中撕囊区面积不会发生明显变化。另有学者认为，对于糖尿病、高度近视、视网膜色素变性、假性剥脱综合征、青光眼、葡萄膜炎等囊袋皱缩的高危患者，术中扩大 CCC 至 6mm 可以有效预防囊袋皱缩综合征的发生。

在一些特殊病例中，如玻璃体手术后白内障，由于晶状体悬韧带松弛等原因，囊膜皱缩会使病情变得更为复杂。在这种情况下，常引起某一象限或更大范围的悬韧带离断，此时，整个囊袋将会发生明显移位，连同人工晶状体偏向一方，相反的方向则暴露出大部分赤道部，严重者可导致人工晶状体囊袋复合体脱位。

四、后囊膜皱褶

后囊膜皱褶（posterior capsular striae，PCS）是人工晶状体植入术中和术后常见的临床现象，其本质是后囊膜纤维化，属于后囊膜混浊的一种类型。后囊膜皱褶的延伸方向一般与人工晶状体纵轴一致，提示与人工晶状体襻对囊袋不均匀牵张有关。

同后囊膜皱褶相关联的后囊膜混浊，在形态和分布特点上与一般后囊膜混浊无大差异。早期赤道部晶状体上皮细胞（lens epithelial cells，LECs）沿后囊膜表面增殖，形成单层排列的膜状。随着细胞的增殖和移行，细胞肿胀并聚集，加之细胞外间质沉积，使局部增厚混浊，同时发生皱褶。伴有皱褶的混浊较单纯性混浊更影响视力，其原因在于皱褶本身形成的光散射。

严重的后囊膜皱褶，即使不伴有后囊膜混浊，也同样会影响视力恢复，此时可以考虑 Nd：YAG 激光切开，操作方法与一般后囊膜混浊的处理相同。

五、创新思考

选择性地杀死晶状体上皮细胞，而对其他眼内组织无任何损害作用，是解决后发性白内障最有前途的方法。自杀基因疗法又称基因导向性酶前体药物疗法（gene-directed enzyme prodrug therapy，GDEPT），是指一些病毒或细菌的前药转换酶基因在靶细胞内编码特殊的酶，将原先对哺乳动物细胞无毒的前药在细胞中代谢为毒性产物，从而引起靶细胞自杀，而未转入自杀基因的正常组织可免受损伤。自杀基因治疗目前已经广泛应用于各种领域的基因治疗中，是目前基因治疗中比较有前景的一种策略。

有关基因治疗方法应用于晶状体后囊膜混浊的防治，已有一些研究成果。Malecaze 等最早提出通过 *HSV-tk*/GCV 治疗白内障术后的 PCO。将携带大肠埃希菌 β 半乳糖苷酶基因（*LacZ*）和 *HSV-tk* 基因的腺病毒载体，分别在体内和体外转染至 PCO 模型的兔晶状体上皮细胞内，观察体内

外 *HSV-tk*/GCV 对 LECs 的抑制。检测 *LacZ* 报告基因的表达,*HSV-tk* 在兔晶状体上皮细胞内的转染率体内外均大于 95%,体内外晶状体上皮细胞的增殖明显受抑制,兔后发性白内障模型中后囊膜混浊相对于未转染 *TK* 基因组明显被抑制。

有作者采用原代培养的小牛晶状体上皮细胞做研究对象,将携带 *HSV-tk* 基因的重组腺病毒载体作为实验组,切除 E1 区的复制缺陷空腺病毒载体作为对照,分别转染入小牛晶状体上皮细胞,再加入更昔洛韦(GCV)。用噻唑蓝(thiazolyl blue,MTT)比色法检测并计算不同浓度的 GCV 对晶状体上皮细胞的杀伤效应和相同浓度不同时间下的细胞存活率。研究结果显示,与对照组相比,GCV 对实验组晶状体上皮细胞有显著的杀伤作用。随 GCV 浓度的升高,晶状体上皮细胞存活率下降,其杀伤作用具有剂量依赖性。GCV 的杀伤效应随时间的延长而趋于显著,具有明显的时间依赖性。实验组中与时间相关的细胞杀伤效应与对照组相比,差异有非常显著的意义。ADV/*HSV-tk* 与 ADV/Empty 转染的晶状体上皮细胞在 GCV 作用下,均发生凋亡,但实验组细胞凋亡及坏死的比例与对照组相比有显著升高,说明 GCV 对正常细胞也有毒性作用。

(郑广瑛　何守志)

第三节　人工晶状体屈光度计算的准确性

随着现代人工晶状体植入技术的日臻完善和人们生活水平的提高,白内障手术已经由复明手术逐渐转化为屈光手术。白内障患者对术后视力和视觉质量的要求越来越高。为满足白内障患者的临床需求,各种功能性人工晶状体相继问世,如:非球面、双焦点、三焦点、区域折射、连续视程和矫正散光的 Toric 人工晶状体等。屈光性白内障手术体现的是精准和微创。如何准确计算人工晶状体度数,减少计算和操作误差,提高人工晶状体植入术后的视力和视觉质量,已经成为现代屈光性白内障手术中重点关注的问题。

一、根据原屈光状态推算

人工晶状体发展的早期阶段,术前人工晶状体屈光度大多数依照患者的基础屈光状态推算。经验证明,只要基础屈光状态准确,一般可以得到接近正确的计算结果。但正确判断并准确掌握基础屈光状态很困难,常受到各种因素的影响,从而产生误差。如有晶状体性近视存在,其实际屈光状态并不代表基础屈光水平,如不能获得可靠的基础屈光度,就不可能推算出由晶状体产生的那部分近视度数。单纯依靠佩戴较久的一副眼镜进行推算,也极易产生人为误差。比如单眼高度近视,实际情况往往与眼镜所示度数不符;相反,单眼高度远视或散光由于双眼不等视或弱视而不接受配镜矫正。

眼的屈光是由不同屈光成分组成的精细的、相互关联的、复杂的屈光系统,这些成分包括角膜屈光力、晶状体屈光力、前房深度和眼轴长度。Sorsby 对 107 例正视眼测量结果表明,每一数值都在一定范围内变异(表 2-5-1)。

表 2-5-1　主要屈光参数测量值

	角膜屈光力 /D	晶状体屈光力 /D	前房深度 / mm	眼轴长度 / mm
范围	39.00～47.60	15.50～23.90	2.50～4.20	22.30～26.00
平均值	43.10	19.70	3.50	24.20
标准差	1.62	1.62	0.34	0.85

由以上数值可以看出,正视眼晶状体屈光力范围是 15.50～23.90D,而我们估计晶状体屈光度时依据其平均值 19.70D,显然会产生较大误差。由此可见,"推算"的方法,只是非常粗略的算法,误差较大,显然不适合现代手术精细化的要求。

二、精确的生物测量及计算公式

(一)主要生物参数及测量法

对影响眼屈光状态起重要作用的光学参数进行精确测量,以获得适合各种情况的计算公式,一直是人工晶状体植入技术发展中的重要研究课题。这些重要参数是:

1. **角膜曲率**　确切地说应是角膜曲率半径的测量。角膜曲率半径测量误差对计算结果的影响远不如眼轴长度明显,常用测量方法:

(1)角膜曲率计(keratometer)是测量角膜曲率半径传统的精密光学仪器。实际应用中,取互相垂直的两个子午线方向进行测量,获取的是一个比较局限的数据。测量仪器有手动角膜曲率计和自动角膜曲率计两种,前者已不常用,仅在一些特殊情况下,如角膜不规则散光、斑翳等用其他仪器无法获得角膜曲率值时应用。后者测量时在对齐、调整、显示和输出等方面均实现了自动化。

(2)LenStar 生物测量仪则是利用 LED 模型图像分析原理,获得水平及垂直角膜曲率、平均角膜曲率、散光大小、散光轴位及角膜屈光度,并可推算出角膜屈光度,将其应用于 IOL 度数测量。

(3)IOL Master:通常用 IOL Master 500 或 IOL Master 700,是基于部分相干干涉光学测量技术(partial coherence interferometry,PCI)进行测量。通过仪器的照相机记录投影在角膜前表面以直径为 2.3mm 呈六角形对称分布的 6 个光点的反射,测量分析 3 个方向上相对应的光点,计算出环形的表面曲率半径。

(4)Pentacam:三维眼前节分析系统 Pentacam 利用了 Scheimpflug 成像原理进行旋转扫描三维测量,它有两个整合的摄像机,测量时一台摄像机能在 2 秒内从 0~180° 旋转扫描拍摄 50 张裂隙图像,每张图像包含角膜前、后表面 500 个点,可以获得全角膜前、后表面地形图,而另一台则是自动跟踪与校正患者在检查过程中的眼球运动。Pentacam 测量的是高度数据,与测量方向和参考点的轴位无相关性,最后由高度数据计算出唯一的角膜曲率值,从而反映出全角膜前表面和后表面的曲率。

(5)OPD-Scan Ⅲ:OPD-Scan Ⅲ是日本 NIDEK 公司最新研发的一种角膜 / 屈光分析仪,集成波前像差仪、角膜地形图、自动验光仪、角膜曲率计和瞳孔计(明视和暗视)5 种功能于一体,其拥有 33 个蓝色 Placido 环,至少可以提供 11 880 个数据点蓝色测量光源,其测量区域达角膜直径 9.5mm。采用眼底检影原理测得屈光数据。而角膜地形图数据则是基于 Placido 盘原理而设计,由其投射系统将 33 个蓝色 Placido 环投射到角膜表面从而获得角膜曲率半径、最陡子午线的方向和角膜散光。

角膜曲率半径测量误差对计算结果的影响,远不如眼轴长度明显,据计算,0.1mm 误差可使计算结果产生 0.5D 变化。

2. **前房深度** 前房深度的测量主要是预测有效晶状体位置(effective lens position,ELP)。但晶状体厚度随年龄而增加,故前房深度随之变浅,平均深度为 3.4mm。在无晶状体眼,前房深度的减小不具重要意义,一般认为,自虹膜表面(瞳孔缘部位)到角膜前表面的距离为 4mm。而人工晶状体到角膜顶点距离应减少 0.5mm。因此,人们把 3.5mm 作为计算时采用的前房深度经验值。由于前房深度测量误差较大,对计算结果影响又小,故其临床意义十分有限。

但是第三代及第四代人工晶状体计算公式均将前房深度作为必要参数,因此前房深度的准确测量对术前人工晶状体度数的计算和术后有效人工晶状体的位置评估还是有一定意义。新型生物测量仪 AL-Scan、眼前节光学相干断层成像仪 Visante-OCT 以及 IOL Master700、TomeyAO-2000 均能提供更为准确的前房深度测量。

3. **眼轴长度** 眼轴长度是影响计算结果的最重要参数之一。1.0mm 的眼轴长度误差可引起 2.7~3.0D 的术后屈光误差。测量方法:

(1)超声生物测量:曾是唯一用于测量眼轴长度的技术,可精确至 0.10~0.12mm,由于在测量过程中引起不同程度的角膜压陷,往往会低估眼轴长度;同时影响检查者间的再现性;检查人员通过对视轴位置的估计和手动校准,可测量出角膜顶点到黄斑区或旁黄斑区的眼轴,当患者合并后巩膜葡萄肿时黄斑区的定位难度增加。在混浊严重的晶状体中,超声波的平均速度会降低,并可能导致眼轴长度测量误差。

(2)光学生物测量:IOL Master 500 是基于部分相干干涉光学测量技术(partial coherence interferometry,PCI)进行测量,用 780nm 激光二极管红外光测量从角膜前表面到视网膜色素上皮的光学长度。通过光的部分干涉现象,将半导体激光发出的红外光线分裂为 2 股独立的轴线光,经过不同的光学路径(均沿视轴方向)分别反射回来,经过光线分离器、图像探测器等接收干涉信号,进行分析后得出测量数据,测量眼轴长度的轴向分辨率为 12μm,精确度为 5μm。也可同时测量角膜曲率(keratometry,K)和前房深度(anterior chamber depth,ACD),许多研究已表明其在 IOL

计算中的准确性。光学生物测量因其重复性好、精确度高的优点，逐渐取代超声测量成为眼轴长度测量及 IOL 计算的"金标准"。光学生物测量避免了接触性检查的风险，测量过程中被测眼注视指示灯可使测得的眼轴长度与视轴一致，在测量无晶状体眼、硅油填充眼、IOL 眼等特殊类型眼时也能够表现良好。

（3）IOL 扫频源光学相干断层成像（swept-source optical coherence tomography，SS-OCT）：为最新一代 OCT 技术，使用一种快速循环的、可调波长的激光光源进行扫描，其轴向扫描速度可达每秒 10 万次，轴向分辨率 6～8μm，单独用于眼底检查时可得到视网膜任意层面的三维 OCT 数据集，已有数个设备应用 SS-OCT 技术获得眼部图像。IOL Master 700 是第一台基于 SS-OCT 技术测量 IOL 度数的仪器，最近在临床上得到应用，其激光光源的平均波长为 1 050nm，对于混浊的屈光间质有更强的穿透力。IOL Master 700 提供了一个基于图像的测量，使整个眼轴上的眼部结构可视化，因此可以根据测得的图像识别晶状体的偏心或倾斜等异常。与 IOL Master 500 相比，IOL Master 700 能够获得更全面的眼部生物参数，可满足新一代 IOL 屈光度计算公式的要求，此外它还扫描一个直径 1.0mm 的视网膜中心区域以提示患者在测量时的固视情况以及黄斑部有无明显的异常。目前，使用 SS-OCT 技术的眼部生物测量仪还有 OA-2000（Tomey，日本）以及 Argos（Movu，加拿大）。改善光学测量以提高 IOL 屈光度预测的准确性是开发新一代测量仪的主要原因。一些研究已经评估了 SS-OCT 的重复性和再现性并得到了良好的结果。

（4）LenStar 生物测量仪：利用光学低相干反射测量（optical low-coherence reflectometry，OLCR）的原理，即激光二极管发射出单束 820nm 波长的激光，沿视轴方向分别到达眼球各个结构的表面并反射，以获得眼轴长、中央角膜厚度、前房深度、晶状体厚度、玻璃体腔厚度、视网膜厚度、脉络膜厚度等参数。利用 LED 模型图像分析原理，获得水平及垂直角膜曲率、平均角膜曲率、散光大小、散光轴位及角膜屈光度，并可推算出角膜屈光度，并将其应用于 IOL 度数测量。Lenstar 对眼轴长的测量具有良好的可重复性及再现性，可

以减少人为因素带来的误差。

4. 其他生物测量参数 对 IOL 屈光度计算及选择的影响除上述生物参数之外，Kappa 角、Alpha 角、球差、散光度数的准确测量对功能性人工晶状体的植入均有重要影响。

（1）Kappa 角：即视轴中心到瞳孔中心的距离，Kappa 角过大，光线可能穿过多焦点 IOL 光学中心以外的其他衍射环，黄斑中心凹接收到的光线是通过 IOL 边缘部而非 IOL 中心部，从而导致眩光、光晕等视觉不良症状的发生。因此，建议 Kappa 角 > 0.3，不超过 0.5。

（2）Alpha 角：即视轴中心到解剖学中心（晶状体囊袋中心）的距离，其大小不随光线变化而变化，决定着 IOL 的位置，IOL 受囊袋收缩力的影响，其中心位于囊袋中心，大的 Alpha 角会导致术后 IOL 偏中心，引起彗差的增加，同时 IOL 的鼻侧偏移引起视觉不良的症状较颞侧偏移严重。因此，建议多焦点人工晶状体植入者的 Alpha 角应小于 0.3mm，最多不超过 0.5mm。

（3）球差（spherical aberration）：是由角膜、晶状体的球形共同组成。白内障术前检查只需关注角膜的球差即可。如果角膜具有正球差，人工晶状体要选择具有负球差的，可以与角膜的正球差相抵消；如果角膜具有负球差，人工晶状体要选择零球差的；研究发现，在暗环境下，当瞳孔直径 > 5.5mm 时，球差负值越大，越容易出现夜间近视；球差正值越大，越容易出现夜间远视。因此，植入多焦点人工晶状体时，需重视角膜球差对夜间视觉质量的影响，术前需要在散瞳状态下进行相差的精确测量，根据不同患者角膜球差的正负值及大小慎重选择相应球差值的非球面多焦点人工晶状体，使人工晶状体的球差与角膜相匹配，且术后全眼总球差保持在 + 0.1μm 左右为佳。

（4）角膜散光会导致视力下降、视疲劳等不良视觉症状。白内障超声乳化手术消除了晶状体散光对视觉质量的影响，术后的散光主要由固有角膜散光和手术源性散光组成。调查显示，中国年龄相关性白内障约 43.73% 的患者角膜散光 > 1D，15%～29% 的患者 ≥ 1.5D，对于术前角膜顺规散光 < 1.0D 或逆规散光 < 0.75D 的患者，虽然符合植入多焦点人工晶状体的适应证，但仍需进行手术切口的合理设计，选择角膜陡峭轴做手术

主切口可以矫正 0.3～0.5D 的角膜散光，以尽量减小术后散光，提高裸眼视力和视觉质量。

（二）人工晶状体的计算公式

人工晶状体屈光度计算公式的选择与白内障术后屈光度的准确性密切相关。不同时期人工晶状体计算公式的差异在于评估术后有效晶状体位置（effective lens position，ELP）方法的区别。

第一代人工晶状体度数计算公式属于理论公式，根据 Gullstrand 简化眼模型推导出的公式，包括 Fyodorow、Hoffer、Binkhorst 等公式。1967年，Fydorov 和 Kolonko 发表了第一代计算人工晶状体屈光度数的光学理论公式。包括早期适用于虹膜夹型人工晶状体的 Colenbrander 计算公式、根据模型眼光学原理提出的 Fyodorov 和 Kalinko 理论公式，以及 Binkhorst 计算公式等。在 1972 年到 1975 年间，随着 A 超在临床上的应用，Binkhorst，Colenbrander，Hoffer 等结合超声资料又相继发表了一些光学理论公式。在对大组病例详细观察基础上，采用多元回归分析计算，推导出角膜屈率、眼轴长度同人工晶状体度数之间的数学关系，形成以 Saunders、Retzlaff 和 Kraff 为主要倡导者的第一代回归公式 SRK（Sanders-Retzlaff-Kraff，SRK），即 $P = A - 2.5L - 0.9K$，其中 P 为人工晶状体屈光度数（power of lens），K 为角膜屈光力（keratometry），L 为眼轴长度。常数 A 由人工晶状体的设计制造厂家及医师的经验而定，一般为 116～119。该公式曾一度被认为是最简练、准确的公式而被推崇。

第二代人工晶状体度数计算公式属于回归公式，包括 SRK I 以及 SRK-II 公式。研究表明，SRK I 公式适合眼轴长度为 4.5～22.0mm，如果眼轴长度不在该范围内，可致计算的准确度下降。此外，该公式默认患者前房深度（anterior chamber depth，ACD）为固定值 4mm，因此可导致短眼轴的术后 ACD 值增大，长眼轴的术后 ACD 值减小，从而造成患者术后近视和远视。SRK-II 公式根据眼轴长短不同，对 A 常数进行优化，其准确度较 SRK I 有所提高。Sanders 等研究发现，在 $L > 28$mm 时，该公式预测的术后屈光度误差值 > 2D 者达 28%，可见 SRK II 公式将眼轴和 ACD 之间定为一元线性关系，在 22～28mm 眼轴范围内，优于 SRK I 公式，但在长眼轴中的应用还是

存在一定缺陷。为此 Sander 等改良了 SRK 公式，即 SRK II 公式中，如果 $L < 20$mm 则 A1 = A + 3；如果 20mm ≤ L < 21mm 则 A1 = A + 2；如果 21mm ≤ L < 22mm 则 A1 = A + 1；如果 22mm ≤ L ≤ 24.5mm 则 A1 = A；如果 $L > 24.5$mm 则 A1 = A - 1。SRK II 公式在计算有明显屈光不正眼的人工晶状体度数时，准确性方面确实有了明显提高。事实上，比较 SRK 回归公式和理论计算公式结果，发现有较大差距，说明这些公式都有一定的局限性。

1985 年，Liang 等通过二元回归分析，对原来传统的理论公式进行补充，使其准确性和实用性大为提高。这些公式分别为修正公式：

Fyodorov 公式的补充回归方程：

$$Y = 6.28 + 0.662X$$

Colenbrander 公式的补充回归方程：

$$Y = 6.29 + 0.659X$$

Binkhorst 公式的补充回归方程：

$$Y = 5.78 + 0.666X$$

以上公式中，Y 为人工晶状体屈光度；X 为原公式计算出的人工晶状体屈光度。以上回归方程适当弥补了原理论公式中越是偏离中心度数准确性越差的缺点。

应该指出，由于人工晶状体种类较多，因此任何推导公式的计算结果将受到影响。比如后房型人工晶状体支撑襻与光学平面大都带有一定倾斜角度，使得人工晶状体离角膜顶点距离增大，如按术前超声所测前房深度计算，势必造成误差。

第三代人工晶状体度数计算公式属于理论公式与回归公式的结合，即在几何光学原理推导的理论公式的基础上，结合了术后资料回归所得的经验数据。包括 SRK-T、HofferQ、Holladay I 公式。研究表明，第三代公式对正常眼轴预测人工晶状体度数精确性无明显差异，但在不同长度眼轴各有优势。Aristodemou 等通过对 8 108 只眼检测发现，对于 20mm ≤ L < 21mm，HofferQ 最为精确；在 23.5mm ≤ L < 26mm，Holladay I 的精确性更胜一筹；而在 $L ≥ 26$mm 时，运用 SRK-T 为适合。同时，Olsen 等通过对 2 043 只眼分析发现，$L > 27$mm，运用 SRK/T 更为精确，而 $L ≤ 27$mm，SRK/T，Hoffer Q 及 Hollday I 在计算 IOL 球镜度数并无统计学差异。但第三代公式的不足是

公式推导在模拟眼参数基础上进行，需根据角膜曲率和眼轴长度来计算 IOL 球镜的度数。同时，Cooke 等研究发现，运用不同的测量仪器，公式的效能也有所改变，可见准确的生物学测量也直接影响到人工晶状体公式计算的准确性。此外，三代公式在运用上述参数的基础上，也将 IOL 的 A 常数运用到公式中，但 Eldaly 等研究发现，A 常数与 L 相关，这种相关也随着 L 变化发生转变，并非二代公式中认为的单纯线性关系。因此 A 常数应根据 L 的不同进行相应的矫正，优化 A 常数是提高三代公式的重要策略。

第四代人工晶状体度数计算公式包括 Haigis、Holladay Ⅱ、Olsen 等公式。这一代人工晶状体计算公式引入了更多参数来评估 ELP，如 ACD、晶状体厚度、角膜直径等参数，对于手术后 ELP 的评估更加准确。但在异常眼轴或者异常曲率时，部分公式计算的结果距离目标屈光度仍有偏差。

第五代，即新一代人工晶状体度数计算公式或计算方法包括 Barrett 公式以及基于人工智能技术的 Hill-RBF 计算方法。Barrett 公式在不同眼轴、不同曲率时计算结果与目标屈光度的一致性更高。曾经 Hollday Ⅱ 被认为是运用范围广的公式之一，而目前的研究发现 Barrett Universal Ⅱ 适用性更强。Kane 等将 SRK/T、HofferQ、Holladay Ⅰ、Haigis、Holladay Ⅱ、T2、Barrett Universal Ⅱ 分别运用到 3 241 名患者研究中，结果显示当 $L>22mm$，Barrett Universal Ⅱ 其预测术后患者屈光最为准确。Melles 等通过比较 Barrett Universal Ⅱ、Hoffer Q、Holladay Ⅰ、Holladay Ⅱ、Olsen 和 SRK/T 在计算 2 种不同种类晶状体度数时发现，Barrett Universal Ⅱ 计算出的晶状体度数，其预测误差均最小。Hoffer 等通过回顾过去 50 年的研究发现，当 $L<22mm$ 时，Haigis、Hoffer Q 和 Holladay Ⅱ 预测 IOL 的度数较为准确，而当 $L>26mm$，选用 Barrett Universal Ⅱ、Haigis、Olsen 和 SŔK/T 更为实用。不过，对于 $26mm<L≤33mm$ 者，也有学者研究发现，选用 Haigis 和 SRK/T 更为合适，$L>33mm$，Haigis 最为准确，但当 Haigis 和 SRK/T 与 Barrett Universal Ⅱ 进行比较发现，发现后者更胜一筹。多焦 IOL 不同于以往的非球面 IOL，此类 IOL 可同时兼顾患者看近看远的需求，Ramji 等通过运用 SRK/T、Holladay Ⅰ、Hoffer Q、Holladay Ⅱ 和 Haigis 计算多焦 IOL 球镜度数，发现 $L<22mm$，运用 Hoffer Q 和 Holliday Ⅰ 最为精确，而 $L≥22mm$，SRK/T 并未显示出其优势性。Hill-RBF 计算方法是一个完全由人工智能衍生的产物，可以通过不断自我学习以及扩充自己的大数据容量使人工晶状体度数的计算更加准确、适用范围更加广泛。

（三）角膜屈光手术后的人工晶状体屈光度计算

有关准分子激光屈光性角膜手术后患者，测算人工晶状体屈光度出现误差的报道越来越多。特别是中、高度近视患者，角膜屈光手术后人工晶状体计算结果普遍偏低，白内障手术以后多出现远视状态。究其原因，主要与下列因素有关：①所采用的公式大多是以模型眼的物理光学理论参数为基础，而准分子角膜屈光手术后，角膜形态及光学参数均发生了改变，经典理论公式难以准确反映术眼的实际情况；②准分子激光屈光性角膜手术后，角膜胶原纤维排列发生变化，导致角膜屈光指数的改变，也会影响计算结果；③屈光手术后，角膜中心区（3mm 直径范围内）变平，而常规测量方法的测量范围远远大于这一区域，因此测量结果偏陡，会直接影响计算结果。

采用 3 种不同公式，即 SRKⅡ、SRK/T 和 BinkhorstⅡ公式，分别对轻（$-1.25\sim-3.00DS$）、中（$-3.25\sim-6.00DS$）、高度近视（$-6.25\sim-9.00DS$）行角膜屈光手术后的 3 组病例，进行人工晶状体屈光度计算，并同术前等值人工晶状体屈光度进行比较发现，除轻度近视组外，中、高度近视组计算结果术前、术后比较均有显著差异；其中 SRKⅡ公式计算误差最大，SRK/T 次之，BinkhorstⅡ最小。

对准分子激光屈光性角膜手术后患者的人工晶状体屈光度选择，目前尚无准确的计算方法。根据以上研究结果，结合大多数学者的临床经验，一些防止产生较大误差的方法可以进一步研究和借鉴。这些方法包括：

1. 选择 Binkhorst 公式和 Holladay 公式可以提高计算的准确性。

2. 采用矫正 K 值进行计算。

3. 以角膜地形图检查结果为 K 值依据进行计算，可明显减少计算误差。

4.一种简单的矫正 K 值的计算方法可供参考。即以屈光手术前角膜屈光力、手术前屈光度和术后已经稳定的屈光度为基本参数,排除矫正不足和回退引起的角膜屈光力变化,计算出矫正 K 值。

举例说明:

术前角膜屈光力 $K_1 = 44.5$, $K_2 = 43.5$;

术前屈光度为 $-8.00D + 1.00D \times 90°$,镜距(眼镜片距角膜前表面的距离)为 14mm;

屈光手术后屈光度是 $-0.25D + 1.00D \times 90°$。

根据眼镜平面等效球镜度数(SEQs)换算出角膜等效球镜度数(SEQc):

术前眼镜平面等效球镜度数(SEQs)
= 术前屈光度数 + 柱镜度数 /2;
= $-8.00D + 1.00D/2 = -7.50$(D)。

再根据下列公式计算出角膜等效球镜度数(SEQc):

$$= \frac{1\,000}{1\,000/ 眼镜平面等效球镜度数(SEQs) - 镜距};$$

$$= \frac{1\,000}{1\,000/-7.50-14} = -6.79（D）。$$

术后眼镜平面等效球镜度数(SEOs)
= $-0.25 + 1.00/2 = +0.25$(D);

术后角膜平面等效球镜度数(SEOc):

$$= \frac{1\,000}{1\,000/+0.25-14} = +0.25（D）$$

角膜平面手术前后屈光度变化 = 术前 SEOs - 术后 SEOc,

即 $-6.78 - (+0.25) = -7.03$(D);

术后平均角膜屈光力 = 术前平均角膜屈光力 - 角膜平面屈光力改变,

即术后平均角膜屈光力 = $44.0 - 7.03 = 36.97$(D);

计算结果为角膜屈光手术后角膜中央区的屈光力(即矫正 K 值)。

5.新型视功能检查仪应用　准分子激光原位角膜磨削术(LASIK)术后患者的人工晶状体计算是一个极其复杂的过程。PentacamHR 与 Placido 盘技术相比,既可以获得准确的中央角膜数据,也可以获得角膜前后表面的曲率和曲率比等。其中的 Holladay Report 程序对于决定 LASIK 或角膜屈光手术后患者的角膜曲率是必不可少的。对 LASIK 术后患者 IOL 度数计算,比角膜曲率计提供的数值更精准。

LenStar 生物测量仪利用激光二极管发射出单束 820nm 波长的激光沿视轴方向,分别到达眼球各个结构的表面形成反射,被探测器接收分析后,可获得眼轴长、中央角膜厚度、前房深度、晶状体厚度、玻璃体腔厚度、视网膜厚度、脉络膜厚度。同时发射 32 束 950nm 波长激光投射到角膜的前后表面并测得相应距离,从而获得水平及垂直角膜曲率,并可推算出角膜屈光度。应用该原理可测量水平、垂直角膜曲率、平均角膜曲率、散光大小、散光轴位及角膜屈光度,并将其应用于 IOL 度数测量。LenStar 可应用图像分析原理测量虹膜水平直径、瞳孔直径、视轴偏斜角度。此外,LenStar 内置的 IOL 计算公式可根据所测参数进行 IOL 的度数测算。

LenStar 测量指标之多是目前其他生物学测量仪无法比拟的,但仍有部分患者由于视轴方向、屈光间质混浊及角膜疾病等原因而无法测量。

尽管人们为提高人工晶状体计算的准确性做了大量工作,提出各种各样的新方法,但由于其影响因素多而复杂,至今尚无一个适合所有情况的"理想公式"出现,而且今后也需要不断探索、研究与改进。对于已有的理论公式或经验公式,必须结合实际情况巧妙应用,切不可夸大和盲从,而要在实践中继续研究和探索。

（郑广瑛　赵江月　何守志　陆　博）

第四节　以功能扩展为特点的新型人工晶状体设计上的局限性

一、可调节人工晶状体

重建人工晶状体眼可调节功能,即在无须佩戴眼镜的情况下使人工晶状体眼同时获得远、中、近全程视力,是几代人的梦想。传统单焦点人工晶状体只能为患者提供良好的远(近)视力,要同时获得清晰的近(远)视力,则须佩戴眼镜。目前在解决"同时获得清晰的远、中、近视力"方面已经做了大量工作,并取得许多进展。但距离实现真正有用调节,恐怕还需要走很长的路程。

（一）重建调节理论基础

Helmholtz（1855）关于调节的论述，即："当视远时，眼睫状肌松弛，晶状体悬韧带紧张，使得晶状体变扁平；当视近时，睫状肌收缩，晶状体悬韧带松弛，晶状体借助自身弹性回缩而变凸，导致屈光力增大"，奠定了现代调节理论的基础。而Tescherning（1904）学说，即人眼在调节时，睫状肌收缩，冲撞玻璃体，玻璃体的反作用力使得晶状体前囊中央最薄处向前突起，屈光力增加；以及Coleman 的悬垂线理论，使得调节机制更加完善。他的理论核心有如下几个内容：①晶状体、悬韧带及前玻璃体在前房与后房之间形成一层隔膜；②眼调节时，睫状肌收缩，使整层隔膜就像活塞一样向前移动，并在前房与后房之间形成压力差，从而造成晶状体前表面弧度增大、后表面略微变平；③玻璃体的支持使后囊保持不变，而晶状体前表面的形状则由于缺乏弹性的限制形成悬垂线形。

有关老视的研究显示，调节丧失只是人晶状体年龄相关性连续改变上的一个时间点，其本质是晶状体的硬化。以下几项研究结果为这个结论提供证据：①机械拉伸设备离体眼测量结果表明，年轻人尸眼晶状体可产生 12～16D 调节，而 60 岁以上则几乎为 0，提示晶状体硬化；②一项有关晶状体硬度的研究报告指出，19 岁的晶状体硬度约为 60Pa，而 64 岁时增加到 1 000～20 000Pa；③高分辨率 MRI 研究结果显示，年轻人调节时晶状体增厚、直径缩短，而 70 岁老年人不引起晶状体厚度变化；④测量睫状突 - 睫状环直径研究显示，所有个体在调节时，睫状体移动，即使晶状体厚度和直径不变。

这些研究结果似乎可以证明这样一个事实，即在老视形成的过程中，调节系统中最早出现问题的是调节终端——晶状体弹性丧失，而调节动力——睫状肌及机械传递器件悬韧带功能尚存。因此有理由相信，只要改变人工晶状体的形状，或实现其前后运动，重建人工晶状体眼的调节，并非不可能。目前，可调节人工晶状体（accommodating intraocular lens）研究即是围绕这种理论全方位进行的，其中包括：单光学面位移调节、双光学面组合透镜调节和光学部变形调节等。

（二）可调节人工晶状体种类

1. 单光学面位移调节 通过调整光学面前后位置移动来实现调节，晶状体厚度本身不变。根据简化眼物理光学原理，同等度数凸透镜，位于距节点不同位置，将发挥不同等屈光效果，即距节点越远（前），屈折力越大。因此，其设计的目标，就是当调节发生时，在调节力作用下晶状体平面可以向前运动。为此，设计上一是要使晶状体襻与囊袋赤道部接触范围要大且均匀，以使囊袋尽可能恢复原有张力；二是晶状体襻要设计有"关节"即所谓铰链结构，以使调节力充分传递到光学部。

一项临床研究结果表明，1CU 型可调节人工晶状体在术后 1～3 个月时可达到 2.36D ± 0.28D 的调节，6 个月时为 1.90D ± 0.77D。研究结果证实，调节时人工晶状体在眼内只有 0.5mm 的移动范围，大约可以产生只相当于 0.5D 的调节力。其他如 Crystalens 可调节人工晶状体，临床观察也得到了相似的结果。

理论上晶状体光学部每移动 1mm，可产生 1.60～1.90D 的屈光变化。而到目前为止，经证实活体内可调节人工晶状体最大移动距离只有 0.7mm。这类人工晶状体之所以能取得临床上相对较好的调节效果，还与小瞳孔、近视等引起的景深增加等因素有关。这种所谓"伪调节"现象在某些无晶状体眼和普通人工晶状体眼中也可以出现。此外，人工晶状体向前移动的部分原因，还可能与由睫状体收缩引起玻璃体压力升高向前运动有关。这种人工晶状体的临床应用前景还需要大量临床病例证实，并需要技术上的进一步改进。

2. 双光学面组合透镜调节 是通过由凸透镜和凹透镜组成的组合透镜来实现的。改变组合透镜中凸透镜和凹透镜之间的距离，即可以实现总屈光度的变化。

第二代 Synchrony 型可调节人工晶状体，前置镜片为 +32D 凸透镜，后置镜片则是可以根据计算进行选择的凹透镜，两者通过最优化弹性拱形襻相连。囊袋收缩时可将向心力传递给晶状体光学部，使前置凸透镜向前移动，凸 - 凹透镜间距离增加，从而改变其总屈光度数。一项前瞻性研究结果表明，术后 86% 裸眼远视力达到 20/40 以上，术后 3 个月，79% 裸眼近视力达到 20/40 以上。同单光学面可调节人工晶状体相比，这种设计可以在移动相同距离的情况下获得更大的调节力。是否获得足够的调节力还与睫状肌功能、囊膜纤维化、囊袋正常牵张力，以及人工晶状体本身的机械参数等因素有关，因此要使这种晶状体成功应用到临床，尚需更多的临床资料加以证实。

3. **光学部变形调节** 为了达到有效调节，睫状肌必须留有 50% 的调节储备。因此，理论上讲，在生理条件下，人眼至少需要 6.0～8.0D 的调节力。然而，目前所有的可调节型人工晶状体均不能满足这一要求。为了达到大幅度提高调节力的目标，Ben-nun 设计一种新型人工晶状体——NuLens 可调节型人工晶状体。NuLens 是一种两片式可调节 IOL，由三部分组成，即凝胶材料和前后两个固定盘。这种晶状体有很好的囊袋适从性，基底单元放在囊袋上方，第二个光学部和襻一起固定在睫状沟。凝胶材料具有很强的延展性，放于前后固定盘之间有限的空间内，受轻微挤压即可发生形变。当调节时，塌陷的囊袋向前移动，将基底单元推到上方直到改变曲率半径和度数。这种晶状体的调节机制和自然调节正好相反，正常调节时，悬韧带松弛，晶状体收缩，引起晶状体轻度前移呈球形，度数增加；而这种晶状体发生调节时，它直接依靠晶状体的力量，不靠任何囊膜效应，只有随着睫状肌松弛时对其产生的张力。因此，这种晶状体需要一些神经适应，因为调节是在睫状肌松弛时发生的，而不是收缩时。这种晶状体已经应用于 30 个患者，调节幅度在 4～7D。

Fluid Vision 可调节人工晶状体非常接近自然调节机制。这种晶状体的设计是利用睫状体的自然调节力，通过悬韧带和囊膜传递给人工晶状体，引起形状改变。这和 NuLens 晶状体反向调节过程正好相反。人工晶状体的环形襻是液体的储存器，随着睫状体和悬韧带收缩和扩张，周边环形襻内的液体通过管道被推压到晶状体中心，引起前后曲率增加。液体自然地在这个顺应性系统来回移动，是实现调节的关键。晶状体内的管道是完全透明的。临床试验发现，有视力眼能提供平均超过 5D 的调节。在某些生理刺激的无视力眼，结果甚至更好，提示可能获得更大幅度的调节力。

4. **其他类型的可调节人工晶状体**

（1）Medennium Smart Lens 人工晶状体：是

一种热动力记忆可调节型 IOL，由高屈光指数疏水丙烯酸材料制成，在室温下呈直径为 2mm 的细杆状，通过小切口植入眼内，在体温下可迅速伸展膨胀为直径 9.5mm、前后径 3.5mm 的形状充满囊袋。由于凝胶材料是柔软的，且有很大的屈光指数和很好的延展性，调节时形状的很小变化即可以产生较大幅度的调节。

（2）光可调人工晶状体：可以通过特定波长光线照射使之发生屈光力变化的人工晶状体。晶状体材料为带有交叉结构的硅胶聚合体基质，其间均匀埋藏光学小体；经紫外线照射会引起光学小体聚合，并向聚合区域迁移，从而改变晶状体厚度。这种人工晶状体可对术后远、近、散光进行精细调整。限于材料和制作工艺的限制，目前这种人工晶状体调节幅度不超过 2.0D。

（3）注入式人工晶状体：是在保证囊袋完整性的前提下来完成手术过程的。基本原理是通过微穿刺口去除混浊晶状体，保持囊袋完整性，再通过同一穿刺口注入透明的凝胶样物质，充满囊袋的凝胶物质固化后，形成有弹性的晶状体形态。这不仅恢复了晶状体的形态，同时也最大限度地恢复了囊袋原有的张力和弹性。1964 年首次进行注入式人工晶状体的动物实验以来，进行了大量的实验研究工作。手术技术已经趋于完善，但是术后囊膜混浊和注入材料屈光指数的不足成为制约其走向临床的主要因素。近期的研究表明，向密封的囊袋内注入低渗液使晶状体上皮细胞溶解的方法有望解决术后囊膜混浊的难题。

（4）电子人工晶状体：一种最新型电子人工晶状体（ELENZA Sapphire Auto Focal IOL）也在积极地进行临床前研究。这种人工晶状体完全是高科技产物，晶状体带有自身电源，内置计算机芯片；可重复充电完全程序化，允许医生随着患者视力需要进行屈光力调整；将纳米技术、人工智能（神经网络为基础的存储器）和先进的电子技术整合；其调节不依靠和睫状肌的精确接触，只是改变液晶的分子构型来改变晶状体光学度而完成正确的调节；依靠个体的瞳孔反应，通过感受器可以监测瞳孔大小，自动进行远近焦点之间的调整。当然，目前对其应用前景下结论尚为时过早，还有许多没有解决的技术难题在等待人们去解决，比如如何保证微电池充电问题等。但不管如何，高科技的介入可以使得可调节人工晶状体的研究进程进一步加快，这是不争的事实。

（三）临床评价及今后的研究方向

可调节人工晶状体的总体评价：调节力不足。多数临床研究表明，其总调节力平均为 1.6D，随着时间延长，囊袋发生纤维化、襻关节活动度逐渐降低，这种调节力还将逐步减弱。但同多焦点人工晶状体比较，最大的优势是不存在与光学面设计加工不足的相关并发症。

研究方向：不改变光学区特性，不降低光学质量是有前途的设计理念。基于白内障眼存在一定程度的调节机制和功能，有可能实现调节过程——可以通过改变人工晶状体的位置或形状来实现调节，其研究的主要目标是如何增加调节幅度。但有一个事实不能回避，即睫状肌及悬韧带的功能并非无限延伸，因此基于这种理念的设计也有一定的局限性。特别是对于老年人不要把重建调节问题看得过于简单。

能否冲破传统概念，不依赖于自身原有的调节器官而完成调节？这确实是一个相当大的挑战！不过，这也可能就是将来人工晶状体发展的新方向。

据报道，一种全新概念的可调节人工晶状体——人工智能晶状体（ELENZA Sapphire Auto Focal IOL）即将面世。ELENZA 将纳米技术、人工智能（神经网络为基础的存储器）和先进的电子技术整合到不需要改变光学区形状就能从远到近进行无缝自动聚焦。因此，这种人工晶状体不是依靠和睫状肌的精确接触才发生变动和产生正确的调节，而是改变液晶的分子构型来改变晶状体的屈光度。

ELENZA 是一个非常复杂的系统，和以往任何眼科技术不同，它是依靠个体的瞳孔反应自动进行远近之间的调整。其理论依据已经得到证实，"调节时瞳孔会缩小"。智能人工晶状体有感受器可以监测瞳孔大小的细微变化。瞳孔对调节的反应，在幅度和发生的快慢上，不同于瞳孔对光线的反应。

ELENZA 用目前人类已知的最新显微可充电锂离子电池充电为动力。估计这个电池本身会有 50 年的循环寿命，它需要每 3～4 天充电 1 次。另外，这种晶状体是完全程序化个体化，医生可以根据患者的特殊需要，远程调节 IOL 附加度数开关点的敏感性和幅度，附加度数增加 3°或 4°。应该说，这是迄今为止在医学设备上使用的最精密的计算机芯片和算图，植入后，这种 IOL 将了解患者的特异性瞳孔动力学，制定自己的内部算图。当患者的需要随时间而变化时，医生在随诊过程中可以重新启动算图，无创地远程修改程序。这确实是一种患者个体化、可适应、可编程的智能人工晶状体。

和所有新技术一样，ELENZA 仍然存在安全性和技术问题。例如，在需要做 YAG 激光治疗时，电子成分会有什么变化？蓝宝石包被的电池密封包被在 24Ct 的黄金内，是否会出现毒性问题？另一个担心是如何通过传统小切口植入晶状体而不诱导散光。尽管晶状体设计为可折叠，能否始终保持所有内部电子成分的完整性？这些都需要进一步的临床验证。但无论如何"全新的设计理念，可能会给人工晶状体技术带来革命性的变革"，这一评价并不为过。

二、多焦点人工晶状体

（一）多焦点人工晶状体的种类

临床上早期应用的多焦点人工晶状体（multifocal intraocular lens）可分为两种类型，一种为折射型（RMIOL），另一种为衍射型（DMIOL）。通过光线的折射和衍射原理产生远、近两个焦点。因此，可谓是双焦点人工晶状体。近年来，为了适应患者远、中、近全程视力，又出现了区域折射、连续视程和三焦点人工晶状体。

1. RMIOL 光学原理遵循光的折射定律。多为双凸面透镜，前表面由 3～5 个不同屈光度的折射区组成，远、近焦点呈同心圆相间排列，后表面则为光滑的球面。远、近焦点屈光力相差 +3.50D。光线能量分配大致为：50%～60% 光能汇聚在远焦点，22%～28% 光能汇聚在近焦点，余 15%～18% 汇聚在中等距离焦点。折射型 MIOL 的优点在于光能利用率高，不同区带产生的折射光线可在瞳孔区内同时存在，且基于传统的折射技术概念简单。而缺点则是在产生一个清晰物像的同时，周围模糊的物像将对其产生干扰；同时，每个区带仅负责远焦点或近焦点成像，中视力较差；患者瞳孔的大小影响进入眼内光线的质量。因此，瞳孔过大（直径＞4mm）或过小（直径＜2.5mm）以及人工晶状体居中性的变化均会降低术眼的对比敏感度、增加眩光等不良光学现象的发生率，进而影响患者的视觉质量。

ReZoom RMIOL（AMO 公司）多焦点人工晶状体，设计以中、远视力为主，光学部经过优化处理，对对比敏感度的影响较小。焦点深度为 4.00～4.80D（单眼），脱镜率达到 63%～70%；不良光学现象：光晕为 7%～35%，眩光为 5%～30%；对比敏感度与单焦点相比下降 3%～27.6%。

区域折射 SBL-3 多焦点人工晶状体，该类型晶状体的设计基于非对称区域折射概念，旨在提供良好远视力和近视力的同时减少不良光学现象的发生。SBL-3 是双非球面不对称折射多焦点人工晶状体，下前部光学部有扇形视近的折射型设计，扇形部分聚焦近距离光线，其具有 +3.00D 近附加度数；人工晶状体其余部分聚焦远距离光线，两个焦点屈光参差大于 2.5D，大脑会选择性抑制模糊焦点。SBL-3 拥有 1 个微小楔形过渡区，将（上方）视远度数区和视近度数区分开，视近区所占的光学区百分比为 42%，人工晶状体长度为 11.0mm，光学区大小为 5.75mm，制作材质为亲水性丙烯酸酯。此区域折射型多焦点人工晶状体为零球差设计，使得剩余的角膜球差可以保证更大的焦深，从而为患者提供了更好的中距离视力。

2. DMIOL　依据衍射光学原理设计。全光学面衍射型多焦点人工晶状体前表面为光滑的球面，后表面整个光学区为 20～30 个同心圆排列的衍射坡环，环间距为 0.06～0.25mm。根据 Huygens-Fresnel 光学衍射原理，入射光通过 DMIOL 后分成两个焦点，即为屈光力较小的远焦点和屈光力较大的近焦点。两者差值由坡环高度及间距大小所决定，一般设计为 +4.50D，产生 +3.50D 的实际效果。衍射型多焦点人工晶状体的最大优点是光学部的任何区域均形成两个焦点，衍射范围较大，因此远、近焦点光线能量基本不受瞳孔大小影响。而缺点在于光线损失较多，中视力形成较差，可发生对比敏感度下降及夜间眩光等光学不良现象，但有研究结果却表明发生率较折射型 MIOL 低。

渐进衍射型多焦点人工晶状体 AcrySof ReStor（Alcon），为一片式、丙烯酸酯、阶梯渐进衍射 - 折射设计。直径 6mm，中心 3.6mm 区域内为 12 个连续渐进衍射环，阶梯高度由中央的 1.3μm 渐降至周边的 0.2μm，阶梯宽度也以同样的规律递减；外周区域则为折射区。"阶梯渐进式"衍射结构与周边折射区相融合，使得随瞳孔增大，光能分布逐渐偏重于远距离焦点，将夜间视觉干扰减至最小，同时渐进阶梯设计也明显提高了近距离成像的质量。

其焦点深度为 4.5～5.5D（双眼）。综合文献报告，手术后脱镜率为 70%～92%；不良光学现象包括不同程度的眩光 3.8%～40%、光晕 3.95%～50%；对比敏感度与单焦点人工晶状体相比下降 0～15.3%。

TecnisZM900 MF（AMO 公司）多焦点人工晶状体，为三片式、硅凝胶、全光学面衍射设计。焦点深度为 4.12～5.0D（单眼）和 4.77～5.5D（双眼）。据文献报告，其脱镜率为 80%～86.4%；不良光学现象包括不同程度的光晕为 6.1%～18.1%，眩光为 6%～22.7%。对比敏感度与焦点人工晶状体相比下降 0.5%～15.3%。

TECNIS Symfony IOL（ZXR00）以及（ZMB00）TECNISMF 一片式 IOL。两种型号都是后置一片式可折叠丙烯酸、吸收紫外线的衍射型 IOL。这两款 IOL 还配有双凸面的光学元件，集成了波前设计的非球面光学元件来补偿角膜球差，两者都采用方形后缘设计，带有磨砂光学边缘。IOL 在后部光学设计方面的不同之处在于其后部光学器件上包含一个小阶梯衍射光栅设计，引入新型的光衍射模式，延长焦点与景深，扩展视力范围。同时具有校正色差的消色差衍射表面设计，在改善视觉质量的同时可为患者提供远、中、近连续视程。相比之下，ZMB00 IOL 具有 +3.25D 的近附加功能，仅产生远近 2 个焦点。

3. 其他种类多焦点人工晶状体　MPlus 人工晶状体（Oculentis）联合了两个不同半径的球面，其设计类似双焦点框架眼镜。其最大特点是近和远视力区之间无缝转接。视网膜上同时产生两个焦点，需要大脑认知和调整训练。它导致光线能量的轻微丢失，仅为 5%～7%，并能显著提高对比敏感度以及减少眩光和 / 或光晕现象。

FineVision IOL（PhysIOL）是一种三焦点衍射型人工晶状体，可以同时产生远、中和近距离视力。它有两个衍射结构，可以提供＋3.5D、＋1.75D屈光变化。

ATLISAtri839MP IOL 三焦点人工晶状体，其在 6mm 光学区采用非球面折衍结合设计，即中央 0～4.34mm 为三焦点区域，4.34～6mm 为传统双焦点设计，＋3.33D 近视力补偿和＋1.66D 中间视力补偿。自 2012 年推出以来被广大学者研究，持续不断的试验和临床数据证实，该款 IOL 可以提供优良的远、中、近视力的屈光效果，能够获得良好的患者满意度，但是其存在的角膜散光问题也不容忽视。Hayashi 等研究发现在植入衍射多焦点 IOL 的眼睛中存在 1.00D 以上的散光，其对矫正的近和中距离视力产生一定的损害。基于上述原因，三焦点衍射透镜的复曲面变体已经被开发出来，新的三焦点环面 ATLisatritoric 939MP 是基于三焦点非复曲面的光学设计，散光矫正在前后表面上具有 50% 的复曲面强度分布。多项前瞻性研究显示在角膜散光＞1.00D 或更高角膜散光的白内障患者中植入 ATLisatritoric 939MP 可以有效恢复患者术后的远、中和近视力，绝大多数患者的术后屈光度可以控制在±1.00D 或更小。

Acrysof IQ PanOptix 三焦点 IOL 基于单焦点 IOL 的相同 Acrysof 平台，是一种单件式设计。具有 6.0mm 双凸面光学元件，总直径为 13.0mm，0° 的触觉角度。中央 4.5mm 拥有 15 个衍射区，外部为折射区，其增加了在 IOL 平面＋3.25D 的近焦点和＋2.17D 的中间焦点。目前国内外针对这款三焦点 IOL 的研究报道相对较少。García-Pérez 等在 2017 年进行的一项对 116 例眼植入 Acrysof IQ PanOptix IOL 的前瞻性研究中发现，该三焦点 IOL 能够提供很好的短期视力效果，具有良好的中间视力表现和出色的患者满意度。此外，Alió 等研究发现白内障患者在使用 Acrysof IQ PanOptix IOL 术后的近、中、远期均可获得良好的视力恢复，患者能够获得较高的对比敏感度（CS），平均视力高于 0.3logMAR。此外，患者的近距离活动视觉问卷得分也显著提高。

（二）与设计不足相关的并发症

视觉干扰是多焦点人工晶状体眼的主要临床问题之一。与人工晶状体直接相关联的视觉干扰，特指人工晶状体植入后的视觉紊乱和不适，包括眩光、光晕（光环）、重影，以及夜视干扰等现象。其中最多见和影响最大、最具典型意义的就是眩光。

眩光：物理光学将眩光（glare）定义为，视野中由于不适宜亮度分布，或在空间或时间上存在极端的亮度对比，以致引起视觉不舒适和降低物体可见度的视觉现象。由于视野内产生人眼无法适应的光亮感觉，可引起厌恶、极端不舒服的感觉。眩光是引起视觉疲劳的重要原因之一，在极重度病例甚至可以引起相当明显的精神症状，如抑郁、焦虑，甚至引发极端事件。

无论折射型还是衍射型多焦点人工晶状体眼，都存在不同程度的视觉干扰现象。折射型人工晶状体焦点深度 4.00～4.80D（单眼），以生活视力 0.5 为标准，术后脱镜率为 63%～70%。据文献报道，其术后眩光发生率为 5%～30%，光晕发生率为 7%～35%，与单焦点人工晶状体相比，对比敏感度下降为 3%～27.6%。之所以发生率有很大差别，与观察方法及标准不同有关。衍射型多焦点人工晶状体的焦点深度为 4.50～5.50D（双眼），脱镜率为 70%～92%。其术后眩光发生率为 3.8%～40%，光晕发生率为 3.95%～50%，对比敏感度下降 0～15.3%。这些数据足以说明，手术后视力干扰现象是不容忽视的临床问题。

就人工晶状体而言，如何产生眩光，以往已进行深入研究。理论上讲，光学面任何部位的成角变化，都有可能产生眩光。最典型的例子就是人工晶状体直角边。直角边本来是为防止后发性白内障而设计，但在实际应用中发现，患者在术后产生眩光明显增加。将前表面边缘设计为圆钝角，术后眩光就明显减少。形成眩光需要一定条件，一个是强点光源，一个是特定照射角度。直角陡立的边缘面为形成光散射提供了条件，当瞳孔散大暴露晶状体直角边陡立面，自然就容易产生眩光。新型人工晶状体在设计上都非常注重边缘设计，大大减少了术后眩光的发生。

除直角边设计外，相对扁平的前表面、高折光指数，也是产生术后眩光的主要原因。采用低折光指数的亲水性丙烯酸酯，结合等凸的前后表面设计，似可减少术后眩光的发生。

另一个与人工晶状体设计有关的产生眩光的

原因，与多焦点人工晶状体固有设计缺陷有关。无论折射型，还是衍射型人工晶状体，其光学面都存在许多刻痕。在折射型人工晶状体表现为不同折射区间隔的环行线；在衍射型人工晶状体则表现为坡环。特别是衍射型人工晶状体，坡环的顶端是典型的直角边，极易引起光散射。针对这种情况，设计人员引入了所谓的"平滑相位技术（S-SMP）"，将衍射区坡顶切割成平缓的倾斜面，以减少光散射，起到一定的防眩光效果。

光晕（halo）：光晕定义为点光源周围边缘模糊的光环。光晕也被称作鬼像（ghost image）。人工晶状体眼发生光晕现象也与人工晶状体设计有关。有的人工晶状体边缘设计为倾斜面，使光学面出现两个环，当瞳孔散大暴露"双环"部位时，便容易产生光晕。光晕常挥之不去，令人心慌意乱。

（三）临床评价

多焦点人工晶状体的临床评价：优势是一定程度上解决了同时获得远、中、近视力矫正的问题；不增加手术难度，不改变手术步骤。缺点是以降低光学质量为代价，特别是对比敏感度；尚不能提供良好的全程视力；如双焦点人工晶状体和区域折射 IOL 均存在中视力差；连续视程 IOL 存在近视力不足等缺陷；依赖瞳孔大小；眩光和光晕尚未根本解决。偏中心、倾斜等可能引起更多、更严重的视觉干扰。

结论：以损失光学区基本光学特性和质量来实现多焦点，发展空间有限。

三、非球面人工晶状体

（一）非球面人工晶状体的设计原理

临床观察发现，随着年龄的增长，即使没有合并任何眼部病变，人眼的对比敏感度也会逐渐下降。波前像差研究结果表明，这种功能性视觉质量的降低，与晶状体的球差变化密切相关。人眼在年轻时的球差几乎接近于 0，25 岁前平均约在 0.02μm，25 岁以后逐渐增大，平均为 0.04μm；而 60 岁以后则增加至 0.27μm。

人眼角膜存在正球差，而年轻人的晶状体则存在负球差，两种球差相互抵消，从而保持年轻人较高的视觉质量；而随着年龄的增长，角膜的正球差相对保持稳定，而老年人的晶状体由于核硬化、形状改变以及屈光指数改变等原因，其球差逐渐增大，渐渐失去补偿角膜正球差的能力，是视力和对比敏感度下降的主要影响因素。

传统的球面人工晶状体存在一定的正球差，不但不能补偿角膜正球差，甚至会增加人眼总的球差。对经过白内障晶状体摘除联合人工晶状体植入的患者进行波前像差检测，在瞳孔大于 5mm 的条件下，其第 4 阶像差及总的波前像差明显高于正常对照眼，而人工晶状体眼的对比敏感度仅仅与年龄相当的老年人群相近。因此要提高患者视觉效果，就要降低人工晶状体眼的总球差。非球面人工晶状体（aspheric intraocular lens）正是基于这一理论而研发的，通过晶状体表面的非球面设计，使其具有零球差或负球差，以抵消角膜的正球差，使术后全眼的总球差处于较低的水平，从而提高视觉质量。

（二）非球面人工晶状体种类

近几年来，波前像差技术开始真正运用于人工晶状体的设计中，使非球面人工晶状体的研发有了突破性进展。目前，根据设计中欲中和角膜正球差的多少，先后设计出全抵消、部分抵消角膜正像差式负球差人工晶状体和零球差式人工晶状体。

1. 负球差人工晶状体　Tecnis Z9000 型人工晶状体是第一枚使用波前像差技术实现全抵消角膜正像差的人工晶状体。这种晶状体光学部直径 6.0mm，屈光指数 1.46，双凸构型，前后边缘为锐利的方形；这种人工晶状体采用 Z-sharp 光学技术，使前表面由中央向周边逐渐变为扁平形态，形成非球面。其设计是基于对 71 例白内障患者角膜行地形图测量正球差的平均值，使 Tecnis 人工晶状体周边部产生相应 -0.27μm 的负球差，从而达到补偿人工晶状体眼角膜正球差的目的。

Acrysof IQ（Alcon）是一种带 Stableforce 襻的单片式晶状体，光学部直径 6.0mm，屈光指数 1.55。其光学部后表面的非球面是基于对 500 只眼球角膜 Q 值而设计，附加 -0.17μm 负球差，使得眼球残留少量正球差。经过其边缘的光线发生折射并与轴旁光线汇聚，在降低人工晶状体后表面中心厚度且不增加边缘厚度的同时，通过周边部的过折射效应，不仅代偿角膜的正球差还能代偿人工晶状体自身的球差，从而使视网膜呈现清晰影像，同时该人工晶状体中央厚度较其他人工晶状体减少 9%。

Acri.Smart 36 A（Acri.Tec）是一种适用于 1.4mm 微创切口植入的一片式可折叠人工晶状体，光学部直径 6.0mm，具有紫外线滤过作用，前后表面为等同的双凸型非球面设计，基于角膜正球差设计球差为 −0.26μm。由于它不是超薄人工晶状体，所以囊袋内植入后比较稳定，不易发生偏心和脱出。此外，临床上应用的还有一些负球差非球面人工晶状体，如：SN60WF（Alcon），疏水性丙烯酸酯，蓝光滤过非球设计、改良型 L 襻，球差：−0.2μm；HOYA 251，疏水性丙烯酸酯，蓝光滤过、预装式、非球面设计、改良型 C 襻，球差：−0.18μm；NIDEKSZ-1，疏水性丙烯酸酯，蓝光滤过、预装式、非球面设计、360° 直角方边、支撑襻喷砂、全外周不规则加工（防眩光），球差：−0.13μm 等，为医师和患者提供了更多的选择。

2. 零球差的人工晶状体 SofPortAO、Akreos-AO（Bausch&Lomb）及 AkreosMI60（Bausch&Lomb）的一片式非球面人工晶状体，光学部直径为 6.0mm，屈光指数 1.43，其前后均为 360° 的方形边缘。其特点在于其前后表面均为非球面设计，双凸面屈光度比例为 1∶2，人工晶状体本身无球差（零球差），即整个人工晶状体周边和中心的屈光度是一致的。因此，它不会对预先存在的整个视轴的高阶像差造成影响，当其在囊内发生偏心或移位时，也不会产生散光、彗差等其他像差。同时，角膜的形状、瞳孔的大小对该种人工晶状体眼的像差影响也很小。

ThinOptX Ultrachoice 1.0 为一种适用于微创切口植入的超薄一片式人工晶状体，光学部厚度仅为 350μm。其第一表面为具有连续曲率的球面，第二表面为一系列同心圆组成的阶梯状弧面，这些弧面的高度相差 50μm，每一圈的曲率均不同，这种组合可以使光线聚焦于一点，使其本身为零球差。

（三）非球面人工晶状体的主要问题

具有负球差的人工晶状体可以全部或部分消除角膜的正球差，从而减小眼的总球差。从理论上讲，如排除其他影响因素，无球差或低球差眼可以获得较好的光学质量。Tecnis Z9000、AcrySof IQ 和 AcriSmart 36A 均属于负球差人工晶状体。Tecnis Z9000 人工晶状体为在瞳孔直径 6mm 时附加 −0.27μm 的负球差，AcrySof IQ 人工晶状体为在瞳孔直径 6mm 时附加 −0.17μm 的负球差，而 AcriSmart 36A 人工晶状体则是根据 −0.26 的平均角膜 Q 值设计的。其中，植入 Tecnis Z9000 人工晶状体后，当瞳孔直径为 6mm 时，可完全抵消角膜的正球差，使眼的总球差为 0。

部分临床研究结果表明，当角膜球差被完全消除时，并非会产生最好的视觉效果。AcrySof IQ 人工晶状体就是在此研究基础上保留了小部分正球差（0.1μm），其设计参数依据对 20 岁年龄段人群角膜后曲率和自然晶状体所研究的结果。统计资料还表明，人眼高阶像差平均接近于零，但球差有明显的正值（+0.10μm），实验研究表明，与保留部分正球差的患者相比，完全去除正球差的患者不能够获得最佳视觉。因此可以认为，保留小部分的正球差可以帮助患者增加景深，达到最佳的视觉效果。

必须要说明的是，具有负球差的人工晶状体，对固定位置要求十分苛刻，必须保证有良好的居中性，不允许出现偏斜。例如 Tecnis Z9000 人工晶状体必须放置在倾斜小于 7°、偏中心小于 0.4mm 范围内，若超出此范围，人工晶状体眼会因高阶像差增大而影响视网膜成像质量。

而球差为零的人工晶状体，如 SofPortAO 人工晶状体和 ThinOptX Ultrachoice 1.0 人工晶状体，角膜的形状、瞳孔的大小及人工晶状体的位置对该种人工晶状体眼的影响则很小。这种人工晶状体本身无球差，不改变角膜以及眼球固有的球差，从理论上讲可以产生更好的景深效果。而对于部分角膜无球差或负球差的患者，不会像植入负球差的非球面人工晶状体那样增加总球差。

事实上，在没有掌握患者角膜球差之前，准确选择恰当的非球面人工晶状体几乎是不可能的。这是因为，在人群中角膜 Q 值是一个十分不稳定的参数，其个体差异相当大。对 127 个白内障患者（平均年龄 72 岁）进行角膜地形图分析的结果显示，瞳孔直径 6mm 时，具有角膜球差平均值 +0.27μm 者只占 1/3；而 <0.2μm 和 >0.4μm 者却占了 40%；而其中约 5% 为负值。

由此可见，就目前技术来看，想做到真正的个体化选择还相当困难；相反，如若选择错误，还会出现弄巧成拙的尴尬局面。因此，如何吃透非球面人工晶状体的设计原理，以及抓住临床应用中应注意的关键问题，合理恰当地选择人工晶状体类型，对临床医生来说是一种极大的挑战。

（四）非球面人工晶状体的临床评价

Tecnis Z9000 人工晶状体是第一个被 FDA 认证的可以提高视功能，尤其对老年司机更为安全可靠的人工晶状体。Packer 等（2002）将 Tecnis Z9000 人工晶状体与相同厂家球面人工晶状体 AMOAR40e 进行比较，波前像差分析结果显示，在中度光照条件下的 1.5cpd 和 3cpd 中与适光条件下的 6cpd、12cpd 和 18cpd 中，前者对比敏感度都明显优于后者。其后，Packer（2004）观察了两者术后 3 个月的波前像差检查结果，发现前者在中度光条件下的 1.5cpd、3cpd 和 6cpd 中和光适应条件下的 3cpd、6cpd 中都有更好的对比敏感度，因此更适合夜间开车的患者。

Kershner 等（2003）对一组 156 例白内障患者的 221 只眼随机植入 3 种人工晶状体病例进行观察，结果显示，术后 1 个月时 Tecnis Z9000 人工晶状体的裸眼视力明显优于其他两组常规人工晶状体病例；同时，Tecnis 组的明视力较术前提高 38%~47%，伴眩光的明视力提高 38%，暗视力提高 43%~100%，伴眩光的暗视力提高 9%~100%，而另外两组则较术前没有明显提高。术后 3 个月非球面晶状体眼视功能在暗视力和夜间眩光条件下改善更为突出。

Bellucci 等（2005）进行一项多中心随机对照试验，将 Tecnis Z9000 人工晶状体与另一种球面人工晶状体术后 3 个月的检查结果进行对比，结果显示前者在亮光和暗光下均获得较好的对比敏感度。Pepose（2005）应用射线描计法评价 3 种硅凝胶人工晶状体的偏心对视觉质量的影响。试验在瞳孔直径为 3.0mm、4.0mm、5.0mm，人工晶状体偏心 0.0mm、0.25mm、0.50mm、0.75mm 和 1.0mm 下分别计算并描记调制传递函数（MTF）曲线。结果显示 Tecnis Z9000 和 LI61U 的偏心导致了不对称的高阶像差，对术眼的视觉质量产生了不利影响，而 SofPortAO 由于球差为零，其偏心没有产生其他的像差，故对视觉质量没有太大影响。

Rocha 等（2006）进行一项随机对照试验研究，将 Acrysof IQ、AcrysofNatural 及 AMOSensar 分别植入 40 只眼，术后 3 个月评价人工晶状体对视功能的影响。波前像差分析显示，Acrysof IQ 组具有更低的球差、总像差与高阶像差（$P<0.01$），在中度照明条件下（FACT-Optec6500），Acrysof IQ 组的对比敏感度、最佳矫正视力都得到了更令人满意的结果。

还有很多类似的临床报告可以列举，尽管由于观察条件和指标有所不同，结果略有差异，但比较一致的结果是，非球面人工晶状体可以明显提高低度光照条件下中、低空间频率的对比敏感度，因而更适合有暗视力和夜间眩光条件下需求者。

四、可矫正散光的环曲面人工晶状体

（一）人工晶状体简介

临床研究结果表明，在老年性白内障患者中角膜散光≥1.5D 的占 15%~29%；≥1.0D 的占 34.70%~47.27%。散光＞0.75D 对视觉质量产生影响；手术后角膜散光＞3.5D 者约为 2.5%，严重影响术后视力恢复。这一结果提示，白内障手术的同时解决术前存在的角膜散光，是提高手术后视觉质量的一个重要临床问题。术前存在的低度角膜散光，可通过白内障手术切口的位置与大小进行粗略矫正，而大于 2.0D 的角膜散光，单纯角膜切口难以完全矫正。此时，植入环曲面人工晶状体是较为理想的选择。环曲面人工晶状体（toric intraocular lens，TIOL）是在人工晶状体原有屈光力的基础上，在某一子午线上附加一正柱镜，以此来中和角膜最大子午线上的屈光力。目前，临床上应用的环曲面人工晶状体主要产品有 StaarAA4203TF/TL（Staar）、Rayner 571T（Rayner）、AcrySof Toric SA60TT（Alcon）和 Tecnis ZCT（AMO），其中后 2 种是人们比较熟悉和应用比较广泛的。

Toric 的英文原意为环形圆纹曲面的、环面的，是一个纯物理光学概念。Toric 定义为如果使柱面轴方向上具有且不等于与轴垂直方向上的屈光力，则柱面即变为环曲面。设计为一面是环曲面，另一面是球面的人工晶状体，即为环曲面人工晶状体。临床研究表明，植入环曲面人工晶状体可有效中和角膜散光，减少术后残余散光、提高患者的裸眼视力和视觉质量，最佳矫正角膜散光度数为 3.0~4.0D。

TECNIS ZCT Toric IOL 人工晶状体为一体式疏水性丙烯酸酯材料，光学部直径 6.0mm，全长 10.8mm。前表面附加有一个椭圆形环曲面，其柱镜屈光度规格有 ZCT100（1.00D）、ZCT150（1.50D）、ZCT225（2.25D）、ZCT300（3.00D）、ZCT400（4.00D）；Acrysof IQ Toric IOL 型号：SN6AT2-9，T2 矫正 0.68D；T9 矫正 4.11D。

（二）临床关注的主要问题

1. 测量误差　准确测量是 Toric 人工晶状体矫正散光获得最佳效果的关键。由于角膜地形图可测量 95% 以上角膜表面面积，在角膜 8.0mm 直径范围内测量精确度更高，测量结果比角膜曲率人工测量方法更精确，成为目前测量角膜形态的最常用方法。因此，在考虑植入 Toric 人工晶状体时，最恰当的方法当属角膜地形图检查和 IOL Master。目前，角膜地形图检查仪器大致可以分为两类，一种是基于 Placido 盘反射原理设计，通过角膜不同区域反射数据评价角膜前表面的形态，它不能完全真实地描述角膜整体形态，只能通过顶点曲率半径及形态因子计算出等高图，计算误差相对比较大；另一种则是结合裂隙扫描与 Placido 盘反射原理而设计，如 Orbsan-Ⅱ 角膜地形图检查仪，通过立体三角函数测量投射到角膜表面裂隙的尺寸，以得到角膜前后表面的高度、厚度，及眼前段的一系列参数，比较客观再现角膜的总体结构和光学特性。显然，后者作为 Toric 人工晶状体植入术前角膜散光等相关参数测量，是首选方法。此外，IOL Master 500 是基于部分相干干涉光学测量技术（partial coherence interferometry，PCI）进行测量；IOL Master 700 是基于扫频源光学相干断层成像测量技术进行测量，均可较为准确获得角膜散光等相关参数。

2. 角膜标记的准确性　测量散光轴位时，应考虑体位对测量结果的影响。一般情况下术前检查和角膜水平轴位的标记是在坐位时进行，而手术是卧位，因此，很容易发生因患者体位变化，而产生的相对性眼球旋转。为了减少测量误差，术前角膜水平轴位的标记在坐位时进行是非常必要的。但无论如何，术前确定散光的度数及轴位并准确标记是十分重要的步骤。

常规一般是在手工标记引导下进行手术，存在着标记物不清、操作失误等问题。应用手术导航技术，能确保手术按个体化设计精确进行，确保手术精准、安全，但却增加了手术成本。

3. 手术源性散光的影响　手术切口的大小、质量，是手术后散光的主要危险因素。理论上讲，白内障术后散光应为术前散光与手术源性散光之和。即使是小切口白内障手术，也不能忽视对术后屈光的影响。特别是 Toric 人工晶状体植入，更应该考虑手术源性散光对术后的影响。为确保 Toric IOL 植入的精确性，必要时可以利用矢量分析推算出个体化的手术源性散光值，并对预测值加以修正，以最大限度减少对原有散光的影响。

4. 人工晶状体旋转　是 Toric 人工晶状体植入术后比较严重的并发症。人工晶状体在囊袋内的稳定性是由晶状体襻、固定点，以及囊袋张力的对称性决定。人工晶状体旋转除囊袋收缩等客观因素外，其设计缺陷也是其原因之一。观察发现，单片式比三片式旋转度数小，可能的原因是单片式有相对更好的抗扭力作用。当然，不同人工晶状体材料的相容性及其他易诱导产生囊膜纤维化收缩的设计，也是不容忽视的原因之一。理论上讲，只要人工晶状体的构型和应力与囊袋有充分的适配度，其稳定性是有保证的。

手术前应精确检测角膜散光大小和散光轴方向。其所选人工晶状体度数，必须通过厂家提供的标准软件进行计算。手术中将人工晶状体上的标记线与预测的角膜散光轴位重合是获得最佳矫正效果的关键。定位不准确和手术后旋转移位，是影响环曲面人工晶状体矫正效果的主要因素。临床研究表明，环曲面人工晶状体植入后的稳定性是较为理想的。如果发生轻度旋转，亦不会产生严重后果；如果柱镜轴位偏移 30° 以上，柱镜片屈光度数变为无效，而且会产生相反的柱镜屈光度；因此植入时必须将人工晶状体散光轴位精确对准术前标记轴位后囊袋内固定。如何进一步增加环曲面人工晶状体在囊袋内的旋转稳定性，仍是需要改进的主要研究方向之一。尽管如此，临床观察结果仍表明，环曲面人工晶状体是矫正术前角膜散光，以提高白内障手术后视力的一种较为科学、稳定，且预测性较好的治疗方法。

（三）临床评价

可以这样下结论，Toric 人工晶状体是一柄典型的双刃剑,用得好,会获得良好的临床效果;用不好,将会引起严重的视觉紊乱。多项临床研究表明,Toric 人工晶状体矫正角膜散光可预测性较高,并具有良好的精确性和稳定性,术后 63% 患者的残余散光≤0.50D,87% 患者的残余散光≤1.00D,94% 患者的裸眼远视力≥20/40。因而,适用于各种规则性散光,尤其是逆规性散光和斜轴散光。然而,Toric 人工晶状体的旋转会显著影响散光的矫正效果,通常人工晶状体旋转 1°,丧失 3.3% 的柱镜度数,旋转大于 30°,柱镜度数完全丧失,并会引起严重的视觉紊乱。因而,如何保证 Toric 人工晶状体术前准确的生物测量和散光轴位的标记、术中娴熟的白内障超声乳化技术、确保 Toric 人工晶状体囊袋内植入、防止 Toric 人工晶状体术后旋转、提高术后裸眼视力和视觉质量是眼科工作者需进一步研究和探讨的问题。

五、微小切口植入的人工晶状体

目前,白内障手术已由复明手术转化为屈光手术。精准和微创是屈光手术的基本内涵。就白内障手术技术而言,微小切口的白内障手术技术已趋于成熟,通过 2mm 以下切口完成手术已经成功在临床应用。因此,迫切需要适合通过微小切口植入的人工晶状体产品和技术。目前可以应用到临床的微切口可适人工晶状体种类十分有限。微切口可适人工晶状体要求做到很薄、很轻,并容易在囊袋内固定,可以通过特制推注器,将其植入囊袋内。毫无疑问,这种超薄人工晶状体的临床应用,也推动了微小切口白内障手术技术的进步,在白内障手术发展中起到了积极的推动的作用。

专为微小切口白内障手术设计的人工晶状体也已开始在临床应用,如 Akreos MI60,一片式亲水型丙烯酸酯材料制作,可以通过 1.8mm 切口植入。Acri Smart 人工晶状体,一片式疏水型丙烯酸酯材料制作,可以通过 1.5mm 切口植入。另一种针对微小切口设计的亲水型丙烯酸酯人工晶状体 ThinOptiX 也已开始在临床中应用,这种人工晶状体设计为超薄光学面,卷曲折叠,可以通过 1.5mm 甚至更小的切口植入。

Acri LISA 非球面多焦点人工晶状体是 Acri 家族的一员,是通过微小切口植入的人工晶状体(intraocular lens for microincision)类型之一,其所采用的非球面设计可在一定程度上减少光学的厚度。植入时,保持推注器前端密切接触而不必进入切口,推动滑竿使人工晶状体顺利通过衔接处而进入 1.8mm 切口,将其植入到囊袋内。晶状体在囊袋内能迅速展开,由于材料柔软,展开过程对囊袋不会产生任何机械损伤。

人工晶状体 Acri.LISA 366D 的光线分布采取非对称方式,其中约 65% 为远焦点,约 35% 为近焦点,据说这种设计不但可以减少光晕产生,而且还可提供更好的对比敏感度。所采用平滑微相位技术(smooth microphase technology,SMT),使光学面衍射环之间的级阶过渡非常光滑,没有任何直角,因此降低了散射,最大限度减少眩光和光晕。

主要临床问题:微小切口白内障手术还处于起步阶段,其手术优势还需要进一步临床评价,相应的人工晶状体应用不可能很普遍,因此其商业化发展受到临床需求制约明显。

(郑广瑛　何守志)

第五节　白内障与遗传关系研究的局限性与研究方向

一、先天性白内障与遗传的关系

先天性白内障是指晶状体混浊在出生时既已存在,或是随着年龄的增长晶状体混浊程度渐重,继而影响视力。其在全球的发病率为 0.006%～0.06%,在我国为 0.04%,失明儿童中 22%～30% 由先天性白内障所致,已成为儿童失明的第二大原因,目前已经得到人们越来越多的关注。遗传因素是导致先天性白内障的一个重要原因。遗传性白内障可以是众多致病基因通过不同机制导致的共同的最终临床表现。这些特殊的基因往往通过编码各种重要蛋白以维持晶状体透明性和内稳态性。通过对这些基因的研究可以使我们对白内障的病理生理学机制有更深入的了解。

大约 70% 的先天性白内障患儿仅表现为晶状体混浊。其余可伴发其他眼部异常,如小眼球、虹膜缺损、前房发育异常或视网膜变性,或表现为多系统遗传性疾病的一部分。先天性白内障的遗传方式可以为常染色体显性、常染色体隐性或 X 连锁方式遗传，其中常染色体显性遗传最为常见。遗传性先天性白内障有很强的遗传异质性，即表型完全相同的白内障可以由不同的基因位点突变引起，而同一基因位点的突变可引起不同的白内障表型，在同一个遗传性白内障家族中也可以存在多种不同的表型。

（一）先天性白内障分型的不一致性

随着国内外关于遗传性先天性白内障基因定位研究的深入，有关各种类型先天性白内障的报道增多，但由于目前分类很多，直接导致基因定位研究不便。目前主要有以下几种分类：

1. Merin 分类

（1）小带状白内障（zonular cataract）：包括晶状体特定区域的混浊，可以涉及胚胎核、胎儿核以及晶状体板层。它是指同时间形成的晶状体纤维受到影响，从而形成的一个壳状混浊。小带状白内障可以表现为致密样或粉尘状，可以伴有弧形混浊伸入晶状体皮质。

（2）极性晶状体混浊：涉及晶状体前极性、后极性或双极性的混浊，并可包括后囊下晶状体皮质至晶状体囊的混浊。

（3）cerulean 白内障：也叫蓝色点状白内障，晶状体皮质和核内有无数的小的蓝色点状混浊。

（4）缝性白内障（sutural cataract）：影响胎儿核晶状体纤维细胞端部的缝隙区域。

（5）膜性白内障或囊性白内障往往是从一个受到创伤或严重不正常的晶状体后囊膜破裂导致晶体蛋白吸收所致的一种白内障。

2. M. Ashwin Reddy 分类

（1）前极白内障（anterior polar cataract，APC）

（2）后极白内障（posterior polar cataract，PPC）

（3）核性白内障（nuclear cataract）

（4）绕核性白内障（板层白内障，lamellar cataract）

（5）粉尘状白内障（pulverulent cataract）

（6）皮刺状白内障（aculeiform cataract）

（7）蓝色点状白内障（cerulean cataract）

（8）全白内障（total cataract）

（9）皮质性白内障（cortical cataract）

（10）多态性白内障（polymorphic cataract）

（11）缝性白内障（sutural cataract）

3. 美国眼科基础与临床教程中先天性白内障分类 极性、缝性、冠状、珊瑚状、核性、囊性、板层、膜状、全白内障、风疹性白内障。

为了更进一步理解先天性白内障表型和基因的关系，我们建议将先天性白内障进行重新分类。根据位置分为极性白内障、核性白内障、绕核性白内障、皮质性白内障和全白内障。根据形态：将珊瑚、皮刺、结晶等具有几何立体形状的统称为晶体状；细小均匀的点状统称为粉尘状；固体凝聚在一起的颗粒称为点状。根据形态就分为：粉尘状白内障、点状白内障、结晶状白内障、实性白内障和多态性白内障。建议命名时同时采用混浊的位置和形态。

（二）与先天性白内障相关的基因

目前已经被报道与先天性白内障有关的基因突变位点近 40 个，且数量仍在不断增加。其中一些会伴有其他的发育异常，多数为发育综合征的一部分。这些往往是由于转录激活因子的编码基因发生突变引起，其中大多数突变是通过对发育异常患者的候选基因筛查时被发现的。已确定有 26 个基因突变位点可以导致单发先天性白内障。在已知突变基因的白内障家系中，大约有一半的突变与晶体蛋白有关，大约 1/4 的突变涉及连接蛋白，其余的为热休克转录因子 4（HSF4）、水通道蛋白 0（AQP0，MIP）和珠丝蛋白（BFSP）等。突变蛋白的表达形式往往与白内障的发生形态有一定的联系。然而，相同的突变在不同的家庭，甚至是同一个家庭也可以导致白内障的形态和严重程度完全不同。这表明，额外的基因或环境因素可能改变主要突变基因的表达与白内障形态。相反，相似或相同的白内障表型可能是由完全不同的基因突变引起。

1. 晶体蛋白基因 晶体蛋白是晶状体中含量最丰富的蛋白，在晶状体可溶性蛋白中约占90%，主要分为 α、β、γ 三型，分别由 11 种晶体蛋白基因编码其各个亚基。α- 晶体蛋白由 2 个亚基组成，对应的基因分别为 CRYAA 和 CRYAB，分别位于染色体 21q22 和 11q22，它们均由 2 个内含子和 3 个外显子组成。α- 晶体蛋白属于小热休克蛋白家族，具有伴侣样活性。αA- 晶体蛋白基因（CRYAA）突变导致的白内障可以为常染色体隐性和常染色体显性方式遗传。αA- 晶体蛋白突变引起的常染色体隐性白内障是由于突变提前生成终止密码子，导致蛋白在编码起始点附近即终止。

常染色体显性遗传性白内障往往和αA-晶体蛋白中的非保守突变有关，其中很多会涉及一个中性或疏水性氨基酸与精氨酸之间的改变。这一现象很大程度上证实了α-晶体蛋白表面分子的电荷极性对其伴侣作用及分子稳定性是至关重要的。部分αA-晶体蛋白突变致常染色体显性遗传性白内障会伴有小角膜的发生。因为αA，αB-晶体蛋白同时存在于大的多聚体复合物中且体外功能相似，因此人们预期αB-晶体蛋白的突变与αA-晶体蛋白在晶状体中有着类似的效果。

β、γ-晶体蛋白有一个共同的高度稳定结构，即由连接肽连接的两个结构域。每个结构域都包括β-三明治结构。γ-晶体蛋白为单体结构，而β-晶体蛋白则为高度复合结构。大多数β、γ-晶体蛋白的突变将对蛋白结构造成重大影响，大概是由于不稳定的蛋白质从溶液中沉淀，并可作为其他蛋白质变性、沉淀的一个内核，最终导致白内障的形成。这一过程被证明为一些遗传性白内障的致病机制。其导致白内障的突变方式包括错义突变，导致提前终止产生短肽链的插入移码突变，此外还有剪切位点的突变。尽管γ-晶体蛋白突变产生的表型可以多种多样，但主要临床表型为核性或绕核性白内障，这符合它们在晶状体核内的高表达。突变的γ-晶体蛋白在晶状体发育早期的高表达导致核性白内障的发生，而在之后某一时间段的合成则导致绕核性白内障，产生一个包围着内部透明晶状体核的一个混浊的壳。已发现γD-晶体蛋白的突变可以导致核性和珊瑚状白内障并伴有高度近视或小角膜。γD-晶体蛋白突变R36S、R58H，已被证明不改变蛋白质空间构象，而是改变蛋白质的表面特性，这可以降低蛋白的溶解度和提高突变体蛋白的成核速率，使它们从溶液中沉淀出来。γD-晶体蛋白突变体R14C尽管保持正常的蛋白质空间构象，但容易受到硫醇介导的聚集沉淀。这些结果说明突变不必导致晶体蛋白变性或其蛋白质空间构象改变即可引起白内障的形成。

β-晶体蛋白发生突变导致的白内障表型更加多样化，从板层粉尘状白内障到伴有或不伴有缝性的蓝色点状白内障均被报道过。βB2-晶体蛋白在不同家庭的相同突变可导致晶状体绕核性白内障和蓝色点状白内障等不同临床表型，这说明修饰基因对表型的重要性。目前已有多个βB2-晶体蛋白基因Q155X突变的报道。这些家庭没有血缘关系，但突变周围却有一个共同的9～104bp序列与附近高度同源的假基因CRYBP1相同。有趣的是，β-晶体蛋白和αB-晶体蛋白一样，被发现存在于各种组织中。特别是βB2-晶体蛋白在大脑和生殖腺中也有表达。动物实验证实，βB2-晶体蛋白突变引起的白内障小鼠伴有生育能力下降；同时，体外试验表明βB2-晶体蛋白能促进视网膜神经节神经轴突的再生。这些现象表明，βB2-晶体蛋白除了对晶状体结构和折射起作用还具有其他的重要生物学功能。βB1和βB3-晶体蛋白突变仅能导致常染色体隐性遗传性白内障，βB2-晶体蛋白纯合突变要比杂合突变导致的白内障更严重，也很大程度上说明了βB2-晶体蛋白的重要性。

除常见的3种晶体蛋白之外，还有2种晶体蛋白，分别为ξ-晶体蛋白和μ-晶体蛋白，其中ξ-晶体蛋白基因定位在1p22-p31，具有醌型氧化还原酶活性，可以维持晶状体纤维细胞的排列。μ-晶体蛋白是一种辅酶，可以维持渗透压的稳定，调节氨基酸代谢。

2. 膜蛋白基因 膜转运蛋白主要有以下几种：间隙连接蛋白（connexin，Cx）、主要内在蛋白（MIP）和晶状体纤维膜内嵌蛋白2（LIM2）。

晶状体纤维细胞中主要存在2种间隙连接蛋白，分别是连接蛋白46（GJA3，Cx46）和50（GJA8，Cx50）。由于它们的分子量分别是46kDa和50kDa，因此被称为连接蛋白Cx46和Cx50。Cx46仅表达在纤维细胞膜上，而Cx50同时在上皮细胞和纤维细胞上表达。它们的主要功能是介导分子量小于1kDa的营养物质、代谢产物、离子、第二信使等物质在细胞间的传递。它在维持晶状体代谢平衡，保持晶状体透明性起着重要的作用。目前已报道了3个家系是由于基因GJA3的突变导致白内障伴小角膜，其中2个家庭有轻度的近视。GJA3已发现两个突变位点，一个是位于Cx46第一个细胞外结构域的错义突变N63S。第二个则是移码突变导致3'-非翻译区通读，直到野生型终止密码子下游90个核苷酸出现新的终止密码子,使突变蛋白不能形成正确的细胞间通道。这些连接蛋白的突变体根本无法参与缝隙连接的形成,但也不会妨碍正常基因合成蛋白的通道功能。在 GJA8 基因中最早发现与先天性白内障相关的突变位点是 P88S,位于第二个跨膜结构域,也被证明会导致无法形成功能性间隙连接通道。非洲爪蟾卵母细胞中发现,间隙交界处甚至混入 1 个单一的突变蛋白质分子也会抑制通道的功能。连接蛋白 46 和连接蛋白 50 突变往往会产生表型相似的常染色体显性遗传核性白内障和板层粉尘状白内障。

主要内在蛋白(MIP)又称为水通道蛋白 0(AQP0),是水通道蛋白家族的成员之一。在晶状体的膜蛋白中 AQP0 的表达量最高,占据晶状体细胞膜蛋白含量的 80%。虽然 AQP0 在中性 pH 值时只具有弱的水通道活性,但在晶状体内 pH 为 6.5 且钙离子浓度较低时其水通道活性将会得到提升,达到与其他水通道蛋白近似的水平。AQP0(MIP)基因的错义突变可以导致层状和多态性白内障。AQP0 突变 E134G 可以导致非渐进性的先天性层状伴缝性白内障,另一个突变 T138R 则导致晶状体出现渐进性多病灶混浊。这些突变都会干扰 AQP0 到质膜的正常运输功能,从而影响其水通道活性。此外,这两种突变体蛋白也能干扰正常 AQP0 的水通道活性,这与常染色体显性遗传性白内障的显性失活机制相吻合。

此外,另一个与钙调蛋白结合的晶状体膜蛋白交界区组成部分基因 LIM2,它是一种由 173 个氨基酸组成的跨膜蛋白,主要分布于晶状体的皮质区,是晶状体纤维细胞中第二丰富的膜蛋白,参与组成细胞间通道,在维持晶状体纤维细胞和上皮细胞间的代谢平衡和离子交换方面发挥重要作用,它的突变可以导致早老性白内障,目前尚未在人类中发现由于 LIM2 基因突变导致的常染色体显性先天性白内障。

3. **细胞骨架蛋白基因** 珠丝是一种特有的晶状体纤维细胞中间丝。它们是由基因 BFSP1(也称为 CP115 或 filensin)和 BFSP2(也称为 CP49 或 phakinin)编码,与 α- 晶体蛋白结合,以形成正确的串珠样结构,它参与构成晶状体纤维细胞的细胞骨架。细胞骨架主要参与细胞形态维持,细胞间物质、能量、信息的运输或者传递。

珠丝不存在于早期的晶状体上皮细胞,但在晶状体纤维细胞分化后开始出现,最初仅出现于质膜附近,随后伴着晶状体纤维细胞的成长,越来越多地出现在细胞质中。尽管 BFSP1 的突变可以引起皮质性白内障,但这与珠丝蛋白基因突变可以引起核性、核层性以及缝性白内障的性质相吻合。BFSP1 基因 6 号外显子的缺失导致发育性白内障,这可能与 BFSP1 蛋白功能丧失有关,这和该家庭为隐性遗传相吻合。基因 BFSP2 突变也可以引起白内障的发生。目前已报道 BFSP2 基因 4 号外显子非保守区的错义突变,使 1 个位于中央结构域内高度保守的精氨酸变为色氨酸从而导致白内障的发生。另有 3 个先天性白内障家系被报道与 BFSP2 基因的缺失突变造成蛋白 Glu233 缺失有关,其中一个家庭伴有近视。

4. **发育调节基因** HSF4 是热休克蛋白转录因子家族成员,它可以对高温和其他应激起反应,以调控包括晶状体内 αB- 晶体蛋白等热休克蛋白的表达。HSF4 基因突变可以导致常染色体显性和常染色体隐性遗传性白内障。显性白内障在婴幼儿期即可出现板层性混浊表型,隐性白内障则出生即发病,从伴有少量皮质混浊的核性白内障到伴有眼球震颤的全白内障均可见。有趣的是,显性突变位于 HSF4 基因 α- 螺旋结构的 DNA 结合域内,而隐性突变却位于高度保守功能结构域之外。奇怪的是 HSF4 基因广泛表达于心脏、肌肉、肺和脑等许多组织,却只是引起白内障的发生,这可能会涉及组织内高度变异的可变剪接模式。

除 HSF4 基因以外,一些其他的发育调节基因突变也可以导致先天性白内障。这些也往往导致晶状体外的疾病,这意味着白内障只是它们导致的发育畸形的一部分。如 FOXE3 基因突变可造成眼前段间充质组织发育不全(ASMD)伴白内障。EYA1 基因突变导致白内障伴眼前段发育不全,有时伴有鳃裂 - 耳 - 肾综合征。PITX3 基因突变导致后极性白内障伴 ASMD,包括角膜混浊、虹膜粘连、视神经异常等。CHX10 基因高表达于发育中的神经视网膜,其突变可引起白内障伴有小眼球虹膜缺陷。MAF 基因突变可引起孤立的白内障或伴有小角膜、虹膜缺损等眼前段发育不全。PAX6 基因突变也可以导致包括白内障在内的眼前段畸形，在先天性无虹膜伴进展性白内障的患者中检测到 C307T 突变位点，该突变位点造成基因表达提前终止，使得 PAX6 无法行使正常功能，受其调控的基因发生异常变化，从而造成先天性无虹膜伴进展性白内障的出现。

5. 其他基因 除上述类别的基因，还有很多其他基因突变可引起白内障。GCNT2 基因编码 β-1,6-N-乙酰葡糖胺转移酶，其负责将红细胞胎儿 i 抗原转变为成人 I 抗原。通过前 3 个外显子剪切位点的变化，GCNT2 基因表达有 A、B、C 3 种方式，外显子 2 和 3 是恒定的。方式 C 表达于晶状体细胞中，方式 B 表达于红细胞中。在亚洲个体中经常出现第 2 外显子的纯合突变，从而导致白内障的发生以及呈现 I 抗原血细胞特征。方式 C1 号外显子突变，经常出现在西方个体，血细胞呈现 i 抗原特征但不会导致白内障的发生。此外，在一个阿拉伯家庭发现其突变可以导致常染色体隐性遗传性先天性白内障。人类 CHMP4B 基因是酵母 Snf7/Vps32 的同源物基因，其功能是内涵体-溶酶体途径蛋白质的分类和运输。CHMP4 突变也可以导致白内障的发生。

高铁蛋白血症白内障综合征是在无过量摄入铁的情况下发生白内障伴高铁蛋白血症。晶状体内铁蛋白 L（轻链）含量显著增加。分子病理学显示病因位于铁蛋白 L 的铁反应成分，这是一个铁蛋白 mRNA 5′ 非翻译区的茎环结构。通常情况下，这种结构结合铁调控蛋白，以抑制铁蛋白 mRNA 的翻译。高铁蛋白血症白内障综合征中，这一结构的突变使其抑制功能降低，导致铁蛋白过度表达，最终使晶状体内的铁蛋白晶体化，在晶状体中表现为面包屑外观类似的皮质及核混浊。

促红素人肝细胞受体 A2（Eph receptor A2）属于酪氨酸蛋白激酶受体超家族，在细胞信号转导通路中起重要作用，参与细胞的增生、分化、胚胎发育、细胞内信号转导以及肿瘤的形成过程，具有重要的生理功能。

NHS 基因突变将导致 X-连锁 Nance-Horan 综合征（NHS），包括核性白内障、小角膜和牙齿异常，偶尔会伴有智力低下和畸形。目前 NHS 蛋白的功能尚不十分清楚，但已知它通过不同的选择性剪接将出现两个异构体。其中一个位于细胞质，另一个定位于与紧密连接蛋白 ZO-1 相关联的顶端细胞膜。Nance-Horan 综合征则有可能是由于紧密连接蛋白功能异常引起的。

由于在晶状体内高表达，晶体蛋白突变是导致遗传先天性白内障的最常见原因。细胞骨架蛋白和膜蛋白突变也是重要的因素。生长和分化因子相关基因突变在先天性白内障中也很常见。对遗传性先天性白内障的研究，可以使我们更加了解生物体是如何形成并维持晶状体的透明性，同时找到先天性白内障的发生机制。

6. 突变基因与临床表型之间的关系 先天性白内障具有临床异质性和遗传异质性，即相同的基因突变可以导致不同类型的先天性白内障表型，反之，相同的先天性白内障表型可以由不同的基因突变引起。我们通过分析 2002 年以来文献报道的家系结果，在 170 个报道的突变基因中，晶体蛋白突变基因占 53%，其中 CRYGD 最多，相关临床表型有结晶状、珊瑚状、核性、板层以及合并小角膜等，但约 80% 表型是珊瑚状和结晶状，这一结果说明 CRYGD 与晶状体的结晶状改变有直接关系。其次是 CRYBB2，它可以引起蓝色点状、板层、多态性、核性等类型先天性白内障发生，但仔细研究发现 CRYBB2 往往引起的临床表现多与晶状体内的点状混浊有关，只是分布在晶状体的不同位置。第三位是 CRYAA，它可以引起核性、板层、多态性以及合并小角膜的先天性白内障。而膜蛋白基因占 35%，最多的是 GJA8，它可以引起核性、板层、点状以及合并小角膜的先天性白内障，表型最多的还是核性白内障。而 GJA3 突变可以引起后极性、板层、珊瑚状以及核性先天性白内障，后极性白内障相对较多。MIP 可引起核性和多态性先天性白内障。LIM2 多引起粉尘状核性白内障。BFSP1 和 BFSP2 与多态性和缝性白内障有关。HSF4 引起全白内障和绕核性白内障。小角膜合并白内障主要由 CRYAA、CRYGD、GJA8 等基因突变引起。

由于发表文献的突变位点多为新的位点，除了丹麦和中国广州报道了多个家系的所有结果，多数已发表过的基因突变位点没有被重复报道，因此很难做大规模家系突变基因位点和临床表型的关联性分析。随着基因功能的研究，人类会逐渐破解先天性白内障的发生机制，也就能解释基因和表型的关系。

二、先天性白内障基因筛查方法的局限性

人类从来没有停止对科学的探索，科技的飞速发展使得我们获得知识的手段越来越丰富。但我们从科学实验中得到的结论，并不等同于真正的科学理论。只有基于实践包括临床观察与实验室检测，经过严密推理总结出来的结论才能上升为真正的科学理论。客观世界的复杂性以及人类主观认识的局限性，是科学知识不确凿性问题产生的根源。这些不确凿性问题不容我们忽视，它既可以将我们带向知识的误区，也可以激发我们对技术理论更新的渴望。不确定性的问题与结论在白内障的遗传学研究中也十分普遍，只有不断加强对这一类问题的认识，才能使我们更加认清现状。

随着分子遗传学技术在医学领域的广泛应用，人们迎来了以疾病基因研究为主的功能基因组学研究的崭新时期。由于白内障在临床上有着明显、直观的特点，使其相关的遗传学研究更加引起重视，成为功能基因组学研究的重要部分。先天性白内障的新基因突变位点、年龄相关性白内障的遗传易感性等相关研究有增无减。各项实验项目的真实性、实验过程的准确性以及实验结果的可信性则更应该得到眼科学家们的重视。谈到真实性问题，毫无疑问要坚决杜绝弄虚造假。但我们这里进一步对研究生强调的是，不仅主观上不造假，而且要千方百计地防止研究工作中的"失真"与误判。即科研工作中的所谓"灰色地带"。

（一）基因筛查的主要方法

1. 遗传连锁分析　是在人类基因组中找到一个与引起缺陷相关基因比较近的遗传标记，这是遗传连锁分析的基础。目前对一些较大的白内障遗传家系往往会采用这种方式。进行连锁分析以获得连锁区域，在连锁区域内测序筛查疾病相关基因，以寻找新的致病突变位点。

2. 候选基因分析法　是对组织中特异表达的候选基因，或者对组织发生发育至关重要的表达蛋白进行筛查鉴定，即候选基因分析法。所采用的技术也是多种多样，DNA测序技术、利用单链构象多态性（SSCP）、高压液相层析（DHPLC）等技术对基因改变位点的检测、用于检测已知致病基因的DNA芯片技术等。

3. 全外显子组测序技术　外显子组测序是指利用序列捕获技术将全基因组外显子区域DNA捕捉并富集后进行高通量测序的基因组分析方法。外显子组测序的价值首先是它能够发现已知基因的突变，其次是外显子组测序能够鉴定出新基因中的突变。此外，它还能够揭示不完全外显现象。

4. 全基因组测序技术　是对未知基因组序列的物种进行个体的基因组测序，并在个体或群体水平进行差异性分析的测序。

（二）目前研究方法的局限性

除以上传统方式外，各项新兴技术也在不断为我们提供白内障遗传学研究的利器。例如全外显子组测序或全基因组测序能更加快捷地得到未知突变，高效、经济使得其成为遗传学研究的新热点。然而不管是何种技术，无论是否先进、是否成熟，至今为止，仍然不能避免研究中不确定性的出现。

1. 临床诊断中的不明确性　检查者在患者的检查过程中，对疾病表型的判断和描述是否准确，患儿检查时是否配合，况且有些先天性白内障患儿在接受检查时并没有表现为白内障，而是在发育的过程中逐渐发展的。这些都将对家系表型、遗传方式、候选基因的判定产生不可忽视的影响。

2. DNA样本误差　我们往往采集外周血白细胞来制备基因组DNA并用于基因诊断。由于样本量过大，在采集过程中有可能会出现样本的混淆，因此应采用多人查对的方式避免此类错误的发生。此外，在基因组提取的过程中，由于实验室的条件限制、人员技术的熟练程度差异、操作过程规范程度差异极有可能会造成DNA样本的失真。这些问题必须设法规避，否则将对随后的实验过程以及实验结果产生严重的影响。

3. 实验技术方法的误差　将会导致实验结果的误判。PCR产物为阴性时应多考虑DNA样本或实验方法的问题，而不是直接判定为基因片段的缺失。在限制性内切酶的使用过程中，要注意到酶切位点是否唯一、酶切过程是否完全等。PCR的产物如发现可疑突变位点时则应多次、双向测序，以防止假阳性或假阴性的出现。此外，

年龄相关性白内障的遗传易感性研究当中，人群选择是否恰当、临床检查是否确切等，都将可能使实验的最终结论毫无意义。

4. 结果分析错误 在遗传连锁分析的过程中，一些外界因素和误判也将导致出现错误的结果。有时因内外环境的改变，致病基因的作用不一定表现出来，表现为外显不全，患者或携带者将被误认为正常人。有时先天性白内障患儿在出生时为正常，在之后的发育过程中逐步发展为白内障。在家系的采集中也有可能出现假的亲属关系。这些情况都有可能导致家系的遗传方式判定错误、连锁错误，最终导致一个错误的结论，对突变基因的发现产生误导。

5. 技术的局限性 对于最新出现的遗传学研究技术也是同样的，比如外显子组测序技术已经开始应用于单基因疾病等遗传病的研究，已经得到国际学术界的广泛认可，也将越来越多地应用于遗传疾病的研究中。但这并不意味着外显子组测序就是万能的，它也有一定的不足之处，它也会有假阴性或假阳性出现，影响结果的判定。而且有很多种情况该方法并不适用，因此在应用前应该首先加以了解。例如：

（1）有一些外显子隐藏于染色体末端的延伸重复区域内，并不包含于外显子组芯片中，所以不能被外显子测序检测到。

（2）有少量的基因突变位于线粒体中而不是细胞核中。

（3）结构变异，如易位或倒位，这种变异移动或翻转 DNA，但不会改变碱基序列。

（4）三倍体重复疾病，这些突变不影响 DNA 碱基序列。

（5）基因拷贝数的变化，由于没有引起 DNA 序列的变化则不能被外显子组测序检测出来。

（6）内含子的突变会导致部分内含子的部分被插入蛋白质。

（7）"单亲二倍体"，细胞中含有来自同一亲本的两个相同染色体或染色体片段。

（8）基因调控序列变化。例如，miRNA 中的突变通过沉默多个基因而致癌，但是编码多个 miRNA 的 DNA 在内含子上，因此无法检测。

（9）基因之间的相互作用也会改变最终的表型。

（10）表观遗传学改变。环境因素可能阻止 DNA 的甲基化，从而阻断某些基因的表达。

这些众多的因素在应用技术时应适当考虑，以避免得到错误结论。

6. 基因多态性 对一些发现的基因改变不要盲目地认为它就是致病的突变，因为并非所有的遗传基因改变都可以称为该疾病的致病突变位点。我们一定要对群体的基因多态性有充分的认识。生物群体基因多态性现象十分普遍，人类基因多态性既来源于基因组中重复序列拷贝数的不同，也来源于单拷贝序列的变异，以及双等位基因的转换或替换。基因的多态性使生物繁殖过程中转录和翻译的选择多样性，使得遗传密码传递既保持一定的准确性，又有一定的宽容度，对生物的稳定和多样化非常重要。基因多态性主要分为 DNA 片段长度多态性、DNA 重复序列多态性、单核苷酸多态性（SNP）。其中单核苷酸多态性的出现频率非常高，包括单个碱基的缺失、插入，但更多的是单个碱基的置换。并不是所有的基因多态性在现有的数据库中都能查到，因此对一些影响蛋白质结构不大的突变要谨慎，因为这极有可能是基因多态性的表现。一个证据确凿的基因突变位点的确定需要经历一个缜密的证明过程，这需要具备几个基本条件：①基因的突变有可能影响基因表达或改变其蛋白功能；②基因的突变仅存在于相关疾病的患者当中且正常人中一定没有；③在动物模型中应得到证实；④在同一疾病的不同家系中发现同一基因的突变。

科学当中的不确定性是无时无刻都存在的，但我们可以用更加严谨的态度来对待，减少错误的发生。目前白内障的遗传学研究可以说是已经有了一个量的飞跃，但要使其最终服务于临床，应用于诸如白内障遗传咨询、产前诊断等，我们可能还需要有一个质的突破，这有待于研究人员，包括研究生在内长期不断地探索与研究。

三、全基因组关联分析面临的困惑和挑战

全基因组关联分析（genome-wide association study，GWAS）是指在全基因组层面上，开展多中心、大样本、反复验证的基因与疾病的关联研究，全面揭示疾病发生、发展与治疗相关的遗传

基因。全基因组关联分析（GWAS）是一种用来寻找某种基因变异与表型之间关系的方法。人们对种群中个体的表型，例如是否患有某种疾病进行研究，然后从成千上万种 SNP 中找出与该表型相关的基因型。如果能够从统计学上确认这些 SNP 与该表型之间具有联系，那么就可以初步认为它们是与该表型相关的基因型。随后，还需要在另一个种群中进行试验，验证上述发现是否正确。

这一研究方法的引入，使对遗传流行病的发病预测不再停留在传统的年龄、家族史等"环境性"因素分析，而是通过对人体的全基因组分析，找出可能导致今后发病的基因，并结合"环境性"因素，得出疾病的流行病发病率。GWAS 为全面系统研究复杂疾病的遗传因素掀开了新的一页，为我们了解人类复杂疾病的发病机制提供了更多的线索。

全基因组关联分析面临的新挑战：自 2005 年开展全基因组关联分析以来，相继报道了视网膜黄斑变性、乳腺癌、前列腺癌、白血病、冠心病、肥胖症、糖尿病、精神分裂症、风湿性关节炎等几十种疾病全基因组关联分析的结果。随着研究的进展，这项研究还有一些问题存在。例如疾病的发病、早期预测、个体化的治疗并非像全基因组分析那样简单。现在发现这种全基因组分析是投入多，结果确定性小，有许多分析是无意义和不可靠的，甚至是不科学的。所获得的结果，庞杂无序，大多数的基因变异与疾病并不关联。在已实施的 GWAS 研究中，许多基因变异都是罕见的基因变异而不是关键基因，有一些变异仅仅与疾病危险因子、诱发因子、影响因子有关，而不是疾病直接相关联的基因。

在疾病的发生中，基因是重要的，但不是唯一的，除基因以外，还有 RNA、蛋白质等；除基因变异以外，还有转录、翻译、表观、构象、调节和功能的变化等；基因是复杂的，而不是单一的。一种疾病所涉及的基因绝不是一种，而是多种，疾病的发生和发展是多种基因和功能的综合改变结果；基因的变异是多样的，而不仅仅是单个核苷酸的改变。除了单核苷酸的改变，还有插入、移码、重复等，更有转录、修饰、翻译、表达、代谢、调节和功能的变化。

基因是基本的，但不是全部的。基因是分子生物学和遗传学的基础，在人类生命活动和疾病发生中占有特殊地位，但不是全部的。基因有其上游和下游，还有代谢和调节等。除基因以外，基因的上游和下游也在疾病的发生中起着十分重要的作用，甚至在一些条件下，起关键性作用；在疾病的发生和发展过程中，基因的改变，特别是表达、功能、代谢和条件的变化都是动态的，而不是静止不变的。一种疾病的关键基因，不是几个基因，而是几十个，甚至包括成百上千个基因结构或功能的改变。不同疾病，不同个体，不同阶段，所涉及的基因改变亦不同。预测一种疾病，可能不是几个基因和标记物，而需要几十甚至几百个标记物，才能确定。对疾病特别是复杂疾病，我们不能太简单，太机械了。

总之，全基因组关联分析面临新的问题和新的挑战，我们亦必须冷静分析，全面总结，抓住重点。全基因组关联分析是重要的，但问题是复杂的。

四、表观遗传学与白内障

基因的表达与否，既受控于 DNA 序列和 RNA 序列，还受控于许多调控基因的信息，它们本身并不改变基因序列，但是可以通过 DNA 的甲基化、组蛋白修饰、染色质结构重塑和非编码 RNA 调控等方式控制基因表达，并通过细胞分裂和增殖周期遗传给后代，这就是表观遗传学（epigenetics）。它主要研究没有 DNA 序列变化的可遗传的基因表达改变。

（一）DNA 甲基化

所谓 DNA 甲基化，主要发生于 CpG 岛（CpG island）区域，在基因末端存在一些富含双核苷酸"CG"的区域。CpG 岛常位于转录调控区附近，通常长度在 1～2kb。在人类基因组内，存在近 5 万个 CpG 岛。在大多数染色体上，平均每 100 万个碱基含有 5～15 个 CpG 岛，这些 CpG 岛不仅是基因的一种标志，而且还参与基因表达的调控并影响染色质的结构。

DNA 甲基化指的是一个甲基转移到组成 DNA 的碱基上，由 DNA 甲基转移酶催化，把 S-腺苷甲硫氨酸（S-adenosylmethionine，SAM）作为甲基供体。在人类中，正常 DNA 甲基化限制在胞嘧啶碱基上。甲基化关闭基因表达主要是通过 CpG 双核苷酸的胞嘧啶残基上加入一个甲基化基团而形成染色质表达沉默状态的方法。甲基化基团的加入引起染色质物理状态的变化，能阻止甲基化区域任何基因的表达，并且这种抑制染色质状态可以在细胞分裂时传递给子代细胞。

DNA 甲基化与基因表达的沉默相关，而处于活跃表达中的基因则通常处在非甲基化状态。染色质 DNA 甲基化是表观遗传信息调控的主要形式，这样就存在数量巨大的 DNA 甲基化组合，可贮存大量的信息。研究表明，一个细胞的甲基化形式大致代表了该细胞表达特征的遗传印迹。Peng Zhou 等通过对 15 例核性年龄相关性白内障患者和 15 个年龄匹配的正常透明晶状体上皮细胞中 CRYAA 基因的研究发现，CRYAA 基因在核性年龄相关性白内障患者的晶状体上皮细胞中表达明显下调，并且该基因启动子区有明显的高甲基化。在体外培养的晶状体上皮细胞中应用甲基化抑制剂后，CRYAA 的表达明显上升，这充分证明了去甲基化是年龄相关性白内障形成的重要原因之一。

甲基 -CpG 结合蛋白 2（methyl-CpG binding protein 2，MeCP2）通过作用于 TGF-β 引起晶状体后囊膜混浊，Peng Zhou 等通过实验证明，zebularine 作为一种 DNA 甲基化抑制剂，能够抑制 MeCP2 的表达，从而间接地抑制白内障术后残余上皮细胞向成肌纤维细胞的化生，起到预防 PCO 的作用。

（二）组蛋白修饰

组蛋白修饰包括乙酰化与去乙酰化、磷酸化与去磷酸化、甲基化与去甲基化等，可影响组蛋白与 DNA 双链分子的亲和性，导致染色质的疏松或凝集状态改变，从而影响与染色质结合的蛋白质因子的亲和性，影响识别特异 DNA 序列的转录因子并与之结合的能力，最终间接地影响基因表达，导致表型改变。不同的组蛋白氨基端修饰的组合方式构成了"组蛋白密码"，通过不同的组合信息，极大地扩增了遗传密码的信息量。目前对组蛋白乙酰化与甲基化的研究较多，转录活化区域组蛋白多表现出高度乙酰化状态，而去乙酰化状态通常表现为转录沉默。

（三）染色质结构重塑

真核生物染色质是一切遗传学过程的物质基础，染色质构型局部和整体的动态改变，是基因功能调控的关键因素。染色质重塑是指染色质位置和结构的变化，包括组蛋白 -DNA 复合物在核小体中的破坏、组蛋白八聚体顺式和反式运动、环状小染色体负超螺旋的丢失，以及核小体 DNA 与转录因子和限制性内切酶之间增加的接触性，染色质重塑是另一种重要的基因外遗传机制。在细胞核中，DNA 链缠绕在被称为组蛋白的蛋白质表面，然后再进一步卷曲盘绕形成致密包装的结构，即成为染色质。而通过对突出的组蛋白尾部加上乙酰基、甲基或磷酸基等基团进行化学修饰也可以改变染色质的结构模式，从而影响邻近基因的活性。目前已经建立了若干可预见其功能的模式，例如基因序列附近乙酰化组蛋白的存在通常表示该基因的开放。染色质结构同转录调节之间的关系是分不开的。染色质结构在基因表达调节中具有关键作用。转录活力或者基因的抑制需要结合多种染色质重塑复合物，通过调节核小体缩聚方式，组蛋白修饰对染色质重塑进行诱导。其结果引起染色质构象的松解而让基因表达或者染色质构象缩聚，基因表达抑制，特定的修饰限制了基因的活力状态。

Brg1 基因可编码一个依赖 ATP 的催化亚基，该亚基参与构成 SWF/SNF 染色质重塑复合体。SWF/SNF 复合体具有腺苷三磷酸酶活性并能调节染色质重塑，因此能够激活或抑制多基因的转录。

Shuying He 等利用 Brg1 显性负相转基因鼠做实验，结果表明 Brg1 和另两种转录因子 Pax6、HSF4 协同 DNA 酶 DNaseⅡβ（为晶状体纤维细胞去核作用关键酶）作用于转录的调节。与先前研究得出的 Brg1 可直接调节 CRYAA 基因表达的结果相一致。此实验为研究晶状体纤维细胞去核作用及染色质重塑开辟了新的研究途径。

（四）非编码 RNA 调控

非编码 RNA 指不能翻译为蛋白质，而是在 RNA 水平上行使各自生物学功能的小分子 RNA，主要包括长链非编码 RNA（long noncoding RNA，lncRNA）和微 RNA（microRNA，miRNA），前者在基因簇以至于整个染色体水平发挥顺式调节作用，短链 RNA 在基因组水平调控基因表达并介导 mRNA 的降解，诱导染色质结构改变，决定细胞的分化命运，还对外源的核酸序列有降解作用以保护本身的基因组。

1. microRNA 是一组长度为 21～25 个核苷酸的非编码内源性单链小分子 RNA。成熟的 microRNA 与相关蛋白结合形成 RNA 诱导的沉默复合物后，与靶序列特异性结合，通过对 mRNA 的降解或者翻译抑制使靶基因沉默。

Changrui Wu 等分别对透明晶状体（正常对照 20 例）和年龄相关性白内障患者混浊晶状体（实验组 20 例）的晶状体前囊膜进行研究，结果显示：在实验组与对照组之间，32 种 microRNA 表达量存在有统计学意义的差异（表达量差别大于 2 倍），有 12 种在实验组高表达，有 20 种在对照组中高表达。其中，特别值得注意的是 miR-204 在对照组中的表达量达到了实验组的 2.31 倍。而且 miR-184 在两组中均高表达，推测晶状体中 miR-184 的高表达参与维持晶状体的无血管状态和透明属性。

Conte I 等报道 miR-204 与胚胎期晶状体细胞分化、发育相关，结合本实验 miR-204 在对照组中的表达量达到了实验组 2.31 倍的结果，研究者认为这对今后研究晶状体老化过程中 microRNA 的作用提供了一条新的研究方向，有志于此的研究生可予关注。

Jeffrey J 等采集白内障手术患者前房水，他们以 264 种相关 microRNA 为目标范围，检测出 110 种 microRNA 在房水中有表达。miR-31，miR-124，miR-184 以及 miR-222 曾被报道在两个人类晶状体细胞系中表达的差异，Jeffrey J 等的实验得出房水中有 miR-184 和 miR-222 的表达与之相吻合，这可能预示白内障患者混浊的晶状体可能是房水中 microRNA 发生改变的根源，也可能是其结果。

2. lncRNA 是一类长度大于 200 个核苷酸的非编码 RNA，相比 microRNA，lncRNA 在眼科领域的研究尚处于起步阶段，lncRNA 可以通过染色质重塑、可变剪切、内源竞争性结合 miRNA 等作用机制，在白内障的发生与转化上发挥重要的作用。

Yi Shen 等和 Peixing Wan 等以年龄相关性白内障患者及正常人晶状前囊膜为研究对象，通过基因芯片分析发现有 38 种 lncRNA 呈差异性表达，其中 lncRNA-MIAT（心肌梗死相关转录本）呈最明显升高，它在病理组织及白内障患者的房水中均过表达。下调 MIAT 抑制了 TNF-α 诱导的 LECs 增殖和迁移，参与后囊膜混浊的过程。表明 MIAT 可以作为白内障特异性生物标志物，其沉默可以影响 PCO 的形成。此外，通过 H_2O_2 在体外培养的人晶状体上皮细胞系中模拟晶状体上皮凋亡，下调 lncRNA-MIAT 的表达可使细胞活性、细胞增殖能力明显下降。

随着过去 10 多年表观遗传学的发展，我们得以更多地了解表观遗传学机制在人类生理及疾病中起到的作用。但看到进步的同时，我们同样面临着亟待解决的问题与挑战，如在眼科方面，确切的眼科疾病相关的表观遗传学图何时能够获得？表观遗传因素如何调节眼部干细胞及组织再生？哪种表观遗传学因素是致病机制复杂的眼科疾病（如白内障）的关键因素？如何找到眼科疾病特异性的靶细胞或是靶基因？具体到白内障，目前表观遗传学方面的研究还不多，但是白内障作为一种多因素致病的疾病，一定有许多表观遗传学领域的"秘密"等着研究生揭晓。

（郑广瑛 齐艳华 李 珂）

第六节 改善白内障手术后屈光状态的难点及研究方向

一、白内障手术向屈光性手术转化应注意的问题

（一）精确的人工晶状体屈光度计算和设计

手术前精确的人工晶状体屈光度计算和设计是确保术后人工晶状体眼具有良好屈光状态的前提，特别是对于功能性人工晶状体，计算的准确性是获得良好视功能的保证。然而，即使应用最先进的计算公式和最好的测量手段，测量误差是无法完全避免的。

产生误差的主要因素在于眼轴测量的准确性，眼轴长度 1mm 的误差可以产生人工晶状体度数 3.0D 左右的差别。测量眼轴的常见方法是 A 型超声扫描（A 超），然而 A 超探头的测量方向或对于所测数据的准确性判定上全部由测量者凭经验掌握，加上眼内一些疾病，例如玻璃体混浊或巩膜葡萄肿等的影响，完全准确测量眼轴存在一定困难。IOL Master 是应用光学原理

测量眼轴的仪器，可将眼轴的测量误差降低为精确到 0.01mm。LenstarLS900 是近几年最新一代光学生物测量仪器，有研究证实它具有很高的重复性，人为操作性差异并不会影响其结果的可信性。但对晶状体混浊较重或由于其他原因引起屈光间质混浊或者散光比较严重的患者仍无法进行准确测量。因此临床需结合 2 种仪器优势共同使用，以提高测量的有效性和准确性。影响人工晶状体设计准确性的另一个因素是角膜曲率，角膜曲率计对规则角膜测量的准确性较高，但对不规则角膜测量（K 值 >47D 或 <40D）结果并不可靠，而角膜地形图可以提高准确率。同时 Lenstar 也可获得环形的表面曲率半径数据。且具有良好的稳定性及可重复性。

人工晶状体屈光度数计算公式对于眼轴过长或过短的病例都会产生较大的误差，所以对这部分病例的人工晶状体设计结果应给予校正。随着近年来角膜屈光手术的大量开展，越来越多的术后患者面临白内障手术，其人工晶状体度数计算的方法非常复杂，误差很大，虽然国内外的很多学者正在努力寻找准确计算屈光手术后的白内障手术患者人工晶状体度数的公式或方法，但目前尚未解决，也是研究生面临的课题。

（二）白内障手术技术

不同手术方式，特别是选择不同手术切口会造成不同程度的术后散光，从而影响术后屈光效果。过大的角膜切口可使角膜散光和高阶像差增加，近年来改进了超声乳化仪能量释放的模式，推出了"冷超声乳化"技术，冷超声乳化是双通路超声乳化技术，手术切口减小至 1.5mm，进一步减少了术后散光。

将白内障手术对眼视光学质量的影响降低到最低程度是屈光性白内障手术的重要保障。术中后囊膜破裂或者晶状体悬韧带离断是手术中最常见的并发症。如果后囊膜破裂，改变人工晶状体的植入位置意味着改变了人工晶状体的等效屈光力和手术后人工晶状体眼的屈光状态。如果发现早，有经验的手术医师经过精心处理后仍可将人工晶状体植入囊袋内；如果发现较晚，会进一步出现晶状体核向后落入玻璃体腔而需要行玻璃体手术，需要前房型人工晶状体、缝合人工晶状体或者一期不能植入人工晶状体，术后屈光效果就

会受到较大影响。

现代白内障手术保证了白内障手术中人工晶状体的囊袋内居中植入，使得人工晶状体植入后发挥最佳的视光学效果。然而一些功能型人工晶状体，如多焦点人工晶状体、可调节人工晶状体、散光人工晶状体对手术要求更高，稍有偏差会造成术后屈光状态严重改变。近年来，飞秒激光（femtosecond laser）辅助白内障超声乳化手术有了最新的进展，并在精准性和安全性方面表现出强大的优势。它可以使白内障手术实现真正意义上的无刀手术、精确控制撕囊孔的大小和居中性，并能将核预劈成设定的大小，最终使得超声乳化的能量尽可能少用或不用。这一技术的成功，可以使白内障手术更加安全快捷，尤其是对高端人工晶状体植入术后的远期效果具有无可比拟的优越性。

（三）人工晶状体的选择

近年来随着材料学、仿生学、生物信息技术的不断发展，人工晶状体的设计和制造工艺不断改进，各种新型人工晶状体不断涌现，推动了白内障手术向屈光性白内障手术转化和发展。

球差是降低老年人视觉质量的高阶像差，球面人工晶状体球差较大，非球面人工晶状体利用非球面光学面重新排列光线，矫正角膜正球差，在一定程度上减小了球差和总高阶像差，从而提高了视觉质量，提高暗视力和对比敏感度。

多焦点人工晶状体，无论是折射型还是衍射型，其工作原理都是重新分配入射光线的不同焦点，这样类似于重新拥有自然晶状体的调节力，但无论看远还是看近都只能部分利用光线，折射型多焦点人工晶状体有较好的远视力和中视力，缺点是近视力较差，而且成像质量与瞳孔的大小以及人工晶状体的位置有关。衍射型人工晶状体在光学部任何区域都会形成两个焦点，因此不受瞳孔大小和人工晶状体偏位的影响。缺点是视觉干扰明显，中视力受影响。

可调节人工晶状体是屈光性白内障手术发展的趋势，可调节人工晶状体利用如下 3 个原理进行调节：①位移调节，襻与光学部柔软连接而容易活动，这样人工晶状体的光学面也随着前后运动而产生调节，临床研究表明可调节型人工晶状体虽可获得一定的移动量与拟调节力，但这种拟

调节力的决定因素较多，主要决定于人工晶状体的移动量与眼轴的长度，相同移动量产生的拟调节力随着眼轴的增大而减小，也有研究表明术后近期有一定的调节能力，而远期调节能力逐渐丧失；②双光学面调节，是通过改变凸透镜与凹透镜之间的距离来实现的；③变形调节，是通过人工晶状体的变形来实现调节的。可调节人工晶状体可以替代自体晶状体的基本功能，但屈光效果有待进一步研究与改进。

二、屈光性白内障手术的发展思路

（一）人工晶状体计算方法需要进一步改进

目前临床上有许多用于人工晶状体计算的公式，实践证明，对于眼轴和角膜曲率在与正常值偏差不大的眼球（中央角膜曲率为 41.00～46.00D，眼轴长度为 22.00～24.50mm），其人工晶状体的设计公式完全可以得到相对精确的结果。然而，对于眼球相关参数超出此范围者，新公式如 Holladay I、Holladay II 和 Haigis 是更好的选择。

SRK II 公式是在 SRK I 公式的基础上加以改进的。其区别在于在不同的眼轴范围以一个常数进行调整。Holladay I，Hoffer Q 和 SRKT 公式是第三代人工晶状体计算公式。这些公式考虑到角膜曲率，使得人工晶状体的设计更为准确。第四代公式如 Holladay II 的使用考虑了更多的因素，如角膜直径、前房深度、患者年龄、眼轴和晶状体厚度。这个公式对各种不同患者的眼睛也是较为准确的。另一个第四代人工晶状体设计公式 Haigis 适用于各种眼轴和现有的人工晶状体类型，目前其软件应用于 IOL Master 上。Haigis 公式的特殊之处就在于计算有效晶状体位置（effective lens position，ELP）时并不需要角膜屈光度参数，而是应用有 3 个常数的数学函数来确定人工晶状体的有效位置，即 $ELP = a0 + (a1 \times ACD) + (a2 \times L)$。a0 与 A 常数有关，a1 和 a2 是公式的默认值，是通过大样本白内障术后屈光状态的回归分析得到的。从某种意义上说，Haigis 公式的这种特性可以避免角膜屈光手术后的 ELP 预测误差，所以是目前人工晶状体设计最好的方法，但是该公式也有其局限性，对于屈光间质混浊或者散光比较严重的患者仍无法提供准确的人工晶状体度数值。因此需要研究生进一步探索能克服这些局限性的设计方法。

屈光手术后眼人工晶状体的设计是一个新课题，其主要原因是在白内障手术前很难获得准确的屈光手术前后的角膜曲率。针对这样的患者，要结合角膜屈光手术的资料来计算人工晶状体度数，有一定的误差。原始资料无法提供的，就要凭手术者的经验来选择。由于病例数较少，尚无统一的结论。既然了解角膜屈光手术前后的资料就可以相对准确计算人工晶状体的度数，那么建立全国角膜屈光手术患者的数据库十分必要而且可行，该数据库可以向任何医疗机构开放，任何时间、任何地点都可以方便地查到以往角膜屈光手术的原始数据，以备未来这部分患者行白内障手术前能够准确计算人工晶状体度数。

（二）白内障手术技术的进一步提高

超声乳化白内障摘除术是利用超声技术将晶状体核粉碎吸出的技术，随着冷超声等技术的应用，在超声乳化过程中所使用的能量逐渐减少，对眼内组织以及角膜的损伤越来越小，前房越来越稳定，超声乳化手术的培训教程逐渐缩短，术中和术后并发症越来越少，手术后患者获得满意屈光效果。这种手术可以通过小切口将白内障摘除，目前切口可以缩小到 2.2mm 以下，这样因手术造成的散光很小。适合超小切口植入的人工晶状体研究是人工晶状体发展的方向之一。

连续环形撕囊术（continuous curvilinear capsulorhexis，CCC）是将前囊中心连续撕除，这样可以保证人工晶状体以囊袋内植入，连续环形撕囊的居中性对多焦点和调节性等功能性人工晶状体发挥其作用十分必要，由于儿童的囊膜弹性较强，所以手法的连续环形撕囊很难成功。飞秒激光用于白内障辅助手术可以有效控制前囊膜开口大小、形状、位置，在安全性上体现出良好的可预测性和可重复性，目前已在临床开始应用。为了防止后发性白内障，后囊的连续撕除和前部玻璃体切除也是十分必要的，同时对于人工晶状体的居中放置也是非常重要的。

（三）人工晶状体的发展趋势

传统的单焦点人工晶状体没有可塑性或变形能力，理论来讲没有调节力，但是临床实践证明，虽然部分单焦点人工晶状体植入后也会获得较好的近视力，可能是由于假性调节（pseudoaccommodation）的作用而致，但是功能性视力是评价手术后生活质量的重要指标。这要求人工晶状体眼具有较大焦深，因此增加人工晶状体眼的焦深成为眼科工作者的研究目标之一，也是研究生可攻关的目标之一。功能性人工晶状体在临床上的应用得到越来越多的研究，包括矫正角膜散光的复曲面人工晶状体、具有拟调节力的人工晶状体、多焦点人工晶状体以及可以矫正高阶像差的非球面人工晶状体等。

1. 术前散光矫正型人工晶状体 随着手术技术的提高，切口越来越小，由于手术造成的术后散光越来越少，如何矫正白内障手术前已有的散光成为白内障手术的热点和难点，多种此类人工晶状体相继涌现。该种人工晶状体不但能有效矫正白内障手术后的散光，又能明显提升白内障手术后的视觉质量。

2. 非球面人工晶状体 在成像过程中，像差现象是普遍存在的，在人眼的成像过程中，眼的像差主要取决于角膜和晶状体，角膜的球差是较为稳定的，而晶状体的球差随年龄的变化而变化，年轻人晶状体的球差为负值，可抵消角膜的正球差，随着年龄的增长，晶状体的球差逐渐向正值变化时这种抵消作用减弱，人眼的球差增加，40岁之后晶状体的球差为正值。常规人工晶状体由于光学面为球面设计存在正球差，与角膜的正球差叠加形成较大的球差，在弱光下瞳孔增大，球差可影响人工晶状体眼的成像质量。非球面人工晶状体的发展也是研究的热点之一。

人工晶状体光学面的非球面设计可使人工晶状体具有负球差，抵消角膜正球差，减小眼的总体球差，在进行视敏度和功能性视力对比测试中发现，植入非球面人工晶状体的患者在视网膜影像和视觉行为方面具有显著改善，这种改善在提高夜视力和减轻眩光方面具有重要意义。

3. 可调节型人工晶状体 晶状体不但具有光学介质的作用，而且还可通过调节作用将光线成像在视网膜上，然而传统的人工晶状体只能使白内障手术后的视力在一定距离下才会看清物体，并无调节功能。可调节型人工晶状体利用特殊的设计使其在睫状体收缩时导致玻璃体压力改变，从而使人工晶状体的光学部在视轴上前后移动，产生调节。可调节型人工晶状体与常规人工晶状体最大的不同是其可在眼内获得较大的移动量，目前也出现了多种可调节型人工晶状体，但随着时间的推移，囊袋的收缩和固定，这种人工晶状体的调节力就会下降，另外临床研究表明对于近视眼患者可调节人工晶状体的效果较差。与此同时人们也在寻找具有生理调节功能的人工晶状体。注入式人工晶状体恰好符合此要求，是提高视觉质量的方法之一，目前正在动物实验阶段，尚未应用于临床。先进的人工晶状体的调节作用更加接近人眼的调节功能，有望代表人工晶状体的发展方向，有广泛的应用前景。

4. 多焦点人工晶状体 多焦点人工晶状体分为两类：①折射型多焦点人工晶状体（refractive multifocal intraocular lens）；②衍射型多焦点人工晶状体（diffractive multifocal intraocular lens），两种人工晶状体通过不同的原理使光线分配至不同的焦点，使远、近的物体均于视网膜形成清晰的像。但是折射型多焦点人工晶状体在强光和暗光下视功能不佳，由于多焦点效应分配了入射光线，且存在光学干扰，降低了术后的视觉对比敏感度。临床研究也表明衍射型多焦点人工晶状体的优越性高于折射性多焦点人工晶状体。所以多焦点人工晶状体植入手术前需要严格筛选患者，角膜散光较大、存在黄斑病变的患者不适合植入多焦点人工晶状体。精确计算人工晶状体的屈光力是确保手术效果的关键，要求人工晶状体植入术后的屈光状态为正视或轻度远视。

我国作为发展中国家，同时也是白内障多发国，各地方白内障手术的发展很不平衡，很多地方白内障手术理念还处于复明概念阶段。随着手术设备和技术逐步完善，要将白内障手术理念逐渐由复明手术转向屈光矫正手术，重视白内障手术的屈光效果，从而进一步提高白内障患者的生活质量。这是有志于此的研究生们今后将要研究的一大课题。

（赵江月　陆　博　郑广瑛　李志坚）

第七节　白内障蛋白质组学研究

白内障——晶状体混浊并影响视功能，是人类可复明的致盲眼病，约占所有病例的42%。晶状体内富含晶体蛋白（占所有蛋白的90%），其结构和功能异常是白内障形成的重要原因。新近的研究表明，大量晶体蛋白发生了翻译后修饰（post-translational modification，PTM）、相互聚集以及自身降解，这些变化的累积导致白内障的形成。这些传统的蛋白质组学研究主要以高丰度的晶体蛋白为研究对象，阐述了白内障可能的发病机制。近年来，对蛋白质功能模式研究的功能蛋白质组学已逐渐成为研究热点。目前已通过对晶状体的蛋白质组学研究发现，损伤可引起 caspase 家族、HSP70、HSP27、核内不均一性核糖核蛋白 K（hnRNPK）、PKC-α/P27kip1/c-myc/c-fos/c-jun 信号转导途径等多种蛋白质表达的改变，并在动物模型中发现随着年龄的增加，晶状体蛋白质侧链基团翻译后修饰改变而导致其理化性质的改变。2002 年，Lampii 和 Ueda 的研究均提供了鼠透明晶状体蛋白质组的详细双向电泳（2-DE）图谱，为白内障鼠和人晶状体蛋白质组的比较研究提供了一些基本资料。Colvis 等研究了正常晶状体和 Somering 环的蛋白质组差异，发现 α、β- 晶体蛋白存在翻译后的修饰改变且其降解比例增大。Sexena 和 Shamsi 发现糖性、皮质性、核性白内障的晶状体非酶糖基化终产物显著高于透明晶状体，这些修饰改变和降解比例增大可以使蛋白质的水溶性下降，可能与白内障的形成有关。

白内障的病因和发病机制一直是研究的热点。蛋白质组学的出现，使白内障的基础研究取得了极大发展。晶状体的透明性和稳定性是通过把晶体蛋白紧密排列成玻璃样微结构来实现的。任何影响蛋白质这种结构和功能的改变都可能产生白内障。晶状体是体内蛋白质含量最高的组织（占湿重的 35%），同时缺乏细胞器和核酸，因此，白内障是最理想的蛋白质组学研究模型。晶状体内的蛋白质中约 90% 为结构性蛋白——晶体蛋白（crystallin），包括 α、β 和 γ 三个家族。研究发现，晶体蛋白的翻译后修饰（post-translational modification，PTM）、相互聚集以及自身降解，引起晶体蛋白结构的改变，可能是白内障形成的直接原因。而更早期的改变可能是晶状体内某些蛋白的功能失调。这些功能性蛋白，如骨架蛋白、膜蛋白、转运蛋白、代谢相关蛋白等，属于非晶体蛋白（non-crystallin），数目众多但含量微少，相关蛋白质组学研究进展缓慢。然而，这些蛋白的功能对保持晶状体稳态和透明性至关重要，它们的改变很可能是白内障发生的始动因素，值得深入研究。

一、晶状体蛋白质组学研究现状

1. PTM 与白内障　由于缺乏细胞器，晶状体内的蛋白几乎不能更新。随着时间的累积，这些晶状体蛋白要经历大量的 PTM，多种生理、环境以及遗传因素能够加速 PTM 的发生，PTM 诱导晶体蛋白的高级结构发生改变，导致晶状体混浊。晶体蛋白发生的 PTM 种类繁多，常见的有氧化、磷酸化、乙酰化、脱酰胺化、糖基化、甲基化等。有些 PTM 属于晶体蛋白加工的过程，在婴儿晶状体内就已存在，提示这些 PTM 与晶状体蛋白的发育或保护有关。而更多的 PTM 发生在 17 岁以后，在老年人晶状体内，发生 PTM 的晶体蛋白水溶性降低，大量晶体蛋白开始由水溶性变成尿素溶性，最后变成尿素不溶性。这些不溶性蛋白质在晶状体内蓄积，形成白内障。

氧化作用是晶体蛋白发生 PTM 的常见类型，对氧化作用最敏感的是半胱氨酸（Cys）残基，此外，发生氧化作用的还有甲硫氨酸（Met）、色氨酸（Trp）。正常晶状体内富含还原型谷胱甘肽（GSH），可以对抗氧化损伤。但是，随着年龄的增长或在特殊环境（氧化应激）下，GSH 逐渐被氧化且含量减少，一方面氧化作用产物形成二硫键，使晶体蛋白相互交联，溶解度降低；另一方面，GSH 的减少使晶体蛋白氨基酸残基更容易发生氧化作用。过氧化氢诱导白内障模型的研究显示，晶体蛋白在白内障形成以前，发生了一系列氧化改变，包括二硫键的形成、溶解性丧失及高分子量（HMW）蛋白质聚集。在激素性白内障模型中，也有类似的改变。磷酸化也是晶体蛋白常见的 PTM 类型，最容易发生磷酸化修饰的蛋白是 β- 晶体蛋白的两种亚基（βB1 和 βB2），而丝氨酸（Ser）是最容易发生磷酸化的残基。磷酸化的晶体蛋白溶解性下降，α- 晶体蛋白发生磷酸化修饰后还可能丧失分子伴侣活性，进而不能抑制其他蛋白质变性，诱发白内障。乙酰化和脱酰胺化的晶体蛋白蓄积，可能破坏蛋白 - 蛋白相互作用，降低其稳定性，由此导致不溶性晶体蛋白的蓄积。由于晶状体内缺乏各种细胞器，通常不易发生较复杂的修饰，如糖基化，但是在糖尿病性白内障晶状体，非酶糖化作用普遍存在。糖基化的过程首先是开链葡萄糖的醛基和蛋白质氨基酸上的游离氨基结合生成不稳定的 Schif 碱和 Amadori 产物，进而形成不可逆的晚期糖基化终末产物（advanced glycation end products，AGEs），AGEs 堆积导致晶体蛋白变性交联。与上述 PTM 不同，甲基化修饰的 Cys 残基能够保护 Cys 免受氧化损害，GSH 受到保护，晶体蛋白的交联也受到抑制，因此，Cys 的甲基化具有抑制白内障形成的作用。

2. 蛋白质聚集与白内障　晶体蛋白在人的一生中要经历大量的修饰，这些修饰可以导致异常的蛋白 - 蛋白相互作用，进而引起蛋白聚集，最终导致晶状体混浊。早期研究显示，晶体蛋白的多聚体存在于白内障和正常老年晶状体的 HMW 蛋白成分中，这些多聚体主要通过非共价键结合。也有以共价键结合的晶体蛋白多聚体，主要存在于老年晶状体的水不溶性蛋白成分中。晶状体内 α- 晶体蛋白分子既可以和 β- 晶体蛋白、γ- 晶体蛋白一样作为结构性蛋白存在，又具有保护晶体蛋白、防止聚集的分子伴侣作用。利用重组蛋白进行的研究证实了 αA- 晶体蛋白和 αB- 晶体蛋白可以与许多部分变性的蛋白质相互作用，抑制它们的聚集。

最近，我们对年龄相关性核性白内障（age-related nuclear cataract，ARNC）和正常晶状体进行研究，发现 αA-，αB-，βA3-，βA4-，βB1-，γD- 晶体蛋白以及 DKFZp434A0627 在 ARNC 样品中的含量明显减少，但是未发现含量增多的晶体蛋白。通过十二烷基硫酸钠 - 聚丙烯酰胺凝胶电泳（SDS-PAGE）联合液相色谱串联质谱分析发现，减少的这部分晶体蛋白在 ARNC 形成过程中发生聚集，形成了不可逆的 HMW 聚集体。这种聚集体的分子量远大于在老年晶状体中发现的多聚体，提示这种大分子的聚集体与 ARNC 密切相关。我们证实，αA- 晶体蛋白和 αB- 晶体蛋白在聚集体中含量很高（αA- 晶体蛋白含量最高），提示 α- 晶体蛋白和其他晶体蛋白之间可能存在交联。当 α- 晶体蛋白聚集成一个比较大的复合物时，可能丢失分子伴侣的功能，进而导致 β- 晶体蛋白和 γ- 晶体蛋白聚合物的增加。因此，目前关

于年龄相关性白内障最有依据的假说是，随着时间的推移，其他晶体蛋白将会展开或者发生修饰后展开，逐渐耗尽 α- 晶体蛋白的分子伴侣功能，引起蛋白质聚集体的形成。另外，在激素诱导的大鼠白内障晶状体中，我们也检测到极高分子量的 α- 晶体蛋白聚集体，并且伴随着分子伴侣活性的降低，提示 α- 晶体蛋白保护作用的降低及聚集体的形成，可能是多种类型白内障形成的共同原因。

3. 蛋白质降解与白内障　晶状体蛋白的降解与多种因素有关，可能由于蛋白水解酶的激活，非酶机制也可能产生晶状体蛋白片段。各种氧化应激作用产生的解折叠和变性的蛋白质，一部分通过 α- 晶体蛋白的修复恢复正常，有些无法修复的晶体蛋白则需要通过降解来清除。晶状体内的蛋白酶体和泛素系统参与发生氧化的蛋白或肽段的清除。尽管有这种清除机制，发生截断的蛋白 / 短肽仍可能在晶状体内蓄积，原因是截断的蛋白 / 短肽产生过量，且降解系统不能完全解体晶体蛋白的片段。早期的研究发现，晶状体内存在大量的晶体蛋白片段，它们与晶体蛋白相互作用，发生修饰后形成共价键结合的聚集体。Santhosh Kumar 等人发现，在年轻、年老及白内障晶状体内都存在小的晶体蛋白片段（＜3 500Da）。随着年龄的增加，这种片段逐渐增多，并能引起光的散射。在 ARNC 晶状体中，除了小的晶体蛋白片段，还存在大量较大的 α- 晶体蛋白和 β- 晶体蛋白片段（10 000～19 000Da），它们的数量可能远远超出降解系统的分解能力，这些未完全降解的片段与正常晶体蛋白发生异常的相互作用，再加上 PTM 的累积，逐渐发生共价交联，形成不可逆的聚集体，白内障随之形成。

二、晶状体蛋白质组学未来研究方向

蛋白质组学研究本身也存在许多不足，如目前技术仅可以鉴定高丰度的管家蛋白（10^5～10^6/cell），但是不足以发现像受体蛋白这样的低丰度蛋白质（＜100/cell），而某些重要的酶类、参与信号转导的细胞因子或是低丰度受体恰恰是我们关注的重点。在涉及白内障发生的分子机制的研究中，目前多局限于单个晶状体结构蛋白的蛋白水溶性、电荷、分子量等理化性质的改变，对晶状体

内各种功能蛋白的表达和交互作用的研究尚处于起步阶段。如在对 α-晶体蛋白的功能研究中发现,它不仅是晶状体的结构蛋白,同时还具有分子伴侣功能,参与对晶状体其他蛋白质的折叠、转运以及抵抗外界应激的内源性保护机制。而对晶状体中含量丰富的结构蛋白 β/γ-晶体蛋白以及膜转运蛋白、细胞骨架蛋白、发育调节蛋白等在维持晶状体正常生理活动中的功能和作用尚不明确。

蛋白质组学技术是一种非常有用的研究手段,其用于白内障发病机制的研究已经取得了丰硕的成果。晶状体是一个特殊的器官,一方面晶体蛋白含量很高,相对容易研究,相关研究成果也显著;另一方面晶体蛋白含量太高,足以掩盖非晶体蛋白,相关研究进展缓慢。未来研究的方向是,根据晶体内蛋白的特性,改进蛋白质组学技术,探索非晶体蛋白在白内障形成中的作用。

1. 非晶体蛋白 传统的蛋白质组学研究通过双向电泳(2-DE)联合质谱分析,获取了多个物种标准的晶体蛋白图谱。但是,这些研究主要聚焦于含量丰富的晶体蛋白,几乎未能获取非晶体蛋白信息。因为这些非晶体蛋白含量微少,分子量多高于 35 000Da,在以优化晶体蛋白分辨率为目的而改进的 2-DE 图谱上通常不能显示。然而,这些非晶体蛋白也具有重要作用,例如,肌动蛋白(actin)、微管蛋白(tubulin)以及血影蛋白(spectrin)有助于维持透明细胞结构;谷胱甘肽氧化还原酶、热休克蛋白以及晶体蛋白多聚体参与形成高分子量聚集体;参与代谢的各种酶类在晶状体内的作用还不清楚。了解这些蛋白的作用对于研究白内障形成的分子机制至关重要,并且可能为未来的治疗提供有价值的信息。

Guest 等最先对非晶体蛋白进行了 2-DE 研究,成功获取了 spectrin、tubulin、actin、波形蛋白(vimentin)、晶状体丝蛋白(filensin)以及晶状体蛋白(phakinin)这些丝状蛋白的信息。热休克蛋白 71、WD 重复蛋白 1 以及一些酶类,包括 α-烯醇化酶、丙酮酸激酶、酮糖转移酶、醛糖还原酶也成功从大鼠晶状体组织中鉴定出来。我们新近的研究证实了 3-磷酸甘油醛脱氢酶、视黄醛脱氢酶 1 以及碳酰还原酶 1 含量的减少可能参与/加速

ARNC 的形成。未来的研究应该致力于非晶体蛋白在白内障发生前的变化,这有助于寻找白内障发生的标志物。

2. 针对晶状体的蛋白质组学方法改进 蛋白质组学的发展很大程度上依赖技术的进步,高分辨率的 2-DE 技术和生物质谱的有机结合是目前应用最广泛且最成功的蛋白质组学技术。另一种广泛应用于蛋白质组学研究的分离技术是液相色谱法,它与质谱结合,实现了高通量筛选和鉴定蛋白质混合体系的要求。这些方法对于晶体蛋白的研究堪称完美,但也因晶体蛋白的高丰度,掩盖了非晶体蛋白,使其很难被检测到。即便是最近发展起来的同位素标记相对和绝对定量分析(iTRAQ),尽管很灵敏,却也受到高丰度蛋白的制约,难以应用于白内障的研究。

对现有的蛋白质组学研究方法进行改进,势在必行。Guest 等最先进行了尝试,在研究大鼠晶状体时,通过 SYPRO Ruby 荧光染色提高 2-DE 敏感性、通过低上样量获取晶体蛋白(相对低分子量,< 35 000Da)高分辨率图谱、通过高上样量获取非晶体蛋白(相对高分子量,> 35 000Da)图谱,成功鉴定出了一些非晶体蛋白。但人类晶状体,由于年龄高得多,晶体蛋白 PTM 以及 HMW 聚集体的广泛存在,加大上样量后,2-DE 图谱上非晶体蛋白依然会被掩盖。不过,鉴于晶体蛋白和非晶体蛋白在分子量上的差异,用荧光标记进行 2-DE 后,通过分区域扫描成像,或许可以达到相似的效果。基于同位素标记的 iTRAQ 技术,也可以利用两种类型蛋白的分子量差异,先通过 SDS-PAGE 进行分离,取 > 35 000Da 的凝胶,酶解后提取肽段,进行同位素标记,便可去除高丰度晶体蛋白的影响,目前的问题是,从凝胶中提取肽段的方法需要反复优化,最大程度提高提取效率。此外,晶体蛋白种类不多,理论上可以通过抗体的特异性结合,达到去除高丰度蛋白的目的,以便有效地研究非晶体蛋白。这种方法还有一个优点,抗体还可以结合高分子量聚集体,能够去除晶体蛋白聚集体对检测的影响。缺点是晶体蛋白含量极高,需要耗费大量抗体,花费巨大。此外,目前还没有相关实验方案的报道,需要尝试和探索。

三、白内障防治药物研究现状

用药物方法代替手术治疗白内障是多少代人的梦想，并为此付出极大努力。但一直到目前，仍没有一种经过临床及实验广泛证明确实可以逆转白内障发展的有效药物问世。然而，白内障所具有的广泛社会性，药物治疗所具有的方便和无风险性，新技术不断出现，基础研究日益深入，以及对白内障病理、生化等基础医学更深入的认识，人们对研制白内障新药仍矢志不渝，并取得一定进展。

目前白内障的防治主要分为以下几类：

1. 抗氧化损伤类药物 ①含硫制剂：还原性硫醇衍生物，可与自由基快速反应，阻断谷胱甘肽氧化，恢复晶状体的正常状态。②超氧化物歧化酶：作为抗氧化酶存在于晶状体中，抗氧化能力降低时导致白内障发生。应用超氧化物歧化酶可增强晶状体抗氧化能力，减少氧化损伤，治疗白内障。③谷胱甘肽：是重要的生物还原因子，它能消除自由基和非酶电子亲和物。提高晶状体内 GSH 水平是治疗白内障的研究热点之一。④牛磺酸：是一种磺基氨基酸，具有抗氧化作用，能保护细胞和组织免受氧化损伤。

2. 抗醌体制剂 已证明醌为色氨酸和酪氨酸的异常代谢产物，其不饱和性可同晶状体中一些可溶性蛋白上的疏基发生反应，形成不溶性化合物，导致晶状体混浊变色。基于竞争性抑制醌类物质，从而保护晶状体内活性疏基和防治晶体蛋白变性的设想，经过一系列研究，设计合成了一类抗醌体制剂。吡诺克辛可阻止醌型物质的氧化作用。

3. 醛糖还原酶抑制剂 由于 Kinoshita 等的杰出工作，已确定醛糖还原酶（aldose reductase，AR）是产生实验性糖尿病性白内障的关键酶。在还原型辅酶Ⅱ（NADPH）的参与下，使己糖转化为相应的糖醇，这些多糖醇在细胞内积聚引起渗透性肿胀。作为继发改变，膜屏障遭到破坏，引起晶状体内谷胱甘肽、游离氨基酸丧失，Na^+/K^+ 比率失调，继之形成水隙、囊泡、板层分离，最终形成白内障。醛糖还原酶抑制剂可以有效抑制 AR 活性，从而推迟糖尿病性白内障的形成。

4. 营养剂与维生素 ①天然提取物；②激素类；③无机离子：血锌升高后，血红细胞过氧化氢酶、血红细胞谷胱甘肽还原酶均明显提高，从而通过抗氧化作用进一步阻止白内障发生；④维生素：维生素 C 作为一种抗氧化剂，常规用量长期摄入后可大幅度降低白内障的发病率。但其大剂量的应用却可提高白内障的患病率，这可能与大剂量维生素的摄入所致副作用或应激反应有关。

5. 中医 中药山茱萸多糖通过调节 *Sirtl* 基因的表达，从而调节下游基因 *p53* 和 *FOXO1* 的表达，最终抑制或延缓晶状体上皮细胞的凋亡，减缓年龄相关性白内障的进展。姜黄素在抑制人晶状体上皮细胞系增殖的同时也能抑制胶原蛋白合成，从而干扰人晶状体上皮细胞系纤维化，防止晶状体后囊膜混浊。但目前中药成分防治白内障的可靠性是一个热门课题。

抗白内障药物临床应用现状仍有许多问题值得探讨。

1. 观察方法的局限性 大部分结论均来自动物实验结果，很难在临床重复和验证。人类白内障发病机制、演变过程、混浊形态等，与动物实验有相当大的区别。单就混浊程度的临床观察就是一个十分难以解决的问题。尽管有一些方法一直在应用，但到目前为止还没有一种完美的定量白内障混浊程度的客观检测方法。因此临床观察的数据很难有权威说服力。

2. 白内障形态的复杂性 白内障形态相当复杂，个体间存在较大差异，因此很难用常规方法进行研究。有些个体白内障发展较快，而有的白内障可以在很长时间内保持稳定，况且这些趋势都有不可预测性。因此，很难进行分组和自身对照观察。特别是以视力作为基本观察指标进行研究，其结果更不可靠。

3. 宣传往往夸大其词 已经注意到，治疗白内障药物走向市场的过程中，出于营销目的，夸大其临床疗效的宣传比较普遍。事实上，到目前为止，尚未有一种经过临床试验，有足够的客观证据证实可以逆转白内障的药物。

（郑广瑛 刘 平 李 珂）

第六章 青 光 眼

第一节 原发性闭角型青光眼的过去、现在和未来

原发性闭角型青光眼（primary angle-closure glaucoma, PACG）是世界上首位的不可逆性致盲眼病。在亚洲地区，流行病学研究显示 PACG 是青光眼的主要类型，1989 年，胡铮在北京市顺义地区的流行病学资料表明，我国 PACG 在 40 岁以上人群中的患病率为 1.37%，以此推算我国现在 PACG 患者总数将在 550 万左右。Foster 等根据蒙古和新加坡的流行病学资料推算中国地区的原发性闭角型青光眼患者大约 450 万人，同时其结果显示 PACG 的单眼致盲率为 69%，双眼致盲率为 35%。预计到 2020 年，将有 1 000 万的中国人将患原发性闭角型青光眼，而可疑原发房角关闭的患者预计将有 3 000 万。

一、原发性闭角型青光眼的认识过程

"glaucoma" 单词最早出现在希波克拉底时代，来源于希腊语中的 glaukos 一词，意思是眼睛呈蓝绿或灰白色调，但是在那时，glaucoma 并不是特指现在的青光眼，而是指一类失明的、瞳孔呈现蓝绿或灰白颜色的疾病，根据当时的文献记载推测可能是角膜水肿、白内障和青光眼等疾病，当时并不能把这些疾病区分开。直到 1622 年，Richard Bannister 编写了历史上第一本英文眼科专著，在书中他第一次清楚地定义了 glaucoma，其包括 4 个方面：眼球张力高、病程长、无光感和瞳孔固定，这实际上是绝对期青光眼的表现。遗憾的是他的观点并没有引起人们的重视，直到 120 年后，J. Z. Platner 再次把眼球的硬度和 glaucoma 联系在一起。到 19 世纪初，人们已经认识到眼压和青光眼的关系，在 1823 年，G. J. Guthrie 医生正式把眼压升高相关的一类眼病称为 glaucoma。

最早被人们所认识的青光眼是急性闭角型青光眼，公元 10 世纪阿拉伯人 Sams-ad-din 描述了一种眼病，称为 "眼的痉挛，也叫作瞳孔源性头痛"，主要表现为患侧眼痛、偏头痛，有时伴有白内障和瞳孔散大。直至 1813 年 Beer 详细地描述了急性青光眼的典型表现：眼睛绿色反光、瞳孔散大和白内障，但是 Beer 认为这是一种虹膜炎症。随后人们发现这类疾病还具有虹视和眼球硬的特点，Lawrence 最后把这类眼病定义为急性青光眼。

在临床上人们发现两种最终结局相同但不同表现形式的青光眼，一种眼红、角膜水肿，称为充血型青光眼，另一种眼球安静无充血称为非充血型青光眼。直到 20 世纪 30 年代，Barkan 利用房角镜观察房角，根据房角开放的情况分析青光眼的发病机制，Sugar 提出了开角型青光眼和闭角型青光眼的概念，使得临床对于青光眼的认识从症状学分类向发病机制分类方面有了里程碑的进步。Curran 针对 PACG 房角关闭机制提出了瞳孔组织学说，并在临床上得到了验证，指导了临床对于 PACG 的治疗。在 20 世纪末，利用超声生物显微镜（UBM），王宁利教授又提出了 PACG 房角关闭机制的新分类，把 PACG 房角关闭机制分为瞳孔阻滞型、非瞳孔阻滞型、混合机制型。瞳孔阻滞因素是诱发房角关闭的一个主要机制，同时周边虹膜肥厚、虹膜根部附着点靠前、睫状体前旋以及虹膜高褶等因素一项或几项与瞳孔阻滞因素并存也是房角关闭的易感因素。这些病理机制并存可能与虹膜、角膜、睫状体、晶状体等眼前节的解剖位置有关。此分类方法可指导临床医生根据患者不同的房角形态，判断其房角关闭的可能机制，从而采取相应的治疗方法，提高了对 PACG 的治疗水平。

二、目前对原发性闭角型青光眼的认识争论

2002 年 Foster 根据流行病学调查的需要，提出了对青光眼新的定义和分类，其中对于 PACG 的分类作了较大的修改，完全不同于以往临床上对于 PACG 的分类方法，引起了较大的争论。Foster 将青光眼的分类基础定义在眼底视盘是否存在典型的青光眼性视神经改变，如果没有，则不能称为青光眼。他把 PACG 也纳入这个体系，将 PACG 分为可疑原发性房角关闭、原发性房角关闭和 PACG。可疑原发性房角关闭是指房角狭窄，无眼压升高的患者；原发性房角关闭是指房角关闭，眼压升高但没有发现视神经损害的患者；原发性闭角型青光眼是指房角关闭，眼压升高同时具有视神经损害的患者。新的分类体系提出后，引起了较大的争论，争论的焦点主要集中在对于急性闭角型青光眼急性发作期是否能够诊断青光眼，按照新的分类方法，如果没有发现眼底视盘的损害，则不能诊断。这种分类方法有以下几点不妥：①急性闭角型青光眼急性发作期对视功能和眼球的损害机制完全不同于原发性开角型青光眼和慢性闭角型青光眼，而这时采用原发性开角型青光眼的视盘损伤评价标准来评价急性闭角型青光眼对眼球的损害是不合适的。临床上急性闭角型青光眼急性发作后，如果发作时间短，早期采取有效的方法控制眼压，采用目前的检测手段可能在发作后早期不能检查到视盘的损害，但这不能代表急性发作没有对眼睛造成损伤。急性大发作后，仔细检查眼睛，会发现很多发作留下的痕迹，如角膜后色素 KP，瞳孔括约肌轻度的受损造成的瞳孔不圆等。②没有发现急性闭角型青光眼发作后对视盘的损害不代表没有损害，也可能目前的视功能和眼底视盘损害的评价仪器和设备的敏感性不够高，不能检测出损害造成的改变。③由于急性闭角型青光眼对眼球的损伤机制是通过早期机械性损伤和激发的缺血 - 再灌注损伤造成整个眼球的损伤，因此，即使发作结束后早期没有观察到眼底视盘的损害，也不能说明在随访过程中是否会有进行性的损伤出现。

虽然 Foster 的新分类体系有利于流行病学调查的进行，但是给临床诊治急性闭角型青光眼带来了混乱。当急性闭角型青光眼发作后，如果没有眼底损害，则不能诊断为青光眼，这样就失去了治疗的根据，同时使用新的诊断也会影响到患者对疾病的认识，从而使患者忽视急性闭角型青光眼这样一种可以在短时间内对视功能造成严重损害的疾病。Foster 的新分类体系不是以病因学和发病机制为依据的分类体系，难以指导青光眼临床诊断和治疗，因此在临床上还是以我国原定的分期标准为主来指导临床治疗更为妥当。

三、关于房角关闭机制中的新观点

近年来，有学者利用前节光学相干断层扫描技术（AS-OCT），对闭角型青光眼的生物学参数进行分析，发现除房角结构外，还存在与闭角型青光眼相关的其他前房结构性特征。Aung 等学者发现闭角型青光眼患者前房宽度及前房容积较同年龄浅前房人群更小，此外，闭角型青光眼存在虹膜偏厚、虹膜曲率大等特点。晶状体厚度和位置也是发生闭角型青光眼的显著指标，尤其是晶状体突出度（晶状体前表面到睫状突连线的距离）在闭角型青光眼患者中显著增大。但闭角型青光眼机制复杂，解剖生物学因素只占闭角型青光眼发生因素的 1/3，剩下的可能需要依赖眼部动力学因素、全身因素及环境因素来解释。

Quigley 等应用 AS-OCT 研究了瞳孔散大时虹膜容积的变化，该研究发现了一个引起房角关闭的新因素。与正常对照组相比，房角关闭患者的虹膜容积并没有明显增加，但是当瞳孔散大时，房角关闭患者的虹膜容积更大，这一特性使这类患者更容易发生房角关闭。通过病理组织学研究，瞳孔散大时所产生的虹膜容积差异可能源于房角关闭患者的虹膜结缔组织与正常人不同。明暗光条件下，瞳孔的动态变化速度以及虹膜容积的动态变化、房角测量参数的动态变化等可能是未来筛查高危房角关闭患者的重要指标。此外，也有学者试图通过前房容积的变化来寻找一种可以筛查房角关闭高危人群的方法。王宁利等研究发现，应用 UBM 或 AS-OCT 研究在明暗光条件下的房角变化情况，并对暗室激发试验进行改良，大大提高了暗室激发试验的敏感性与特异性。

此外，虹膜色素上皮层与晶状体前囊之间形成了一个环形贴附区域，该区域又称晶状体虹膜

通道,虹膜的整体位置依赖于房水通过此区域时的阻力,也就是说,如果房水要通过该区域,需要虹膜后方的压力高于虹膜前方的压力。在此过程中,存在着两种压力,其中一种是存在于前房内的压力,另一种是存在于虹膜后方的压力(这包括后房压力以及玻璃体腔压力)。当虹膜向角膜方向移动时,后房与前房之间存在一个明显的压力梯度,而虹膜根部插入点的位置、虹膜的硬度、压力差的大小以及虹膜晶状体通道的阻力是引起房角关闭的主要因素。

脉络膜膨胀对于原发性房角关闭患者来说是一个持续性危险因素。有学者推测,闭角型青光眼患者可能存在脉络膜厚度调节障碍。脉络膜膨胀所引发的房角关闭包括以下几个步骤:急性的脉络膜扩张将快速增高整个眼球内的压力,因为房水经由正常的房水流出通道流出,晶状体虹膜通道的阻力不同,后房与前房之间的压力差将快速增加。如果脉络膜膨胀达到一定程度,则会产生虹膜膨隆及房角关闭。不同人之间脉络膜膨胀的程度也不同,这依赖于脉络膜的可塑性与血管的通透性。

有研究报道了急性闭角型青光眼发作后不久观察到脉络膜膨胀,但认为该现象是由于急性发作所导致的,并不是引起闭角型青光眼急性发作的原因。有研究者通过 AS-OCT 与 UBM 观察到,许多从未急性发作的闭角型青光眼患者同样存在着脉络膜膨胀。如果能把眼科临床观察、流行病学调查以及现有科技很好地结合在一起,通过测量不透明的脉络膜内层与巩膜之间的距离,将更好地阐明脉络膜膨胀的机制。

进一步研究房角关闭的多种潜在机制,可能会帮助我们解释为何在亚洲妇女闭角型青光眼的发病率较高,为何随年龄的增长闭角型青光眼的发病率也会增高。一个或几个危险因素可能会随着性别、年龄、种族的不同而不同。过去对闭角型青光眼的分析可能更多地集中在静态的解剖危险因素上,而源于眼部生理的动态过程可能是房角关闭的另外一种机制。

四、原发性闭角型青光眼未来会不会消亡

浅前房、窄房角是原发性闭角型青光眼发病

的解剖基础,流行病学调查结果显示西方人主要是以原发性开角型青光眼为主,而我国主要是以原发性闭角型青光眼(PACG)为主,这是否说明我国人群的平均眼轴和前房深度要比西方人短?检索文献目前尚无有力的证据证明这一点。有学者曾查阅 100 多年前西方的文献发现,当时西方的 PACG 发病率也是相当高的,随着西方工业化的进程,人类对于视近阅读功能的需求增加,而对于视远功能的需求减少,外部环境因素的改变使近视的发病率大大升高,造成眼轴伸长,前房加深,从而消除了 PACG 发病的解剖基础,降低了发病率,如果这个理论能够成立,那么随着中国的发展,农村城市化进程的加快,在未来的几十年中,中国 PACG 的发病率会不会逐步下降?这也是一个值得进行流行病学研究的立题方向。原发性闭角型青光眼未来工作和研究的重心可能会集中在寻找一个或几个敏感性及特异性较高的方法作为筛查可疑原发性房角关闭患者的指标,并可以预测可疑原发性房角关闭患者中,到底有哪些患者最终会发展成为原发性闭角型青光眼,从而进一步指导临床治疗。

(王宁利 李树宁 牟大鹏)

第二节 原发性开角型青光眼视神经损害机制,从多元论到一元论

原发性开角型青光眼(primary open-angle glaucoma,POAG)是一组以慢性进行性视网膜神经节细胞(retinal ganglion cell,RGC)及视神经轴索丢失,特征性视盘改变和视野缺损为共同特征的神经变性疾病,是一种常见的不可逆致盲性眼病。

一直以来,人们普遍认为病理性眼压增高是导致原发性开角型青光眼发病的主要危险因素,并且目前在临床上对于青光眼患者的治疗也仅限于通过各种手段来降低眼压。然而,流行病学调查资料显示,在东亚及西班牙人后裔的原发性开角型青光眼患者中,绝大部分为眼压处于正常范围内的"正常眼压性青光眼"患者,我国"邯郸眼病研究"显示,中国农村人口眼压正常的青光眼占原发性开角型青光眼的 83%。更让临床医生感到沮丧的是,即使通过努力治疗让患者的眼压

控制到所谓的"靶眼压"，却依然不能阻止部分患者视功能继续恶化。而更加有趣的是，另一部分眼压高于正常值范围的患者却幸免于难，国际高眼压症治疗研究组（OHTS）5 年随访研究发现，高眼压症（ocular hypertension，OHT）患者中仅有9.5% 最终发展为青光眼。

于是，人们不禁产生了疑问：高眼压究竟是不是导致青光眼视神经损害的原因？降眼压治疗为何对部分患者有效，而对另一部分患者无效？除了眼压，青光眼是否存在其他的危险因素？

一、开角型青光眼视神经损害机制多元论的产生

尽管眼压增高与临床青光眼视神经损害的发生存在着不完全对应的情况，但眼压水平的高低无疑与大部分原发性开角型青光眼患者的视神经损害程度相关。当眼压增高至正常生理值范围以上时，视网膜神经节细胞（RGC）轴突及筛板组织机械压力增加，发生后凹畸变，从而扭曲了穿行于筛板中的视神经，阻断轴浆流运输，进而破坏了轴突功能，导致 RGC 的凋亡，发生压力相关性视神经损害。在慢性高眼压动物模型研究中已经观察到：眼压增高能够压迫筛板及筛板前组织，导致 RGC 轴突轴浆流运输阻断，神经营养物质无法传递而导致细胞凋亡。因此，眼压增高所导致的机械压力损害导致青光眼视神经损害成为主流学说。

然而，这一学说显然无法解释"正常眼压性青光眼"的存在。因此，有学者提出，所谓眼压的正常范围是依据大规模人群调查的正态分布中绝大多数正常人体（通常取 95%）的眼压水平而制定的医学参考值范围。但在正态分布曲线两边，有 2.5% 的人眼压水平高于该正常范围，而另有2.5% 的人眼压水平却低于该正常范围。认为正常眼压性青光眼患者可能属于本身眼压值偏低的那一部分，虽然测得其眼压水平处于我们所界定的正常范围内，但实际上对于正常眼压性青光眼患者来说已经处于高眼压状态了，故而发生压力相关性视神经损害。然而，眼压低于正常范围的人口在人群中应该最多占 2.5%，但多项流行病学研究显示，正常眼压性青光眼在原发性开角型青光眼中的比率达 50% 甚至更高，说明正常眼压性

青光眼患者数量的绝对值应该超过了正常人群的2.5%。因此，这种观点显然不足以解释正常眼压性青光眼发生压力相关性视神经损害的现象。另一些学者则提出，正常眼压性青光眼患者可能由于其本身筛板组织顺应性较高，对压力的抵抗力弱，不能耐受正常范围眼压的作用而发生筛板的后凹畸变，导致压力相关性视神经损害。然而目前的研究尚未找到证据证实正常眼压性青光眼患者筛板组织顺应性较正常人高。因此，以上观点仍然不能完全解释为何正常眼压性青光眼患者与高眼压性青光眼患者眼压截然不同却可以发生同样的压力相关性视神经损害。

于是，学者们开始寻找眼压以外的危险因素。由于视网膜和视神经为高代谢组织，对血供高度依赖，因此，血供调节异常及动脉痉挛等原因所导致的局部缺血缺氧被认为是可以导致青光眼视神经损害的危险因素。同时一些临床观察发现，正常眼压性青光眼患者中偏头痛、雷诺病以及呼吸睡眠暂停综合征的发生率较高，并且正常眼压性青光眼患者发生视盘出血的概率较高，这也在一定程度上提示正常眼压性青光眼可能存在血管或者血供的异常。然而，由于临床上缺乏能够准确测量视盘血流及血供的工具，因此尚缺乏直接的证据证明正常眼压性青光眼患者是否存在血流及血供异常。而关于缺血模型的动物实验也缺乏青光眼特征性的视盘及视神经结构改变。因此血流学说也未能解释青光眼视神经损害的机制。

还有一些学说，如谷氨酸兴奋性毒性作用、氧化应激作用、自由基损伤作用、炎性细胞因子作用、免疫功能异常作用等均被提出，但均无法完善解释青光眼视神经损害机制。

二、新危险因素的发现——颅内压偏低

1925 年，Szymansky 和 Wladyczko 提出假说，认为低颅压可能在青光眼视盘凹陷形成过程中起作用。该假说提出的主要前提和理论依据是在高颅压患者中，会发生筛板前弓并引发视盘水肿；而在青光眼患者中发生的筛板后凹就可能与颅压降低有关。1979 年，Yablonsky 等通过脑室引流降低猫的颅内压，同时经前房穿刺降低一只单眼眼内压；3 周后发现，眼压正常一侧的眼发生了典型的青光眼视神经改变，而穿刺侧的眼却未

发生任何青光眼性损害。

2008 年及 2010 年，两项关于正常眼压性青光眼患者颅内压水平的研究成为青光眼研究史上里程碑式的研究。杜克大学梅尔医院 Berdahl 等在一项回顾性研究中，比较了 29 名原发性开角型青光眼患者和 49 名正常对照组患者的腰穿脑脊液压力值，发现原发性开角型青光眼患者脑脊液压力值（9.2mmHg）显著低于对照组（13.0mmHg）（$p < 0.000\,05$）；Berdahl 等在另一项更大规模的回顾性研究中，比较了 11 名正常眼压性青光眼患者，57 名高眼压性开角型青光眼患者，27 名高眼压症患者以及 105 名非青光眼对照组的腰穿脑脊液压力值，发现正常眼压性青光眼和高眼压性开角型青光眼患者脑脊液压力值（8.7mmHg 和 9.1mmHg）均显著低于对照组（11.8mmHg）（$p < 0.000\,1$ 和 $p < 0.01$），同时高眼压症患者脑脊液压力值（12.6mmHg）显著高于对照组（$p < 0.05$）。首都医科大学附属北京同仁医院 iCOP 研究组（Intracranial and Intraocular Pressure Study）用 3 年时间从神经内科收取 43 例为了排除神经系统疾病，已经进行腰穿脑脊液压力测量，但最终被诊断为原发性开角型青光眼的患者（包括 14 名正常眼压性青光眼和 29 名高眼压性青光眼患者）以及 71 例排除青光眼但患有其他神经系统疾病的患者作为对照组，分析他们的腰穿脑脊液压力值。发现高眼压性青光眼患者脑脊液压力值（11.7mmHg）低于对照组（12.9mmHg）（$p < 0.001$）；与高眼压性青光眼患者相比，正常眼压性青光眼患者脑脊液压力（9.5mmHg）显著降低（$p < 0.05$）；iCOP 研究组在另一项报道中还发现，高眼压症患者脑脊液压力值（16.0mmHg）显著高于对照组（12.9mmHg）（$p < 0.001$）。更有趣的是，青光眼首选治疗研究（Collaborative Initial Glaucoma Treatment Study，CIGTS）5 年回访研究发现，在经过降眼压治疗后，6.6% 的青光眼患者发生视盘凹陷的回复，且视盘凹陷回复与眼压降低程度有关；提示当青光眼患者筛板前所承受的高眼压作用被降低后，筛板压力差减小，在视神经蛛网膜下腔脑脊液压力对筛板向前的作用力下，后凹畸变的筛板可以发生回复性的改变。以上研究结果说明筛板两侧压力大小的变化决定了筛板是否发生压力性的畸变以及筛板畸变的方向，筛板后偏低的颅内压可能与筛板前较高的眼压一样导致青光眼视神经损害的发生。

三、一元论体系的建立——跨筛板压力差概念的提出

iCOP 研究组在进一步的研究中发现，眼压与颅内压之间跨筛板压力差与青光眼患者视野损害程度以及盘沿缺损程度相关，并且其相关性高于眼压或者脑脊液压力任何一个单独指标与视野损害程度及盘沿缺损程度的相关性。由此提出眼压与颅内压之间跨筛板压力差增大可能是导致青光眼视神经损害的主要原因。该研究组又利用 3.0T 磁共振对 21 名正常眼压性青光眼患者和 18 名高眼压性青光眼患者以及 21 名正常对照志愿者的视神经蛛网膜下腔脑脊液进行成像并测量其宽度，以间接判断青光眼患者视神经蛛网膜下腔脑脊液压力，发现正常眼压性青光眼患者视神经蛛网膜下腔脑脊液宽度的确小于正常对照组和高眼压性青光眼患者，差异具有统计学意义。说明正常眼压性青光眼患者的球后视神经蛛网膜下腔脑脊液压力的确减低，更进一步证明跨筛板压力差增大导致青光眼视神经损害的假说。

从目前的研究来看，跨筛板压力差增大是导致青光眼视神经损害的主要原因，对于正常眼压性青光眼患者，颅内脑脊液压力减低可能是发生视神经损害的主要危险因素。该研究第一次将高眼压导致青光眼视神经损害的概念转变为由跨筛板压力差增大导致的青光眼视神经损害，从而调停了眼科界关于"正常眼压性青光眼"是否存在的争论，认为青光眼是由跨筛板压力差增大而造成其特征性视神经损害，青光眼从本质来说是一个存在于眼内压力腔与视神经蛛网膜下腔脑脊液压力腔之间的连续体，除眼压外，视神经蛛网膜下腔脑脊液压力也是导致青光眼视神经损害的主要危险因素。该理论的提出解释了很多过去在临床令人迷惑的问题，譬如正常眼压性青光眼与高眼压症，降低至靶眼压却无法避免视神经损害的临床现象。该理论可能为未来青光眼的治疗提供新的思路，除单纯的降低眼压外，从保持跨筛板压力差平衡的角度出发，采取相应的治疗措施可能更好地阻止青光眼视神经损害的进展。

（王宁利　杨迪亚）

第三节 恶性青光眼的发病 机制及临床处置

一、发病机制

恶性青光眼又称睫状环阻塞性青光眼、房水引流错向性青光眼或房水逆流综合征。恶性青光眼是一种多因素疾病,其病理机制至今尚未清楚,但与浅前房、晶状体、悬韧带、睫状体、玻璃体导致的晶状体虹膜隔位置变化、脉络膜均有关系。UBM 检查显示在某些恶性青光眼内,晶状体较正常晶状体小,才导致晶状体虹膜隔前移,房角关闭,前房消失;房水向前流动受阻(睫状环阻塞),向后流入玻璃体腔或后间隙,至玻璃体内压力增高,进一步是晶状体虹膜隔向前,产生恶性循环。恶性青光眼也可能只是一系列疾病的某个表现,与脉络膜水肿、睫状体上腔的特发性积液有关,进而导致睫状体前旋、房水逆流、前节结构异位等。其发病机制有待进一步研究。

二、恶性青光眼分类

1. **典型的恶性青光眼** 典型的恶性青光眼在原发性闭角型青光眼的手术中属于罕见并发症。可发生在有晶状体眼、无晶状体眼和人工晶状体眼。其发生与手术种类、手术前眼压相对独立。时间也可从术后立即至术后多年发生,也可以发生在睫状体阻滞药物的停药后。远视眼短眼轴导致的部分或全部房角关闭时高风险。有一定程度的浅前房伴眼压升高;慢性闭角型青光眼易发;缩瞳加重,散瞳缓解;通常,内眼术后易发;玻璃体腔积液;常见诱因为青光眼滤过术、白内障手术、使用缩瞳剂;可以发生在术前无青光眼的患者。

2. **恶性青光眼综合征** 恶性青光眼综合征可能自发发生,或并发于其他青光眼手术的同时。如虹膜激光周切术、小梁切除巩膜瓣缝线松解术、睫状体光凝术、应用缩瞳剂、小梁切除瓣的针刺,还有少数报道与感染有关。恶性青光眼发生在睫状体或脉络膜的某些疾病,如睫状体肿胀、感染导致的囊袋形成屏障阻碍房水前流、脉络膜膨胀导致压力变化、脉络膜积液继发血管水肿等。

三、临床表现

首发症状往往出现在虹膜睫状体前移导致的近视或近视化加重,近视力好转。起初眼压并不高,后期升高后才出现角膜水肿,眼球疼痛。虹膜并没有前屈。UBM 依然是早期诊断的主要手段。表现为睫状体前旋,压迫晶状体赤道部前移阻碍房水循环。UBM 显示睫状体浅层上皮脱离,在常规 B 超或临床检查中不明显。这种浅层上皮脱离下的积液似乎是睫状体前旋的原因。房水在晶状体后房产生,增加玻璃体压力,向前推晶状体和虹膜,并引起前房角关闭和前房变浅。虽然不能精确评估晶状体的形状或位置的变化,但使用 AS-OCT 可以很好地显示前移的虹膜 - 晶状体以及浅前房。

四、治疗

1. **药物治疗** 及早采取多种药物联合治疗可使部分患者有所好转,药物治疗的有效率可达 50%。

(1)睫状肌麻痹剂:早期应用睫状肌麻痹剂可减轻睫状肌痉挛,解除睫状环阻滞,并增加晶状体悬韧带的张力,使晶状体 - 虹膜隔后移,解除瞳孔阻滞,房水通畅进入前房。禁用缩瞳剂。

(2)高渗剂:20% 甘露醇(1.5～2g/kg),可使玻璃体浓缩。脱水后,晶状体 - 虹膜隔后移,回位,前房加深,不仅可以解除瞳孔阻滞,还可以缓解睫状环阻滞。

(3)皮质类固醇:局部及全身应用皮质类固醇可减轻炎症、组织水肿及渗出,并避免组织之间的互相粘连。

2. **激光治疗** 若经药物治疗无改善者,可试用激光治疗。对于无晶状体或人工晶状体眼,可用 Nd：YAG 激光切口玻璃体前界膜。

3. **手术治疗** 若经上述治疗 24～48 小时无改善者,应考虑手术治疗,尤其是微创玻璃体手术的应用。

(1)玻璃体前界膜切开或前部玻璃体切除联合前房成形术。

(2)白内障超声乳化人工晶状体植入术联合房角分离前部玻璃体切割术。

五、预防

对于恶性青光眼的预防,青光眼手术及其他

内眼手术前进行眼球生物学测量显得尤为重要，对眼轴短、前房浅、晶状体相对较大和小角膜的眼球，手术后要密切观察病情，能够早期发现恶性青光眼并及时正确处理，掌握手术时机，减少恶性青光眼的危害性，有效保护角膜和视神经，挽救患者的视力，注意有发生房水错流高危性的对侧眼。值得提示的是，双眼发病有个体倾向而不是随机事件。

（关立南）

第四节 从分子水平提高对青光眼个性化的深层次认识

一、青光眼定义和内涵的演变

伴随着我们对青光眼发病机制的不断探索与深化，青光眼的基本定义和内涵不断演变。1622年，Richard Bannister 医生首先提出了"青光眼是眼压升高相关的一种疾病"，数百年来眼科医生和普罗大众一直把青光眼与病理性高眼压画上等号。2016 年，最新一版美国眼科临床指南（PPP）对原发性开角型青光眼（POAG）的定义是：是成人的一种慢性、进行性视神经病变，其特征是视网膜节细胞（RGCs）及其轴突的丢失。POAG 在房角镜下检查，房角开放并且没有继发性改变（排除先天性/继发性异常）。我们注意到眼压淡出了 POAG 核心定义，POAG 的核心内涵由"病理性高眼压"转化为 RGCs/轴突损害为基础的"特征性视神经病变"。这一内涵不仅应用于 POAG，也适用于最新的原发性闭角型青光眼临床指南中可疑原发性房角关闭（PACS）-原发性房角关闭（PAC）-PACG 病程演变，其基本内涵也适用于各种继发性青光眼和发育性青光眼，共同理念是：具有"特征性视神经病变"才是青光眼。因此，青光眼发病机制的核心研究对象是视网膜节细胞及其轴突的损害。

二、青光眼发病机制探索的基本思考构架

青光眼包括多种临床亚型并且可以以不同方式亚型间复合存在，形成各种"混合型青光眼"。如果从青光眼发病机制的角度梳理，可以单纯分为以下三大类别：

1. 房水循环中的某个环节发生障碍导致眼压升高造成的青光眼 眼压升高到一定程度、维持一定的时间必然导致特征性青光眼视神经病变。这一大类包括很多亚型，概括如下：

（1）与眼前节胚胎发育相关的各种先天性青光眼和先天性青光眼综合征：眼前节发育异常导致房角解剖结构、小梁网或者远端组织结构发育异常，阻碍房水排出。重要的分子机制包括：*Pax6*、*Rx* 和眼缺失（eyes absent）基因 *Eya1* 和 *Eya2* 等，*Pax6* 是最重要的分子调控机制之一，该基因在调控其他转录因子的同时自身又受到 *PaxB* 等多种基因/转录因子调控，共同构成了眼胚胎发育的调控网络。

（2）原发性闭角型青光眼：临床指南中涉及的可疑原发性房角关闭、原发性房角关闭和原发性闭角型青光眼（PACS-PAC-PACG），功能性关闭或者粘连性房角关闭直接从解剖学层次阻碍了房水进入房角。PACS-PAC-PACG 相关的分子机制可能涉及两个重要环节：①眼前节胚胎发育影响前房、房角的解剖构型和参数；②眼轴的调控，相关分子机制目前处于前沿探索之中。近期发现 *MYRF* 基因可能在上述两个环节发挥重要作用。

（3）各种类型造成房水循环障碍的继发性开角型青光眼，如炎症细胞/蛋白、激素性青光眼中异常蛋白沉积、血细胞、血影细胞、小梁网水肿阻塞小梁网内部引流；新生血管膜、虹膜角膜内皮（ICE）增殖膜等遮盖影响房水进入小梁网等，或者巩膜上静脉压力增高等。

（4）各种类型的继发性闭角型青光眼，包括各种虹膜"前拉"和"后推"机制。

（5）"真正高眼压"的 POAG，其中最重要的是 *TIGR* 基因突变。myocilin 分子在调控小梁网房水外流的机制中起重要作用，各种其他细胞/分子机制直接和间接与 myocilin 相互作用，导致小梁网结构/功能异常，阻碍房水外流导致眼压升高。严格来讲，分子机制已阐明的例如典型 *TIGR* 基因突变造成的青光眼不属于 POAG，"原发性"的内涵特指病因不明。

2. 眼压正常或者接近正常的 POAG 即真正"骨子里"的 POAG 正常或者接近正常的眼压

本身不能直接导致特征性青光眼视神经病变。从临床经验中，例如眼外伤或玻璃体视网膜手术后，如果眼压轻中度升高 20～30mmHg，对正常中青年人的眼睛一般不会造成青光眼性视神经病变；眼压达 35～40mmHg，可能在 2 周内造成视神经病变；眼压达 45～50mmHg，可以在 1 周内造成视神经病变；50mmHg 以上眼压则可能在几天甚至 24 小时内造成青光眼性视神经病变的显著进展。不同年龄患者对病理眼压升高的程度耐受能力不同，这与 RGCs/ 轴突对眼压耐受程度不同相关：年龄越大对眼压耐受性越小。例如 25mmHg 眼压对 25 岁正常年轻人一般不会造成视神经损害，但是对 75 岁的老人就可能造成青光眼性病变。

因此，当眼压始终正常或者接近正常，仅轻度升高并不足以导致正常人（尤其是年轻人）RGCs/ 轴突损害时，POAG "骨子里" 的发病机制可能起到更重要的作用，目前我们对这部分 POAG 发病的分子机制尚不清楚，可能涉及多种不同机制。因此，经典意义上的 POAG 可能不是单一疾病，可能是多种疾病的临床综合征。"原发性" 的内涵特指病因不明，可以预见随着我们研究的深入，这一大类 POAG 中各个疾病将逐一被阐明，也将根据病因被赋予新的疾病命名。

当前我们如何理解和探索这一大类 POAG 的分子发病机制呢？首先，我们明确青光眼的细胞病理学基础是 RGCs/ 轴突丢失。因此，POAG 发病机制本质上是我们尚未明确病因的原发作用于 RGCs/ 轴突靶点并导致其损害的疾病。发生机制主要包括：

（1）RGCs 自身的基因缺陷导致其容易发生损伤或者加速衰老。

（2）从更广阔的视角审视，即视网膜神经生物学角度看待 RGCs/ 轴突损害。RGCs 直接接触的组分包括各种特殊免疫细胞、小胶质细胞（microglia，其具有重要的激活与介导免疫炎症反应功能）、星形胶质细胞、Müller 细胞、毛细血管与血 - 视网膜屏障（可能是最早期表现之一，也可能是肠道菌群与视网膜神经元变性直接偶联的桥梁）等；与 RGCs/ 轴突损害相关的环境组分除了上述成分，还包括脉络膜 - 后睫状血管系统、筛板

结构（其发育与分子结构决定了生物力学特性以及对轴浆流转运的阻力）、眼颅压力梯度、脑源性神经营养 / 代谢因子逆向轴突转运异常等。上述 RGCs/ 轴突密切接触的任何组分发生病理改变均可以影响 RGCs/ 轴突的生存环境从而导致临床青光眼。

（3）RGCs 生理性凋亡过程中发生的神经免疫级联反应。正常中老年人在生理性衰老过程中 RGCs/ 轴突以每年 1%～1.5% 的速度减少。如果上述过程平静发生，一般没有进行性加强的神经免疫炎症。但是对于部分患者，上述 RGCs/ 轴突的生理凋亡过程伴随着级联扩大的神经免疫炎症，即造成病理性加速衰老，这一相关分子机制的探索是当前和未来研究的热点，其中内源性免疫系统的激活和调控可能在上述病理过程的早期起到重要作用。进一步讲，各种青光眼亚型包括单纯高眼压造成的青光眼的发病机制中都可能存在这种神经免疫炎症机制的参与。据此我们可以将青光眼的共同发病机制划分为两个阶段：①始动打击阶段，即各种原发性 / 继发性（包括高眼压）病因造成的 RGCs/ 轴突损害；② RGCs/ 轴突始动打击损伤后继发的级联放大神经免疫炎症反应，造成进行性 RGCs/ 轴突损害。这样一个分期方法有助于我们梳理并清晰审视既往单一青光眼相关基础研究的定位与意义，并且为未来的研究理清方向以及探索的路径。

3. 各种明确病因合并青光眼视神经病变的"临床综合征" 这一类合并青光眼的临床综合征不同于前面讨论的各种继发性开角型、闭角型或者先天性青光眼，眼压通常正常。典型代表包括：① Stickler 综合征即遗传性关节 - 眼病综合征，眼部常以高度近视合并视网膜脱离就诊，有眼部体征患者多存在 COL2A1 基因突变，导致多系统的结缔组织病变；② OPTN 和 TBK1 基因突变；③ WD 重复域 36（WDR36）基因突变；④ ABCA1 基因突变；⑤各种线粒体基因突变相关疾病。随着我们对上述基因相关临床体征和功能性分子机制认识的完善，这些亚型的 POAG 最终会成为"继发性青光眼"，或者说我们将多种疾病构成的 POAG 临床综合征得以按病因重新分类。

（王宁利 范志刚）

第五节 少年儿童的高眼压

青光眼是主要的致盲性眼病之一，又是第一位的不可逆性致盲眼病，危害甚大。无论何种类型的青光眼，病理性眼压升高是公认的最重要的危险因素，也是青光眼视神经损伤最主要的发病机制。因此，眼压测量在青光眼的诊治过程中具有重要意义。如今眼压测量也得到临床眼科医师的充分重视，成为眼科临床常规检查方法之一。随着眼压测量方法的普及，尤其是非接触式眼压计（non-contact tonometer，NCT）不需要麻醉剂、操作方便等优点，在临床广泛应用于少年儿童的眼压测量，结果发现不少眼压高出了正常值。每年暑假、寒假期间就有不少学生在就诊检查视力的同时测量眼压，发现眼压高，怀疑青光眼转诊而来要求我们明确诊断和处理。

高眼压症（ocular hypertension，OHT）是指多次眼压测量其双眼数值均在正常人群眼压值的高限以上，房角开放且无异常表现，虽未予治疗，经长期（多年）随访也不引起青光眼性视盘损害和视野损害的一种状态。目前的临床指南、共识以及大多数文献中都把正常眼压值的高限设定为21mmHg，这一数值是根据正常人群平均眼压加2倍标准差［即16+（2×2.5）］推算出来的。我们知道人群的正常生理值是通过代表该群体中个体的一组资料，采用正态分布的Gaussian曲线分析确定的统计学范围（95%置信区间）。从统计学角度来看，无眼部病症的人群中有97.5%眼压的高限不超过21mmHg。但是后来的研究发现正常人群的实际眼压值分布却并不符合Gaussian曲线，而是偏向了正常眼压高限一侧的非正态分布，也就是说正常人群中眼压值超过21mmHg的实际人数要比统计概率2.5%多。因此这一数值的确定带有人为的性质，超过21mmHg并非代表生理上的不正常，而是统计学上的不正常。但也不能否认，临床上绝大多数高眼压性开角型青光眼，其眼压确实是超过21mmHg的。显然，在超过21mmHg的眼压中，交叠了部分生理性高眼压（即高眼压症）和病理性青光眼的患者，尤其是在青光眼视神经损害出现前的极早期，可仅表现为眼压的升高。

然而，目前临床上通过检测眼压发现少年儿童中高眼压的情况远多于成年人，其中少年儿童这一群体是否有特殊性，是否其更容易受到高眼压的损害，预后是否更差？下面就少年儿童这一特殊人群（学生群体）的高眼压状况来做分析，以期能够帮助大家深入认识，并做出临床判断和制定处理策略。

一、少年儿童高眼压的现状

Goldmann压平眼压测量（Goldmann applanation tonometer，GAT）方法是国际公认的眼压测量"金标准"，检测时需使用眼表面麻醉剂，且与角膜接触，操作技术要求较高，因此在少年儿童中应用受限。非接触式眼压计凭借其操作方便、不直接接触眼睛、不需要表面麻醉剂、避免了眼部损伤和交叉感染的潜在风险等优点，在临床广泛应用，尤其适用于少年儿童的眼压测量。近年来还有回弹式眼压计（如iCare），它是利用小探针瞬间接触眼角膜，不需要表面麻醉剂就能够测量眼压，且适用于全人群和各种体位的眼压检测。

临床上眼压高的少年儿童，绝大多数是在视力检查或验光配镜时，经NCT方法常规检查发现的。有不少眼科医师一旦发现患儿眼压偏高，就怀疑或拟诊为青光眼，并给予积极的治疗。也有一些医师比较谨慎，会针对性做进一步的青光眼相关检查，包括眼底视神经和视野等。但大多数非青光眼专业的眼科医师会怀疑或拟诊为青光眼，并且仅凭眼压偏高就诊断为少年儿童青光眼，给予降眼压药物，甚至手术治疗的现象在临床上也时有所见。从积极的方面来看，是眼科医师们防治青光眼的意识增强了，但深入分析发现，更多的原因是有些医师过分依赖现代设备检测结果，对测量的眼压值笃信不疑，对相关眼压检测法的原理也缺乏了解；还有就是一些临床医师缺乏对青光眼诊治的全面认识。

众所周知眼压值的正常范围（正常人群生理值定义为95%置信区间）是11～21mmHg，但要知道这是基于正常成年人群的检测结果。让我们先来了解一下少年儿童这一人群的正常眼压值是怎样的。文献报道Fan等对50名5～14岁的健康少年儿童，采用GAT方法测量眼压，眼压值范围是10～36mmHg，平均为（15.9±5.5）mmHg；

采用 NCT 方法测量眼压，眼压值范围是 8～32mmHg，平均为（15.7±5.1）mmHg。Kageyama 等对 180 名 6 月龄至 15 岁的健康少年儿童，采用 NCT 法测量眼压，眼压值范围是 10～28mmHg，平均为（15.1±2.6）mmHg。上述研究结果表明，少年儿童的眼压正常范围上限均超过了 21mmHg。由此看来，判定少年儿童眼压正常与否是不能依据正常成年人群眼压范围上限值的。我们的意见是对眼压值≥30mmHg 的少年儿童，首先要确保检测值的准确性，在此基础上应进行全面、综合分析，以及时做出正确的判断。此外，我们也建议今后应进一步开展多中心、大样本的临床研究，及早建立我国正常少年儿童的眼压值数据库，包括各年龄段以及在生长发育过程中眼压值的变化规律。这项工作也可以与少年儿童屈光等档案一起建立。

二、对青光眼诊断中眼压作用的认识

自 19 世纪中叶 vonGraefe 宣称青光眼患者因眼压升高可导致视盘凹陷性萎缩这一重要发现以来，临床实践观察反复证实了大多数已明确诊断的青光眼患者都具有眼压升高这一特征。于是，临床医生逐渐形成了这样一个传统的观念——眼压升高就是青光眼，而眼压升高必然要引起视盘凹陷性损伤萎缩，继而发生视野缺损。根据大组群体眼压调查结果，正常人的眼压平均值（M）为 15～16mmHg，标准差（SD）为 2.5～3.0mmHg。按这一标准，正常人群中眼压在 M±SD 范围内者约占 67%，在 M±2SD 范围内者占 95%，M±3SD 者占 99.75%。Leydhecker 等引用这一概念，认为当眼压≥20.5mmHg 时，应视为有可疑青光眼；当眼压≥24mmHg 时，肯定有青光眼。然而，越来越多的流行病学调查资料表明，正常眼压均值加 2 倍标准差（M+2SD）这一数据，只能看作为正常与不正常分界线的近似值，不能将它看作一个区别生理与病理的精确阈值。

因此，临床上我们不能机械地将超出 21mmHg 这一统计学正常范围上限的眼压值就考虑为青光眼，尤其对少年儿童应综合分析、审慎诊断。此外，随着研究观察的深入，临床上发现并非所有眼压高出正常范围上限的人都患了青光眼，而且有些眼压在正常范围内的人却发生了典型的青光

眼。由此引申出高眼压症（ocular hypertension，OHT）和正常眼压性青光眼（normal tension glaucoma，NTG）的概念。现在的观点是青光眼的诊断必须具备病理性高眼压（相对于自身的基础眼压值）、视盘凹陷性损伤萎缩及特征性视野缺损这三大要素，但仍有不少临床医生存在认识上的偏差，比如认为眼压高就是青光眼，眼压高就必然会导致青光眼视神经损伤萎缩和视野的损害，从而积极给予治疗。这种观点在临床上并不少见，尤其多见于非青光眼专业医生和在基层医院工作的医生，需要加强继续医学教育紧跟学科发展，及时更新概念。

三、少年儿童高眼压的影响因素

对于一组因眼压高而怀疑或拟诊为"青光眼"的少年儿童，我们经过全面检查和长期随访研究，发现绝大多数患儿并非是青光眼，有些是眼压检测偏差所致，有些属于眼部生理性差异改变，有些是真正的高眼压症。

眼压受多种因素的影响，我们分析在少年儿童群体中的影响因素主要有：①生理因素，多为被检者个体的差异，环境气候影响，比如 24 小时（hour to hour）波动、日间（day to day）波动和季节性（season to season）波动，可能与机体的自主神经张力及激素分泌周期等有关。还有眼动脉搏动可以造成收缩期与舒张期之间测量眼压的差异，屏气、特殊体位（如平躺、蹲位、倒立）、张力性运动（如俯卧撑、哑铃、杠铃）等可以造成颈静脉回流"障碍"使测量眼压偏高，有氧体育活动（如跑步、游泳、打球、跳操）可以降低眼压等。②临床因素，多为被检眼局部生理状况、病理变化影响眼压的检测，比如上睑睫毛长、睁眼不够或用力睁眼，小睑裂、睑痉挛（挤眨），眼位偏斜、眼表异常包括泪膜/泪液的改变、角膜上皮水肿、云翳等，以及角膜厚度、曲率、散光等。③眼压测量方法，与不同眼压检测设备及其适用范围有关，多为医源性的选择。④眼压测量操作技术，与检测者及其掌握的检测设备操作要求、技术熟练程度有关。

临床工作中我们经过观察分析发现，相当多的少年儿童高眼压是眼压测量偏差所致，主要原因是大多数人采用 NCT 方法检测眼压，对于那些

能够配合的少年儿童，采用压平眼压计测量眼压就正常了。如果是用NCT方法检测眼压，特别提醒注意以下几点：

1. 生理因素　少年儿童的眼睫毛较长，而且黄种人的睫毛多朝向前下方，眼压计喷出的气流恰好吹在上眼睑的部分睫毛上，往往造成眼压偏高的假象。如用手指轻轻上提上眼睑可以避免长睫毛对NCT方法测量眼压的影响；此外，中央角膜厚度对眼压测量值的影响也已达成共识。按照标准眼压测量法设定的中央角膜厚度为520μm。通过眼外间接测量到的眼压，如果是由于眼球壁的角膜厚度变异（如厚于正常值则高估眼压，如薄于正常值则低估眼压）造成的高眼压假象，其实际眼压值是正常的，不会对视神经造成损害。这一观点已得到广泛的临床证据支持，我们也曾在相关的述评中有过评价。因此，建议在测眼压的同时应常规检测角膜厚度，尤其是眼压值偏高时，更应该除外这种生理性因素所造成的高眼压假象。不过我们也注意到，中央角膜厚度不能完全解释角膜生理因素对眼压的所有影响。我们对文献报道的角膜厚度对眼压影响资料进行了汇总分析，如果折算成每10μm的角膜厚度变化其影响眼压的范围是0.19～1.42mmHg，差异很大。为什么？这是因为角膜对目前间接测量眼压的影响因素还涉及角膜曲率（如角膜屈光力增加会高估眼压，降低则低估眼压；顺规散光低估眼压，逆规散光高估眼压）以及角膜生物应力（如角膜屈光手术、年龄等因素）等。只是目前还没有一个设备、一个计算公式能够将这些因素一起整合后进行校正。

2. 心理因素　少年儿童在进行眼压测量时，容易受NCT眼压计喷出的气流"叭"声惊吓，出现反应性眨眼、闭睑，甚至整个头位移动，影响眼压测量的准确性。要充分告诉被检测者NCT方法测量眼压的过程和注意事项，避免测量偏差所导致的"高眼压"。由于压平眼压和压陷眼压方法测量需要眼表面麻醉后进行且探头是接触角膜的，要求被测者的配合度更高，在儿童中往往难以实际操作。目前新一代的回弹式眼压计（iCare）是微小探针瞬间接触角膜，且不需要表面麻醉，较为适用于儿童人群的眼压检测，也适合不同体位（坐位、卧位）的眼压检测。

3. 眼压测量设备及操作技术　各类眼压计包括压陷眼压计、压平眼压计，尤其是NCT方法检测是高度电子化的设备，容易受环境因素（如温度、湿度、尘埃等）的影响，因此需要定期检查维护这些眼压检测设备。此外，虽然NCT方法检测眼压已经高度自动化，但设定的程序有时无法自行判断造成检测值偏差和不可靠的各种因素。因而还是需要操作人员来把握，如NCT的喷气探头未对准角膜中央区，检测系统接受角膜表面反射光线的镜面有尘埃等，均可能发生眼压值的测量偏差。

4. 眼压值的判读　NCT方法检测后会自动打印出每眼连续检测3次的眼压值并给出均值。要注意每个眼压测量值数字后面有没有标示符号（各品牌的符号不一样），如数值后带有任何符号，说明该检测值不可靠，是该设备自行定义的，只能作为参考。因此，像NCT、压陷眼压计、压平眼压计等这些眼压检测设备，按照眼科的质量控制要求应该要进行定期维护和校正。

临床眼科医师对获取的异常眼压值要慎重分析，需结合其他临床检查结果，进行全面而综合的分析，不能武断地做出高眼压症或青光眼的诊断。如果眼压高出正常值上限，要细致分析可能的影响因素，建议首先除外角膜厚度的影响。只有排除了上述因素的影响，才可诊断为高眼压症。

四、少年儿童高眼压症的特征

当然，还有一种情况是区别于上述高眼压假象的真正高眼压症患者。我们在这方面做过系统的观察和临床对照研究，少年儿童高眼压症（juvenile ocular hypertension，JOHT）是有别于成年人高眼压症的一种特殊现象，具有自己的临床特点和变化规律。

1. 临床特点　临床上常见有些少年儿童的眼压呈现不稳定性，尤其是10岁以上年龄段的少年儿童。多表现为一段时期内反复的GAT测量眼压值偏高，一般超过30mmHg，NCT方法测量甚至可以达到40mmHg以上，但患儿并无任何自觉不适和影响视力情况，也无其他眼部异常体征，角膜、视乳头旁的视网膜神经纤维（retinal nerve fiber layer，RNFL）、视网膜神经节细胞复合体（retinal ganglion cell complex，GCC）厚度及视野均在正常范围。我们观察的一组少年儿童高眼压症，其各个眼压测量值与角膜厚度、角膜曲率之间并不存在明显的相关性，但压平眼压、24小时平均眼压、眼压峰值谷值与眼压压差值均与青少年型开角型青光眼（juvenile onsetopen-angle glaucoma，JOAG）患者相似，都显著高于正常健康少年儿童，差异具有显著的统计学意义。

24小时眼压曲线显示，少年儿童高眼压症在各个检查时间点的眼压值均与青少年型开角型青光眼患者相似，均显著高于正常健康少年儿童。24小时眼压的12个检查时间点中，少年儿童高眼压症绝大多数患者有6个以上检查时间点的眼压高于21mmHg，约占85%（即绝大多数患者全天中一半以上时间的眼压高于21mmHg），24小时眼压高峰点集中出现于8：00—10：00，约占65%；低谷点集中出现于22：00至次日2：00，约占70%，分布差异具有统计学意义；正常健康少年儿童6个以上时间点眼压高于21mmHg的占极少数，约为15%，而大多数的眼压均低于21mmHg，其分布差异也具有统计学意义；而青少年型开角型青光眼患者均超过6个时间点的眼压高于21mmHg，且分布差异无统计学意义。

2. **变化和转归** 少年儿童高眼压症与青少年型开角型青光眼的压平眼压、24小时平均眼压、眼压峰值与谷值均明显受季节影响，冬天显著高于夏天，但眼压压差受季节影响并不明显；而正常健康少年儿童的各眼压测量值并不会随着季节变换而有明显变化。

我们对少年儿童高眼压症未予以药物治疗干预，仅仅密切随访，结果观察到8.8%发展为青少年型开角型青光眼，从初诊高眼压症起到明确诊断为青光眼平均随访4.5年，最长达7年。这一结果提示少年儿童长期的高眼压状态有可能是青光眼发病的危险因素之一，同时也提醒我们对于少年儿童高眼压症的密切随访观察十分重要并且非常必要，而且随访时间应不设上限。长期的随访观察发现约80%的少年儿童于青春期后眼压趋于正常，因而我们又称之为"青春期眼压波动（adolescence IOP fluctuation）"或者"青春期高眼压症（adolescence ocular hypertension）"。

我们的临床观察发现，少年儿童高眼压症不仅仅表现为眼压升高，且眼压压差（日间波动平均12.7mmHg）也显著增大。同时我们观察到正常健康少年儿童的眼压压差（日间波动平均9.5mmHg）也明显高于正常成年人（日间波动平均5mmHg）的相关报道，这提示我们，也许少年儿童原本的眼压水平与眼压波动幅度就大于成年人，这其中存在年龄因素，也可能存在青春发育时期自主神经功能不成熟、激素水平不稳定等的因素。

3. **可能机制** 少年儿童正处于身心发育时期和紧张的学习时期，自主神经系统（autonomic nervous system，ANS）同样也处于变化较多的阶段，此时也可能会影响眼压的稳定性。为此，我们进行了少年儿童高眼压症与其自主神经功能的相关性研究。对这些少年儿童高眼压症和少年儿童型青光眼，我们检测了24小时心电图的心率变异率（时域、频谱分析）、血液儿茶酚胺类（包括多巴胺、去甲肾上腺素和肾上腺素）以及性激素（包括雌激素、孕激素和雄激素）水平，并进行了相关性分析。研究发现，与正常少年儿童相比较，少年儿童高眼压症的交感-迷走平衡性异常，具有相对较弱的交感张力和相对较强的迷走功能，但昼夜节律仍然存在，并与年龄、眼压均密切相关。高眼压的发生可能与少年儿童生长发育时期体内激素水平和自主神经功能不稳定、自主调节紊乱有关。而在少年儿童青光眼患者则存在着自主神经功能即交感-副交感神经的失调。

五、少年儿童高眼压症的处理

高眼压症治疗研究组（OHTS）的 Ⅰ 期与 Ⅱ 期经过长达13年的随访观察，结果显示早期药物降眼压治疗可显著降低具有多个危险因素的POAG发病率，但早期治疗对于那些低风险者并无受益。虽然OHTS的 Ⅰ 期研究经过5年的随访，结果提示接受降眼压药物治疗的高眼压症患者，其POAG的发病率比随机入组到单纯观察组的患者低50%（治疗组4.4%，观察组9.5%），但这却意味着药物治疗可能对90%以上的患者没必要、无意义，并可能带来药物治疗的不良反应包括眼表损害。

因此，我们认为对缺乏青光眼诊断充分依据的高眼压症少年儿童，只要眼压不进行性升高，患儿无明显的不适主诉，就不要急于进行干预性治疗，应密切随访，观察眼压、视盘形态、视乳头旁 RNFL 和黄斑区 GCC 厚度及中心视野等指标的变化。要谨慎采取药物治疗和手术干预措施，以避免可能带来的药物不良反应和眼部损伤风险。具体措施有：①如果眼压处于较高水平（≥25mmHg）且呈波动性，但并无视神经损害迹象，可每3～6个月检测1次视盘形态（最好有定量分析）、RNFL 和 GCC 厚度、阈值视野等；②如果眼压进行性持续升高，则应每1～2周测量眼压1次，至少连续测量3次，其眼压呈逐次上升趋势，而且越来越高，一般超过30mmHg时，可给予降眼压药物治疗。

六、总结与展望

医师对患者要有高度的责任心，既要重视任何一个可疑的体征，又不能轻易诊断和草率处理，尤其是青光眼这样的终身性身心疾病。对于少年儿童高眼压症的诊断和治疗应该谨慎，需密切观察其视神经（形态）和视野（功能）是否呈进行性损伤，不要轻易给患儿戴上"青光眼"的帽子，以避免不必要的精神压力伴随其一生。在没有充分依据（综合眼压、视神经、视野、房角）的情况下不要轻易诊断青光眼！对近视发展较快的患儿要排除青光眼可能，当然少年儿童也是近视发生发展的易感人群，要细致区别！目前对这一问题尚无很好的策略来解决，相信随着青光眼易感基因的研究进展和检测方法的普及，可利用分子生物学手段来帮助临床识别哪些是青光眼易感者，需要密切随访或预防性干预治疗的。临床上对于病情复杂、一时无法明确诊断的患儿，应充分告知患儿及亲属定期随访的重要性。任何疾病的诊断和治疗都需要有充分的支持证据，不能仅凭某一因素，如眼压、眼底杯/盘比等单一指标确定，对于各种现代辅助检查结果也要进行综合的科学分析与判断。随访期间一旦发现出现青光眼性病理改变，应及时正确诊断并采取积极的干预措施。

最后总结一下少年儿童高眼压症的临床特点：多次压平眼压检测眼压增高，其与角膜厚度、曲率无关；眼压的高峰时点在上午、低谷时点在夜间，日间眼压的压差波动大；与季节变化相关，冬季明显高于夏季；高眼压症具有一定的自愈性，与青春期有关；也有发展成少年儿童型青光眼的可能，密切随访是必要的；对于有青光眼高危因素的少年儿童高眼压症者，可考虑预防性应用降眼压药。

（孙兴怀）

第六节 色素性青光眼的诊断与思考

一、一例特殊青光眼病例引起的思考

门诊遇一例特殊的青光眼患者。患者女，60岁，以"双眼胀痛、眼眶疼痛，右眼尤甚数日"为主诉就诊；之前也曾因此就诊于外院，并诊断为"双眼开角型青光眼"，给予"布林佐胺噻吗洛尔眼液"，滴双眼，一日2次，效果欠佳；既往史：1998年（40岁）曾因双眼不适后发现眼压高，并用滴眼液后症状改善遂停止治疗（具体不详）。否认高血压、糖尿病等全身疾病，否认家族遗传史，全身体格检查未见明显异常。眼科检查：视力（国际标准视力表），右眼0.3，矫正视力，−2.00DS−1.00DC×80＝1.0；左眼0.3，矫正视力，−1.50DS−1.00DC×95＝1.0；NCT（已用布林佐胺噻吗洛尔滴眼液），右眼16mmHg，左眼21mmHg；裂隙灯下见双眼结膜无充血、水肿，角膜透明，角膜后垂直纺锤形色素颗粒沉积，瞳孔区为主，右眼尤甚；前房常深，瞳孔圆，直径约3.5mm，对光反射正常；晶状体密度增高，眼底见视盘界清，色稍苍白，右眼杯/盘比0.5，左眼杯/盘比0.3。其中，角膜后垂直纺锤形色素颗粒沉积引起了我们的注意与思考。这些色素颗粒沉积是从哪来的？是什么原因导致这些色素颗粒沉积的出现？

进一步房角镜检查发现双眼房角为宽角，小梁网可见均匀一致性色素颗粒沉着（Scheie 分级Ⅳ级）。超声生物显微镜（ultrasound biomicroscopy，UBM）检查发现双眼全周房角开放，悬韧带松弛，前房深度大致正常，中周部虹膜稍后凹。视野检查见右眼鼻上方视野缺损，左眼视野未见明显异常。光学相干断层扫描技术（optical coherence tomography，OCT）发现右眼视盘上、下方视神经纤维层（RNFL）厚度变薄，左眼视盘神经纤维层厚度未见明显异常。前节 OCT 见双眼虹膜轻度前后摆动，角膜内皮面可见高反光影。检查

结果中的视野、视神经病理改变及小梁网均匀一致性色素颗粒沉着、虹膜后凹提示这可能不是一例单纯的开角型青光眼。很有可能是色素播散综合征引起的色素性青光眼！

色素播散综合征（pigment dispersion syndrome, PDS）是以虹膜色素上皮受损，色素颗粒播散并沉着于眼前段为特征的一种眼科疾病；而色素性青光眼（pigmentary glaucoma, PG）是 PDS 引起的眼压升高导致的一种继发性青光眼。PDS 常见的临床体征包括 Krukenberg 纺锤（克鲁肯贝格梭形色素沉着，即角膜后垂直纺锤形色素颗粒沉积）、虹膜表面弥漫性色素颗粒沉积、虹膜后凹、虹膜中周部放射状透照缺损、晶状体悬韧带及玻璃体前界膜韧带色素颗粒沉积、小梁网均匀一致色素沉着（Scheie 分级 II 级以上），以及可能存在有虹膜震颤。由 PDS 转换而成的 PG 容易与高眼压症、开角型青光眼等疾病相混淆。本部分内容主要阐述 PG 的诊断与误诊情况分析，回顾性分析 PG 的发病机制、并展望 PG 基因检测相关研究，为临床医师进一步认识 PG、及时准确诊断 PG 并采取合理治疗措施提供一些思考与帮助。

二、色素性青光眼的诊断与误诊原因分析

（一）PDS 与 PG 的关系

PDS 常见临床表现的根本原因是虹膜与晶状体悬韧带存在摩擦，导致虹膜后表面色素脱失，引起以上相应体征；而虹膜震颤，可能是由于上述长期摩擦导致悬韧带松弛和部分悬韧带断裂；部分患者在散瞳后可发现晶状体悬韧带数量明显减少，晶状体向后移位，使虹膜失去依托，引起虹膜震颤发生，而这种虹膜的前后摆动可能进一步加重病情的发展。

在 PDS 中，脱落的色素可随着房水漂到前房并沉积于小梁网，当积聚过多时会引起眼内压（intraocular pressure, IOP）增高，从而导致青光眼的产生，即由 PDS 转化为 PG。有多项研究观察了 PDS 向 PG 转化率：从 PDS 发展为 PG 的风险率 5 年为 10%，15 年为 15%；年轻、近视的男性较有可能患有 PG；由 PDS 向 PG 转化较有力的预测因子是初始诊断为 PDS 时其 IOP 大于 21mmHg，而 PDS 患者 IOP 每增加 1mmHg，由 PDS 向 PG 转化的风险就会增加 1.4 倍。临床医师了解 PDS 向 PG 转化率的高低有助于更全面规范地指导 PDS 患者诊疗，对有 PDS 且 IOP 大于 21mmHg 的患者应定期观察青光眼的发生情况。PG 是 PDS 的进展阶段，两者之间有一定的区别。OCT 检测发现 PG 患者 RNFL 厚度较 PDS 患者明显降低；PG 患者上方和下方神经节细胞复合体也较 PDS 患者少；而 PDS 患者这些指标与正常对照组间无显著差异。了解 PDS 与 PG 的转化与区别有助于我们更进一步认识 PG。

（二）PG 的诊断标准

PG 是青光眼的一种类型，存在视神经病变，视野改变，房角为开放型，容易与开角型青光眼相混。然而 PG 具体发病机制与开角型青光眼有所不同，相应的治疗方案也略有不同。因此，如何对 PG 做出正确诊断，特别是与开角型青光眼鉴别，对指导患者采取正确的治疗方案具有重要意义。

PG 一般无特异诊断性症状，在 PDS 早期患者鲜有不适或视力下降，在继发 IOP 增高时，可出现间断性眼胀和视物模糊。而 PG 诊断性体征与 PDS 一致，即角膜后垂直纺锤形色素颗粒沉积（Krukenberg 纺锤）、小梁网均匀一致性色素沉着、虹膜透照缺损、虹膜前表面色素颗粒沉积、中周部虹膜后凹、晶状体前后表面及悬韧带色素颗粒沉积；与 PDS 不同的是，PG 存在视野缺损、视神经纤维层变薄等视神经病变的特征。

对于 PG 的诊断，应先确诊 PDS，再依据视神经、视野病变进一步诊断为 PG。国外研究结果显示，PDS 的最主要临床表现为色素播散三联征，即角膜后垂直梭形色素颗粒沉积（Krukenberg 纺锤）、小梁网均匀一致性色素颗粒沉积及中周部轮辐状虹膜透照缺损；同时具备上述两项体征即可诊断为 PDS。

然而，PDS 多见于白种人，但在黄种人和黑种人，很少见虹膜前表面色素颗粒沉积和中周部虹膜透照缺损。因此，该两项体征不适合作为黑种人和黄种人 PDS 的诊断指标。白种人 PDS 患病率相对较高，原因可能是因为白种人的虹膜较薄，在同等反向阻滞力的作用下，发生虹膜后凹的程度更大，易于与晶状体悬韧带接触并发生摩擦，从而导致色素的脱失和播散。有色人种的虹

膜相对较厚，不易发生虹膜后凹，同等反向阻滞力的作用下引起色素颗粒的脱失数量减少。临床观察亦证实，黑种人PDS患者虹膜后凹的发生率和后凹程度远低于白种人。

国内研究发现，中国人PDS患者不存在轮辐状虹膜透照缺损现象，原因是我国人种虹膜厚，而且各层次结构中均存在大量、浓密色素颗粒，即使在后表面色素上皮层缺损的情况下，虹膜基质和前界膜内的色素颗粒也可以有效阻拦光线穿透，现有裂隙灯显微镜经瞳孔照明法和透巩膜照明法均无法引导出虹膜透照缺损现象。由于缺少了虹膜透照缺损现象，故按照国际诊断标准，我国部分PDS患者将被漏诊或误诊，直至患者出现眼压升高和发生青光眼，这可能是导致我国临床PDS罕见的原因之一。

总结国内相关系列回顾性、前瞻性临床病例观察和病例对照研究结果显示，中国人PDS患者最常见、最主要的临床体征包括小梁网均匀一致性色素颗粒沉积、晶状体悬韧带色素颗粒沉积、玻璃体前界膜韧带附着部位色素颗粒沉积以及角膜后垂直梭形色素颗粒沉积，同时具备以上两者可诊断为PDS。此外，具有下列体征之一者应作为疑似患者进行筛查：①角膜后色素性沉着物（不一定是垂直梭形分布）；②近视眼合并中周部虹膜后凹、反向瞳孔阻滞；③浅色虹膜表面发现弥漫性色素性颗粒；④晶状体前、后囊膜色素颗粒沉积；⑤房角镜检查发现小梁网均匀一致性色素颗粒沉积（程度≥SheieⅡ级）；⑥散大瞳孔后可

见晶状体悬韧带色素颗粒沉积或玻璃体前界膜韧带附着部位色素颗粒沉积。以上是北京医学会眼科学分会青光眼诊治新技术共识小组专家2015年针对中国人PDS诊断标准探讨形成的共识。

（三）PG的病例分析

针对以上PG诊断标准，经详细检查，理应能在一定程度上对PG做出较明确诊断。针对上述病例我们根据角膜后垂直纺锤形色素颗粒沉积（图2-6-1，见文末彩插）；房角镜检查示双眼为宽角，小梁网均匀一致性色素颗粒沉着（Ⅳ级）（图2-6-2，见文末彩插）；UBM发现中周部虹膜稍后凹（图2-6-3）；结合其视野以及RNFL的改变，对照PG的诊断标准，诊断该患者为双眼色素性青光眼，双眼屈光不正。考虑到PG可能具有遗传倾向性，经反复询问患者家族史，得知患者儿子2017年（33岁）体检时发现其杯盘比异常。遂我们拟进一步对患者及其子进行基因检测，以明确可能存在的突变基因及遗传方式。然而由于患者经济原因，该部分检测尚无法进行。

在上述病例中，我们将诊断从之前的开角型青光眼改成PG，而裂隙灯下色素性KP的发现及其溯源是该病例PG诊断的关键点。通过查阅相关文献，我们发现存在不少类似对PG的诊断偏差。其中，有文献报道5例患者有虹膜后凹、Krukenberg纺锤、晶状体后表面色素环及小梁网上浓密的色素沉着、眼压、眼底及视野改变的患者，被诊断为原发性开角型青光眼（POAG）。其中1例有双眼虹膜透照现象阳性患者，然而就诊

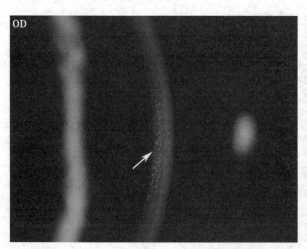
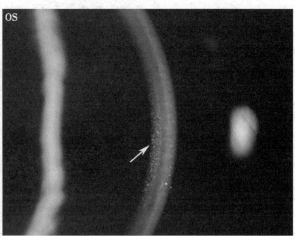

图2-6-1 患者双眼裂隙灯前段照相
箭头：角膜后色素细胞沉着

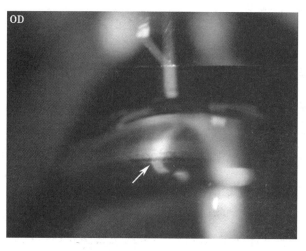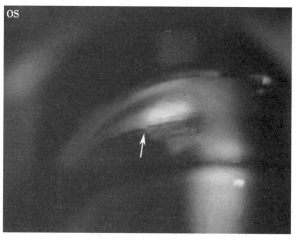

图 2-6-2　患者双眼房角镜检查照相
箭头：小梁网均匀一致性色素颗粒沉着

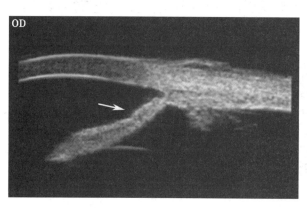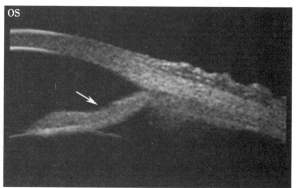

图 2-6-3　患者双眼 UBM 检查照相
箭头：双眼中周部虹膜稍后凹

医生未对角膜、房角仔细检查及分析，仅依据前房深度、眼压、眼底及视野改变，而诊断为开角型青光眼；2 例患者与青光眼睫状体炎综合征相混淆，青光眼睫状体炎综合征发病期间眼压升高，角膜后灰白色羊脂状 KP 与 PG 患者垂直分布梭形色素 KP 不同，而小梁网、晶状体后色素沉着更是青光眼睫状体炎综合征所不具备的体征；2 例眼底、青光眼视野改变不明显，仅依据眼压升高，诊断高眼压症，未进一步明确原因，使病情进一步发展。

我们也对我院门诊病例前期诊断为开角型青光眼的可能原因进行了全面的分析。主观方面原因与先前文献类似：医师对本病认识不足，未对患者体征进行较仔细分析及思考。客观上讲，我国人种虹膜颜色较深，与脱落下来的色素颗粒颜色接近，角膜后梭形色素颗粒沉积和虹膜前表面的色素颗粒沉积在裂隙灯显微镜下不易被发现；而小梁网色素颗粒沉积必须在房角镜下才能被发现，除青光眼专科外，房角镜检查并不是眼科门诊的常规检查项目，存在诊断难度。

PG 与开角型青光眼在临床表现都是房角开放、视神经病变，两者的治疗方式是否相同？由于 PG 的发病机制与开角型青光眼有所不同，针对 PG 的干预治疗也与常规的开角型青光眼有所不同。PG 确切发病机制虽尚未完全清楚，但主要是由于存在虹膜覆盖于晶状体起到活瓣作用，形成反向性瞳孔阻滞，引起虹膜向后弯曲，虹膜与悬韧带接触，虹膜色素上皮破坏、脱失，色素沉积于小梁网，色素堵塞房角使房水流出受阻，同时破坏了小梁吞噬细胞的结构和功能，使眼压升高。由于缩瞳剂能使虹膜变平，消除逆向性瞳孔阻滞，解除虹膜与悬韧带的接触，从而阻止色素播散，防止小梁网进一步损害，为 PG 治疗首选。针对 PG 使用缩瞳剂的这种治疗方式与开角型青光眼有所不同，在某种程度上与闭角型青光眼相似。有报道使用 0.5% 毛果芸香碱点双眼每日 4 次后 UBM 显示后凹的虹膜明显变平，小梁虹膜夹角缩小，眼压控制良好。此外，YAG 激光虹膜切除术已被证实在停止和逆转 PG 或防止从 PDS 发展成 PG 中起永久性的作用并可预防性地治疗 PG。然而，可应用于开角型青光眼的房水生成抑制剂在减少房水生成的同时加重虹膜后凹，色素播散更多，因此针对 PG 反而不提倡使用。

（四）PG 的鉴别诊断

诊断 PG 时，除观察 PG 特异体征外，还应考虑其他可能出现类似体征的疾病，从而达到更加准确的诊断并采取相应治疗。

首先，PG 需要与原发性开角型青光眼（POAG）相鉴别，POAG 是青光眼多种类型中较常见的，而 PG 属于继发性青光眼中相对罕见的一种，PG 的发病年龄低于 POAG，在近视人群中更常见，其 IOP 可能会比 POAG 略高，波动幅度更大，并可由于色素脱落增加而引起快速的瞬态峰值波动。在 PG 中，高 IOP 似乎是导致视神经病变的主要危险因素，而在 POAG 视神经病变中，除高 IOP 外，还与如眼血流量速度和血管自主神经调节等因素相关，即 POAG 有更多的致病影响因素。有研究发现，POAG 中的颞上象限视野即对应视盘鼻侧相比 PG 更容易受到损害。这在某种程度上也反映了 POAG 与 PG 发病的影响因素不一致。

除此之外，PDS 应与其他类型疾病相鉴别，区别其他有脱色素的病变，以确保 PG 诊断的准确性。首先需与假性脱落综合征（pseudo exfoliation syndrome，PEX）相鉴别，PDS 通常涉及双眼，而假性脱落综合征（PEX）的青光眼中 50% 的患者只是单眼发病，且老年患者居多；PEX 患者中，小梁网结构的色素沉着是斑片状的，而整体小梁网的边界并不总涉及；在 PEX 中有时会有虹膜缺陷，局限于瞳孔边缘，而典型 PDS 中的透照缺陷是位于中周虹膜部，在瞳孔边缘和晶状体前表面上存在白色假粘连物可明确诊断为 PEX。

其次，前房内的色素颗粒有时易与炎症细胞混淆，使得与葡萄膜炎不易区别诊断，尤其是前葡萄膜炎，其往往伴有色素、炎症细胞和细胞碎片流入前房，可能会被误诊为 PDS；而虹膜透照缺陷、高眼压和小梁网色素沉着也可能是疱疹性葡萄膜炎的表现。

再则，眼内肿瘤，如葡萄膜黑色素瘤、脉络膜转移瘤可能表现为伪装综合征，也会引起色素播散和眼压升高。值得注意的是，眼部皮肤黑色素瘤，如黑色素细胞增多症、皮肤色素瘤等，与青光眼和色素播散也存在一定的风险相关性。

某些类型的人工晶状体增加了与虹膜的接触也可诱导色素播散，小梁网也会存在色素沉着，并可能由此引起房水流出阻力增加、眼内压升高；视网膜脱离时也可导致色素细胞出现在前房内、小梁网和玻璃体中，然而，这种情况较少合并高眼压；在部分老年人群中也可以观察到眼内色素播散、小梁网色素沉着和虹膜透照缺陷；此外，瞳孔散大时间过长同样可引起虹膜色素减少和小梁网色素沉着。

此外，PDS/PG 中的虹膜透照缺陷需排除糖尿病引起的虹膜色素上皮变薄所致，或眼内手术或创伤引起，如白内障手术后。

三、色素性青光眼发病机制的认识变迁

PG 是由 PDS 引起的继发性青光眼，其发病机制要从对 PDS 认识开始。

PDS 特征之一是虹膜后表面色素上皮细胞的色素脱落，沉积于眼前段。Krukenberg 于 1899 年发现了角膜内皮后这种色素沉积，而这种色素细胞与青光眼的关系是 Von Hippel 在 1901 年首次报道。这些脱落的色素通过房水循环运送到眼前段，并以垂直条纹形式沉积在角膜上，称为 Krukenberg 纺锤。这种表型在大约 90% 的 PDS 患者可观察到，且与角膜厚度差异无关。

虹膜后表面色素脱落后，可表现出透照现象，即光线可穿过虹膜上异常脱色区域。这些裂隙状的虹膜脱色区域倾向于在虹膜中周部放射状排列。1970 年，Campbell 在 PDS 患者中发现虹膜透照缺陷位置与晶状体悬韧带之间存在一定的联系，该悬韧带与中周部虹膜透照缺陷部分的对应位置表明悬韧带是后虹膜色素减少的原因。Moroi 等也认为细长的晶状体悬韧带小带插入到晶状体前囊中央前表面，破坏虹膜色素上皮细胞

导致色素播散。之后有学者提出，虹膜运动引起的频繁摩擦是色素播散和虹膜透照的原因。

虹膜向后部弯曲（虹膜后/反凹）也被定义为PDS 特征之一。前房角镜可以观察到虹膜向后弯曲，而用 UBM 可较清楚观察到后凹的虹膜与悬韧带之前的接触。Campbell 报道了典型的虹膜向后弯曲。这种虹膜反凹会增加虹膜与晶状体悬韧带的接触机会，也是 PG 的一个解剖结构易感因素。

在 PDS 病理过程中，最重要的临床体征是小梁网上色素沉着。PDS 患者大部分人具有弥散均匀致密的小梁色素沉着。Levinsohn 发现了小梁网上的色素沉积，且推测这些色素是起源于虹膜。组织学检查显示，这些小梁网上的色素颗粒是被小梁网细胞吞噬的，不是简单的吸附在这些细胞表面；而这种吞噬应激可导致小梁网细胞外基质结构变形及粘连，呈现出局部坏死，从而引起 PDS/PG 患者出现小梁网功能障碍，而由此引起的常规房水外流减少导致 IOP 增加和青光眼性视神经病变，成为 PDS 转换为 PG 的主要机制。然而，研究提示小梁网色素沉着的程度与 PDS 向PG 转换的风险没有直接关系，但与 PG 患者视神经病变严重程度有关。

Campbell 提出了反向瞳孔阻滞导致 IOP 增高的机制，并由 Karickhoff 于 1992 年验证。PDS患者虹膜与晶状体悬韧带的广泛接触会产生一种活阀瓣机制，使得房水保持由后房向前房的单向运动，而房角又由于色素沉积，从而导致房角阻塞，眼内压增高，进一步引起虹膜向后弯曲，形成虹膜瓣与晶状体闭合，即反向瞳孔阻滞，继续保持房水单向流动，导致前房压力升高可使虹膜向后弯曲，更进一步增加虹膜与悬韧带接触，引起虹膜色素脱落加剧，房角色素沉积加重。

一些生理机制，如眨眼、调节、运动被报道会影响反向瞳孔阻滞机制。眨眼可迫使房水从后房到前房运动，形成一个导致虹膜向后弯曲的矢量压力，增加虹膜与晶状体悬韧带摩擦及色素播散。Liebmann 发现当眨眼停止时虹膜轮廓变平，虹膜与晶状体悬韧带的接触减少。调节涉及瞳孔收缩后的瞳孔扩张及虹膜后弯曲，Palvin 认为这些过程增加了虹膜与晶状体悬韧带的摩擦，从而引起了色素播散。与其类似，运动也可以产生色素分散，其机制与瞳孔扩张和虹膜后弯曲相关。根据这些理论，毛果芸香碱可通过诱导瞳孔缩小，限制虹膜与晶状体前表面摩擦诱导的色素释放以及随之而来的 IOP 升高。

四、色素性青光眼的致病基因研究

目前关于 PDS/PG 遗传成分的研究普遍认为 PDS/PG 是由多个基因的组合突变，而不是单纯某个基因导致的，更具体地说是存在多个基因的多个突变，并由各自突变产生集合效应导致；该种遗传方式具有异质性且可能是复合遗传模型。一项研究分析了部分西欧人群中的 PDS/PG家族，发现每代患者中没有性别差异，认为 PDS/PD 遗传方式为常染色体显性模式。有研究运用微卫星标记技术发现部分 PDS/PG 患者相关致病基因可能定位于人类 7 号染色体（7q35-q36）上一个名为 GPDS1 区域（青光眼相关色素分散综合征1）（OMIM ID：600510）；然而到目前为止，这种联系还没有被其他研究验证出来，且该区域也没有候选基因被发现与 PDS/PG 直接相关。在上述区段的几个基因中，比较有相关性的是人内皮细胞一氧化氮合成酶（NOS3），其在维持血管张力和功能方面发挥一定作用，且可能与虹膜结构形态有关。然而，尚未有研究报道 NOS3 的突变与 PDS/PG 相关。

另有研究提示 18 号染色体上一个区域可能也与 PDS/PG 有关，进一步使用家系分析表明该染色体 18q11-q21 区域与 PDS/PG 有显著关联。此外，分析另外 4 个与上述 GPDS1 区域无关的PDS/PG 谱系，发现同样与 18q21 区域有显著的联系，且遗传模型为常染色体显性遗传。研究发现在 18q22 和 2q22.1 上有新的与 PDS 相关的突变点。

与其他类型青光眼相关的两个基因，肌球蛋白基因（MYOC）和赖氨酰氧化酶亚型同源物1（LOXL1）被认为与 PDS/PG 有一定的相关性。MYOC 基因与青少年开角型青光眼（JOAG）和原发性开角型青光眼（POAG）等多种青光眼类型有关。多个 PDS/PG 患者被发现 MYOC 基因存在潜在突变位点，且 MYOC 在眼组织中有表达，因此，虽然其具体的生物功能还没研究清楚，但其突变参与 PDS/PG 具有一定的合理可能性。然而与 PDS/PG 相关的 *MYOC* 突变种类比较少,表明 *MYOC* 可能是一个非常罕见的 PDS/PG 致病基因,或其与 PDS/PG 间的关联有待进一步验证。

鉴于假性剥脱综合征(PEX)与 PDS 表型相似,有些研究调查了与 PEX 密切相关的 *LOXL1* 基因与 PDS/PG 之间的相关性。然而至今为止,PDS/PG 与 *LOXL1* 基因突变体的因果关系还未被确切证实,但 *LOXL1* 基因突变体是 PDS 向 PG 转化的一个危险因素。

此外,PDS 还可能与由 *COL18A1* 突变引起的 Knobloch 综合征存在一些重叠。Knobloch 综合征是一种罕见的眼部发育异常和严重颅骨缺陷的隐性遗传疾病。PDS/PG 是 Knobloch 综合征的一个标志性特征,对 PDS/PG 的深度理解有助于 Knobloch 综合征的干预治疗。此外,有两个病例报道发现 PDS/PG 与 Marfan 综合征相关(*FBN1* 基因突变相关),并表明 *FBN1* 基因突变虽不是 PDS 的致病原因,但可能参与其转变为 PG 的过程。然而,目前没有足够的证据表明 PDS/PG 直接与 Marfan 综合征或 *FBN1* 突变有关。

以上多项关于 PDS/PG 的基因检测研究表明 PDS/PG 可能与多种潜在突变位点相关(表 2-6-1),然而具体致病基因还未能明确。在未来,PDS/PG 基因检测将依赖于更有效率的突变位点检测技术,将对携带突变位点的个体进行更普遍的筛查;同时也将实现对有 PDS 家族史的个体进行基因筛查,并使没有携带风险突变位点或单倍体的个体避免长期无临床意义的随访。此外,对已知有 PDS 突变位点的家族进行详细的临床跟踪记录,可评估每个突变位点在 PDS 向 PG 转化中的作用,从而更加关注监测和积极治疗等风险的个体评估;同时对相应治疗措施(药物干预或激光治疗)的敏感性进行分析,从而鉴定与重要生物学效应相关的 SNP 位点,将有利于药物基因组学以及个体化治疗的发展。

当前,免疫调节治疗已被建议用于预防或延

表 2-6-1　与人类 PDS/PG 可能相关的遗传基因位点

染色体位点	致病基因	研究类型	种族背景	参考文献
7q35-q36	未明确 可能的候选基因: 同位序列基因(Logan 等) 毒蕈碱型乙酰胆碱受体基因 (Bonner 等) *eNOS3* 基因(Robinson 等) *Cyclops* 基因(Gurrieri 等) 苯硫脲基因(Conneally 等)	全基因组连锁分析(4 个家系)	爱尔兰 - 西欧洲 (针对 PDS)	Andersen 等(1997)
18q11-q21	未明确	全基因组连锁分析(1 个家系)	爱尔兰 - 西欧洲 (针对 PDS)	Adndersen 等(1998);
1q25	*MYOC* 基因 (突变位点:Thr293Lys)	*MYOC* 基因突变位点分析 (单个病例报道)	多伦多,加拿大 (针对 PG)	Vincent 等(2002);
1q25	*MYOC* 基因 (突变位点:Ala445Val)	*MYOC* 基因突变位点分析 (单个病例报道)	魁北克,加拿大 (针对 PG)	Faucher 等(2004);
1q25	*MYOC* 基因 (突变位点: Arg368Stop, Tyr347Tyr, Lys398Arg, Gly122Gly)	*MYOC* 基因突变位点分析 (系列病例报道)	艾奥瓦州,美国 (针对 PDS/PG)	Alward 等(2002)
2q22.1	未明确 候选基因: *LRP1B*(Liu 等)	微阵列比较基因组杂交技术(单个病例报道)	爱沙尼亚(针对 PDS)	Mikelsaar 等(2008)
15q24	*LOXL1*(突变位点:rs1048661)	*LOXL1* 突变位点分析(系列病例报道)	德国(针对 PG)	Wolf 等(2010)

迟 PG 的出现，而通过药理手段调控 PDS/PG 易感基因的表达是否能为 PG 患者带来益处有待进一步研究。因此虽然针对 PDS/PG 的基因疗法尚远达不到临床应用水平，在短期内无法为临床患者带来直接益处，但在不久的将来必定对该病的治疗转归产生极大的影响。

五、小结

PG 是继发性青光眼的一种，由 PDS 发展而来，其临床表现与开角型青光眼相似，然而两者发病机制也有所不同，因此对 PDS 的正确诊断关系到 PG 的防治。临床细心检查，往往是成为优秀临床医师的关键。裂隙灯下角膜后色素颗粒的发现是该病例诊断的前提，而对此色素来源的溯源探究，及其发病机制的回顾、新诊疗进展的展望，从某种程度上展示眼科临床医师在疾病诊疗过程缜密思维的重要性，并在一定程度上体现出发现问题、提出问题、解决问题的能力锻炼过程。

（陈梅珠）

第七章　玻璃体病与治疗新策略

第一节　概　　述

玻璃体呈半固体态，无血管，无神经，光学透明，占据眼球后 2/3 部位，充填于视网膜前和晶状体后的玻璃体腔内，具有屈光、减震及支撑视网膜的作用。它是眼前后节交通的媒介，对维持眼球形态及缓冲眼内压波动起到重要作用。然而，其功能和病理作用过去长期被忽视。10 余年来，随着玻璃体显微手术技术的不断进步，玻璃体分子生物学研究的深入和临床上高清光学相干断层扫描技术（OCT）的广泛应用，对玻璃体在许多眼病中扮演的重要角色有了新认知。特别是对玻璃体视网膜交界面（vitreo retinal interface，VRI）的认识快速提升，现已认识到 VRI 病理改变在许多黄斑疾病（如湿性老年黄斑变性、黄斑裂孔、黄斑前膜、黄斑牵拉综合征、黄斑异位、部分黄斑囊样水肿等）的发生与发展过程中起到关键作用。

一、目前研究要点

（一）玻璃体生理结构的年龄性改变

随着年龄增长，玻璃体内立体分子结构开始解构，玻璃体凝胶态被破坏，玻璃体液化，这一过程在不同年龄段的变化规律是什么？何年龄段玻璃体液化达到高峰？何时何种条件下诱发玻璃体后脱离（posterior vitreous detachment，PVD），后脱离的后果是什么？

（二）病理因素对玻璃体的理化结构的影响

在日常生活中，玻璃体生理和生化常受到眼局部和全身性病理因素的影响，发生各种变性或病变，进而引发一系列眼病。如葡萄膜炎、眼外伤、视网膜炎、视网膜各种血管病变等都会对玻璃体结构和理化性质产生影响。

（三）玻璃体视网膜交界面

玻璃体后皮质胶原纤维与内界膜共同组成基础板层（basal lamina）结构。在老化及其他一些病理（如炎症、变性、渗出等）因素作用下，玻璃体后皮质与内界膜发生异常分离，导致玻璃体视网膜交界面病变的产生，如牵拉、裂孔或增殖性改变。如病变发生在黄斑部，则可引起玻璃体黄斑牵拉综合征、黄斑裂孔及黄斑前膜等。如病变发生在视盘部，造成视盘水肿、视野缺损，引起玻璃体视盘牵拉综合征。玻璃体视网膜交界面病变是目前研究热点之一，如其发生的条件、启动因素、促发因素、医学干预合适时间与方法等。

（四）增生性玻璃体视网膜病变

视网膜色素上皮细胞、胶质细胞和一些炎症细胞及炎性细胞因子等在视网膜表面、玻璃体视网膜交界面和玻璃体内增殖是增生性玻璃体视网膜病变（proliferative vitreoretinopathy，PVR）形成的病理基础。增生性病变可以较局限，也可以弥漫分布。如陈旧性孔源性视网膜脱离多诱发程度不等的增生性玻璃体视网膜病变。增生性糖尿病视网膜病变、视网膜血管炎、家族性渗出性玻璃体视网膜病变等常常伴发玻璃体视网膜增生性病变，引发牵拉性视网膜脱离。增生性玻璃体视网膜病变的诱发因素众多，如眼外伤、眼内炎症反应、视网膜前及玻璃体内积血、视网膜新生血管形成等。目前研究解决的问题包括：如何预防和治疗增生性玻璃体视网膜病变，玻璃体手术中如何在尽量不损伤或减少对视网膜损伤的情况下，清除增殖膜，促进视网膜复位等。

二、玻璃体及玻璃体视网膜交界面的检查

（一）裂隙灯显微镜加三面镜或前置镜检查

检查前须散瞳。前部玻璃体仅用裂隙灯显微

镜检查即可，后部玻璃体须在应用裂隙灯显微镜时，同时附加使用三面镜（接触式）或前置镜（非接触式）。使用窄带裂隙光、0°～15°角，光线聚焦在病变层面。

（二）间接检眼镜检查

检查前须散瞳，检查时与患者保持一臂距离。间接检眼镜可提供照明好、广视角、宽焦深和立体玻璃体及视网膜图像，此外，受晶状体和玻璃体混浊影响小，操作简便。

（三）OCT 检查

特别有利于显示玻璃体视网膜交界面病变特征与严重程度。近 2 年最新型 OCT 又增加平面横向扫描（en face or T-transverse）功能及玻璃体 - 视网膜 - 脉络膜全景成像（full depth imaging，FDI）技术，可从不同角度清晰显现玻璃体病变与视网膜病变之间的关系、玻璃体视网膜交界面病变的性质、程度与范围，以及继发的视网膜病变。

（四）眼 B 型超声波检查

因严重屈光间质混浊，以上 3 种检查方法无法进行时，眼 B 超检查就成了解眼内病变的必要手段。B 超检查可显示玻璃体混浊的部位、范围、程度，还可显示玻璃体视网膜交界面状态，如有无 PVD，是完全 PVD，还是部分 PVD，有无增殖膜，有无视网膜牵拉及牵拉部位等。

（杨明明）

第二节　玻璃体的解剖、生理与病理

一、玻璃体结构特性

玻璃体为无色透明凝胶体，体积占眼球内容积 4/5，约 4.5ml。水分占 99%，胶原（主要为 II 型胶原，此外还有 IV 型、V 型和 XI 型胶原）与透明质酸约占 1%，还有可溶性蛋白、葡萄糖、氨基酸、电解质等。正常玻璃体内不含血管，营养来自于房水及脉络膜，代谢缓慢，不可再生。正常儿童和青年玻璃体呈凝胶状态，具有良好黏稠度和弹性，这决定了眼球具备一定张力和缓冲减震能力。

玻璃体由纤维胶原网状结构做支架：胶原纤维网使玻璃体具有张力和支撑力。透明质酸是一种氨基葡聚糖，有很强的吸水性。长而无分支的

透明质酸链形成缠绕的开放螺旋，填充于胶原纤维间的缝隙中，产生使玻璃体凝胶膨胀的膨胀压（swelling pressure）。形成玻璃体立体构图，共同维持玻璃体的稳定性与黏弹性。

玻璃体胶原纤维密度不均匀：从高到低依次为基底部＞后皮质＞前皮质＞中央部。

玻璃体不同区域内胶原纤维的密度和走向差异，使不同区域具有各异的流变学特性。胶原纤维走行：①起于基底部，平行视网膜走向后极部，止于黄斑内界膜；②位于玻璃体中央区胶原纤维起于晶状体后囊，走向视盘。

二、玻璃体视网膜交界面结构

玻璃体视网膜交界面（vitreo retinal interface，VRI）由玻璃体基底部，玻璃体后皮质与视网膜内界板层膜（internal limiting lamina，ILL）构成，形成基底膜，这种基底膜会随年龄增加逐渐增厚。玻璃体皮质胶原纤维较致密，与内界板层膜（ILL）相连。皮质的胶原纤维在后极部与视网膜平行走向，而在基底部两者相垂直。

正常玻璃体后皮质在玻璃体基底部、视盘边缘、黄斑、视网膜大血管区及视网膜变性区（如格子样变性）与视网膜粘连紧密，玻璃体发生后脱离时容易在粘连紧密的部位造成对视网膜的牵引，形成裂孔，是高度近视和老年人视网膜脱离的主要原因。其他部位均通过大分子黏附机制，粘连相对松散。玻璃体与其周围组织结构的粘连强度由强到弱依次为：玻璃体基底部、晶状体后囊的 Weiger 玻璃体晶状体后囊韧带附着处、视盘边缘、黄斑及沿视网膜大血管。

三、玻璃体老化改变

婴儿玻璃体结构均匀，可见放射状条纹及一条中央透明通道。成年人玻璃体可见前后向走行的粗大纤维，插入玻璃体基底部。老龄化可引起玻璃体透明质酸分子（HA）与胶原原纤维解离，导致毗邻的胶原原纤维彼此交联（cross-linking），便形成这些在活体和临床上肉眼可见的玻璃体纤维凝聚，伴发玻璃体液化，形成玻璃体液化腔隙。玻璃体随年龄增长引起分子结构改变的确切机制尚未明了。

四、玻璃体病理改变

（一）玻璃体液化

因受到代谢性、光诱导氧化反应等外界因素及病理因素的影响，规则排列的胶原纤维开始变形，黏弹性下降，玻璃体的胶原支架结构逐渐塌陷或收缩，透明质酸降解与胶原纤维解离、释放出大量水分，导致玻璃体液化腔形成。这一过程通常始于玻璃体中央区，随玻璃体液化缓慢进展，相邻小的液化腔可彼此融合形成较大的玻璃体液化腔。

（二）玻璃体凝缩与玻璃体后脱离

当玻璃体液化腔扩大到一定程度，随着眼球运动及液化玻璃体的流动增强，后部玻璃体视网膜黏附同时减弱，部分胶原支架塌陷凝缩，产生后部玻璃体皮质与视网膜内界膜的分离即玻璃体后脱离（posterior vitreous detachment，PVD）。液化玻璃体进入玻璃体后腔（retrovitreal space），将残留的皮质（Ⅱ型胶原）与视网膜内表面内界膜（Ⅳ型胶原）前向剥离，如无异常粘连阻碍，可直至玻璃体基底部后缘。

影响玻璃体凝缩与后脱离相关因素包括：年龄增长、眼轴拉长、无晶状体、炎症、眼外伤如玻璃体积血、年龄相关性黄斑变性、眼底新生血管性疾病、视网膜血管阻塞、内眼手术等。

年龄相关性 PVD 是一种慢性隐匿性过程，始于黄斑中心凹周围，经过较长时间的发展才会产生玻璃体视盘分离。PVD 的发展分期如下：Ⅰ期，中心凹周围 PVD，玻璃体与中心凹仍然粘连；Ⅱ期，玻璃体与中心凹已分离的黄斑 PVD；Ⅲ期，近完全 PVD，仅玻璃体视盘保持粘连；Ⅳ期，完全 PVD。

玻璃体与视网膜交界面的异常分离在年龄相关性玻璃体视网膜病变的发生过程中起到作用，如特发性黄斑裂孔、特发性黄斑前膜及玻璃体黄斑牵拉综合征等。在高分辨率 OCT 上可清晰显示玻璃体与视网膜交界面的改变及其对视网膜（黄斑）及视盘的影响。用高分辨率 OCT 评价玻璃体视网膜交界面可为各种玻璃体视网膜病变的发病机制提供有价值的参考。

（杨明明）

第三节 玻璃体视网膜交界面病变

PVD 为玻璃体后皮质与视网膜内界膜（ILM）的分离。生理及病理因素诱发了玻璃体的液化与玻璃体视网膜交界面的裂开（dehiscence）。玻璃体后皮质层变薄并出现裂口，液化的玻璃体通过裂口进入玻璃体后间隙，使后皮质与视网膜迅速分离，分离后在视网膜前出现一个如视盘大小的环形混浊物，它的存在是玻璃体后脱离的确切体征。在绝大多数个体，玻璃体的液化与玻璃体视网膜交界面的裂开同步发生，产生非病理性 PVD。然而，当玻璃体液化程度超过玻璃体视网膜交界面裂开速度时便引发了异常 PVD（anomalous PVD，APVD）的产生，即玻璃体充分液化，而玻璃体视网膜交界面却没有充分地裂开，这会阻止玻璃体后皮质与视网膜内界膜完整分离，产生玻璃体劈裂（vitreoschisis），视网膜表面残留薄层玻璃体，或部分区域玻璃体后皮质与视网膜内界膜异常粘连，形成不完全 PVD，造成牵拉性病变。

多数患者在 PVD 发生时没有急性症状，但当眼球转动时液化的玻璃体可发生摆动，并作用于潜在的玻璃体视网膜粘连处，故而发生闪光的感觉。如 PVD 发生极为迅速，在此瞬间玻璃体牵动视网膜可出现明显的闪光感，如老年人或者近视眼眼前突然出现环状黑影，合并或不合并闪光感，多数为急性 PVD。闪光感觉是一种"内视现象"，因玻璃体对视网膜牵拉产生物理刺激所致。有的患者会出现眼前有"漂浮物"，这是由玻璃体混浊引起的，年龄大及近视眼的患者表现更明显。

一、APVD 与玻璃体视网膜疾病

APVD 临床表现多样，取决于玻璃体-视网膜粘连部位发生在眼底的区域。如在周边区，APVD 会诱发视网膜裂孔，进而视网膜脱离。如在黄斑，APVD 引起玻璃体黄斑牵拉综合征。如在视盘和视网膜，APVD 引起玻璃体-视盘牵拉及促发视网膜和视盘新生血管。

二、玻璃体劈裂与黄斑部疾病

玻璃体劈裂（vitreoschisis）是玻璃体后皮质

裂开所形成的一种形态学改变，常伴有 PVD 的发生，劈裂时玻璃体最外层与黄斑黏附，其余部分玻璃体向前（内塌）。近年来玻璃体劈裂在一些黄斑部疾病中的重要作用越来越受到关注。组织病理学研究及临床 OCT/SLO 检查研究发现近半数的黄斑裂孔和黄斑前膜患眼存在玻璃体劈裂，而增生性糖尿病视网膜病变患眼中，约 80% 患眼有玻璃体后皮质劈裂，半数糖尿病黄斑水肿患眼存在黄斑部玻璃体劈裂，残留皮质外层与黄斑和 / 或视盘粘连。

玻璃体后皮质层内的劈裂，留下外层与黄斑粘连，其收缩会造成黄斑裂孔（离心收缩）或黄斑前膜（向心收缩）。玻璃体劈裂外层皮质膜收缩方式或方向（向心或离心）的决定因素是什么？值得研究生思考与研究。

三、玻璃体与黄斑粘连与牵拉——玻璃体黄斑牵拉综合征

为玻璃体不完全后脱离，部分玻璃体与黄斑粘连紧密，产生对黄斑的垂直牵引使黄斑区隆起，造成黄斑部水肿、劈裂甚至神经上皮层脱离，严重损害视功能。根据牵引程度可分为玻璃体黄斑粘连（vitreomacular adhesion，VMA）和玻璃体黄斑牵引（vitreomacular traction，VMT）。VMA 定义为中心凹周围玻璃体分离合并中心凹 3mm 内的玻璃体附着，并且中心凹 3mm 内视网膜形态正常。如果中心凹 3mm 内视网膜形态异常则称为 VMT。OCT 检查玻璃体黄斑交界面粘连牵拉区域大小分为两种类型：局限性（focal）玻璃体黄斑牵拉与宽泛（broad）玻璃体黄斑牵拉。OCT 表现为中心凹变平或隆起，黄斑可有囊腔及水肿，甚至裂孔的发生，造成患者视力下降、视物变形及复视。解除玻璃体牵拉可促使牵拉性黄斑结构改变恢复，不同程度地提高或稳定视力。

四、玻璃体与视盘异常粘连与牵拉

PVD 不充分即不全 PVD，玻璃体仍与视盘边缘粘连，并产生牵拉，导致视盘水肿隆起，视力下降和视野缺损，这种情况称为玻璃体视盘牵拉综合征（vitreopapillary traction syndrome）。玻璃体切割术解除牵拉后，视盘形态和视功能恢复。

五、玻璃体与视盘及视网膜新生血管粘连

源于视盘和视网膜的新生血管突破内界膜向玻璃体后皮质面迁徙与增生，进而侵入玻璃体后皮质，与玻璃体后皮质形成牢固粘连。伴随新生血管生长的纤维组织收缩以及新生血管大量渗漏导致玻璃体变性液化凝缩，又会引发局部玻璃体后脱离，形成保留视网膜新生血管与玻璃体异常粘连的不全 PVD。当纤维新生血管膜收缩或眼球运动诱发玻璃体运动牵拉时，可引发新生血管破裂出血，形成视网膜前出血及玻璃体积血。

六、玻璃体与视网膜粘连与牵拉——视网膜裂孔形成

常见视网膜裂孔为圆形裂孔和马蹄形裂孔两种类型。前者发生在年轻人视网膜变性区，往往不合并玻璃体后脱离；后者多发生在 PVD 眼，如近视和老年人，后极部玻璃体已发生完全分离，但在邻近后极区，特别是赤道附近区，玻璃体与局部视网膜仍保持强粘连。眼球运动时，由于惯性作用已脱离的玻璃体后皮质会产生反向牵拉力，患者眼前相应部位有闪光感。玻璃体与局部视网膜粘连部位反复牵拉，可造成视网膜撕裂口（马蹄形裂孔）形成，液化玻璃体进入视网膜下，形成视网膜脱离。马蹄形裂孔形成时，如伴有小血管破裂，会引起程度不等的视网膜出血和玻璃体积血，患者会产生眼前"红色烟雾"感觉。

（杨明明）

第四节　未来治疗策略

在病理状态下，玻璃体后皮质是细胞增殖、迁徙及新生血管生成的主要场所，导致玻璃体与视网膜异常粘连与牵拉，产生玻璃体 - 视网膜交界面疾病（增生性糖尿病视网膜病变、糖尿病黄斑水肿、增生性玻璃体视网膜病变、黄斑前膜、玻璃体黄斑牵拉综合征及黄斑裂孔等）。

若能消除玻璃体与视网膜的粘连，造成完全性 PVD，则可以预防或治疗玻璃体视网膜交界面疾病。

一、玻璃体切割术

玻璃体切割术的目的是解除玻璃体或增殖膜与视网膜的粘连，松解对视网膜牵引和减少对视网膜的损伤。然而，玻璃体切割术中机械性切割和剥离增殖膜，易造成视网膜和视神经的损伤，产生多种并发症。虽然解除了病理性粘连与牵拉、视网膜得以良好复位，但却难以获得良好视功能。

二、药物性玻璃体视网膜分离术

近年来，国际上有学者指出未来治疗新策略——药物性玻璃体松解术，是指玻璃体腔注入改变玻璃体分子结构的药物，无创性方法改变玻璃体的凝胶状态，促进玻璃体液化和解除玻璃体视网膜粘连，人为制造玻璃体后脱离（PVD），或解离玻璃体增殖膜与视网膜粘连，造成药物性膜分离，这一方法称为药物性玻璃体松解术（pharmacologic vitreolysis）。药物性玻璃体松解术理论优点：①人造 PVD 有利于手术，创伤小、并发症少；②尤其适用于儿童和青年玻璃体视网膜病变须行玻璃体切割术患者，避免残留后皮质；③操作简单，价格低廉，可辅助或替代传统的玻璃体切割术，缩短手术时间，为无力支付玻璃体手术巨额费用的患者带来了福音。

产生 PVD 有两个关键环节：玻璃体液化和凝缩与玻璃体视网膜间交界面的粘连减弱。药物性玻璃体视网膜分离术作用途径：①促进中心部玻璃体液化，进而诱发玻璃体凝缩；②促进玻璃体皮质与视网膜内界膜（ILM）的解离。玻璃体视网膜化学交界面的组成为玻璃体后皮质，主要为 II 型胶原，ILM 含 I 型和 IV 型胶原纤维、层粘连蛋白、纤维连接蛋白及其他糖偶合物。因此，只要找到能特异性分解 I 型和 II 型胶原纤维，或分解层粘连蛋白与纤维连接蛋白的药物，就可以促进玻璃体视网膜化学交界面的解离，实现药物性玻璃体视网膜分离。2012 年美国 FDA 批准微纤溶酶（microplasmin）进入 III 期多中心临床试验研究，玻璃体内注射，非手术治疗有症状的玻璃体黄斑牵拉，以检验松解玻璃体黄斑牵拉的有效性。微纤溶酶具有双重效应：黄斑区玻璃体液化并将玻璃体从玻璃体黄斑交界面干净地分离开。该 III 期临床试验纳入研究的适应证包括玻璃体黄斑牵拉综合征及黄斑裂孔。结果为 50% 的玻璃体黄斑牵拉松解，50% 黄斑裂孔闭合，20% 治疗眼视力提高 3 行以上。另有研究报道选用胶原酶和组织型纤溶酶原激活物（t-PA）松解试验性兔眼增生性玻璃体视网膜病变（PVR）的增殖膜和增生性糖尿病视网膜病变（PDR）的增殖膜，取得良好效果。但这方面的研究探索还处于初期阶段，未来还有许多工作要完成，有待研究生深入研究。

（杨明明）

第五节　未　来　展　望

相信在不久的未来，多种诱导 PVD 的价廉、安全、高效药物的问世，药物性玻璃体/增殖膜视网膜松解（分离）术在临床的广泛应用，部分玻璃体切割术被药物性玻璃体松解术所取代，将使操作更加简易高效安全，患者术后视力恢复良好。

（杨明明）

第八章 葡萄膜炎

葡萄膜炎在临床上具有复杂性、多变性、伪装性、治疗随访的长期性四大特征，这就要求我们应有正确的思维方式，抓住葡萄膜炎的本质，以便给予正确处理，获得理想的治疗效果。

染性致盲眼病、外伤性致盲眼病等日益减少或得到不同程度的控制，葡萄膜炎在致盲眼病中所占的地位显得日益突出和重要。

（杨培增）

第一节 葡萄膜炎是常见而又重要的致盲眼病

据美国报道，美国葡萄膜炎患者约有 230 万，保守估计我国葡萄膜炎患者有 300 万～500 万。近年来，葡萄膜炎发病率和患病率均在增加，特别是一些感染性疾病，如结核、梅毒、艾滋病所引起感染性葡萄膜炎或伴发的葡萄膜炎日益增多，已成为眼科中一类重要的疾病。

据报道，在西方失明患者中，10%～15% 的盲目是由葡萄膜炎所致，我们对 1 214 例患者 1 892 只患眼的研究表明，在初诊时约 18.8% 在法定盲之内。对 437 例 Behcet 病患者资料进行 Kaplan-Meier 分析，发现患者发病后 5 年和 10 年丧失视力危险性分别高达 24.5% 和 62.2%，可见它是非常容易致盲的疾病；葡萄膜炎多发生于中青年，我们对我国 1 752 例葡萄膜炎患者的资料分析发现，男性患者的平均发病年龄为 32.5 岁，女性患者的平均发病年龄为 34.4 岁，发病年龄在 25～44 岁的患者占患者总数的近 80%，中青年患者发生盲目所引起的危害和社会负担远大于年老的患者；葡萄膜炎所致的盲目有相当一部分为不可治盲，葡萄膜炎本身具有较大的破坏性，可引起视网膜萎缩、视网膜血管闭塞、视神经萎缩和眼球萎缩等不可逆的损害，其所致的房角粘连和虹膜前后粘连可造成严重和顽固的眼压升高，从而也造成不可逆的视功能损害，因此是目前致盲眼病中最重要的类型之一。随着生活水平的提高，预防措施的逐渐完善及手术技术的改进，感

第二节 葡萄膜炎的复杂性、可变性、伪装性和治疗随访的长期性

一、葡萄膜炎的复杂性

葡萄膜炎是一类疾病而不是一种疾病，从解剖位置上看，葡萄膜炎分为前、中间、后和全葡萄膜炎四种类型，前葡萄膜炎又包括虹膜炎、虹膜睫状体炎、前部睫状体炎、角膜前葡萄膜炎、巩膜前葡萄膜炎等多种类型，后葡萄膜炎则包括脉络膜炎、脉络膜视网膜炎、视网膜炎、视网膜脉络膜炎、视网膜血管炎、视网膜色素上皮炎等多种类型；从病因和类型上来看，葡萄膜炎的病因和类型达百种之多，如各种感染所引起的葡萄膜炎、特发性葡萄膜炎、外伤所致的葡萄膜炎等；从伴有的全身性疾病来看，葡萄膜炎所伴有的类型有数十种之多；从葡萄膜炎的疾病谱来看，它是一类非常复杂的疾病，不同类型的表现可有巨大的不同，一些类型如 Fuchs 综合征可不引起任何症状或仅引起轻微的症状，但一些类型如急性虹膜睫状体炎、巩膜炎可表现为严重眼红、畏光、流泪、剧烈眼痛，甚至引起患者恐惧的眼痛，一些类型不引起视力下降、引起短暂的视力下降或引起轻微的视力下降，而一些类型引起的视力下降是突发性的、严重的甚至是不可逆的；一些类型不易引起并发症，而一些类型易引起并发症：如引起并发性白内障、继发性青光眼、视网膜脱离等，不同并发症的处理时机有很大不同，提前手术或错过时机的手术均可能造成不可挽回的后果；一

些类型用糖皮质激素点眼治疗即能得以控制,而一些类型则在多种免疫抑制剂联合使用的情况下仍难以控制;一些类型的病程很短,持续数天或十几天,而一些类型病程长达数年甚至数十年;一些类型的视力预后良好,而一些类型的视力预后很差;同一种类型葡萄膜炎在不同遗传背景、不同体质、不同生活背景个体中的临床表现、病程和对治疗的反应性均有很大差异。由此可见,葡萄膜炎是一类非常复杂的疾病,其复杂程度不仅在眼科疾病中是少见的,在全身性疾病中也较少见。

二、葡萄膜炎的可变性

葡萄膜炎具有显著的可变性,主要表现在以下几个方面:

1. 葡萄膜炎与全身性疾病的出现顺序具有可变性 众所周知,葡萄膜炎可伴有多种全身性自身免疫性或感染性疾病,这些全身性疾病可发生于葡萄膜炎之前或之后,也可与葡萄膜炎同时发生。一般而言,发生于葡萄膜炎之后的全身性疾病,在疾病早期,一般不易做出正确诊断。例如,当患者仅表现为葡萄膜炎,即使有很典型的Behcet病的临床表现(前房积脓、反复发作的葡萄膜炎和荧光素眼底血管造影发现广泛的视网膜微血管渗漏),也很难做出Behcet病的诊断,如葡萄膜炎与口腔溃疡、阴部溃疡、多形性皮肤病变同时发生或发生于它们之后,则很容易做出Behcet病的诊断。又如幼年型慢性关节炎所伴发的葡萄膜炎,当患者的葡萄膜炎合并有少关节型关节炎,即很容易被诊断出来,在患者尚未出现关节炎时,则难以做出诊断,这就需要根据患者的临床特征(如慢性虹膜睫状体炎、角膜带状变性和并发性白内障)来进行诊断,并应随访观察,以确定以后是否会出现关节炎的症状和体征。

2. 炎症累及葡萄膜组织的部位有很大可变性 每种葡萄膜炎都有特定的受累部位,如中间葡萄膜炎的主要受累部位是睫状体平坦部、玻璃体基底部,但它可向前蔓延引起角膜后沉着物(keratic precipitate, KP)、前房闪辉、前房细胞、虹膜后粘连等前葡萄膜炎的改变,此时可被误诊为前葡萄膜炎;此病尚可引起多种眼底改变,如视网膜血管炎、黄斑水肿、视网膜新生血管等,此时也会被误诊为后葡萄膜炎。只有我们全面认识到

此病的临床特征,根据典型的雪堤样改变、雪球样改变才能做出中间葡萄膜炎的正确诊断。

一些葡萄膜炎有明显的疾病进展规律,如Vogt-小柳-原田综合征在疾病初期表现为脉络膜炎、视网膜脱离或神经视网膜炎,以后炎症则向眼前段蔓延,最后表现为典型的晚霞状眼底改变、达-富结节(Dalen-Fuchs结节)和以复发性前葡萄膜炎为特征的疾病,如果不了解这一炎症受累部位的变化规律,在疾病早期则可被误诊为后葡萄膜炎,在疾病后期可被误诊为全葡萄膜炎或前葡萄膜炎。也正是此种原因,Vogt-小柳-原田综合征曾被认为是两种疾病,一种是以眼后段受累为主的原田病,另一种是以眼前段受累为主的小柳病,实际上它们不是两种疾病,而是一种疾病的不同阶段。因此掌握疾病受累部位的变化规律和疾病进展规律,对正确诊断有重要意义。

3. 葡萄膜炎的炎症性质也具有可变性 葡萄膜炎分类中有一种根据临床特征和病理特点的分类方法,根据此种方法,葡萄膜炎被分为肉芽肿性炎症和非肉芽肿性炎症两大类。一般认为,一种葡萄膜炎在临床上表现为一种性质的炎症,要么为肉芽肿性炎症,要么为非肉芽肿性炎症。但实际上葡萄膜炎的性质可发生转变,如Vogt-小柳-原田综合征通常被认为是肉芽肿性炎症,但在其后葡萄膜炎期、前葡萄膜受累期则表现的是一种非肉芽肿性葡萄膜炎,仅在复发性前葡萄膜炎时才表现出羊脂状KP、虹膜结节和Dalen-Fuchs结节等肉芽肿性炎症的改变;Fuchs综合征是一种非肉芽肿性炎症,但它可出现类似羊脂状的KP和虹膜的Bussaca结节(Bussaca结节一般被认为是肉芽肿性炎症的表现),但此种结节与肉芽肿性炎症引起的有很大不同,Fuchs综合征的Bussaca结节有绒毛状外观,而肉芽肿性炎症的结节则呈半透明状。因此,在临床诊断中要掌握各种葡萄膜炎的炎症性质和临床特征的变化规律才不至于漏诊或误诊葡萄膜炎。

4. 治疗干预也使葡萄膜炎具有可变性 每种疾病都有各自的进展规律,治疗措施的干预往往使葡萄膜炎的一些特征难以表达出来,如Vogt-小柳-原田综合征有典型的眼部病变进展规律和眼外病变出现规律,早期正确使用糖皮质激素治疗可能使疾病停止于后葡萄膜炎期或前葡萄膜受

累期，患者也可能不出现晚霞状眼底改变、白癜风、毛发变白等典型改变。因此，了解治疗对疾病表现的影响及病程的影响，将有助于正确诊断此类疾病。

三、葡萄膜炎的伪装性

有一些非炎症性疾病可引起类似葡萄膜炎的表现，如睫状充血、KP、前房积脓（假性前房积脓）、虹膜结节、虹膜后粘连、玻璃体细胞、视网膜炎、视网膜血管炎、类似肉芽肿的视网膜下肿块等，此类疾病被称为伪装综合征，它主要包括视网膜母细胞瘤、眼内-中枢神经系统淋巴瘤、葡萄膜恶性黑色素瘤、恶性肿瘤眼内转移、白血病、孔源性视网膜脱离、眼缺血综合征、色素弥散综合征等所引起的伪装综合征，特别是近年来随着人口的老龄化，淋巴瘤所致的伪装综合征也越来越常见。此类疾病的正确诊断是正确治疗的前提，一些恶性肿瘤所致者，早期诊断有可能挽救患者的眼球和生命，非肿瘤所致者，正确诊断可避免糖皮质激素和其他免疫抑制剂的误用、滥用及其所带来的副作用和浪费。

四、葡萄膜炎治疗和随访的长期性

葡萄膜炎中有不少类型，特别是对视功能损害很大的一些类型如 Behcet 病、Vogt-小柳-原田综合征、视网膜血管炎、幼年型慢性关节炎伴发的葡萄膜炎、中间葡萄膜炎等往往表现为慢性复发性炎症或顽固性炎症，它们往往需要一至数年或更长时间的治疗。此外，由于一些慢性炎症引起的症状不明显，以至于在不知不觉的过程中出现严重的并发症，因此对这些葡萄膜炎需要长时间的随访观察。一些葡萄膜炎可表现为急性炎症，如强直性脊柱炎伴发的前葡萄膜炎，这种炎症虽然本身并不需要长期治疗，但由于此种炎症易复发，进行定期随访观察也是必要的。

（杨培增）

第三节 葡萄膜炎诊断和治疗中正确的思维方式

前面谈到葡萄膜炎具有4种特性，作者提出至少应具备4种思维方式，即系统思维、辩证思维、整体思维和唯美思维，以应对上述4种葡萄膜炎特性（表2-8-1）。

表 2-8-1 葡萄膜炎的4种特性及其应对的4种思维方式

葡萄膜炎的复杂性	
病因和类型繁多	——辩证思维
伴有多种全身性疾病	——整体思维
并发症的处理时机不同	——系统思维
患者自身因素不同	——辩证思维
	——整体思维
	——系统思维
葡萄膜炎的可变性	
全身性疾病出现顺序可变性	——系统思维
	——辩证思维
	——整体思维
累及组织的可变性	——整体思维
	——辩证思维
炎症性质的可变性	——辩证思维
	——整体思维
干预导致的可变性	——辩证思维
葡萄膜炎的伪装性	——辩证思维
	——整体思维
葡萄膜炎治疗和随访的长期性	——唯美思维
	——系统思维
	——辩证思维
	——整体思维

一、系统思维

所谓系统思维是指在治疗疾病时把它看作是一个系统工程，强调时间和空间上的先后顺序，旨在从根本上解决问题。

系统思维在处理葡萄膜炎及其所致的并发症上有重要意义。葡萄膜炎可引起多种并发症，如并发性白内障、继发性青光眼、角膜带状变性及混浊、玻璃体混浊、增生性玻璃体视网膜病变、渗出性或孔源性视网膜脱离等，这些并发症处理的时机、方法有很大不同，处理正确与否关系到患者最终的视力预后。要正确处理这些并发症应具有系统思维，对于葡萄膜炎所致的并发性白内障，应首先控制葡萄膜炎然后再施行手术，这样才可使患者最终获得有用视力甚至很好的视力。在炎症未控制的情况下急于施行超声乳化及人工晶状体植入手术，术后炎症的复发或加剧将使手术彻底失败，使患者失去复明的时机。作者曾遇到一例14岁的男性患者，双眼患葡萄膜炎、并发性白内障，在炎症未有效控制的情况下于医院进行了白内障超声乳化和人工晶状体植入手术，术后炎症加剧，最后完全丧失视力，在这样的情况下，当地医院又为其另外一只眼做了同样的手术，术后出现了同样的问题，待患者前来就诊时发现患者双眼已无光感。还有一例葡萄膜炎患者并发白内障、青光眼和角膜变性，在炎症未彻底控制的情况下进行了白内障、青光眼和角膜移植手术，手术后发生排斥反应，在这样的情况下又为患者做了第二次角膜移植手术，手术后又发生了排斥反应，再行手术治疗，再失败，患者最终接受了10次角膜移植手术，仍然失败。经检查发现，患者的葡萄膜炎非常严重，角膜植片与眼内组织完全粘连在一起，使患者再无进行手术和复明的机会。对这些患者如果先控制炎症，然后再进行白内障手术、角膜移植手术，患者将可能获得较好或很好的效果。试想在火山口旁建造一座房子，如果火山一直喷岩浆，房子不可能建起来，要想建起这座房子，必须使火山不再喷岩浆，说起来道理是如此的简单，但在临床工作中，还会不时出现忽略系统思维的现象。

系统思维强调要抓系统中的关键环节和主要矛盾而不是抓次要矛盾。葡萄膜炎引起的渗出性视网膜脱离是疾病派生出的一种表面现象，是炎症本身所引起的，当炎症得以控制时，渗出性视网膜脱离自然会随之消退，因此完全没有必要为患者进行视网膜下放液、巩膜扣带、玻璃体内填充等手术，实际上在作者遇到葡萄膜炎并发渗出性视网膜脱离患者中，部分患者在当地接受了手术治疗，这些患者视力的预后远逊于非手术患者。

二、辩证思维

自然界万事万物都在变化之中，疾病和患病的人也不例外，无时无刻不在发生着变化，这就要求我们必须用辩证思维去看待事物、看待疾病，这样才能抓住事物和疾病的本质。对于诊断和处理葡萄膜炎和其他各种疾病而言，需要在以下3个方面进行辩证。

1. 辨疾病（葡萄膜炎） 前面已经提及，葡萄膜炎是一类复杂的疾病而不是一种疾病，其病因和类型有100余种，如不能根据疾病特征、临床表现的细节来确定是何种葡萄膜炎类型，而仅仅做出葡萄膜炎的诊断是远远不够的，正像在诊断心脏病时，如诊断不出患的是何种类型的心脏病，而只是诊断出患者有心脏病，这样的诊断对治疗的指导价值非常有限，或者说没有指导价值。此外，还应辨别疾病的可变性、伪装性及治疗的难易程度和治疗时机的选择，如一些肿瘤所引起的伪装综合征，如果不能根据其临床表现的特征，透过现象抓住本质，将会造成错误的诊断、贻误治疗时机，甚至失去挽救患者生命的机会。又如葡萄膜炎引起虹膜完全后粘连并导致急性眼压升高，从系统思维的角度应先解决炎症问题，然后再解决眼压问题，但患者的眼压升高特别是严重的眼压升高，在较短时间内即可完全破坏视功能，此时炎症本身的问题（矛盾）已不是主要问题（矛盾），而眼压升高已成为主要矛盾，此时即应首先解决眼压问题，即通过药物、虹膜激光切开术或虹膜周切术等方法迅速降低眼压，再通过规范治疗控制炎症。如果此时不先解决眼压问题，而考虑治疗炎症问题，即便是控制了炎症，但患者可能由于眼压增高而出现不可逆的视功能损害，那么此种治疗实际上是毫无意义的。

2. 辨患者 疾病发生在人的身上，它不可能不受人本身因素的影响，人的年龄、性别、体质、遗传背景、环境因素、经济状况、基础疾病等均影响着疾病的表现、治疗方法的选择、最终的治疗效果及患者的预后，如不同年龄阶段发生的葡萄膜炎类型有很大的差别，不同性别发生同一种类型葡萄膜炎的严重程度及预后也可能有很大差别，不同患者对药物的耐受程度不同，不同患者对治疗费用的承受能力有很大不同，不同患者对治疗的期望值也不尽相同，这就要求我们应根据患者自身的情况，制定出符合患者的治疗方案，以达到理想的治疗目的。

3. 辨治疗方法 疾病的治疗包括药物、手术和其他治疗，每种治疗方法都有其适应证和禁忌证，每一种治疗方法都有其利也有其弊，每一种疾病都有多种药物治疗，这就要求我们用辩证的思维找到针对每一位患者具体情况的治疗方法。如糖皮质激素适用于治疗多数葡萄膜炎患者，在对儿童患者进行治疗时，首先要考虑大剂量长期应用可导致患者生长发育障碍，而对于成年人则不需要考虑此种副作用。又如苯丁酸氮芥、环磷酰胺可用于治疗一些顽固性葡萄膜炎，在治疗少年儿童和有生育要求的患者时，要考虑这两种药物所引起的不育这一副作用，而对于已无生育能力或不需要生育的患者，此种副作用则变得无足轻重。患者如有肝肾功能异常，选择药物时应避免使用影响肝肾功能的药物，患者如有神经精神方面的问题，选择药物一定要避免使用对神经系统有副作用的药物，患者如有白细胞减少、贫血等基础疾病，选择药物时应避免使用苯丁酸氮芥、环磷酰胺等影响骨髓功能之类的药物。

基于上述分析可以看出，辩证思维的本质是活的思想、活的灵魂，辩证思维的核心是以人为本、以患病的人为中心，治疗的出发点是人，治疗的落脚点仍是人，最终实现个体化治疗和"治疗活人"的最高目标。

三、整体思维和局部思维

人体内部是一个有机的整体，一个系统、一个器官、一个组织的疾病往往会影响其他系统、器官、组织，特别是葡萄膜炎之类的自身免疫性疾病更是与全身多系统和多器官病变有着密切的联系，即使是特发性葡萄膜炎，虽然炎症发生在局部，但引起葡萄膜炎的免疫反应则是全身性的，这就要求我们不能局部地看待疾病，而应整体地看待疾病，不能将葡萄膜炎与全身疾病割裂开来，此即是整体思维。

整体思维对葡萄膜炎的诊断有重要的指导作用。葡萄膜炎伴有多系统和多器官的疾病，这些疾病的存在清楚地提示某种特定类型葡萄膜炎的存在，如女性儿童患者出现少关节型关节炎，其在眼部表现的葡萄膜炎应为幼年型特发性关节炎伴发的葡萄膜炎，此类炎症主要表现为慢性虹膜睫状体炎、并发性白内障和角膜带状变性"三联症"，根据此种诊断和此种葡萄膜炎的特征，我们预测此种炎症通常是非常顽固的炎症，需要长期使用免疫抑制剂治疗，对其进行白内障手术则一定要非常慎重，由此可窥见整体思维重要意义之一斑。

整体思维对指导葡萄膜炎治疗有重要意义。

整体思维强调要抓住疾病的本质，而不是只处理局部，虽然这种局部治疗会起到一时、一定的效果，但待局部药物作用消失后葡萄膜炎往往会再次出现。此种现象提示我们在治疗时应把葡萄膜炎放在整体上去考量，而不是仅放在眼局部去考虑。

作者曾治疗一例来自土耳其的 Behcet 病患者，患者表现为葡萄膜炎和腿部两个溃疡，溃疡的直径达 5cm 以上，土耳其医生对溃疡局部进行了各种治疗，历时 5 年之久溃疡未能愈合。作者诊治时首先看到的不是眼部的葡萄膜炎也不是腿部的溃疡，而是患 Behcet 病的人和患者自身免疫应答这一发病的本质。正是根据这一判断，我们给予患者全身免疫抑制剂联合清热利湿、凉血解毒和化腐生肌的中药口服治疗，对溃疡局部未做任何处理，治疗 2 个月后溃疡完全愈合，整个治疗持续 1 年，葡萄膜炎及腿部溃疡未再复发。这一例子说明，不从整体上、根本上解决问题，而仅仅从局部或枝节末端上考虑是不可能彻底解决问题的，祖国医学有"点水止沸不如釜底抽薪"之说，可谓是切中要害！

局部思维则是根据事物局部的、当下的特质所衍生出处理方法的过程，对于医生治疗疾病而言，即是根据局部病变进行针对性的处理，如平时我们所说的"头痛医头，脚痛医脚"，局部出现了肿瘤即用手术方法将其切除，眼内有炎症我们将药物注射到玻璃体内。此种治疗方法的最大优点是可取得立时效果和最大化效果，并且因是局部使用，可以减少或降低全身药物的副作用，目前在治疗葡萄膜炎引起的囊样黄斑水肿时所进行的玻璃体内注射、治疗视网膜新生血管所用的康柏西普等抗 VEGF 药物即是这种治疗的典型代表。前已述及，葡萄膜炎所引起黄斑水肿的背后往往是全身免疫反应及后者所致的局部病理生理改变，要想彻底消除黄斑水肿，局部糖皮质激素注射（使水肿迅速消退）联合全身应用及其他免疫抑制剂（可抑制紊乱的全身免疫反应），往往能收到标本兼治，彻底消除囊样黄斑水肿之目的。

四、唯美思维

自然界是一个和谐整体，人体内部也是一个和谐整体，人与自然也是一个和谐的整体。和谐是美学中重要的内涵。所谓疾病即是出现了不和谐、出现了紊乱、出现了失调，也即失去了自然之美，治疗疾病的目的是纠正紊乱、恢复平衡与和谐。唯美思维强调从和谐的角度去抑其亢盛补其不足，强调调动自体的因素去战胜疾病，强调用最少的药物（即能刚好控制疾病的药物种类）、最小的剂量（即能刚好控制疾病的药物剂量）、最简便的途径、最经济的成本、最少的副作用、最适宜的治疗时间，以期达到在不知不觉的过程中祛除疾病，恢复和谐，恢复自然之美。

唯美思维并不难理解，但在治疗疾病时可能被忽略、被忘记，有时这种忽略和忘记可能相当突出和严重。治疗患者时，我们的注意力往往集中在如何短期内消除疾病，如何尽快切除肿瘤，如何使用冲击的化学药物杀死肿瘤细胞，如何使用大剂量激素使炎症迅速消退。前已述及，任何疾病的发生、发展及预后受很多因素的影响，如不顾患者自体的因素、患者体质是否可以耐受，盲目对肿瘤患者进行化疗，将可能短期内摧毁机体的防御系统，导致患者死亡。此外，每一种疾病都有其进展规律，如 Vogt- 小柳 - 原田综合征是一种慢性炎症，这就注定了必须要用"持久战"的思想对付此种疾病，但在临床上经常看到的是给患者大剂量甚至所谓的冲击方式给予糖皮质激素静脉用药。值得说明的是，不管药物用量有多大，葡萄膜炎都不可能在数天内消退，都不可能在短期内将疾病完全治愈。药理学告诉我们，药物的作用在一定范围内与所用剂量呈正相关，超过一定剂量其作用不再增加。实际上此种大剂量短期治疗仅能获得短期的效果，不了解此病治疗的长期性，仅根据临床炎症消失即决定停药，往往造成患者葡萄膜炎反复发作，并造成大剂量糖皮质激素的反复应用，最后导致多种并发症的出现，引起患者视力下降甚至是不可逆的视功能损害，并且糖皮质激素的反复大剂量使用，往往造成患者股骨头坏死、胃肠道溃疡和穿孔、精神分裂症甚至自杀等严重副作用和后果。

目前在治疗葡萄膜炎之类的疾病中过度治疗现象相当常见（在其他疾病治疗中也可能如此），如使用维生素、扩张血管药物、活血化瘀药物、所谓的营养药物、频繁使用静脉途径给药、反复给予结膜下注射等，相当多患者的葡萄膜炎并没有

被控制或没有被理想地控制，却引起多种药物的副作用，也给患者造成巨大的浪费和经济负担。作者曾治疗一例 Vogt- 小柳 - 原田综合征患者，在当地医院住院治疗 20 余天，使用了各种药物，花费达 4 万元人民币之巨，更为让人痛心的是葡萄膜炎仍在无情地进展。对此患者我们仅用小剂量糖皮质激素联合环孢素治疗 1 年余，葡萄膜炎完全控制，双眼视力恢复至 1.0。这些均说明，葡萄膜炎的治疗（其他疾病治疗也是如此）不是药物使用越多越好，而是要抓住疾病的本质，使用必须使用的药物，给予适宜的药物剂量（即能刚好控制疾病的剂量），以期达到既治愈疾病之目的，又不至于引起新的疾病、新的紊乱，这正是唯美思维的精髓所在。

（杨培增）

第四节　眼内液检测技术在葡萄膜炎诊治中的应用

葡萄膜炎病因类型复杂，根据临床特征、详细病史询问，基本可对葡萄膜炎做出临床判断。葡萄膜炎检查首选无创检查，在临床表现不典型或怀疑一些特殊类型的情况下，需要收集眼内液进行检测，本文就这一方法进行叙述。

一、什么是眼内液检测

眼内液是眼球内液体的统称，包括房水、玻璃体液、视网膜下液、脉络膜上腔积液等。房水是最常用于检测的眼内液，因为取材最为简单，并且不含纤维成分，干扰较少。房水来源于血浆，但蛋白质含量为 0.2mg/ml，仅为血浆含量的 1/400～1/300。房水中的成分与血浆迥异：白蛋白、抗坏血酸、乳酸等含量高于血浆，球蛋白、氨基酸、葡萄糖低于血浆。眼内液检测指的是收集眼内液体，进行眼内液中病原微生物的病原和免疫指标等的测定，供临床获取眼内原位信息。

二、眼内液采集的注意事项

作为有创操作，采集眼内液的过程需要谨慎。环境和眼局部消毒过程中的无菌操作以及前后的抗生素眼药水预防感染，都需要严格执行。如果存在眼表感染性炎症，要避免采集眼内液。

（一）房水的采集

1. 环境的准备 穿刺房间需保持清洁，经紫外线消毒至少 40 分钟后使用，注意房间消毒期间关闭门窗。如条件具备，可在手术室内进行眼内液采集，消毒铺巾等准备同白内障等内眼手术。

2. 穿刺前眼部处理 前房水取出前，进行抗生素滴眼液点眼（如妥布霉素滴眼液、氧氟沙星滴眼液等），1 天 6 次，连续 3 天；如当天进行，可临时 5 分钟点 1 次，共 6 次。表面麻醉后，依次进行皮肤消毒、抗生素眼水结膜囊冲洗。

3. 裂隙灯下房水取出 患者坐位，裂隙灯下进行前房穿刺抽液。注射器选用 25G（相当于 1ml 注射器）或针头更细的；穿刺时嘱患者略向上转眼球，穿刺口从透明角膜缘进入，建议 5 点位进针，针头斜面朝向术者，针头朝向 7 点位；针头进入前房后，嘱患者勿移动眼球，向外缓缓拉动针栓，抽出 0.05～0.1ml 前房水后退出针头。这样操作的好处在于不易误伤晶状体，并且隧道较长，自闭性好。

4. 手术显微镜下房水取出 患者平卧，嘱患者正视上方，左手显微无齿镊轻夹角膜缘结膜，协助固定眼球。右手持 25G（相当于 1ml 注射器）或针头更细的注射器，由 9 点位穿刺针头入前房，针头方向朝向 6 点位，针尖进入前房后，嘱患者勿移动眼球，向外缓缓拉动针栓，抽出 0.05～0.1ml 前房水后退出针头。

（二）玻璃体液取出

建议尽量选用 23G、25G、27G 等微创玻璃体切割手术系统进行采集，穿刺前，仔细检查周边眼底（尤其是存在周边前增殖的患者，例如眼弓蛔虫病），避开增殖部位，于角膜缘外 3.5mm 经巩膜斜行穿刺而后垂直进针，分别置入灌注和玻璃体切割套管。抽液前关闭灌注，确保没有灌注液进入玻璃体腔；在确保玻璃体切割器管道内没有液体的情况下，旋开玻璃体切割器的管道螺旋帽，接上 2.5ml 注射器针管，将切割频率设置在 2 500 次/min 以上，踩动脚踏板，缓缓向外抽动注射器针栓，吸出 0.3～0.5ml 玻璃体液。打开灌注，恢复眼压后拔出套管，仔细检查有无渗漏。如需进行后续细胞学成分检查，玻璃体切割频率设置在 1 000 次/min，外接 10ml 注射器针管，进行玻璃体腔盥洗液采集，切割时尽量朝向可疑病灶。如果是为了获得玻璃体液进行细胞学分析，则玻璃体切割头的切割频率应设置在 600～800 次/min，否则细胞会被大部分切成碎片。

三、眼内液检测结果需要科学分析

如同所有其他化验手段一样，眼内液检测结果也存在假阳性和假阴性。因此，正确看待眼内液检测，而不是完全依赖这个检查手段。在分析眼内液检测结果时，需要注意综合性原则，不能孤立和片面地去看待。检验结果主要的目的是印证临床的假设，如果过度依赖，则临床医生有可能被检验结果误导。

1. 病毒核酸载量 常见的引起眼内炎症的病毒为疱疹病毒组病毒，为双链 DNA 病毒，包括巨细胞病毒（cytomegalovirus，CMV）、单纯疱疹病毒（herpes simplex virus，HSV）、EB 病毒（Epstein-Barr virus）、水痘带状疱疹病毒（varicella-zoster virus，VZV）等。这些病毒载量（核酸的拷贝数 / 样本体积，多以拷贝数 /ml 表示）通常被设置的正常区间是 <500 拷贝数 /ml 或 <1 000 拷贝数 /ml。常有医生会认为，只要 <1 000 拷贝数 /ml 就是阴性，其实不然。完全正常的生理环境下，通过实时定量 PCR 是不应该检测出病毒的，也即接近 0 拷贝数 /ml。但是低于 500～1 000 拷贝数 /ml 的病毒载量，说明病毒复制的活跃性不强，可能在临床上不需要特别积极的抗病毒治疗。对于眼底符合巨细胞病毒性视网膜炎（奶酪 + 番茄酱样）或急性视网膜坏死的典型改变患者，通过这些临床表现即可做出正确诊断，一般不需要依赖眼内液检查进行诊断。

2. Goldmann-Witmer 系数 正常情况下，眼内液中的蛋白成分与血浆中的蛋白成分不同。当血 - 眼屏障破坏时，血清中的蛋白成分（包括抗体类的免疫球蛋白）可以渗漏至眼内，此时检测眼内液的抗体可呈阳性结果，不考虑 Goldmann-Witmer 系数，仅凭眼内液结果阳性，往往会造成错误判断。通过计算 Goldmann-Witmer 系数，可以帮助判断眼内该特异性抗体是原位产生的，还是因为渗漏进入眼内的。

计算公式如下：GW 系数 =（眼内某种 IgG 浓度 / 眼内总 IgG 浓度）/（血清某种 IgG 浓度 / 血清总 IgG 浓度）。也即眼内某种特定的 IgG 所占总

IgG 的比例与血清中该比例的比值。比值越高，说明该种 IgG 是在眼内原位产生，反之则可能是从血清中渗漏而来。一般约定，如果 GW 系数在 0.5～2，表示没有眼内原位抗体产生；在 2～4 提示可能有眼内原位抗体产生；≥4 确定有眼内原位抗体产生。也有部分学者简单地以 3 为界，<3 提示没有眼内原位抗体产生；≥4 确定有眼内原位抗体产生。还有部分学者以 2 为界。临床应正确看待，如果数值位于 2～4，还是应该多结合其他检查手段以及临床表现，而不是完全纠结于 GW 系数这一项检查本身。

需要特别提醒的是，计算 Goldmann-Witmer 系数的前提条件，是眼内液该种特定 IgG 阳性，因为 Goldmann-Witmer 系数的目的是用于除外假阳性，如果眼内液检测特定抗体阴性，Goldmann-Witmer 系数的计算是没有意义的。

3. Witmer Desmonts 系数 Witmer Desmonts 系数与 GW 系数的意义类似，主要是将总 IgG 换成白蛋白，计算公式为：(眼内某种特定 IgG 浓度 / 眼内总白蛋白浓度) / (血清某种特定 IgG 浓度 / 血清总白蛋白浓度)。有的学者将 Witmer Desmonts 系数值≥1 作为阳性。这种做法的意义在于免疫球蛋白的总量常常随免疫状态而发生变化，而白蛋白的总量则相对恒定。但是，当患者肾功能出现异常，血清中白蛋白含量下降时，这一指标不适用。

4. 血清 / 眼内液数值 对比临床上，还有一些将眼内液中某种物质的滴度值与血清中该种物质的滴度值直接对比的情况。例如对比 IgE 滴度，帮助临床判断眼内是否发生寄生虫眼病，如果眼内液中 IgE 值更高，则提示眼内发生寄生虫感染的可能性大。

5. 不同细胞因子滴度 对比眼内液中 IL-10 滴度值与眼内液中 IL-6 滴度值大于 1，提示弥漫性大 B 细胞淋巴瘤引起（IL-10/IL-6>1）伪装综合征的可能性大，对这些患者应进一步检查，明确诊断。此外，眼内液其他细胞因子的测定对葡萄膜炎病因及类型的确定无特别价值。

四、哪些葡萄膜炎适合眼内液检测

需要眼内液检测的葡萄膜炎主要包括高度怀疑恶性肿瘤、高度怀疑眼弓形虫病、高度怀疑眼弓蛔虫病、高度怀疑细菌、真菌性眼内炎等类型。

1. 眼内淋巴瘤 原发性玻璃体视网膜淋巴瘤（primary vitreo retinal lymphoma，PVRL）是原发性眼内淋巴瘤的主要类型，为原发性中枢神经系统淋巴瘤的一种亚型。发病率约为每年 0.047/10 万人口，通常患病人群为 50～60 岁。

玻璃体炎是此病眼后段的主要受累表现之一，表现为轻微到中度的混浊。眼内淋巴瘤的玻璃体细胞较其他葡萄膜炎的玻璃体炎症细胞更大，通常不会聚集成簇，而是分布比较均匀，或者沿着玻璃体纤维形成"北极光"样改变。细胞可以直接进入视网膜，并在局部生长，形成一个半透明的灰色斑点，在 OCT 上显示质地均匀。常见的晚期眼底表现为多个、小的、边界清楚的、圆形或椭圆形、黄白色、乳脂状、色素上皮下穹顶状肿块。病灶会产生一种典型的"豹皮"色素沉着，覆盖在肿块上。有时合并渗出性视网膜脱离，也可引起视神经浸润。晚期或治疗后，脉络膜的淋巴瘤病灶萎缩形成局部脱色素病灶。

玻璃体活检仍是确定原发性玻璃体视网膜淋巴瘤诊断的"金标准"，但出现诊断困难时，脉络膜视网膜活检或视网膜下抽吸可同时或在后期进行。脉络膜视网膜组织活检和脑组织活检的阳性率最高，其次为采用玻璃体切割手术的方式获取玻璃体液，进行细胞学检查。

随着时间推移，检测方法的进步，眼内液 IL-10 和 IL-6 检测对于眼内弥漫性大 B 细胞淋巴瘤的诊断敏感度和特异性在不断提升，研究显示同时检测玻璃体液 IL-6 和 IL-10 有较大的帮助。

玻璃体液的细胞学分析，如果操作得当，也可以获得足够的诊断证据，避免进一步的脉络膜视网膜活检。分子技术结合显微切割（microdissection）和 PCR 检测克隆扩增的淋巴细胞群是诊断玻璃体视网膜淋巴瘤的重要辅助手段。免疫球蛋白重链（IgH；FR2、FR3 和 / 或 CDR3 引物）是 B 细胞淋巴瘤的分子诊断标记，T 细胞受体基因重排（TCR-γ）是 T 细胞淋巴瘤的分子诊断标记。对细胞块标本进行 *MYD88* L265P 突变检测，有助于帮助玻璃体视网膜淋巴瘤的诊断。

2. 眼弓蛔虫病 眼弓蛔虫病是由弓蛔虫的蚴侵入眼部各组织引起的炎症性疾病。此病多见于欧美国家，在我国少见，本病发生于各年龄组患者，但大部分为儿童，是白瞳症的主要原因之一。男女性别无差异。在经济水平不发达、土壤暴露面积大的国家和地区，人群血清弓蛔虫抗体阳性的比例可以高达 37.3%，所以单纯血清弓蛔虫抗体阳性不能肯定眼部病变是否为眼弓蛔虫病。

眼弓蛔虫病患者的玻璃体液中 76.92% 可被检查到嗜酸性粒细胞，所以细胞学检查可以很好地帮助临床鉴别其他类型的玻璃体炎性疾病。此外，眼内液检测 IgE 的敏感性很高，对比眼内液和血清中的 IgE 滴度，可以更加证实眼内发生了寄生虫眼病，阳性率达 92.75%。

国内报道眼弓蛔虫病患者，血清弓蛔虫抗体阳性率 54.17%，眼内液弓蛔虫抗体阳性率 84.72%（通过 Goldmann-Witmer 系数确定为原位产生的为 83.33%）。

3. **眼弓形虫病**　刚地弓形虫是一种专性细胞内寄生虫，可入侵几乎所有的有核细胞，并在细胞内增殖。弓形虫入侵眼部使血 - 眼屏障破坏，然后由免疫细胞进入眼部组织形成炎症。眼弓形虫病在欧美国家多见，在我国少见，主要表现为局灶性视网膜炎，其并发症包括白内障、继发性青光眼、角膜带状变性、黄斑囊样水肿、视网膜脱离，以及视神经萎缩。也有晚期继发脉络膜新生血管的报道。视网膜血管受累的表现包括节段性视网膜动脉闭塞、视网膜静脉周围炎。

眼弓形虫病的诊断主要根据局灶性视网膜炎，特别是在陈旧性病灶周围出现活动性卫星病灶的患者，要想到此病的可能性，并进行眼内液抗体的检测。已有报道在眼弓形虫病的患者中采用单重 PCR 进行眼内液弓形虫 DNA 检测阳性率为 58%，对检测阴性标本进一步用巢式 PCR 检测 96bp 的 *B1* 基因，可将检测阳性率提升至 71%。通过检测眼内液和血清中弓形虫 IgG 与总 IgG，计算出 Goldmann-Witmer 系数（Goldmann-Witmer coefficient，GWC），一般而言，该系数大于 4 即可确定诊断。

4. **眼内炎**　眼内炎特指细菌或真菌感染引起的眼内炎症，可在起病数小时至数日内导致患眼不可逆盲。进行涂片染色显微镜下检查、微生物培养来获取准确的病原学信息。微生物培养的阳性率为 34%～60%，并且培养的时间可以长达 3 周甚至更长。染色后显微镜下观察的阳性率在各家报道略有差别，一般为 22.05%～36%。

玻璃体标本较房水标本培养阳性率更高。房水微生物培养阴性的眼内炎患者中，仍有近一半（48%）患者玻璃体液中微生物培养阳性。获取玻璃体液的方法有玻璃体抽液和诊断性玻璃体切割，但玻璃体切割的培养阳性率高于玻璃体抽液（92% *vs* 44%）。

PCR 被尝试应用于眼内炎病原微生物的鉴定，这种方法在于敏感、快速（90 分钟内），和微生物培养相比较，样本污染的情况下造成假阳性的可能性减少。由于细菌和真菌普遍存在核糖体 RNA（rRNA；细菌 rRNA 按沉降系数分为 3 种，分别为 5S、16S 和 23S rRNA；真菌普遍存在 18S 和 28S rRNA），检测对应这些核糖体 rRNA 亚基的 DNA，进行广谱 PCR，可以辅助快速鉴定细菌或真菌性眼内炎，这种做法的优点在于增强了检测的敏感性，有助于及时诊断眼内炎。

五、预期和展望

眼内液检测是双刃剑，如果被过度使用，会误导临床，给患者造成不必要的损失。葡萄膜炎的诊断总体而言是临床诊断，临床医生最终进行疾病诊断，主要依赖于临床表现，以及对所有临床信息进行全面分析的一种整体判断。正确对待眼内液检测的态度是，深入了解检测原理和检测技术及其适用范围，在通过采集病史、体征，完成其他眼部常规检查后，对于高度怀疑前述 4 种类型疾病的患者，再选择适当的眼内液检测，千万不能对葡萄膜炎患者盲目进行眼内液检测，以免造成错误诊断和错误治疗。

（杨培增　陶　勇）

第九章 所谓"交感性眼炎"引发研究生的思考

第一节 长期而全面的争论

交感性眼炎的概念最初出现在 1 000 年由 Constantius-Cephalis 编写的文集中。1840 年 Mackenzm 对所谓"交感性眼炎"进行了全面的描述和完整的讨论。时至今日，关于"交感性眼炎"的争论从未停止。

一、关于病因发病机制的争论

有认为交感性眼炎的病因为单侧眼球穿孔伤，又有学者把眼球钝挫伤、角膜溃疡穿孔、恶性黑色素瘤、眼内异物、眼化学伤、内眼手术等都列为病因。更有甚者，不可思议地提出了毫无上述病史的所谓"自发性交感性眼炎"。也有学者认为"穿孔伤是交感性眼炎的易患因素和必备条件"。

关于发病机制，长期以来争论不休，诸如"结核学说""病毒学说""黑色素过敏说""神经反射说""免疫说""视网膜可溶性抗原说"等，不一而足。至今为止，哪一个学说也没有得到证实，没有得到认可，没有站稳脚跟，都不能自圆其说。

二、关于潜伏期的争论

至今为止，"交感性眼炎"的潜伏期从 36 小时、10 天、2 周、1 个月、2 个月、3 个月、1 年、10 年、20 年、30 年、40 年、50 年甚至长至 65 年。从 36 小时到 65 年，时间跨度这样大的"潜伏期"，其参考意义有多大呢？

三、关于预后的争论

一派观点认为"交感性眼炎是恶性肿瘤以外最严重的眼病之一""本病预后不良"。也有一派观点则认为"经治疗后其预后较佳"。

四、关于"发病率"的争论

早年学者认为"交感性眼炎"是常见疾病，如德法战争时此病发病率高达眼球穿通伤的 55%。而后，学者们针对"交感性眼炎"的发病率进行了多次研究，结果分别为 1.92%、1.73%、3.29%、2.06%、5.3%、0.23%、0.02%、0.28%、1.9%、0.06%、0.01%、0.007%、0.05%（内眼手术后）。令人不解的是一个病的发病率竟由 55% 下降至 0.007%。2000 年，Kilmartin 等调查得出全英国交感性眼炎发病率为 0.03/100 000。美军在越南战争中发病率为"零"。差异之大，怎么理解？当然，时间断面的差异不能不考虑，临床上有些疾病发病率在不同时间断面可以有改变，如新中国成立后，梅毒等性病显著减少，近些年又有所回升，这些波动都可以得到合理的解释。可是，所谓"交感性眼炎"的发病率大幅发生波动的原因至今不能被理解。当然，也有人把它归功于糖皮质激素的应用，可是，同样应用糖皮质激素的其他类型葡萄膜炎的发病率均未从 55% 降到 0.03/100 000。上千万眼球穿通伤的样本数实在很大，可是这样大的样本是怎么得来的？我们问过，但没有得到回音。

五、病理改变的争论

1905 年，Fuchs 进行了病理组织学研究，认为"交感性眼炎"在病理学上是具有特异性的独立性疾病改变。

此后，很多学者对 Vogt- 小柳 - 原田综合征进行病理学检查后发现与当年 Fuchs 报道的"交感性眼炎"病理改变一致。但更多学者认为，交感性眼炎的临床诊断与病理学诊断符合率很低。所谓 Dalen-Fuchs 结节是由改变了的视网膜色素上皮、巨噬细胞、淋巴细胞及类上皮细胞形成的肉芽肿结构,特异性不强,也有学者认为慢性 Vogt-小柳 - 原田综合征在组织学上不符合 Dalen-Fuchs 结节特征。但有一种相对折中的观点认为"交感性眼炎的组织病理学表现多样","典型性"表现都无特异性。若病理材料来自一个外伤(包括内眼手术后)的眼球,而临床诊断尚未确诊为"交感性眼炎",其特征不应被认为是所谓"交感性眼炎"的病理特征。

六、关于摘除眼球防治效果的争论

有学者认为:"预防交感性眼炎唯一的建议是早期摘除受伤眼。"也有学者提出伤后 1 周内摘除受伤眼球,另一眼于术后 40 天仍发生了所谓"交感性眼炎"。大量伤后未摘除受伤眼球者,绝大多数并未发生"交感性眼炎"。因此,不应将所谓"预防交感性眼炎"作为摘除受伤(或内眼术后)眼球的理由。摘不摘取决于该眼球的保留价值。

(崔　浩　范皎洁　高祥春)

第二节　最新学术动态

2012 年出版的关于葡萄膜炎的专著中写道:"就发病率而言,'交感性眼炎'的发病率极低。"2000 年,眼科学家统计在英国"交感性眼炎"的发病率为千万分之三(0.03/100 000)。一部分学者认为"交感性眼炎与 Vogt- 小柳 - 原田综合征相鉴别的唯一标准是病史,即是否有眼外伤或内眼手术史"。其实,仅仅根据病史而没有客观的临床举证指标是不能作为鉴别两者根据的。因为眼外伤或内眼手术之后的一段或长或短的时间内,不能保证就不再患 Vogt- 小柳 - 原田综合征或其他原因的双眼葡萄膜炎;而 Vogt- 小柳 - 原田综合征和其他葡萄膜炎在发病的潜伏期内也可能经受眼外伤或内眼手术。这样,与所谓的"交感性眼炎"巧合的可能性很大,概率很高,必不可免。如果仅仅将如此寻常的病史作为鉴别诊断的唯一标准,势必误诊。有学者也承认这一点,但却写道:"即使诊断有误,也没有太大关系。"这就不能被认同了。因为,诊断有误,关系太大了。涉及不该发生的医疗纠纷问题和不该摘除受伤眼球的问题,这可不是"没太大关系"。所谓"交感性眼炎"是一个迄今为止不能确切诊断的病名。以一个未

能确诊的病名为基础所进行的检测,包括病理特征、患病率、发病率、摘除眼球的预防效果等都是不能令人信服的。

(崔　浩　范皎洁　高祥春)

第三节　所谓"交感性眼炎"
毫无确定性

一、在根本问题上无定论

1. **病因不能确定**　迄今为止,被人为认作"交感性眼炎"的所谓病因均无定论。因果关系的确定必须符合如下原则:

(1)原因在结果之前,结果在原因之后,即因与果之间的时序性。

(2)原因与结果之间必须有相关性,这需要多中心、大样本、前瞻性设计,统计学处理。

(3)需要可重复性,在某一确定的条件下,某一原因必产生相应的结果。

(4)排他性,即排除其他因素所致同一结果。

(5)逆向确认性,即某一结果只产生必能找出确定的原因。

(6)至今为止,所谓"交感性眼炎"的致病因素与该病之间无上述原则可循。

2. 发病机制不能确定(已如前述)。

3. 预后不能确定(已如前述)。

4. 发病率不能确定(已如前述)。

5. 摘除受伤眼球利弊之大小允许争论(已如前述)。

6. 病理特异性不能确定(已如前述)。

7. 临床表现的特异性不能确定(已如前述)。

8. **与 Vogt- 小柳 - 原田综合征的区别**　有学者在学术报告中提出,除病史外,Vogt- 小柳 - 原田综合征都为双眼同时发病,而交感性眼炎则双眼不同时发病。恰恰就在这位学者的著作中所举的典型病例中写道:"典型病例 2,薛 ××,男,20 岁,2006 年 10 月 11 日就诊。2006 年 3 月患者突然出现双眼红、痛、流泪,右眼视力下降至无光感,左眼视力降为手动 / 眼前,在某眼科医院诊断为交感性眼炎……诊断:1. 交感性眼炎……"也是同一位学者,在该专著中写道:"典型病例 1,叶 ××,男,42 岁,广东人,2005 年 9 月 28 日就

诊。患者于 2 周前感头痛，1～2 天后出现双眼视力明显下降，伴眼红、眼痛、畏光、流泪……诊断：1. 交感性眼炎……"而在另一些老一辈专家的专著中谈到 Vogt- 小柳 - 原田综合征时，则写道："……多双眼发病……"可以认为"是否双眼发病，或是否双眼同时发病"是不能确定为鉴别诊断之标准的。文献明确指出，Vogt- 小柳 - 原田综合征有 1/3 双眼不同时发病。

有学者在权威性专著中写道："确定一种特定的葡萄膜炎综合征的病因是一个艰巨的任务。"另有学者在权威专著中写道："引起葡萄膜炎的始动因素或始动机制目前仍不清楚。"此外，仅仅排除活动性肺结核或仅仅排除几种感染性因素不能认为完成了鉴别诊断，还有大量可能引发葡萄膜炎的致病因素远远没能排除。

二、所谓"交感性眼炎"是一个"病"还是一个名词

作为一个独立的病，必须有独立的特异性，必须能够确凿无疑的诊断，必须能够鉴别诊断。如果不具备上述条件，只能算作一个名词，供大家继续探讨，但不能按一个独立的病进行临床确诊。

三、不可回避、不可含糊的问题

有学者在著名专著中写道："理论上讲，Vogt- 小柳 - 原田综合征偶尔巧合地发生在眼球外伤或内眼手术后的患者是有可能的，但在临床实际工作中，我们往往把有外伤史或内眼手术史者统统诊断为交感性眼炎，即使诊断有误，也没有太大关系。"事实上，诊断有误不是没有太大关系，而是有很大关系。鉴别诊断不能回避，更不能含糊，因为涉及两个大问题：

1. 不应出现的医疗纠纷和毫无道理的医疗赔付。

2. 摘除掉不应摘除的眼球。那是得不偿失，

甚至失而无得的。因为无根据的所谓"确诊"必然导致所谓"交感性眼炎"发病率人为被夸大。有人"确诊"，就有人报道，就有人统计，就有人主张"为预防之，尽早摘除受伤之眼球"。

所以，"即使诊断有误"，关系十分重大。在原则上姑息误诊，为误诊放行是不可取的。

四、对研究生今后研究这一课题的建议

为进一步解决所谓"交感性眼炎"的诸多不确定问题，向有志于此的研究生做出如下建议：

1. 研究形形色色单侧眼球外伤（包括手术）对另一侧眼球的影响。在各种各样单侧眼球外伤动物模型制备之后，于不同时间点观测另一侧眼球各组织有哪些改变及哪些不改变，包括临床学、病理学、免疫学、细胞生物学、分子生物学等诸多方面全方位的观测。

2. 通过流行病调查，比较有单眼特殊病史（如外伤、手术等）与没有这些病史者双眼葡萄膜炎（包括增殖性葡萄膜炎）患病率、发病率是否存在显著性差异。然而以上两个方面都需要大量的、艰苦的、长期的、枯燥的、默默无闻的研究工作。

3. 所谓"交感性眼炎"的动物模型制备问题。应用抗原性物质，如异体蛋白、异体多肽、异体视网膜可溶抗原、其他类型的体外抗原等制备的动物模型，即使形成葡萄膜炎了，也只能是葡萄膜炎的动物模型，不是"交感性眼炎"的动物模型。

4. 制备实验动物模型时，造成某一眼球的穿孔伤，再在设定的各时间点，检测另一眼的微观指标，包括分子生物学指标，但还是必须进行临床检查。如果临床上没有改变，还是不能做出临床诊断。因为即使生化指标有改变，到临床表达还有很复杂的因素和条件的参与。所以，有志于深入分析该课题的研究生任重而道远。

（崔　浩　范皎洁　高祥春）

第十章 视网膜病的热点、难点、突破点

第一节 远部细胞治疗脉络膜新生血管现状、前景及科研导向

一、脉络膜新生血管概述

眼内的病理性新生血管常常导致严重后果，包括难以控制的高眼压、视力损害甚至不可逆盲。其中一种主要类型是脉络膜新生血管（choroidal neovascularization，CNV），其特征为来自脉络膜的病理性新生血管侵入视网膜下腔，损伤正常脉络膜和视网膜结构，而且常常发生渗出、出血及瘢痕形成，是临床上导致严重进行性、不可逆视力损失的最主要原因之一。CNV 是多达 40 种眼病的共同病变，可影响所有年龄段的人，尤其是老年人。与 CNV 相关的最常见眼病是年龄相关性黄斑变性，该病是 50 岁以上人群首要致盲眼病，其造成的视力丧失中，90% 归因于 CNV。因此，相关疾病的治疗往往主要针对 CNV，目的是破坏和抑制新生血管，减少出血和渗漏。CNV 的治疗方法经历了一系列变革，包括早期的激光光凝术、手术、经瞳孔温热疗法、光动力疗法以及近年来已成为常规治疗的抗血管内皮生长因子（vascular endothelial growth factor，VEGF）疗法。然而，目前的抗 VEGF 疗法仍然存在单次给药疗效持续时间有限、复发率高、靶向性欠佳和潜在安全隐患未阐明等问题，反复的玻璃体内给药带来的沉重经济和心身负担令医患备感担忧。因此，CNV 的治疗仍是医学工作者研究和关注的热点、难点，仍待寻求更加安全、有效和易行的疗法，为研究生展现一片广阔的科研空间。

二、远部细胞在脉络膜新生血管发生发展中的作用

（一）新生血管形成的方式

新生血管形成有两种方式，即血管生成（angiogenesis）和血管发生（vasculogenesis）。前者指原位细胞发生增生、移行，形成新的血管；后者则是由干细胞分化而来的血管细胞构成新血管。在成年个体的骨髓中存在一些前体细胞，它们在某些刺激因素的动员下进入血液循环，并依据趋化因子的浓度梯度移行至损伤组织的周边，分化为成熟组织细胞参与损伤修复和组织重建，包括损伤部位的新生血管形成。这些骨髓来源的细胞（bone marrow-derived cell，BMC）趋化至血管形成部位后，增生并分化成血管内皮细胞（vascular endothelial cell，VEC）、血管平滑肌细胞（vascular smooth muscle cell，VSMC）和周细胞等，与原位细胞共同形成功能性血管。过去认为成年个体的血管新生是"血管生成"过程，而随着科研进展发现，成体的病理性新生血管（包括 CNV）的生成兼具这两种方式，既有原位组织细胞的增生，又有 BMC 的参与，而每种方式的贡献多少在不同的新生血管种类可有较大差异。

大量研究表明，参与新生血管形成的远部细胞（即 BMC）很可能是一个异质性细胞群体，包含造血干细胞（hematopoietic stem cell，HSC）、间充质干细胞（mesenchymal stem cell，MSC）和内皮前体细胞（endothelial progenitor cell，EPC）等多种干/祖细胞。

（二）远部细胞参与脉络膜新生血管发生发展

1. 参与方式 CNV 是一个复合组织，包括血管成分（VEC、VSMC 和周细胞）和血管外成分［炎细胞、肌成纤维细胞、胶质细胞和视网膜色素上皮（RPE）细胞］。其中，VEC 约占 CNV 细胞成

分的 25%，VSMC 占 11%，RPE 细胞占 12%，巨噬细胞和其他细胞分别占 20% 和 32%。为阐明 CNV 中是否有远部细胞，哪些细胞成分来源于远部细胞，国内外多个研究机构采用不同方法对动物模型和人类 CNV 进行了研究。

在动物研究中，为了实现 BMC 示踪，通常将特殊 BMC 移植给受体动物形成嵌合体，随后建立 CNV 模型，包括激光诱导或 VEGF 诱发的模型，在生成的 CNV 中检测所移植的 BMC。主要采用的方法有：①转基因动物作为供体，其骨髓细胞可表达某种可检测的蛋白，如绿色荧光蛋白、β-半乳糖苷酶；②BMC 经体外处理，如病毒转导后可表达某种可检测抗原；③所移植细胞具有天然可检测抗原，如将雄性动物细胞移植给雌性动物后检测 Y 染色体，或将人细胞移植给动物后检测人类特有的抗原。使用这些研究方法均得出一致结论，即动物 CNV 中存在远部细胞。在 CNV 区域内、邻近的视网膜和脉络膜、Bruch 膜激光损伤区及视盘均可见 BMC，其中 CNV 内 BMC 的密度显著高于其他区域，占该区域细胞总数的 40%～45%，并可见其形成的管状结构，沿着新生血管管腔分布的 BMC 形态与 VEC 一致，表明 BMC 可特异性在 CNV 形成区富集，并参与血管的形成。BMC 可在 CNV 诱发后 3 天即到达 CNV 区域，7 天时其数量达顶峰。CNV 中的 BMC 可分化为 VEC、VSMC、巨噬细胞、成纤维细胞、RPE 细胞、星形胶质细胞、小胶质细胞、光感受器细胞和周细胞，参与形成 CNV 的血管成分和血管外成分；其中，高达 50%～60% 的 VEC 来源于 BMC。CNV 生成后 2 周内，脉络膜中巨噬细胞的数量显著增加，标本中 90% 以上的单核细胞为骨髓来源，这些细胞大部分位于 CNV 邻近的脉络膜和视网膜神经感觉层内。如果预先去除血液中的巨噬细胞，则邻近 CNV 的视网膜中 F4/80（单核巨噬细胞标志物）阳性细胞的密度会显著下降。在 CNV 区域外，BMC 散布于葡萄膜、巩膜和角膜缘等处，这些细胞几乎均表达 F4/80，部分具有独特的树枝状形态，表明在损伤区外的 BMC 可能分化成了树突状细胞和巨噬细胞。

对于人类，研究者采集了一系列 CNV 患者的血液样本，包括特发性 CNV、病理性近视相关 CNV 及年龄相关性黄斑变性相关 CNV，发现 CNV 生成与外周血中干细胞的活动有关。在手术取出的年龄相关性黄斑变性患者的 CNV 标本中检测到 AC133（EPC 标志物）阳性干细胞，这些干细胞分布在 CNV 的无血管纤维间质核及周围血管中，可表达 VEC、巨噬细胞或 RPE 细胞的标志物，证实人类的 BMC 也参与形成 CNV。

远部细胞除参与 CNV 的细胞构成外，还可分泌 CNV 发生发展所必需的促新生血管形成因子。CNV 内的 BMC 可表达 VEGF 和碱性成纤维细胞生长因子，两者均为公认的促 CNV 生成因子。基底膜与细胞外基质降解是血管细胞移行出芽形成新生血管的前提条件。BMC，特别是其中的 MSC，是 CNV 生成时分泌基质金属蛋白酶（MMP）-2 和 13 的主要细胞，其表达过程受到 BMC 胞内微 RNA（microRNA）-188-5p 和 -195a-3p 的调控；而另一种在 CNV 发生中起重要作用的基质降解酶——组织蛋白酶 L 的主要来源是 EPC。

2. 调控机制 远部细胞参与 CNV 生成的过程大致可分为动员、移行、黏附、增生和分化。VEGF 和基质细胞衍生因子 -1（stromal cell-derived factor-1, SDF-1）是干细胞的趋化因子，通过与干细胞表面相应受体结合引起干细胞的动员和趋化反应，这两种因子在 CNV 区域，尤其是 RPE 细胞表达。SDF-1 可能是 CNV 趋化 BMC 的关键启动因子。在激光诱导的 CNV 动物模型中，激光诱导后数小时，SDF-1 即开始在激光斑区域表达。CNV 中约 81% 的 BMC 为 SDF-1 受体阳性。此外，VEGF 作为新生血管形成的一个中心调节因子，对远部细胞的分化成熟及血管形成都起着重要的调控作用。在体外，VEGF 能促进 EPC 的增生、移行和分化。通过病毒转导使视网膜下 VEGF 表达上调后，循环中 CD31（成熟 VEC 标志物）阳性的 BMC 大量增加，脉络膜内细胞密度升高了 95%，局部 BMC 的数量也大幅增加。SDF-1 能通过内皮细胞选择素的介导，使远部细胞趋化至相应的部位，而 VEGF 可诱导细胞表达内皮细胞选择素，从而增强 SDF-1 的作用。缺血、缺氧和炎症都是 CNV 的诱发因素。缺氧诱导因子 -1 可调控 SDF-1 的表达，使 RPE 细胞和缺氧组织中 SDF-1 的表达上调；而与单核细胞共培养的 RPE 细胞的 SDF-1 表达也会上调。白细胞的趋化因子 CX3C 也在 CNV 趋化 EPC 的过程中起作用，阻断其与 EPC 上相应受体结合，可使小鼠 CNV 明显缩小。肿瘤坏死因子 -α 受体 1b 介导骨髓来源的炎细胞向 CNV 浸润。BMC 在新生血管形成区域的黏附需要血管细胞黏附分子 -1、细胞间黏附分子 -1 和血管内皮钙黏蛋白。在嵌合体小鼠中，有大量 BMC 浸润的 CNV 附近的视网膜血管管壁上，血管细胞黏附分子 -1 和细胞间黏附分子 -1 的表达高度上调。EPC 在进入循环后，其血管内皮钙黏蛋白的表达也逐步增加。

3. 影响 CNV 严重程度 除直接参与 CNV 生成外，BMC 还可介导 CNV 发病危险因素，如衰老和吸烟的作用，进而调控 CNV 的严重程度。衰老的 BMC 存在增龄性功能异常，对促血管形成因子的上调更为敏感，趋化效率更高，且其分化侧重方向发生改变，更多的 BMC 分化为 VSMC，导致 CNV 严重程度增加，表现为 CNV 增大及 CNV 中的血管更多、更密集。骨髓细胞的这种增龄性功能改变，可能与某些细胞因子、生长因子受体及细胞黏附分子的表达异常有关。检测 CNV 生成过程中祖细胞表面各种分子的表达情况发现，衰老的祖细胞 MMP-9、肿瘤坏死因子 -α 的表达上调，而 β3 整合素和 VEGF 受体 1 的表达下调。除 VSMC 外，骨髓来源的单核巨噬细胞与 CNV 的严重程度亦有密切关系。基因敲除使小鼠的巨噬细胞功能受损后，虽然 CNV 区域内仍有来源于骨髓的巨噬细胞聚集，但 CNV 面积显著缩小；而用氯磷酸盐脂质体剔除成年动物的单核细胞后，CNV 也会受到明显抑制。吸烟是唯一公认的 CNV 的环境危险因素。香烟烟雾中的主要成分尼古丁可增加小鼠 CNV 局部 VEGF、碱性成纤维细胞生长因子和血管细胞黏附分子 -1 的表达，从而增加参与 CNV 的 BMC 数量，增加 CNV 的严重程度。在激光诱发小鼠 CNV 后 4 周，尼古丁能够减少 CNV 中 BMC 来源的巨噬细胞。巨噬细胞对 CNV 的主要作用随 CNV 进程而改变，激光后 4 周 CNV 的发展一般已趋于稳定，此时巨噬细胞减少的总体效应是促血管形成，延缓 CNV 稳定。在人类，外周血中干细胞的功能活性亦影响着 CNV 的严重程度。

三、远部细胞用于治疗脉络膜新生血管的潜能分析

（一）远部细胞作为治疗靶点的探索

CNV 中 BMC 的发现使其成为 CNV 治疗的新靶点。有研究尝试通过减少到达 CNV 局部的 BMC 数量来抑制 CNV 的生长。如视网膜下腔注射 SDF-1 或血管内皮钙黏蛋白的中和抗体，或者静脉注射 SDF-1 受体的拮抗剂，干扰 BMC 的趋化和黏附，可使 CNV 显著缩小，CNV 中 BMC 的数量也显著减少；EPC 对血管抑素极为敏感，视网膜下腔注射载有血管抑素基因的腺相关病毒可阻止 EPC 参与 CNV 生成，发挥其抑制血管生成的作用。亦有研究通过干扰 BMC 的旁分泌功能达到抑制 CNV 的作用。BMC 是 CNV 发生时细胞外基质降解因子的主要来源，且此过程受到 microRNA 调控，采用玻璃体内注射 microRNA 模拟物的方法抑制 BMC 分泌这些因子，从而阻止病变局部各种细胞的移行。上述治疗策略的优势在于利用 BMC 仅在病变区域高度富集的特点，获得更好的靶向性，而且通过 BMC 对原位细胞也产生间接影响，疗效得以放大。但是，这种治疗策略也存在明显的缺陷：①视网膜下腔或玻璃体内注射侵袭性强、有一定风险；②BMC 参与 CNV 生成的过程涉及多种分子，单一分子阻断的作用有限；③BMC 参与 CNV 生成的不同阶段可能受到不同机制的调控，只有掌握了所干预靶分子作用的时间窗，才能有效阻断 BMC 的活动。

（二）远部细胞作为治疗工具的探索

1. 干细胞疗法的概念和生物学基础 干细胞疗法旨在利用干 / 祖细胞代替损伤的组织或器官、修复基因缺陷或输入治疗性蛋白，可采用成体干细胞或逆分化诱导的多潜能干细胞。利用干细胞治疗疾病大致有两种策略：

（1）再生重建：利用干细胞在特定环境下的增生分化和分泌因子能力，通过给予适宜的诱导，使干细胞向需要的方向分化或分泌需要的因子，为修复重建提供细胞来源和微环境支持，常用于再生医学和组织工程。经过一定的体外筛选、诱导和微环境支持，干细胞可重建血管、皮肤、骨和软骨等多种组织。

（2）"特洛伊木马"疗法：通常使用骨髓或血

液中的干细胞，其最基本的生物学基础依然是干细胞参与组织重建修复的作用，但其着眼点并非干细胞"修复"的能力，而是干细胞从骨髓动员到外周血，再向损伤、疾病部位趋化的特性。很多疾病的病变部位多、散或深，难以实现局部给药，但系统给药又面临全身毒副作用、药物失活降解等问题，故通过"靶向治疗"，使"治疗物质精准释放"是最佳解决方案。利用干细胞向病变部位特异性趋化的能力，将其作为治疗性物质的细胞载体，经过载药预处理或基因修饰的干细胞经血液循环到达病变部位，释放治疗物质，提高局部药物浓度，既达到治疗目的，又尽可能避免了全身毒副作用，特别适合于药代动力学不佳、易于在外周血中降解失活药物的释放，为很多疾病的治疗带来了新的希望。

2. 干细胞疗法治疗 CNV 可能性　理论上讲，干细胞疗法的两种主要策略，即再生重建和"特洛伊木马"疗法都可用于 CNV 的治疗。

首先，CNV 的生成往往伴随着视网膜和脉络膜组织的损伤，RPE 细胞、光感受器和视网膜神经元有数量和功能上的损失，因此干细胞可用于 CNV 病损区域的"修复重建"。HSC 可转分化为某些组织细胞，在 CNV 微环境中，HSC 可分化为星形胶质细胞、小胶质细胞、周细胞或 RPE 细胞，所以 HSC 被认为可用于疾病中受损的视网膜和脉络膜的修复。同样，由于 MSC 也可以在 CNV 微环境中分化为光感受器细胞和 RPE 细胞，所以移植的 MSC 也可作为组织修复的细胞来源。此外，移植的 MSC 还可促进原有光感受器细胞的存活。研究表明，干细胞移植对光感受器的重建效果最为理想。

目前临床上 CNV 的治疗策略主要针对新生血管，抑制新生血管的药物多需眼内注射给药，有时会引起严重眼内炎。应用干细胞疗法抑制新生血管生长，可使用将干细胞作为抗血管生成药物载体的"特洛伊木马"疗法。循环中的 BMC 可准确到达并富集于 CNV 局部，所以干细胞很可能为 CNV 治疗的药物靶向释放提供良好的载体和崭新的思路。以此为思路进行的一系列研究探索，为干细胞疗法应用于 CNV 治疗提供了重要的基础。

（1）确定与治疗策略相匹配的干细胞类型：

参与 CNV 生成的骨髓干/祖细胞可能有 EPC、HSC 和 MSC，这其中，常用于干细胞疗法的是 HSC 和 MSC。通过对相关文献的分析，综合考虑干细胞来源、免疫相容性、体外增生能力以及可控性和安全性等，研究者认为 MSC 最有希望应用于 CNV 治疗。选择 MSC 作为载体干细胞最重要的前提是确定 MSC 参与 CNV 生成，并掌握其趋化效率、分布范围、在 CNV 微环境中的存活时间和蛋白表达能力等，因此，首先通过动物实验明确了 MSC 向 CNV 区域的特异性趋化。在激光诱导的小鼠 CNV 模型中，经尾静脉注射的体外培养纯化的 MSC 在骨髓中短暂停留后向眼内移行，以"细胞环"的形式包绕激光斑，然后向激光斑中心移行，分布于整个 CNV 中，并分化为 VEC、VSMC、巨噬细胞、成纤维细胞和 RPE 细胞参与 CNV 的细胞构成；同时，在外周血、肺、肝、脾等组织器官中未检测到移植的 MSC。接下来，需要确定利用 MSC 承载的治疗物质。在内源性新生血管抑制剂中，色素上皮衍生因子（pigment epithelium-derived factor，PEDF）是已知最强效的因子。与其他抗血管形成因子比较，PEDF 更适于 CNV 的治疗：①具有神经保护活性，可促进眼内神经元的存活；②仅作用于异常的新生血管，而对成熟血管没有有害作用；③ PEDF 是内源性物质，产生抗药性和毒副作用的可能性较小，有利于长期应用。针对干细胞治疗的策略，没有证据显示 PEDF 可能会影响干细胞的移行和黏附。利用腺病毒对体外培养的 MSC 进行了基因改造，使其能够表达 PEDF，将其经尾静脉注射移植给 CNV 模型小鼠后，MSC 到达小鼠 CNV 区域并在 CNV 内表达 PEDF，进而抑制了 CNV 发展。治疗后，小鼠 CNV 的组织学分析呈现出 CNV 自然病程中退化阶段的形态特点。

（2）采用 MSC 的优势：① MSC 代谢活性高，有利于治疗性基因的高效表达；②易于进行分离和体外扩增，可在体外扩增多代而不丧失表型和多向分化潜能；③易于进行体外基因修饰；④缺乏共刺激分子，免疫原性很低，不易引起免疫排斥，在移植前不需要配型；⑤ MSC 本身有免疫抑制作用，可保持载体的稳定性，并减轻或避免转基因表达引起的炎症反应；⑥ MSC 的自发突变率很低，致瘤性低。以往的研究显示，移植给 CNV

模型小鼠的部分 BMC 会停留于高度血管化的器官达 7 天，这些细胞可能缺乏对损伤或缺血部位做出反应的能力，也可能具有除参与组织修复之外的其他功能。与这些未纯化的 BMC 相比，研究发现了 MSC 的另一个优点：向 CNV 区域迅速而特异地趋化而不停留于其他器官（除了在骨髓中短暂停留），而且，在外周血中未检测到 MSC 分泌的 PEDF，故可以相信 MSC 能够作为细胞载体靶向 CNV 释放治疗物质，从而提高了治疗效率，避免了潜在的副作用，MSC 作为理想的细胞载体对于 CNV 的治疗有很好的潜在应用价值。

四、现存问题、前景展望及探索方向

研究疾病发生机制的最终目的是为疾病的治疗带来新思路与新方法，探索 CNV 的发病机制是从根本上防治此类疾病的最有效途径。然而，CNV 中 BMC 的发现使其发生发展机制愈显复杂。目前的研究结果已经明确，远部细胞在 CNV 发生发展中具有重要作用，但对于远部细胞参与 CNV 生成和严重程度调控的具体机制尚存大量空白，有待进一步深入的研究。

干细胞疗法治疗 CNV 的最大优势在于能够通过系统给药方式，实现治疗物质的局部释放，较之以往的给药方式，侵袭性更小、释药靶向性更好、可能产生的药物相关毒副作用更少，尤其适合不能通过血-眼屏障、由于穿透性差不易穿过视网膜而不适于玻璃体内注射的药物。同时在有效控制的前提下，干细胞还可能在局部发挥组织修复作用。因此，未来的治疗探索可能实现抑制 CNV 生成与修复局部视网膜的双重功效。然而，这种治疗策略的实际应用很可能面临较大困难，因为干细胞是 CNV 的细胞和某些因子的来源，用于治疗的干细胞可能是一把"双刃剑"，存在潜在的促进 CNV 进展的作用。因此，阐明干细胞发挥不同功能的调控因素、权衡利弊，是发展干细胞疗法的关键。

同时应该注意，干细胞疗法本身存在一定的限制，如：①移植的细胞往往存活率较低。②某些干细胞经静脉注射后可能会滞留于其他器官，需要提高干细胞的组织特异性趋化能力。这两个问题有望通过特殊的预处理或合适的体外基因修饰解决，如使用特殊的培养因子或基质处理增加

细胞存活能力，改变细胞表面特定受体表达来增加细胞的组织特异趋化性，导入组织特异性细胞表面黏附分子实现组织特异性募集，也可以寻找增生能力和趋化潜能更强的干细胞类型。③干细胞的分化与所处微环境的关系还不明确，体内外研究均表明，已分化的 MSC 可发生转分化或逆分化，有报道称直接注射到心肌梗死部位的 MSC 会导致心肌内骨形成，对干细胞移植的安全性提出质疑，因此需要探索特定微环境中干细胞分化及表型转化的调控机制。此外，干细胞的分化很可能不但受控于局部微环境，还有赖于血液循环中的调控过程。这一调控过程对干细胞疗法的影响有待研究。在不影响药物释放靶向性的前提下，静脉注射使干细胞能够经历血液循环的调控，可能是较好的干细胞移植方法。④缺乏基因修饰过的干细胞在体内功能的长期监测，前期研究观察到移植的干细胞在病变部位的数量逐渐减少，这些细胞的最终归宿尚不清楚。⑤虽然 MSC 可在体外大量扩增，但随着体外培养时间的增加，其趋化因子受体的表达会明显下降，影响细胞向病变部位的趋化。对于 CNV 的治疗，除需要注意上述问题外，首要的是需要明确参与 CNV 生成的干细胞类型，详细评估它们向 CNV 区域的特异趋化、修复组织损伤及负载治疗物质的能力。

干细胞疗法的安全高效实施还有赖于对远部细胞参与 CNV 过程和机制的详细深入了解。前期研究中发现，趋化至 CNV 的 MSC 数量不能通过增加细胞注射次数而增加，相反，重复注射会导致 MSC 滞留于脾内，提示 MSC 的趋化只发生在新生血管生成的早期。这个发现也解释了在以前的研究中为什么 CNV 中 BMC 的数量在一定时间后不再明显增加。同时，激光区趋化因子的表达时程也佐证了激光后干细胞向 CNV 生成区域的趋化存在明显的时间窗，该时间窗很可能由 BMC 参与 CNV 机制中涉及的各种因子的表达水平和时程决定。此外，CNV 的生成还有很多其他原因，如衰老、损伤和炎症，这些因素在人眼中可能长期存在、诱导新生血管持续生长，不同于在动物模型中单次激光的致病效应。因此，尚需探索在 CNV 模型中观察到的干细胞趋化时间窗是否普遍存在于不同物种、不同致病机制中。只有明确了诸如此类的各种疑问，才能增加基础研究

结果得以转化的可能。

总之，远部细胞在 CNV 生成中的作用和治疗潜能仍有许多未解之谜，拨云见雾尚需大批眼科学者的睿智与辛劳，也有待研究生的辛勤耕耘。

（王雨生　侯慧媛）

第二节　早产儿视网膜病变的回顾、现状及挑战

早产儿视网膜病变（retinopathy of prematurity，ROP）是一种病因和发病机制尚未完全阐明的视网膜血管性疾病，主要发生于早产、低出生体重儿，可导致患儿视力丧失，是目前儿童致盲的首要原因。在世界卫生组织（WHO）的"视觉2020，人人享有看得见的权力"行动中，将 ROP 防治优先作为防盲工作的重点内容之一。

一、历史回顾

（一）命名与国际分期

1942 年，Terry 首次以短篇个案的形式在《美国眼科杂志》上报道了本病，当时称为"晶体后纤维增生症（retrolental fibroplasia，RLF）"，推测这种纤维增生是先天性晶状体血管膜的残迹，该名称被沿用了 40 多年。1984 年，由来自 11 个国家的 23 位眼科专家设计、发表了 ROP 国际分类法（ICROP），并于 1987 年补充了晚期视网膜脱离的分期，对急性期 ROP 提出了 3 个基本概念，即按区域定位（Ⅰ～Ⅲ区）、按时钟钟点记录病变范围以及按疾病轻重分为 0～5 期。ICROP 分类法现已在国际上被广泛接纳。第 1 期：分界线，在视网膜无血管区与有血管区之间存在着一条平坦的分界线；第 2 期：嵴，眼底分界线隆起呈嵴样改变，可伴有或不伴有小的纤维血管增殖簇（"爆米花"样）；第 3 期：嵴伴有视网膜外纤维血管增殖（轻度、中度或重度）；第 4 期：局限性视网膜脱离，根据黄斑有无脱离又分为 A 和 B，4A 期无黄斑脱离，4B 期黄斑脱离；第 5 期：全视网膜脱离。后极部血管扩张和迂曲被称为"附加病变"，其存在提示活动期病变的严重性。2005 年，ROP 分期委员会对此标准再次进行了修订，在原来基础上提出了更严重的病变概念，即急进型后极部 ROP（acute posterior ROP，AP-ROP）；增添了"前附加病变"的概念。ICROP 为 ROP 的筛查、诊断及治疗提供了依据。

（二）发病机制

目前认为，ROP 的发病机制本质上缘于正常血管化过程的中断与取而代之的病理性新生血管形成。大约在人类胚胎 16 周时，视网膜血管从视盘进入眼内，并开始向眼底周边发育，28 周时到达视网膜鼻侧锯齿缘，一般在足月时到达颞侧锯齿缘。早产儿的视网膜血管尚未达到周边部，呈现不成熟状态。经典的"两相学说"认为 ROP 的病理过程包括两个阶段：第一阶段为高氧 - 血管停止阶段。发育中的视网膜存在氧及血管内皮生长因子（vascular endothelial growth factor，VEGF）浓度梯度。早产儿出生后，高浓度氧暴露与宫内发育环境缺失破坏了氧和 VEGF 浓度梯度，导致血管内皮细胞损伤，血管收缩、闭塞，进而视网膜周边血管化停滞，继发无血管区和视网膜缺氧。第二阶段为低氧 - 血管增生阶段。不断发育的视网膜神经组织需氧量增加与局部供氧不足之间的失衡，导致红细胞生成素（EPO）、VEGF 等促血管生成因子释放，引起视网膜新生血管形成，而这些新生血管结构异常，极易渗出、出血，并突破内界膜向玻璃体腔内生长，最终导致视网膜出血、玻璃体积血和牵拉性视网膜脱离，结局为失明或眼球萎缩。

（三）病因探讨

早产、低出生体重作为 ROP 发病的危险因素已被公认。研究表明，出生体重越低、孕周越小，ROP 的发病率越高。出生体重在 500～749g、孕周 25～27 周的早产儿，ROP 的发病率高达 70%～80%；而出生体重在 1 250～1 499g、孕周 34～36 周的早产儿，ROP 的发病率约为 20%。

1951 年，Campbell 发现 RLF 的发生与出生后吸氧较多有关，强调随意吸氧是造成 RLF 的重要原因。此后的许多临床和实验研究均证实 ROP 的发生与吸氧有关，通过控制早产儿吸氧，该病发生率从 20 世纪 50 年代初期的 50% 下降到 20 世纪 60 年代中期的 4%。但有学者发现，不是所有接受氧疗的早产儿都发生 ROP，即使从未吸氧的早产、低出生体重儿也会发生 ROP。吸氧与 ROP 的关系复杂，尚不了解吸氧如何在不同时期发挥的不同作用。新生儿用"氧"是一把双刃

剑，如何正确、安全用氧还不得而知。目前认为，氧疗是否能够引发 ROP 主要取决于吸氧的浓度和时间，但学术界对氧浓度高低和吸氧时间长短仍争论不断。也有学者认为 ROP 的发生与"相对缺氧"有关，而与吸氧时间无关，出生后第一周内动脉血氧分压（PaO_2）波动越大，ROP 的发生率越高，病情越重。结合我国目前治疗的早产儿大部分为 27 周以上和用氧不够严格的现状，2013 年修订的早产儿治疗用氧指南中推荐维持 PaO_2 在 50～80mmHg，或经皮血氧饱和度（$TcSO_2$）在 88%～93%。在矫正胎龄 34 周前应严格执行该标准，矫正胎龄 34 周后 $TcSO_2$ 也不宜高于 95%。

近年来发现，遗传因素、多胎、宫内感染、妊娠高血压综合征、新生儿感染、贫血和输血、支气管肺发育不良、呼吸窘迫综合征、颅内出血、微量元素缺乏等其他因素均可能与 ROP 有一定关系，但尚不明确这些情况是如何具体影响 ROP 的发生或进展的。

二、研究现状

社会各界对 ROP 逐步关注，迄今已先后在立陶宛、印度、中国和墨西哥举办了 4 次国际 ROP 大会，旨在促进 ROP 临床防治和基础研究进展的交流，为眼科医师、新生儿科医师和相关医护人员提供一个分享知识和经验的平台。

（一）流行病学

目前，ROP 已成为世界范围内首位儿童致盲性眼病。据报道，2008 年全球约 50 000 例儿童因 ROP 致盲，而 2010 年仅美国就有 32 200 例新生儿因 ROP 造成视力损害或致盲。回顾历史，ROP 在世界范围内经历了 3 次"流行"，推动了人们对 ROP 的不断关注和研究。全球各地区和国家 ROP 的发病情况不一。发达国家 ROP 发病趋于稳定或下降，发展中国家的流行病学资料逐渐增多，少数欠发达国家也已开展相关研究。发达国家利用相对充足的医疗资源加强多学科协作，建立了比较完善的防治体系，使 ROP 的发病率和致盲率趋于稳定或呈现下降趋势。荷兰中部的调查研究显示，2001—2005 年的发病率（23.3%）与 1991—1995 年相比明显降低（40.9%）。瑞典全国 ROP 登记系统（SWEDROP）统计显示，2008—2015 年出生孕周＜31 周的早产儿中，ROP 的发

病率为 31.9%，8 年中 ROP 的发病率呈现一定的上升趋势，但需要治疗的 ROP 比例却一直保持在 5.7% 左右。早期治疗 ROP（ET-ROP）显示美国出生体重＜1 251g 的早产儿中，68% 发生 ROP，其中 37% 为需要治疗的严重 ROP。近年北美多中心研究报道出生孕周 22～28 周、出生体重 401～1 500g 的早产儿中，ROP 的发病率为 59%，而严重 ROP 患儿仅占 16%。发展中国家和欠发达国家的 ROP 形势十分严峻，且防治体系不够健全。越南出生体重＜2 000g 的婴幼儿中，37.8% 发生 ROP，需治疗率达 24.06%。拉丁美洲的中等收入国家较多，生育率和早产率较高，新生儿护理质量较低，很多地区筛查和治疗欠缺，ROP 的患病率为 1.2%～25.0%。埃及首次报道显示，筛查的 52 例婴幼儿中 ROP 占 36.5%。尽管如此，印度、巴西等一些国家已开始重视 ROP 的防治工作。巴西建立了预防 ROP 致盲的 PROROP 专业网站；印度通过完善防治体系，使得 ROP 的发生率在过去十多年内发生了明显变化，从 30%～40% 降至 10%～20%。

2004 年，我国卫生部颁发了《早产儿治疗用氧和视网膜病变防治指南》，对推动我国 ROP 的防治工作起到了积极的作用。50 余家医院对 ROP 的发生情况曾进行报道，以省会或中心城市为主。北京 ROP 流行病学调查组的多中心研究结果显示，ROP 检出率为 10.8%。上海 4 家医院的多中心研究报道 ROP 检出率为 6.6%。包括 10 多家医院在内的深圳 ROP 协作组报道，7 522 例高危儿的 ROP 总体发生率为 12.4%，重症率为 5.1%。16 个省市自治区 17 家医院的多中心研究观察半年的报道称，ROP 的发生率为 15.84%。西安地区的研究报道 ROP 检出率为 13.43%。结合我国 ROP 诊治工作的进展和现状，2014 年，中华医学会眼科学分会眼底病学组更新制定了《中国早产儿视网膜病变筛查指南（2014 年）》。回顾分析显示，近 10 年来我国 ROP 筛查和防治工作更加普及，除辽宁省和西藏自治区外，其余各省市均有 ROP 筛查的报道，但地区差异依然存在。经济较为发达的华南地区和华东地区沿海省市 ROP 检出率较低，尤其是广东、北京等地检出率呈下降趋势，一方面与本地区经济发达、医疗水平较高、在新生儿护理和治疗用氧等方面更

加严格规范化有关，另一方面也与近年来家长、儿科和眼科医生对 ROP 重视度不断增强、加大早期 ROP 筛查力度、积极推动 ROP 防治工作密不可分。中西部经济欠发达地区，由于新生儿救治水平的提高，早产和低体重儿的比例增加，以及 ROP 筛查技术的提高使得检出率呈增高趋势。东北地区的筛查工作相对较弱，ROP 发病情况相对不够明晰。

（二）疾病筛查

高危早产儿应在合适的时间和间隔接受检查，各地区的筛查标准不尽相同，甚至在同一个国家内部也有不同标准在同时执行。重要的是要依据当地的临床实践，总结出最适合的指南，并不断加以修改和完善。散瞳药物和检查造成的并发症确有发生，已报告的并发症包括心跳呼吸骤停、窒息、心动过缓、心动过速、血压波动、氧饱和度下降、胃食管反流和感染等。在制定筛查标准时，这些潜在的问题也要加以考虑。在技术方面，传统的间接检眼镜被认为是 ROP 筛查的"金标准"，但检查结果多需通过手工画图来记录，诊断证据缺乏客观性，难以监测疾病的变化。随着数字影像技术的不断发展，如广角数码视网膜成像系统（RetCam）等影像设备已成为 ROP 筛查及诊断的常用工具，可实时采集眼底和眼前段的动态和静态图像，为 ROP 的分析和诊断提供了更加方便和准确的手段。近年随着计算机技术的飞速发展，荧光素眼底血管造影（fundus fluorescein angiography，FFA）、视网膜血管定量分析、彩色多普勒血流成像等技术也逐渐应用于 ROP 的诊疗实践中。RetCam 联合 FFA 能清楚显示间接检眼镜下不能发现的某些血管病变，有助于客观评价病变分区和分期以及治疗效果，且安全性较好。视网膜和视网膜血管数字分析软件以及人工智能可用于 ROP 定量分析，以分析计算无血管区范围、有血管区血管直径和迂曲程度、血管弓角度等参数，对于客观诊断、治疗和预后判断非常有用。便携式光学相干断层成像能安全有效地应用于婴幼儿的眼底疾病研究，能探及婴幼儿眼底的一些亚临床病变。另外，远程医疗系统在 ROP 的检测和诊断中已经显示出很高的准确性和可靠性，能节省时间，且具有较高的性价比。作为一种新兴技术，远程医疗对于提高 ROP 防治效率和管理质量具有较大潜力，对于 ROP 专业人员紧缺的地区更加适用。

（三）治疗

冷凝术是最早推广的用于阈值期 ROP 治疗的有效方法，现多已被激光治疗所替代，仅在一些特殊情况下使用。目前激光光凝术是阈值期和 1 型阈值前病变的首选经典治疗方案。冷冻治疗 ROP（CRYO-ROP）及 ET-ROP 的多中心研究肯定了冷凝术和激光光凝术的疗效，但治疗成功的患儿仍有长期不良的视力结局，且周边视野损失不可避免。近年来新的疗法不断涌现，特别是抗 VEGF 药物的治疗结果呈现良好的势头。但抗 VEGF 疗法目前尚未写入 ROP 治疗指南，仍属于超适应证用药，因此要严格把握适应证，并对相关并发症及安全性提高警惕。目前可选的抗 VEGF 药物有贝伐珠单抗（bevacizumab）、雷珠单抗（ranibizumab）、阿柏西普（aflibercept）、康柏西普（conbercept）及哌加他尼（pegaptanib），应用较多的是前两种。多数抗 VEGF 研究均是单中心的回顾性病例研究，循证医学强度较低。2011 年进行的贝伐珠单抗消除 ROP 血管生成威胁研究（BEAT-ROP）是一项多中心、前瞻性、随机对照研究，认为在注射时机上应在 ROP 病理过程中的缺氧阶段应用，对于 I 区病变，抗 VEGF 药物治疗更适合作为首选。2017 年美国眼科学会公布的一项声明中，针对 I 型 ROP 对比了抗 VEGF 药物和激光治疗，涉及 9 个国家（含中国）的 5 个随机对照试验、7 个病例对照研究，认为对于 I 型 ROP，抗 VEGF 药物治疗可作为初始治疗。大量研究结果证实抗 VEGF 药物治疗更适合作为 AP-ROP 的初始治疗，而对于 II 区 2 期和 3 期病变，抗 VEGF 药物治疗和激光治疗的有效性和安全性比较，还需更多的多中心、前瞻性、大样本量临床研究的证实。ROP 治疗中抗 VEGF 药物玻璃体腔注射剂量的确定也需要更为全面的循证医学证据。此外，抗 VEGF 药物治疗后，ROP 的复发时间晚于激光治疗，因此须进行长期的随访观察，部分病例需重复注射或补充激光光凝才能控制病情。在安全性方面，抗 VEGF 药物玻璃体腔注射后，少量药物可通过血液屏障进入全身血液循环，在一定时间内降低全身 VEGF 浓度，而 VEGF 对新生儿的生存和器官发育至关重要。目前，尚无抗

VEGF 药物治疗 ROP 后患儿全身安全性的长期随访观察结果。对于晚期患者，可通过巩膜扣带术或玻璃体切割术挽救一部分视功能。巩膜扣带术的时机和方式尚无定论，一般适用于刚开始影响 I 区的牵拉性视网膜脱离（4 期或 5 期）或合并裂孔的牵拉性视网膜脱离；当视网膜脱离较高、晶体后纤维增生或扣带手术未成功者应考虑玻璃体切割术，包括保留晶状体玻璃体切割术、闭合式玻璃体切除联合晶状体切除和开放式玻璃体切割术。晚期 ROP 手术治疗后视网膜解剖复位的成功率很低，即便手术能达到理想的解剖复位，视网膜的功能恢复也相当有限。

（四）基础研究

ROP 的病理学研究提示，视网膜新生血管是其特征性的病理改变之一。因而，诱导视网膜新生血管形成的动物模型能够帮助阐明人类视网膜新生血管发生发展的可能机制，一定程度上揭示 ROP 的发生发展过程。基于 ROP 的发病机制研究，20 世纪 90 年代有学者构建了氧诱导视网膜病变（oxygen-induced retinopathy，OIR）模型。该模型采用视网膜血管未发育完全的新生动物，造模时包含"吸氧"及"常氧"环节，能够较好地模拟 ROP 发病过程中视网膜血管闭塞、无血管区形成及相对低氧后视网膜新生血管形成的过程。20 世纪 90 年代分别由 Penn 和 Smith 等改良的大鼠和小鼠 OIR 模型成为近 20 年应用最为广泛的 ROP 基础研究模型。此外，OIR 模型也应用于其他视网膜新生血管性疾病的研究，如糖尿病视网膜病变等。

血管内皮细胞是 ROP 中最主要的效应细胞。实验研究发现，多因素共同刺激参与了正常血管发育过程的终止与异常血管新生，例如，炎症与感染因素均存在抑制血管成熟，加重 ROP；肿瘤坏死因子 -α（tumor necrosis factor-alpha，TNF-α）诱导炎性介质产生，损伤血管内皮细胞；而活性氧（reactive oxygen species，ROS）及过氧化产物堆积也增加了内皮细胞对细胞毒性物质的敏感性。对于血管新生，缺氧诱导因子 -1（hypoxia-inducible factor 1，HIF-1）和 VEGF 为最主要的促血管生成因子，而 EPO、胰岛素样生长因子 -1（insulin-like growth factor-1，IGF-1）及血小板源性生长因子（platelet-derived growth factor，PDGF）等也具有促进血管生成的作用。一些重要的信号转导通路如 Wnt 和 Notch 等，一些新的介质如琥珀酸及其受体 GPR91 和 ω-3 不饱和脂肪酸以及代谢因素等也被证实参与新生血管的调控。此外，视网膜局部微环境中的其他细胞组分也参与了 ROP 的发生发展。例如，视网膜局部小胶质细胞对新生血管形成具有双向作用，光感受器细胞的丢失与功能不良也可能参与病理性新生血管发生。更多的调控因素有待进一步挖掘。

三、问题和展望

（一）基础研究需要更合适的动物模型和更为细化的研究方法

在动物整体水平建立真实模拟人类疾病的模型，对理解疾病发生发展至关重要，是基因载体功能分析、疾病发病机制探讨、药物新靶点发现及临床前药效学评价等研究的必要条件，具有十分重要的科学意义和临床意义。目前 OIR 模型是 ROP 研究领域最为主要的动物模型，但此模型新生血管在后期存在自发退化，且大鼠与小鼠缺乏黄斑，导致这类模型的表型与人类 ROP 的临床表现尚有较大差异，因此仍有必要探索新的动物模型，以期更好地理解视网膜血管发育停滞、新生血管形成和再血管化的内在机制。此外，基础研究的手段目前正经历飞跃式变革。宏观上，单细胞测序技术和人工智能的应用极大地扩展了基础研究的数据量；微观上，转录组学、翻译组学、表观遗传、代谢组学和染色体开放状态等多层次的研究也愈加细化。如何应用这些技术更好地研究 ROP 发病机制与潜在治疗靶点，也是未来基础研究面临的挑战。

（二）急需建立完善的临床防治体系

尽管 ROP 病情严重，但及时治疗可以有效防止病变发展，使患儿获得一个相对较好的视力预后。因此，建立完善的 ROP 防治体系是改善疾病预后、降低儿童致盲率最有效的措施。近年来我国 ROP 防治工作取得了显著成绩，但与欧美发达国家相比，我国目前对 ROP 的重视程度、资金投入、技术力量分布和科研力度等方面差距仍较大。由于缺乏有力的科普宣传，公众对该病的认知有限，因而使许多患儿失去早期发现和及时治疗的机会；相对于众多的人口而言，我国 ROP

专业防治人员极度匮乏，且卫生资源分布也不平衡，各地医疗机构拥有 ROP 防治的人力和设备资源差异较大，尚未建立起集科普宣传、筛查、诊断、治疗、转诊及随访为一体的较完善的 ROP 防治体系。鉴于我国目前医疗资源状况，迫切需要构建行之有效的、适合我国国情的 ROP 三级防治网。

三级防治网中的一级单位主要依托县、乡、镇医院、卫生院和妇幼保健院，主要依靠产科和新生儿科的医护人员，按照国家制定的筛查标准，告知家长并转诊符合筛查的患儿到上级医院进行眼病排查。二级单位由地、市、区医院和妇幼保健院的眼科承担，由经过培训的眼科医师对转诊来的符合筛查的患儿进行初步眼病检查，并做出合理的诊疗和双向转诊安排。对于无眼疾患儿转回一级单位，如需专科治疗或属疑难病例，转诊至三级单位，即全国性的 ROP 防治中心，以完成进一步的诊疗。一级单位的特点是分布广，主要完成告知和转诊工作，以不漏掉需要筛查的患儿为目标，无须特殊的技术人员和设备条件；二级单位需要经过培训的眼科医师，有一定的专病技能和设备条件即可胜任，主要工作为初筛以及简单病例的诊治和随访；三级单位则需要顶级的专家团队、多学科的协作和专门的仪器和设备，要求较高，能够完成复杂病例的诊断、治疗和随访工作。从目前我国新生儿出生率看，需要4～6 个全国性的三级中心，分布于全国的各大地区；每个中心城市和地级市应有多个二级单位，以能承担所辖区域转诊来的患儿的筛查工作；而一级单位遍布乡镇。各级单位之间密切合作，分工明确，可有效、合理地利用现有的医疗资源，完成我国 ROP 的防治任务。

（三）疾病预防策略的尝试

1 期 ROP 的预防包括减少对 VEGF 的抑制（出生时和送入 NICU 后限制用氧）、防治 EPO 的减少（早期短期补充外源性 EPO）、增加 IGF-1（最合适的营养）、补充 ω-3 脂肪酸（防止不足）以及预防高血糖。2 期 ROP 的预防策略包括减少过高的 VEGF（补充用氧预防低氧，输入红细胞纠正贫血，明适应）、减少过高的 EPO（避免外源性的 EPO）和 ω-3 脂肪酸（可能抑制 TNF-α）。对于3 期 ROP（不伴有附加病变）的干预包括使用维生

素 E 限制氧化应激。但确切的干预方法还需要随机临床试验提供信息，也需要评价干预的长期效果、毒副作用，对死亡率的影响以及对神经发育结局的长期影响。

（四）治疗存在的问题和前景

尽管近期研究表明抗 VEGF 治疗对严重 ROP 是一种有效的抗新生血管治疗，但长期视力缺陷、颜色分辨以及暗适应障碍仍是存在的问题。对于抗 VEGF 治疗的最佳剂量、应用时机、频度、远期疗效和药物的局部及全身安全性尚须进行长期的观察。

目前认为，限制组织氧减少氧中毒、补充营养、减少脂质过氧化维持膜的完整性、使用促红细胞生长因子和 / 或 IGF-1 等细胞保护生长因子可能有一定的治疗效果。但这些方法的疗效和安全性尚不确切，需要开发预防效果好和破坏性小的疗法。另外，粒细胞集落刺激因子和 JNK 信号通路抑制剂、基因治疗等也具有前景。除外药物和营养治疗，血管修复的细胞治疗方法有可能从使用干细胞的再生医学进展中脱颖而出。

（王雨生 张自峰 孙嘉星）

第三节 视网膜病近期国内外现状与进展方向

视网膜位于眼球壁的最内层，结构精细，功能复杂。目前，对部分严重影响视功能的视网膜疾病的病因、发病机制进行了大量基础和临床研究，在视网膜病的病因、发病机制和诊疗上成就显著。但仍有许多遗传性、先天性、变性性和增生性视网膜疾病的病因和发病机制尚未完全明了且无有效的治疗方法。随着现代医学科学技术的飞速发展，人们期待能尽快为此类疾病的及早干预和治疗提供新的途径。

一、遗传性视网膜病

遗传性疾病是指受精卵中的遗传物质异常或所携带的遗传信息异常所引起的子代性状异常。通常情况是精子和卵子里携带有致病基因，然后传给子女并引起发病，而且这些子女结婚后还会把病传给下一代。遗传性视网膜病变包括溶酶体异常、氨基酸代谢异常、有机酸代谢异常、脂

质代谢异常、过氧化物酶代谢异常、线粒体肌病等。目前该类疾病尚无有效的治疗方法，主要是支持疗法与对症处理。孕前的优生优育学咨询、检查，产前检查有利于预防该类疾病。基因替代疗法是未来该类疾病防治的突破点。

二、先天性视网膜病

先天性疾病是指出生前就有的病。孕妇接触环境有害因素，如农药、有机溶剂、重金属等化学品，或服用某些药物，或感染某些病菌，或过量暴露在各种射线下，甚至一些习惯爱好，如桑拿（蒸汽浴）和饮食癖好等，都可能引起胎儿先天异常，但不属于遗传疾病。视网膜的先天性异常包括视盘前血管襻、先天性视网膜血管异常、先天性视网膜皱襞、视网膜有髓鞘神经纤维、先天性视网膜色素上皮肥厚、黄斑缺损、黄斑异位、先天性脉络膜缺损等。目前先天性视网膜病尚无有效的治疗方法。眼科流行病学调查发现致病危险因素是防治该类疾病的突破点。建立新生儿视网膜病筛查制度是该类疾病早期诊断、早期治疗的基础。

三、变性性视网膜病

变性性视网膜病是指由于遗传、环境或年龄等因素引起视网膜退行性改变。包括视网膜色素变性、遗传性黄斑营养不良、斑点状视网膜病、视网膜劈裂症、周边视网膜变性、年龄相关性黄斑变性等。变性性视网膜病最终均可致盲。目前变性性视网膜病变尚无有效的治疗方法。

细胞移植治疗视网膜变性性疾病的研究已发展20余年。目前，将细胞移植入视网膜下腔的移植技术和器械已发展比较成熟。移植物能否在移植区存活并具有正常功能成为移植是否成功的关键。异体细胞移植由于移植排斥反应疗效不佳。自身细胞变性、功能丧失或减弱而不是理想的移植物。非视网膜来源的、可替代视网膜细胞功能的自体细胞是细胞移植治疗视网膜变性性疾病和视神经损伤的理想种子细胞，是近年视网膜变性性疾病和视神经损伤治疗的研究热点和焦点。干细胞有分化成多种组织的潜能，是体内组织细胞移植的新来源。细胞移植治疗视网膜变性性疾病面临的主要问题在于移植细胞的定向分化和功能重建。

近年来，人工视觉在视网膜变性患者中的应用初露端倪，人工视觉是指采用电子技术，向眼内或脑内植入集成电路芯片来帮助视网膜变性性疾病的失明者恢复视觉的方法。人工视觉的研究最早始于20世纪50年代，美国科学家Tassiker在视网膜下植入光敏硒电池，可产生光感。原发性视网膜色素变性研究发现即使感光细胞受到破坏，视网膜内层组织仍存在具有功能的神经细胞来传递和处理信息。人工视觉工作原理：一个安装于失明者眼镜框上的微型摄像机在摄取外界图像信息后，沿一条导线将信号传至安装在视网膜内表面的集成电路芯片上，后者由1个信号处理器和近100个由白金制成的盘状微电极组成。信号经处理后经微电极传递到视网膜内表面下层的神经细胞，并由后者完成余下的信号转导，直至抵达大脑皮层的视觉中枢，形成视觉。人工视觉的方法有两种：一种为"人工视网膜技术"，患者的视觉传导通路以及视觉中枢无功能性障碍，电子芯片只是替代视网膜完成光-电转换过程；另一种为"电刺激视觉中枢技术"，对视觉传导通路无特殊要求，因此有更广泛的应用前景。

人工视觉目前在视网膜变性性疾病应用中所面临的难题在于其生物相容性及视功能重建等问题：①植入人工视觉芯片的适应性，尤其是当眼球快速转动时，这种由硅制成的薄人工视觉芯片能否随视网膜的内表面一起运动而又不会划伤视网膜。②人工视觉芯片植入的目标是让失明患者看到的图像尽可能清晰。这就要求每个微电极要尽可能小，其传出电冲动的刺激范围尽可能集中，在单位面积里受到刺激的神经细胞数就要尽量多，所传递的信息就会更丰富，但问题是如何克服过于集中的电冲动产生的温度增高。③微电极与视网膜内表面接触点处的电冲动强度大小问题，已知接受电冲动的神经细胞位于视网膜内界膜下 $50\sim100\mu m$ 处。要穿越这段距离，电极传来的电冲动强度要足够大，才能保证下面的神经细胞被有效地激活，但这种电冲动会产生一定的热量。如果强度过大，很有可能会灼伤感光细胞。④大脑视皮层会接受植入芯片传来的信号，并把它们还原为图像信息而产生视觉。⑤这种植入人工视觉芯片能否长时间存留于眼内？体液内各种电解质成分对人工视觉芯片的长期侵蚀会对芯片产生什么影响？外来人工视觉芯片植入物长期存留的生物相容性及可能引起的感染。

（徐国兴）

第四节 视网膜血管阻塞的现状、难点及突破点

视网膜血管阻塞性疾病，包括视网膜动脉阻塞（retinal artery obstruction，RAO）和视网膜静脉阻塞（retinal vein obstruction，RVO），是临床上最常见的致盲眼病，与高血压、糖尿病、动脉硬化等全身性疾病关系密切。很多患者因此丧失视力，严重影响患者生活质量，对患者及其家庭乃至社会均造成极大的危害。近年来，随着眼科医疗设备和诊疗技术的提高，视网膜血管阻塞性疾病有了一些突破性的新疗法，给此类疾病的治疗带来新的曙光。

一、视网膜血管阻塞的现状

视网膜动脉阻塞（RAO）是致盲的常见眼病。视网膜动脉尤其是中央动脉阻塞是由于血管栓塞、血管痉挛、血管壁改变、血栓形成以及外部压迫血管等造成视网膜动脉血流中断，引起视网膜组织急性缺血缺氧、变性、坏死，患者视力严重受损。发病后若不及时治疗，终将导致失明。动物实验已证实，猴视网膜中央动脉阻塞100分钟，可引起视网膜神经细胞不可逆性损伤。临床上，这种血管性意外所产生的后果非常严重，是致盲的眼科急诊之一。在发病后的短时间内明确诊断，如果采取积极治疗措施，使视网膜血液供应再度恢复，视网膜神经细胞功能的恢复将成为可能。

视网膜静脉阻塞（RVO）多以眼底静脉充盈迂曲，视网膜出血、水肿、渗出为主要临床特点。视网膜静脉尤其是中央静脉阻塞是由于中央动脉硬化压迫静脉导致血流受阻、血液高黏度和血流动力学异常等造成内皮损伤、血栓形成、视网膜组织淤血、缺氧、变性、坏死、视网膜静脉迂曲、视网膜水肿，尤以后极部明显，严重者大片出血。由于动脉硬化、视网膜静脉血流中断，RVO发病不似RAO较急，患者多在病后较长一段时间，视力明显下降后就诊。且RVO一般病程较RAO长，特别是缺血型RVO患者常由于新生血管形成而失明。黄斑水肿（ME）和新生血管形成是本病视力丧失的主要原因。荧光素眼底血管造影（fundus fluorescein angiography，FFA）对于RVO的诊断具有重要意义，且还可以根据FFA影像上视网膜血流灌注程度不同将RVO分为缺血型与非缺血型，视网膜中央静脉阻塞（CRVO）无灌注区域面积大于等于10PD，视网膜分支静脉阻塞（BRVO）无灌注区域面积≥5PD即诊断为缺血型，非缺血型患者的预后好于缺血型患者，约30%的非缺血型患者可进展为缺血型，也有临床表现处于两者之间的病例。RVO主要治疗原则为减轻ME、预防新生血管性并发症。

二、视网膜血管阻塞治疗的难点及突破点

传统治疗如降低眼压、吸氧、扩张血管、纤溶制剂、抗凝等增加了血液灌注，并驱使栓子进入小血管，减轻视网膜缺血、缺氧，在一定程度上避免或缩小视网膜功能的损害，但疗效往往不甚理想。

（一）选择性动脉内溶栓

选择性动脉内溶栓的理论依据是：局部动脉内介入溶栓治疗视网膜血管血栓性阻塞，由于可以在受阻血管局部形成较高的药物浓度，减少了灌注药物的用药剂量，所以提高了疗效，降低了全身并发症的发生率。Beatty等对源于16项研究共100例选择性动脉内溶栓治疗文献进行荟萃分析，认为疗效优于保守治疗，但同时认为存在潜在的并发症。选择性动脉内溶栓尽量在发病48小时以内。但目前选择性动脉内溶栓仍不能完全避免严重的并发症，如偏瘫、高血压危象、出血等。且溶栓一般只适用于非感染性血栓引起的视网膜血管阻塞，对于其他原因引起的视网膜血管阻塞（脂肪栓塞、动脉粥样硬化斑块脱落、脓毒栓子、血管痉挛等）不仅无效，反而可以加重病情。RVO患者采用介入溶栓治疗，药物注入眼动脉，需要依靠外部压力和血流，经视网膜动脉、毛细血管网到达视网膜静脉，由于药物透过毛细血管网的情况很难确定，使得静脉血栓部位的药物浓度极不稳定，将会对溶栓效果造成一定影响。因而这种疗法尚不应被推荐为常规治疗方法。

（二）经玻璃体视网膜中央动脉插管术

由于 RAO 通常为物理阻塞所致，Tang 等设计了一种新的术式，即通过机械的方法直接将探针插入中央动脉管腔捣碎阻塞物，以解除血管阻塞，使之重新再通而恢复视网膜血流供应。这种方法避免了溶栓治疗中发生神经系统并发症的风险，并且可以用这种方法注入溶栓剂，使药物到达栓塞部位。然而这仅是个案报道，尚需更多研究证据来评价该手术的效果。

（三）经玻璃体微穿刺术

由于激光视网膜脉络膜吻合术成功率较低，结果难以预料，而且不适于治疗缺血性 CRVO。Fekrat 等提出经玻璃体微穿刺术诱发视网膜脉络膜静脉吻合治疗缺血性 CRVO。该方法切除玻璃体后在视网膜鼻侧，选择二级或三级分支静脉，微穿刺将视网膜静脉壁、RPE 细胞层、Bruch 膜和其下的脉络膜血管一起穿破。在完成玻璃体切割后，在主要视网膜静脉分支旁用显微玻璃体视网膜刀作一裂隙状视网膜和 Bruch 膜切开，取一小段 5/0 Mersilene 线置于静脉上，并将其放入切口以保持切口开放和促进吻合支形成，行切口周围眼内光凝和广泛视网膜光凝术（panrentinal photocoagulation，PRP）。虽然该方法成功率较激光治疗提高了一些，可提高患者视力并预防新生血管形成，但同样存在较多的并发症。

（四）高压氧治疗

高压氧近来也被用于视网膜血管阻塞治疗，其作用原理为：高压氧通过提高血氧含量、血氧分压和增加血氧弥散，使脉络膜、视网膜组织储氧量增加，可迅速改变或纠正眼底组织的缺氧状态。据报道，其疗效不一，Beiran 等发现高压氧治疗组与对照组（眼球按摩、噻吗洛尔滴眼、球后阻滞、前房穿刺）相比较，高压氧组有 80% 视力提高，而对照组仅有 30%，显示高压氧组优于对照组。然而 Aisenbrey 等的一项研究认为高压氧有益于视网膜分支动脉阻塞，而视网膜中央动脉阻塞则无效。

（五）视盘放射状切开术

2001 年，Opremcak 等首次提出一个崭新的概念，通过玻璃体手术途径行视盘放射状切开术（radial optic neurotomy，RON）治疗视网膜中央静脉阻塞（CRVO），将 CRVO 的治疗引入一个新的领域。视神经穿入眼球过程中与周围组织巩膜和筛板形成了一个解剖上独有的"瓶颈"样结构，视神经与视网膜中央静脉及视网膜中央动脉伴行，穿入眼球，整个视神经由眼球后进入巩膜处的直径为 3mm，而进入巩膜内达筛板巩膜环的直径仅为 1.5mm，为一明显的生理狭窄，筛板处有较多蜂窝状隔，当出现一些先天性解剖变异，如血管增粗、持续存在的视神经鞘、巩膜环的结缔组织和胶原增生及其他一些原因如动脉硬化等均可引起此处的压力增高，在有限的空间内增高的压力可使静脉管腔受压迫，从而导致 CRVO 的形成。基于上述这种可能的病理生理过程，RON 的成功标准是切开等量筛板和邻近巩膜组织，而不穿透眼球和视神经。RON 的并发症包括出血、脉络膜新生血管形成、虹膜新生血管形成、视网膜脱离、视野缺损等。但有些学者对此提出不同意见：首先，巩膜组织是刚性而非弹性结构，切开它并不能有效减压；另外，切断 Zinn-Hailer 动脉必定会影响视盘血供；再者，术后视力效果单纯用视力而非视野来评价疗效有失公允。虽然 RON 是一全新的治疗理念，但在临床工作中尚有许多问题需要进一步探讨。

（六）视网膜血管外膜切开术

视网膜分支静脉阻塞（BRVO）是由于动脉硬化和高血压病导致视网膜动脉压迫静脉，导致静脉内局部血流产生湍流现象，从而产生血管内皮细胞损害，促使血栓形成。血管内局部血流动力学的改变是血管内皮细胞损伤处发生静脉血栓所应具备的前提条件。近来的一项研究表明，视网膜静脉的病理改变不仅局限于动静脉交叉点处，还可向其远程发展和延续。在动静脉交叉点处远程静脉内也发现有血栓形成。由于视网膜动脉持续压迫静脉，视网膜血管再通视力恢复的效果及程度变得十分有限。对于视网膜动静脉交叉处的病理基础的研究结果正是采用血管外膜切开术治疗 BRVO 的理论基础。利用手术方法切开视网膜动静脉交叉处的血管外膜，解除动脉对静脉的压迫，有利于视网膜再灌注与改善视功能。视网膜血管外膜切开术治疗 BRVO 已取得一定效果。但动静脉之间粘连非常紧密，将动静脉鞘分开非常困难，手术有静脉壁出血、视网膜撕裂、视网膜脱离等并发症。目前经该手术治疗的总体病例数尚有限,其远期疗效及并发症尚待进一步临床观察加以证实,但它毕竟为眼科临床治疗 BRVO 提供了一种新的治疗思路和方法。

(七)激光治疗视网膜静脉阻塞

视网膜静脉阻塞(retinal vein obstruction,RVO)是常见的眼底疾病,其病因在老年人多是动脉硬化,青壮年发病者常与血管的炎症有关。本病常因视网膜水肿、渗出、出血,毛细血管闭塞、新生血管形成以及黄斑囊样水肿等造成视功能明显损害。严重者可引起玻璃体积血、牵引性视网膜脱离和新生血管性青光眼等严重并发症。对视网膜静脉阻塞患者进行恰当的光凝治疗,可以阻止病情进展,促进视功能恢复,减少或防止并发症的发生。

1. 激光治疗的目的和原理

(1)光凝使视网膜和脉络膜产生多数散在粘连,可使由于水肿而脱离的视网膜感觉层更靠近脉络膜毛细血管,从而得到丰富的血液供给。

(2)光凝斑在黄斑中心凹和受累视网膜之间形成一道屏障,以阻止毛细血管渗出的液体和出血进入黄斑中心凹,从而减少黄斑水肿和预防黄斑囊样水肿的形成。

(3)光凝使视网膜深层毛细血管闭塞,从而减少了由毛细血管渗漏所致的视网膜水肿。同时光凝减少了视网膜的细胞数量,因而其余的细胞就可从受损较少的循环中得到更多的营养,进行足够的氧合作用,从而减少因缺氧而产生新生血管的可能性。

(4)光凝封闭视网膜毛细血管无灌注区,减少因缺血、缺氧而产生的新生血管生长因子,以预防新生血管的形成。

(5)对已产生视网膜和/或视盘新生血管的病例,直接和间接光凝可使新生血管消失或缩小,从而减少玻璃体积血的发病率。

(6)已产生虹膜新生血管而眼压尚未增高者,可早期进行除黄斑区以外的广泛视网膜光凝,虹膜新生血管可消退,从而预防新生血管性青光眼的发生。

(7)已产生新生血管性青光眼者,如能看见眼底,广泛视网膜光凝仅能减轻部分病例的症状,如疼痛减轻、充血减退,但眼压仍高者视力亦无法挽回。

2. 激光治疗方法

(1)分支阻塞治疗:对于选择激光治疗的时机,不同学者看法不同。以往认为出血、水肿和渗出可以通过药物治疗促进吸收,一般等待发病后 4～6 个月再做激光治疗。有学者认为若等候时间太长,则黄斑可发生不可逆损害,此时再做激光治疗,视力也不会进步,因此当黄斑附近有大量毛细血管渗漏威胁黄斑中心凹时,应及时做激光治疗,以免长期水肿导致黄斑不可逆性损害。

1)氪红激光治疗:波长为 647.1nm 的氪红激光,它的优点是穿透力强,能穿过中等程度核硬化的晶状体,穿过轻度至中度的玻璃体积血,可以透过表浅的视网膜出血层,不被黄斑区的叶黄素吸收,还能穿过混浊的视网膜下积液。此种激光主要被视网膜色素上皮和脉络膜黑色素吸收,致使视网膜和脉络膜产生粘连,因此视网膜可从脉络膜得到更多的氧和营养。由于它不被视网膜表层出血吸收,因而不会破坏视网膜表层的神经纤维层,也不会使视网膜血管受损。很少产生视网膜前膜或加重视网膜玻璃体的牵拉。由于此种激光有这些优点,故可用于治疗视网膜静脉阻塞早期的患者。其缺点是可能有脉络膜出血的危险,并且不能用于停止光凝时导致的出血,故须注意使用合适的能量。

2)氩激光治疗:临床上用的氩激光为双色的蓝绿光,氩蓝激光波长为 488.0nm,氩绿波长为 514.5nm,现在也有用单纯氩绿激光。氩激光的优点是能被眼底黑色素吸收,被血液中的血红蛋白吸收,很少造成中心凹神经受损或视网膜内纤维形成,故适用于视网膜静脉阻塞出血已大部分吸收的病例和晚期封闭无灌注区和新生血管。不宜用于早期有大量新鲜表浅出血的病例,因为若激光能量过多被表浅出血吸收,不但损伤视神经纤维,尚可使内界膜收缩,以致视网膜前膜形成。氩蓝激光的缺点是剂量不足,穿透力差,能被硬化晶状体中的黄色素吸收,也能被玻璃体内积血吸收,故对于晶状体透明度差的老年患者,需用较大能量,或需随时调节能量,首先从小能量开始,观察视网膜的反应,以出现灰白色凝固斑为宜。用于视网膜静脉分支阻塞的患者做象限播散性光凝,沿受累静脉分布范围做激光治疗,治疗时注意避开侧支。所用功率周边部为 300～

500mW，光斑 300～500μm，时间 0.05～0.1s。靠近黄斑区减少能量，可用 200～300mW，光斑 50～100μm，时间 0.02～0.05s。

3）红宝石激光治疗：红宝石激光波长为694.3nm，光斑比氩激光束大，最小 70～100μm，可透过玻璃体积血和血管而不被吸收，故不易引起血管破裂性出血。适用于部分玻璃体积血的视网膜静脉阻塞患者。由于光斑较大，适用于周边象限光凝（不宜用于黄斑附近）。

4）577nm 黄激光治疗：波长为 577nm 的黄激光技术是一种微脉冲激光，该激光是阈值下577nm 波长黄激光重复的微脉冲叠加产生温和的视网膜辐射照度以降低温度升高的幅度，对视网膜损伤更小，577nm 黄激光能更好地被血红蛋白和黑色素吸收，比绿光和 561nm/568nm 的黄光散射更少，副作用更小。577nm 黄激光采用的微脉冲模式，已成为眼底视网膜静脉阻塞患者光凝时的一线选择。理论上，对视网膜血管直接作用的激光波长在 570nm 左右是最合适的，因为血红蛋白和氧合血红蛋白在此波长范围内都有最大吸收峰，同时，还可避免叶黄素被破坏。使用 577nm 波长激光进行视网膜静脉阻塞光凝的特点是：最高的氧合血红蛋白吸收率，最高的黑色素吸收率，晶状体核和黄斑色素包括叶黄素微乎其微的吸收，降低了光毒性，低散射，低功耗要求，以及更精确的可视化组织反应。同时，577nm 波长激光由于很高的血红蛋白吸收率，对于周围含黑色素较少的纤维血管组织作用明显，故适合治疗视网膜黄斑区微动脉瘤，以及视网膜静脉阻塞患者黄斑区视网膜下新生血管等病变。另外，在进行其他黄斑区之外的病变治疗中，安全性也较高。577nm 波长激光在视网膜神经纤维层的弥散很少，照射视网膜后炎症反应小，有利于保护激光光凝后的视功能。

（2）总干阻塞治疗：无论药物或激光治疗，视力恢复均不甚理想。激光光凝主要用于治疗黄斑水肿，以及进行广泛视网膜光凝以预防和减少虹膜红变和新生血管性青光眼。

早期，由于黄斑水肿威胁黄斑中心凹，可在无血管区之外作一马蹄形光凝斑，开口向鼻侧乳斑束，距中心凹 1～2PD 作光凝，形成一堤坝，以减轻黄斑水肿。能量应比周边部小，如用氩激光，可用 100～300mW，光斑 50～100μm，时间0.02～0.05s 为宜。对缺血型周边部和赤道部有大片无灌注区的患者，应早做广泛视网膜光凝封闭全部无灌注区，以预防虹膜红变和新生血管性青光眼。所用功率：周边可达 500～600mW，黄斑附近减少为 100～300mW；光斑大小：周边部500～1 000μm，后极部 100～200μm；光凝时间：周边部 0.05～0.1s，黄斑附近 0.02～0.05s。可做1 500～2 000 个光凝斑。光凝斑之间应有 0.5～1个光凝斑大小的间隔。每周 1～2 次；2～3 周内完成。

新生血管的治疗：新生血管与无灌注区面积大小关系密切。什么时候进行激光治疗比较合适？是等待新生血管出现之前或之后？各学者有不同的看法。美国视网膜静脉阻塞研究组调查认为无灌注区面积超过 5PD 有 41% 的病例产生新生血管，推荐一旦出现新生血管应立即作光凝。有资料表明，无灌注区面积大于 5～7PD 即有产生新生血管的危险，随着无灌注区面积增大，产生新生血管的危险性也增高，当无灌注区和视盘比值大于 30 时，82.6% 的病例可产生新生血管，故不必等待出现新生血管后再做激光。而需视无灌注区面积大小而定，如果无灌注区与视盘面积比值大于 30，应做激光封闭无灌注区，以减少视网膜缺血诱发新生血管因子形成。总干阻塞应比分支阻塞更早做治疗。如果无灌注区与视盘面积比值在 10～20，应严密观察，定期做荧光造影，一旦发现无灌注区面积增大，或在无灌注区边界出现新生血管芽时应立即进行象限光凝。当已出现新生血管时，应立即进行间接和 / 或直接光凝，封闭所有无灌注区和新生血管，直达视网膜周边部，所用功率（氩激光）为 300～500mW，光斑300～500μm，时间 0.05～0.1s，术毕 2 周后复查，1～2 个月后可再次做荧光造影。一般情况下，小的新生血管，1 次激光治疗即可消失。如未消退可再次做激光补充封闭。新生血管大多数于 2～3 个月后逐渐萎缩、消退。也有的新生血管长得很粗大，并有其营养动脉和输出静脉，对这种新生血管可同时用直接和间接激光治疗。首先在营养动脉周围进行光凝，使管径狭窄直至闭锁，不能先光凝引流静脉，否则易引起出血。比较大的新生血管常需 3 次甚至 4 次激光治疗始能消退。

（八）视网膜静脉阻塞并发黄斑水肿

视网膜静脉阻塞（RVO）是一种常见的高致盲性视网膜血管疾病，其影响患者视力主要的并发症为黄斑水肿（macular edema，ME），现认为ME产生的原因为血管闭塞后压力升高，导致液体穿过血管壁渗出至相邻的视网膜组织中；受损静脉的内皮细胞可能诱发视网膜微血管系统的慢性炎症、增加炎性介质使得血-视网膜屏障障碍，最终导致ME。长期并发囊样黄斑水肿可导致黄斑发生退行性改变、色素增生等损害，中心视力将产生不可逆性受损。以往RVO继发ME的主要治疗方式是激光光凝疗法，但研究也发现部分患者经激光治疗后未见明显疗效，也可能出现一定的视力下降。随着对RVO发病机制研究的进一步深入，曲安奈德（TA）等糖皮质激素玻璃体腔注射或者后眼球筋膜鞘（Tenon囊）下注射，康柏西普、雷珠单抗、贝伐珠单抗、阿柏西普等抗血管内皮生长因子药物玻璃体腔注射，以及玻璃体视网膜手术治疗逐渐成为RVO继发ME治疗的主要研究方向。

（1）糖皮质激素治疗RVO-ME：糖皮质激素具有强大的抗炎、抑制细胞增生以及抗新生血管生成的作用，故能减轻ME。已有大量研究结果表明，糖皮质激素治疗RVO-ME具有良好的效果。

TA是一种长效的脂溶性糖皮质激素，目前临床上多采用玻璃体腔注射TA的方式治疗ME，剂量为4mg；重复注射间隔3～6个月。研究表明，TA一方面通过减少前列腺素的生成，降低血管的通透性，另一方面同时下调VEGF水平，减轻血-视网膜屏障的破坏，促进渗出吸收，从而达到治疗ME的目的。玻璃体腔注射TA治疗ME的疗效已经得到了肯定，但仍然存在一定风险，如眼压升高、继发性白内障、视网膜脱离及视网膜毒性反应等，其中前两者是最重要的并发症。

地塞米松缓释植入物（ozurdex）是一种新型的生物降解缓释剂，克服了眼部给药屏障，还延长了地塞米松在眼内作用的持续时间。一项GENEVA研究对1 256例RVO-ME患者进行了为期1年的随访观察，结果显示0.7mg ozurdex玻璃体腔单次注射治疗后2个月视力提高最明显（平均提高10.6个字母数），之后逐渐下降，药效长达6个月，但治疗6个月后再次进行ozurdex治疗，视力仍可继续提高且少有并发症发生，提示玻璃体腔内单次或重复注射ozurdex治疗RVO-ME安全且有效。

（2）抗VEGF药物治疗RVO-ME：RVO-ME患者玻璃体腔内、房水中的血管内皮生长因子（VEGF）浓度较正常人高，且VEGF已被证实与RVO-ME的发生及发展有密切关系。研究发现，可溶性血管内皮生长因子受体1（soluble vascular endothelial growth factor receptor-1，sVEGFR-1）能影响血管的通透性，从而诱发炎症反应，促使ME产生，而房水中以及玻璃体内的sVEGFR-2含量与ME的严重程度并无明显的相关关系。因此，RVO-ME主要受sVEGFR-1而非sVEGFR-2的影响。Noma等研究发现，伴视网膜缺血的CRVO患者房水中sVEGFR-1、VEGF、胎盘样生长因子、单核细胞趋化蛋白1、白细胞介素（interleukelin，IL）-6和IL-8含量均较不伴视网膜缺血的患者高，而sVEGFR-2、重组人血小板衍生生长因子AA、可溶性细胞间黏附分子1、IL-12和IL-13在两者中则无明显差别。此外，研究也发现高血压病程的长短与各种因子的水平也并无关联性。抗VEGF药物已成为近年来治疗RVO的研究热点，目前应用于RVO-ME患者治疗的抗VEGF药物主要有雷珠单抗、贝伐珠单抗和康柏西普等。

雷珠单抗是一种重组的人源化单克隆抗体，主要通过中和VEGF-A亚型的生物活性，抑制VEGF-A与其受体VEGFR-1和VEGFR-2结合起作用。BRAVO研究显示，在治疗后12个月，雷珠单抗0.3mg治疗组、雷珠单抗0.5mg治疗组与空白对照组患者中心视力分别提高16.6、18.3和7.3个字符。CRUISE研究显示，在治疗后12个月，雷珠单抗0.3mg治疗组、雷珠单抗0.5mg治疗组与空白对照组患者中心视力分别提高12.7、14.9和0.8个字符。另外，这两项研究中黄斑中心视网膜厚度（CMT）亦有所降低，应用雷珠单抗治疗的两组患者CMT下降更为显著。应用雷珠单抗治疗的患者，中心视力以及黄斑中心凹的结构能够得到更好的恢复。贝伐珠单抗是一种人源化的全长VEGF单克隆抗体，能够与体内各种VEGF亚型结合，抑制其作用。已有大量研究证实，玻璃体腔注射贝伐珠单抗能提高RVO-ME

患者的视力，降低患者的 CMT。但贝伐珠单抗的作用时间较短，大部分患者亦需要重复注射治疗。阿柏西普是新一代抗 VEGF 药物，一种全人源融合蛋白，由 VEGFR1 与 VEGFR2 组成，可与各种形式 VEGF-A 及 PIGF 结合，即可直接或间接作用于 VEGF 家族所有成员，达到减少新生血管形成、降低血管通透性的目的。Pfau 等对 13 例 CRVO-ME 的患者进行了一项研究，这些患者之前均进行过 48 个月的玻璃体腔内注射贝伐珠单抗或者雷珠单抗治疗，采用 1＋PRN（单次注射后改用按需治疗方案）的治疗方案，重复注射时间间隔需不小于 6 周。48 个月后改为应用阿柏西普治疗，同样采用 1＋PRN 的治疗方案，在随后 1 年的随访期间，患者 BCVA、CMT 均有改善，并且重复注射时间、无复发时间均较前延长，说明阿柏西普可能较贝伐珠单抗、雷珠单抗作用更强、更持久。

康柏西普是我国自主研发的一种新型可溶性重组 VEGFR 蛋白，结合区域包括 VEGFR1 中的免疫球蛋白样区域 2、VEGFR2 中的免疫球蛋白样区域 3 和 4，以及人免疫球蛋白 Fc 片段、免疫球蛋白 G1，具有多靶点、亲和力强、作用时间长等特点。临床应用康柏西普治疗湿性年龄相关性黄斑变性（wARMD）具有较好的疗效和安全性。有研究显示，康柏西普＋激光组治疗后视力提高及稳定眼数明显高于激光组；不同随访时间的平均 CMT 也较激光组显著降低。康柏西普＋激光组与曲安奈德＋激光组仅在 3 个月时 CMT 差异有统计学意义，说明此时康柏西普联合激光光凝治疗能更强地促进水肿吸收，在随访过程中，康柏西普＋激光组未见眼部及全身的不良反应发生。

（3）联合治疗 RVO-ME：由于 RVO 是一个需要长期随访的视网膜血管疾病，尽管对于 RVO-ME 玻璃体腔内注射抗血管内皮生长因子（VEGF）药物，可以明显提高患者的视力预后。但即便如此，使用抗 VEGF 单药治疗仍不完美，一些患者会表现出对抗 VEGF 治疗的抗药性。根据 RVO 的分型（缺血型和非缺血型）和 RVO 的严重程度，不少患者需要进行激素、抗 VEGF 治疗、眼底激光或联合治疗，其中重要的治愈标准是黄斑水肿的缓解。临床常用联合治疗 RVO-ME，如抗 VEGF 药物联合周边视网膜激光光凝、玻璃体腔

注射地塞米松缓释植入物（ozurdex）联合周边视网膜激光光凝、抗 VEGF 药物联合玻璃体腔注射 ozurdex 等。联合治疗较单一疗法能获得更好的视力预后，并且能在一定程度上减少单一用药的剂量及注射次数，降低出现并发症的风险。

另外，有研究认为，抗 VEGF 消除 ME 的最佳时间是 1～2 周，故在此期间联合激光光凝治疗效果最优。但对于各种治疗方法的联合模式、剂量设计、治疗顺序及间隔时间，迄今仍缺乏大样本、长时间随访和多中心、前瞻性的随机对照研究，故需进一步深入临床研究以筛选最佳联合治疗方案。

（九）激光诱导脉络膜视网膜静脉吻合术

研究发现，视网膜中央静脉阻塞患者中，无脉络膜视网膜静脉吻合支（chorioretinal venous anastomosis，CRVA）者发生眼前段新生血管（anterior segment neovascularization，ASN）的概率是有 CRVA 者的 25 倍。CRVA 能使视网膜血流保持通畅，保护性地防止 ASN 形成。通过建立脉络膜视网膜静脉吻合支，开辟新的通道使受阻的静脉血流避开阻塞部位，直接经脉络膜流出，可以缓解视网膜静脉阻塞，减轻黄斑水肿和预防视网膜缺血性变化。通常视网膜静脉压力较脉络膜略高，这种压力梯度在视网膜静脉阻塞时更明显，使建立 CRVA 成为可能。RVO 引起视网膜循环压力增高，而脉络膜循环的压力相对较低。激光诱导脉络膜视网膜静脉吻合术的基本原理是用激光光凝的方法在视网膜分支静脉旁同时将视网膜静脉、视网膜色素上皮（RPE）和 Bruch 膜穿破，从而使淤滞的血液绕过 RVO 处引流到脉络膜内，从而减轻或消除 CRVO 造成的静脉回流障碍及由此引起的一系列眼底损害，患者视功能得到改善。该方法成功率仅占 38%～67%，并能引起较严重的并发症，故在临床上不能普遍展开。Leonard 等报道应用改良的激光诱导脉络膜视网膜静脉吻合术后，成功率大大提高。此法的最大优势就是避免静脉壁的破裂。激光位点选择接近静脉但不在静脉上，也不在静脉缘，避免击破静脉壁。激光处看到脉络膜液泡提示 Bruch 膜被击穿。术毕每个月复查，功能性吻合未建立者，再进行激光吻合，直到至少有一个功能性吻合建立。另外，对于 RVO 伴有玻璃体牵拉或者后皮质增厚的患

者,可考虑行玻璃体切割术,手术切除玻璃体后皮质,剥除黄斑前膜甚至内界膜,有助于 ME 减退,从而改善视力。

三、展望

目前有关视网膜血管阻塞性疾病的治疗方法有很多新挑战,许多新疗法尚需大规模、多中心、随机对照临床试验研究和长期随访观察。因此,对于治疗中的相关问题仍是挑战的核心,每一种新的治疗方法都须进一步科学、谨慎地探讨和观察随访,以确保视网膜血管阻塞性疾病的治疗更加安全和有效。

(徐国兴 徐国焱)

第五节 视网膜移植的国内外现状、难点及突破点

视网膜变性性疾病是当前眼科面临的一个难题,其中以年龄相关性黄斑变性(ARMD)和视网膜色素变性(RP)最具代表性。尽管光动力疗法及抗 VEGF 治疗在湿性 ARMD 治疗方面取得了显著疗效,当前对于干性 ARMD 及 RP 仍然缺乏有效的治疗手段。因此,寻求可以替代变性视网膜组织或细胞的视网膜移植成为当前研究的一个热点。视网膜移植涉及组织工程、基因工程、细胞生物学、眼科学等多学科交叉的内容。目前,视网膜移植的目标移植物包括视网膜组织,自体或异体来源细胞,如视网膜色素上皮(RPE)细胞、虹膜色素上皮(IPE)细胞、视网膜干细胞(RSC)、胚胎干细胞(ESC)、诱导多能干细胞(iPSC)、间充质干细胞(MSC)等,各种移植物植入视网膜后效果各异,移植物的存活、移植物与宿主视网膜的整合及移植后视网膜功能变化成为关注的焦点。

一、视网膜组织移植

虽然组织存活是视网膜组织移植的一大难点,但是移植的组织可以提供完整的视网膜结构。这种完整的组织结构可能有助于病变视网膜的功能维持,移植后相对完整的视网膜结构也有利于维持视网膜的微环境稳定。因此,组织移植在一定程度上具有其优越性。

视网膜组织移植采用的移植物包括全层视网膜、视网膜色素上皮-脉络膜复合体等。为探讨在 RP 及 ARMD 的低视力患者眼内移植视网膜的有效性及安全性,Radtke 等开展了一组 II 期临床试验。移植物为取自 10~15 周人工流产后胚胎眼内的全层视网膜,面积 3.5mm^2,经由鼻上象限视网膜切开植入中央部视网膜下。移植后在切口与移植物周边行激光光凝固定,并填充硅油。彩色图像变换功能测定显示移植物与宿主建立了有效的突触连接,另外约 70% 患者获得了视功能改善。植片植入可能活化 Müller 细胞,促使移植物与宿主间的突触建立,当然这种功能改善也可能不是移植物作为功能组织的直接作用,而是通过移植物自身的营养作用来挽救病变光感受器细胞。值得一提的是,移植物植入并没有导致明显的免疫反应,即便是在术后 5 年,也没有发现如囊样黄斑水肿等排斥症状。

血-视网膜屏障及胚胎来源的组织可以有效降低排斥反应,但是异基因来源的移植物仍然存在移植失败的风险。此外胚胎来源的视网膜组织移植还存在伦理问题。一些研究则尝试了采用自体组织的移植方法,如黄斑转位、视网膜色素上皮-脉络膜复合体移植等。该移植方法多用于脉络膜新生血管所致的湿性 ARMD。选用的自体组织植片包含了色素上皮层、脉络膜毛细血管及其间质。移植过程涉及颞侧 180°视网膜切开、黄斑区 CNV 切除、植片复合体的获取。将获取的植片植入黄斑中心凹下,以激光光凝及硅油填充固定植片。一项关于比较黄斑转位术与自体 RPE-脉络膜复合体移植的回顾性研究显示,尽管自体 RPE-脉络膜复合体移植可以抑制黄斑下新生血管,在视力维持方面自体 RPE-脉络膜复合体移植较黄斑转位术并没有表现出明显的优越性。相反,接受黄斑转位术的患者在超过 3 年的随访中,其视力得到了更有效的维持。其原因可能与自体 RPE-脉络膜复合体移植造成的光感受器细胞与 RPE 间的自然结构破坏,植片复合体中的 RPE 为赤道部来源与黄斑区 RPE 存在较大差异,植片复合体未能改善黄斑区缺血实现代谢平衡等因素有关。在黄斑转位术中由于转位的黄斑是附有 RPE 的且 45°转位后的黄斑位于原旁黄斑区,则不存在上述问题。因此,可能更有助于视力的维持。

二、细胞替代疗法的移植问题

由于 ARMD、RP 都存在着 RPE 变性的共同特征，RPE 变性导致视网膜代谢失衡引起光感受器细胞死亡。因此，部分研究试图通过植入 RPE 或 IPE 来实现色素上皮层功能的恢复。IPE 与 RPE 具有相同的胚胎发育来源，因此 IPE 移植可能有助于色素上皮层结构重建与功能的恢复；另外 IPE 取材相对丰富，可实现自体移植，具有无排斥反应的优点。当然，对于遗传性因素所致的 RPE 变性，采用自体细胞移植可能同样存在着移植后细胞变性、存活率低、不能替代 RPE 功能的可能性。动物实验表明 IPE 移植没有严重的不良反应，细胞移植后可以表达一些保护性因子，刺激光感受器细胞再生。因此，IPE 有望成为一种外源性基因载体，用以刺激光感受器细胞再生。

（一）RPE 移植治疗视网膜色素变性

RPE 移植可以直接替代病变细胞，恢复 RPE 功能。采用外源性 RPE 移植不存在遗传学因素所致的移植后 RPE 变性问题，但外源性细胞移植后可能的免疫排斥却是需要关注的问题。自体 RPE 移植可以作为抗 VEGF 治疗无效或手术切除 CNV 后的一项可供选择的治疗方法。一项研究在鼻侧睫状体扁平部行玻璃体切除后，通过液体注射形成的局部小泡制造医源性视网膜脱离，并吸取 RPE 细胞制备细胞悬液；该细胞悬液在 CNV 切除后被重新植入黄斑下，利用激光光凝及硅油填充进行固定。尽管在术后 1 年随访中，有 80% 湿性 ARMD 患者及 68% 视网膜血管瘤增殖患者的视力得到了维持或改善，RPE 移植的长期效果却不尽如人意。植入细胞形成的多层结构由于缺乏足够细胞基质而无法在受损的 Bruch 膜上有效的生长，植入细胞也无法很好地黏附于视网膜外层，因而妨碍了细胞发挥其吞噬功能。鉴于此，有研究设想通过合成具有生物兼容性的人工材料以模拟 Bruch 膜，为植入 RPE 细胞提供一个生长与分化的平台。结果显示种植于具有亲水及透气性的脱氟四氟化烯多聚物上的 RPE 可以得到良好的分化，形成单层细胞结构并具备光感受器细胞外节吞噬功能。技术上的进展为 RPE 移植提供了可能，但是目前在湿性 ARMD 中的 RPE 移植术后视功能恢复效果却不及抗 VEGF 治疗，

另外移植本身可能导致的并发症，如增生性玻璃体视网膜病变及眼底出血等也限制了其应用。

RP 是一组以进行性感光细胞及 RPE 功能丧失为共同表现的遗传性视网膜变性性疾病，它由不同的遗传和生化缺陷引起，各种 RP 疾病相关基因不同，其病理生化机制也各异，故治疗方法应有特异性和针对性，由于 RPE 移植从细胞水平治疗 RP，故具有比基因治疗更普遍的适用性。

Kim 等首先在动物模型中应用此法获得成功。将孕 10～16 周人胚胎眼球分离的 RPE 细胞移植到免疫抑制的 RCS 大鼠视网膜下间隙，4 周后发现存活的视网膜外层光感受器细胞（PRC）显著增多，证明移植的人胚胎 RPE 能促进遗传性视网膜变性动物模型的 PRC 存活。最近 Haruta 等的研究显示，移植 RPE 后的 RCS 鼠中根据植入的部位不同可在上丘特定的部位检测到视觉反应，说明移植可保存大脑的视觉反应，如果能从根本上证明这种保护作用是移植物与宿主的突触联系加强的结果，则将是用于治疗 RP 的最有力证据。RPE 细胞移植治疗 RP 的主要目的是恢复变性 RPE 的功能或分化为视网膜细胞或产生细胞营养因子。

近年国内有学者探索用内路法进行同种异体兔 RPE 视网膜下腔的移植，将青紫蓝家兔 RPE 体外传代培养的第 3 代细胞悬液 20μl 移植入白色家兔的视网膜下间隙。术后 4 周视网膜下间隙可见供体 RPE 细胞，电镜观察证实存活的供体 RPE 仍具有合成色素的功能。我们在体外获取中国恒河猴 RPE 经传代培养至第 3 代，用 5- 溴脱氧尿嘧啶标记后经外路将供体 RPE 移植到受体恒河猴视网膜下腔，用光镜和电镜观察移植细胞的存活情况。结果显示供体细胞在受体视网膜下腔形成有极性的单细胞层，贴附于 Bruch 膜上，并形成微绒毛和基底内褶，细胞内可见吞噬体，证实外路法是一种可行的 RPE 移植方法，移植后的细胞可存活并可能恢复正常的超微结构和电生理功能。进一步进行了人 RPE 移植治疗原发性 RP 的效果观察。采用眼杯消化法获取高纯度、高活力的 RPE 用于移植，采用外路法将 RPE 细胞悬液移植入 RP 眼的视网膜下腔 2 例。结果发现眼杯消化法获取的 RPE 细胞角蛋白 18 免疫组化细胞鉴定染色阳性细胞率为 100%。RPE 移植术后

3 个月患者视力略有提高，眼底移植区色素沉着减少，未见渗出、出血、视网膜平复。术后多焦视网膜电描记术（ERG）显示移植区 P1 波平均反应密度上升，术后 3 个月随访患者诉视物较前清楚，以夜晚明显，术眼视力由术前 20cm 手动改善为术后 30cm 数指。说明眼杯消化法是体外快速获取大量高纯度、高活力 RPE 细胞用于移植的好方法。RPE 移植将为 RP 患者提供一个新的治疗途径。

（二）自体虹膜色素上皮细胞移植治疗视网膜色素变性

IPE 在解剖学上与睫状上皮及 RPE 相连续，且 IPE 与 RPE 具有相同的胚胎发育起源。IPE 在形态结构与 RPE 细胞有很多相似之处，具有许多与 RPE 相同的生理功能，如屏障功能、吞噬功能等。此外，IPE 和 RPE 中 94% 细胞因子的 mRNA 表达无定性或定量的区别，说明在适当条件下 IPE 细胞能够完成 RPE 细胞的功能。IPE 细胞具有维生素 A 及其衍生物转运的物质基础，可能具有与 RPE 相似的维生素 A 转运功能。一定条件下 IPE 和 RPE 可以转化为晶状体上皮细胞、神经视网膜细胞等。在视网膜下腔 IPE 还有可能转化为 RPE。因此，人们设想用自体 IPE 来替代病变的 RPE，既达到治疗疾病的目的，又可避免同种异体免疫排斥反应。但 IPE 吞噬光感受器外节膜盘、降解外节膜盘弱于 RPE，导致大量的脂褐质积聚在细胞内。增殖能力不及 RPE，不具备视黄醛代谢功能，不能产生视循环中重要的介质 11-顺-视黄醛。而且它的细胞呈圆形，没有极性，对光感受器的挽救作用不如 RPE。IPE 细胞移植到视网膜下腔可以阻止视网膜下新生血管的重新形成，但对于患者的视功能尚未达到令人满意的治疗效果。我们观察了 1 例自体 IPE 移植治疗 RP 的效果。采用酶-机械分离-酶消化法获取高纯度、高活力的 IPE 用于移植，采用外路法将 IPE 细胞悬液移植入视网膜下腔。结果显示 IPE 移植术后患者眼底移植区色素沉着减少，未见渗出、出血、视网膜平复，视力从 0.15 提高至术后 2 周时的 0.2。多焦 ERG 显示移植区 P1 波平均反应密度上升。由于 RP 病变范围较 ARMD 大，常为整个眼底，故移植范围要求也扩大，这在目前技术水平下限制了其临床治疗应用。

（三）RPE 移植治疗年龄相关性黄斑变性

迄今为止，对 ARMD 仍无特效药物和根本性预防措施。多数人认为仅表现为单纯浆液性色素上皮脱离的 ARMD 不需要处理，对于有脉络膜新生血管或盘状瘢痕的 ARMD，手术切除新生血管的同时 RPE 细胞也被切除，形成一 RPE 缺损区，Bruch 膜裸露，周围的 RPE 再生能力低，不能修复此区域，致使中心视力不可逆损失。对此可通过 RPE 移植来重建黄斑区视网膜下正常解剖结构和生理功能，为中心凹光感受器提供适宜的支持和营养，并可阻止中心凹下脉络膜毛细血管的萎缩。Gouras 等对湿性 ARMD 患者黄斑下的瘢痕手术切除后，进行自体或同种异体 RPE 移植。术后 14 个月，用自体带蒂 RPE 植片的视力为 0.05（术前为眼前指数），移植的色素上皮细胞固定；同种异体植片的患者在术后 10 个月出现黄斑下纤维膜形成，视力无提高。Kaplan 等对所实施的 16 例移植患者随访 24～38 个月，在不用免疫抑制剂的情况下，75% 同种异体 RPE 移植发生免疫排斥反应，主要是湿性 ARMD 患者，可能是由于血-视网膜屏障损害而发生了慢性排斥反应。此研究中 3 个月内所有新生血管型 ARMD 患者均发生排斥，而在干性 ARMD 中移植后视力可维持 6～12 个月。另外，病变的 Bruch 膜也会影响 RPE 的黏附进而影响移植效果，移植过程中将外层视网膜 180° 折叠后植入 RPE 细胞，人为造成一个缺血再灌注过程，导致氧自由基的产生，损伤组织可能也影响 RPE 移植效果。

移植术后的主要并发症为囊样黄斑水肿，可能与免疫排斥有关，表现为移植处视功能消失、发生渗出性反应、荧光渗漏和脱色素等，超微结构观察可见淋巴细胞、中性粒细胞和巨噬细胞浸润，RPE 被吞噬分解，细胞数量减少，细胞质内的色素颗粒被释放分解而弥散在视网膜下腔，感光细胞排列紊乱并有变性坏死。鉴于视网膜下腔的有限免疫赦免，人们正努力寻求更符合生理状态、更科学合理的移植方法来提高治疗效果，Machemer 等报道了 3 例 ARMD 患者施行黄斑转位术，目的是通过手术方法将未丧失功能的黄斑区视网膜神经层转移位置并重新附着到健康的色素上皮-玻璃膜-脉络膜毛细血管复合体上，以避免中心视力损失，但术后并发症多，黄斑再定位技术复杂,长期效果有待评价。

(四)干细胞治疗

干细胞是实现光感受器细胞、RPE及神经节细胞替代治疗较有前景的细胞来源,其中RSC主要存在于视网膜周边区域,可以分化为包括光感受器细胞在内的多种视网膜神经上皮层细胞。在视网膜下腔移植RSC可以发现细胞能够存活并移行和整合入视网膜分化为多种视网膜细胞,包括光感受器细胞。研究发现取自年轻供体的RSC较年长供体的细胞具有更强的整合能力,同样损伤个体内移植的RSC也较正常个体移植的RSC表现出更优越的宿主整合能力。尽管RSC可以经过多次扩增,其细胞来源仍然比较缺乏,目前RSC尚停留于实验室研究阶段。随着ESC研究进展的深入,目前已经能够采用ESC诱导分化为RSC。体外研究表明ESC来源的RSC可以分化为几乎所有的视网膜细胞种类,此外,在3D培养体系它还可以形成视网膜的3D结构。动物模型的体内移植研究也表明,ESC来源的RSC移植可以表达分化后视网膜细胞标志物并且有助于视功能的维持。来自ACT(美国某细胞公司)的研究人员已经启动了一项ESC体内移植的Ⅰ/Ⅱ期临床试验。该研究旨在为ARMD及眼底黄色斑点症(Stargardt病)患者眼内移植由ESC分化而来的RPE并探讨移植的安全性及患者对移植的耐受性。研究初期采用的低剂量细胞(50 000个)移植表明患者对该剂量细胞移植具有良好的耐受度。尽管ESC移植具有广泛的应用前景,ESC来源的伦理问题及移植细胞潜在的致瘤作用使其应用受到了一定程度上的限制。

(五)通过导入*Oct3/4*、*Sox2*、*c-Myc*及*Klf4*四个基因可以实现成体细胞重新诱导成为多能干细胞

iPSC具备了几乎ESC所具备的各种分化潜能,包括向各种视网膜细胞分化的能力。iPSC来源的RPE细胞移植可以整合入视网膜外层并挽救受损动物模型的视觉功能。虽然iPSC在诱导形成视网膜前体细胞的效率方面不如ESC,但是诱导iPSC来源的RSC分化成光感受器前体细胞的方法已经比较成熟。诱导后的光感受器前体细胞可以有效植入视网膜内分化为视锥、视杆细胞。有研究表明iPSC的供体来源可能影响到其表观遗传及分化能力。利用这一特点选择视网膜来源的细胞进行编程可能有助于iPSC的视网膜内整合与分化。当然,iPSC同样也面临着致瘤问题。

(六)广泛存在于间质组织的间充质干细胞

MSC是目前视网膜移植中较受关注的细胞。早期的研究显示MSC可以分化为包括视网膜各类细胞在内的多个胚层细胞。我们通过体外添加一些细胞因子可以实现骨髓间充质干细胞(bone mesenchymal stem cells,BMSC)表达光感受器细胞、RPE及神经节细胞的标志物,一些细胞甚至具备了成熟感光细胞的功能。利用MSC分化为视网膜细胞可以解决干细胞来源问题及ESC等研究的伦理问题。此外,MSC还被应用于免疫调节领域,MSC视网膜内移植后可以发挥调节宿主微环境的作用,有利于加速视网膜的自身修复,这有望成为MSC在视网膜移植应用的新切入点。

(七)视网膜移植术中的基因治疗

基因转导修饰细胞移植是一种有效的基因治疗手段,将一些基因直接导入移植的视网膜片或视网膜细胞中,然后通过移植导入宿主达到治疗某些遗传病的目的。基因治疗属于病因治疗,但存在生物安全性及操作复杂等问题的困扰,目前仍处于动物实验阶段。①致病相关基因修饰的色素上皮细胞移植:以RPE/IPE细胞为载体携带正常的基因来替代致病基因或补充缺失基因,或者基因敲除、基因沉默,但能发挥对移植细胞光感受器的挽救作用及改善视网膜基质微环境,而且从分子遗传学的角度达到治疗目的,是有潜力的治疗手段。②神经营养因子修饰的色素上皮细胞移植:近年来,人们将神经营养因子(如BDNF/HGF等)转染到体外培养的RPE/IPE细胞中,发现转染后的神经营养因子能在活体外和活体内RPE/IPE细胞中高水平、持续表达,在体内达到移植目的的同时重建视网膜发育微环境,既促进移植细胞的成活,又增强了移植细胞与受体视网膜的突触联系,发挥对受体视网膜的长期保护作用。

(八)脉络膜新生血管剥除术联合自体RPE/IPE移植

黄斑中心凹下剥除脉络膜新生血管膜是目前治疗湿性老年性黄斑变性的一种新方法,但术中RPE的损伤和丧失导致光感受器的损伤凋亡,严

重影响术后的视功能恢复。Binder 等对 ARMD 患者 39 眼实施中心凹下剥除新生血管膜同时联合自体 RPE 细胞移植术,对照组 14 眼单纯行剥膜术,结果显示前者术后视力提高≥2 行者为 53.8%,对照组为 21.1%,多焦 ERG 较后者提高。因此,RPE/IPE 移植可作为湿性 ARMD 视网膜下新生血管膜切除术的辅助方法。

(九)带 RPE 的视网膜片移植或感光细胞联合移植

带 RPE 细胞的视网膜片移植仍处于实验研究阶段,移植后附着到基底层的 RPE 防止其凋亡和特殊形态的消失,对保持其正常的功能具有重要意义。

(十)微球培养

用各种固定培养基的三维细胞培养体系为长期生存能力和供体细胞功能提供了新的可能性。在三维微载体中,被培养的细胞分布在外层表面和微粒体内。与单层状态相比,三维载体中产生了多细胞的接触,因此更容易增殖和扩散。

(十一)羊膜视网膜色素上皮片

因为羊膜具有营养和支持功能,在很多移植手术中用作移植载体。研究发现,羊膜能够支持移植于视网膜下腔的 RPE 形成单层,并具有正常的极性。但是要确定羊膜培养的 RPE 在视网膜下腔具有生存和发育能力,尚需进一步研究。

(十二)干细胞在 RPE 移植的临床应用

由于供体缺乏、移植免疫等问题,RPE 等视网膜移植在临床上的应用发展较慢。随着生物科学领域的发展,干细胞移植作为视网膜疾病的再生性疗法也成为研究的焦点。其中,人胚胎干细胞(human embryonic stem cells, hESCs)在培养过程中可无限扩增并具有多向分化潜能。在适当的培养条件下,ESCs 可被诱导分化成包括三个胚层几乎所有类型的细胞。目前,将 ESCs 体外诱导分化成 RPE 进行视网膜移植的研究已经取得了可喜的成果。因此,将 ESCs 体外诱导分化成 RPE 可作为视网膜移植的一个无限的供体来源,在视网膜移植中有广阔的应用前景。

三、视网膜移植的难点

视网膜移植成功的基本条件是:①移植视网膜细胞在受体中存活;②可与受体视网膜建立突触联系。移植组织如何长期稳定地发育、传代,与宿主神经视网膜、Bruch 膜有机整合并发挥 RPE 复合体的综合功能,是色素上皮细胞移植中需要重点研究的问题。迄今为止,尚缺少移植物的视网膜神经感觉层与宿主残存的神经网络建立特有突触联系的实验证据。移植后色素细胞如何保持正确的极性以发挥正常的生理功能仍然困扰着临床。此外,还有下列问题亟待研究与解决。

1. **玫瑰花结形成** 在鼠、兔及人的视网膜移植研究中,视网膜片移植时 25%～33% 形成类似正常视网膜的板层结构,其余的形成玫瑰花结。光感受器片移植时只有少数平行于视网膜内层。有报道认为移植片中玫瑰花样结构的出现标志着植片的存在,但却导致患者视物变形。出现这一现象的原因不明,因此改进移植方法,探讨花结形成机制将提高移植成功率。

2. **视功能检测** 虽然色素上皮细胞移植后可以成功,但对移植后视功能研究报道较少。对如何能更加客观、准确地记录移植术前后的视力、电生理(包括多焦电生理)、视野等应加大研究力度,并需开发新的检测方法。

3. **免疫排斥反应** 同种异体色素上皮细胞移植如果术中血-视网膜屏障没有被破坏,3 个月内极少发生急性免疫排斥反应,但 Algvere PV 等报告 16 例同种异体色素上皮细胞移植术后 6～20 个月发生慢性免疫排斥高达 75%。细胞移植的免疫应答主要取决于 II 类主要组织相容性复合体(MHC)抗原,因此,对于仅表达 I 类 MHC 抗原或不表达 MHC 抗原的细胞来说,其移植的免疫应答反应很弱。尽管视网膜下腔一直以来被认为是免疫赦免部位,但并不绝对。移植后一旦发生免疫排斥反应,将导致移植区出血、血-视网膜屏障破坏、视网膜黄斑水肿、视力下降,甚至不能再次移植等,对此应加以深入研究。

四、细胞移植研究的几个突破点

具体内容详见本节前述。

五、展望

视网膜移植可供选择的目标移植物种类繁多,这为治疗视网膜变性性疾病提供了契机。不管是组织来源的移植物如胚胎全层视网膜、RPE-脉络膜复合体还是细胞来源的移植物，视网膜移植后需要解决的首要问题都是移植物的存活及其与宿主的有效整合。移植后移植物与宿主视网膜神经网络的有效整合是实现功能改善的基础。此外，对于伴有原发病变的视网膜移植，原发病变的去除也是成功移植的关键。尽管视网膜移植当前仍存在着一系列技术障碍，随着组织工程、基因工程、生物信息工程与移植技术的进步，视网膜移植必将迎来一个全新的时代。

（徐国兴 徐 巍）

第六节 糖尿病视网膜病变的现状、问题与科研新思路

随着社会经济的发展，生活模式的改变，糖尿病患病人数在全球范围持续增长，据估计，2017 年全球患病人数约为 4.25 亿，预计到 2045 年将达到 6.29 亿。我国是全球糖尿病人数最多的国家，2017 年糖尿病人数为 1.14 亿，预计到 2045 年将达到 1.5 亿左右。同时，我国糖尿病人群中糖尿病视网膜病变（diabetic retinopathy，DR）的发病率也随之逐步上升，为 37%，预计 10～19 年后，将增加到 54%。糖尿病视网膜病变是指高血糖致眼底微血管病变，造成视网膜功能障碍，是糖尿病（DM）最常见、最严重的并发症之一；与糖尿病的病程和血糖控制程度相关。糖尿病视网膜病变最基本的病理改变为微血管改变，典型表现包括：毛细血管（Cap）周细胞选择性丢失，微血管瘤形成，Cap 基底膜增厚，进而导致血 - 视网膜屏障（BRB）破坏，Cap 闭塞及非灌注区、新生血管形成纤维增殖。在该病的发生、发展中有多种因素相互作用，包括多元醇代谢通路的异常、蛋白质非酶糖基化产物的堆积、蛋白激酶 C 激活、氧化应激学说、细胞因子的作用和免疫黏附分子等的参与等。糖尿病视网膜病变早期发病机制研究中，究竟是血管改变在先还是神经变性在先是长期以来一直争论的问题。

在引起 DR 的多方面因素中，根本的原因是机体糖代谢紊乱与微循环障碍，视网膜局部血管刺激因素与抑制因素之间的网络平衡破坏是引发血 - 视网膜屏障破坏、新生血管生成的直接原因。

然而近年来的临床和基础研究发现，DM 患者和动物模型在 DR 特征性微血管发生改变以前已经出现了神经元的改变，临床上表现为色觉异常、对比敏感度降低以及视网膜电图异常。DM 神经变性是一种末梢神经的结构改变，包括轴突的变性、神经节脱髓鞘、有髓纤维缺失，这种改变导致末端轴突的损伤，在末梢神经系统的神经变性病中线粒体功能障碍被认为是病原学因素，而神经营养的缺乏是 DM 神经病变的病因。总之，神经变性和血管系统的功能改变是导致 DR 的重要因素。一方面，神经变性可导致血管通透性改变；另一方面，视网膜血管通透性改变，可导致视网膜神经成分改变，导致神经退行性病变，两者共同作用导致糖尿病视网膜病变。

DR 按其病变的严重程度，可分为非增生性糖尿病视网膜病变（non-proliferative diabetic retinopathy，NPDR）和增生性糖尿病视网膜病变（proliferative diabetic retinopathy，PDR），对视力损害最严重的是糖尿病黄斑水肿（diabetic macular edema，DME）和 PDR，其导致的视力下降是不易逆转的，因此 DR 也是全球四大致盲性眼病之一，严重影响着人们的生活质量。随着 DR 发病率和致盲率的逐年上升，DR 越来越受到社会的广泛关注，已经成为现代眼科急需攻克的课题。目前国内外学者对 DR 的研究主要集中在发病机制、早期预防、中后期治疗这三个方面。

一、糖尿病视网膜病变的发病机制研究

DR 的发病机制是困扰中外学者的一大难题，只有清楚其发病机制，才能更好地去干预和治疗 DR。因此 DR 发病机制的研究一直是糖尿病视网膜病变基础研究的焦点。

（一）发病机制的传统经典理论

DR 是糖尿病微血管病变在视网膜上的具体体现。糖尿病发展过程中，高血糖导致全身各组织器官微血管发生病变，毛细血管的周细胞坏死，内皮细胞亦受损伤，血管通透性增强，血管损伤闭塞或出血，从而造成组织器官损伤。但高血糖如何导致微血管损伤，一直以来是科学工作者研究的热点。经过大量的临床和基础实验，从 20 世纪 60 年代 Gabbay 首次提出多元醇通路以来，又相继揭示了非酶性晚期糖基化终末产物

（AGEs）机制、蛋白激酶 C（PKC）通路和氨基己糖通路，从而形成了目前 DR 发病机制的 4 条经典分子通路。这 4 条分子通路从分子生物学角度很好地诠释了高糖血症患者的异常糖代谢，激发各种细胞因子，损伤微血管系统，最终造成组织器官损害。

（二）发病机制研究新进展

1. **统一机制** 即 ROS 机制，虽然上述 4 条经典分子途径阐明了 DR 发生发展过程中的一些问题，但是人们发现无论单一阻断哪一途径，都不能有效地完全发挥疗效，只能部分改善 DR 的进程。这充分体现了 DR 发病机制的复杂性，说明这 4 条途径不是独立不相关的存在，而是相互交织、相互影响的。因此探寻这些不同通路的联合点或者共同启动因子成为新的潮流，因此提出了"统一机制"，即活性氧（reactive oxygen species，ROS）机制。ROS 是生物体内有氧代谢过程中，氧化应激反应的活性产物，主要来源于细胞的线粒体。众多研究表明在高糖血症中，易感细胞内糖酵解和三羧酸循环中产生的电子供体还原型烟酰胺腺嘌呤二核苷酸（NADH）和还原型黄素腺嘌呤二核苷酸（FADH2）增多，导致线粒体电压梯度（膜电位）升高。当膜电位升高超过一定阈值后，辅酶 Q 无法将电子传递给传递链中的复合物Ⅲ，继而传递给了氧分子，从而使 ROS 增多；同时在高糖状态下机体的抗氧化系统活性降低，无法及时清除 ROS。过多的 ROS 可以损伤 DNA，继而激活与 DNA 修复相关的多腺苷二磷酸核糖聚合酶（PARP）；激活的 PARP 通过修饰甘油醛 -3- 磷酸脱氢酶（GAPDH）抑制其活性；活性下降的 GAPDH 进而导致多元醇、AGEs、PKC 和氨基己糖 4 条经典致病分子通路的激活，造成组织细胞的损害。同时 ROS 对这些分子通路的激活是正反馈反应，激活的分子通路反过来又促进了 ROS 的增多，形成恶性循环，从而导致 DR 的发生发展。

2. **慢性炎症学说** 慢性炎症学说近年来越来越得到学者的关注。早在 1964 年 Powell 等最初报道，在用水杨酸抗炎药物治疗关节炎的糖尿病患者中 DR 的发病率低于预期，之后许多临床试验和动物实验证明一些抗炎药物能够明显抑制或者减缓 DR 的发生，这些数据说明炎症反应可能参与 DR 的发病过程。其可能的机制是高血糖引起细胞应激反应失衡，使组织细胞长期处于慢性炎症状态，白细胞聚集和浸润，细胞因子和炎性介质分泌增多，主要包括 VEGF、色素上皮衍生因子（PEDF）、诱导型一氧化氮合酶（iNOS）、前列腺素 E_2（PGE_2）等，从而逐渐损伤视网膜血管屏障，导致 DR 的进一步发展。DME 中存在大量炎症细胞和炎症因子，它们在房水、玻璃体和内界膜表面广泛分布，DME 的发生与炎症相关。DME 患者房水中 IL-8、干扰素诱导蛋白 -10、单核细胞趋化蛋白 -1 和 VEGF 浓度均明显高于正常人。DME 患者玻璃体中 VEGF、可溶性 VEGF 受体、可溶性细胞间黏附分子、MCP1、穿透素 3 浓度明显升高，这些分子可能诱使血管通透性增加，破坏血 - 房水屏障。弥漫性 DME 患者内界膜厚度显著增厚，其内表面存在大量炎症细胞，包括神经胶质细胞、成纤维细胞、巨噬细胞、中性粒细胞、淋巴细胞。DME 的发病机制不仅与 VEGF 有关，而且与能被皮质激素抑制的相关炎症因子有关。DME 视网膜灌注恶化是由包括 VEGF 在内的多种因素引起的，这些因素中可能有高血糖毒性作用。高血糖可导致全身炎症，增加视网膜血管对 VEGF 的敏感性，加重病情。因此，治疗 DME 时单独进行抗 VEGF 治疗是不够的，应当多种治疗方法联合治疗，即眼部治疗联合全身治疗，以阻断其潜在的发病机制，提高疗效。

3. **DR 的其他发病机制研究** DR 的发病机制非常复杂，可能还存在其他潜在机制，如神经退行性改变、血糖记忆等，这些都是人们在研究 DR 过程中发现的新现象，还未形成完整成熟的理论，需要人们继续探索。DR 是多种因素、多种机制交叉作用的结果，虽然学术界提出了很多机制，但各种机制都有其需要完善和进一步发展的地方，例如 ROS 激活各种相关分子通路的具体机制，炎症反应与 DR 发生发展的不同步性以及抗炎药物的有效性和副作用等。因此，DR 的发病机制仍有许多未完全清楚的领域，但其未来研究的发展趋势是多通路联合研究，以期寻找各通路之间的节点，为有效干预 DR 的发生发展提供基础理论和依据。

二、糖尿病视网膜病变的防治现状

（一）早期筛查——多中心临床研究及流行病学调查

DR 必须早期诊断和治疗，因而在糖尿病人群中，开展 DR 的早期筛查和定期随访是非常有必要的。这在国内外已达成共识，但对于用何种筛查方法是最有效的未达成一致性意见。其中，免散瞳眼底照相由于无须散瞳、图像客观、患者顺应性好等特点最为常用。2002 年的 DR 国际分型有利于社区医师掌握，便于视网膜病变的筛查。DR 的筛查及定期随访复查，不能仅仅局限于大城市医院，最好要遍及乡镇医院乃至偏远地区，因此数字化信息技术的快速发展为实施 DR 远程筛查提供了契机。我国研制的 DR 远程筛查系统在实现远距离糖尿病患者 DR 筛查方面取得了很好的效果。我国学者通过开展糖尿病眼病包括 DR 社区防治系列研究，建立了 DR 社区远程筛查系统，值得进一步探讨。鉴于 DR 的发病与多种因素有关，只有弄清 DR 的发病机制、病因或危险因素，才能做到早期发现和预防。糖尿病视网膜病变流行病学调查可以提供患病率、地区差异和种族差异等流行病学数据，同时可以确定糖尿病视网膜病变的流行病学相关危险因素；而随机、对照、大样本临床多中心研究由于设计合理、组织严密，其结论具有很强的说服力，对阐明 DR 的发病机制、病因及危险因素、指导 DR 防治有重要意义。

DR 流行病学调查的对象主要有两种：一种是以住院患者为调查对象，另一种是以社区人群为调查对象。前者容易组织、资料齐全、省时、费用较低，但是获得的构成比偏高。由于住院患者多合并多种并发症，病变程度较重，因而构成比较高。后者组织规模较大，耗费巨大人力、财力，但所得数据可以反映人群的真实患病情况。

根据多中心临床研究及流行病学调查结果，糖尿病视网膜病变的危险因素包括以下几个方面：①病程，病程是最重要而且得到肯定的因素。随病程的延长，DR 的发病率明显增高。②血糖水平及血糖控制质量，血糖水平是影响 DR 进展公认的危险因素，而且多因素 Logistic 回归分析显示血糖水平是 DR 的一个独立危险因素。血糖水平是反映血糖控制质量的一个瞬时指标，而糖化血红蛋白水平是反映长期血糖控制质量的平均指标。按血糖水平或糖化血红蛋白水平来划分的血糖控制质量的好坏，血糖控制质量好的糖尿病患者 DR 患病率明显低于控制差的患者。③高血压，糖尿病合并有高血压的患者，严格控制血压可以明显减少视网膜病变和视力下降。④血脂，多年的研究表明血脂水平和 DR 有关系。但是血脂异常对糖尿病视网膜病变进展的影响方式存在争议。⑤肾功能，肾病是视网膜病变严重程度的相关因素。糖尿病肾病的出现是 DR 的一个预警信号。⑥其他因素，还有一些因素与 DR 有关，如糖尿病类型、种族、家族史、肥胖、吸烟和饮酒、妊娠、眼病及手术史、血糖控制方式、环境因素和基因等。

DR 是一种严重危害糖尿病患者视力的疾病，若延误治疗时机会造成不可逆的永久性视力损害。早期开展对 DR 及其危险因素的筛查，并进行干预以控制危险因素，可以及早进行有效的预防或治疗。

（二）早期预防问题

DR 是一种严重的致盲性疾病，治疗的最佳时机是在视功能受损之前，一旦发生中重度以上的视力损害就难以逆转，且无非常有效的治愈方法。因此，DR 防治工作的关键在于早期预防，这是降低 DR 发病率和致盲率的唯一有效办法，也是学术界研究的热点。

1. **风险因素** 要想早期预防 DR 的发生，必须知道其发生的风险因素，国内外专家学者做了大量的流行病学调查，Bloomgarden ZT 提出 DR 的发生与多个风险因素有关。根据其是否可改变，分为可改变的风险因素和不可改变的风险因素两类。前者包括高血糖、高血压、高血脂及吸烟等，后者包括糖尿病病程、发病年龄、蛋白尿及妊娠等。因此定位寻找出可改变的风险因素，并通过医疗手段干预其水平，如保持血糖、血脂在某一正常范围内，这将极大地减少 DR 在 DM 中的发病率。同时对不可变的风险因素，实施密切观察，为临床上实施严格监管提供依据。

2. **早期预防** 在 DR 防治过程中具有十分重要的意义。但是我国人口众多，DR 早期筛查乃至防治网络的建立除了有赖于社区医生、三级医院的眼科、内分泌科医生以及流行病学专家共同参与，易感染人群的配合也是至关重要。因此开展 DR 早期预防相关知识的深入宣传，势在必行。同时对风险因素的开拓，包括 DR 相关基因的研究等也是未来研究的方向。

（三）药物治疗

目前基于 DR 发病机制进行 DR 治疗药物的开发已成为 DR 防治的一大热点。随着 DR 发病机制研究的不断深入，近年来药物治疗在抑制 DR 的发生发展方面也取得了很大的进步。DR 的主要病理机制是微血管病变，故保护血管是 NPDR 的治疗策略，常用的药物有羟苯磺酸钙等。而当 DR 发展为 PDR 时，对视力影响最大的元凶就是新生血管的生成，因此抗血管内皮细胞生长因子的药物被投入很大的财力、物力去研究，并且获得巨大进展，成为治疗中重度 DR 的主力军，目前比较常用的是抗 VEGF 单克隆抗体贝伐珠单抗（bevacizumab）和雷珠单抗（ranibizumab）等。同时有文献报道抗炎药物如阿司匹林、曲安奈德、降血脂药非诺贝特和肾素-血管紧张素系统（RAS）抑制剂卡托普利等对控制 DR 的发展也有较好的疗效。

1. 血管内皮生长因子抑制剂 利用新生血管因子的机制抑制病理性新生血管形成为治疗 DR 提供了新的途径，包括药物直接抑制新生血管；阻断血管生成因子的产生或抑制其活性，或增加血管生成抑制因子的作用；从基因调控上入手，如抑制基因的转录活性，设法阻断第二信使的激活，从而阻断内皮细胞对血管生成因子的表达。在与 DR 相关的细胞因子中，VEGF 是目前所知最强的内皮细胞选择性促有丝分裂因子和血管生成因子，能特异性地刺激血管内皮细胞增殖，参与新生血管的形成过程，被认为是与 PDR 新生血管形成联系最紧密的一个因子，目前抗血管内皮生长因子药物主要有雷珠单抗、贝伐珠单抗和康柏西普等。色素上皮细胞衍生因子（PEDF）是一种强效眼内血管形成抑制剂，被认为是最有效的天然血管抑制因子，升高 PEDF 浓度可以抑制 VEGF 诱导的视网膜内皮细胞生长和迁移及视网膜新生血管的形成，PEDF 同时具有神经营养功能，重塑 VEGF 和 PEDF 之间的动态平衡成为研究的靶方向。

2. DME 中存在大量炎症细胞和炎症因子，它们在房水、玻璃体和内界膜表面广泛分布，DME 的发生与炎症相关。糖皮质激素具有强大的抗炎、抑制细胞增生以及抗新生血管生成的作用，故能减轻 DME。已有大量研究结果表明，糖皮质激素治疗 DME 具有良好的效果。目前临床上多采用玻璃体腔注射 TA 或地塞米松缓释植入物（ozurdex），有研究结果显示 0.7mg ozurdex 玻璃体腔单次注射治疗后 2 个月视力提高最明显（平均提高 10.6 个字母数），之后逐渐下降，疗效持续 6 个月，但治疗后 6 个月后再次进行 ozurdex 治疗视力仍可继续提高。DME 初次复发的时间平均为治疗后 5 个月。治疗期间常见的并发症为加速白内障产生和眼压轻微升高，与贝伐珠单抗相比，地塞米松治疗在改善和提高视力方面效果类似，而在降低 CMT 方面地塞米松明显优于贝伐珠单抗，并且应用地塞米松治疗可减少注药次数。此外，玻璃体内注射地塞米松可有效治疗常规玻璃体内注射贝伐珠单抗（IVB）无效的慢性 DME 和顽固性 DME。除地塞米松外，持续玻璃体内氟轻松给药治疗（0.2μg/d）也可有效治疗慢性 DME，减轻黄斑水肿，获得稳固的视力提高，持续起效时间长达 3 年。但与地塞米松相似，玻璃体内注射氟轻松也常导致白内障加重和眼压升高。

3. 蛋白激酶 C（PKC）抑制剂 PKC 可通过调节血管内皮生长因子（VEGF）与血管通透性因子（VPF）的表达来改变血管的通透性，导致视网膜血流动力学改变及新生血管形成，因此，对 PKC 通路的干预同样可以治疗 DR。研究表明，PKC-β 激活的糖基化酶 β-1，4- 半乳糖基转移酶的磷酸化，可使白细胞 - 内皮细胞黏附，毛细血管阻塞增加。ruboxistaurin 是一种选择性 PKC-β 抑制剂，初步结果显示，其可减轻 DR 患者眼睛的黄斑水肿。同时，ruboxistaurin 还可抑制糖尿病鼠的氧化应激反应。

4. 肾素 - 血管紧张素系统（RAS）抑制剂 血管紧张素Ⅱ（ATⅡ）和血管内皮生长因子与增生性糖尿病视网膜病变（PDR）的关系研究表明，在 PDR 患者眼玻璃体中，ATⅡ的水平明显高于正常对照组。肾素 - 血管紧张素系统被慢性高血糖激活，ATⅡ增加血管通透性，并且刺激新生血管形成。在眼组织中，ATⅡ和 VEGF 之间可能存在自

分泌 - 旁分泌的关系。因此，血管紧张素转换酶抑制剂（ACEI）或 ATⅡ1 型受体阻断剂可能成为防止 DR 进展的有效治疗药物。临床初步结果显示，血管紧张素转换酶抑制剂赖诺普利可以降低视网膜病变进展的相对危险值。

5. 晚期糖基化终末产物（AGEs）抑制剂 高血糖导致蛋白质中各种氨基酸非酶催化的糖基化反应，产生了一类不可逆的产物，称为 AGEs。AGEs 的形成和积聚极大地加速了糖尿病视网膜病变的进展，而且这些产物与视网膜毛细血管周细胞丧失的致病机制有关，因此 AGEs 抑制剂有可能是一项很有希望的治疗策略。目前正在探讨新型的耐受性好的 AGEs 抑制剂。

6. 其他药物 包括降血糖药、非甾体抗炎药物、自由基清除剂、醛糖还原酶抑制剂、生长抑素类似物等。

（四）激光光凝治疗

激光光凝的机制是通过激光的光热效应破坏部分耗氧量很高的视网膜光感受器色素上皮复合体，取而代之的是耗氧较少的胶质细胞，从而降低视网膜的耗氧量；同时增加脉络膜毛细血管给内层视网膜的供氧，减少因缺血诱导的新生血管生长因子的合成和释放，既抑制了新生血管的形成，又使已形成的血管退化，最终延缓 DR 的进展。主要包括广泛视网膜光凝（PRP）和黄斑部局部或格栅样光凝。DR 早期治疗研究组（ETDRS）报道对重度 NPDR 患者适时进行 PRP，可避免 50% 以上的患者严重视力丧失。糖尿病黄斑水肿（DME）是导致 DR 视力下降的主要原因之一，可发生于 DR 的任一时期。Gottfredsdottir 等研究发现采用格栅光凝术治疗 DME，可增加内层视网膜的氧化作用，使视网膜血管自主调节性收缩，减少血流量，进而消退 DME。现阶段，激光光凝术被认为是能够控制 DR 发展，延缓视力损害，防止失明最有效的方法之一，但它主要对中度 NPDR 疗效最佳，对 PDR 的疗效有待进一步验证。

（五）手术治疗

手术治疗主要是指玻璃体切割术，其适应证包括玻璃体积血长期不再吸收、牵拉性视网膜脱离、黄斑部玻璃体积血伴有黄斑水肿等。术中同时激光光凝，防止复发出血，有研究报道，有手术适应证的 PDR 患者及早行玻璃体切割术，其视力明显比那些推迟 1 年后手术的患者好。显微微创技术是 DR 手术发展的趋向，随着科学技术的发展，手术仪器的革新，玻璃体切割术将朝着切口更小、风险更少的趋势发展，届时，严重的 PDR 患者也将有望得到更好的治疗。

三、治疗的重点和难点

DR 的及早防治意义重大。治疗的重点和难点主要包括药物治疗、激光光凝治疗、手术治疗等。糖尿病视网膜病变是糖尿病最为常见和严重的微血管并发症之一，是 DM 代谢紊乱和内分泌系统与血液系统损害在视网膜上的反映，其发病率随 DM 病程的发展而增高。开展大规模人群的糖尿病视网膜病变及其危险因素的筛查，并进行干预以控制危险因素，仍然是预防糖尿病视网膜病变发生及控制其发展、保存患者有用视力的有效措施。由于视网膜新生血管的形成是糖尿病视网膜病变致盲的病理基础，抗新生血管是药物研发的主要方向。而分子药物的出现，为预防糖尿病视网膜病变引起的视力丧失带来光明的前景。对新生血管抑制剂功能位点的确定，不仅可以获得抑制能力更强的小分子活性肽，而且可以运用突变技术和基因拼接技术，在基因水平对多肽结构进行定向改造，开发出更为有效的基因工程药物。

四、糖尿病视网膜病变治疗的整体观

DR 的发病机制复杂且未能完全明了，所以 DR 的治疗也是相当棘手，是一个难度大、费用高、预后较差的工作。像 DR 的发病机制一样，DR 的治疗也是一个多途径、多系统的工程，如玻璃体切割手术治疗中术前应用抗 VEGF 药物贝伐珠单抗，术中配合激光光凝治疗等疗效较好。同时 DR 的治疗不是仅靠眼科医生就可以完成，还需要内分泌等其他科室医生的共同配合，控制血糖、血脂等 DR 的危险因素，这样疗效才能更明显。DR 的优化合理治疗是多方面下降 DR 的危险因素、全身多系统共同治疗。这将成为未来 DR 治疗的趋势。

五、展望

DR 的后果是严重的，同时它的发生发展过程又是十分复杂的，因此这是个世界性的难题。任何一种疾病的攻克，都离不开基础、预防、临床这三个方面的研究。基础研究是预防治疗疾病的前提；临床研究是基础研究的延伸和目的，能够将临床中遇到的新情况反馈给基础研究，为基础研究提供新思路；而流行病学研究则能够防患于未然，为个人、社会减轻负担；因而这三者是相辅形成、密不可分的。虽然经过广大学者的共同努力，在 DR 的基础、预防和临床这三个方面的研究，取得了不少进展，但 DR 的神秘面纱还是未完全掀开，还需要大量的临床与基础研究去探索。随着科学技术的进一步发展，我们相信在不久的将来，人类能够战胜 DR 这一顽疾。

（徐国兴）

第七节　视网膜神经退行性病变基因治疗临床转化的现状、挑战与展望

随着炎性眼病和光学相关眼病逐渐得到有效控制，视网膜神经退行性病变已成为当今世界不可逆致盲的主要原因，影响着数以千万人的视力健康，如视网膜色素变性（retinitis pigmentosa，RP）、年龄相关性黄斑变性（age-related macular degeneration，ARMD）、莱伯先天性黑矇（Leber congenital amaurosis，LCA）以及青光眼等。此类疾病目前尚无有效治疗办法，迫切需要探索新颖有效的治疗方式，恢复和重建视觉系统的结构与功能。

基础科学的长足进展，为上述疾病的诊疗带来了新的曙光，主要包括：基因治疗技术、细胞治疗技术、缓释给药技术以及组织工程技术等，都已在眼科领域进入了临床转化阶段，尤以基因治疗发展最为迅速。

一、视网膜神经退行性病变——基因治疗临床转化的优势疾病领域

从某种角度来说，视网膜神经退行性病变是基因治疗临床转化的理想疾病领域。首先，较多导致视网膜疾病的基因突变已经被确认，特别是遗传性视网膜疾病。其次，眼睛的生理及解剖学特点较有优势：①眼球组织相对较小，其细胞数目少且恒定，治疗所需基因的剂量相对较低。

②眼部、特别是视网膜下腔（基因治疗注射给药的最常见位置）由血 - 视网膜屏障构成了一个相对独立的区域，存在一定程度的免疫赦免，外来移入的药物、基因较少引起免疫应答。同时，由于眼球相对独立于全身系统，引起全身副作用的机会较少。一系列临床试验表明，在眼部使用腺相关病毒（AAV）或者慢病毒（LV）载体递送基因并没有导致全身性副作用，而且不会引起显著的免疫反应。③眼睛是位于人体浅表的器官，主要由透明的屈光间质构成，易于干预操作，且大多数对眼部组织的操作都是可视的。同样的，借助现有的眼科检查设备，治疗前后视网膜的组织结构及视觉功能可以被实时记录并客观评价。④每个人都有两只眼睛，这使眼病的治疗研究具有独特的自身对照性，成为可理想验证治疗有效性的器官之一。

二、视网膜神经退行性病变基因治疗临床转化的现状

从 1990 年世界第一例基因治疗临床试验获得批准，到 2012 年第一例基因药物 GLYBERA 在欧盟的上市，再到 2017 年 10 月首个治疗眼科疾病（莱伯先天性黑矇Ⅱ型）的基因治疗药物 Luxturna 获得美国食品与药品管理局（FDA）批准，成功进入市场，基因治疗经历了长足的发展。目前处于临床试验研发阶段的针对视网膜神经退行性病变的基因疗法共有 25 种，其中 Applied Genetic Technologies Corporation（AGTC）和 MeiraGTx 公司各开展了 5 个和 4 个基因药物临床试验，处于领先位置。在 25 个基因疗法中，有 19 个处于临床Ⅱ期试验阶段。其中治疗视网膜色素变性的基因疗法有 5 个，治疗色盲的基因疗法有 4 个，治疗 LCA 的基因疗法有 2 个。治疗方案主要包括基因替代治疗、基因增补治疗以及基因修饰治疗等。

（一）基因替代治疗

基因替代治疗策略是导入功能正常的野生型基因片段，替代缺陷基因表达蛋白从而行使功能。目前进入眼科临床试验的基因疗法以此类为主，且主要为单基因遗传眼病，包括 *MERTK* 基因突变引起的视网膜色素变性、*RPE65* 基因突变导致的莱伯先天性黑矇、*CNGA3/CNGB3* 基因突变

引起的全色盲、*RPGR* 基因突变引起的 X 连锁视网膜色素变性、*RS1* 基因突变引起的视网膜劈裂症，以及 *CHM/REP1* 基因突变引起先天性无脉络膜症等。

其中，*RPE65* 基因突变导致的莱伯先天性黑矇的相关治疗研究已取得了 FDA 的批准，成功开发出进入市场的基因治疗药物，成为此类临床转化的一个较好范例。莱伯先天性黑矇是较严重的遗传性视网膜病变，相继发现了十几个与本病相关的致病基因，其中包括 *RPE65* 基因，它所编码的蛋白质参与光信号中的代谢循环。应用重组的腺相关病毒（AAV）载体将野生型 *RPE65* 转入小鼠和犬的疾病模型（*RPE65* 突变）视网膜色素上皮细胞后，长期观察发现视觉功能出现明显改善。在此基础上，2008 年，先后有多个研究团队对 *RPE65* 基因突变导致的莱伯先天性黑矇患者进行了小剂量的基因治疗，成功开展了临床 I 期试验（NCT00643747；NCT00516477；NCT00481546；clinicaltrails.gov），接受治疗的患者视力有不同程度的改善，且均未发生严重免疫反应或其他不良事件，开启了眼科遗传疾病基因治疗的新时代。随后相关研究团队开展了随机双盲对照的临床 III 期研究，探索更大剂量的注射，以及多点、多次注射的安全性、有效性，结果显示接受 *RPE65* 基因治疗后的患者其多项视功能指标显著提高。最终，美国 Spark Therapeutics 公司开发的治疗 *RPE65* 基因突变导致的莱伯先天性黑矇的基因药物 Luxturna 获批上市。这是美国 FDA 批准的第一款基因疗法药物，对整个基因治疗行业都起到了极大推动作用。

（二）基因增补治疗

基因增补治疗策略同样是导入外源的功能正常野生型基因片段，但所导入的基因并不是导致疾病发生的突变基因，而是其他补充性基因，产生营养因子、功能性蛋白等。

此类策略在眼科的研究热点当属抗血管内皮生长因子（vascular endothelial growth factor，VEGF）的相关干预。众多眼底疾病导致视力丧失的病理进程为视网膜和 / 或脉络膜的新生血管形成，比如湿性 ARMD。而 VEGF 是参与血管形成和血管新生过程的重要调控分子之一。水溶性 fms 样酪氨酸激酶 1（soluble fms-like tyrosine kinase 1，sFLT1）可竞争性结合 VEGF，减少新生血管形成。应用 AAV2 玻璃体腔注射导入 *sFLT1* 基因可安全有效地抑制眼部血管新生，最终达到治疗湿性 ARMD 的目的，相关临床试验正在开展。此外，Regenxbio 公司开发的 RGX-314 同样能够产生抑制 VEGF 的抗体片段，降低血管增生的活性，从而治疗湿性 ARMD。

视网膜神经退行性病变的最终表现为视网膜神经元的凋亡，能够阻断或减少凋亡的细胞因子及营养因子同样可应用于基因增补策略。主要包括脑源性神经营养因子（brain-derived neurotrophic factor，BDNF），睫状神经营养因子（ciliary neurotrophic factor，CNTF），胶质细胞源性神经营养因子（glial cell-derived neurotrophic factor，GDNF）等。BDNF 的补充可以提高青光眼实验动物模型视网膜神经节细胞（RGC）的存活率，但单独补充 BDNF 的生物效应是逐渐减弱的，原因可能包括 BDNF 受体水平的下调，比如原肌球蛋白相关受体激酶 B（TrkB）的下调就会影响 BDNF 持续给药的作用。因此，联合 TrkB 的共同增补设计一种新的基因治疗方案（AAV2 TrkB-2A-mBDNF）可以在补充 BDNF 的同时，通过增加视网膜内 BDNF 受体（TrkB）的表达来促进长期的神经保护作用，具有较好的临床应用前景。

目前视网膜神经退行性病变的功能蛋白导入主要集中在光遗传学方向，即促进某些原本对光信号不敏感或者不产生反应的细胞具有感光特性，并可以传递光信号到达相应脑区发挥视觉功能。第二型离子通道视紫质（channelrhodopsin-2，ChR2）是一种在绿藻中发现的感光色素。通过基因治疗方式将 *ChR2* 基因植入到缺乏视杆、视锥细胞模型鼠的视网膜第三级神经元——视网膜神经节细胞后，可以促使由于视杆、视锥细胞丢失而视力损害的老鼠恢复感光能力，其已被 RetroSense Therapeutics 公司开发为治疗 RP 的基因药物 RST-001，开展相关临床试验。此类策略突破了基因治疗必须针对某一特定致病基因的传统模式，它将是普遍适用的，具有巨大的临床普及和商业应用价值。尤其为视杆、视锥细胞已经大量凋亡的晚期视网膜退行性病变患者带来了福音。

（三）基因修饰治疗

某些突变基因编码的蛋白为功能获得性

（gain-of-function）的有害蛋白，通过野生型基因的增补无法解决致病问题，则需要应用基因修饰的策略。基因修饰是从核酸水平对发生突变的致病基因直接进行干预，从而消除致病基因带来的影响。从干预层面，基因修饰又可以分为RNA和DNA两个层面。

1. **RNA层面的基因修饰** 是指通过RNA干扰（RNAi）的方式，对功能获得性基因或其他调节基因进行沉默，以达到功能修复或靶向保护的目的。应用AAV介导的siRNA可以促使*RHO*突变动物模型体内突变基因的mRNA水平明显下调，如果联合野生型*RHO*基因片段的导入，可以减少视杆、视锥细胞丢失，延缓视功能下降。

2. **DNA层面的基因修饰** 目前主要是使用CRISPR/Cas9系统，直接针对突变基因进行沉默或针对突变位点进行定点修复。莱伯先天性黑矇10型（LCA10）是一种常染色体隐性遗传病，由*CEP290*基因突变引起，通常出现在婴儿早期，患者表现出严重的视锥细胞营养不良，视力低下甚至完全丧失。研究人员通过对CRISPR/Cas9系统的改良，采用感光细胞特异性启动子靶向介导引导RNA和Cas9，移植到疾病动物模型的视网膜下腔，去除了由*CEP290*基因的IVS26突变产生的异常剪接供体，从而恢复正常的*CEP290*基因表达，成功改善了视觉功能，为这一类视网膜退行性病变的治疗带来了新的思路。

三、视网膜神经退行性病变基因治疗临床转化的挑战与展望

基因治疗眼科临床转化之路仍存在以下几点值得思考。

首先，不是所有遗传眼病的致病基因都已经被找出。到目前为止已经发现超过250个与遗传性视网膜疾病相关的致病基因，但这些基因只占所有发病患者的一部分，仍存在众多未知基因。也就是说，即使患者做了基因检测，也有可能无法确定其致病基因。更为重要的是，我国患者与国外患者为不同人群，基因突变的特征是不同的。而目前已开展的基因检测试剂盒、诊断芯片等技术基本是根据西方人种基因突变特征设计的，这些突变在我国人群中存在差异。只有了解我国患者的遗传学特征，才能制作出适合我国患者的快速诊断方法，降低治疗成本。

其次，尽管基因治疗技术在眼科取得了巨大的进展，但RPE65基因治疗团队的一篇报道提出了值得我们密切关注的问题。RPE65基因的植入虽然可以显著改善视功能，并长期保持，但并没有阻止视杆、视锥细胞的进一步凋亡。也就是说，我们在今后的临床治疗中也许需要设计一些"鸡尾酒"式的协同干预方案，比如联合一类可以挽救细胞凋亡的基因治疗，或者联合改善微环境的基因治疗共同作用，从而最终阻止疾病进展。

此外，移植的方式有待进一步优化。基因治疗的移植部位与目的细胞的位置相关。如果疾病损害的是视网膜外核层、视网膜色素上皮层或者脉络膜部位，治疗基因应当被注射到视网膜下腔。如果疾病损害的是视网膜神经节细胞，治疗基因则应该被注射到玻璃体腔，易于对视网膜内层的转染。此外，即使某些疾病损害的是外层视网膜，但由于患者的视网膜病变后变得极其脆弱，为避免视网膜下腔注射可能导致的严重并发症，通常也需要使用玻璃体腔的注射方法来治疗，这就要求优化载体技术或移植方案以易于基因的导入以及提高转染效率。

同时，目前开展临床试验的基因治疗基本只涉及眼科单基因病，针对遗传背景复杂或多基因病的研究有待进一步深入。事实上，由于基因大小、基因脱靶等问题，并非所有视网膜神经退行性病变都可以通过基因干预实现疾病治疗，仍需要大量的研究以及生物技术的进一步发展。

当然，面向临床应用推广的终极目标，任何一种基因疗法都需要严格控制的生产流程、谨慎客观的临床研究，以及长期随访的安全性评估。

值得肯定的是，眼科基因治疗临床转化已取得巨大进展，并促使美国国立卫生研究院（NIH）发表声明，将不再要求基因治疗临床试验接受联邦特别咨询委员会的审查，这也成为基因治疗领域的里程碑，加快了基因治疗的临床转化和应用。而眼科有可能成为其真正进入临床实践的突破口，这将引起整个医药行业的革命，为其他被认为是"绝症"类疾病的治疗提供了一个借鉴方向，对人类健康水平产生深远影响。

（张敬学）

第八节　视网膜神经退行性病变细胞治疗临床转化的现状、挑战与展望

视网膜神经退行性病变引起视功能损害的病理基础是靶向功能细胞的不可逆性损伤，主要包括视网膜色素上皮细胞（retinal pigment epithelium，RPE）、光感受器细胞（photoreceptor）以及视网膜神经节细胞（retinal ganglion cell，RGC）。人类视网膜功能细胞同中枢神经元一样，不具备分化替代的能力以修复损伤的细胞或组织，尽管尝试了很多方法来治疗这一类疾病，仍仅能维持残存细胞的功能，或延缓进一步的损伤，并不能有效地逆转疾病。例如前节所述，针对视网膜神经退行性病变，即使基因治疗发挥作用，改善视觉功能，仍不能阻止光感受器细胞的持续丢失。而疾病晚期靶细胞已大量损害，即使给予基因治疗，因缺乏目的细胞也无法发挥治疗作用。因此，细胞替代治疗成为颇具前景的干预策略。

一、视网膜神经退行性病变细胞治疗临床转化的现状

近年来，细胞移植治疗 RP、ARMD 等视网膜神经退行性病变受到了普遍的关注，众多研究结果表明：细胞移植能够存活于宿主视网膜中，挽救视功能的损害，对视网膜神经退行性病变具有一定的治疗作用。这其中，光感受器细胞以及视网膜神经节细胞的替代需要与宿主视网膜神经元形成功能性连接，发挥复杂的感受器以及信号传递功能，因此目前还处于动物实验或者临床前研究阶段。而针对 RPE 细胞的替代治疗相对易于完成，国内外部分研究机构已开展相应临床试验。

RPE 是位于神经视网膜与 Bruch 膜之间的单层细胞，具有吞噬感光细胞外节段、分泌营养因子、参与视循环代谢和形成血-视网膜屏障等功能，对于维持视网膜正常生理状态十分重要。RPE 功能受损将导致 ARMD、RP 及 LCA 等疾病的发生。

细胞移植治疗可以替代患者受损的 RPE，行使相应功能，保护光感受器，延缓视功能损害。用于移植的种子细胞来源种类繁多，目前的研究热点集中在了视网膜前体细胞（retinal progenitor cell，RPC）、胚胎干细胞（embryonic stem cell，ESC）、诱导多能干细胞（induced pluripotent stem cell，iPSC）、间充质干细胞（mesenchymal stem cell，MSC）等。

视网膜前体细胞由于细胞命运相对固定，不需要过多的干预即可完成视网膜功能细胞的定向分化，具有视网膜相关疾病细胞替代治疗的天然优势。中国人民解放军陆军军医大学第一附属医院较早开展了视网膜前体细胞悬液注射治疗视网膜色素变性的临床试验，利用胎儿组织来源的视网膜前体细胞作为种子细胞进行移植，8 例患者中有 5 例受试者的视力获得改善。作者项目团队开展了人源胎儿 RPE 细胞（human fetal RPE，fRPE）移植作用于视网膜神经退行性病变的临床转化研究。建立了 GMP 标准的 fRPE 细胞标准化制备技术，解决了前体细胞数量不足的问题，每一个供体视网膜制备的 fRPE 可用于上千例患者的细胞移植治疗。进一步通过 Mer$^{-/-}$ 小鼠（RP模型）以及食蟹猴模型实验证明 fRPE 细胞移植治疗视网膜退行病变的安全性和有效性，最终于 2018 年 8 月成功开展 fRPE 细胞移植治疗视网膜色素变性和 LCA 的早期临床试验，目前已开展 3 例患者的 fRPE 细胞移植，随访达 12 个月，初步证实安全性及有效性。

胚胎干细胞（ESC）由于具有较强的分化潜能和增殖能力，成为当前研究最多的种子细胞来源。美国首先开展了胚胎干细胞诱导分化来源的 RPE 细胞（ESC-RPE）移植治疗干性 ARMD 和 Stargardt 病的临床试验，由 ESC 分化所得 RPE 的纯度达到 99%。在接受此类细胞移植后，18 例受试患者中有 10 例患者出现视功能改善，7 例患者没有明显变化，1 例患者病情继续进展，且在长达 2 年的随访观察中并未发现异常增生等不良事件。随后，韩国研究团队针对亚洲人群 ARMD 患者开展了 ESC-RPE 移植的临床试验，随访 1 年后 2 例患者 EDTRS 视力表检查结果显示分别增加了 1 个和 9 个字母。中国科学院周琪团队主导的 ESC-RPE 移植治疗 ARMD 和 RP 的临床研究作为第一批通过国家卫生健康委员会干细胞临床研究备案的项目，在中国人民解放军陆军军医大学第一附属医院、郑州大学第一附属医院以及首都医科大学附属北京同仁医院眼科中心相继开展，

其中 ESC-RPE 移植治疗 ARMD 的临床研究已随访超过 12 个月，无严重不良反应出现。充分显示了 ESC 在视网膜神经退行性病变中重要的治疗价值，但伦理学问题和异源性导致的免疫排斥问题也限制了其在临床中的广泛应用。

日本学者 Yamanaka 等将 *Oct3/4*、*Sox2*、*c-Myc* 和 *Klf4* 共 4 个转录因子导入小鼠成纤维细胞，使其逆转为具有 ESC 特性的诱导多能干细胞（induced pluripotent stem cell，iPSC），不仅解决了伦理学问题，同时由于所培养的细胞可以来源于患者自身，带有与患者一致的遗传信息，从而解决了免疫排斥的可能性，有望成为未来细胞治疗的首选来源。日本理化研究所开展了国际上首例自体诱导多能干细胞来源的 RPE 细胞移植临床试验，应用于 ARMD 的治疗。首先将干性 ARMD 患者的体细胞重编程为 iPSCs 并分化为 RPE（iPS-RPE），此类细胞在眼部移植后可存活达 12 个月，并阻止了患者视功能的进一步损害，提示了其临床应用前景。

但是应用患者自身细胞制作 iPS 细胞开展治疗，需要较长的细胞准备时间以及较高的费用，不易于广泛推广。建立基本配型的 iPS 细胞储备库成为较好的解决方案，治疗时与患者直接进行配型，配型成功即可异体移植应用。日本京都大学已储备了不易出现排斥反应的 iPS 细胞库，是由特殊免疫类型的志愿者细胞制作而成。并开展了世界首个 iPS 细胞"异体移植"研究项目，为 5 例配型成功的 ARMD 患者进行了单侧视网膜细胞移植，其中 4 例患者的视功能得以维持，1 例患者视功能有所提升，未出现 iPS 细胞令人担忧的致瘤性，验证了此项技术的安全性和有效性。

二、组织工程技术在视网膜退行性病变细胞治疗中的促进作用

虽然细胞治疗眼科临床转化取得了巨大进展，但如何促进移植的细胞准确定位，并与宿主视网膜形成功能性整合依然是亟待解决的瓶颈问题。组织工程学的长足进展为我们提供了新的方向。

组织工程学作为一门新兴学科发展迅速，目前采用组织工程技术再造的部分组织或器官已经开始进入临床应用，如组织工程软骨已经实现商品化。而组织工程视网膜细胞膜片的研究也不断取得实质性突破。

相较于单纯的细胞悬液注射，组织工程细胞膜片的移植方式更易于供体细胞在宿主视网膜的存活、整合及功能化。早期的组织工程视网膜细胞膜片主要解决细胞注射过程导致的死亡和不易于整合的问题。哈佛大学医学院的 Young 等将视网膜祖细胞种在一类弹性很强的甘油聚酯支架上，将此类细胞膜片移植到 RP 模型鼠眼内，可观察到整合入宿主视网膜的移植细胞数量大幅度提高：应用细胞悬液注射的方式移植，移行入宿主视网膜的供体细胞数量小于 0.5%，而以组织工程细胞膜片方式移植，移行入宿主视网膜的供体细胞数量可达到 7% 左右，证实组织工程移植的方式可促进移植细胞与宿主视网膜的整合能力。

构建视网膜细胞膜片的支架材料特性也开展了较多优化探索。理想的 RPE 支架材料应能较好地模拟天然 Bruch 膜的物理学、生物学等特性，可以促进 RPE 细胞功能化。Sorkio 等开发了一类具有弹性的、可生物降解的聚碳酸三亚甲基酯［poly（trimethylene carbonate），PTMC］薄膜，PTMC 膜具有较好的延展性和张力，它的弹性系数约为 4.0MPa，更接近人类的 Bruch 膜的弹性系数（年轻人为 3～4MPa，老年人约为 1MPa），而相同厚度的聚 DL- 丙交酯［poly（DL-lactic acid），PDLLA］膜的弹性系数高达 3 515.0MPa，静电纺丝制作的聚乳酸 - 羟基乙酸共聚物［poly（lactic-co-glycolic acid），PLGA］膜的系数约为 131.9MPa。应用此类材料构建的 ESC-RPE 细胞膜片，无论细胞增殖能力、RPE 特异基因和蛋白的表达、还是吞噬功能和生长因子分泌等，较其他类型支架材料有更好的促进作用。更为重要的是，PTMC 的生物降解不产生酸性降解物，具有零级动力学的表面扩散机制，在缓释给药的应用方面也颇具潜力。我国金子兵等应用再生野生藤黄丝素为基底材料构建了一类模拟 Bruch 膜的支架材料，证实可以促进人源 RPE 细胞的长期存活及功能发挥。

支架材料的附加成分同样可以对 RPE 细胞的状态和功能化起作用，众多研究团队着力于构建表面适合 RPE 增殖生长、形成单层极性排列的材料，比如支架材料表面附着生长因子，细胞外

基质等。英国研究团队将人源 ESC 复合在细胞外基质人工基膜（matrigel）和聚酯类三维支架上进行培养，构建组织工程 ESC-RPE 细胞膜片；进一步移植入 RP 模型大鼠视网膜下腔，模型动物视功能获得明显改善。最近，该课题组报道了此类技术的临床研究初步结果，研究者在支架中培养出 40μm 厚、6mm 长、4mm 宽的 ESC-RPE 细胞膜片，手术植入 2 名湿性 ARMD 患者视网膜下腔，术后患者视力取得了一定程度提高。提示组织工程技术的联合应用在促进视网膜神经退行性病变细胞治疗的作用中具有极大的潜能。

三、视网膜神经退行性病变细胞治疗的挑战与展望

细胞治疗在视网膜神经退行性病变的临床转化中取得了开创性的成果，但也反馈出一些亟待解决的理论问题和技术难点，值得深入思考和探索。

首先，细胞治疗临床试验初步开展，长期的安全性、有效性需要进一步随访监测并及时反馈。2017 年《新英格兰医学杂志》同一期杂志上刊登了 2 篇干细胞移植治疗 ARMD 的研究论文，结果却是截然不同的两个终点事件：iPS-RPE 移植病例如上文所述取得比较满意的安全性结果，而另一个案例报告了 3 名患者因接受玻璃体腔注射自体脂肪组织衍生的 MSCs 后，最终导致双侧视力丧失。细胞治疗的个体化特点，使治疗效果因不同患者和不同供体细胞而产生变化。干细胞产品的均一性、稳定性、致瘤性、毒性和免疫原性都是影响应用安全的重要指标。这也要求种子细胞的制备、储存、运输以及诱导分化等都应建立符合实验室管理规范（GLP）的标准操作规程（SOP）。

其次，现有知识体系下，视网膜神经退行性病变所累及的细胞和微环境如何变化尚缺乏系统了解，细胞移植后如何转归、如何参与结构重建以及功能修复的机制仍不明确。因此，如何促进移植细胞长期存活，促进细胞移植后发挥功能、提高治疗效果，仍是本领域需要着重解决的难题。

再者，针对遗传性视网膜疾病，构建的自体 iPS 细胞同样携带致病信息，需要在体外先对细胞进行相应的基因修饰治疗，才能正常发挥功能。新近出现的 CRISPR/Cas9 基因编辑技术促进了这一领域的进展。通过对 *RPGR* 基因突变的患者 iPS 细胞基因纠正后，阻止了由此类 iPS 细胞诱导分化来源的光感受器细胞形态异常、纤毛缩短等病理改变。

此外，供体细胞的来源需进一步优化。比如是否可以通过视网膜内源干细胞的激活完成自身替代治疗，既解决细胞移植过程带来的问题，也没有外源细胞带来的致瘤性及免疫排斥问题。目前开展较多的是 Müller 等胶质细胞的内源性激活。Müller 细胞是视网膜内的一类神经胶质细胞，主要负责支持、滋养周围的神经元。最近一系列的研究证实其具有可被激活的再生及去分化能力，可以通过基因转染的方式应用转录因子在体内激活缺乏光感受器细胞模型小鼠的 Müller 细胞再生能力，让其分裂并去分化为光感受器细胞，最终促进先天性眼盲小鼠产生视觉反应。

最后，视网膜退行性病变涉及的结构复杂、致病因素繁多、个体化差异显著。因此，应当建立科学的前沿生物技术综合治疗体系（图 2-10-1，见文末彩插）：

1. **疾病早期阶段**　靶向细胞还未出现明显丢失，或仅有功能损害并未产生其他严重影响，可采用基因治疗或相应多靶点因子干预。

2. **疾病中期病变**　靶向细胞已出现部分丢失，视网膜微环境已发生变化，一系列持续损害通路已经启动，应给予"鸡尾酒"式基因治疗，可以联合抗细胞凋亡或改善病变视网膜微环境因子导入。

3. **疾病晚期病变**　靶向细胞已大量丢失，视网膜微环境已严重重构，应给予细胞替代治疗，组织工程视网膜移植，视网膜型视觉假体替代等，并给予微环境调控。

干细胞与再生医学的全面发展已列入我国"十三五"健康产业科技创新专项规划。眼睛由于其自身的生理及解剖学特点，成为干细胞和组织工程技术临床转化应用的优势器官。科学进步必将促进上述前沿技术在眼科的临床应用，为目前不可逆性致盲眼病患者的治疗带来希望，降低盲率、惠及民生。

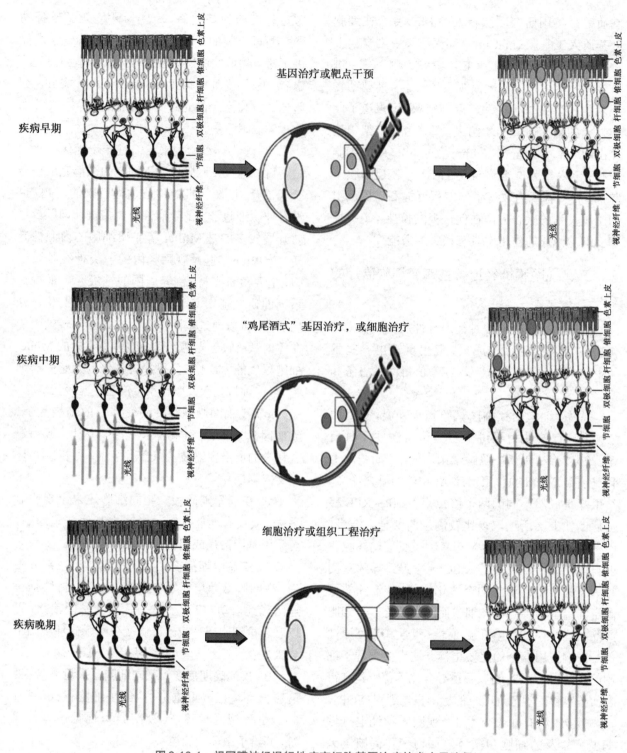

图 2-10-1 视网膜神经退行性病变细胞基因治疗技术应用路径

（张敬学）

第九节 抗 VEGF 药物在视网膜疾病治疗中的利弊

血管内皮生长因子（vascular endothelial growth factor，VEGF）是血管生成和血管渗漏的重要调节子和启动子，通过其特异性受体（VEGFR）介导，作用于血管内皮细胞以促进血管内皮细胞增殖与新生血管形成，在眼部新生血管性疾病的发生发展中起着重要作用；除此以外，VEGF 还可以损伤血管内皮细胞、破坏血-视网膜屏障、增加血管通透性，造成黄斑水肿，严重影响患者视力，参与了视网膜静脉阻塞性黄斑水肿及糖尿病性黄斑水肿的发生发展。基于 VEGF 的生理病理作用，玻璃体腔注射抗 VEGF 药物已成为这些眼底病变的重要治疗方式。

一、目前主要使用的抗 VEGF 药物及其特点

目前主要应用的玻璃体腔注射抗 VEGF 药物有人工合成的寡核苷酸适配体哌加他尼（pegaptanib）、单克隆抗体包括贝伐珠单抗（bevacizumab，Avastin）和雷珠单抗（ranibizumab，Lucentis），以及受体融合蛋白包括阿柏西普（aflibercept，Eylea）和康柏西普（conbercept，朗沐）。

1. **哌加他尼（pegaptanib）** 哌加他尼是一种特异性抗 VEGF165 的核酸适配体（aptamer）。2004 年，哌加他尼获得美国 FDA 批准，成为首个用于治疗湿性年龄相关性黄斑变性（nARMD）的抗 VEGF 药物。哌加他尼以高亲和力结合 VEGF165 的肝素结合位点，阻碍其与 VEGF 受体结合，抑制 VEGF165 诱导的反应，包括体外细胞增殖和在体血管渗漏，从而抑制新生血管的生成和发展，可用于 nARMD 的早期治疗。哌加他尼的缺点是其并不是单克隆抗体，仅能特异性地与 VEGF165 相结合，对存在于脉络膜新生血管膜疾病中的 VEGF 其他亚基（如 VEGF121）无阻断能力，目前已逐渐退出临床。

2. **贝伐珠单抗（bevacizumab）** 最早于 2004 年经美国 FDA 批准上市，用于治疗晚期结直肠癌。不同于哌加他尼，贝伐珠单抗是一种重组全长人源抗 VEGF 单克隆抗体，可以结合所有 VEGF-A 亚基，阻止 VEGF-A 与内皮细胞表面受体的相互作用，从而阻止内皮细胞增殖和脉络膜视网膜新生血管发生发展、减轻黄斑水肿，被用于治疗 nARMD 和黄斑水肿，但其至今仍未被 FDA 批准用于治疗眼科疾病（off-label use）。其分子量为 149kDa，在眼内的半衰期约 5.6 天。但贝伐珠单抗在血液中有较长的半衰期，容易导致生理状态下血液中 VEGF 含量减少，增加了引起肺表面活性物质减少、脑卒中、心肌梗死、脑出血、高血压等并发症的可能。同时，贝伐珠单抗分子的 Fc 段也是会导致眼内发生免疫反应的重要因素。

3. **雷珠单抗（ranibizumab）** 雷珠单抗在 2006 年经美国 FDA 批准上市，是首个针对 nARMD 的第二代重组人源化单克隆抗体 Fab 片段。雷珠单抗在临床试验中的显著有效性使其被美国 *Science* 杂志评为 2006 年全球十大科技突破之一，雷珠单抗的出现全面开启了眼部抗 VEGF 治疗的时代。

雷珠单抗可抑制活化形式的 VEGF-A，广泛性减少 VEGF-A 与 VEGFR（VEGFR1 和 VEGFR2）在血管内皮细胞表面的相互作用，从而阻止血管内皮增生，减少新生血管生成和渗漏。雷珠单抗仅具有 Fab 片段的结构特性，不含有 Fc 片段，分子量更小，约 48kDa，与 VEGF-A 受体的亲和力高于贝伐珠单抗，因而生物活性更强，疗效更好，同时避免了与 Fc 片段相关的眼内炎症发生。眼内半衰期为 3.2 天，且在血液循环内降解速度快，系统性心血管不良事件发生的可能性较小。尤其在特殊人群，比如 85 岁以上患者、既往脑卒中患者、合并严重并发症的糖尿病患者、孕妇和哺乳期妇女等，雷珠单抗引起系统性并发症的可能性显著减少。

4. **阿柏西普（aflibercept）** 阿柏西普由人体 VEGFR-1 的 D2 区域和 VEGFR-2 的 D3 区域与 Fc 融合而成，是一种重组融合蛋白。在 2011 年经美国 FDA 批准上市。2014 年，FDA 批准使用阿柏西普治疗 DME。

阿柏西普的结构包含有 Fc 片段，对 VEGF-A、VEGF-B 以及 PlGF 发挥着 trap（诱捕）的作用，并具有更优的亲和力，延长半衰期的同时保持药物亲和性，分子量为 115kDa，眼内半衰期为 4.8 天，展现出较好的抗新生 wARMD 血管生成和降低血管通透性的作用。与贝伐珠单抗和雷珠单抗相比，阿柏西普对视力严重下降的患者疗效更好。

5. **康柏西普（conbercept）** 康柏西普是由我国自主研发的 VEGFR-Fc 融合蛋白，其机制与阿柏西普相类似，但比阿柏西普在受体部分多了 VEGFR-2 的 D4 区域，并将其融合到人 IgG1 的 Fc 段，使之具有高亲和力及较长半衰期，分子量为 142kDa，眼内半衰期为 4~5 天，同时拥有更多的靶标覆盖 VEGF-A、VEGF-B、VEGF-C 以及 PlGF。2013 年 11 月获得国家食品药品监督管理总局批准治疗 wARMD，目前又获批治疗 DME。2018 年，康柏西普获得"中国工业大奖"。

二、抗 VEGF 治疗对视网膜疾病的作用

在抗 VEGF 药物出现之前，湿性 ARMD 一直无有效治疗方法，而 DME、RVO-ME 主要靠眼底激光或曲安奈德等抗炎药物治疗，有一定效果但也有很多局部副作用，抗 VEGF 的应用给这些眼底疾病的患者提供了更加有效且安全的选择。

（一）抑制血管内皮生长因子，阻断病理性新生血管的生长

抗 VEGF 药物与 VEGF 的结合，可以阻止血管内皮增生，减少新生血管生成和渗漏，同时诱导血管重塑的发生，促使尚未成熟的新生血管回退。无论是脉络膜新生血管疾病还是视网膜新生血管疾病，抗 VEGF 药物的应用均可使其活动性新生血管缩小，部分消退。

继发于 ARMD 的 CNV 是 ARMD 患者视力丧失的重要原因。多项大型多中心临床研究显示抗 VEGF 治疗可以使 CNV 患者神经上皮层下积液消退、视网膜厚度下降、改善多数患者的视力。目前，抗 VEGF 治疗因有效安全、并发症少，已成为治疗不同亚型 wARMD 的一线选择，推荐的治疗方案是 3 + PRN，即每月 1 针，连续 3 个月后，根据患者的疾病活动情况调整给药的间隔时间。定期随访复查非常重要，建议每月复查，常规行OCT 或者 OCTA 检查。

除 wARMD 外，抗 VEGF 药物还用于治疗病理性近视性 CNV、特发性 CNV、外伤性 CNV、脉络膜炎症继发 CNV、脉络膜骨瘤伴发 CNV 等多种 CNV，均取得了有效作用。

（二）降低血管通透性，减轻黄斑水肿

黄斑水肿是导致视网膜静脉阻塞、糖尿病视网膜病变等患者视力丧失的重要原因，及时减轻黄斑水肿，有助于改善患者的视功能。黄斑水肿的病理机制目前尚不十分清楚，已有的研究显示原发病（如视网膜静脉阻塞、糖尿病等）可导致视网膜缺血缺氧、VEGF 及炎症介质上调、血 - 视网膜屏障破坏、血管渗透性增加，同时视网膜微环境的破坏，可造成小胶质细胞活化及迁移，并释放大量炎症介质，进一步加剧炎症反应，因此，抗VEGF 药物和皮质类固醇的应用，均可以减轻由RVO 导致的 ME。

类固醇玻璃体腔内注射和类固醇眼内植入尽管可改善 RVO-ME 或者 DME 患者的短期视力，但白内障和高眼压的副作用还是影响其在临床的应用。抗 VEGF 的使用可以减少血视网膜屏障的破坏、减轻血管通透性的增加，且无皮质类固醇的副作用。所以，目前抗 VEGF 药物是 RVO-ME和 DME 的首选治疗方法。

在雷珠单抗治疗 RVO 导致的 ME 疗效研究中，两项前瞻性多中心临床试验针对 CRVO 的CRUISE 和针对 BERV 的 BRAVO 研究，均显示超过 50% 患者在前 6 个月的抗 VEGF 眼内注射治疗中获得显著的视力提高，黄斑中心视网膜厚度（central macular thickness，CMT）明显降低，且越早干预效果越好。但低视力、高龄、长病程和黄斑缺血是影响 RVO 性黄斑水肿者抗 VEGF 治疗预后的主要因素。

（三）减少术中和术后早期出血

增生性糖尿病视网膜病变（proliferative diabetic retinopathy，PDR）时，因视网膜新生血管和 / 或视盘新生血管会造成玻璃体积血、牵拉性视网膜脱离的发生，常需行玻璃体切割手术治疗。目前研究显示，行玻璃体切割术的 PDR 患者于术前 1 周内注射抗 VEGF 药物以及手术结束时玻璃体腔留存抗 VEGF 药物，可减少术中及术后早期出血。OCTA 显示，抗 VEGF 注射后 1 天，视网膜新生血管管径与面积即开始变细、变小，3～7 天后基本稳定，但玻璃体腔注射抗 VEGF 药物可增加视网膜新生血管膜收缩所致 PDR 患者牵拉性视网膜脱离的风险，需密切观察或及时手术。高危 PDR患者可使用广泛视网膜光凝或联合雷珠单抗玻璃体腔注射以达到最佳治疗效果。

（四）其他视网膜疾病的治疗

因 VEGF 是病理性新生血管和血管通透性的一种重要影响因子，故除 wARMD 视网膜静脉阻塞、糖尿病视网膜病变外，其他一些发生视网膜新生血管或血管通透性发生改变的视网膜疾病目前也在尝试通过玻璃体腔内注射抗 VEGF 药物来靶向控制 VEGF，如视网膜静脉周围炎继发视网膜新生血管、视网膜大动脉瘤、中心性浆液性脉络膜视网膜病变、ROP、外层渗出性视网膜病变（Coats 病）、视网膜母细胞瘤等疾病，并取得了初步成效，研究显示：抗 VEGF 治疗可以促进玻璃体积血吸收以便尽早完成眼底激光治疗，并且可

以减少 Coats 病患者的网膜下液和渗出，在 I 区 ROP 或者 APROP 的患者身上也显示出了较好的治疗效果，一定程度上辅助了视网膜母细胞瘤的治疗，提高了患儿的生活质量。但抗 VEGF 治疗对患儿全身系统循环及神经发育有无远期影响尚不明确。且由于是超适应证用药故目前仍然存在争议。

抗 VEGF 治疗能有效控制新生血管、减轻黄斑水肿，同时因其对眼压、晶状体无明显影响，较其他治疗为临床医生所青睐，目前是 CNV、DME、RVO-ME 治疗的一线用药，抗 VEGF 药物的给药方式从严格的每月给药逐渐转变为个体化给药方式，临床医生可根据患者的疾病活动情况调整给药的间隔时间。但对于无法长期坚持眼内注射，或不能耐受多次注射以及经济不能承受的患者，也需要联合其他治疗方法（如激光、手术等）。

三、抗 VEGF 治疗的局限性

尽管抗 VEGF 药物的安全性和有效性已被证实，但其在眼内维持时间短，需要多次重复注射，增加了感染及其他眼部并发症的发生概率，也加重了患者精神和经济负担。在治疗疾病的同时，抗 VEGF 药物也抑制了 VEGF 的正常生理作用，因此视网膜疾病的抗 VEGF 治疗可能会导致一些相关问题。

（一）注射操作可能导致的问题

因抗 VEGF 药效眼内半衰期较短，需重复玻璃体腔注药，增加了眼内炎、外伤性白内障、视网膜脱离（尤其近视患者）等术后并发症的可能，同时也增加了患者的心理和经济负担。为避免双眼同时发生上述并发症的可能，通常不推荐双侧玻璃体同时注药。注射后有一过性的眼压升高甚至有视神经损伤的风险，必要时需给予局部抗青光眼药物或前房穿刺以降低眼压。

（二）RPE 撕裂

多个研究（Cunningham，Doguizi 等）显示 RPE 撕裂可能是 VEGF 受到抑制相关的一个可能不良反应。抗 VEGF 治疗伴有视网膜色素上皮脱离（PED）的 nARMD 患者可能会导致 RPE 的撕裂，其机制可能是由于 VEGF 受到抑制而导致新生血管的快速收缩，继而导致 RPE 皱缩，最终发生 RPE 撕裂。

（三）视网膜萎缩

视网膜中存在大量的神经细胞和神经胶质细胞，它们在应激状态下的存活需要依赖 VEGF 的神经保护作用。在 MARINA 和 ANCHOR 研究中发现分别有 9% 和 10% 接受抗 VEGF 治疗的患者视力较基线视力下降了 15 个字母以上，考虑患者的视力下降与 RPE 萎缩和脉络膜毛细血管萎缩有关，OCT 检查也可观察到视网膜萎缩和光感受器的丢失。但在抗 VEGF 治疗的 DME 或 RVO-ME 患者中并未观察到类似现象，说明 VEGF 受到抑制可能并非是导致视网膜萎缩的唯一原因，有与 ARMD 相关的多种因素参与这一过程。

（四）全身不良反应

抗 VEGF 药物可通过血 - 视网膜屏障进入血液循环，导致血浆 VEGF 水平降低。VEGF 在眼部可导致新生血管形成，但 VEGF 也可扩张血管，维持血管内皮细胞的完整性。因此抑制 VEGF 后可能会导致全身不良事件，如高血压、脑卒中、心肌梗死、动静脉血管等血管栓塞性病变、蛋白尿等。尽管上述不良事件均有相关报道，但临床研究表明各种全身不良事件的发生率很低，不过既往 3 个月内有过脑卒中或心肌梗死病史的患者在使用抗 VEGF 药时仍需更加谨慎。

总之，抗 VEGF 药物是目前治疗新生血管性眼病（尤其是新生血管性视网膜和脉络膜疾病）以及黄斑水肿的主要的安全有效的方式，但因其眼内半衰期短的局限性及生理性 VEGF 被抑制后导致的一些相关问题，要求合理制定个性化的治疗方案包括联合治疗方案，以最少的注射频率达到最佳治疗效果，是今后医生面临的挑战。

（姚　进）

第十节　视网膜手术的古往今来

视网膜玻璃体疾病的手术治疗始于 20 世纪，由 Gonin 开辟的视网膜脱离手术治疗，使该疾病从不治变为可治。20 世纪 70 年代以后，玻璃体手术的出现，各种玻璃体替代物的更新及临床应用，使视网膜脱离手术进一步完善与提高。20 世纪 80 年代后，各种膨胀气体、硅油、全氟化碳液体的应用，眼内光凝、视网膜切开与切除技术的应用，以及对增生性玻璃体视网膜病变的认识和研究不断深入,使玻璃体手术适应证逐步拓展,并随着科学技术的进步与发展,视网膜玻璃体手术成功率已由初期的1‰提高至90%。目前,玻璃体视网膜手术已由传统玻璃体切除手术逐步进入微创玻璃体视网膜手术、内镜下玻璃体视网膜手术和3D玻璃体视网膜手术的时代。

一、视网膜手术发展史

对于视网膜脱离的首次描述源于病理检查(1805年Ware,1818年Wardrop,1826年Panizza),而后应用检影镜才使其临床诊断成为可能(1850年Helmholz)。Coccius和vonGraefe首次观察到视网膜撕裂,并共同描绘了视网膜脱离的过程。1929年,Gonin在视网膜脱离治疗方面取得了第一个概念性突破,即他假设视网膜破裂是视网膜脱离的原因,并首先提出以烙白金封闭视网膜裂孔可治愈视网膜脱离,并认为封闭裂孔是手术的关键,该学说至今被称为Gonin原则。Gonin原则的提出是视网膜脱离手术的里程碑。因此,视网膜脱离手术治疗的发展分为Gonin前期(20世纪30年代以前)和Gonin后期(20世纪30年代以后)。自Gonin以后,视网膜脱离的手术方法和材料进行了众多改进和发展,逐步形成了经典的巩膜扣带手术,包括巩膜外缩短术、巩膜外硅胶加压术和环扎术等。

(一)Gonin前期

此时,大家关注的焦点仅仅是视网膜脱离,而不关注导致视网膜脱离的原因,并提出了各种理论,对视网膜脱离进行治疗。

1. **药物治疗** Stellwag于1861年和Donders于1866年均提出休息是治疗视网膜脱离的必要条件,并采用双眼包扎、阿托品散瞳、头夹在沙袋之间、身体完全不动来实现。1920年,Mendoza制作石膏模具以固定眼眶,并对眼睛施以均匀压力固定眼球。此外,1922年Marx建议采用无盐饮食促进视网膜下液体吸收。

2. **手术治疗** 大家认为视网膜脱离是自发的,其主要原因是脉络膜异常渗漏。视网膜破裂被认为是由于视网膜后产生的液体压力增加造成的。因此,巩膜和视网膜穿刺可以减轻压力进行治疗。1805年,James Ware首次尝试刺破巩膜排出视网膜下液治疗视网膜脱离。1863年,von

Graefe改进了该方法,还通过刺穿视网膜以促进视网膜下液排入玻璃体腔。de Wecker于1872年和Argyll Robertson于1876年均提倡用环钻法引流视网膜下液。1921年,Groenholm在赤道前切除巩膜,使脉络膜上间隙与Tenon囊下间隙相通,以引流视网膜下液。此外,Grossman还通过结膜下注射高渗盐水,通过渗透压吸收视网膜下液。

1903年,Leopold Mueller提出眼容积增大导致视网膜脱离,并认为低眼压和相关的循环改变是导致视网膜脱离的原因。因此,研究者相继通过前房或玻璃体腔内注射蛋白质溶液、明胶、空气提高眼压,将视网膜推向脉络膜。此外,研究者还尝试了许多视网膜固定方法(缝合、烧灼、电解和在视网膜下注射刺激性物质),但是由于均未关注视网膜裂孔的封闭,视网膜脱离手术的成功率仅为1‰。

(二)Gonin后期

1870年,deWecker认为"视网膜破裂"是液体进入视网膜下引起视网膜脱离必需的。Leber和Nordenson分别于1882年和1887年提出了玻璃体收缩理论,即玻璃体收缩将牵引力置于视网膜,导致视网膜撕裂,然后浆液性玻璃体液体通过裂孔进入视网膜下间隙,导致视网膜脱离。Jules-Gonin认为视网膜破裂或破孔是视网膜脱离的主要原因,视网膜的成功再附着依赖于视网膜裂孔的封闭,但未得到认可。1929年,在阿姆斯特丹举行的国际眼科大会上,Gonin证实了视网膜破裂是视网膜脱离的原因,而且视网膜裂孔闭合是视网膜脱离复位的关键,使视网膜脱离手术的成功率超过50%。

Gonin通过以视盘直径估计从锯齿缘到视网膜裂孔距离,而后在裂孔处做巩膜放射状切口,进入视网膜下间隙,排出视网膜下液,然后引入热烙术来固定视网膜。在接下来的20年里,大多数的手术都是Gonin手术的变种,包括对破裂治疗方法和引流方法的修改,取得的显著进展包括眼内注气封闭视网膜裂孔,以及早期巩膜切除术的尝试,为巩膜扣带手术奠定了基础。

因此,现代视网膜脱离修复手术技术均是在这些封闭视网膜裂孔方法基础上发展而来,包括视网膜固定术、巩膜扣带术、玻璃体切割术和眼内填塞等。

（三）现代视网膜脱离修复术

1. 视网膜固定术

（1）透热疗法：1931 年，Guist 经巩膜引流视网膜下液后，通过烧灼裂孔处的脉络膜，封闭视网膜裂孔。而后，经过不断改进，逐步形成透热技术，包括引流视网膜下液体后的表面透热、针管引流视网膜下液的穿透性透热以及部分穿透性透热或表面透热。1954 年，Dellaporta 还应用眼内透热法，通过扁平部封闭视网膜裂孔。因此，在 20 世纪 50 年代，透热疗法（有或无视网膜下液引流）是视网膜脱离的首选治疗方法。

（2）激光光凝疗法：1867 年，Czerny 通过聚焦太阳光诱发动物视网膜烧伤，并首次描述了视网膜光凝法。1927 年，Maggiore 在恶性肿瘤眼球摘除之前，将阳光聚焦于患者视网膜上，完成了首例人类视网膜光凝术。Meyer Schwickerat 在观察到日食烧伤继发的脉络膜视网膜瘢痕后，试用碳弧灯对视网膜进行光凝，并与 Hans Littmann 合作，开发了氙弧光凝系统。鉴于他的开创性工作，Meyer Schwickerat 被认为是"视网膜光凝术之父"。伴随激光器的发明，1963 年，Campbel 报道了首例通过红宝石激光光凝人类视网膜，1969 年，L'Esperance 报道了首例氩激光光凝治疗人类视网膜裂孔。

（3）冷冻疗法：1961 年，Krwawicz 采用冷冻疗法囊内摘除白内障，并一度成为白内障常规手术方式。1963 年，Lincoff 首次用冷冻疗法治疗视网膜脱离，封闭视网膜裂孔，并发现冷冻疗法不会引起巩膜并发症。随后，视网膜固定术由透热疗法逐步转变为冷冻疗法，并研制出了众多更轻小、简便、安全、易于维护的冷冻疗法仪器。

2. 巩膜扣带术

（1）巩膜缩短术：1903 年，Muller 将全层巩膜进行缩短，即切除一条状巩膜后缝合切口，通过缩短巩膜促使视网膜色素上皮与神经上皮靠近接触，复位视网膜。1912 年，Blascovics 采用板层巩膜切除术，即沿圆周方向切开视网膜裂孔上 2/3 的外层巩膜，形成巩膜脉络膜嵴，并逐步推广。然而，巩膜缩短术耗时长，且并发症及复发率高，逐步被巩膜加压术和环扎术取代，但是其在视网膜脱离手术发展史上仍具有重要意义。

（2）巩膜加压术：1937 年，Jess 实施了最早的巩膜加压术，即在视网膜裂孔处的 Tenon 囊下临时置入纱布，使眼球壁内陷，以抵消视网膜下液引流导致的低眼压。1949 年，Custodis 在视网膜裂孔处进行全层巩膜表面透热处理后，于巩膜表面缝合了聚乙烯材料进行加压，但未进行网膜下液引流手术，且首次保留了植入物。1951 年，Charles Schepens 在制作巩膜瓣后，将由聚乙烯管制成的巩膜扣带置入巩膜层间进行加压。1965 年，Lincoff 采用冷冻疗法代替透热固定视网膜，并用硅海绵和改良的巩膜针进行加压。Lincoff 是非引流手术的主要倡导者，并领导了视网膜固定从透热到冷冻疗法的转变。而后，Kreissig 将节段性扣带的非引流加压技术进一步改进，最终发展成为所谓的视网膜脱离的"眼外最小量手术"。该术式采用冷凝封闭视网膜裂孔，在每一个视网膜裂孔相对应的巩膜外安置硅海绵作垫式加压，不引流视网膜下液。

可吸收性巩膜外加压材料如巩膜、明胶、筋膜、足底肌腱、胶原等，由于腐蚀、侵入和感染等问题，仍未被广泛应用。而硅橡胶和硅海绵因其安全可靠和不降解，仍是目前标准的巩膜外加压材料。

（3）巩膜环扎术：在 Gonin 时代，有部分学者将对裂孔区的治疗扩大为裂孔所在的整个象限，而后逐渐形成了"屏障"学说，即采用烧灼或透热方法凝固脉络膜以形成屏障。1953 年，Schepens 将其发展成为引流视网膜下液的巩膜环扎术，既可有效顶压裂孔，又能产生 360° 的持久环扎嵴，形成一个假的"锯齿缘"。该手术方式由于可封闭未查到的视网膜裂孔，适用于多发裂孔性视网膜脱离、广泛的视网膜变性、未发现视网膜裂孔者、无晶状体眼视网膜脱离术同时行预防性环扎者。然而，该术式所引发的组织炎症反应重，常导致纤维瘢痕组织增生并包绕环扎带生长，眼球运动受限，且眼部血供受阻。1996 年，Lincoff 将巩膜环扎带剪断置入，使眼部血供得到明显改善。

3. 玻璃体切割术　早在 1863 年，von Graefe 在做视网膜脱离手术时用针切断玻璃体条索，在视网膜上刺孔使"脉络膜的渗透液"返回玻璃体腔中，被认为是最早的玻璃体手术。1915 年，Von Hippel 通过切开玻璃体膜成功治疗了牵拉性视网膜脱离。1967—1968 年，Kasner 将两例玻璃体淀粉变性患者的玻璃体凝胶用纤维素海绵包住后用剪刀去除，惊喜地发现患者耐受了大部分玻璃体的缺失，并提出了开放性玻璃体切割术的概念。

受 Kasner 工作的鼓舞，Machemer 和 Parel 研发了玻璃体灌注吸出切割器，通过睫状体平坦部抽吸和切割玻璃体，并实行了首例闭合性玻璃体手术。该手术方式与开放性玻璃体切割术相比，组织损伤和手术并发症明显减少，且手术自始至终都在稳定的眼压下进行。

此后，Charles 引领了玻璃体切割机器的开发，还发明了气液交换、笛针、玻璃体内引流视网膜下液、玻璃体内光凝技术以及各种剪刀分割和分层技术。随着复杂视网膜脱离手术的开展，出现了众多创新器械，如 Macheme 发明的弯曲针头技术，O'Malley 发明的用于剥离膜的 PIC 镊，Charles 发明的抓头钳和 YasuoTano 发明的金刚石刷等。

2001 年，Fujii 用 25G（直径 0.5mm）带套管的针直接穿刺球结膜和巩膜进入玻璃体腔，并在通道上安放临时用的套管进行玻璃体切割。由于套管针和手术器械的直径小，套管拔除之后结膜和巩膜的伤口能够自行封闭不用缝合，因此称为 25G 经结膜免缝合的玻璃体切除手术系统。2010 年，Oshima 等首次报道了 27G（直径 0.4mm）穿刺针垂直穿刺进入玻璃体腔，由于切口更小，术中可以不用套管，术后切口密闭性高，很少出现切口渗漏相关并发症，如结膜下气泡、结膜水肿、低眼压等。由此，微创玻璃体切割手术成为未来玻璃体手术的发展方向。

目前，玻璃体切割术已成为多种视网膜脱离的标准治疗方法，包括牵拉性视网膜脱离、巨大视网膜裂孔性视网膜脱离、玻璃体混浊相关的视网膜脱离、视网膜脱离伴后部视网膜裂孔（包括黄斑裂孔），增生性玻璃体视网膜病变和其他形式的复杂视网膜脱离。越来越多的眼科医师更喜欢采用玻璃体切割术治疗视网膜脱离。

4. 眼内填充术 向玻璃体腔内注入空气有助于视网膜和脉络膜贴合。1938 年，Rosengren用该方法成功封闭视网膜裂孔，并排出视网膜下液体，并使成功率达 75%。Norton 应用六氟化硫（SF6）膨胀气体封闭视网膜裂孔，并提出气体填充比巩膜扣带术更适合应用于大范围视网膜裂孔的治疗。随后，Vygantas（C4F8）和 Lincoff（C2F6，C3F8，C4F10）应用的惰性全氟化碳气体由于膨胀较 SF6 更多，其持续时间更长。

1962 年，Paul Cibis 首次在视网膜脱离手术中向玻璃体腔内注入硅油，借此分离视网膜前膜。Zivojnovic 率先将硅油作为眼内填充物使用，联合视网膜松解术治疗严重增生性玻璃体视网膜病变和外伤性视网膜脱离。1982 年，Haidt首次将全氟化碳化合物作为玻璃体替代品应用于术中。

膨胀气体、硅油、全氟化碳化合物作为眼内填充物，一直沿用至今。

（四）内镜引导下玻璃体视网膜手术

显微眼内镜越来越多地应用到眼部各种手术中，特别在复杂玻璃体手术和难治性青光眼的治疗等方面取得了良好的效果。与在手术显微镜下完成的普通玻璃体手术相比，显微眼内镜技术具有以下优势：①有利于眼内解剖的观察、讲解和术中的交流；②有利于获得高质量的玻璃体手术图像和视频资料；③有利于对眼内结构的全面观察；④有利于计算机辅助教学在玻璃体手术中的应用。

（五）3D 下玻璃体视网膜手术

医生不再应用手术显微镜，取而代之的是观看由 3D 相机传送到大型显示器的显微图像进行显微手术。3D 手术视频系统非常先进，不仅可以看清手术区域内的结构，层次清晰，色彩逼真，还能发现常规手术显微镜下不能发现的微小病灶。数字化、智能化是现代显微手术技术的一个标志，也是未来医学发展的必然方向。3D 下玻璃体视网膜手术不但体现了眼科医生驾驭传统玻璃体视网膜显微手术的能力，更标志着玻璃体视网膜显微手术向更加智能化、数字化方向迈进。

二、结论与展望

玻璃体视网膜手术已经形成了自己的体系。随着一个又一个手术障碍被突破，早期的许多困难已经不复存在，但玻璃体视网膜手术仍然保持着独特的吸引力，程序化的手术过程中永远蕴含着强大的挑战与魅力。在高端技术与精湛医术的完美结合下，曾经的不治之症在短时间内即可完成。玻璃体手术还在飞速发展，手术区域向黄斑区和网膜下的扩展、新型器械的开发，都是学者追求的新目标。

（马　翔）

第十一节　抗VEGF时代眼底激光的应用价值

一、前言

目前，眼底激光和玻璃体腔抗VEGF因子注入已成为眼底新生血管性疾病非手术治疗的两大主要方法。视网膜新生血管（retinal neovascularization, RNV）的形成涉及眼内及全身多种细胞和细胞因子间错综复杂的相互调节，最终引起组织出血、渗出、增生等一系列病理改变。传统视网膜激光光凝术自Meyer-Schwickerath首先开展以来已有近60年的历史，激光热凝固效应使视网膜缺血的区域形成瘢痕组织，减少视网膜耗氧，并促使视网膜下液吸收，减少病变血管引起的渗漏。但是单纯的激光治疗，由于激光功率相对较大，对黄斑损害也相对明显。此外，通过直接光凝渗漏点可能会出现定位不够精准、覆盖不足或过度覆盖现象，光斑融合重叠导致损伤扩大，甚至可能造成中心凹的损伤。因此，从2005年Michels等报道抗VEGF药物贝伐珠单抗可治疗湿性年龄相关黄斑变性以来的短短10年时间里，抗VEGF治疗已经逐渐在黄斑区脉络膜新生血管、新生血管性青光眼、视网膜静脉阻塞相关黄斑水肿、糖尿病性黄斑水肿、早产儿视网膜病变治疗，中心性浆液性脉络膜视网膜病变和玻璃体视网膜手术辅助用药等方面广泛应用，同时联合曲安奈德、地塞米松缓释剂等一系列治疗方法也被尝试用于控制由炎症介质的释放如IL-1、IL-10、IFN-γ、MCP-1等导致的血管渗透性增加。所以眼底激光在过去20年中作为临床治疗的主要方法和"金标准"技术，在抗VEGF治疗方兴未艾、大量临床研究新结果涌现的今天，其治疗地位不断被挑战。那么在此背景下，对于上述疾病，激光治疗的意义和方法发生了哪些变化？本节将就激光光凝术在抗VEGF新时代背景下的定位、应用价值及意义进行总结和分析，联合治疗进行初步探讨，为视网膜新生血管性疾病的治疗提供更全面的思路和方法。

二、眼底激光光凝方式和治疗要点

由于激光的方向性好、单色性好、相干性好，因此自1970年第一台眼科激光光凝设备问世以来，多种激光方法已经成为治疗各类眼底疾病的重要手段之一。激光可以发挥热凝固效应、电离效应及光化学效应等。眼底的各层组织含有不同的色素和蛋白，不同的色素可以吸收不同波长的光，光能转化为热能后，瞬间发出的高热可以将靶组织凝固、破坏甚至形成瘢痕。眼底激光主要就是利用热凝固效应在视网膜上形成密集的光凝点，可以封闭渗漏，减少水肿的发生，例如视网膜播散光凝、局灶光凝等。此外，还有生物刺激作用，可使组织细胞或生物分子在形态和功能方面发生改变，如微脉冲激光。

（一）视网膜播散光凝

1. 作用机制　通过激光的热凝固效应，破坏病变组织缺氧状态的部分视网膜内颗粒层和外颗粒层，使视网膜内层供血和非光凝区供血得到改善。同时预防视网膜新生血管，破坏病变区异常血管、减少渗漏，减少VEGF因子的产生。

2. 适应证　广泛视网膜播散光凝：RVO、糖尿病视网膜病变、眼部缺血综合征、病变广泛的视网膜血管炎、Coats病、ROP等。象限性视网膜播散光凝：RVO、病变局限的视网膜血管炎、Coats病、ROP等。局部视网膜播散光凝：周边局限性毛细血管无灌注区、局部密集的毛细血管扩张和视网膜微血管瘤等。

3. 治疗范围

（1）广泛视网膜播散光凝（PRP）：盘周各1～1.5PD，视网膜上下血管弓外（黄斑上下2PD外）及黄斑颞侧1～2PD向外至周边部，光凝斑1 600～2 000点，分为3～4次进行，每次1个象限。

（2）象限性视网膜播散光凝：距离视盘1PD，黄斑中心1～2PD以外，病变所在象限扇形区域，1～2次完成，间隔时间2～3天。

（3）局部视网膜播散光凝：后极部或周边部毛细血管无灌注区，视网膜微血管瘤密集产生渗漏区域，以及视网膜血管炎病变，1次完成。

4. 波长和激光参数　光斑直径后极部近上下血管弓200μm，向周边逐渐扩大至500μm，曝光时间 0.2～0.5 秒，激光功率由低到高调整，达到Ⅲ级光斑反应。每两个光斑间隔 1～2 个光斑距离。

（二）黄斑部格栅样光凝

1. **作用机制** 增强视网膜色素上皮"泵"功能，促进视网膜水肿和视网膜下液的吸收。

2. **适应证** 黄斑区弥漫性水肿，距离黄斑中心 1PD、范围大于 1PD 的局部黄斑水肿。

3. **治疗范围** 黄斑区弥漫性水肿：以黄斑中心凹为中心，在 750μm 半径以外进行格栅光凝。激光斑分布呈 C 形，缺口朝向视盘，以避开乳斑束。黄斑局部水肿治疗：在水肿区进行格栅样激光。

4. **波长和激光参数** 首选氪黄激光，其次是绿色激光。光斑直径 50～100μm，曝光时间 0.05～0.1 秒，输出功率达到 1 级光斑反应强度。2 个光斑之间间隔 1～2 个光斑直径。若治疗后水肿不消退，可在 2～3 个月后再次进行光凝治疗。

（三）局灶光凝

包括单点局灶光凝和融合光斑局灶光凝治疗。

1. **作用机制** 封闭色素上皮渗漏点，恢复血-视网膜外屏障。同时也可以作用于异常的血管及血管瘤，减轻渗漏。刺激神经上皮和色素上皮以致脉络膜浅层发生粘连，或形成纤维瘢痕。

2. **适应证** 中心性浆液性脉络膜视网膜病变、视网膜大动脉瘤、脉络膜新生血管、视网膜毛细血管瘤、散在且渗漏明显的微血管瘤及异常血管、视网膜裂孔、格子样变性及局限性视网膜脱离等。

3. **治疗范围** 单光斑直接光凝：视网膜微血管瘤、中心性浆液性脉络膜视网膜病变等。较大病灶可采用融合光斑或激光光凝包绕病灶。

4. **波长和激光参数** 黄斑区病变选择光斑直径为 50～100μm，曝光时间 0.05～0.1 秒，Ⅰ级光斑反应；黄斑区病变外选择光斑直径 200～500μm；曝光时间 0.2～0.3 秒，达到Ⅲ级光斑反应或灰白色光斑反应。

（四）微脉冲激光

1. **作用机制** 为一系列短促高频率重复脉冲激光，即一个完整的曝光中包含了一系列微小的"开-关"脉冲。如果一个标准的曝光时间为 0.2 秒，那么在传统的连续激光中，作用时间即 0.2 秒，但在微脉冲中，有效作用时间却不足 0.2 秒，因此，微脉冲激光可以选择性作用于 RPE 层，刺激或改变 RPE 细胞的某些性状，发挥治疗作用。同时尽可能保护视网膜神经上皮层和脉络膜血管，避免光感受器细胞的损伤和视野暗点形成，没有可视的激光瘢痕。

2. **适应证** 糖尿病视网膜病变和视网膜静脉阻塞所致的黄斑水肿、老年性黄斑变性玻璃膜疣、中心性浆液性脉络膜视网膜病变等。

3. **治疗范围** 视网膜水肿增厚的区域，弥漫性水肿做格子样或 C 字形光斑，回避黄斑中心凹无血管区，视网膜微动脉瘤无须刻意光凝。

4. **波长和激光参数** 红外波长的微脉冲半导体激光可以达到选择性作用于 RPE 的效果。多采用 810nm 红外波段激光，脉冲次数 30～500 次，时间 700ns/1.7ms，重复频率 100/500Hz，总曝光时间 100～500ms，治疗末光斑反应不可见。

三、抗 VEGF 治疗的重要性及意义

由于眼底激光设计的功率强、光斑大、时间长等因素，激光的热效应可以传导到视网膜神经感觉层和脉络膜，因此对视网膜外层和脉络膜层造成损伤，也会带来许多并发症如疼痛、视力减退、视野、对比敏感度减退等，甚至玻璃体视网膜出血、视网膜裂孔和脱离、脉络膜新生血管、DME 加重造成永久的中心视力受损、激光瘢痕扩大、视网膜下纤维化等。例如 PDR 患者视网膜长时间缺血、缺氧促使 VEGF 水平明显升高，血管渗漏致囊样黄斑水肿，并导致大量新生血管生成。传统的治疗方式主要有视网膜光凝和玻璃体切除手术这两种方法。黄斑区格栅状光凝破坏视网膜色素上皮-光感受器复合体，导致视网膜内层氧化增强，也可以使血管内皮细胞生长因子表达减弱。但是单纯的激光治疗时，水肿增厚的视网膜所用的激光功率相对较大，激光反应其实同时也是一种炎症创伤反应，对视网膜组织及黄斑也会造成激光源性影响，可能会加重组织损伤，使激光效果不理想。

抗 VEGF 治疗的问世，为视网膜新生血管性疾病开创了新的天地。抗 VEGF 药物，有的放矢地促进新生血管消退，可以挽救部分患者的视力。除了最早的适应证 ARMD，现在也逐渐应

用于其他新生血管性的疾病,如糖尿病的黄斑水肿、增生性糖尿病视网膜病变的新生血管、静脉阻塞导致的黄斑水肿,还有一些炎症导致的血管改变以及各种原因导致的新生血管性青光眼等。以糖尿病视网膜病变为例,当 PDR 合并玻璃体积血或牵拉性视网膜脱离时,只能依靠手术来解决。玻璃体手术最大的困难在于新生血管膜的处理操作困难并易引起医源性视网膜裂孔等手术并发症,因此围手术期使用抗 VEGF 药物眼内注射可以达到几个方面的作用:使新生血管闭缩、新生血管纤维化、新生血管膜发生玻璃样变性,术中易处理。对于合并黄斑水肿的患者,围手术期给患者注射抗 VEGF 药物,有利于黄斑水肿的消退,或给术中和术后激光治疗创造机会。其次黄斑水肿的消退可以帮助患者减少术后新生血管的形成和术后黄斑水肿的发生,当然,抗 VEGF 药物也可以抵抗激光源性炎性损伤反应。所以可见抗 VEGF 药物的使用在眼底病的治疗具有里程碑式的意义。

四、在抗 VEGF 保护下实现眼底激光的规范化及精准化治疗

至今尚未有更新的研究证据可证实抗 VEGF 治疗能够完全替代激光光凝术降低患者的致盲风险。作为目前眼底病卓有成效的两种治疗手段,抗 VEGF 治疗和激光光凝术的机制并不对立,而是具有互补性。视网膜激光光凝术可以改善整体视网膜的缺血缺氧状态,降低眼内 VEGF 浓度,并预防新生血管生成。但是,由于广泛视网膜激光光凝术累及大面积视网膜,可导致视网膜周边循环血量减少,促使血液流向黄斑区,致血管与组织间的流体静力压差改变,从而加重黄斑水肿。由于抗 VEGF 治疗可以促使新生血管消退、使扩张血管恢复并减轻水肿,大大降低出血风险,所以更加便于激光光凝,也更容易获得相对均一的激光反应。尤其对于黄斑区格栅样光凝,在较低能量下即可获得满意效果,避免加重黄斑损害。激光的凝固效应增强,形成有效瘢痕,可减少视网膜氧耗,改善缺血缺氧状态,从而有效控制病情发展。基于最新的大样本、前瞻、随机、对照研究,DR 临床研究网络(diabetic retinopathy clinical research network)对抗 VEGF 联合激光光凝术治疗 DME 进行了 5 年观察。结果提示抗 VEGF 联合即时激光(3~10 天内进行)或延迟激光(24 周进行)治疗,视力和 OCT 检查结果均优于单纯激光治疗;作为单纯抗 VEGF 治疗无效的补充,延迟激光组大约 44% 患者无须接受进一步激光治疗,仅通过抗 VEGF 治疗达到了预期的治疗效果;同时,在 5 年的随访中,延迟激光组患者的视力得到了更好的提升,药物和激光两种不同的机制共同作用,在改善患者黄斑水肿的同时,增加了激光治疗易度,促进有效光斑形成和降低出血风险。所以可见在 VEGF 治疗的保护下联合激光治疗形成的是一种良性循环,对减轻治疗的相关损伤和降低不良事件的发生率,具有积极的意义。

那么如何在抗 VEGF 保护下实现激光的规范化和精准化治疗,尽量减少激光光凝带来的副作用呢?

(一)眼底激光规范化治疗要点

眼底激光规范治疗最重要的是合理选择匹配四个基本要素:激光波长、光斑直径(决定单个激光点的照射面积)、曝光时间(time,T)和输出功率(power,P),后三者常被称为激光参数。激光四要素的合理匹配和选择有利于提高有效光斑所占的比例,从而减少光斑总数,提高治愈率并减少激光治疗的并发症。有效光斑即既可以对病变发挥最佳治疗作用,又同时对正常视网膜组织损伤最小的光斑。临床上根据光斑强度和组织病理学改变可将其分为 4 级。

I 级光斑:淡灰色,依稀可见。组织病理学反应局限于 RPE 层。用于破坏功能失代偿的 RPE 细胞。如中心性浆液性脉络膜视网膜病变,黄斑水肿等。

II 级光斑:灰白色。组织病理学反应发生于外颗粒层和 RPE 层。其不损伤视网膜内层,因此无法组织视网膜血管渗漏。

III 激光斑:浓白色,外围淡灰色环。组织病理学反应发生于内外核层级 RPE 层。用来抑制视网膜内层的血管渗漏,降低视网膜氧耗,形成脉络膜视网膜粘连瘢痕。如视网膜血管性、阻塞性、缺血性、渗出性和增生性病变,以及视网膜裂孔、格子样变性等。

IV 级光斑:强白色,外围灰白色环。形成视

网膜全层损伤,破坏大中血管等,用于脉络膜视网膜肿瘤。

因此根据病变的性质、部位、范围合理选择激光波长,参数和光斑密度是眼底激光规范化治疗的基础,保证有效的光凝面积即有效光斑的面积包括大小、数量、反应强度等尤为重要。防止光斑过大或过小,过稀或过密。此外,需要注意的是,广泛视网膜播散光凝通常分3～4次完成,以减少黄斑、渗出性视网膜脱离和脉络膜脱离等并发症;对于黄斑水肿者应先行黄斑部光凝,再行广泛视网膜光凝。视网膜光凝的部位顺序依次为下方、上方、颞侧和鼻侧。光凝过程中应避开视网膜出血、视网膜血管、瘢痕和机化膜等。

(二)如何实现精准化治疗

目前,随着对疾病机制认识的加深和激光光凝技术的提高,对激光治疗的安全性、有效性也提出了更高的要求。多波长技术、微脉冲技术和眼底远程导航激光也逐渐进入公众的视野,它们可以解决传统手工激光无法解决或不容易解决的问题,实现更精确的目标和要求。例如眼底远程导航激光自动识别、自动定位、自动导航、自动发射及保护的特点,可以实现在抗VEGF保护下的精准化DME格栅光凝治疗;导航下规范化的快速PRP治疗以及导航下精准局部光凝。在RAMs、CSC、BRVO等疾病的治疗中,可根据病情个性化设定并定点保护,如使用小直径光斑等,相较于传统激光目标更为确切,实现精准定位并定点保护,并实行重复定点光凝治疗等。研究显示,与传统激光相比,在黄斑水肿的病例中,导航激光治疗可以显著减少激光再处理的次数,同时,由于导航激光速度更快及红外线照射,可以减少眩光,同时患者在激光治疗过程中不需要使用角膜接触镜以及表面麻醉,给患者带来更舒适的治疗体验。也有研究表明,导航激光和玻璃体腔抗VEGF治疗的结合实现了BCVA的增益,

增加抗血管内皮生长因子视觉效果的持久性,可以维持到第36个月并且显著降低注射负担。注射次数也从第1年平均减少2.0次到第2年和第3年减少到平均1.3次,比贝伐珠单抗单一疗法更有效。该研究随访证实,从12个月到36个月,BCVA在两组中都保持稳定,变化幅度为0.16(0.1 logMAR)。在最初12个月所需注射量减少后,联合治疗组在接下来的24个月里,接受治疗的患者平均注射次数减少1.5倍。3年后,DME患者的注射总负荷低于单纯注射组,视觉效果与注射组相当。也有研究分析显示,对10名DME患者进行联合治疗后,只有3名患者术后平均需要再注射6.3次,治疗周期为21至263天不等。

五、展望

在临床实践中,我们应当重视在抗VEGF/激素保护下进行视网膜血管疾病的激光治疗,其可以发挥辅助抗VEGF的作用,根据疾病的不同阶段和视功能的状态,结合现有的临床新证据,联合应用视网膜激光光凝术和抗VEGF治疗,能增加治疗效果的稳定性,减少注药次数,以最大限度保存患者视功能为目标,优化治疗策略。但同时如何规范化并精准化使用眼底激光,仍然是眼科临床医生需要重视和完善的课题。现代激光技术虽然弥补了传统激光的部分缺陷,但也仍有不少临床问题值得探讨,例如微脉冲阈下光凝由于激光斑不见,如何保证光斑间距适宜并且避免重复光凝;精准导航激光虽然可以在FFA/OCTA引导下进行精确定位,实时跟踪,重复定位,实现精准治疗。但由于目前国内外开展时间尚短,尚缺乏各类疾病治疗的远期治疗效果以及大样本量的临床观察研究,所以更多眼底病治疗的规范化方案也仍有待制定,这些均是未来需要努力拓展的方向和研究的重难点。

（蒋　沁）

第十一章 眼视光学的现状与前景

第一节 波前像差与视觉质量相关研究进展方向

从物理光学角度，波前像差（wave front aberration）可以定义为波阵面像差，简称像差，是由实际的波阵面和理论上无偏差状态下的波阵面之间的偏差来定义的。从几何光学角度分类，波前像差分为色像差（chromatic aberration）和单色像差（monochromatic aberration），其中单色像差又可分为球差（spherical aberration）、彗差（coma）、像散（斜向散光）、场曲和畸变等。像差对人们来说并不陌生，在光学领域，人们早就用它来描述各种光学仪器的成像质量，可以说，几乎所有的光学系统都不同程度地存在像差。

人眼作为一种光学系统也并非非常完美，客观上一定会存在各种成像偏差。正是由于各种各样像差的存在，使得人眼的最佳视力受到限制。然而人眼还拥有一系列其他简单光学系统不具有的物理-生理交互作用，可使其自身具有一些消像差的作用，如人眼的调节、眼球向各方向的自由转动、视网膜的影像分辨力、眼睛对各色光敏感度的差异和视觉中枢的综合分析能力等。此外，人眼的像差还受到很多因素的影响，包括年龄、瞳孔大小、调节、屈光状态、眼别、性别、泪膜。

像差可以用来反映和评价人眼的视觉质量。人眼像差的测量方法分光学和心理物理学两大类。前者多以光线追踪理论为基础，通过贯穿入瞳的列阵光线斜率的整合重现像差，如以 Hartman-Shack 原理为基础的出射型光学像差仪、Tscherning 原理为代表的入射型光学像差仪和光学路径差异型等；后者的设计原理是假设眼睛处于衍射的极限并聚焦于无限远之点光源处，光线通过瞳孔的不同区域进入眼内。当今研究中，对人眼像差的描述方式各不相同，其中最直观的图形法可将人眼波阵面像差按其在瞳孔面上不同部位引起的位相差直接用二维或三维显示，类似角膜地形图；另一种是数学方法，如 Zernike 函数。

1997 年，Liang 和 Williams 首次报道了采用 Hartmann-Shack 波前感受器测量人眼屈光系统整体像差的结果，并在实验室通过自适应光学系统，使受试者矫正视力达到 2.0。这一研究成果引发了通过手术方法矫正人眼屈光系统像差，以获得"超常视力（supernormal vision）"的探索。以往在临床上仅检查和矫正离焦和散光部分（即球性和柱性屈光不正），而无法针对复杂的像差成分（高阶像差）进行矫正。随着现代科学技术的发展，临床检测和手术矫正人眼屈光系统的高阶像差成为可能。波前像差引导的角膜屈光手术试图矫正普通框架眼镜和接触镜均无法矫正的像差成分，这已成为屈光手术领域的创新研究。

目前，眼科临床上对各种视觉干预手段对人眼像差的影响非常关注，相关研究主要包括各种角膜屈光手术、白内障人工晶状体植入术以及各种接触镜视力矫正等对人眼像差的影响。该三方面的相关研究概述如下：

一、角膜屈光手术与像差

近期研究将角膜屈光手术术后夜间视力下降、对比敏感度下降和眩光等一系列问题与像差紧密地联系在一起。研究认为，角膜屈光手术后早期，由于切削过后角膜曲率改变不理想、偏中心切削和角膜不规则等原因，波前像差呈暂时增加，主要包括球差、彗差以及其他高阶像差，从而导致术后暗视力下降、眩光和重影等种种视觉主诉。由此可见，波前像差检测技术在屈光手术中具有非常重要的应用价值，它能对手术效果做出准确评价，还能有效地解释为什么那些验光中心视力很好的患者还存在其他视觉质量问题的现象。

角膜屈光手术后角膜结构重塑，人眼像差也会发生变化。各种波前像差检查技术为角膜屈光手术后视觉质量提供了客观评价方法。根据研究文献，对不同类型角膜屈光手术后人眼像差改变的相关研究总结：①放射状角膜切开术（radial keratotomy，RK）是早期的一种角膜屈光手术。Applegate 等比较了 RK 术后患者和正常人的波前像差，发现 RK 术后像差明显增大，且受瞳孔影响显著。Hjortdal 等还发现 RK 术后高阶像差显著增加，以球差增加最明显。②准分子激光光学屈光性角膜切削术（photorefractive keratectomy，PRK）后像差也增加，但显著低于 RK 术后的像差增加，主要以彗差和球差为主，且与瞳孔直径、切削直径、是否为对称切削及切削厚度等因素有关。③准分子激光原位角膜磨削术（laser in situ keratomileusis，LASIK）后的像差增加同样以彗差和球差为主。Oshika 等发现瞳孔为 3mm 时，LASIK 和 PRK 术后的像差是无统计学差异的，但在大瞳孔如 7mm 时，LASIK 较 PRK 术后显示更高的像差，其原因虽然有学者进行了报道，但仍不够全面。目前不断改良更新后的准分子激光光斑更小、切削速度更快、角膜中心定位及旋转角度的自动补偿等功能使得术后效果更好，大大减少了手术源性的导入球差和切削偏心带来的彗差；而飞秒激光辅助原位角膜磨削术（femtosecond laser-assisted laser in situ keratomileusis，FS-LASIK）在其均匀性、精确性及安全性上大大提高，进而也降低了由于角膜瓣问题导致的视觉质量的干扰。④近年来飞秒激光小切口角膜基质透镜摘除术（small incision lenticule extraction，SMILE）在治疗近视及散光方面也同样取得了满意的效果。与 FS-LASIK 相比较，术后仍然存在高阶像差，以彗差为主，但球差则明显低于 FS-LASIK。

角膜屈光手术的类型很多，技术日新月异，发展迅速，且相同手术类型也可能会对不同类型患者的像差造成不同的影响，从而导致患者术后的主诉差异较大，虽然目前利用角膜地形图引导或角膜像差引导准分子激光消融技术协助临床治疗不规则角膜取得了较为满意的术后效果，但有些复杂病例仍存在着术后预测性差，需要进一步

改进提高的问题。因此如何深入阐明其发生的原因所在，探索不同术式角膜组织的愈合机制有何差异并合理防控，进一步提高术后角膜屈光手术术后的视觉质量等问题是非常值得研究生不断思考并实施探究的。波前像差引导的角膜屈光手术是通过矫正人眼像差以达到光学上更加完美的切削，从理论上看，它可以矫正术前的高阶像差和控制术中增加的高阶像差，进而提高视觉质量，因此，它成为当今角膜屈光手术的主流术式之一和研究热点。但从临床实际结果看，尚未有大量的对照设计文献证实这一点。社会上存在个别商业宣传过分强调追求术后"超常视力"，误导了医师和患者，对"个性化切削"手术产生不切实际的期望。

目前研究认为各种高阶像差成分对人眼视功能的实际影响较为复杂，临床上实际效应与数学模型计算的结果不尽一致，有研究采用自适应光学系统发现，矫正波前像差能够进一步提高正常人眼的视力，而且视力提高的程度与波前像差的改变量成比例；现有波前像差仪的检查在准确度和可重复性等方面仍存在问题，不同仪器得到的数据也不尽相同；自动跟踪系统的跟踪精度和速度、准分子激光的精确性等均尚未达到理想水平；术中如何将检查图像与角膜准确对位至今仍有待解决；术后角膜反应对像差的影响更是难以预测和控制；年龄、瞳孔大小、泪膜和调节等因素对像差的影响尚无理想的处理方法。此外，我们仍无法消除衍射和色像差的影响，且仍无有关人类获得"超常视力"后心理学和社会学改变的系统研究。因此，临床上片面追求所谓鹰一般的"超常视力"在现阶段是否现实等一系列问题有待研究生去深入探讨。

二、白内障人工晶状体植入术与像差

随着超声乳化白内障摘除联合人工晶状体（intraocular lens，IOL）植入术的快速发展，广大白内障患者的术后视力大大提高。然而，有研究证实，白内障摘除联合 IOL 植入术后角膜像差和眼内像差均发生变化。前者是由于手术切口导致角膜屈光状态改变而表现出的角膜散光增大；后者则主要因为 IOL 植入引起，其光学特性与自然晶状体不同，且植入后 IOL 与角膜的位置较术前

发生了改变，这是导致术后全眼像差增大的关键因素。

进一步研究发现，虽然 IOL 植入可大大改善白内障患者术后视力，但由于普通的 IOL 为双凸或平凸结构，存在正球差，在角膜本身正球差的基础上，植入这些 IOL 更增加了人眼的总球差，影响了术后的视觉质量。部分学者报道术后 1～3 个月 IOL 眼与无屈光不正眼的像差差异存在统计学意义。

为了使患者获得更佳的视觉效果，目前已经有一些非球面设计的 IOL 研发并应用于临床上。这些 IOL 表面进行了非球面设计，使其产生了零球差或负球差，以使术后眼的总球差处于较低的水平，从而达到良好的视觉水平。也有研究采用自适应光学系统发现，球差保留为 +0.1m 时所获得视力较好。关于各种非球面 IOL 的临床研究也成为热点。早在 20 世纪 90 年代，就有科学家提出并设计非球面 IOL 并应用于临床，研究表明，使用这种 IOL 能够获得满意的视力，且球差实测值与晶状体处于最佳成像状态下的球差值基本相符，基本上无球差，且其平均表观调节能力明显高于球面 IOL。之后，各类矫（消）像差的非球面 IOL 不断出现或上市，对它们的临床研究也相继开展。根据大多数研究结果显示，非球面 IOL 确实减少了白内障术后 IOL 眼的球差等高阶像差和全眼像差，尤其是在大瞳孔下差异更明显。

三、各种接触镜视力矫正与像差

从光学角度看，传统设计概念中的接触镜本身存在大量像差，主要是球差。研究发现，配戴接触镜会增加人眼的波前像差，这与配戴接触镜后眼的像差与接触镜本身像差之间的差异有关。配戴接触镜会改变眼的生理，而接触镜和角膜之间的相互作用会改变眼的光学性能。

大量研究证实，硬性透气性角膜接触镜（RGP）可以提供比软性角膜接触镜更好的视力矫正效果，在许多情况下甚至超过框架眼镜的矫正效果。这可能是由于配戴 RGP 后残留的未矫正低阶像差（散光和球性离焦）少于软性角膜接触镜，以及 RGP 矫正过程中的泪液镜降低了人眼高阶像差（如彗差和球差等）有关。

对于接触镜的验配和设计尚有一些关键技术问题亟待解决，但波阵面像差的测量对深入了解个体戴镜者的视觉质量以及有效改善接触镜的矫正效果起重要作用，具有一定的临床应用价值和前景。这些方面有待深入的研究和探索。

（瞿　佳　张丰菊）

第二节　与近视眼手术相关的研究进展分析述评

屈光手术是指以改变眼的屈光状态为目的的各种手术，由于我国屈光不正人群的特征，大量的屈光手术围绕近视眼开展。因此，本节就近视眼的手术研究进行阐述。

根据手术部位的不同，分为角膜手术、眼内晶状体性手术和巩膜手术三大类。

一、近视眼角膜手术

近视眼角膜手术是通过手术的方法改变角膜前表面的形态，达到矫正目的。近视眼角膜手术按照手术方法的不同又可分为非激光近视眼角膜手术和激光近视眼角膜手术。

（一）非激光近视眼角膜手术

非激光近视眼角膜手术包括：放射状角膜切开术（radial keratotomy，RK）、角膜基质环植入术（intrastromal corneal ring segment，ICRS）和其他非激光近视眼角膜手术。

1. **放射状角膜切开术（RK）**　是一种在角膜光学区外的旁周边部作若干条非穿透性放射状松解切口，使该区域组织张力减低，在眼内压的作用下使角膜中央前表面相对变平，屈光力降低，达到矫正近视目的的方法。由于 RK 本身存在一些缺陷，如角膜内皮损伤、角膜切口容易外伤性破裂、屈光性并发症显著包括过矫、欠矫、散光度数增加和不规则散光等，因此，现在基本上已被准分子激光角膜屈光手术所取代。

2. **角膜基质环植入术（ICRS）**　是一种非激光矫正中低度近视的方法，是在角膜周边基质 2/3 深度植入一对 PMMA 材料的半圆环，重塑角膜前表面使之中央区变平，从而达到矫治近视的效果。现有角膜基质环可以永久保留在角膜基质内，也可以取出和更换。但 ICRS 可能出现一些轻度并发症（如角膜对比敏感度下降、散光、切口处深层新生血管和持续性上皮缺损等)和严重并发症(如角膜穿孔、感染性角膜炎、基质环脱出和基质环植入过浅等)。

3. 其他非激光近视眼角膜手术 包括散光性角膜切开术(astigmatic keratotomy, AK)、角膜楔形切除术(wedgeresection)、角膜磨削术(keratomileusis)、角膜热成形术、角膜内镜片术(keratophakia)、角膜表面镜片术(epikeratophakia)和角膜胶原交联术(corneal collagen cross-linking, CXL)等。

(二)激光近视眼角膜手术

包括准分子激光光学屈光性角膜切削术(photorefractive keratectomy, PRK)、准分子激光上皮瓣下角膜磨削术(laser epithelial keratomileusis, LASEK)、机械法准分子激光角膜上皮瓣下磨削术(epipolis laser in situ keratomileusis, Epi-LASIK)、准分子激光原位角膜磨削术(laser in situ keratomileusis, LASIK)、前弹力层下激光角膜磨削术(sub-Bowman keratomileusis, SBK)和飞秒激光(femtosecond laser)手术等。

1. 准分子激光光学屈光性角膜切削术(PRK) 是眼科最早应用激光矫治视力的手术方法,之后陆续出现的 LASIK 和 LASEK 等均是在 PRK 手术基础上发展而来的。PRK 手术矫治近视眼是通过激光切削降低角膜前表面曲率从而减少眼的屈光力。由于 LASIK 等手术需要使用显微角膜板层刀和制作角膜瓣,因此具有一定的风险,而中低度近视、角膜较薄以及一些不适合 LASIK 手术者,采用 PRK 手术可获得较好疗效。然而,PRK 手术去掉了中央部角膜上皮和基底膜,并切削了中央部的前弹力层,从而产生了相对强烈的伤口愈合反应,影响了治疗效果及预测性,同时,炎症反应带来了术后上皮愈合之前的不适症状。对于高度近视,PRK 手术的预测性及稳定性较差,这也限制了它的应用。而且,PRK 手术的术后并发症较多,如角膜上皮下雾状混浊(haze)、屈光回退和激素性高眼压等。

2. 准分子激光上皮瓣下角膜磨削术(LASEK) 是在制作角膜上皮瓣时利用稀释乙醇对角膜上皮细胞层基底膜的化学作用,使上皮细胞层基底膜内形成缝隙而完整分离,后续的准分子激光脉冲直接作用到角膜前弹力层和基质层,进行切削

以矫正近视。与 PRK 手术相比,LASEK 手术保留了基底膜,从原理上减少了术后角膜的愈合反应,有助于提高手术的安全性及可预测性。但是,LASEK 手术也存在一些不足,例如用于剥离上皮的稀释乙醇对眼组织存在一定的毒副作用;前弹力层没有得到保留使得术后愈合反应仍较明显;操作较复杂、技术含量较高;作为表面切削技术其对高度近视的应用仍有可能受到限制。有研究表明,LASEK 与 PRK 相比在治疗低中度近视的有效性和安全性方面无显著差异,但对高度近视的效果仍然缺乏证据。LASEK 的主要术后并发症包括 haze、屈光回退、激素性高眼压和角膜上皮瓣异常等。

3. 机械法准分子激光角膜上皮瓣下磨削术(Epi-LASIK) 是采用机械方法即角膜上皮分离器取代乙醇制作完整的带蒂角膜上皮瓣,避免了乙醇的刺激作用和制作上皮瓣带来的一些并发症,比 LASEK 更能保持上皮的活性并维持基底膜的完整性,理论上能够最大程度上减轻术后愈合反应及 haze 形成等并发症。目前制作角膜上皮瓣已有多种刀具,可将角膜上皮层与前弹力层机械性分离,并且不损伤角膜基质。但目前仍存在一些问题,如基底膜的完整性虽然在多数病例中得以保持,但基底膜致密板的损伤仍可见于部分病例;上皮瓣制作时间长达 10 余秒至数十秒,在此期间的高眼压状态可能对视网膜神经细胞造成损伤;同样作为表面切削技术其对高度近视的应用也可能存在一定限制。

4. 准分子激光原位角膜磨削术(LASIK) 是先在角膜上用特制的显微角膜板层刀(microkeratome)制作一个带蒂的角膜瓣,掀开后在暴露的角膜基质床上进行准分子激光切削,以达到矫正近视眼的目的,这是目前近视眼角膜手术的主流术式。与 PRK 相比,LASIK 保留了角膜上皮及前弹力层的完整性,因此更加符合角膜的解剖生理,可以避免或减少 PRK 术后的一些并发症,如 haze 和屈光回退等,且手术后无明显疼痛感。但 LASIK 手术也存在一些问题,如角膜瓣的实际厚度与预期厚度差异可能较大;制作角膜瓣时切断的角膜神经再生较慢而出现较为严重的干眼症;游离瓣、不完全瓣、角膜瓣皱褶和上皮植入等角膜瓣相关并发症以及术后晚期的外伤性角膜瓣移位。

5. **前弹力层下激光角膜磨削术（SBK）** 即薄瓣 LASIK 技术，是利用飞秒激光或机械式显微角膜板层切开刀，制作厚度介于 90～110μm 且直径约为 8.5mm 的角膜瓣（常规 LASIK 手术角膜瓣的厚度为 120～160μm），角膜瓣各径向的厚度均匀呈平板形且每次切割间的误差小于 10μm。与 PRK 相比，SBK 具备常规 LASIK 术后反应轻、视力恢复快等优势。同时，在术后角膜生物力学上，SBK 与 PRK 相似，其结构比常规 LASIK 更稳定，干眼症的发生率更低。做薄瓣后，由于表层角膜组织更加致密，对于每个脉冲激光的能量接受相对较少，导致每一脉冲激光的切削效率降低，因此，与常规 LASIK 相比，需要对 SBK 的激光参数适当做一些调整。此外，根据术后伤口愈合的特点，越接近角膜上皮及前弹力层的基质，术后的组织增殖现象及反应越显著，甚至可出现类似于表面切削术后的 haze 反应，因此术后可适当延长使用糖皮质激素滴眼液的时间。

6. **飞秒激光手术** 是角膜屈光手术的一个重要发展方向。飞秒激光制作角膜瓣更精确、均匀且更具预测性。飞秒激光脉冲聚焦在直径约为 3μm 的角膜组织，精确度在 1μm 左右。相对低而稳定的负压吸引、固定眼球，激光发射系统首先由平的玻璃镜头将角膜压平，或由曲面的压平镜头保持角膜曲率，然后飞秒激光以螺旋或折返的方式按照设计的大小和厚度制作板层角膜瓣或切除一个基质透镜组织。所制角膜瓣的大小、厚度、边缘角度、蒂的宽度和位置都可以根据实际需要或术者的设计要求选定。它使 LASIK 手术更精确、更安全、更稳定和更完善。飞秒激光制瓣即飞秒激光制作角膜瓣联合基质面行准分子激光切削（femto-LASIK）是飞秒激光角膜屈光手术几种主要的模式之一，其他术式还包括：飞秒激光制作隧道的角膜基质环植入术（femto-ICRS）、飞秒激光角膜基质透镜切除术和小切口飞秒激光基质透镜切除术等。近年来，飞秒激光不仅应用在角膜屈光手术、治疗性角膜手术及晶状体手术中，而且也拓展应用到巩膜、小梁网等组织，可在抗青光眼手术中发挥作用。飞秒激光术中安全性好，飞秒 LASIK 术后角膜知觉减退及干眼、光学并发症方面的眩光等与常规 LASIK 基本相近，术后诱导高阶像差少，感染机会减少。

二、眼内晶状体性近视眼手术

眼内晶状体性近视眼手术是在晶状体和前后房施行手术来改变眼的屈光状态以达到治疗近视的目的。根据手术时是否保留晶状体分为两类，即屈光性晶状体置换术（refractive lens exchange，RLE）和有晶状体眼人工晶状体植入术。

（一）屈光性晶状体置换术

将眼内透明或混浊的晶状体摘除后换以人工晶状体植入，从而矫治近视的一种手术方式。该方法要求手术对象为成年人，年龄偏大者为宜，如 40 岁以上。主要适合于不宜行角膜屈光手术的高度近视眼患者或屈光手术难以解决的高度近视眼患者。

（二）有晶状体眼人工晶状体植入术

有晶状体眼存在的情况下，在前、后房植入人工晶状体来弥补自身晶状体屈光能力的不足从而矫治近视的一种手术方式。理论上有晶状体眼人工晶状体植入术可以矫正近视的屈光力程度可达 −20.00D（根据不同产品选择）。因此，在临床上，不宜或不愿采用框架眼镜或接触镜进行屈光矫正、近视度数过高（如≥−12.00D）且角膜厚度较薄不适宜进行角膜屈光手术者可以考虑进行有晶状体眼人工晶状体植入术。由于该手术优点之一是可以保留调节力，年龄较轻者更能获得益处。如有晶状体混浊或早期白内障、葡萄膜炎病史、青光眼、角膜内皮细胞不健康者或角膜变性、外伤致角膜形状改变或瞳孔直径偏大者等，均不宜选择该手术。

根据人工晶状体的植入位置不同，主要分为有晶状体前房型人工晶状体植入术和有晶状体后房型人工晶状体植入术两大类。

1. **有晶状体前房型人工晶状体植入术** 前房型人工晶状体根据固定方式的不同可分为：房角固定型（angle-fixated）和虹膜夹型（iris-claw）。前者和无晶状体眼前房型人工晶状体相仿，弹性开放襻设计。后者为夹型设计，将虹膜组织嵌顿于夹内而起到固定人工晶状体的作用。此类人工晶状体由于其设计问题目前临床较少使用。

2. **有晶状体后房型人工晶状体植入术** 后房型人工晶状体采用软性材料，适合于小切口折叠式植入；且它的单片式后拱形设计适应自身晶状体的前表面形态，保持植入人工晶状体与自身晶状体之间有一定的间隙。目前此类人工晶状体具有大光区前后面标记、散光标记，以及中央孔可避免虹膜切开等设计，并不断改进，在临床已经普遍应用，取得了较好的效果，但更长期随访眼内组织的安全性尚需进一步验证。

眼内晶状体手术进入了屈光手术时代，目标是使患者术后能够在任何距离、任何光照条件下看清物体，拥有像年轻人一样的"完美视觉"。因此，选择合适的人工晶状体类型以及术前准确的屈光度数测算成为术后恢复良好视觉功能的关键。而准确预测人工晶状体屈光度数取决于术前准确的生物学测量和人工晶状体屈光度数计算公式的正确选择。这有待研究生的进一步思考和研究。

三、近视眼巩膜手术

近视眼巩膜手术主要包括后巩膜加固术和紫外光 - 核黄素巩膜胶原交联术。

1. 后巩膜加固术（posterior scleral reinforcement，PSR），又称巩膜后兜带术、后巩膜支撑术或后巩膜加强术，是应用异体或自体的生物材料或人工合成材料加固眼球后极部巩膜，以期阻止或缓解近视发展的一种手术方式。从目前不多的临床研究资料分析，主要用于近视度数在 -8.00～-10.00D 以上，且每年进展至少 0.50～2.00D 以上的进展性近视患者。有研究表明，针对病理性近视伴黄斑劈裂的患者，后巩膜加固术联合玻璃体切割术后视力改善程度比单纯行玻璃体切割术更好。对 -8.00D 以下的中度和低度近视且无严重后巩膜葡萄肿者、有青光眼或既往有视网膜脱离史和眼部慢性炎症病史者，一般不宜选择该手术。该手术也可能出现一些并发症，如涡静脉离断和受压、眼压升高、视网膜玻璃体积血、视物变形、眼球穿孔和复视等。在近视眼后巩膜加固术方面，尚需要增加更多循证医学的可靠证据。

2. 紫外光 - 核黄素巩膜胶原交联术是通过使巩膜胶原分子内部以及胶原分子之间发生共价键结合而提高胶原纤维的张力和稳定性的方法。Wollensak 等对离体人眼和猪眼巩膜进行了初步尝试，从生物力学角度证实了该方法可以加强离体人眼巩膜组织的生物抗张力作用，后续研究者

通过明确核黄素浓度、改良辐照量、探索照射部位，不断完善紫外光 - 核黄素巩膜胶原交联方案。在尸眼及多种活体动物眼（豚鼠、新西兰兔、恒河猴等）行紫外光 / 蓝光 - 核黄素巩膜交联术，验证了该方案的安全性、有效性及长期力学稳定性。有望进一步应用于临床近视防控，阻止眼轴进行性延长。而 460nm 的蓝光同样能够被核黄素吸收产生类似 370nm 紫外光所诱发的交联反应，国外有研究者开始探索蓝光 - 核黄素巩膜胶原交联术，目前蓝光交联方案的安全照射剂量尚无统一标准，近期研究利用恒河猴眼行低辐照度蓝光 - 核黄素巩膜胶原交联术，通过对术后活体、离体巩膜及视网膜观察分析显示蓝光交联方案的安全性仍需要验证，尚未显示出明显优于紫外光 - 核黄素巩膜交联方案的证据。

（瞿　佳　张丰菊）

第三节　眼视光专用检测器械的研究进展与改进

对眼部疾病的诊断与疗效监测均依赖于各种专用检查器械。人眼是具备生物器官和光学器官双重特性的组织，因此，与之相关的检查器械就形成了颇具特色的医疗技术体系。眼睛是结构和功能奇妙无比的器官，在狭小的空间里面，几乎蕴藏了人体所有组织成分和细微结构，同时它还是一个无比强大的精密光学仪器，执行着摄像功能和信息分析传送功能。人类眼睛的这些奇妙特征对相关诊治器械设计提出了更高的要求，使得相关临床新技术和新设备的研发与应用在一定程度上更具挑战性。

人眼的最大特点是"细小、深邃、精密"。由于眼球体积小，结构又非常精密，层层递进，因此高放大倍率、高分辨率的显微镜系统，加上优质并安全的照明系统成为眼科设备设计的常规理念。眼视光学医疗器械发展日新月异，各相关研发机构和生产厂家都在夜以继日地开拓新技术或改进旧产品，研究成果正以最迅速和最成熟的形式进入临床。

眼视光检查器械种类很多，可以从不同的角度对它们进行分类：

（1）从使用角度分可分为：①眼科临床检查、

诊断用器械，这类设备中的大部分为临床基础设施，如裂隙灯检查系统、眼压计和检眼镜等的使用被列为眼科和眼视光学临床基本检查流程，即每位来诊患者常规接受这类检查，其设备成为诊室中最基本的配置。发现问题并需要深入了解具体病变时，则需要特定的检测设备，如眼底照相、眼底造影、眼科超声仪、视野计、磁共振、眼前节及眼后段 OCT 等。②屈光、视功能方面的检查器械，验光和视觉功能检测是眼视光临床领域量大面广的工作，70% 左右来诊的患者涉及此类检查。这类设备使用率高，分客观方法、主观方法、机械方法和电脑方法等多样性设计，并有系列设备与之配套，如角膜曲率计、综合验光仪、电脑验光仪、检影镜、投影视力表和对比敏感度测定仪等。进一步深入检测眼球成像质量、感知以及传递等情况，则可使用各类眼球像差仪和眼电生理检查仪等。③眼镜片和接触镜的检测器械，在临床验配过程中，需要对镜片本身进行检测，常用设备有焦度计、基弧仪和投影仪等；在镜片研发和实验室测试中，亦有不同系统的检测设备，如干涉仪等。

（2）从技术角度分可分为：①传统眼视光检查器械，是在技术上只由光（光子）、机（机械）两技术组成的仪器。②现代眼视光检查器械，是在技术上由光学、机械、电子和电脑四大技术组成的一体化仪器。

现代眼视光检查器械发展迅速，这些器械是从以光学和机械为主要构件的传统仪器发展而来的，将光学、机械、电子和电脑四大技术融为一体。所谓电子，仅是为了照明而用的变压器、灯泡及简单电路。20 世纪 70 年代以来，随着微处理机技术的发展，电子探测、控制技术、数字化技术逐渐进入医学领域，这一切使仪器的自动化程度、可靠性、运行程度和可回顾程度等得到极大提高。现代眼视光检查器械的一个显著发展特点是由只具有检查功能的仪器，向同时具有检查、诊断甚至治疗功能的方向发展。

现代眼视光检查仪器以各种方式来表达眼部情况：①实物放大形式，如各种显微镜；②图像形式，如角膜地形、B 超；③增效形式，如眼底血管造影、CT、磁共振等；④参数形式，如电脑验光仪、角膜曲率计、眼电生理等。这些资料的表达

和提供，有助于我们发现问题所在和严重程度，及时做出诊断并给出处理意见。

眼视光学医疗专业领域及其器械技术发展迅速，走在了医疗器械技术发展的前列，每年都有许多新技术出现，原有技术改进发展，同时也极大地推动了眼科和眼视光学的临床和科学研究的发展。本节将对目前临床上应用较为广泛、极具发展潜力且研究生科研工作中常用的，并且可以进一步改进、创新和开发的几种眼视光专业检查器械进行详细阐述。

一、角膜形态测量器械

角膜具有中央接近球形而向周边逐渐平坦的光学结构特征。根据 Gullstrand 模型眼，角膜前表面中心曲率半径为 7.8mm，后表面中央曲率半径为 6.8mm，折射率为 1.367，等效角膜屈光力为43.05D。

角膜的表面具非球面性，即中心到周边的曲率存在差异性变化。角膜的子午线截痕形态呈椭圆形，一般为长椭圆，即角膜顶点曲率最大或曲率半径最短，从角膜顶点向周边的曲率半径逐渐增大，其变化呈连续性。

角膜形态测量具有重大意义，包括：①估计屈光不正；②评估角膜的病理变化；③预测或评价角膜接触镜的验配；④评估角膜接触镜的佩戴效果；⑤评估屈光手术的效果；⑥为特殊角膜接触镜设计、提供参数等。临床上，除角膜盘 / 照相角膜镜和角膜曲率计等传统设备之外，近些年逐渐发展出各种更全面、快速和方便测量评估角膜形态的角膜地形分析系统。角膜地形图，即将角膜表面作为一个局部地势，用不同的方法进行记录和分析。随着计算机分析、彩色标识的问世，角膜表面形态能够更为直观而确切的表达。角膜地形分析系统主要包括计算机辅助角膜地形图分析系统、Orbscan 角膜地形图系统、Pentacam 眼前节测量及分析系统和眼前节 OCT 分析系统（参见第十九章相关内容）。

二、眼屈光检测器械

验光是检测眼的屈光状态的过程，需要一系列的检测器械。验光方法大体分为客观验光和主观验光。客观验光是利用一系列的设施，在被

测者相对配合下，通过检测从视网膜反射出来的光的影动或光的状态等来判断眼的屈光情况，主要设备有检影镜、电脑验光仪、红外验光仪和摄影验光器械等；主观验光是利用一系列的矫正镜片，在被测者的紧密配合下，直接选择并经综合判断后确定眼的屈光处方，主要设备是综合验光仪等。

上述大部分的验光仪均采用可见光，它们的所有视标均对被检者可见，其缺点是不能有效地控制被检者产生的调节现象，因为随着从视标传来的光线聚散度发生改变，对被检者的调节刺激也发生改变。红外验光仪将测试视标设计成对被检者不可见，仅让被检者看一种经特殊设计以鼓励其放松调节的独立注视视标，则屈光检查过程中的调节就得到了有效的控制。它通过将一种仅让红外线穿过的滤片置于光源前而达到使被检者看不到测试视标的目的。同时，观察系统内安装电子聚焦接收器或一种可将从视网膜返回的红外线转换为可见光的图像转换器来代替验光者，它具有完全客观的优点（即不需要操作者进行判断）。因此，目前红外验光仪不仅能检测人眼的屈光不正度数，同时可以用于评价人眼调节功能和周边屈光等，在眼视光学研究方面应用较多。

近年来，已有大量红外验光仪出现在市场上，但所有的红外线验光仪都不外乎以下几种基本原理中的一种：①条栅聚焦原理；②检影镜原理；③Scheiner 盘原理；④Foucault 刀刃测试法。

三、光学相干断层扫描仪

光学相干断层扫描仪（OCT）是一种基于光学干涉原理的新型成像仪器。OCT 探测生物组织对入射光线的反向散射和反射，这种光学干涉成像原理决定了 OCT 在医学成像上具有独特优势。首先，OCT 的轴向分辨率可达 $1\sim10\mu m$，比目前临床上常用的超声、CT 等断层成像技术要高出一个数量级；其次，OCT 的活体和实时成像特点在手术引导、活体组织检查和治疗效果的动态研究等方面能够发挥重要作用；最后，OCT 采用低能量的近红外光源作为探测光，并使用显微镜头、手持式探头或者内镜等非损伤性探测方式，相当于提取"光学切片"，而不会对生物组织造成损伤。近年来，OCT 技术高速发展，为了扩展其应用领域，通过与一些功能化检查技术相结合，OCT 也逐步从眼球形态学成像向功能化方向发展，比如光谱 OCT 用于研究组织的吸收特性，多普勒 OCT 用于测量血细胞流速和血液含氧量，偏振 OCT 用于研究组织的双折射光学特性等。此外，与 CT 类似，OCT 利用计算机对得到的光学干涉信号进行数字化处理，随着图像采集和处理技术的进步，OCT 已经实现了即时和三维成像，可以提取 OCT 图像中对诊断有用的信息进行定量分析。综上所述，OCT 具有高分辨率、快速成像、活体检查和非损伤性等优点，在眼视光医学临床领域应用非常广泛。根据深度扫描的方式不同，OCT 可分为时域 OCT（time domain OCT，TD-OCT）和傅里叶域 OCT（Fourier domain OCT，FD-OCT）；根据成像部位的不同，眼科 OCT 可分为眼前段 OCT 和眼后段 OCT。

眼前段 OCT 是一种用于测量和分析眼前段组织和结构的理想工具，可以用来测量全角膜厚度、角膜各层厚度、前房深度、前房宽度、房角、虹膜、睫状肌、晶状体厚度、晶状体前后表面曲率半径等一系列参数，具有直观、分辨率高的优点。眼前段 OCT 可以在以下几个领域得到应用：①角膜屈光手术前后对眼角膜厚度和上皮厚度的测量，指导手术及评估；②泪液动力学方面的研究；③测量房角形态的改变以帮助青光眼的诊断和治疗；④人眼调节时的眼前节结构动态变化以完善调节机制；⑤人工晶状体植入后眼睛调节能力的测量和评估；⑥接触镜的验配研究。

OCT 技术应用最为成熟和广泛的临床领域即为眼后段成像，已成为医生们评价和研究眼后段病理学的有效手段。眼后段 OCT 对视网膜的断层成像在测量视网膜全层及各层厚度和诊断黄斑裂孔、玻璃体黄斑牵引综合征及囊样黄斑水肿等病变方面具有独特的优势。这种优势源于眼睛是几乎透明的光学系统，光线穿透角膜、前房、晶状体和玻璃体，以很小的能量损失到达视网膜。而且 OCT 操作简单、扫描速度快和非接触成像等优势使其成为眼后段成像上不可替代的技术手段。最新的商品化眼后段 OCT 普遍采用谱域 OCT 方式，轴向分辨率最高达到 $3\mu m$ 以下。眼后段谱域 OCT 将会继续朝着超高分辨率、高速扫描和仪器体积小型化的方向发展。

四、波前像差检测器械

对人眼波前像差的测量具有重大临床意义。人眼的屈光介质主要由角膜、晶状体、房水及玻璃体等构成，起到透过光线、准确聚焦的作用。由于角膜和晶状体的表面曲度存在局部偏差，角膜、晶状体以及玻璃体不同轴，或晶状体以及玻璃体内介质折射率不均匀，折射率存在局部偏差等原因，导致人眼总是存在波前像差。波前像差是影响人眼视力的重要原因之一。通常所说的视力，即最小分辨力，又称视锐度，是指人眼分辨出两点或两条线的能力。根据视网膜光感受器的解剖结构，人眼的理论最佳视力应达到小数视力4.0，但是实际上大多数正常视力者最佳矫正视力只有 1.0 左右。这是因为人眼视力的极限受视网膜光感受器、神经中枢以及眼球光学等限制。其实，任何光学系统都受系统衍射限制，人眼也不例外，这一现象在瞳孔较小的时候尤为显著。当瞳孔逐渐增大时，虽然衍射对视觉的影响变小，但像差的影响显著增大。当瞳孔直径大于 3mm 时，正常视力与超常视力之间差距增大。由于像差的存在，人眼始终无法达到视网膜极限的超视力。近些年来，随着屈光手术、白内障手术和接触镜等的兴起，人们对早已存在的波前像差理论有了重新的认识。

目前的波前像差测量仪主要分为两大类，一类是全眼波前像差测量仪，另一类是角膜波前像差测量仪。

（一）全眼波前像差测量仪

全眼波前像差由角膜波前像差和眼内波前像差组成。角膜波前像差是指由于角膜表面组织各点曲率以及折射率等差异导致的波前像差，目前角膜像差多指角膜前表面像差；眼内波前像差是指由房水、晶状体和玻璃体等眼内屈光介质形态、位置和折射率等不均一导致的波前像差，通常由全眼像差减去角膜像差得到。

Smirnov 于 1961 年第一次实现波前像差测量到现在，已经经历了半个多世纪。目前的全眼波前像差仪可分为客观法和主观法两大类。客观法根据其设计原理，可分为：①出射型像差仪，以 Shack-Hartmann 波前感受器理论为基础，如Zyoptics 系统、自动角膜个性化测量仪、WASCA系统、WaveScan 及 iDesign 波前像差系统等；②视网膜型像差仪（入射型），以 Tscherning 理论为基础，如 WaveLightAllegretto 像差分析仪、Tracy 的视网膜光线追踪仪和 Schwind 等；③入射可调式屈光计，以 Sminov-Scheiner 理论为基础，如 Emory 视觉矫正系统、OPD 扫描系统等。无论是主观法还是客观法像差仪，其基本原理是一样的，即选择性地监测通过瞳孔的光线，将其与无像差的理想光线进行比较，通过数学函数将像差以量化形式表达出来。

（二）角膜波前像差测量仪

角膜前表面处于眼球的最前端，其屈光力占人眼总屈光力的 1/3，既是最主要的屈光介质，也是人眼像差来源的重要部分。在眼科的各种应用中常须将角膜形态精确地转换成角膜像差：在基础研究中，角膜像差用以评价人眼像差的来源或用于制作精美的眼球光学模型；在临床应用中，角膜像差为圆锥角膜、角膜屈光手术等提供了重要信息。角膜前表面相当于一个折射平面，平面前方是泪膜和空气，后方为角膜基质。角膜前表面像差形成的原理，可理解为折射平面波前像差的形成。

通过角膜前表面评价角膜像差的关键是准确测量角膜形态。早在 20 世纪 60 年代，Jenkins 就意识到准确测量角膜各点曲率的重要性。目前用于角膜形态测量的各种技术有：干涉测量法、超声图像检查法、侧面摄像法、激光摄影术等。角膜测量仪器形式多样，所依据的原理也不尽相同，最为经典的仍是使用 Placido 环进行测量。一系列同心圆被角膜表面反射并被摄像系统拍摄，根据反射环在各个子午线方向上的环间距计算出角膜高度图数据和角膜曲率，从而达到角膜前表面测量的目的。

目前没有直接测量角膜像差的仪器，往往采用将角膜表面形态转换成角膜像差的方式。如一种直接的方法是在角膜上减去适合的圆锥面，然后乘上角膜与空气折射率的差值，即可得出角膜像差值。这种方法的缺点是会忽略一些重要的像差成分。另一种方法是根据角膜表面形态用近似分析法（非线性分析）来表达。

目前采用最多的仍是利用角膜高度图数据，采用光路追踪法计算角膜像差。现代角膜地形图系统多采用 Placido 环投射，用角膜摄像系统对角膜摄像，用计算机将角膜镜摄像转变成屈光度或曲率半径，得到相应的以伪彩色表示的角膜高度图。同时地形图上还能提供角膜顶点位置、瞳孔边缘、瞳孔中心位置、角膜表面形态因子、角膜前表面曲率半径、角膜散光等。转换为波前像差时，用仪器提供的软件导出角膜曲率计算出角膜高度数据，再根据光路追踪原理计算从瞳孔中心与其他区域的光程差值，进一步估计角膜像差，最后将角膜像差分解成 Zernike 多项式。

（瞿　佳　张丰菊）

第四节　角膜胶原交联术及临床应用

一、概述

角膜胶原交联术（corneal collagen crosslinking, CXL）是利用核黄素（即维生素 B_2）作为光敏剂经紫外光照射增强角膜强度的一种治疗方法。角膜胶原交联术经历了二十余年的发展，其手术方法、仪器设备等各方面均得到了不断的完善，安全性与有效性也在大量的临床应用中得到检验。在国外，角膜胶原交联已经成为角膜扩张性疾病的标准治疗方法之一。在我国，关于角膜交联的基础和临床研究尚处于初级阶段。

（一）目前临床理论要点

1. **角膜胶原交联术的原理**　角膜胶原交联术的生物力学原理是光敏剂核黄素（维生素 B_2）在 365nm 波长的紫外线作用下，被激发到三线态，产生以单线氧态为主的活性氧簇，活性氧簇可以与各种分子发生反应，诱导胶原纤维的氨基之间发生化学交联反应。有研究表明，核黄素因子本身亦会诱导交联反应的发生，正是这两种作用因子的共同作用，增加了胶原纤维的机械强度和抵抗角膜扩张的能力。

角膜交联引起的生物学效应，从生物力学改变、超微结构的改变、水合作用的改变，以及生物学活性的改变都表明，角膜胶原交联能够减轻角膜前部基质水肿，角膜胶原纤维的直径变粗，经过胶原交联的角膜对抗各种酶消化作用的能力显著增强。

理想的交联手术既能增强角膜基质的硬度，又对其他组织无任何损伤。紫外线的损伤主要取决于波长、辐射强度以及照射时间。紫外光照射会导致电光性角膜炎、白内障和视网膜热损伤或光化学损伤，这些因素极大影响了治疗参数的设置。CXL 在临床应用前进行了数年的动物实验，在能量 $3mW/cm^2$ 照射时间 30 分钟的参数下，紫外线主要作用于角膜前方 300μm 的基质层，仅有 7% 的紫外线穿过角膜。晶状体仅仅接受 0.65J/cm 的能量，远低于视网膜受到损伤的强度 42J/cm。

2. **角膜胶原交联术的适应证**　紫外线 A- 核黄素交联法能显著提高胶原纤维的机械强度，已被用于圆锥角膜、各种角膜变性、感染性角膜炎、角膜溶解等疾病的治疗，且有望通过增强巩膜的生物力学强度而成为治疗变性近视的新方法。随着应用范围的不断扩展，此疗法的安全性也受到广泛关注。有研究发现，CXL 在治疗圆锥角膜时，对于角膜厚度 <400μm 的患者直接进行紫外线照射，会明显增加角膜内皮细胞损伤和角膜形成瘢痕的概率。故临床上将 400μm（去除角膜上皮后）定义为 CXL 的安全阈值。有单纯疱疹病毒感染史、合并角膜感染、角膜瘢痕以及有自身免疫系统疾病的患者不适合进行角膜胶原交联手术。

（二）科研立题参考

角膜胶原交联技术进入中国刚刚几年，交联相关的研究吸引了大量学者的注意力，但是仍有诸多问题有待研究和解决，下面仅列出目前的研究热点以供参考。

1. 如何针对不同疾病优化角膜胶原交联技术参数，确保交联有效性和安全性。

2. 角膜胶原交联术适应证的规范。

3. 角膜胶原交联术治疗圆锥角膜的最佳时机研究。

4. 角膜胶原交联术在眼科其他疾病的应用研究。

5. 角膜胶原交联术后远期有效性及安全性的研究。

6. 角膜胶原交联术改变患眼屈光度的研究。

7. 角膜胶原交联术后角膜生理、生化、生物力学以及对药物穿透性等特性的研究。

8. 角膜胶原交联术治疗感染性角膜溃疡的手术时机及手术适应证。

9. 角膜胶原交联术预防屈光术后回退、术后角膜扩张的治疗参数确定，以及安全性有效性的研究。

10. 巩膜交联的研究 对病理性近视、巩膜软化症等的应用，巩膜交联的范围及参数设置。

二、角膜胶原交联术的历史与发展

交联技术最早应用在工业、高分子合成材料行业及生物工程等领域。因其可使聚合物变硬以及组织变稳定，所以交联技术最早在医学领域的应用是人工心脏瓣膜的准备以及牙科填充材料的固化，主要用于提高材料的强度和稳定性。后来，有学者观察到糖尿病患者极少出现圆锥角膜，原因是糖尿病患者角膜基质内的糖基化反应增强了角膜基质的强度，Seiler, Spoerl, Wollensak等学者即开始寻找使角膜变硬、阻止圆锥角膜进展的方法。最早的角膜交联系统在 1996 年的美国视觉与眼科学研究协会大会（The Association for Researchin Vision and Ophthalmology, ARVO）上首次出现在大众面前。Wollensak 首次利用交联技术能使组织变硬这一特性，将其用于圆锥角膜的治疗。并于 2003 年最早报道了 CXL 治疗进展期圆锥角膜的研究结果：角膜交联术对进展期圆锥角膜和 LASIK 术后角膜膨隆治疗有效，创伤性小，安全。2012 年 6 月国家食品药品监督管理总局（CFDA）启动快速交联临床观察，2015 年 CFDA 审查通过快速交联技术，8 月正式进入中国。

近年来，角膜胶原交联模式不断改进，除了标准的去上皮 CXL，还出现了跨上皮 CXL、加速型 CXL、脉冲式 CXL 等多种新型术式。

去上皮 CXL 是传统的标准治疗方法，即将患眼进行表面麻醉，去除角膜中央上皮，将 0.1% 的核黄素与 20% 的右旋糖酐混合液滴加到角膜表面，持续 30 分钟，3mW/cm^2 紫外线 A 光照 30 分钟。大量的临床研究验证了这一术式在圆锥角膜治疗中的安全性和有效性。对于角膜较薄患者，研究者们探索出了许多解决方案，如使用低渗性核黄素溶液使角膜基质肿胀，人为地使其厚度增加至 400μm 以上。还有学者提出利用从近视患者角膜中提取出的基质透镜作为一种保护性措施，覆盖在圆锥角膜患者锥体较薄的区域，从而增加角膜厚度，使交联安全进行。但是去上皮 CXL 术后会有眼痛、角膜上皮缺损、角膜混浊、角膜溃疡

以及弥漫性板层角膜炎（DLK）等并发症，其具体的操作方案及安全性仍需大量的临床探索。

为了避免去上皮 CXL 术后产生的诸多并发症，研究者们探索出了保留上皮的手术方式。有研究表明，与常规 CXL 相比，跨上皮角膜交联（TE-CXL）术后早期仅有轻度疼痛，不适症状轻、视力恢复快、感染风险小，同样可以有效地阻止圆锥角膜的进展。Wollensak 等人通过实验提出单纯 TE-CXL 术后的生物力学效应比传统 CXL 减少约 1/5，这可能是核黄素在基质中分布受限和不均匀造成的。为此，跨上皮 CXL 又衍生出多种方式来帮助核黄素透过上皮细胞间的紧密连接到达基质，如使用促渗剂、离子导入法等。研究人员对去上皮 CXL 与跨上皮 CXL 治疗圆锥角膜的早期疗效进行了比较，发现去上皮 CXL 抑制圆锥角膜进展的效果明显优于跨上皮 CXL，但跨上皮 CXL 患者的裸眼视力和矫正远距离视力恢复得更快，表明跨上皮 CXL 的安全性更高。也有研究者指出，跨上皮 CXL 的疗效在视功能改善和长期稳定圆锥角膜进展方面十分有限，尤其不适用于 18 岁以下的患者。因此，跨上皮 CXL 的有效性与远期疗效还有赖于更多的基础与临床研究。

标准 CXL 的紫外线照射时间为 30 分钟，暴露时间过长不仅可导致患者的舒适度降低，还可能增加并发症的风险。受到本生 - 罗斯科定律的启迪，研究者们又发明了快速交联的方法，在保证角膜内皮细胞及眼内组织安全的前提下，提高紫外线照射强度来相应缩短照射时间。Avedro 加速交联系统（KXL）由美国 Avedro 公司研发，把传统的交联手术从 30 分钟缩短到几分钟。如果是去上皮 CXL，Avedro 公司建议的临床方案是 30mW/cm^2 下照射 4 分钟来获得 7.2J 的总能量。跨上皮 CXL 临床建议方案是应用两种类型的核黄素浸润，通过 45mW/cm^2 脉冲照射，间隔为 [1:1] 来获得 7.2J 的总能量。

最近有研究发现加速型 CXL 的有效性可能受到氧气消耗过快的限制，脉冲式照射法可通过增加照射间隙时间，提高反应处的氧气浓度，从而获得比连续照射更多的交联键。有学者通过动物实验发现脉冲式加速 CXL 术后角膜基质分界相比连续加速 CXL 更深，角膜强度增加更加显著，应力 - 应变关系和切线模量变化更大。基

于紫外线、光敏剂与角膜组织三者间反应的复杂性，脉冲式CXL的具体方案仍有待更多的前瞻性研究来确定。

近年来围绕角膜胶原交联手术的研究层出不穷，各种新技术及联合手术不断出现。有研究将准分子激光光学屈光性角膜切削术（PRK）联合CXL治疗圆锥角膜，与仅使用CXL组进行比较，发现患者不规则散光减少，矫正远视力（CDVA）明显改善。但PRK是否会影响到CXL的疗效仍然存在争议。Graue-Hernandez等人利用飞秒激光小切口角膜基质透镜摘除术（small incision lenticule extraction，SMILE）在患者的角膜基质中制造囊袋，并在袋内注射核黄素，然后进行角膜交联治疗，发现这种方法能够有效改善早期圆锥角膜的生物力学和屈光状态。类似的技术还有飞秒激光小切口角膜基质透镜植入术，以及透镜植入联合角膜交联手术，这些技术的出现有望重塑角膜，达到矫正圆锥角膜患者远视力的目的。

三、角膜胶原交联术的临床应用

1. 圆锥角膜 圆锥角膜（keratoconus）是以角膜中央变薄向前突出呈圆锥形为特征的一种眼病。它常造成高度不规则近视散光和不同程度的视力损害，通常为双眼先后发病，被认为是角膜中央部胶原纤维坚韧度降低导致。

很多患者疾病早期往往以视力进行性下降、近视及散光度数不断加深为主要表现，角膜形状的改变并不明显，在裂隙灯下无阳性发现，三维眼前节分析仪由于能分析角膜前、后表面的形态，因而在早期诊断角膜形态异常上有明显优势。典型的圆锥角膜多有高度不规则散光，角膜局部前突、薄化，前弹力层破裂形成浅层瘢痕，角膜实质层条纹，Fleischer环，Munson现象等临床特征。

国内圆锥角膜的诊断标准为：①角膜中央屈光度≥47.00D；②角膜下方平均屈光度与上方平均屈光度数的差值（I-S值）≥1.00D；③Placido环最大一环与最小一环屈光度差值≥4.50D；④双眼角膜屈光度差值≥2.50D；⑤模拟角膜散光值（SimK）差值≥4.50D。

传统治疗圆锥角膜的方法是早期配戴RGP以提高矫正视力，晚期进行角膜移植。角膜胶原交联术里程碑式的出现改变了圆锥角膜的治疗理念，临床上已经大量报道关于CXL治疗圆锥角膜良好疗效的文章。近期Nicula发表了113眼观察10年的CXL治疗进展期圆锥角膜的报道，结果显示，角膜最大曲率下降、裸眼视力提高、球镜及散光都有明显改善，有显著统计学意义。该报道使角膜胶原交联术有望成为进展期圆锥角膜标准治疗方法之一。

2. 透明边缘性角膜变性 透明边缘性角膜病变是一种变性性疾病，双眼可先后发病。透明边缘性角膜变性常常需和圆锥角膜相鉴别，两者发病年龄不同，透明边缘性角膜变性发病年龄较晚，常30岁以后发病。两者变薄部位不同，透明边缘性角膜变性为角膜下方周边4点至8点位置变薄，呈带状。角膜突出部位不在角膜变薄区，而是位于角膜变薄处的上方，中央角膜厚度正常。角膜地形图检查呈旁中央变平，前节OCT表现为边缘角膜变薄，而不是中央变薄。

2010年Spadeat报道了采用角膜交联方法治疗1例透明边缘性角膜变性引起的角膜厚度变薄的患者，治疗后患者视力明显提高，随访1年视力保持稳定，无明显并发症。角膜胶原交联术有可能成为透明边缘性角膜变性早期和中期的治疗方法，有效阻止疾病进展。

3. 屈光术后角膜扩张 屈光术后角膜扩张是一种非常严重的术后并发症，其发病率非常罕见，为0.004%~0.6%，可以发生在术后的数月甚至数年。屈光术后角膜扩张于1998年首次被Seiler报道，其发生的原因主要与屈光手术切削角膜基质使基质层厚度下降，角膜生物力学强度下降有关，还有可能术前存在隐匿的圆锥角膜。以往最终的结局就是角膜移植。角膜交联手术治疗屈光术后角膜扩张的原理同圆锥角膜，通过增加角膜胶原间的氨基键从而增加角膜强度。由于角膜交联主要增强角膜的前基质层，也就是屈光手术中被削弱的那层，因此术后早期效果显著，延缓了角膜移植的时间。最近，SharifW报道了角膜胶原交联术在阻止LASIK术后角膜扩张进展的长期随访结果。13人17眼术后角膜膨隆接受CXL治疗，平均随访超过80个月，屈光度及角膜曲率均有不同程度的降低，该报道证实CXL可有效地停止和部分逆转长期LASIK术后扩张的进展。但远期效果还需大样本和更长时间的观察。

4. 屈光手术加固　屈光手术后有发生医源性角膜扩张的风险，因此目前有专家在屈光度数大、角膜薄的患者身上施行 LASIK 联合角膜交联术（LASIK-CXL），希望提高手术的安全性，增强角膜生物力学强度，降低术后角膜扩张的风险，但其手术效果及安全性有待验证。Celik 等进行的小样本研究结果显示，在对高度屈光不正眼进行手术时，对其中一眼同时进行了角膜交联，而另一眼仅行 LASIK 手术，经过 1 年随访，证实 LASIK 与角膜交联同时进行，可阻止术后角膜扩张的发生。然而也有专家提出，屈光手术联合角膜交联手术是否合适，其目的主要是预防屈光回退还是 LASIK 术后角膜扩张。

5. 感染性角膜炎　感染性角膜炎是细菌和真菌等病原体侵袭角膜组织，在致病过程中产生各种酶，作用于角膜基质中的胶原纤维，致使角膜溶解。角膜炎药物控制不理想时，可能发生严重的并发症，因此临床上要寻找新的治疗微生物感染角膜炎的方法。角膜交联手术治疗感染性角膜炎的原理是利用紫外光 - 核黄素的激发作用和光敏作用消除病原菌，增加角膜的抗酶活性，以及减轻相关的炎症反应等。动物实验已证明其在细菌和真菌性角膜炎模型中的治疗效果。目前临床上很多利用 CXL 治疗难治性角膜溃疡效果良好的报道，然而角膜胶原交联术并不能替代抗生素，是一种在原有基础上的辅助治疗。Garduno 报道采用紫外线 - 核黄素角膜交联治疗棘阿米巴角膜炎患者：54 岁老年女性，明确诊断为棘阿米巴角膜炎，视力 20/400，药物治疗无效，角膜交联治疗 24 小时后，眼部疼痛症状明显好转，角膜雾状水肿。3 周后，症状完全缓解，角膜逐渐透明，视力上升至 20/30，随访 5 个月，病情无复发，视力提高到 20/20。但这些都是个例，还需要大样本及长期的临床观察。应用角膜胶原交联术治疗感染性角膜炎的手术时机和适应证很重要，角膜胶原交联术是非常有前景并且值得推广的治疗感染性角膜炎的方法。

6. 大泡性角膜病变及其他角膜病变　大泡性角膜病变是各种原因导致角膜内皮功能失代偿而引起的继发性角膜基质水肿，上皮或上皮下大泡形成状态。大泡性角膜炎常用治疗方法包括激素药、角膜绷带镜、羊膜移植，最终是角膜移植，治疗效果均不理想。Ehlers 等对 11 例（11 只眼）因 Fuchs 角膜内皮营养不良、大泡性角膜病变、角膜移植术后、青光眼、外伤等不同病因导致的角膜水肿患者进行角膜交联治疗，结果显示其中 10 只眼角膜厚度变薄，基质水肿减轻，少数患者视力有好转。

Gao 等制作兔角膜碱烧伤模型，经角膜交联治疗后观察，组织病理学检查发现，治疗组的角膜水肿程度、胶原纤维损伤程度及炎性细胞浸润程度均轻于未治疗组。该动物实验结果说明角膜交联疗法可有效阻止碱烧伤后的角膜溶解，减少角膜胶原纤维损伤和破坏。但是未见临床应用报道。

四、角膜胶原交联术的展望

近年来围绕角膜胶原交联术的研究层出不穷，角膜胶原交联术有望成为进展期甚至临床前期圆锥角膜的首要治疗方法。同时，由于仪器的不断改进、药品的不断完善、操作流程的不断规范，角膜胶原交联术的应用会越来越广泛。在角膜其他疾病以及巩膜交联上也有专家在研究，我们相信，随着研究的深入和技术手段的发展，CXL 手术会越来越安全、有效、应用越来越广泛。

（代丽丽）

第五节　近　视

外界物体经眼球屈光系统成像在视网膜黄斑中心凹处，并经神经系统处理而被感知，就是人们常说的"视觉"。在这个过程中，眼球光学特性和屈光状态发挥重要作用，决定了外界物体至视网膜的成像特点以及清晰程度，并直接影响神经系统对成像的获取和处理。眼球在调节静止的状态下，来自 5m 以外的平行光线经过眼的屈光后，焦点聚焦在视网膜上，从而形成了清晰的像，这种屈光状态的眼称为正视眼。而眼球在调节静止的状态下，来自 5m 以外的平行光线经过眼的屈光后，焦点未聚焦在视网膜上，不能在视网膜上形成清晰的像，这种屈光状态的眼称为屈光不正。屈光不正实际上是由于眼球屈光系统和眼球长度不匹配所造成的。据世界卫生组织统计，屈光不正仍是全球范围内造成低视力和盲的最主要原因之一。其中,近视是一种最为常见的屈光不正。

眼球在调节静止的状态下,来自5m以外的平行光线经过眼的屈光后,其焦点聚焦在视网膜前,因而在视网膜上形成了模糊的像,称为近视。

1. 关键特征

(1)远距视力下降是其典型表现。

(2)主客观验光发现眼的屈光力为负值。

(3)可用负度数镜片进行矫正,以提高视力。

(4)视远时可伴有眯眼、歪头等现象。

2. 病例分析 患儿,男,8岁。家长诉患儿看电视时眯眼半年,上课坐在后排看黑板字模糊,校医检查视力不达标。患儿平素身体健康,足月、顺产,按计划接种疫苗。遂来医院就诊。

(1)问题1:通过家长的主诉应考虑的诊断是什么?

思路:根据患儿年龄,患儿的视力低于同年龄段正常儿童视力水平。儿童双侧视力下降,伴视远时眯眼、歪头,首先考虑近视。

近视临床表现:双眼远视力下降;视物时不自觉地眯眼、歪头;一些近视未矫正的患者可以出现视疲劳症状。

(2)问题2:为明确诊断应当做哪些检查?

思路:眼科基本检查,医学验光(包括小瞳验光与睫状肌麻痹验光)、视力、眼压、眼轴、眼位、裂隙灯显微镜和眼底检查。

小瞳验光与睫状肌麻痹验光

1)小瞳验光:不使用睫状肌麻痹药物,在自然瞳孔下进行的验光方式。

2)睫状肌麻痹验光:使用一定的药物麻痹睫状肌,控制调节反应后,进行的验光方式。由于阿托品等散瞳药物同时伴有散大瞳孔的作用,又称"散瞳验光"。

14岁以下的儿童和婴幼儿,由于存在较大的张力性调节,为进一步排除调节对测量结果的影响,建议使用阿托品散瞳后,采用检影镜进行检影验光。而对于14岁以上的青少年和成人可使用综合验光仪进行主觉验光。

(3)问题3:还需要与哪些疾病鉴别?

思路1:可引起屈光度变化的儿童眼部疾患。如:①圆锥角膜等,可通过角膜地形图鉴别;②马方综合征,表现为晶状体脱位,可通过特征性三联症(眼、骨骼、心血管)和裂隙灯检查鉴别;③斜

视和弱视,可通过遮盖试验和眼肌运动检查排除。

思路2:单纯近视、病理性近视、轴性近视的区别。可根据眼轴检查和眼底检查结果进行区分。

患儿查视力显示:右眼裸眼视力(VAscOD),0.5;左眼(OS),0.7。遮盖试验:遮盖去遮盖,交替遮盖,均不动。EOM:SAFE(眼外肌运动:各方向正常)。裂隙灯显微镜检查示:双眼前节未见明显异常。眼底检查:未见明显异常。眼压:OD,10.1mmHg;OS,12.2mmHg。眼轴:OD,23.22mm;OS,23.02mm。患者经阿托品散瞳3天后复诊,检影验光显示:OD,−1.50DS=1.0;OS,−1.00DS=1.0。

(4)问题4:患儿的诊断是什么?

思路:双眼屈光不正(近视)。

1)单纯近视:是指眼底一般无显著变化的近视,大多数度数在−6.00D以下。

2)病理性近视:是指伴发眼底特征性变化的特殊近视类型,以屈光度进行性加深、眼轴不断增长、眼内容和视网膜脉络膜组织进行性损害引起视功能障碍为特征。大多数度数在−6.00D以上。常见眼底改变有豹纹状眼底、近视弧形斑、后巩膜葡萄肿、格子样变性、Fuchs斑、后极部萎缩斑及漆裂纹样损害等。

3)轴性近视:是指由于眼轴过度增长所致的近视,大多数近视是轴性近视。

(5)问题5:患者下一步应做何种处理?

思路:患者是儿童,近视度数尚未稳定,建议使用框架眼镜及其他光学矫正方法,如果屈光度及眼轴进行性进展则可考虑配戴角膜塑形镜,也可联合使用调节放松药物。

近视矫正和控制的方法

1)光学矫正:这种方法是目前近视矫正较为成熟的方式,包括框架眼镜和角膜接触镜。接触镜分为硬性角膜接触镜(RGP)和软性角膜接触镜(SCL)两类,其中,RGP的材质透氧性更佳,适合儿童和青少年高度散光眼和圆锥角膜眼配戴。软性角膜接触镜中的一些特殊类型,如多焦软性角膜接触镜能在一定程度上(30%~50%)延缓近视的进展。此外,有研究提示,在不影响学习生活的前提下,配戴框架眼镜时适当欠矫并未导致近视进展加快,这与双焦镜、多焦镜或渐进镜的设计原理有相通之处,值得进一步研究。

2）角膜塑形镜：又叫 OK 镜，是一种特殊设计的高透氧硬性角膜接触镜，通过机械压迫、镜片移动的按摩作用及泪液的液压作用达到压平角膜中央形状，暂时减低近视度数的作用。一般只能暂时矫正 -6.00D 以内的近视度数。一旦停止配戴镜片，由于角膜的可恢复性，原屈光不正度数将逐渐回复。研究表明与框架眼镜相比较，角膜塑形镜在一定程度上延缓近视的发展和眼轴长度的延长（约 50%），亚洲儿童中的延缓效果优于白人儿童。

3）手术治疗：主要分为三类。一类是角膜屈光手术，主要是飞秒激光 / 准分子激光切削角膜，一般用于 -12.00D 以内近视、+6.00D 以内远视的矫治。一类是眼内屈光手术，主要包括有晶状体眼人工晶状体植入术以及透明晶状体摘除联合人工晶状体植入术，此法一般用于 -20.00D 以内近视以及 +10.00D 以内远视的矫治。以上两种手术方法原则上适用于 18 周岁以上眼轴发育稳定、屈光度稳定的屈光不正眼。另一类是巩膜手术，主要包括后巩膜加固术以及临床前期的紫外光 - 核黄素巩膜胶原交联术，此类手术主要用于变性近视眼，分别从外部和内部增加巩膜生物力学强度，以延缓近视眼轴进一步延长。

4）药物：包括 M 受体拮抗剂，如阿托品、托吡卡胺及哌仑西平等。基于亚洲儿童中开展的阿托品随机对照试验的荟萃分析显示，低浓度阿托品可延缓青少年近视约 0.55D/a，效果优于白人儿童，浓度越高效果越强，但是眼部不良反应如畏光、视物模糊等也越明显。目前的临床研究显示，0.01%～0.02% 的阿托品对眼部的不良反应较小，可考虑为常规用药浓度。

5）用眼习惯：纠正不良用眼习惯，如持续长时间近距离用眼（>45 分钟）、阅读距离近（<33cm）、写字时歪头、握笔时指尖距笔尖近（<2cm）等。

6）户外活动：增加户外活动时间能够延缓儿童青少年的近视进展和眼轴长度增长，尤其对尚未近视的儿童效果更加明显。鼓励每天增加户外活动时间至少 1 个小时。

7）眼保健操：眼保健操可以迫使青少年学生暂时停止学习，是一种可让眼睛放松休息的方法。临床研究表明，做眼保健操相比不做眼保健操可以减少调节迟滞，改善主观视疲劳感受。做眼保健操时要注意学生的手卫生。

（6）问题 6：患者选择角膜塑形镜进行矫正，需要进行何种检查？

思路：屈光状态和眼表形态检查。①屈光状态，医学验光，远、近裸眼视力，远、近矫正视力。②眼部检查，裂隙灯显微镜检查、角膜地形图、角膜曲率、眼轴、眼压、眼位、泪膜破裂时间、角膜直径及瞳孔直径。③必要时行特殊检查，角膜内皮、角膜厚度、对比敏感度及眩光等。

角膜塑形镜验配的适应证及禁忌证

1）适应证：①适用于动机明确，能够理解角膜塑形镜的作用机制，并有非常好的依从性，能依照医嘱按时复查并按时更换镜片的患者。②适合于近视度数进展较快的儿童及青少年。③适合于 8 岁以上，有家长监护并有自理能力的未成年屈光不正者。8 岁以下儿童，如有特殊需要，需要医生监控指导下，酌情处方，定期随访，防控并发症的发生，增加安全性。④除屈光不正外双眼无其他异常或疾病者。⑤理想的屈光矫正范围在 -0.75～-6.00D。-6.00D 以上近视者的验配，需要由有经验的医师酌情考虑处方。⑥角膜源性散光小于 1.50D，且理想的患者为顺规性散光。散光 1.50D 以上的患者验配，需要由有经验的医师酌情考虑处方。⑦角膜曲率在 42.00～46.00D。角膜曲率过平或过陡，需要由有经验的医师酌情考虑处方。⑧角膜形态从中央到周边，逐渐平坦，"e"值（评价角膜形态的指标之一）较大。⑨瞳孔大小正常。

2）禁忌证：①角膜曲率及屈光不正度数超出上述范围者。②疾病和体质异常。③干眼症患者。④眼压偏高者。⑤特殊职业行为，如暴露于污染环境者。

（7）问题 7：患儿何时复诊？需要进行哪些检查？

思路：角膜塑形镜治疗的关键之一是复诊，及时复诊可以降低验配风险，提高患者适应度。

1）夜戴型：戴镜前、取镜当日、过夜戴镜后次日、2～3 天、1 周、2 周、1 个月、前 6 个月每月复查，之后每 1～2 个月定期复诊。

2）日戴型：戴镜前、取镜当日、戴镜 1 周、2 周、1 个月、2 个月、之后每 2～3 个月定期复诊。

（张丰菊　李仕明）

第十二章　眼外肌病的新问题

第一节　眼外肌与眼球运动的生物力学问题

一、眼外肌运动神经元的生理学特点

眼外肌是司理眼球运动的肌肉。每眼有 6 条眼外肌，分别是上直肌、下直肌、内直肌、外直肌、上斜肌和下斜肌。

眼外肌为横纹肌，神经支配丰富，与眼外肌运动相关的脑运动神经元共有 3 对，分别是动眼神经、滑车神经、展神经。其中动眼神经支配除外直肌、上斜肌以外的眼外肌，滑车神经支配上斜肌，展神经支配外直肌。

实验显示眼外肌脑运动神经元的生理学特征表现为从持续性到阶段性不同类型的连续分布，其中持续阶段神经元占大多数。每侧脑中有 3 种介导运动的神经元，介导水平运动的在同侧旁中脑桥网状结构，即外展神经核的腹侧，介导上下运动的在同侧内侧纵束腹侧的间质核团。介导运动的神经元轴突远端分布十分广泛，介导向上和向下运动的神经元或介导水平运动的神经元能够与双眼共轭肌的神经元建立联系，从而确保双眼运动协调。

二、眼外肌与普通骨骼肌在肌纤维组成上的差异

眼外肌是一种特殊的骨骼肌，与四肢骨骼肌有很大差别。

广义上，骨骼肌纤维分为"慢收缩纤维"（1 型）和"快收缩纤维"（2 型）。基于肌球蛋白重链（*MHC*）基因表达差异，我们进一步将快收缩纤维分为三大类（2A 型、2X 型和 2B 型），人类尚未报道表达 MHC4 的 2B 型纤维。

关于眼外肌肌纤维分类迄今尚无统一标准。

根据肌纤维的位置特点、颜色及神经支配形态将眼外肌纤维分为 6 类：眶层单神经支配纤维（singly innervated fiber，SIF）和多神经支配纤维（multiply innervated fiber，MIF）、球层单神经支配红纤维、球层中间型 SIF、球层单神经支配白纤维和球层 MIF。SIF 为碱固定后 mATP 酶染色阳性的纤维，MIF 经酸固定后 mATP 酶染色阳性。其中眶层单神经支配纤维和球层单神经支配红纤维线粒体含量丰富，呈浓密的串珠状，具有高含量的有氧代谢酶和丰富的周围毛细血管，这类肌纤维可能是所有骨骼肌纤维中抗疲劳性最强的，也是维持眼外肌肌张力的主要来源。

Wasicky 等将眼外肌肌纤维分为眶层的 SIF 和 MIF；球层纤维根据 NADH-TR 染色后线粒体的含量、大小和排列形状分为 3 种纤维：粗纤维（coarse fiber）、颗粒纤维（granular fiber）和细纤维（fine fiber）。根据 mATP 酶类型和线粒体的形态和含量，可认为球层粗纤维即相当于以上介绍的球层单神经支配红纤维和球层中间型单神经支配纤维；球层细纤维即为球层多神经支配纤维，球层颗粒纤维为球层单神经支配白纤维。

对眼外肌的研究采用符合其特点的肌纤维分类方法，有助于进一步探索眼外肌各类肌纤维的具体作用，也有助于研究斜视等疾患时眼外肌的改变和探索药物对眼外肌的作用。

（刘　虎）

第二节　眼外肌检查、治疗仪器的设计、改进与开发

一、磁共振成像

软组织分辨率高且无电离辐射，磁共振成像

（magnetic resonance imaging，MRI）越来越多地被应用于眼外肌疾病的临床诊断。不同 MRI 序列所评估的眼外肌疾病的潜在病理生理学改变不尽相同。现将目前临床和临床科研过程中常用于评估眼外肌疾病的 MRI 序列作一概述。

1. T_1、T_2 加权成像（T_1WI 和 T_2WI） 是 MRI 的基本序列，主要用于显示眼外肌的形态结构。临床应用过程中，常把脂肪抑制技术与 T_2WI 相联合。目前常用的脂肪抑制技术包括频率选择（FS）、短时反转恢复（STIR）、快速反转恢复（TIRM）和三点非对称回波水脂分离成像（IDEAL）技术。除显示结构外，T_2WI 上眼外肌的信号高低，被认为和眼外肌的含水量相关（图 2-12-1）。因此，有研究认为眼外肌 T_2WI 上的信号高低可以帮助区分甲状腺相关性眼病（TAO）处于活动期或非活动期，指导治疗方案的制订。

2. T_2 mapping 随着 MRI 技术的进展，基于多 TE 回波时间，可以定量分析眼外肌的 T_2 弛豫时间。T_2 弛豫时间以绝对定量的方式反映眼外肌的 T_2 信号高低（图 2-12-2，见文末彩插）。研究认为 T_2 弛豫时间可以帮助判断 TAO 的活动性，监测 TAO 激素和免疫治疗的疗效。

3. 弥散加权成像（DWI）及表观弥散系数（ADC） 反映组织内水分子的扩散运动。研究发现，活动期 TAO 患者眼外肌的 ADC 值高于非活动期患者（图 2-12-3），表明 DWI 和 ADC 也是反映 TAO 活动性的潜在影像标志物。通过对多个方向施加弥散敏感梯度的成像技术称为弥散张量成像（DTI）。该技术可以在三维立体空间内对组织内水分子的弥散情况进行定量分析，得到的参数包括各向异性分数（FA）及平均弥散张量（MD）。近期有研究表明，眼球后退综合征（DRS）患者的眼外肌 FA 值和 MD 分别值高于和低于正常人的眼外肌。FA 和 MD 值与被动牵拉试验结果相关。

4. 动态对比增强磁共振成像（DCE-MRI） 通过静脉内注射对比剂后动态观察组织的强化方式和程度，以评估组织的灌注情况、细胞外间隙体积及血管通透性等。研究表明，基于 DCE-MRI 获得定量参数（如 Tpeak、maxER 和 maxWR）可以评估眼外肌的微循环血流状态，帮助鉴别活动期与非活动期 TAO。

许多眼外肌疾病，如 DRS、先天性眼外肌纤

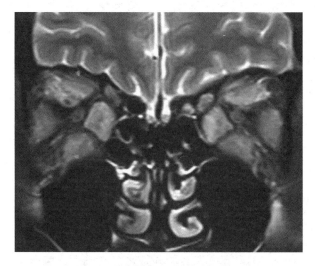

图 2-12-1 活动期 TAO 患者的冠状位 T_2WI

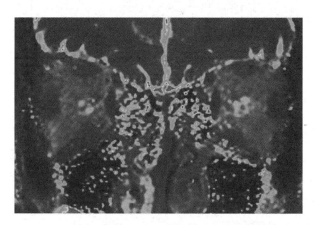

图 2-12-2 健康志愿者冠状位 T_2 mapping 参数图

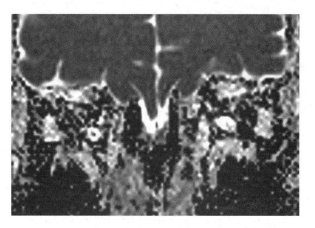

图 2-12-3 活动期 TAO 患者的冠状位 ADC 参数图

维化（congenital fibrosis of the extraocular muscles，CFEOM）和先天性眼 - 面麻痹综合征（mobius syndrome，MS），常合并脑神经发育异常。因此除评估眼外肌外，还需要评估眼运动神经。目前广泛应用的主要是三维稳态进动快速成像（3D-FIESTA）

及三维稳态构成干扰序列（3D-CISS）。两者均为重 T_2 加权序列，组织内的水分呈显著高信号，突出脑脊液与脑神经之间的对比，对脑池段眼运动神经显示具有较大的优越性。

综上所述，MRI 能够以无辐射、较好的组织分辨率、高可重复性的方式提供眼外肌的结构及代谢信息，并且能清晰显示眼运动神经的结构信息，具有较高的临床应用价值。

二、Orbit™ 生物力学模型

由于眼外肌运动机制的复杂性，斜视的诊断和治疗大多建立在经验和推理的基础上。临床上对斜视受累肌肉的改变，包括神经支配、肌肉的收缩力和张力等无法进行定量分析，主要凭借临床经验选择手术方案和评估手术效果。Miller 等以 SQUINT 模型为基础，结合眼眶组织的组织化学研究、眼外肌走行的 MRI 研究及其他眼外肌生物力学领域的最新发现，设计出眼外肌的计算机模拟系统——Orbit™ 生物力学模型。

（一）Orbit™ 生物力学模型的原理

Orbit™ 生物力学模型是一种通过计算机图像模拟软件实现的生物力学分析系统，以肌肉、肌腱和眼球的几何模型及每条肌肉的肌力数学模型为基础，应用解剖学、力学和生理学的研究成果确立所有正常因素及其相互作用关系。Orbit™ 生物力学模型可以通过计算机模拟系统，运用生物力学原理阐明眼球向不同方向运动时各种力的综合作用，以及眼球运动异常时力的相互作用。该模型通过解决一系列复杂的方程式来预测眼位并计算眼球运动时的作用力，如利用肌肉的长度和运动轨迹计算肌肉的伸展度和弹力。利用神经支配和伸展度计算肌肉的收缩力，用每条肌肉的收缩力和弹力以及非肌肉组织的弹力计算每个特定注视方位的眼位等。

（二）Orbit™ 生物力学模型的使用方法

每只眼的眼位模型都用 Hess-Lancaster 图展现在计算机屏幕上，图下方记录着每一特定注视方向水平、垂直和旋转的斜度。临床医生可以将临床检查、手术探查和 MRI 的结果均输入计算机，通过改变参数（肌肉和肌腱的长度、附着点位置、神经支配、结缔组织的限制等）来展示已知或假设的异常（如缩短或麻痹的肌肉），从而模拟手术结果，预测术后眼位情况。除了眼位图，还能看到一个"模拟眼"的窗口，用彩色三维图显示眼球和附着的肌肉和肌腱。还有不同角度的图像（后部、侧部、前部），任何肌肉如果遮挡了使用者想观察的那条肌肉都可以被删去。

（三）Orbit™ 生物力学模型在眼球运动及眼肌病中有重大应用

1. 发现了一种新结构——pulley pulley 是由平滑肌、胶原和弹性蛋白组成的眼外肌纤维弹性袖套。

2. Brown 综合征的诊断和治疗 Wrisht 等利用 Orbit™ 生物力学模型模拟上斜肌肌腱过短和改变肌张力敏感度以及肌肉不能松弛的效果，产生了与临床一致的 Brown 综合征的斜视特征。

3. 先天性/婴儿型内斜视的诊断和治疗 通过计算机模型后徙双侧内直肌附着点来模拟双眼内直肌后徙手术。

4. 上斜肌麻痹的生物力学模型研究 提示仅内直肌的异位不能完全解释上斜肌麻痹的临床特征。

三、头位倾斜自动测量仪

头位与眼位的关系，无论在眼科学领域还是人体工学领域都有十分重要的意义。当眼性斜颈患者的异常眼位矫正后，其代偿头位的消失或减轻是治疗效果的客观指标之一。因此，对代偿头位的定量检查以及对比和测定治疗前后的头位偏斜程度，对于疾病的诊断、治疗效果的评价等具有重要的参考意义。以往临床上多采用直接目测法或弧形视野计法测量头位扭转程度，其精确性、客观性、可重复性、自动化程度等均较差。对于具有代偿头位先天性眼球震颤手术指征的确定、手术方案的选择及术后效果的判定都缺乏量化指标，这使得眼肌学医师难以准确地制定手术方案。

（一）头位倾斜自动测量仪的原理与组成

根据人头、颈部生理活动特点，利用液态罗盘能精确记录不同轴向活动范围的性能，将其安装在头盔中研制成头位倾斜自动测量仪。测量仪主要由感应器（液态罗盘部）、头盔、数据处理器、稳压装置等组成。头、颈部活动时，活动范围的大小由埋置在头盔内的感应器感知，经数据线传向数据处理装置，即电子计算机，经过瞬间的数据处理而得出头颈部活动范围的结果。

（二）头位倾斜自动测量仪的使用方法

临床应用时，嘱受试者注视面前 3m 处的视力表，以双眼最佳矫正视力下的视标为基准，将受试者的头位在肉眼观察水平下摆正，测量其第一眼位的角度。然后嘱其放松并以最舒适的头位姿势观察视标，记录其最佳视力时的头位角度。由计算机评估出两者的差值，即头位扭转角的度数。

（三）头位倾斜自动测量仪优缺点

1. 优点

（1）可精确记录 X、Y、Z 三个轴向（即面左转或右转的度数，头左倾或右倾的度数，下颌内收或上抬的度数）。头颈部活动范围内各种头位的倾斜角度，可精确至 0.010。

（2）能瞬间自动记录检查结果并与数据库中的数据进行比较。

（3）操作简单、可重复性强。

（4）测试数据稳定，不受磁场、静电等因素的干扰。

2. 缺点　敏感性强，患者稍不配合便可造成数据的偏差。

（四）头位倾斜自动测量仪的应用

头位倾斜自动测量仪在临床上应用于具有代偿头位的斜视，尤其是麻痹性斜视和眼球震颤的诊断、手术方案设计及术后疗效评估，一定程度上对传统手术方式进行了优化和改革，促进眼肌学的发展。还可用于人体工学领域，利用头位和眼位的关系研制开发符合人体自然形态的日常工具和仪器设备等。

四、眼动仪

人类的信息加工在很大程度上依赖于视觉，来自外界的信息有 80%～90% 是通过人的眼睛获得的，而对于眼球运动的研究被认为是视觉信息加工研究中最有效的手段。除此之外，眼球运动障碍作为眼科和神经科疾病的常见征象，准确客观的检测眼球运动对其病因和定位诊断有重大价值。为此，一些精密测量眼动规律的仪器（眼动仪）相继问世。

1. 眼动仪的原理及组成　眼动仪是利用眼动技术探索人在各种不同条件下的视觉信息加工机制，眼动技术先后经历了观察法、后像法、机械记录法、光学记录法、影像记录法等多种方法的演变。眼动技术就是通过对眼动轨迹的记录从中提取诸如注视点、注视时间和次数、眼跳距离、瞳孔大小等数据，从而研究个体的内在认知过程。

现代眼动仪的结构一般包括 4 个系统，即光学系统、瞳孔中心坐标提取系统、视景与瞳孔坐标迭加系统和图像与数据的记录分析系统。眼动仪的常用指标包括注视（fixation）、眼跳（saccades）和追随运动（pursuit movement）。

2. 常用眼动仪

（1）Eyelink 眼动仪：除可记录注视时间、注视次数、注视点对应位置、瞳孔大小、眼动轨迹图，还能记录眼跳时间、眼跳次数、眼跳距离、眼跳角度、眼跳速度、眼跳起止位置、眨眼等 7 项数据。Eyelink 眼动仪采样频率达 250～500Hz。

（2）Tobill 眼动仪：追求的是新一代全自然状态下的眼动追踪系统，它强调采集自然状态下的眼动追踪，因此它的设备无须头套和头托，被试者在试验过程中可自由移动头部，甚至可以在被试者不知情的情况下进行研究，适合低龄儿童或病患等特殊人群使用。

（3）EVM3200 眼动仪：由控制单元、光学头、场景摄像机等部分组成的一个仪器系统。使用了摄像技术、红外线定位技术、电子计算机技术，其数据系统记录的容量大、速度快、精度高，每秒钟可记录 50 次眼动数据。

3. 眼动仪的应用　随着科学技术的不断进步，眼动测量技术得到了很大的发展，目前主要应用在如下的研究领域：人的因素、行为研究、模式识别、市场研究等。通过对眼动的研究，可知道人在操纵时如何分配注意力，同时了解仪表屏幕以及外景如何设计和合理配置。同时眼动仪对于军事、宇航领域以及日常驾驶等的仪表配置都有实际意义。在医学方面则应用于眼球震颤（视动性眼球震颤、先天性眼球震颤）和脑神经麻痹等眼球运动障碍疾病、视野、眼动反应等，其中眼动功能定量分析检查对鉴别前庭周围性和中枢性病变有一定参考价值。

（刘　虎）

第三节　A型肉毒毒素在麻痹性
斜视治疗中的应用

肉毒毒素（botulinum toxin）由 Scott（1972 年）首次引入眼科并进行动物实验研究，且于 1980 年提出应用 A 型肉毒毒素（botulinum toxin type A，BTXA）作为一种手术的替代疗法用于斜视的治疗。

一、A型肉毒毒素的作用机制

BTXA 治疗麻痹性斜视的作用机制是化学去神经作用，即被注射的肉毒毒素迅速与胆碱能神经末梢结合，拮抗钙离子干扰乙酰胆碱从神经末梢释放，肌梭内本体感受器传入冲动减少，使肌纤维不能收缩，造成被注射的肌肉暂时性麻痹、延伸、张力减弱，而拮抗肌的张力加强，使主动肌与拮抗肌肌张力平衡，眼位改变或恢复，维持双眼单视功能，从而达到矫正眼位的目的。

二、A型肉毒毒素在麻痹性斜视中的应用

BTXA 多用于核性及核上性麻痹的治疗，尤其是核间性眼肌麻痹。通过给予麻痹肌的拮抗肌注射 BTXA 可有效减轻拮抗肌挛缩、矫正眼位；另外，BTXA 也可用于麻痹性斜视矫正术后残余斜视的治疗。

1. 外展神经麻痹　获得性外展神经麻痹发病的前 6 个月，不建议手术治疗。给予同侧内直肌注射 BTXA，可减少同侧内直肌的继发挛缩，减少斜视手术的必要。

（1）继发于创伤、肿瘤的大角度麻痹性内斜视，BTXA 疗效明确。

在创伤引起的严重双侧外展神经麻痹的急性期，BTXA 治疗可减少内直肌挛缩、促进外转恢复，与保守观察治疗相比预后更佳；另外，对年幼的患儿而言，BTXA 治疗也可促进其双眼视力的恢复，减少弱视发生的可能。

与创伤相比，脑肿瘤引起的外展神经麻痹持续时间更长，对外直肌功能影响也更大。单独给予 BTXA 注射治疗疗效欠佳，通常需联合手术治疗。

（2）源于血管性疾病的外展神经麻痹，除非麻痹严重且症状在发病后 1 个月内无缓解，或是患者积极要求并接受可能出现的并发症，否则不建议 BTXA 注射。这部分患者治疗时应给予低剂量注射，减少毒素弥散到其他肌肉引起相关副作用。

（3）完全性外展神经麻痹：BTXA 注射可作为内直肌后徙的替代治疗，联合上、下直肌转位术，有效减小内斜度数、避免内直肌挛缩以及三条肌肉的手术，减少术后眼前节缺血的风险。

2. 滑车神经麻痹　结合斜视度大小、眼球外转、眼球旋转及双眼对称情况给予同侧下斜肌、对侧下直肌或两者同时注射 BTXA 治疗。

3. 动眼神经麻痹　BTXA 多用于肌肉的不全麻痹，最常用于外直肌肌腹注射。如果患者第一眼位表现为明显的垂直斜视，也可以给予垂直肌少量注射治疗。需要注意的是，尽管 BTXA 注射可缓解上直肌挛缩，但可能会引起严重且长期的上睑下垂，因此，BTXA 肌内注射较少用于上直肌。

三、A型肉毒毒素的使用剂量

BTXA 的剂量与效果有明显相关性，剂量越大，作用效果越强，持续时间越长。目前常用剂量为每条肌内注射 2～10U。

四、A型肉毒毒素的禁忌证和并发症

慢性进行性眼外肌麻痹及眼部肌无力的患者，使用需谨慎。最常见的并发症为上睑下垂，好发于儿童，通常发生在注射后 2～4 天，持续 1 个月左右。也可能出现垂直斜视、复视等并发症，这些症状均可随时间延长而消失。最严重的并发症为球后出血及眼球穿孔，对于巩膜较薄以及残留手术瘢痕的患者，应谨慎操作。

（刘　虎）

第四节　斜视手术后眼球运动
出现的新问题

一、肌肉丢失

肌肉丢失并非眼外肌缺失，而是指眼外肌不再黏附于巩膜、难以被看到的情况。通常发生于手术过程中分离肌间膜、离断眼外肌后，由于肌

肉断端未能被牢固固定，导致肌肉退至 Tenon 囊以后的眶脂肪内。由于内直肌与其他眼外肌和眶内组织联系最不紧密，故内直肌最易出现丢失。而外直肌与下斜肌相连，上直肌与上斜肌相连，下直肌与 Lockwood 韧带相连，故这些肌肉一般不易出现丢失。此外，手术后早期若缝线出现松脱、断裂、未成功连接肌肉或巩膜，肌肉也会出现丢失，表现为术后早期出现眼球不能向丢失肌肉作用方向运动、眼球向拮抗肌方向偏斜。此时应尽快再次手术，仔细寻找丢失的肌肉，并将其缝合于巩膜。寻找过程中不宜过多破坏 Tenon 囊的完整性，以防止眶脂肪脱出造成瘢痕、粘连。如果无法找回丢失的肌肉，可考虑将其他眼外肌转位至肌肉丢失处。

二、肌肉滑脱

肌肉滑脱指肌鞘仍黏附于巩膜，但肌肉从肌鞘内向后滑脱。其发生主要与缝线仅套扎肌鞘而未牢固套扎肌肉有关。术后当肌肉收缩时，肌肉在肌鞘内持续向 Tenon 囊方向滑脱，直至退缩至肌肉从 Tenon 囊穿出的部位（图 2-12-4）。但并非所有肌肉均会退至此部位，有些可仅退缩几毫米。肌肉滑脱是较为常见的术后并发症，可在术后数周、数月或数年出现，表现为逐渐增加的过矫（后退肌肉出现滑脱）或欠矫（截短肌肉出现滑脱）、滑脱肌肉作用方向上出现运动不足。手术探查若仅见到菲薄的肌鞘组织与巩膜相连，则可确诊肌肉滑脱，此时应寻找滑脱的肌肉断端。由于滑脱肌肉和其拮抗肌均可出现挛缩，重新将肌肉断端缝至巩膜较为困难，可先行拮抗肌后退术。

Ludwig 对某些过矫患者行二次手术时发现，肌肉通过瘢痕组织与巩膜相连，通过切除瘢痕，

将肌肉重新缝合至巩膜后，术后效果满意。他认为此种瘢痕组织是术后产生过矫的原因，并将其命名为"拉伸瘢痕"。而 Helveston 认为这种拉伸瘢痕其实是由肌肉滑脱导致的。

三、上斜肌术后并发症

1. **医源性 Brown 综合征**　Brown 综合征是指由于上斜肌肌腱和滑车附近的机械因素导致眼球内上转受限。上斜肌肌腱行缩短术后，若上斜肌肌腱缩短过多可限制眼球内上转，导致 Brown 综合征。故上斜肌缩短术中应做被动牵拉试验，根据被动牵拉试验结果调整上斜肌缩短量，以确保内上转不受限。先天性上斜肌麻痹患者，其上斜肌肌腱多松弛，行缩短术后不易产生 Brown 综合征。而后天性上斜肌麻痹患者的上斜肌肌腱多正常，行上斜肌缩短术后易产生 Brown 综合征，优选其他眼外肌的手术。若术后发现 Brown 综合征，应鼓励患者将受累眼向内上方运动。若数周至数月后内上转仍受限，患者症状明显，应考虑再次手术放松上斜肌肌腱。一般再次手术不影响第一次术后的眼位矫正效果。

2. **医源性上斜肌麻痹**　上斜肌麻痹可发生于任何方式的上斜肌减弱术后，可导致融合破坏、垂直旋转复视、斜颈等后果。上斜肌肌腱切除术较其他减弱术更易产生上斜肌麻痹，对于有融合功能的患者尽量避免使用。从上直肌鼻侧行上斜肌减弱术，其效果比颞侧更佳，但产生上斜肌麻痹的风险更高，且越靠近滑车风险越高。此外，鼻侧手术易损伤 Tenon 囊，导致眶脂肪脱出，形成粘连和瘢痕。而从上直肌颞侧手术时，靠近滑车的上斜肌断端仍与上直肌黏附，故术后不易产生上斜肌麻痹，且对 Tenon 囊损伤小，可减少瘢痕、粘连形成。当出现上斜肌麻痹后，由于再次找到上斜肌断端并行连接十分困难，反复寻找易引起眶脂肪脱出，故最佳手术方式为其他眼外肌的减弱手术。

四、下斜肌术后并发症

1. **抗上转综合征**　当分离性垂直偏斜（DVD）合并下斜肌亢进时常行下斜肌转位术，但某些患者术后会出现外上转受限、企图内上转时出现明显上转和外转、伴有 V 或 Y 征，这种现象称为抗

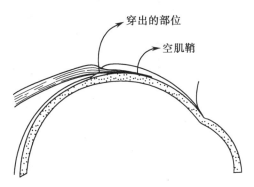

穿出的部位

空肌鞘

图 2-12-4　肌肉滑脱示意图

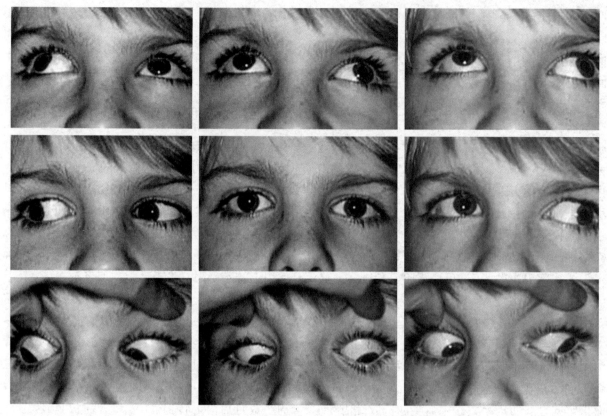

图 2-12-5　下斜肌粘连综合征

上转综合征。Stager 推测，下斜肌转位术后，与下斜肌相连的神经血管束成为下斜肌的功能起点。此时下斜肌功能起点与止点间的肌肉部分与下直肌几乎平行，故对眼球运动的影响类似下直肌，表现为外转时使眼球下转，内转时使眼球外旋。所以出现抗上转综合征时外上转受限明显，内转时的外旋导致上直肌出现外转功能、内直肌出现上转功能，从而内上转时外转和上转明显。当下斜肌缝于下直肌止点之前、下斜肌转位前被切除一部分肌腱，或下斜肌断端的颞下角缝于巩膜的位置距鼻上角过远时，易出现抗上转综合征。将下斜肌转位术改为后退术可消除此现象，但术后 DVD 可能加重。

2. 下斜肌粘连综合征　发生于下斜肌减弱术后，表现为术眼原在位下斜视、内上转不足，被动牵拉试验可发现内上转有限制（图 2-12-5）。下斜肌手术时损伤 Tenon 囊、眶脂肪脱出、出血等因素，导致眼球颞下方出现明显瘢痕粘连，是此综合征形成的原因。术中应在直视下小心勾起下斜肌，不应过多破坏 Tenon 囊，并充分止血。若有眶脂肪脱出，应将其回纳至 Tenon 囊，并缝合

Tenon 囊的破口。术后处理此并发症较为困难，应尽量分离瘢痕组织直至被动牵拉试验阴性，但常难以达到，必要时需行配偶肌手术。

五、下斜肌嵌入外直肌止点

行外直肌手术时，由于下斜肌与外直肌联系紧密，可能会将下斜肌与外直肌断端一并缝至巩膜（图 2-12-6），多见于外直肌截短术。患者原在位出现垂直斜视（上斜、下斜均有可能），常为上

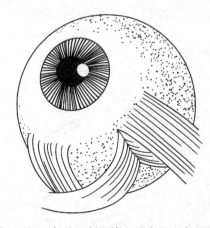

图 2-12-6　部分下斜肌嵌入外直肌止点示意图

转受限,但也可出现下转、内转受限。术中离断外直肌后,应仔细检查外直肌后表面,确保下斜肌不会被带缝入巩膜。术后发现此现象时,应再次手术将下斜肌从外直肌止点处分离,但术后仍可能残留斜视,Helveston 建议同时行下斜肌切除或后退术。

(刘　虎)

第十三章 眼眶病存在的问题与科研方向

第一节 眼眶骨折的治疗进展及其存在的问题

鉴于眼眶结构的复杂性和眼球视功能的重要性，眼眶骨折的手术治疗既要对骨折后缺损、变形和移位的眼眶进行修复、复位和重建，又要恢复视功能、矫正复视和修复泪道，涉及颅颌面多个学科。近年来，颅面外科、影像诊断和计算机图像处理技术的进步，以及生物材料的发明和应用，推动了眼眶骨折整复手术的发展，使很多原来不能手术或难以手术的眼眶骨折畸形得到整复治疗，并达到满意疗效。但是在复合性眼眶骨折的计算机辅助手术、眼球运动功能的恢复和复视的矫正，以及新材料的研制和应用等方面仍有许多问题亟待解决。

一、眼眶骨折的分类及存在的问题

眼眶骨折的合理分类对其治疗方案的选择有重要价值。目前眼眶骨折尚无统一的分类标准。以往的眼科专著将眼眶骨折按眶壁分为眶顶骨折、眶内侧壁骨折、眶底骨折和眶外侧壁骨折，但是临床上眼眶骨折并不是按眶壁发生的。1957年，Smith首先提出了眼眶爆裂性骨折的概念，用于描述临床最常见的单纯眼眶骨折。之后，Converse进一步提出了单纯和非单纯眼眶爆裂性骨折的概念：单纯眼眶爆裂性骨折不累及眶缘，仅有眶底和/或眶内侧壁的骨折；累及眶缘的眶壁骨折为非单纯眼眶爆裂性骨折。但是眼眶由7块骨骼构成，存在许多骨缝和裂隙，在不同强度、性质和部位的外力作用下，眼眶骨折常以构成眶壁、眶缘多个骨骼同时受累的复合性骨折形式出现，并且复合性眼眶骨折呈复杂多样的变化形式，临床表现和治疗方法也大相径庭。因此

Converse分类方法显得过于笼统，临床应用时存在很大的局限。

参考以前的分类方法，我们提出将眼眶骨折分为6类：①单纯眶壁骨折；②眶颧颌骨折；③鼻眶筛骨折；④额眶骨折；⑤多发性眼眶骨折；⑥特殊类型的眼眶骨折。临床上又将眶颧颌骨折、鼻眶筛骨折、额眶骨折和多发性眼眶骨折统称为复合性眼眶骨折。

单纯眶壁骨折是直径大于眶口的物体钝性打击眼眶，导致眶壁薄弱处破裂骨折，通常发生于眶底、眶内壁或眶底和眶内壁共同骨折；颅眶骨折是额骨和眶上缘的骨折，常累及额骨垂直板、额窦和大脑额叶；鼻眶筛骨折是累及鼻骨、泪骨、筛骨、上颌骨额突和额骨上颌突等的眶内侧缘骨折；眶颧颌骨折多累及上颌骨、颧骨和上颌窦，发生眶颧复合体移位；多发性骨折是指同时发生除单纯眶壁骨折以外的上述两种或两种以上的骨折（图2-13-1）。另外，视神经管骨折是特殊类型的眼眶骨折，常累及视神经，造成视力下降、瞳孔改变、晚期发生视神经萎缩。

目前对于眼眶骨折的分类只注重于骨折本身，主要依据CT影像资料进行骨折分类，而对于眼眶骨折后造成视功能障碍、泪道功能障碍和颅颌面畸形等未能包括进去。眼眶骨折的整复治疗中，功能的恢复和改善是首先考虑的问题；同时由于眶壁菲薄和鼻眶筛容易粉碎等特点，眼眶骨折很难完全复位，治疗以功能恢复为首要目的，而非单纯的骨折复位。因此，在眼眶骨折的分类中，应综合考虑骨折、眼球、视力、眼位、泪道和畸形等多种因素，提出更理想的分类方案，更好地指导临床治疗方案的制定和选择。如何分类更合理、更全面、更实用，本身就是研究生的可立题目。

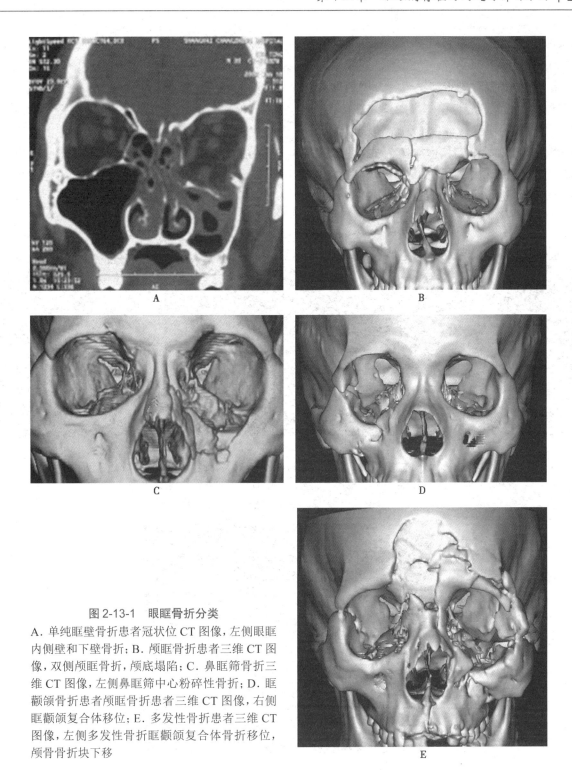

图 2-13-1 眼眶骨折分类

A. 单纯眶壁骨折患者冠状位 CT 图像，左侧眼眶内侧壁和下壁骨折；B. 颅眶骨折患者三维 CT 图像，双侧颅眶骨折，颅底塌陷；C. 鼻眶筛骨折三维 CT 图像，左侧鼻眶筛中心粉碎性骨折；D. 眶颧颌骨折患者颅眶骨折患者三维 CT 图像，右侧眶颧颌复合体移位；E. 多发性骨折患者三维 CT 图像，左侧多发性骨折眶颧颌复合体骨折移位，颅骨骨折块下移

二、单纯眶壁骨折整复治疗的现状和存在的问题

单纯眶壁骨折又称爆裂性骨折，其治疗方案主要分为早期手术和保守治疗。早期手术的适应证为：①视觉障碍性复视继续存在；②被动牵拉试验阳性，CT 扫描显示眼外肌嵌顿或陷入骨折处；③大于或等于 3mm 的眼球内陷；④大于 3mm 的眼球移位；⑤大于 2cm² 的眶壁缺损。而对于被动牵拉试验阴性、无明显眼外肌嵌顿和陷入、无明显眼球内陷者首选保守观察，存在复视者可给予药物治疗。

大多数单纯眶壁骨折，选择早期手术还是保守治疗是比较明确的，但是还存在一些边缘病例，如眶周水肿和血肿持续存在、复视症状减轻缓慢、进行性畸形改变等。为了不延误手术的最佳时机，需要对眼眶骨折情况进行及时而客观的精确评估。建立眼眶容积三维测量方法，通过计算骨折侧和健侧眼眶容积的差值，得到眼眶骨折眶壁塌陷所造成的眶容积增加量（图2-13-2）。眼眶容积的增加量和眼球内陷度数呈高度正相关，眼眶容积每增加 $1cm^3$，产生 0.9mm 的眼球内陷。早期测量骨折眼眶的容积改变，可预测是否发生眼球内陷，从而指导手术方案的选择。同时，眼眶容积测量为矫正眼球内陷过程中眶内植入材料的用量提供重要参考。

单纯眶壁骨折的早期手术效果令人满意。通过回纳疝出的眶内软组织、修补眶壁以及填充人工材料，可矫正眼球内陷，解除眼球运动障碍并矫正和改善复视症状（图2-13-3）。对于失去早期手术机会和保守治疗无效者，发生大于 3mm 的眼球内陷和/或复视的眼眶骨折患者，应该选择

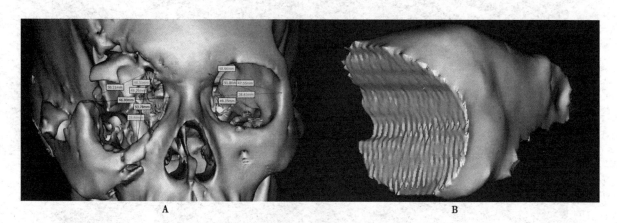

图2-13-2　眼眶骨折的CT影像
A. 眼眶骨性结构的三维测量；B. 眼眶容积的三维模型及测量

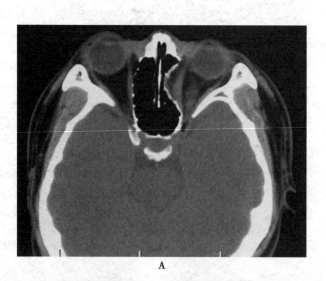

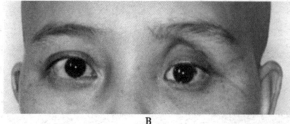
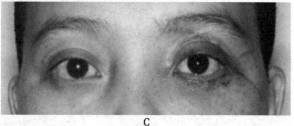

图2-13-3　单纯眶壁骨折的手术修复
A. 左眼眶内侧壁骨折；B. 术前左眼球内陷；C. 术后双眼球突出度基本对称

晚期整复手术，晚期手术仍能达到较好的疗效：①眼眶整复手术存在的问题在于单纯眶壁骨折的诊治中，仍存在漏诊、误诊和误治，术中疝出的眶内软组织未能完全回纳，材料充填部位不正确等；②修复材料存在的问题是，目前所用的修复材料主要是内联多孔材料，如高密度多孔聚乙烯和羟基磷灰石等，虽然材料的内联多孔具有允许纤维血管组织长入、降低材料移位和排出异物等优点，但是这些材料不能吸收，更不能在降解的同时促进新骨形成，将作为异物永远存留体内，仍然有感染和排出异物的可能。临床上曾有应用内联多孔材料修复单纯眶壁骨折5年后发生材料感染和材料周围囊肿的病例。同时，值得强调的是：①单纯眶壁骨折并不需要急诊手术，一般在外伤后2周内选择早期手术；②并非所有的眼眶骨折都需要手术治疗，眶壁缺损较小和复视不明显的患者可选择保守治疗；③早期手术效果优于晚期手术。所以，新型填充材料的研发和改进是一个长期的重要课题。此外，值得强调的是，手术适应证及手术时机的选择应恰到好处，不宜过早，也不宜过晚。因此，手术时机也是一个重要的课题。

随着微创外科的发展，应用内镜可以经鼻或口内上颌窦显露眶内壁和眶底骨折，对骨折的各个边缘显露充分，完全回纳脱出的软组织，精确放置修补材料而不致损伤眶内重要结构，具有美观、微创、安全和准确等众多优点，将内镜用于眼眶骨折整复手术进一步提高了手术效果。但是，内镜在眼眶骨折手术应用中也存在其固有的不足之处：①切口深，操作范围相对小，不适于

修复较大及复杂的眼眶骨折；②要求术者熟悉鼻眼的相关解剖，避免术中造成筛骨纸板新的医源性损伤。

三、复合性眼眶骨折整复治疗的现状和存在的问题

复合性眼眶骨折的手术治疗是临床的难题。对于开放性骨折应急诊进行清创术和骨折复位，必要时可用钢丝或钛板钛钉进行固定。对于合并眼球破裂伤者，首先抢救眼球，其次是修复眼眶。如眼球已经在外伤过程中丧失，则可同时行眼座植入和眼眶修复术。复合性眼眶骨折大多伴有颅脑损伤和其他脏器损伤，因此首先要保证生命体征平稳。复合性眼眶骨折应早期进行骨折复位固定、眼眶修复和眼球功能性复位手术。错位愈合的陈旧性骨折，在很大程度上增加了手术难度、降低了手术效果。处理这类情况也是临床难题之一。

颅眶骨折主要是修复颅骨缺损、重建眶上缘和眶顶、复位眼球、Ⅱ期矫正上睑下垂等其他畸形。眶颧颌骨折修复手术强调骨折块复位后四点固定（图2-13-4）：颧额缝、颧上颌缝内侧眶下缘处、颧上颌缝外侧上颌骨处和颧颞缝等钛钉钛板固定，同时修复下眶缘，复位眼球，矫正外眦畸形。鼻眶筛骨折可造成视功能障碍、内眦畸形和泪道阻塞，手术难度大。修复手术的关键是同期进行眼眶重建、鼻骨整复、泪道吻合和内眦成形。复合性眼眶骨折后眼球运动障碍的矫正是一大难题，尤其对眼外肌严重损伤、晚期眼外肌嵌顿瘢痕粘连以及运动神经麻痹造成的复视等，如何治

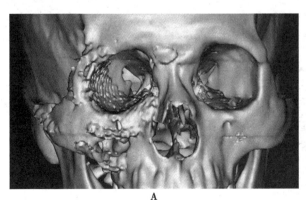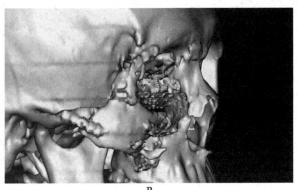

图2-13-4 眶颧颌骨折修复手术的四点固定：颧额缝、颧上颌缝内侧眶下缘处、颧上颌缝外侧上颌骨处和颧颞缝
A. CT三维重建影像正面；B. CT三维重建影像侧面

疗这些眼眶骨折的严重并发症,仍需进一步立题研究。

随着计算机技术及医学成像系统的飞速发展,学科交叉和合作日益加强,临床需求促进计算机辅助手术导航技术的产生、发展和应用。该技术利用 CT、MRI 等图像资料,配合计算机强大的图像分析处理能力及空间定位技术,精确定位和指导手术医生完成高精度要求的手术。计算机辅助手术导航技术在 20 世纪 80 年代末首先应用于神经外科手术,随后逐渐推广用于骨科、口腔颌面外科及整复外科领域,它延伸了外科医生有限的视觉范围,更好地发挥了外科医生的主动性和灵巧性,突破了传统外科手术的界限,更新了外科手术和手术器械的概念。计算机导航技术在眼眶骨折修复中十分有效,其通过镜像技术、虚拟截骨位移技术、植入物设计与塑形技术等完成术前设计,术中实施导航,指导骨块的复位和缺损的修复,提高手术精度,同时对视神经等重要结构进行监测和预警,降低了手术的风险(图 2-13-5,见文末彩插)。

眼眶深部尤其眶尖空间狭小,重要组织密集,手术操作困难,视力丧失等严重并发症时有发生。眼眶外科导航手术提高了手术精确性和安全性,但不能解决视野狭窄、软组织和眶深部结构不能识别的难题。内镜技术在眼眶骨折整复手术中的应用可以解决上述问题,但是内镜手术中的图像放大和周边畸变使术者对空间位置误判,术中可能损伤眼外肌和视神经。为解决导航手术和内镜技术各自的缺陷,有研究将内镜和导航技术相结合,研制出眼眶内镜导航手术系统,包括内镜导航整机设备、专用内镜示踪装置、手术工具和系列软件。该系统扬长避短,兼具内镜和导航的优点,突破内镜和导航的通信瓶颈,在二维正交坐标系和三维视窗中精确定位内镜图像,匹配显示内镜图像和导航影像,实现了"影像图像对称匹配、深部组织可视可知、重要结构实时预警"三大重要功能。但是目前开展计算机导航及导航内镜手术相关设备价格较昂贵,计算机辅助设计软件及眼眶外科专用的导航内镜系统有待进一步的研发。同时,新技术的问世,对于临床医师也提出了要求,如何快速掌握导航技术,并将其运用于临床工作中,是摆在临床医师和研究生面前的课题。

四、眼眶骨折修复材料的发展及应用

眼眶外伤造成的眶壁骨折和缺损,均须使用生物和人工材料进行修复。正确选择和使用眶内植入材料是手术成功的重要保证。眼眶修复材料包括自体骨、异体骨、人工材料和生物材料等。目前常用的人工材料是羟基磷灰石(hydroxyapatite,HA)人工骨、多孔聚乙烯高分子合成材料和钛金属材料等。这些人工材料具有一定的生物相容性和可塑性,但同时也存在排斥反应、感染、囊肿形成和植入物移位等缺点。因此,研究一种能

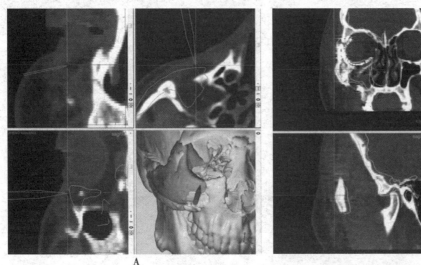
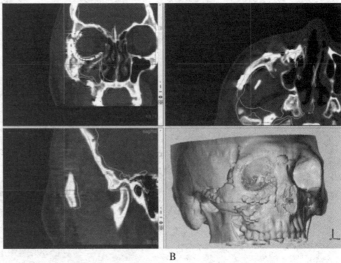

图 2-13-5 导航引导下的眼眶骨折修复
A. 术中导航,检查眶缘及眶壁的复位情况;B. 术后验证,术前设计(绿色部分)与术后 CT 基本吻合一致

降解、可被自体骨完全替代的人工材料已经成为材料工程学和临床医学共同努力的目标。纳米羟基磷灰石（nano-hydroxyapatite，nHA）生物活性材料的成分结构与天然骨相当接近，能与人体骨骼组织形成化学键结合，将 nHA 材料和壳聚糖复合，可增加材料的降解性。选择可吸收支架材料，根据眼眶骨修复特点来改进材料的性能，并采用计算机辅助设计和制作技术预制材料外形，在体外复合自体骨髓基质干细胞构建组织工程骨，用以修复眼眶壁及眶缘缺损。使得材料在降解的同时能诱导自体骨再生，达到符合生理状态的骨修复进程，是眼眶外科领域值得研究的重要课题。

五、三维打印在眼眶骨折修复中的应用

三维打印（3D 打印）技术作为数字化技术的集中体现，近些年来对传统眼眶病诊疗行为模式产生了深刻变革，成为实现各种眼眶手术个体化、精准化的有效手段。眼眶骨折形态虽有相似的特点，但个体间还是有比较显著的差异，即便现在影像数据处理软件可以将二维图像重建为三维模型，帮助眼眶外科医生观察，但是，屏幕上的"三维"和现实世界中可触及的三维结构还是有显著差异的。3D 打印技术可以在术前清晰、精准、直观地向眼眶外科医师展示骨折的结构特点、累及范围、组织结构间的毗邻关系等。同时使用模型进行操作训练，使得术者做到胸有成竹。除此以外，3D 打印模型还有助于医生有效地向患者及家属进行术前沟通。

复合性眼眶骨折常伴有眶缘和／或相邻颅面诸骨的畸形、移位和缺损，在其整复手术中，需要使用相应形状、大小的人工材料来修补骨折或缺损，并使用钛钉、钛板或者钛网进行固定。目前，临床医生大多是在手术中根据需要对植入材料进行临时的手工切削和塑形，无法保证材料与实际所需的形状、大小完全吻合。3D 打印技术可以实现术前设计向术中执行的转化。术前根据计算机设计的截骨线制作截骨导板，根据目标位置设计复位导板，根据缺损区域设计植入材料形态，打印植入物或者植入物的塑形模板。术中将术野暴露后，在导板引导下根据术前设计截骨、游离骨块，再换上复位导板，将骨块贴合导板排列后

固定，最后用个性化定制的材料修复眼眶缺损。使手术操作的精准性和安全性大大提高、手术时间缩短、术中出血和损伤减少。目前，将 3D 打印技术应用于眼眶骨折整复的教学、手术模拟、植入材料定制、手术辅助等方面还处在研究阶段，为研究者提出了重要的医工交叉课题研究方向。

（范先群）

第二节 特发性眼眶炎性假瘤

一、特发性眼眶炎性假瘤的病因及发病机制

特发性眼眶炎性假瘤（idiopathic orbital inflammatory pseudotumor，IOIP），也称特发性眼眶炎症，目前多认为是一种非特异性炎性病变，其发病率居甲状腺相关性眼病和淋巴增生性疾病之后，为眶内病变的第 3 位。Gleason 于 1903 年首先对此病做了描述，Birch-hirschfeld 于 1905 年将此病描述为一种类似肿瘤但组织学上为炎症改变的眼眶团块。任何眶内炎性占位性病变广义上都可以称为炎性假瘤。狭义上，IOIP 指无全身或局部原因而发生的特发性炎性细胞浸润的眼眶组织占位性病变。IOIP 历经百年研究，其具体病因和发病机制至今仍不清楚；但是，该病病因和发病机制已有许多假说，这些假说的提出也从不同侧面和角度反映了我们对该病的认知程度。另外，有学者尝试建造了 IOIP 动物模型，以期从另一个角度为认识 IOIP 的病因和发病机制提供实验依据。

（一）感染假说

有学者认为 IOIP 的本质是感染，是由一种目前未知的病原菌引起的眼眶局部淋巴细胞、单核细胞和嗜酸性粒细胞等炎性细胞的浸润。目前已经有些报道显示在 IOIP 标本中可能有感染性微生物的存在，包括病毒、细菌、真菌和立克次体等，但总体而言病例数量均较少，证据力度欠佳，说服力较弱。

1. **病毒感染** 目前有报道认为炎性假瘤的发生可能与某些病毒感染有关，包括 EB 病毒（Epstein-Barr virus，EBV）、卡波西肉瘤相关疱疹病毒（Kaposi sarcoma-associated herpes virus，

KSHV）、人类免疫缺陷病毒（human immunode-ficiency virus，HIV）及丙型肝炎病毒（hepititis C virus，HCV），其中以 EBV 感染与炎性假瘤发生之间关系的研究最为引人关注。炎性假瘤可以发生于眼眶内组织，也可以发生在眼眶外组织，目前有关 EBV 感染的报道主要集中于眶外炎性假瘤的研究。

（1）EBV 感染

1）EBV 概述：EBV 又称人类疱疹病毒 4 型（human herpes virus 4，HHV-4），为线性双链 DNA 病毒，全长约 172kb，编码约 100 个基因，主要包括编码病毒壳抗原（virus capsid antigen，VCA）、EBV 核抗原（EBV-specified nuclear antigen，EBNA）、早期抗原（early antigen，EA）、潜伏膜蛋白（latent membrane protein，LMP）等。EBV 在人群中广泛感染，主要通过唾液传播，也可经输血传播。研究表明由 EBV 感染引起或与 EBV 感染有关的疾病主要有传染性单核细胞增多症、非洲儿童淋巴瘤（即 Burkitt 淋巴瘤）和鼻咽癌。

2）EBV 与眼眶外炎性假瘤：炎性假瘤可发生在肺脏、肝脏、脾脏、肾脏、中枢神经系统、气管、心脏等任何部位。Arber 等报告淋巴结、脾脏和肝脏发生的少部分炎性假瘤与 EBV 有关，且病毒多存在于梭形细胞内，易引起病变复发。他们用原位杂交方法分析 17 例患者 18 个标本的 EB 病毒编码 RNA（EBER），其中包括 10 个淋巴结标本、6 个脾脏标本和 2 个肝脏标本，结果显示 41.2% 在梭形细胞与圆形细胞检测到了 EBER，认为 EBV 感染在炎性假瘤的发生发展中起了重要作用。

3）EBV 与 IOIP：目前，作者课题组已经完成 EBV 与 IOIP 发病之间关系的研究。通过对 IOIP 患者血样中 EBV 相关抗体（VCA-IgG、EBNA1-IgG）进行检测，以及对 IOIP 患者眶内病变组织标本中 EBI2 进行检测，研究结果提示 EBV 参与了 IOIP 的发病过程。

（2）其他病毒感染：有研究提示其他病毒感染可能也与 IOIP 的发生有关。Zerilli 等报道了 1 例初发 IOIP 和复发 IOIP 前均有病毒性上呼吸道感染史的患者，虽然没有找到确切的病因，但这提示病毒性上呼吸道感染可能导致 IOIP 的发生。Schneider 等报道了 1 例 IOIP 患者并发先天性粒细胞减少和 HCV 感染；Simmons 等报道了 1 例 HIV 感染者并发食管炎性假瘤；Chan-Tack 等报道了 1 例 HIV 感染引起的免疫重建炎性综合征的患者表现为鼻窦炎和 IOIP。值得注意的是，这些病例均为个案报道，缺乏对照组资料，作为 IOIP 病因的证据力度不足。

近几年我们也检测了 100 多例经病理组织学证实为 IOIP 患者的标本，检测结果显示所有患者均未发现有 HIV 感染的迹象，故我们认为 HIV 不是 IOIP 的致病原因；另外，仅有 1 例患者血液检测提示 HCV 感染，但 HCV 与 IOIP 发病之间是否存在必然的联系，仍需进一步探讨。

2. **细菌感染**　Wirostko 等报道了 3 例 IOIP，包括 2 例血管炎型和 1 例血管炎性肉芽肿型眼眶炎性假瘤，在他们切除的病理标本中，用超微组织学方法在病变部位的白细胞内检测到了一种 mollicute 样（类柔膜体样）的细胞壁缺陷型细菌（mollicute-like organisms，MLO）的寄生，将此种细菌接种到小鼠眼眶后可以导致慢性眼眶炎性假瘤，所以 Wirostko 等认为 MLO 可以通过破坏胞质进而引起眼眶炎性假瘤的发生。Purcell 和 Taulbee 报道了一例患者确诊链球菌性咽炎 2 周后发生了眼眶肌炎。但是，迄今为止没有一份报告明确提出某种细菌致病的直接证据。临床上我们也对确诊的眼眶蜂窝织炎患者进行了观察，在急性炎症消退后，经 MRI 检查发现，有些患者在病变周围组织确实有类似炎性假瘤样的影像学改变，随诊时间最长的 1 例患者达半年之久，遗憾的是未有病理组织学证据的支持。为此，有关细菌感染学说仍需进一步研究证实。

3. **真菌或立克次体感染**　一些报道显示少数炎性假瘤可能与真菌或立克次体感染有关。denBakker 等报道了 1 例组织胞浆菌病相关的类似肾癌的肾炎性假瘤。Sing 等报道了 5 例 HIV 阳性的患者均出现隐球菌性炎性假瘤。Kushner 等利用针吸细胞学检查发现 1 例隐球菌感染的肺炎性假瘤。Janigan 等报道了 1 例患有 Q 热的患者同时出现肺炎性假瘤。但是，真菌或立克次体感染是导致炎性假瘤的直接原因还是其并存因素，尚需证据的支持。

（二）自身免疫假说

自身免疫性因素可能与 IOIP 的发生有关。

有些研究显示一些 IOIP 患者同时患有某种自身免疫性疾病，如类风湿性关节炎、克罗恩病和系统性红斑狼疮，这就提示自身免疫性因素可能参与了 IOIP 的发病过程。在阿姆斯特丹眼眶中心提供的一组资料中，显示 10% 的 IOIP 患者同时罹患自身免疫性疾病。Atabay 等发现大多数 IOIP 患者存在全身免疫机制紊乱，如血沉升高、补体异常、抗核抗体滴度升高及血清中存在抗自身眼外肌蛋白，故认为 IOIP 可能与自身免疫紊乱有关。Belanger 等对经美国得克萨斯州儿童医院诊断为 IOIP 的 12 例患儿进行回顾性分析，结果发现半数有系统性疾病，且双侧眼眶发病者有系统性疾病的可能性相对单侧发病者更高。Hpfner 等报道了 1 例同时罹患冷球蛋白血症的 IOIP 患者，并由此认为 IOIP 是一种自身免疫性疾病。以上病例报道均在一定程度上提示自身免疫机制可能参与了 IOIP 的发生；同时，临床上应用糖皮质激素及免疫抑制剂治疗本病，多数患者有一定的疗效，也从一个侧面提示这种机制的存在。

研究提示 IOIP 可能是由免疫复合物介导的慢性免疫复合物病变。黄倩等通过研究认为眼眶组织结构在各种内外环境因素作用下抗原结构发生改变，由此而产生的自身抗体在眼眶局部导致循环免疫复合物沉积，引起眼眶组织损伤，在不断释放出抗原物质的同时吸收炎性细胞浸润并造成局部抗体形成，加重组织损伤，表现为持续性慢性非特异性炎症。

研究提示 IOIP 可能是以 T 细胞或 B 细胞增殖为主的多克隆性病变，PI3K 和 NF-κB 通路的激活及炎性相关因子的高表达参与了 IOIP 发病过程。Jin 等对 IOIP 切除标本及对照组正常组织提取总 RNA 后进行芯片检测，筛选出差异表达基因 744 个，其中在 IOIP 组包括 552 个下调基因和 192 个上调基因。主成分分析和聚类分析结果显示 IOIP 组与正常对照组相比较，T 细胞的标志分子（CD3 和 CD45）和 B 细胞的标志分子（CD20 和 CD79）及大量与 T 淋巴细胞和 B 淋巴细胞扩增和激活相关的基因（SYK、CD20、LAT、SPIB、LCK、HCST 和 CD72）表达显著上调；同时发现 PI3K 和 NF-κB 通路的激活及炎性相关因子的高表达。而临床治疗 IOIP 的常用药物是糖皮质激素，其作用靶点是阻止 NF-κB 的激活。糖皮质激素是目前最强有力的 NF-κB 抑制因子。IOIP 发病机制复杂，是多因素多基因共同作用的结果，筛选出的差异基因许多目前尚未报道直接和 IOIP 有关，但是它们通过相互调节和网络调控直接或间接导致 IOIP 的发生和发展。如对筛选出来的基因进一步深入研究，可能会为 IOIP 发病分子机制的研究提供有价值的线索。

（三）IgG4 参与假说

近年来，IgG4 相关性疾病作为一种新的临床疾病实体越来越得到医学界的广泛接受和认可。目前已有研究提示眶外炎性假瘤可能为 IgG4 相关性疾病。Zen 等报道了 9 例 IgG4 相关性肺脏炎性假瘤，病理组织学改变为弥漫性淋巴细胞和浆细胞浸润，纤维化明显，部分病例可见淋巴滤泡。Ahn 等对 22 例肝脏炎性假瘤进行免疫组织化学染色，17 例纤维硬化型炎性假瘤 IgG4 染色均为阴性，而 5 例淋巴细胞为主型炎性假瘤中 4 例染色阳性，因此认为淋巴细胞为主型炎性假瘤可能属于 IgG4 相关性疾病的范畴。目前有关 IOIP 与 IgG4 相关性研究较少。Wallace 等报道了 1 例 56 岁男性患者，有 30 年的 IOIP 病史，病理组织学活检显示 IgG4 相关性改变累及泪腺、眼外肌、脂肪组织和三叉神经。近年作者课题组也对 44 例经过病理组织学确诊的 IOIP 患者血清中 IgG 及其亚型进行检测，结果显示超过 1/3 的 IOIP 患者血清中 IgG4 升高，且 IgG4/IgG 比值高于正常水平，提示部分 IOIP 的发生与 IgG4 有关。

（四）神经内分泌调控假说

IOIP 的发病可能与神经内分泌调控有关。在神经内分泌与免疫调节中，神经生长因子（nerve growth factor，NGF）是一种嗜神经多肽，它对神经元的存活、神经纤维的生长、发育、分化以及再生起重要的作用。近年研究表明 NGF 对免疫系统可产生重要影响。它通过特异性受体作用于免疫系统，可促进 T 细胞和 B 细胞的增殖及免疫球蛋白的分泌，趋化中性粒细胞。另外，生长激素（growth hormone，GH）能促进正常人 T 细胞集落的形成，加强单个核细胞的趋化活性，并直接刺激 B 细胞增殖及分泌免疫球蛋白。颜建华等用免疫组织化学方法检测 30 例炎性假瘤标本中神经生长因子受体（nerve growth factor receptor，NGFR）及 GH 的表达，结果显示 IOIP 病变组织中所有淋巴滤泡组织内的淋巴细胞均有 NGFR 的表达，淋巴滤泡结构以外的其他炎症细胞结果均为阴性，而所有 IOIP 病变组织内 GH 的免疫组织化学检测全部为阴性，推测 NGF 作为一个正调节因子促进 T 细胞和 B 细胞增殖，但其中的分子机制及与其他细胞因子的相互作用等还有待于进一步研究。

（五）眼眶炎性假瘤动物模型

眼眶炎性假瘤是一类危害人类视功能乃至生命的严重疾病。目前有关眼眶炎性假瘤的病因及发病机制仍未明了，这给其治疗带来不利影响。医学实验动物模型是利用动物体来研究人类疾病的实验模型。建立不同疾病的实验动物模型，不仅有助于了解疾病本身的病因、病理机制，也可为其治疗提供研究平台。尽管眼眶炎性假瘤动物模型的研究相对较少，但近年来仍然取得了一些进展。

1978 年，Wilner HI 等通过在兔眼球后注射抗原来建立眼眶炎性假瘤兔模型。注射相关抗原后的兔眼球发生过敏反应并产生明显的炎性包块，可以在兔眼眼眶炎性假瘤模型上观察到眼球突出，以及伴有不同程度的纤维结缔组织增生。2004 年，鲁桂兰通过体外分离培养 BALB/c 小鼠骨髓源性肥大细胞和同源鼠眼眶成纤维细胞，来进行纯化和鉴定。观察两种细胞共同培育前后的形态学变化、超微结构改变、眼眶成纤维细胞的增殖情况以及 3 个目的基因（*mSCF/C-Kit*、*bFGF* 和 *Procollagen I*）的表达水平。研究者认为肥大细胞对眼眶成纤维细胞的生存和增殖有显著的促进作用，并使其功能活跃。这种作用主要是通过两种细胞间的直接紧密接触而实现的；同时提示肥大细胞与眼眶成纤维细胞通过直接接触作用刺激纤维化因子的表达增强而参与纤维化的进程。此结果为从肥大细胞这一环节防治 IOIP 纤维化提供了佐证。尽管有关眼眶炎性假瘤动物模型已经有所报道，但就其模型本身而言，仍存在一些不足，有待于进一步完善和改进。

综上所述，IOIP 作为一种较常见的眼眶疾病，病因及发病机制尚存在很多争论，这是导致 IOIP 诊断困难和治疗效果较差的主要原因。为此，明确 IOIP 的病因和发病机制是眼科界面临的亟待解决的问题之一。

二、特发性眼眶炎性假瘤的诊断

IOIP 的临床表现多种多样，既可表现为急性、亚急性、慢性或复发性炎症样病变，又可表现为肿瘤样生物学行为，与眼眶部一些真性肿瘤临床表现类似，这导致 IOIP 的诊断较为棘手。目前，IOIP 的诊断主要依据详细病史排除一些可鉴别的疾病，然后由影像学检查和实验室检查提供一定的辅助信息，进而观察对激素治疗的反应得到初步印象，最终确诊仍需要病理组织学检查。为了更好了解和认识本病，提高本病的诊断率，降低漏诊误诊率，下文主要就有助于 IOIP 诊断方面的研究加以总结。

（一）流行病学

有资料显示 IOIP 发病率占眼眶原发肿物性疾病的 9%～11%。Wills 眼科医院对 1 264 名疑似眼眶肿物患者进行了统计，炎性病变者占其中的 11%。另一报道中，对 200 名眼眶肿物的患者进行连续调查，IOIP 的诊断率为 10%。目前由于 IOIP 的发病机制不清，没有得到公认的临床诊断标准，因此确切的发病率难以统计。IOIP 没有性别和种族差异，可见于任何年龄，高发于中年人。单侧眼或双侧眼皆可发病，但以单眼发病者多见。

（二）病史

IOIP 的诊断首先是通过详细的病史询问排除其他可能混淆的疾病。虽然大多数患者就诊的首要主诉都是眼部的症状，但需要排查是否有其他全身性的症状，包括疲劳、不明原因的体重减轻、头痛、关节疼痛、肌肉疼痛、腹痛、心悸、失眠、怕热、食欲增加或减退、持续咳嗽、慢性腹泻、血便或血尿、淋巴结肿大等，从而与相关的系统疾病进行鉴别。

（三）临床表现

IOIP 临床表现具有多样性。就病程而言，既可以表现为急性炎症病程，也可表现为亚急性或慢性病变病程，还可以表现为复发性病程；就病变侵袭范围而言，可以表现为局部病变，也可以呈弥散性炎性病变，除眶骨骨质外，可以侵犯眼眶的任何组织结构。临床表现取决于炎症侵犯的部位和炎症的进展程度。典型的临床表现为眼痛、眼睑肿胀、结膜充血水肿、眼球突出、眼球运动障碍及视力下降等；另外，上睑下垂、复视、眼底改变也都有报道。

IOIP 虽是一类良性疾病，但严重者其临床特征与恶性肿瘤相似。如硬化型 IOIP 发展至终末期，肿瘤样的影响则更加显著，可导致眼眶内纤维结缔组织大量增生，眼眶组织破坏，造成眼眶铸型的发生，最终导致患者视力进行性丢失。

（四）临床分型

IOIP 的临床分型方法有多种。按照发病时间长短不同，可以分为急性、亚急性、慢性和复发性 IOIP。按照病理组织学特征可将 IOIP 分为 3 型：弥漫性淋巴细胞浸润型、硬化型及混合型。也有人依照 IOIP 的病理组织学变化特征建议将其分为 4 种亚型：硬化型、肉芽肿型、血管炎型及嗜酸性细胞增生型。但目前仍以前一种病理组织学分型较为常用。

临床上最常用的分型方式是依据 IOIP 病变侵犯的解剖部位进行划分。按照 IOIP 所侵犯的具体解剖部位可以分为：泪腺炎型、肌炎型、视神经周围炎型、眼球壁炎症型（巩膜、葡萄膜等组织受累）、眶尖部炎症型、炎性局部占位型、弥散性眼眶炎症，以及骨质破坏型眼眶炎症等。Gunalp 等报告了 132 例 IOIP，其中弥漫型最常见，占 40 例，其次为肌炎型（21 例）与泪腺炎型（14 例），其余类型少见。颜建华等报告了 209 例 IOIP，其中炎性局限性占位最多，占 90 例，其次为泪腺炎型 66 例，弥散型 21 例，肌炎型 16 例。IOIP 的临床分型有助于个性化治疗方案的制定。

（五）影像学特征

IOIP 的影像学检查并无诊断特异性，主要为炎症样影像学表现。但影像学检查的结果可以用来鉴定病变的部位和侵犯的组织，某些病例中可以有助于辅助诊断。IOIP 可以侵犯的组织包括眼外肌、泪腺、眶内脂肪、葡萄膜、巩膜组织、视神经等。在一些弥散性眼眶炎症病变中，也可以发生眶外侵犯，如累及颅中窝及海绵窦等。

CT 影像中，病变呈中度强化的肿物，伴有脂肪浸润和水肿。CT 主要显示病灶部位是局部性还是弥散性，葡萄膜及巩膜组织的厚度如何，眼外肌、筋膜、视神经是否被侵犯等。MRI 影像中，T_1WI 上病变区为等信号或低信号；T_2WI 上病变区域相对眼外肌呈等信号或高信号，与其他肿瘤病变图像相比呈相对低信号。常规 MRI 检查中，炎性区域或增强的组织影像很容易被眼眶脂肪影遮盖，而脂肪抑制技术可清晰显示视神经鞘病变及眶内炎症。弥散加权成像（DWI）可以增加 MRI 的特异性，可与眼眶淋巴细胞增生性疾病及眼眶蜂窝织炎等做出鉴别。但该技术目前只有小样本研究，还需要较大队列的研究验证此类技术的敏感性和特异性。

（六）糖皮质激素诊断试验

IOIP 对糖皮质激素的反应非常迅速并具有较高的敏感性，利用其对糖皮质激素治疗的反应可作为诊断试验之一。但也存在一定非特异性及假阳性，所以在诊断 IOIP 时还应该紧密结合病史、临床表现、影像学以及实验室检查，最终诊断需要病理组织学检查。在急性 IOIP 与眶蜂窝织炎鉴别困难时，使用糖皮质激素前建议检查血常规，以明确白细胞数量是否正常，同时建议适当使用一些广谱抗生素，以免贻误病情。

（七）病理组织学特征

病理组织学改变是 IOIP 确诊的"金标准"。IOIP 是一类非特异性的炎性浸润，包括多种形态淋巴细胞、浆细胞、嗜酸性粒细胞及巨噬细胞的浸润，伴有不同程度的纤维结缔组织增生。病变组织内也可存在淋巴滤泡、肥大细胞。基质改变可包括水肿、增殖性纤维化等。当活检结果显示纤维化广泛、纤维结缔组织致密、炎性细胞浸润较少等特征时，可以考虑为硬化型眼眶炎性假瘤。一些学者认为硬化型是该病的终末阶段，其他类型可能最终转归为硬化型。

病理界以往认为炎性假瘤不是一种真正意义上的肿瘤。随着研究深入，发现该病具有恶性变、浸润、复发和转移等特征，并被免疫组织化学、分子生物学、遗传学等证实。近年 WHO 软组织肿瘤国际组织学分类专家建议将炎性假瘤定义为炎性肌成纤维细胞瘤，并将其描述为由分化的肌成纤维细胞性梭形细胞组成的，常伴有大量浆细胞和/或淋巴细胞浸润的软组织肿瘤。但此提法目前未被眼科界采纳。

（八）其他检查

一旦患者怀疑为 IOIP，可能需要做一个全面的血液检查和血细胞计数检查，包括电解质、红细胞沉降率、抗核抗体、抗中性粒细胞胞质抗体

（antineutrophil cytoplasmic antibody，ANCA）、血管紧张素转换酶水平、快速血浆反应素试验和血清蛋白电泳（serum protein electrophoresis，SPEP）等。如果存在快速进展的神经损害，或是对激素治疗不敏感，需要采用病理组织学活检。近年我们对 100 余例 IOIP 患者进行了有关红细胞沉降率、抗核抗体、ANCA、血管紧张素转换酶水平等指标，目前初步统计结果显示，这些指标在 IOIP 诊断中的价值不大。

（九）鉴别诊断

IOIP 的鉴别诊断包括感染性疾病、硬化性病变、甲状腺相关性眼病、原发或继发恶性肿瘤、Wegener 肉芽肿病以及某些全身系统疾病等。但是，眼部淋巴细胞增生性疾病、泪腺良性淋巴上皮病变、眶蜂窝织炎、甲状腺相关性眼病等是最易与 IOIP 混淆的疾病。眶蜂窝织炎是一类可威胁生命的感染性疾病，因此当出现眶部炎症类疾病时，需首先考虑，尽早排除。淋巴增生性疾病与炎性假瘤有时在临床表现和影像学改变等方面较为相似，有些病例即使采用常规病理组织学检测也容易相互混淆，需要在诊断中仔细鉴别。当炎性假瘤侵犯部位为泪腺组织时，应与泪腺良性淋巴上皮病变相鉴别；多数泪腺良性淋巴上皮病变患者血液中 IgG4 检测阳性，此点有助于两者的鉴别诊断。

总而言之，目前在诊断 IOIP 时，应该在详细了解疾病史的基础上，根据临床表现以及影像学检查、相关的实验室检查、糖皮质激素治疗试验和病理组织学检查等结果，通过综合分析，才可能对 IOIP 做出明确诊断。

三、特发性眼眶炎性假瘤的治疗

由于 IOIP 的病因及发病机制不明，因此，此病的治疗仅为对症治疗，主要手段包括临床观察、药物治疗、放射治疗和手术治疗等。其中，药物治疗最为常用，主要包括糖皮质激素类和免疫抑制剂两类。尽管近年来应用包括抗代谢药、烷化剂和单克隆抗体等在内的多种免疫抑制剂的病例报道逐渐增多，但是迄今为止糖皮质激素类药物仍是公认的首选治疗方法。

（一）临床观察

由于有些 IOIP 具有一定自限性，所以，对于一些无明显症状的局限性病变可以暂不治疗，定期进行随访观察。有学者认为，经手术或活检后病理组织学确诊为 IOIP，若病情允许可以不予任何治疗，进行临床观察。另外，对于一些病程较长的无明显视功能损害，以及眼部无明显功能障碍的慢性 IOIP 患者，有时临床观察不失为一种可选的处理方法。

（二）药物治疗

1. 糖皮质激素类 在生理剂量下，糖皮质激素对人体糖代谢、蛋白质代谢、脂肪代谢及水盐代谢均有重要的不可替代的生理作用。而大剂量或高浓度的糖皮质激素可产生强大的抗炎、调节免疫及抗休克等药理作用，临床上已广泛应用于治疗各种炎性疾病和免疫性疾病。应用糖皮质激素是目前公认的治疗 IOIP 的首选方法，给药方式包括口服、静脉输入和眶内注射 3 种。

（1）口服给药：口服糖皮质激素是最常见的给药方法。有文献推荐口服泼尼松 60～100mg/d，对糖皮质激素抵抗的患者，剂量可用至 120mg/d 以上，以后逐渐减量，持续数周至数月。作者课题组近年来主要采用口服甲泼尼龙片治疗 IOIP，起始剂量一般为 24～32mg/d，根据病情变化 1～2 周逐渐减量，治疗效果总体而言较为理想。糖皮质激素对弥漫炎症型和急性肌炎型疗效较明显，而对局限性肿块或纤维硬化型疗效较差。复发患者药物应增加到能控制炎症的治疗量，由于病情反复，用药常达数月。长期大剂量口服糖皮质激素副作用较多。因此，临床用药时应权衡利弊谨慎选择，尽量减少和避免糖皮质激素副作用的发生。

（2）静脉输入：静脉点滴糖皮质激素冲击治疗的方法主要适合于急性眼眶炎性假瘤患者的治疗。用于冲击治疗的糖皮质激素主要有地塞米松、甲泼尼龙、泼尼松龙等。在冲击治疗后给予口服糖皮质激素，逐渐减量直至停药。Kau 等报道了 1 例甲泼尼龙静脉冲击治疗 IOIP（上斜肌炎型）效果良好的病例。剂量为 1g/d，使用 3 天，然后改为口服泼尼松龙，症状迅速缓解，激素逐渐减量。治疗后 6 周症状显著改善，CT 显示上斜肌肿胀消失，随访 1 年无复发。因此，Kau 等认为当更早期的干预不能实施时，静脉注射甲泼尼龙是有效的治疗方法。

（3）眶内注射：已有文献报道应用眶内注射糖皮质激素可以治疗多种眼部疾病。近年来，有关眶内注射糖皮质激素治疗 IOIP 的文献开始涌现。Leibovitch 等报道了 10 例眼眶前部 IOIP 患者经眶内注射曲安奈德治疗效果良好，剂量用法为：20～40mg/ml 曲安奈德肿块内或肿块旁注射，4 周 1 次，直至症状消失。经治疗的 10 例中，男女各 5 例，包括 4 例眼眶肿块，6 例泪腺炎，结果显示仅 1 例无效且出现恶心呕吐，余 9 例均反应良好，无副作用出现。在平均 9.8 个月的随访中，1 例症状改善，8 例完全治愈。因此，Leibovitch 等认为眶内注射糖皮质激素是治疗 IOIP 的有效方法，对于眼眶前部 IOIP 和口服糖皮质激素反应良好但不能耐受全身副作用的患者可以作为一线治疗。我们目前已经将眶内注射糖皮质激素作为一种常规治疗 IOIP 的方法，主要用于口服糖皮质激素治疗有效的 IOIP 患者，根据患者具体病情，在即将停用或停用口服糖皮质激素后，为巩固疗效和减少 IOIP 的复发，给予眶内注射曲安奈德治疗，目前初步效果理想。

尽管眶内注射可以有效减少糖皮质激素全身应用所致药物副作用的出现，但它可以导致一些相对少见的局部并发症的发生，如青光眼、血管栓塞、视力丧失、眼睑坏死及皮下脂肪萎缩等。对眶内注射技术的掌握、进针部位的恰当选择以及糖皮质激素最小需要剂量的使用都有助于降低其并发症发生的风险。

（4）糖皮质激素副作用：糖皮质激素副作用较多。主要表现为：①发生感染和播散。②抑制蛋白质合成，阻滞胃黏膜的修复，可引起和加重消化性溃疡，甚至诱发出血和穿孔；因抑制蛋白质合成，引起机体负氮平衡，抑制生长发育。③类似肾上腺皮质功能亢进症，如向心性肥胖、满月脸、痤疮、多毛、无力、低血钾、高血压、糖尿病等。④对下丘脑 - 垂体 - 肾上腺皮质系统的抑制作用。因此，临床用药时应权衡利弊谨慎选择，尽量减少副作用的发生。

2. **免疫抑制剂**　目前认为 IOIP 是一种免疫异常性疾病。有关免疫抑制剂治疗 IOIP 的病例报道越来越多，主要包括抗代谢物、烷化剂类、微生物代谢产物和单克隆抗体 4 类。免疫抑制剂主要用于对糖皮质激素和放射治疗不敏感的患者，以减少激素用量和缓解症状。常用的免疫抑制剂有环磷酰胺、甲氨蝶呤、环孢素和英夫利昔单抗等。给药途径包括静脉输入、口服和眶内注射等。

（1）抗代谢物

1）甲氨蝶呤：甲氨蝶呤是一种叶酸还原酶抑制剂，主要作用为抑制二氢叶酸还原酶而使四氢叶酸合成受阻，进而抑制 DNA 的合成。Smith 等治疗了 7 例 IOIP 患者，均在应用激素疗效较差的基础上加用甲氨蝶呤，结果显示 4 例有效，1 例无效，2 例因不明原因未完成 4 个月的治疗。因此，他认为小剂量甲氨蝶呤治疗 IOIP 有很多优点，有望成为优于环磷酰胺治疗难治性 IOIP 的首选免疫抑制剂。

2）来氟米特：来氟米特是一种很强的具有免疫调节和免疫抑制作用的异噁唑类小分子化合物。其作用机制主要包括：抑制嘧啶的从头合成；抑制酪氨酸激酶的活性和细胞的黏附；抑制抗体的产生和分泌；抗炎作用。Marino 等报道了 1 例眼眶炎性假瘤患者应用来氟米特治疗效果较显著。

（2）烷化剂类：用于治疗 IOIP 的烷化剂主要包括环磷酰胺和苯丁酸氮芥。该类药物作用机制为：作用于细胞周期 DNA 合成后期的有丝分裂，通过影响 DNA 的合成发挥细胞毒作用；对体液免疫的抑制较强，小剂量能抑制 B 细胞增殖；中剂量能抑制抑制性 T 细胞（Ts 细胞）；大剂量能抑制辅助性 T 细胞（Th 细胞）且作用持久。环磷酰胺和苯丁酸氮芥主要用于初始治疗曾对激素敏感后又复发的病例，能延长缓解期并减轻对激素的依赖，减少复发；也可改善激素耐药者对激素的效应。但有关该疗法目前缺少较大样本的临床报道。

（3）微生物代谢产物：目前，临床上用于治疗 IOIP 的微生物代谢产物类药主要为环孢素。它可以抑制淋巴细胞介导的免疫反应，干扰 IL-1 和 IL-2 的产生，并抑制 T 细胞的活性。需注意此药有肾毒性，另外还有齿龈增生、多毛症和高胆固醇血症等副作用。国内外有报道显示在难治性 IOIP 的治疗中此药有效，给药方式包括口服、局部应用以及静脉应用等。但均为个案报道，其确切疗效有待更多证据的支持。

（4）单克隆抗体类：目前应用于临床治疗 IOIP

的单克隆抗体类药物主要有 4 种，包括英夫利昔单抗、依那西普、阿达木单抗和利妥昔单抗。其中，前 3 种属于 TNF-α 抑制剂，利妥昔单抗属于抗 CD20 单克隆抗体。TNF-α 由活化的单核细胞、巨噬细胞和 T 细胞释放，可促进炎症反应。因此，TNF-α 拮抗剂具有抑制和降低 TNF-α 和其他炎性因子（如 IL-6 和 IL-8）的作用，减少血管内皮生长因子的产生，从而减少新生血管的生成，抑制炎性假瘤的生长。而 CD20 是位于前 B 细胞和成熟 B 细胞表面的特异抗原。单克隆抗体类药物的临床应用为炎性假瘤的治疗提供了新的思路和方法。虽然目前此类药物的应用显示了良好的前景，但仍需更大规模的对照试验提供更为有利的证据支持。

（5）其他

1）非甾体抗炎药：非甾体抗炎药（nonsteroidal anti-inflammatory drug，NSAID）应用于临床已有 100 多年的历史，具有抗炎、镇痛效果，广泛应用于风湿类疾病、类风湿性疾病、炎性疾病、疼痛、软组织和运动损伤、痛经及发热的治疗，近年来逐步用于心血管疾病及肿瘤的防治。NSAID 常见的不良反应包括胃肠道、肾脏、肝脏、心血管毒性和过敏反应等。从 20 世纪 70 年代起，非甾体抗炎药就已用于 IOIP 的治疗。Noble 等报道了 1 例单纯用吲哚美辛治愈眼眶肌炎型 IOIP 的病例。Girschick 等用萘普生治疗 1 例眼眶肌炎型 IOIP。尽管还没有全身应用此药的随机试验提供证据，但此药用于激素禁忌的患者似乎有其合理性，目前还没有资料显示局部应用此类药物的优势。

2）免疫球蛋白：免疫球蛋白的主要作用是中和体内的抗体，抑制淋巴细胞功能，抑制细胞因子生成。虽然已有成功治疗对糖皮质激素、免疫抑制剂和放疗不敏感的肌炎型 IOIP 的个例报道，但对于其他类型的 IOIP 还缺乏临床报道。此类药物缺点是价格昂贵，使得临床应用受到一定限制。

3）中医治疗：IOIP 主要以西医治疗为主，但中医疗法作为独具中国特色的治疗方式在此病的治疗上也显示出了广阔的前景。IOIP 属于中医"瘿瘤"范畴，中医认为本病与情志内伤、饮食不节等因素有关。张玲和马小丽对 36 例早中期 IOIP 患者使用自拟龙海软坚汤进行纯中药治疗，效果较佳。张南等报道 1 例用龙胆泻肝汤加减治疗应用激素后 IOIP 复发的患者，疗效较佳，随访 6 个月未复发。有关中医中药治疗 IOIP 仍需进一步研究论证。

（三）放射治疗

对于激素治疗无效或激素治疗后复发的 IOIP 患者，以及有激素治疗禁忌证者，可考虑放射治疗。文献报道有效率为 66.7%～87.5% 不等。Orcutt 等对 22 例 IOIP 患者 24 眼的眶部进行放射治疗，结果显示 11 例（46%）完全治愈，7 例（29%）部分治愈，6 例（25%）无效，有效率为 75%。发生的并发症包括眼睑或结膜水肿 15 眼，眼球疼痛 13 眼，视力下降 1 眼，眼球突出 2 眼，复视 4 眼。Matthiesen 等回顾性研究 17 例患者 21 眼接受放射治疗的情况，认为放射治疗可有效改善急性期症状并长期控制病情；当一次放疗效果不明显时，继续进行一次或多次放疗有一定的临床意义，并没有明显增加复发率。

放射治疗可以对眼部产生一些较难避免的并发症，放射剂量的选择对减少并发症的发生尤为关键；因此，IOIP 放射治疗需要眼科医生和放射科医生的共同协作。Yuen 等认为，20Gy 的照射量对晶状体最具有潜在的危险，而干眼症、视网膜病变和视神经病变在照射量低于 30～40Gy 时几乎不会出现。

（四）手术治疗

手术是治疗 IOIP 的一种主要技术手段。手术的目的主要有以下两点：明确病变性质和切除局限性病变的病灶。由于有些疾病与 IOIP 临床表现相似，有时仅通过临床表现很难进行鉴别诊断，另外，对于一些经过糖皮质激素治疗效果较差的 IOIP 患者，有时为了查明原因，也需要进行手术。对于一些病变累及范围较为局限的 IOIP，通过手术可以切除病灶，手术后再辅以糖皮质激素治疗，有助于提高 IOIP 的治愈率。

（五）综合治疗

由于 IOIP 是一种慢性增殖性疾病，其病因和发病机制至今未能完全明了，有时单用一种处理方式治疗 IOIP，治疗效果不尽如人意，为此，多数情况需要采用综合治疗的方案来治疗 IOIP，以期望提高 IOIP 的治愈率，降低其复发率。

Yuen 等进行 10 年的回顾性研究，结果显示：65 例 90 眼，男 22 例女 43 例，包括泪腺炎型 21

例,肌炎型 19 例,泪腺炎并发肌炎 5 例,眶尖综合征 6 例,炎症侵及眶隔前部、眶上部、Tenon 囊、巩膜、眶脂肪或视神经共 14 例,中位年龄 45 岁,疼痛 45 例占 69%,眶周水肿 49 例占 75%,病变累及双眼 17 例占 26%,活检 19 例占 29%。单纯激素治疗 45 例占 69%,激素加随后的放疗 8 例占 12%,激素加 NSAID 6 例占 9%,单纯 NSAID 2 例占 3%,单纯放疗 1 例占 1.5%,单纯手术 1 例占 1.5%。治疗成功(直至最后一次随访症状完全消失)41 例占 63%,治疗失败(症状无改善或部分改善)24 例占 37%。在治疗失败的病例中,58% 为治疗结束一段时间后炎症复发,38% 为对治疗方法反应欠佳,炎症顽固存在,4%(1 例)要求手术切除。治疗成功的 41 例中激素依赖占 33%,激素不耐受占 13%,而治疗失败的 24 例中,激素依赖和不耐受的占比分别为 12% 和 2%。

目前,有关 IOIP 的治疗本质基本上仅限于对症治疗,治疗效果总体而言不尽如人意。希望今后通过对其病因及发病机制的深入研究,来揭开 IOIP 的神秘面纱,为能够针对 IOIP 的病因治疗提供有价值的依据,以期提高 IOIP 的临床治疗效果。

(马建民)

第三节　甲状腺相关性眼病的发病机制及综合治疗进展

甲状腺相关性眼病是一种由自身免疫反应引起的眼眶病,与甲状腺疾病密切相关,其发病率位居各类眼眶病首位。1835 年,Robert J. Graves 报道了一位甲状腺功能亢进的女性患者伴有眼球明显突出、睑裂闭合不全和眼睑退缩,他的名字被用于该眼部疾病的命名,称为 Graves 眼病。1991 年,Weetman 提出将该疾病命名为甲状腺相关性眼病(thyroid-associated ophthalmopathy,TAO),因为表现为该特征性眼部症状的患者,可伴有不同程度的甲状腺症状,包括甲状腺功能亢进、甲状腺功能减退,甚至甲状腺功能正常。

TAO 从首次报道至今已经有 200 多年的历史,但其发病机制至今仍未阐明,因此大部分的治疗还局限于对症治疗。对于诊断明确的 TAO 患者,治疗方法主要包括激素、放射治疗及手术治疗三大类。但是,对于不同的个体病例,其病理生理状况存在差异,采用相同的治疗方法可能出现不同的结果;即使是同一个病例,在疾病的不同时期所应采用的治疗也存在差异,因此 TAO 的治疗呈多样化格局,国内外对其治疗原则仍未达成一致。

一、TAO 发病机制的研究进展

(一)免疫学机制研究

TAO 是由甲状腺上皮细胞、眼眶成纤维细胞(orbital fibroblast,OF)共同表达的抗原——促甲状腺激素受体(thyroid stimulating hormone receptor,TSHR)引发的以细胞免疫和体液免疫紊乱为特点的自身免疫疾病。CD4$^+$ 自身免疫性 T 细胞识别甲状腺和眼眶内组织的自身抗原,产生各种黏附分子和细胞因子,并激活 CD8$^+$T 细胞和 B 细胞,最终产生各类自身抗体。细胞因子刺激 OF 增生和释放糖胺聚糖(glycosaminoglycan,GAG)引起眼眶局部的炎症,GAG 的亲水性导致球后脂肪结缔组织和眼外肌的水肿、变性,表现出相应的临床症状。目前研究表明,至少 4 种 CD4$^+$ 辅助性 T 细胞参与了 TAO 的发病:Th1、Th2、Th17 和 Tr 细胞。Th1 细胞通过促进 CD8$^+$T 细胞及巨噬细胞的活化与增殖,介导细胞毒效应,促进细胞免疫,可表达和分泌 IL-1β、IL-2、IFN-γ 和 TNF-α;Th2 细胞辅助 B 细胞增殖,产生自身抗体,参与体液免疫,可表达和分泌 IL-4、IL-5、IL-10。TAO 活动期主要呈现 Th1 细胞介导的炎症反应,而静止期主要呈现 Th2 细胞介导的纤维化过程。最近的研究发现 Th17 细胞可能参与了 TAO 的免疫病理过程,主要包括 Th17 细胞分化的关键细胞因子 IL-6、IL-23 和 IL-1β 在 TAO 患者外周血和眼眶局部组织中表达升高;Th17 细胞和 OF 通过 CD40-CD40L 途径相互活化;TAO 患者外周血中的 Th17 细胞分泌 IL-22 和 IFN-γ,呈现致病表型,与 TAO 的临床活动性评分(clinical activity score,CAS)密切相关。

紊乱的炎症因子作为细胞间的信号传递分子,刺激 OF 合成和分泌过多的 GAG 等细胞外基质成分,并刺激 OF 增生、分化为眼眶脂肪细胞。OF 作为 TAO 的靶细胞是 TAO 患者眼眶组织肿胀、眼球前突的最直接原因之一。此外,在 TAO

患者的外周血中还发现了 CD34⁺ 纤维细胞，这类纤维细胞在某些致病因素的作用下随血液循浸润眼眶组织并演化为 CD34⁺OF，导致 TAO 的脂肪组织增生和纤维化，CD34＋纤维细胞有望成为 TAO 治疗的新靶点。

（二）TAO 自身抗原研究

目前比较确定与 TAO 相关的自身抗原主要包括：TSHR 和胰岛素样生长因子 -1 受体，针对后者，人源单克隆抗体替妥木单抗（teprotumumab）已达到Ⅲ期临床试验终点，有望早日用于 TAO 的治疗。此外，近年来发现的与 TAO 相关的抗原还包括 G2S，一种新发现的眼肌细胞膜蛋白；线粒体琥珀酸脱氢酶的黄素蛋白亚基；肌钙蛋白；肌钙腔蛋白（sarcalumenin），一种表达于眼外肌和骨骼肌而不表达于甲状腺的钙结合糖蛋白等。

（三）遗传及环境因素研究

TAO 眼部临床表现的多样性表明：该病基因之间复杂的相互作用、环境和内源性因素均对该病的发展和严重程度起到一定影响。截至目前，在 GD 或 TAO 发生发展有关基因的研究领域，结果相互矛盾，且尚缺乏关于 TAO 的大样本遗传易感基因研究。此外，对于单纯 GD 患者和 GD 合并 TAO 的患者，其基因多态性的差异尚不明确。因此，识别 TAO 的易感基因及其单个核苷酸多态性位点有助于我们理解 GD 和 TAO 潜在的遗传学机制，这也是 TAO 基础研究领域亟待解决的难题之一。基于一些小样本病例对照研究，几个易感基因位点已经被提出，如 CTLA-4 基因可能与 TAO 的发病有关，但是尚缺乏大量样本特征性的研究。对于环境因素的影响，研究发现吸烟者 TAO 的发病率增加 1.3 倍，突眼和复视的发病率分别增加 2.6 倍和 3.1 倍，吸烟还可造成患者对应用免疫抑制剂治疗与放射治疗的敏感性显著降低。

（四）病理学机制研究

尽管有研究团队在 BALB/c 小鼠体内复制出 TAO，但由于啮齿类动物的眼眶结构和人类存在较大差异，国际上尚无理想的疾病模型，对 TAO 患者局部病变组织的病理学研究有助于探讨其发病机制。炎症反应、脂肪增生、GAG 沉积和纤维化是 TAO 的主要病理过程。TAO 活动期的病理表现为眼外肌肥大，眼眶组织的影像学及组织标本表明：TAO 可使眼外肌增大 2～8 倍，肌纤维边界不清，眶脂肪水肿，细胞间隙增宽，肌细胞间的间质组织和脂肪结缔组织间有大量 GAG 堆积，并有炎性细胞浸润，浸润的细胞大多为淋巴细胞，以 T 细胞为主，少数是 B 细胞，也可见浆细胞、单核巨噬细胞、肥大细胞或中性多核细胞浸润。静止期 TAO 的眼眶脂肪、眼外肌退变、纤维增生明显，部分纤维化。对 OF 和眼眶脂肪细胞的病理学机制研究是目前的研究热点。

二、临床评估及治疗方法的多样性

国内外关于 TAO 治疗的报道较多，治疗方法各异，由于研究设计和评价标准存在一定问题，很难确定这些效果是治疗本身的作用，还是由于 TAO 自行缓解所致。Weetman 对 TAO 的自然病程进行了研究，随访了 59 例病情较轻、暂时不需治疗干预的 TAO 患者，1 年后 64% 的患者病情自然好转，22% 的患者病情无变化，14% 的患者病情加重，可见疾病的自然病程存在个体差异。同时，病情的严重程度也存在个体差异，有研究表明老年人病情较年轻人严重，男性病情较女性严重。这些个体差异的存在，使我们很难分析自然病程与治疗对疾病的影响，很难对疗效进行评价，所以对于不同的患者如何选择恰当的治疗方案一直是临床的难题。

临床上主要依据患者病情的轻重及疾病的活动性来选择治疗方法。Rundle 提出 TAO 可大致分为两期：活动期和静止期。活动期炎症反应活跃，眼球逐渐突出，睑裂不断开大，眼外肌运动逐步受限。活动期长短不一，但最终均进入静止期，各项功能不能恢复正常。TAO 活动性的评判对治疗时机的选择和预后的估计有重要意义。

TAO 的分级方法较多，各有侧重，其中 NOSPECS 分级方法被临床普遍认可并广泛应用，由 Werner 于 1969 年提出，并于 1977 年进行了修改。NOSPECS 分级系统针对疾病不同发展阶段的临床特征及其严重程度将 TAO 分为 7 级，其中 0 级和 1 级眼部临床表现较轻，为非浸润性，2～6 级伴更严重的眼部侵犯，为浸润性（表 2-13-1）。

NOSPECS 中每一级的治疗方法选择和侧重是不同的，根据分级来选择合适的治疗方法，常可获得较为满意的治疗效果。对于 0 级和 1 级患

表 2-13-1 甲状腺相关性眼病眼部改变 NOSPECS 分级

级别	定义	缩写第一英文字母
0	无症状,无体征	N(no signs symptoms)
1	只有体征	O(only sings)
2	软组织受累	S(soft-tissue involvement)
3	眼球突出	P(proptosis)
4	眼外肌受累	E(extraocular muscle involvement)
5	角膜受累	C(corneal involvement)
6	视力丧失(视神经受累)	S(sight loss, optic nerve involvement)

者仅需观察及对症治疗,如果伴有上睑退缩可采用局部注射糖皮质激素或者肉毒素的方法来改善外观,严重者需行上睑退缩矫正手术。对于 2 级患者,除了局部对症治疗减轻眼胀、流泪等,还需根据具体情况合理使用糖皮质激素,以减轻软组织肿胀造成的眼部浸润症状。对于 3 级患者,轻度的眼球突出可以临床随访;如果眼外肌肥厚较重、病程在 1 年以内且合并炎性表现者,可行放射治疗,或者放射治疗联合糖皮质激素治疗;如果病程较长、眼外肌已纤维化,应采用眼眶减压手术来缓解眼球突出、角膜暴露及压迫性视神经病变。对于 4 级患者,早期可以采用放射治疗、糖皮质激素治疗或者局部肉毒素注射,晚期只能通过手术治疗矫正斜视。对于 5 级患者,除对症治疗保护角膜外,应从根本上缓解眼球突出,如糖皮质激素治疗无效,则应尽早采用眼眶减压手术。对于 6 级患者,重在早期治疗以挽救视功能,应先行大剂量糖皮质激素治疗,如果治疗效果不明显,应及时进行眼眶骨性减压,特别是内侧壁减压对缓解视神经受压最为重要。

NOSPECS 分级对于治疗方法的选择具有重要意义,但是这一分级系统并不适用于所有患者,而且就 TAO 病程而言,并非按照 NOSPECS 分级中的顺序逐级发展的。

目前应用最为广泛的甲状腺相关性眼病临床活动性评分为 CAS 评分,由 Mourits 于 1997 年提出。CAS 评分基于甲状腺相关性眼病常见的临床表现,如眼部的疼痛、眼睑充血肿胀程度、眼球活动受限、视力及视功能受损等情况,制定了判断眼病病情的临床活动性评分方法,包括 7 项临床指标与 3 项随访指标(表 2-13-2),CAS 评分大

于等于 4 分为 TAO 活动期,小于 4 分为静止期,活动期患者需要进行糖皮质激素冲击治疗或放射治疗,静止期患者则考虑手术治疗。CAS 评分在评估 TAO 临床活动性及指导临床治疗上具有重要意义。

表 2-13-2 CAS 评分

- 自发性球后疼痛
- 凝视或眼球运动时疼痛
- 眼睑发红
- 结膜弥漫性发红
- 球结膜水肿
- 泪阜肿胀
- 眼睑水肿
- 近 1～3 个月眼球突出 2mm 或以上
- 近 1～3 个月视力下降
- 近 1～3 个月眼球活动减弱 5° 或以上

注:CAS 评分每项临床表现为 1 分,临床活动性分值为各项表现之和。CAS 分值 4 分或以上为活动性指标

TAO 眼病的严重程度和活动性也可以是不同步的,也就是说患者可以有严重的眼部表现,但可能处于静止期。为了进行更准确的活动性判断,临床医生还常常需要依靠影像学检查评估 TAO 的活动情况。眼眶 CT 检查具有较高的分辨率,能够评估眼外肌的增粗及与眼眶结构的关系,但在判断肌肉早期水肿与后期纤维化上有局限性。MRI 检查对软组织具有更好的分辨率,可用于评估疾病的活动性,脂肪和含水组织都可在 T_1、T_2 加权显像上信号明亮,因此脂肪组织可能会干扰对眼眶水肿的判断。而短时反转恢复(STIR,又称抑脂序列)技术能够选择性地显示眼部脂肪组织高信号表达,且 SIR(信号强度比值)与 CAS 有很强相关性,可以作为眼病活动性及检测疗效的有效指标。总而言之,临床上需针对 TAO 患者的个体情况,综合多种评估手段,分析其病情轻重及活动性,从而决定是否治疗及采用何种方法治疗,多数患者需采用综合治疗措施。

三、糖皮质激素治疗的利与弊

糖皮质激素在临床上被广泛应用已有 40 余年的历史,但它的确切作用机制尚不完全清楚。目前已证明,它对免疫的多个环节都有作用,并对炎症细胞迁移及向炎症部位聚集有抑制作用,

同时引起白细胞的再分布从而发挥抗炎及抑制免疫的作用。糖皮质激素可明显改善活动期甲状腺相关性眼病的临床体征，所以常作为活动期甲状腺相关性眼病的首选药物。

口服糖皮质激素始于 1958 年，是传统的给药方式，一般采用大剂量长期治疗方案。Brauer 主张口服泼尼松起始用量在 60～100mg/d，规律减量，维持用药至少 7 个月。静脉应用糖皮质激素治疗甲状腺相关性眼病始于 20 世纪 80 年代。目前给药模式有多种，甲泼尼龙的起始量大多在 500～1 000mg/d，但连续给药时间和间歇时间长短不同。欧洲甲状腺眼病协会（EUGOGO）2016 年发布的最新 TAO 诊治指南推荐：中重度活动期 TAO 患者一线治疗为大剂量甲泼尼龙序贯治疗，500mg/ 周，使用 6 周，随后 250mg/ 周，使用 6 周（4.5g 累积剂量），对于非常严重的患者，可使用更高剂量方案，750mg/ 周，使用 6 周，随后 500mg/ 周，使用 6 周（7.5g 累积剂量）。全身应用糖皮质激素能有效缓解软组织的炎症反应，改善视神经功能，恢复未纤维化眼外肌的运动功能，但对纤维化眼外肌的功能障碍及眼球突出度的改善不明显。静脉给药从效果和副作用等方面均优于口服给药，但不宜长期维持用药，因此临床多采用静脉与口服联合用药，效果较理想。关于糖皮质激素的治疗，往往甲状腺相关性眼病的程度越严重，患者血中的促甲状腺激素受体抗体的滴度越高，疗效越好。局部用药的效果明显低于全身给药，故仅用于活动性高及对全身用药有禁忌证的患者。

长期应用糖皮质激素治疗的最大问题是副作用，主要有库欣样面容、血糖升高、血压升高、原有感染加重、骨质疏松、胃肠道溃疡等。故在甲状腺相关性眼病应用糖皮质激素治疗过程中应同时使用胃黏膜保护剂并补充钙剂，密切观察病情变化及副作用发生情况。糖皮质激素常与保钾利尿药如螺内酯等合用，可增加疗效，减轻副作用。减量或停药后的复发是激素治疗遇到的另一个难题，有研究认为，在应用激素同时辅助应用环孢素或停用激素后应用环孢素，可降低复发率。有研究表明联合使用眶部放射治疗也能够减少复发，且可减少单用放疗时病情暂时加重的发生率。对于糖皮质激素的应用，仍需要进一步的

临床观察探讨、循证医学方法、前瞻性、多中心的研究才能总结出更科学的用药方案。

四、眶周放射治疗的作用与争议

眼眶局部放射治疗 TAO 的主要机制是其非特异抗炎作用和淋巴细胞对射线高敏感性。低剂量即可抑制淋巴细胞，改变辅助性 T 细胞 / 抑制性 T 细胞比例，还可使眶内成纤维细胞分泌 GAG 减少，抑制其增生。当病变已纤维化，则对射线不敏感，因此该方法仅对早期和活动期甲状腺相关性眼病患者疗效显著。

20 世纪早期就有关于对甲状腺相关性眼病进行低剂量放射治疗的报道，以后由于对放射治疗不良作用的了解，其应用一度锐减。放疗引起的相关损伤包括眼球、眼眶和鼻咽部，其早期并发症表现为干眼症、眼睑痉挛、角膜炎和结膜炎；晚期并发症包括白内障、角膜溃疡、新生血管性青光眼、视网膜病变及视神经病变。并发症与照射剂量有关，有报道早期并发症多发生在照射剂量 >30Gy 时，晚期并发症则多在 >35Gy 时。如果照射剂量在 45～50Gy，<2.0Gy/ 次，视力损害的危险低于 2%；照射剂量增加至 ≥60Gy 时，若 ≥1.9Gy/ 次，放疗后 15 年的视神经病变达 47%；若 <1.9Gy/ 次，则减少至 11%。近年来，西方国家再度兴起对良性病的放射治疗，并有不少长期临床观察结果的报道。其疗效确定，尤其是对炎症的缓解，在治疗后的 2～4 周内效果非常明显。对突眼的治疗有效，然而能达到完全退缩的只有少数患者。斯坦福大学的回顾性临床研究结果显示，453 例甲状腺相关性眼病患者球后放射治疗（20Gy）安全有效，总有效率为 96%，患者的满意率达到 98%，经过将近 30 年的随访，在照射区域没有不可恢复的副作用和损伤发生，也没有发生肿瘤的报道。

放射治疗可明显改善眼睑水肿，而眼球突出和眼球运动障碍则改进稍差些。随着软组织水肿的改进，眼睑张力下降、眼胀痛和眼睑不能闭合等症状也逐渐缓解。

放射治疗存在并发症，如一过性局部水肿加重、白内障形成及继发性肿瘤的可能，故目前各家观点不一。Bartalena 等主张 30 岁以下的患者不用放疗，并认为放疗仅适用于早期急性发作

时。Gorman 经过研究认为，两眶部放射治疗 12 个月后症状轻微改善可能是自然减轻的结果，其变化的临床意义很小。但多数研究结果表明，治疗 Graves 眼病眼球突出改善率超过 80%，表明放射治疗对眶内软组织水肿、未纤维化的眼外肌肿胀有显著疗效。只要严格掌握放疗的适应证及方法、剂量，放疗对 Graves 眼病患者眶内急性炎症、眼外肌肿胀致眼球突出安全有效。放射治疗联合大剂量的激素治疗可更好地发挥作用，延长放疗作用时间，减轻放疗初期引起的软组织水肿。

由于以往设备条件的限制，放射治疗不能准确了解球后以及周围正常组织的剂量，也不能根据剂量分布对不同射线进行比较，以便选择最佳治疗方案。随着计算机技术的迅速发展和放射治疗设备的不断更新，对放射治疗的准确性和精确性要求越来越高，现在国际上普遍采用三维治疗计划系统和配有多叶准直器系统的直线加速器，设计和执行放射治疗方案。这无疑会使球后放射治疗获得更合理的剂量分布，周围重要器官和组织如晶状体、视神经等得到更有效的保护。总之，放疗作为治疗 TAO 的一种有效手段尽管仍有争议，但随着放疗技术的发展，其作用会越来越重要，但同时放疗作用的确切性仍有宽广的探索空间。

五、手术治疗进展

对于疾病发展到晚期出现的眼外肌和提上睑肌纤维化病变所引起的视神经病变、斜视、眼睑退缩及角膜暴露等，患者最终需要手术治疗来解决以上的问题。甲状腺相关性眼病行手术的主要目的是保护视神经及角膜，其次是维持双眼单视以及恢复美观。

视神经病变的手术治疗应主要考虑充分缓解眶压，尤其是眶尖部减压，一般可通过去除眶壁或眶脂肪以达到减压的目的。眼眶减压手术的方法很多，疗效报道也不尽相同。有文献报道：一壁眶减压术可使眼球后退 2～3mm，二壁眶减压术可使眼球后退 4～6mm，三壁眶减压术可使眼球后退 7～10mm，四壁眶减压术可使眼球后退 10～17mm。缓解眶尖压迫的最佳手术入路是从眶内侧壁进入。目前大多数眼科手术医生使用改良的 Ogura 眼眶减压术，即将眶内容物减压到上

颌窦和筛窦。但眼眶内、下壁切除可引起眼球位置改变、眼球活动受限等并发症。Scott 等提出眼眶平衡减压术的概念，即眶外壁联合内壁减压，可减少下壁减压或单壁减压引起的眶内容移位，减少术后低眼位及复视发生。Golgberg 等提出在眶内、下壁减压时应保留"strut"结构，即保留筛窦和上颌窦之间的骨性连接结构，可帮助避免眼球向下移位，减少复视发生。经鼻窦的眶减压手术已经较少采用，因为其常会带来很多肌肉并发症。

TAO 患者通常会发生眼睑退缩、眼球运动障碍、复视、眼球突出、暴露性角膜炎和视神经病变，因此手术治疗范围广泛、方法多样，对患者常需要同时施行多种手术。手术顺序的选择取决于不同手术方式对眼部结构的影响，原则上先选择眼眶减压手术，其次为眼外肌手术，最后为眼睑手术。①眼眶减压术主要解除视神经的受压症状和矫正眼球突出（图 2-13-6）。因为减压术后眼眶与眼球的相对位置会发生变化，上睑可能会更加后退，眼球可能会有内斜及下斜的倾向。②眼肌手术主要矫正眼球运动障碍和复视。垂直肌手术会影响到上、下眼睑的位置。③眼睑手术主要改善患者眼睑的位置异常（图 2-13-7）。值得注意的是，手术顺序的选择要因人而异，而且还取决于所选择的手术方案。例如患者出现严重的角膜危害，可同时行眶减压术和上睑手术。甲状腺相关性眼病的炎症期或急性期通常会持续 12 个月左右甚至更长，在此期间患者的病情可能会出现多次反复或加重，因此无论选择哪种手术，患者的病情都应当稳定至少 6 个月以上。但当疾病发作严重威胁患者视力或其他情况时，也应该考虑行紧急手术治疗，如开眶减压术或眼睑缝合术等。

TAO 患者由于眼外肌纤维化导致向纤维化眼外肌相反方向运动时出现限制并出现复视，手术治疗肌肉病变的目的是尽可能恢复和扩大双眼单视范围。手术应在甲状腺功能亢进得到控制、眼部炎症反应基本消失、眼部症状不再进展时进行。而过早手术容易造成多种并发症，并且再次手术的概率大大增加。

眼睑退缩是 TAO 最常见的表现之一，应采用综合治疗措施。发病初期或活动期病例全身和局部应用糖皮质激素，或局部注射肉毒杆菌毒素治疗效果好；静止期或保守治疗效果不好的患者

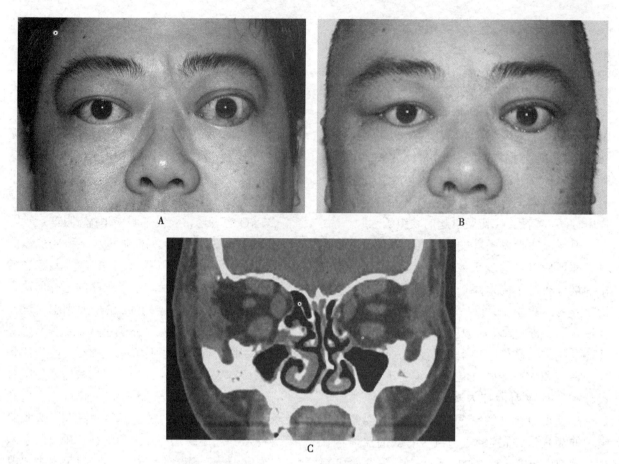

图 2-13-6　TAO 患者眼眶减压术

A. 患者双侧眼球突出明显，左眼暴露性角膜炎；B. 双眼眼眶减压手术后 2 周，双眼球明显回退，但仍伴有轻度下睑退缩；C. 术后冠状位 CT，显示眼眶内、外、下三壁减压术后改变

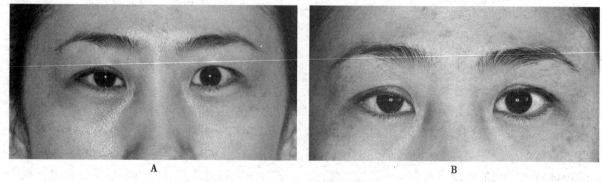

图 2-13-7　TAO 患者上睑退缩矫正的手术治疗

A. TAO 患者左眼眼睑退缩；B. 眼睑退缩矫正术后，左眼上睑位置恢复正常

宜行手术治疗。手术不但可以改善患者的容貌，而且还可以保护角膜和视力，提高患者的生活质量。由于患者眼睑退缩的情况不同，手术方式也不尽相同，医生可根据自己的经验采取合适的手术方式。

　　TAO 的手术治疗非常复杂，技术还不尽完善。Kennedy 等在 1990 年首次报道了内镜技术在眼眶减压术中的应用。经鼻内镜下眶骨内侧壁减压术，可以改善术中的视野暴露情况，尤其在眶尖部的操作，提高了手术安全性。近年来随着颅面外科及数字化外科技术的发展，眼眶外科导航联合内镜技术的开发和应用，使 TAO 手术治疗得到快速发展和更新,适应证范围逐渐增大,治疗安全性和精确性得到进一步提高(图 2-13-8)。但是由于各临床研究中的评价标准不统一,TAO 手术治疗的效果和确切性报道不尽一致,特别是手术治疗对视神经功能保护方面的作用还不确切,有待进一步研究。

六、免疫治疗的辅助作用和副作用

1. **环孢素** TAO 是一种自身免疫性疾病,对免疫机制的进一步了解使人们开始应用免疫调节药物进行治疗。单独使用环孢素效果低于泼尼松。Kahaly 等将环孢素与口服泼尼松联合使用,发现联合用药对改善眼球突出、眼外肌肿胀和复视效果更明显。但是,环孢素的使用会带来一系列的副作用,因此对低毒和特异性的免疫抑制剂以及联合用药方案的研究很有价值,将使得 TAO 的对因治疗变为可能。这一方面应进一步拓宽研究领域。

2. **生长抑素类药物** 1992 年生长抑素开始试用于 TAO 的治疗中,目前治疗机制还不清楚。

通过与糖皮质激素的对照研究发现:生长抑素可以降低软组织的炎症反应、减轻局部症状,而糖皮质激素的主要作用在于改善眼外肌功能、降低眼病的活动性。但生长抑素制剂的生物半衰期短,需反复注射,且价格昂贵,所以药物使用受到很大的限制。为解决这些问题,需要不断试验和改进。改进之后,生长抑素制剂将是一种有前景的药物。

3. **免疫球蛋白** 使用大剂量的免疫球蛋白已在很多自身免疫性疾病中获得良好的疗效。通过与糖皮质激素的对照研究发现:静脉注射免疫球蛋白与糖皮质激素治疗的疗效无明显差别,但副作用明显低于激素治疗组。免疫球蛋白在 TAO 治疗中的应用尚需进一步研究,虽然其副作用较小,但同时也应注意血浆制品的潜在危险性和治疗费用昂贵所带来的社会和经济问题。

4. **抵抗素** 抵抗素是由脂肪细胞分泌的一种多肽,于 2001 年被发现,与胰岛素抵抗、前脂肪细胞增生、分化及炎症等关系密切。TAO 是一种眼眶的非特异性炎症,眶脂肪体积增多是导致

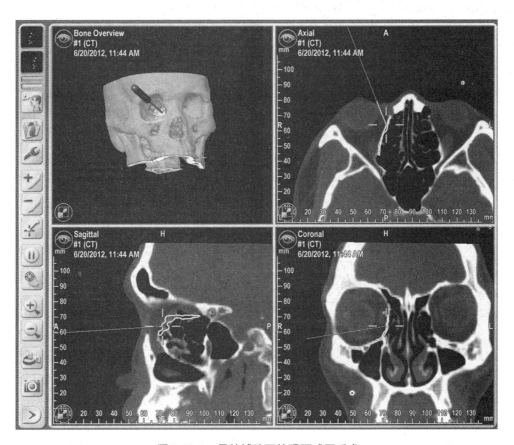

图 2-13-8 导航辅助下的眼眶减压手术
术前进行计算机眼眶三壁减压的手术设计,术中在导航引导下根据术前设计进行眼眶减压手术

眼球突出的原因之一。抵抗素的生物学作用复杂,目前的研究仅处于起步阶段,深入研究抵抗素与前脂肪细胞增生分化及炎症的关系将有助于进一步了解 TAO 的发病机制,为寻求合理的治疗方案提供依据。

5. 硒剂 硒是人体的必需微量元素之一,具有抗氧化、提高免疫功能的作用。氧化应激参与TAO 的发生,抗氧化剂可以清除超氧自由基及过氧化物,从而抑制眼眶成纤维细胞增殖、糖胺聚糖(GAG)和透明质酸酶的产生。最近 EUGOGO 发布了一项针对轻度 TAO 患者使用亚硒酸钠和己酮可可碱的多中心、随机、双盲研究,使用 6 个月发现亚硒酸钠治疗组 TAO 的临床活动性评分及生活质量得到明显改善,病情进展更慢。这类抗氧化药物使用较方便,不良反应较少,耐受性较好,价格低廉,但其主要改善的是眼部疼痛、肿胀,对于眼球突出的改善并不明显,因此适用于早期轻度 TAO 的治疗。

6. B 细胞单抗 B 细胞可识别引起 TAO 致病的自身抗原,产生自身抗体;同时也可作为抗原呈递细胞引起细胞免疫,因此清除 B 细胞可以减少细胞因子的合成和自身抗体的产生,减少自身免疫反应。利妥昔单抗是一种人鼠嵌合性单克隆抗体,能特异性地与跨膜抗原 CD20 结合,启动介导 B 细胞溶解的免疫反应,并阻断早期的 B 细胞活化与分化。利妥昔单抗常用在淋巴瘤患者,但因其抗免疫功能也可用在某些自身免疫性疾病。近年来多项临床研究提示利妥昔单抗相对于糖皮质激素,能更有效改善 TAO 局部炎症反应和降低 CAS 评分。但是以上研究样本数较少,真正的疗效还不确切,有待大样本的随机对照研究进一步明确。关于 B 细胞单抗在 TAO 中的疗效仍是值得探索的方向,是今后研究的热点。

7. 吗替麦考酚酯 吗替麦考酚酯(MMF)是一种新型免疫抑制药,临床上主要用于预防同种肾移植患者的排斥反应及治疗难治性排斥反应。近年来,MMF 用于治疗某些严重自身免疫性疾病并获成功。其主要通过抑制嘌呤代谢途径中的次黄嘌呤核苷酸脱氢酶来抑制细胞增生,主要影响 T 细胞和 B 细胞。MMF 能抑制 T 细胞的分化生成、抑制免疫细胞表面免疫标记物的合成和 B 细胞的活化,对抗体的产生有很强的抑制作用,因而对治疗甲状腺相关性眼病有较强的针对性。近年来,多项临床随机对照研究表明 MMF 用于治疗 TAO 疗效优于口服糖皮质激素,但其不良反应比糖皮质激素少。至于长期应用吗替麦考酚酯的疗效、安全性和其对眼球突出度改善的获益仍有待于大规模的临床研究加以证实。

TAO 的治疗在不断发展中,由于目前对于TAO 的具体发病机制尚未明确,因此尚无理想的治疗方案,多数患者需要采用综合治疗。糖皮质激素、免疫抑制剂及放疗的相对指征仍不明确,手术治疗不能影响疾病的自然进程,且会带来并发症。所以,对 TAO 治疗方法的研究还有很长的路需要走。目前尚无与人类 TAO 相类似的成熟动物模型,从而限制了各类药物研究筛选。随着分子生物学和基因治疗的研究开展,期待可以在不久的将来找到更具前景的治疗方法。

(范先群)

第四节 IgG4 相关性眼眶病研究中需要关注的问题

近年来,IgG4 相关性疾病(IgG4-related disease,IgG4-RD)作为一种新的临床疾病实体越来越得到医学界的广泛认可和接受。该病可累及全身多种组织器官,最常见的受累组织器官为胰腺、腮腺、胆管、肝、肺及淋巴结等,其中以胰腺最为常见。血清学检查 IgG4 增高和 / 或病变组织免疫组织化学染色显示大量 IgG4 阳性的浆细胞是 IgG4-RD 较为特征性的表现。迄今已有少数文献报道有关 IgG4 与眼眶疾病之间的关系。随着对 IgG4-RD 认识的深入,进一步研究和明确 IgG4 与眼眶疾病之间的关系显得非常重要。

一、重视 IgG4 相关性眼眶病发生机制的研究

免疫球蛋白 G(immunoglobulin G,IgG)根据发现顺序和血清学水平分为 4 个亚型:IgG1、IgG2、IgG3 和 IgG4,其中 IgG1 含量最高,IgG4含量最低。各亚型在生物学功能、体内分布以及与免疫系统中多种效应细胞表面受体之间的相互作用等方面各不相同。健康人血清中 IgG4 仅占总 IgG 的 3%~6%,但其在体内非常活跃。

有关 IgG4-RD 发病机制方面的研究较少，主要集中于自身免疫性胰腺炎的研究。Okazaki 等检测了 17 例自身免疫性胰腺炎患者和年龄匹配的对照组（包括 17 例酒精性慢性胰腺炎、17 例胆石相关性慢性胰腺炎及 17 例正常人）的血清自身抗体（包括抗乳铁蛋白抗体和抗碳酸酐酶 II 抗体等）、淋巴细胞亚群、细胞免疫应答的 Th1/Th2 平衡性等指标；结果显示相对于对照组患者，17 例自身免疫性胰腺炎患者中 13 例抗核抗体和抗乳铁蛋白抗体阳性，10 例抗碳酸酐酶 II 抗体阳性，5 例类风湿因子阳性，3 例抗平滑肌抗体阳性；外周血 HLA-DR$^+$CD4$^+$ 和 HLA-DR$^+$CD8$^+$T 细胞数量增加（$p < 0.05$），Th1 分泌细胞因子水平升高（$p < 0.05$）。因此，研究者认为以抗乳铁蛋白抗体、抗碳酸酐酶 II 抗体以及 Th1 为主的免疫反应参与了自身免疫性胰腺炎的发病过程。上述实验结果支持自身免疫异常参与了 IgG4-RD 的发病过程。但有少数学者认为 IgG4-RD 多见于中老年男性这一临床现象不符合自身免疫性疾病的一般特点，故认为其可能为一种过敏性疾病，但目前尚缺乏充足的证据。

最近作者课题组初步研究发现，补体系统（complement system）可能参与了 IgG4 相关性眼眶病的发生过程。研究显示 IgG4 可直接与补体 C3 结合，通过旁路途径激活补体系统。我们对 20 例属于 IgG4-RD 的泪腺良性淋巴上皮病变（benign lymphoepithelial lesion，BLEL）进行研究时发现，补体 C3 在 BLEL 患者病变组织的免疫组织化学染色中呈强阳性表达，同时患者血清中补体 C3 低于正常水平。日本研究小组报道了 4 例 IgG4-RD（自身免疫性胰腺炎、腹膜后纤维化、间质性肺病、BLEL 各 1 例）均同时伴有低补体血症，主要表现为血清中补体 C3 水平降低的同时病变组织中补体 C3 水平升高。这些研究结果提示，补体系统异常可能参与了 IgG4 相关性眼眶病的发病过程，但其具体途径及机制仍需实验证实。

二、认识 IgG4-RD 的诊断标准

目前，有关 IgG4-RD 的诊断标准尚未统一，且诊断标准也在不断更新。目前较公认的是 2011 年日本制定的诊断标准：①临床检查显示 1 个或多个脏器特征性的弥漫性 / 局限性肿大或肿块形成；②血液学检查显示血清 IgG4 升高（$> 135\text{mg/L}$）；③组织学检查显示，A. 大量淋巴细胞和浆细胞浸润，伴纤维化；B. 组织中浸润的 IgG4 阳性浆细胞 /IgG 阳性浆细胞 $> 40\%$，且每高倍镜视野下 IgG4 阳性浆细胞 > 10 个。IgG4-RD 的确定诊断条件为①＋②＋③；可能诊断条件为①＋③；可疑诊断条件为①＋②。

在诊断 IgG4-RD 的过程中，有关 IgG4 在血清中表达与病变组织中表达之间的相关性有待进一步研究，通过研究两者之间的关系，不仅有助于疾病的诊断，同时也有助于揭示疾病的发生机制。另外，根据眼眶疾病的自身特点，制定 IgG4 相关性眼眶病的诊断标准也是今后眼科医师的关注重点。

三、关注临床常见 IgG4 相关性眼眶病的研究

眼眶病种类繁多，目前有关 IgG4 与眼眶疾病的研究主要见于以下几种疾病。

（一）泪腺 BLEL

泪腺 BLEL 是一种多发生于中年女性，以双眼受累为常见的眼眶疾病，无痛性眼睑肿胀和泪腺肿大为其主要临床特征。

2004 年，Yamamoto 等首次报道 BLEL 患者血清 IgG4 水平升高，至今已有多项研究证实 IgG4 与 BLEL 之间存在相关性。作者课题组也对 58 例泪腺 BLEL 患者及对照组（眶海绵状血管瘤组）进行了研究，我们采用 ELISA 方法对患者术前外周血中 IgG 及其亚型进行检测，结果显示，泪腺 BLEL 患者外周血中 IgG 及其亚型含量的差异主要集中在 IgG 总量、IgG1、IgG2 和 IgG4（$p < 0.05$），而 IgG3 在两组间未见明显统计学差异。泪腺 BLEL 患者外周血中 IgG 亚型的阳性率按照从低到高的顺序依次为 IgG3（2%）、IgG1（14%）、IgG2（22%）、IgG（35%）、IgG4（54%）。本研究结果显示，泪腺 BLEL 患者血清中 IgG4 升高比例比其他研究结果较低，导致这种现象发生的原因尚不清楚，我们推测这可能与糖皮质激素药物的应用有关；除此以外，这也提示可能存在非 IgG4 相关性 BLEL，最终确切结果还需继续通过增加样本量来研究解决。

（二）眼眶特发性炎性假瘤

眼眶特发性炎性假瘤（idiopathic orbital inflammatory pseudotumor，IOIP）是一种严重危害人类健康的常见眼眶疾病，可发生于任何种族和年龄组，反复发作、久治不愈、并发症较多为其主要临床特征。

目前有关 IOIP 与 IgG4 相关性研究甚少。Wallace 等报道了 1 例 56 岁男性患者，有 30 年的眼眶特发性炎性假瘤病史，组织学活检显示 IgG4 相关性改变累及泪腺、眼外肌、脂肪组织和三叉神经；经过英夫利昔单抗初始治疗 6 个月，血清 IgG4 水平降至正常，突眼症状有所改善。但这些研究仅为个案报道，病例数量少，可信度欠佳。

作者课题组对 IOIP 发病与 IgG4 的关系进行了研究。目前除发表 2 篇个案报道外，还对经组织病理学确诊的 44 例 IOIP 患者血清中 IgG 总量及 IgG4 表达水平进行检测，结果显示 16 例 IOIP 患者 IgG4 水平升高，占 36.4%，且血清 IgG4/IgG 比例（8.9%）高于正常人的比例（3%～6%），提示部分 IOIP 属于 IgG4-RD 的范畴；但是，两者之间的确切关系仍需进一步扩大样本量加以验证。

（三）黏膜相关淋巴组织淋巴瘤

黏膜相关淋巴组织淋巴瘤即 MALT 淋巴瘤，是较常见的眼附属器淋巴瘤，可发生在眼眶、结膜、泪腺和眼睑等部位，多见于中老年人。迄今为止，MALT 淋巴瘤的具体病因及发病机制尚不十分明确。

近年来，已有少量病例报道认为眼眶 MALT 淋巴瘤可能为 IgG4-RD 的一种。也有学者认为 IgG4 相关性眼眶炎性病变可以转化为淋巴瘤，Cheuk 等估计约 10% 的 IgG4 相关性慢性硬化性泪腺炎可以发展为眼眶淋巴瘤。作者课题组曾经收治 1 例中年女性右眼眶内肿物患者，手术切除病变标本经组织病理学检查诊断为 MALT 淋巴瘤，免疫组织化学染色显示 IgG（++）和 IgG4（++）；血清 IgG4 浓度为 318mg/dl（正常值为 4～87mg/dl），术后半年复查血清 IgG4 浓度已降至正常水平。

目前有关眼眶 MALT 淋巴瘤与 IgG4 之间关系的研究均为个案报道，但我们在研究 100 余例眼眶淋巴组织相关性疾病中，初步结果发现 IgG4 与眼眶 MALT 淋巴瘤的相关性远低于其与泪腺 BLEL 和 IOIP 的相关性。

四、重视 IgG4 在眼眶疾病之间鉴别诊断中的价值

眼眶疾病累及范围广泛，它们之间的鉴别诊断有时较为困难。随着对 IgG4 与眼眶疾病之间关系的研究深入，初步结果提示 IgG4 在一些眼眶疾病的诊断与鉴别诊断中具有重要作用。

（一）IgG4 在泪腺 BLEL 与干燥综合征鉴别诊断中的价值

以往泪腺 BLEL 被认为可能是干燥综合征（Sjögren 综合征）的一种亚型。我们通过对一组经组织病理学证实为 BLEL 患者进行研究发现，大部分患者血浆中 IgG 水平较高，但是所有患者血中抗 SSA 和抗 SSB 抗体均为阴性。免疫病理学检查发现，BLEL 有选择性 IgG4 阳性淋巴细胞浸润，而 Sjögren 综合征患者的组织病理学检查并未发现有 IgG4 阳性淋巴细胞浸润。另外，MRI 扫描可见所有泪腺 BLEL 患者泪腺明显肿大。这些改变均提示泪腺 BLEL 与干燥综合征是两种性质不同的疾病。

（二）IgG4 在眼眶淋巴瘤与眼眶炎性假瘤鉴别诊断中的价值

眼眶淋巴瘤与眼眶炎性假瘤，两者有时不仅在临床症状和临床体征上的表现较为相似，而且在 B 超、CT 和 MRI 等影像学上表现也相似，仅通过临床表现和影像学检查很难将两者区分。作者课题组曾对经组织病理学确诊的 IOIP 患者与 IgG4 之间关系进行研究，发现血清中 IgG4 表达水平升高者的比率约为 36.4%，而所观察的一组眼眶淋巴瘤患者 IgG4 阳性比率远低于 36.4%，提示检测血液中 IgG4 的水平有助于 IOIP 与眼眶淋巴瘤之间的鉴别诊断。但是，最终确定诊断仍需组织病理学证据的支持。

五、重新认识 IgG4 相关性眼眶病的治疗

糖皮质激素是 IgG4-RD 的首选治疗措施。另外，包括硫唑嘌呤、吗替麦考酚酯、利妥昔单抗和硼替佐米等在内的多种免疫抑制剂和生物制剂也越来越多地被应用于复发性 IgG4-RD 患者的治疗中。但是，糖皮质激素的具体适应证、合适的初始剂量以及治疗持续时间等问题仍存在较大的争议；停用糖皮质激素后病变频繁复发以及药

物对部分硬化性病变效果不甚理想等诸多问题均需要进一步研究探索。

对于病变累及范围较为局限的 IgG4 相关性眼眶病，如泪腺 BLEL，往往对糖皮质激素短期疗效满意，停药后复发是糖皮质激素治疗的主要不足。近年来我们提出手术切除辅以糖皮质激素治疗的理念，临床应用已经初步证实其有效性和安全性。

六、重视 IgG4 在监测 IgG4 相关性眼眶病病情变化中的作用

IgG4 有可能作为监测 IgG4 相关性眼眶病病情变化的重要指标。作者课题组最近观察了一组泪腺 BLEL 患者，发现治疗后患者病情好转程度与其血清中 IgG4 水平降低的趋势一致，提示 IgG4 有可能作为一个监测 IgG4 相关性眼眶病病情变化的新指标。但是，目前由于所观察病例较少，今后需要增加样本量，进一步研究它们之间的确切关系。此外，血清 IgG4 的临床检测费用较高，给部分患者带来一定经济压力，这将限制血清 IgG4 检测的临床应用。

七、展望

IgG4 相关性眼眶病的研究刚刚起步，其发生机制尚未完全明确，这将是今后研究的重点问题之一。另外，初步研究显示，IgG4 在 IgG4 相关性眼眶病的诊断和鉴别诊断中具有较为重要的价值，同时，研究显示 IgG4 今后可能是一个 IgG4 相关性眼眶病病情变化的新监测指标。值得注意的是，所有这些初步结果均需要今后在增加观察病例样本量的基础上，进一步研究加以验证。

（马建民　李　静）

第十四章　开放性眼外伤的研究进展和挑战

第一节　眼外伤的分类与研究方法

眼外伤是眼科的一大类疾病,从致伤机制的角度上讲,可分为物理损伤和化学损伤两大类;从受伤的部位上看,可分为眼球伤、眼眶伤、视神经损伤和眼附属器损伤。物理损伤又可分为机械性损伤、热损伤、光损伤、电击伤、放射伤等,化学损伤可分为碱烧伤、酸烧伤、有机溶剂损伤和腐蚀性损伤等。

一、机械性眼外伤的分类与相关名词定义

机械性眼外伤(mechanical ocular injury)是眼外伤中最常见的类型,是指机械的作用力造成的眼球损伤。目前,国际上将机械性眼外伤分为闭合伤(closed globe injury)和开放伤(open globe injury)两大类。闭合伤分为钝挫伤(contusion)、板层裂伤(lamellar laceration)和眼表异物(superficial foreign body)三种;开放伤分为裂伤(laceration)和破裂伤(rupture),裂伤又分为穿通伤(penetrating)、贯通伤(perforating)和眼内异物(intraocular foreign body)3种(图2-14-1)。

这里需要指出的是,在眼外伤的定义中,眼球壁(eye wall)指的是角膜与巩膜等致密组织,不包括解剖学意义上的球结膜、脉络膜和视网膜等组织。所以,当角膜或巩膜出现全层裂开的伤口时即为眼球壁的开放,定义为开放性眼外伤,而若眼球壁没有全层裂开的伤口,即为闭合性眼外伤。在开放性眼外伤中,破裂伤是指钝物打击造成的眼球壁全层裂开,其发生机制是在钝物打击的一瞬间,眼内压急剧升高所导致的由内向外的损伤;裂伤通常是由锐器造成的眼球壁全层裂开,其力量是由外向内。其中,穿通伤是指同一锐器造成的裂伤,只有入口没有出口,贯通伤则是指同一锐器或飞射物造成的裂伤,既有入口又有出口(2个伤口),而眼内异物虽然属于穿通伤的范畴,但是由于异物的性质不同,可造成毒性反应、炎症和感染性眼内炎等不同临床表现,所以将眼内异物单列为一种眼外伤类型。

对于开放性眼外伤,伤口的部位可分为3个区域,Ⅰ区位于角膜内;Ⅱ区位于角膜缘至角膜缘后5mm的范围(此处的伤口未累及视网膜);Ⅲ区指的是角膜缘后5mm以后的巩膜伤口,一般累及视网膜。钝挫伤损伤的部位也可以分3个区域,Ⅰ区是指球结膜、角膜、巩膜等眼表损伤;Ⅱ区指的是虹膜、晶状体、悬韧带等前房结构;Ⅲ区则是指眼内后部结构,包括玻璃体、视网膜、睫状体、脉络膜、视神经等。

眼外伤统一的分类、分区和名词定义,是眼

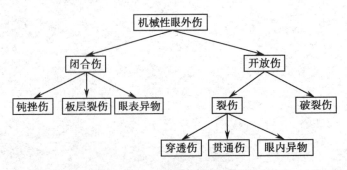

图2-14-1　机械性眼外伤的分类

外伤研究和学术交流的基础，更是开展眼外伤流行病学调研的基础。

二、眼外伤登记与大数据

无论是发达国家还是发展中国家，眼外伤始终是一类严重致盲的眼病。眼外伤的流行病学研究无论是对于公共安全、劳动保护，还是对于眼外伤的防治与预后研究，都至关重要。

但是，由于眼外伤的致伤机制多种多样，所导致的伤情也千变万化，所以对于眼外伤病例的收集和研究显得十分困难。为此，一些国家开展眼外伤登记以实现对眼外伤的多中心研究。在这方面，美国的眼外伤登记开展得比较早，也形成了一定规模，但是由于眼外伤发生的随机性和多样性，伤情所累及的组织和损伤程度差异也很大，这给眼外伤登记的开展带来了极大困难。在我国，马志中教授 1997 年开始致力于中国眼外伤的登记工作，从制定诊断和伤情描述标准，到建立眼外伤登记数据库和眼外伤登记网站，张鲲、王志强、胡运韬和封康等都做了大量工作，国内很多家医院也参与贡献了大量数据，并在此基础上建立了玻璃体手术治疗严重眼外伤的前瞻性队列研究，即眼外伤玻璃体手术研究（Eye Injury Vitrectomy Study，EIVS），EIVS 数据库中收录的所有病例均为严重眼外伤需行玻璃体手术或眼球摘除／眼内容摘除术的伤眼。EIVS 是以医院住院人群为基础的多中心前瞻性队列研究，目的是调查严重眼外伤的流行病学、玻璃体手术干预措施、伤眼术后远期解剖及视力预后。开展我国严重眼外伤临床研究和防盲治盲工作，为眼外伤救治指南提供数据支持。这项工作虽然取得了一定成果，并有重要论文发表，但是离眼外伤的大数据收集仍存在差距，有待进一步推广和普及。

值得庆幸的是，现在计算机技术的发展突飞猛进，人工智能与大数据的处理分析能力进入了飞速发展的时代。如果眼外伤的大数据收集与现代的计算机技术相结合，将会为眼外伤的流行病学研究开创新的局面。但是，在这个过程中，数据收集的准确和规范将是一个严峻的挑战，准确的数据是一切分析的基础，混乱的数据将使分析结果出现偏差，因此，在这项工作中，每个眼科医生都扮演着重要角色，建立和完善统一的眼外伤伤

情描述标准至关重要，每个眼科医生对眼外伤数据的努力收集是开展眼外伤大数据研究的基础。

（胡运韬）

第二节　眼外伤治疗的技术与理念

一、眼外伤救治的技术要求

眼外伤发生的随机性很强，外伤的形式和程度多种多样。眼外伤的救治是一门综合的外科技术，要求医生既要具有坚实的外科基础和手术技能，又需要有丰富的临床经验和应变能力。只有具备全面的医学知识、开阔的视野和清晰的思路，才能在复杂眼外伤的救治中游刃有余。在眼外伤的救治中，常涉及的医学知识包括抗休克、麻醉、清创技术、缝合技术、抗感染及眼睛的功能修复，眼睛的功能修复包括角膜移植、白内障手术、人工晶状体植入、虹膜成形、青光眼手术与眼压控制、视网膜复位、眼内异物取出、眼眶修复及眼睑整形等一系列更专业的技术。只有对眼外伤的致伤机制、病理过程和修复转归等全面透彻的理解，才能更好地把握救治时机和选择恰当的措施。

二、眼外伤救治的现代技术

现代医疗技术设备的发展和对眼外伤病理过程的深入认识，使得当代眼外伤救治的水平有了显著提高。如穿透性角膜移植与角膜内皮移植使角膜组织的损伤得到解决，而人工角膜更是使角膜排斥或无法进行穿透性角膜移植的伤者有机会获得光明。现代的白内障手术、人工晶状体植入技术、人工虹膜技术为眼外伤患者伤眼的光学重建奠定了基础。如今的微创玻璃体手术技术，以及各种辅助工具（如过氟化碳液、玻璃酸钠黏弹剂、曲安奈德、亮蓝和吲哚菁绿染色剂）和填充物（如硅油、长效气体）使复杂眼外伤的救治成功率大大提高。各种降眼压药物的出现，以及抗青光眼装置的发明，为外伤性青光眼的治疗提供了方法。现代的眼整形技术和生物材料的应用，使眼睑外伤和眶壁骨折的修复日趋完善。未来的干细胞移植和基因治疗技术还将会给眼外伤后神经功能的修复带来新的希望。

三、开放性眼外伤一期救治的重要性

开放性眼外伤伤口的一期处理是眼外伤救治的第一步，也是决定伤眼命运的关键。眼外伤的伤口可能发生在任何部位，形状各异，伤口处常有脱出的眼内组织嵌塞，还纳眼内组织，密闭缝合伤口，不但需要扎实的眼外科基本功，还需要灵活的应变能力和对眼外伤解剖与病理的深刻认识。在临床上，眼外伤伤口的一期处理常存在如下问题：

1. 伤口缝合不整齐，伤口错位对合，在将来不但会形成较大瘢痕，而且往往伤口漏水，导致持续低眼压，增加感染机会。这些伤口在二期玻璃体手术过程中常需再次修补，但由于组织长期水肿状态，增加了修复难度。

2. 伤口缝线使用不合理，伤口密闭性差。这个问题最常见的是巩膜裂伤的处理，采用 10/0 无损伤线缝合巩膜伤口是错误的选择。由于该缝线很细，抗张力作用差，很难拉拢伤口，一旦眼压恢复，伤口容易裂开，导致伤口漏水，持续低眼压。从临床经验上看，巩膜伤口必须用抗张力较强的缝线缝合，如 7/0 或 6/0 的不可吸收缝线较为合适。

3. 伤口缝合的深度不够，尤其是角膜伤口缝合得较浅，导致伤道内口闭合不良，抗张力低，密闭性差。这主要与经验不足和显微手术训练不够有关。

4. 对角膜伤口缝合的认识不足。首先，有人认为角膜伤口整齐，前房深度良好，就可以不缝合。但是较大的伤口即使对合整齐，其稳定性仍然不好，在眨眼时，由于眼睑的挤压难免有漏水的可能。这样不稳定的伤口有发生感染性眼内炎的风险。对于伤口稳定性不好的伤眼，应予以密闭缝合。其次，是对伤道嵌塞的组织处理不当和认识不足。在角膜伤口中常见的嵌塞组织是虹膜，有时还有玻璃体。对于这样的伤口，如果单纯缝合角膜伤口，还纳脱出的虹膜，而不是使虹膜退回原位、前房成形，则可能造成虹膜组织在角膜伤口的嵌塞，形成虹膜前粘连，最终造成较大的粘连白斑，甚至房角关闭、继发性青光眼、并发性白内障等晚期严重并发症。巩膜伤口常嵌塞玻璃体、视网膜和葡萄膜组织，其中混杂着凝血块和纤维素渗出。这些组织在伤道的嵌塞是将来发生外伤性增生性玻璃体视网膜病变（PVR）的病理学基础，在一期的伤口处置中，尽量减少这些组织的脱出和嵌塞是最大限度挽救伤眼的关键。

眼球开放伤造成的眼内组织脱出与嵌塞已经是既成的事实，在伤口一期缝合处置中，由于处理不当对眼球造成挤压而导致的眼内容物再次外溢也是不少见的，这主要与麻醉方法使用不当和手术操作设计不合理有关。除特殊情况外，眼外伤的一期处置多在局部麻醉（局麻）下进行，对于一个开放性眼外伤，如果在伤口尚未稳固的情况下，球后麻醉或上开睑器的过程中，都有可能由于眶压升高或轮匝肌的抵抗导致更多的眼内容物外溢，造成更多的组织嵌塞或丢失。因此，处理开放性眼外伤的第一步，应首先充分估计伤口的稳定性，先行轮匝肌阻滞麻醉，眼睑可在局麻下用缝线开睑，可在表面麻醉（表麻）下先行眼球伤口的稳定性缝合（目的为加固伤口，防止伤口内组织外溢，可在完成伤口缝合后拆除），然后再追加球周或球后麻醉，进行下一步更精细的操作。对于角巩膜联合裂伤，角巩膜缘既是重要的解剖学标志，通常也是张力较大的部位，这个部位应该首先用抗张力缝线予以缝合，缝合后眼球伤口的稳定性会得到很大提升，并可为角膜伤口和巩膜伤口的缝合创造条件。对于嵌塞于角膜的虹膜组织，应充分利用眼内黏弹剂的作用，从角膜缘其他部位的穿刺口向前房注入适量黏弹剂，不仅可还纳脱出的虹膜组织，还可使之回复原位，形成前房。另外，黏弹剂还有助于角膜伤口的稳定，利于进一步行角膜伤口的缝合操作。对于嵌塞于角膜的玻璃体以及破碎的晶状体应采用前部玻璃体切除技术予以清除，这将有利于预防角膜粘连性白斑、房角关闭、继发性青光眼、并发性白内障等晚期严重并发症的发生，甚至可避免视网膜脱离的发生。对于巩膜裂伤，首要的是缝合伤口，然后再切除嵌塞于巩膜外的玻璃体，对于巩膜伤道内侧的玻璃体可待二期玻璃体手术予以切除。对于嵌塞于巩膜伤口的视网膜和脉络膜，主张边还纳边缝合，尽量减少组织嵌塞。试图把脱出的组织还纳后再缝合巩膜伤口是不现实的，在眼内压的作用下，只要巩膜伤口稍有扰动，眼内容物就有外溢的趋向。这里需要特别指出的是，

为预防外伤性视网膜脱离而在巩膜伤口附近进行巩膜外冷凝的操作，不但是徒劳的，而且适得其反。因为外伤性 PVR 所导致的视网膜脱离是来自于伤道附近的组织瘢痕修复过程，如果伤道内组织嵌塞、瘢痕组织增生严重，没有哪种视网膜粘连技术可以抵抗组织瘢痕收缩所导致的后果，巩膜外冷凝也不例外。另外，巩膜外冷凝不但不能起到阻止视网膜脱离的作用，而且冷凝所导致的局部视网膜坏死还会增加将来玻璃体切除时视网膜被切除的范围，冷凝所导致的 RPE 细胞播散也会加剧外伤性 PVR 的发展过程。再次，是开放性眼外伤伤口缝合修复后眼压的恢复。在临床上，常有将眼球伤口缝合后就顺其自然等待其瘢痕修复的情况，后续再择期处理并发症，如玻璃体积血、视网膜脱离、脉络膜脱离等。但很多人忽视了一个操作，即恢复正常的眼内压。可以预见，如果外伤后持续低眼压，不但出血不易停止，而且血 - 眼屏障会进一步破坏，将产生大量渗出，增加视网膜脱离与脉络膜脱离发生的概率。而开放性眼外伤伤口缝合后，迅速恢复正常的眼内压，不仅可检验伤口缝合的质量，而且有利于防止血 - 眼屏障破坏所造成的继发性损害。伤口缝合后，可在眼内注入适量黏弹剂、眼用平衡盐水或消毒空气以恢复正常的眼内压，对于能否注入膨胀性气体尚存在争议。

总之，开放性眼外伤的救治是一个系统工程，一期的伤口修复不仅是对伤眼的初次救治，而且还要为防止并发症和以后的功能恢复创造条件。因此，进行开放性眼外伤一期救治的医生需具备熟练的眼显微手术技术，并对眼外伤的整体病理过程有所了解，对其病理转归具有前瞻性判断。

四、外伤无光感眼救治理念的转变

开放性眼外伤是导致失明的重要原因。随着玻璃体视网膜手术技术的不断改进，开放性眼外伤救治的水平有了显著提高，其中一些理念也在随之改变。

伤后无光感是重度开放性眼外伤的重要特征，对于这些重度的眼外伤，是实施眼球摘除还是予以修复救治，是眼科医生经常会面临的难题。

以往出于防止对侧健眼发生交感性眼炎的考虑，可能在一期救治中就摘除了无光感的伤眼。

也有人认为无光感伤眼在一期缝合后，于玻璃体手术前可再次评估伤眼的挽救价值，若术前评估无望恢复视功能，则可在伤后 7～14 天摘除眼球以降低交感性眼炎的风险。但是，仅凭玻璃体手术前的评估决定摘除眼球，是否可靠呢？在我们总结的 72 例外伤性无光感眼中，经过适时的玻璃体手术救治，43 例（64.2%）恢复了光感或更好的视力。在其他报告中，伤眼恢复光感或更好视力的概率分别是：Soni NG 等 17/73（23%）；Heidari E 等 16/18（88.9%）；董方田等 7/11（63.6%）；惠延年等 6/10（60%）。在 Salehi-Had H 等的报告中，648 例开放性眼外伤伤后或伤口缝合后第 1 天无光感的有 88 例，其中 23 例自然恢复了光感或光感以上的视力，这 23 例中有 8 例接受了二期玻璃体手术，经玻璃体手术后，其中 5 例视力改善为手动至 20/70，所有未接受玻璃体手术的眼随访 7 个月时或重又变得无光感，或眼球萎缩。可见，无光感的伤眼在接受适时的玻璃体手术后，有一些病例可获得部分视力的恢复。

EIVS（Eye Injury Vitrectomy Study）研究结果显示，开放性眼外伤导致伤眼无光感的主要危险因素包括：睫状体损伤、视网膜脱离呈闭合漏斗状和脉络膜损伤。与无光感眼预后不良相关的危险因素除此 3 项外，还包括：眼球破裂、伤口位于 III 区的穿通伤、大于 10mm 的巩膜伤口和重度球内积血。多个危险因素的同时存在，使无光感眼的预后更差。在无光感眼的玻璃体手术探查中，确实有部分眼球由于外伤导致的严重组织紊乱而无挽救价值，但是也不乏清理了球内积血、铺平闭合漏斗状的视网膜后患者重获光明的案例。仅凭术前评价确定摘除无光感伤眼会使一些可能被挽救的眼球失去复明机会，只有手术中的探查才能知道哪些伤眼可救，哪些眼球已无保留价值。

此外，交感性眼炎这种肉芽肿性葡萄膜炎的发生率很低，其发生的易感性可能与个体关系较大。目前尚无资料证明伤眼的摘除可以有效预防交感性眼炎的发生，而且及时适当的皮质激素治疗可以使交感性眼炎获得较好的视力预后。在我们观察的 72 例外伤性无光感眼中无一例交感性眼炎发生。在关于交感性眼炎的报告中，眼球穿通伤后交感性眼炎的发生率为 0.14%～0.5%，其中 80% 发生在伤后 3 个月之内，90% 发生在伤后

1 年内。目前认为,以预防交感性眼炎作为摘除无光感伤眼的理由并不充分。

因此,外伤无光感眼是否眼球摘除应以玻璃体手术探查作为依据。

(胡运韬)

第三节 开放性眼外伤救治的争论与挑战

一、开放性眼外伤二期玻璃体手术时机

除眼内异物和感染性眼内炎外,开放性眼外伤后何时进行玻璃体手术一直是眼外伤界争论的问题。争论的几个时间点分别是伤后 3 天内、4～10 天、2 周内和 15～30 天。

支持早期玻璃体手术(伤后 3 天内)的学者认为,后段眼球穿通伤在伤后数小时至几天内在伤口处即发生了玻璃体内成纤维细胞的组织增生,及时去除这些病理组织有利于减少后续的并发症(如视网膜脱离和前段增殖)。但是这些临床结论都缺乏严格的对照研究。

有研究发现伤后 2 周内玻璃体手术视力预后显示出较好的趋势。支持伤后 4～10 天或 2 周内手术的学者认为,伤后早期葡萄膜处于充血状态,其难以控制的出血使玻璃体手术难以顺利完成。择期手术有利于玻璃体与视网膜界面的自然分离,减少术中人为制造玻璃体后脱离的过程。如果存在出血性视网膜脱离或出血性脉络膜脱离,择期的手术介入有利于血凝块的液化,便于清理。

Hermsen 和 Vatne 等认为伤后 15～30 天玻璃体手术效果也很好。支持这种观点的临床研究认为,玻璃体手术时机对伤眼预后的影响比受伤的类型和程度要小得多。但是这个时间点正是人们通常所认为的玻璃体增殖反应开始的时间,因此相关的实验和对照研究较少。

对于伤后 30 天以后的手术效果,EIVS 研究结果显示,伤后 4 周以后伤眼玻璃体手术的预后比 4 周内差。导致预后不良的首要危险因素就是增生性玻璃体视网膜病变(proliferative vitreore-tinopathy,PVR)。造成 PVR 形成进而影响预后的主要危险因素是视网膜脱离。眼后段开放伤多导致视网膜脱离,PVR 是视网膜脱离延迟手术的后果。因此开放性眼外伤玻璃体手术延迟到 PVR 发展严重时就会影响预后。伴有视网膜脱离的开放性眼外伤玻璃体手术不应迟于伤后 4 周。也就是说,玻璃体手术延迟最晚不应该超过伤后 4 周。

实际工作中,我们更倾向于伤后 2 周进行玻璃体手术。①伤后早期,葡萄膜以及视网膜都处于充血期,术中易出血。术后渗出也使增殖反应雪上加霜。②伤后早期玻璃体未发生与视网膜界面的分离,在视网膜脱离存在的情况下,进行玻璃体与视网膜的分离较为困难,且增加视网膜损伤的风险。③延迟的玻璃体手术为视网膜下或脉络膜下出血的液化争取时间,使出血的清除变得更容易。④穿通伤后眼内的细胞增殖主要发生在伤后 1～2 周,在异常增殖之前完成手术有利于清除诱发增殖和促进其向严重后果发展的相关因素。

二、外伤性增生性玻璃体视网膜病变

外伤性 PVR 是导致伤眼预后不良的主要危险因素。外伤性 PVR 是一个经历炎症、增生和瘢痕组织塑形的时序化过程,与伤后时间有密切关系。其本质是外伤受累组织的瘢痕修复,通过玻璃体手术消除导致异常增生的因素,是终止 PVR 发生发展的有效途径。

1. **伤道内口周围组织的廓清切除** 无论眼球开放伤的伤口位于哪个分区,致伤物所达到的眼内纵深和伤口外溢组织的多少往往对眼球的命运影响更大。当致伤物伤及视网膜和脉络膜时,往往伴有大量的玻璃体积血,而眼内容物大量外溢时,多伴有视网膜脱离和玻璃体视网膜在伤口的嵌顿。在伤道的内口,通常是由凝血块、嵌塞的玻璃体和 / 或视网膜、葡萄膜组织以及纤维素渗出共同组成的复合体。随着修复过程的进行,这个复合体构成了瘢痕性愈合的原基,同时也是外伤性 PVR 发生的根基。如果说伤后密闭修复伤口最重要的话,那么一旦伤口修复,接下来最值得重视的地方就是伤道内口处。实验研究发现,伤道内部瘢痕修复的成纤维细胞来源于伤口部位的巩膜组织,而增生性病变的核心部位就在于此。将伤道内口附近组织结构与伤道之间进行廓清性切除,使正常组织与伤道的瘢痕隔离开

来是玻璃体手术的基本原则和关键步骤。它不仅指对伤道内嵌塞玻璃体的充分切除,还包括沿着伤道周围将缩短的视网膜切开,使视网膜退回原位,在伤道与正常视网膜之间形成一个视网膜缺失的"隔离带",防止伤道的瘢痕修复过程累及附近视网膜,从而起到预防牵拉性视网膜脱离的作用。

2. 视网膜充分复位是抑制增殖性病变的关键 人们往往把玻璃体手术的重点放在玻璃体组织的处理上,而我们认为更重要的是玻璃体增殖性病变的启动和发展源自视网膜脱离的存在。不难理解,任何组织在创伤状态下,都有修复趋势,不是正常愈合,就是瘢痕修复,这是生命的基本现象。就拿皮肤裂伤来说,如果皮肤伤口未予整齐对合,则伤口增生的瘢痕就大,而整齐缝合、加压包扎的皮肤伤口瘢痕就较小。同理,在外伤眼中,玻璃体手术中如果视网膜未予充分复位和紧密贴合,组织瘢痕愈合修复的趋势就不会终止,随之而来的就会是视网膜表面和视网膜下增殖膜的发生,即PVR的发生发展。这其实属于机体病理生理的基本规律,我们把它称作组织修复的接触抑制机制,即任何组织间在失去其天然的正常联系时都会发生组织增生反应,而一旦恢复其正常的关系,则异常的组织增生过程就会自然终止。由此可见,在眼球开放伤的处理中,视网膜复位的紧密贴附是防止发生外伤性PVR的关键。

三、眼内异物

眼内异物是一种常见的开放性眼外伤,由于导致外伤的异物种类和致伤机制不同,异物不同的性质所导致的伤眼预后变化多样,所以在机械性眼外伤分类中,眼内异物伤被单独列为一种类型。

眼内异物除了在击穿眼球壁进入眼内的过程中,机械作用造成的直接损伤外,还可能由于异物性质和在眼内存留时间的不同给眼内组织造成继发性损伤。一般情况下,眼内异物伤多数都有明确的受伤史,所以诊断比较容易。但是也有少数患者,没有明确的外伤史或无法诉清受伤的过程,或者由于异物非常微小,影像学检查难以发现,使得这些隐匿性眼内异物的患者被漏诊。

异物的种类可分为:①磁性异物;②非磁性金属;③植物异物;④稳定性异物(包括玻璃、陶瓷、塑料);⑤土质异物(包括石块、煤渣、火药、铅笔芯)。

眼内异物伤的临床表现可有:前房积血、白内障、视网膜脱离、眼内炎、虹膜睫状体炎、青光眼、眼铁质沉着症(铁锈症)、铜锈症等。其中,最常伴发的是外伤性/并发性白内障,其次是玻璃体积血和视网膜脱离。玻璃体积血多由异物的直接损伤造成,白内障既可以是异物直接损伤造成,也可以是金属异物所释放的离子毒性所致;视网膜脱离一方面与异物的直接损伤和外伤增生性玻璃体视网膜病变(PVR)有关,另一方面也可由铁、铜等金属释放的离子毒性引发。

眼铁质沉着症(ocular siderosis)于1890年由Bunge首次命名。它的临床特征主要表现为:① Adies瞳孔(瞳孔强直),即散大的瞳孔对光反射迟钝,而对缩瞳剂毛果芸香碱敏感;②以前囊下混浊为特征的白内障,也可发生后囊下混浊或核性白内障;③继发性青光眼,铁离子沉积及其所致小梁网纤维化阻碍房水流出;④眼后节的损害包括囊样黄斑水肿、弥漫性色素改变、动脉狭窄、视网膜缺血、视网膜电图异常(b波降低)、视网膜脱离和PVR。对于眼内铁质异物存留,在临床上无其他可确认的眼铁质沉着症表现,而伴有继发性开角型青光眼的患者,我国学者将其命名为亚临床型眼铁质沉着症。

值得注意的是,有少数患者眼球异物伤史不详,患者以白内障、青光眼或虹膜睫状体炎等眼部普通病症就诊,如果医生不能根据患者眼部症状和检查综合分析就有可能造成漏诊或误诊。这些眼部异物伤史不明确的,或者有异物伤史且伴有相应眼部损害但影像学检查阴性的,可定义为隐匿性眼内异物。眼内异物在眼内的继发损害往往是隐匿性眼内异物的主要特征。文献报道中关于隐匿性眼内异物的临床表现主要有:假性扁平部葡萄膜炎、眼内炎、视网膜脱离、继发性青光眼、瞳孔麻痹等。对于单眼葡萄膜炎(对皮质激素治疗不敏感)或原因不明眼内炎(排除内源性眼内炎)的患者,应警惕隐匿性眼内异物,尤其在玻璃体中发现团状混浊区,应怀疑异物导致的局部炎症反应。对于单眼的开角型青光眼,若发现伴有瞳孔麻痹或/和虹膜异色改变,要高度怀疑眼铁质沉着症引起的改变。因为眼铁质沉着症引起的青光眼与普通开角型青光眼的特征有所不同：①为单眼；②虹膜和房角会有异色改变；③瞳孔麻痹（瞳孔中度散大，对光反射消失）；④房角镜下可见小梁网铁锈样色素沉着；⑤UBM可见房角基质的高反射回声。熟悉眼内异物的临床特征，对防止眼内异物的误诊、漏诊具有重要意义。对隐匿性眼内异物，临床医生要高度警惕。即使没有明确的眼部伤口，患者也不记得有任何外伤史，但是根据患者的职业特点和眼部临床表现可能有助于眼内异物的诊断。

CT扫描对金属异物敏感，磁共振针对非金属异物，B超也是眼内异物检查的常用方法，UBM适合检查隐蔽在眼前段的眼内异物。虽然CT薄层扫描有助于发现微小金属异物，但也难免有个别微小异物被漏掉。从文献报道看，X光平片发现异物的阳性率为40%，大于0.5mm的金属异物才能被CT扫描发现，B超的分辨率可能更低一些，而磁共振检查可引起金属异物的移动和玻璃体积血。在异物未被阳性显示的情况下，医生根据眼内异物的特征所做出的临床判断可能更为重要。

四、感染性眼内炎

感染性眼内炎主要分外源性和内源性两种，开放性眼外伤导致的感染性眼内炎属于外源性眼内炎。主要是因细菌、真菌或其他微生物被致伤物或眼内异物带入眼内，或由脱出的眼内组织侵入所致。常见的致病菌有：表皮葡萄球菌、金黄色葡萄球菌、肺炎球菌、链球菌、铜绿假单胞菌、大肠埃希菌及各种真菌。植物导致的开放性眼外伤容易造成真菌感染。

感染性眼内炎的主要症状为：伤眼疼痛、视力下降、畏光、流泪等刺激症状明显。眼部检查可见眼睑水肿、球结膜混合充血水肿、角膜水肿、房水混浊、前房积脓、瞳孔区渗出、玻璃体混浊甚至脓性改变等。显然，尽快确定致病菌和药敏试验是对应抗生素选择的关键。对于致病菌的诊断，房水和／或玻璃体细菌培养是常用的方法，但是阳性菌的检出率还有待提高。有文献报告，细菌阳性检出率只有30%。所以，如何快速检出致病菌是当前眼内炎救治面临的挑战。

感染性眼内炎治疗的预后与细菌的毒力和治疗是否及时都有关系。目前常用的是玻璃体注药和玻璃体切除手术。玻璃体注射抗生素常用万古霉素1mg/0.1ml和／或阿米卡星200μg/0.1ml，针对真菌感染，常用两性霉素B 5μg/0.1ml进行玻璃体注射。玻璃体切除手术是治疗感染性眼内炎的重要手段，手术中应尽量清除脓性玻璃体，对于血管闭塞、视网膜坏死的区域应进行视网膜光凝，防止视网膜脱离。

五、交感性眼炎

交感性眼炎（sympathetic ophthalmia，SO）为一种双眼弥散性肉芽肿性葡萄膜炎。往往一只眼为开放性眼外伤或接受过内眼手术，对侧眼发生肉芽肿性葡萄膜炎，临床上称受伤眼为"诱发眼"，未受伤眼为"交感眼"，Mackenzie于1840年首先对此病进行了详细描述。

第一次世界大战，交感性眼炎占眼外伤2.5%，抗美援朝战争，美军统计交感性眼炎占眼球穿通伤2%；我军统计占1.4%。Gass报道，交感性眼炎玻璃体手术后发病率为0.01%，眼外伤后发生率为0.06%。EIVS表明，交感性眼炎占开放性眼外伤的0.62%。交感性眼炎流行病学的总体评估，占开放性眼外伤的0.2%～0.5%；内眼手术的0.01%。

交感性眼炎的潜伏期长短不一，发生在伤后1个月的约为17%，3个月的约为50%，6个月的约为65%，1年以内的约为90%。文献报道发生在1周～66年的都有。一般认为眼外伤后2～8周为危险期。

诱发眼因开放性眼外伤导致睫状体区域损伤的危险性约为其他区域的10倍。眼科手术以透巩膜睫状体光凝最易诱发交感性眼炎，此外，白内障摘除、眼内容摘除术、虹膜周切术、经扁平部玻璃体切割术（包括23G玻切）、视网膜脱离修复、脉络膜黑色素瘤放疗、眼球外放疗等也有诱发交感性眼炎的报告。

交感眼的临床表现：①前驱症状，轻度畏光流泪，暂时性近视——调解痉挛，睫状体调节力减退而感到间歇性视物模糊，远视——脉络膜水肿增厚所致。②前节型，A.轻型，轻度睫状充血，房水少量浮游细胞，玻璃体前部有细小颗粒，角膜轻度水肿，角膜后少许羊脂状 KP。眼底检查，可能有周边脉络膜炎，或轻度视盘炎，或视网膜水肿。也有患者表现出高眼压，类似青光眼睫状体炎综合征。B. 重型，羊脂状 KP 较多，玻璃体混浊，晶状体囊混浊，虹膜增厚，虹膜表面结节，可有新生血管，虹膜后粘连，瞳孔膜闭，继发性青光眼，并发性白内障，以后眼压逐渐降低，最终眼球萎缩。③后节型，视盘水肿，后极部视网膜水肿，黄斑水肿，渗出性网脱，眼底玻璃膜疣状黄白色小点，Dalen-Fuchs 结节，合并轻度色素脱失，玻璃体混浊严重及反复发作的病例，后期出现脉络膜结痂，色素脱失，晚霞状眼底。轻型病例，病程短，恢复快；重型病例或未及时适当治疗的可转为慢性期，一般病程 9～12 个月，严重者可致失明。

交感性眼炎的治疗：①散瞳，阿托品或强力散瞳剂散大瞳孔；②皮质激素，治疗反应快，疗效显著。采用皮质激素的患者 64%～76% 恢复较好视力。使用类固醇原则：大剂量尽快控制炎症，一旦炎症控制，逐渐减少至维持量，炎症完全控制后，继续使用 6 个月。③免疫抑制剂，在使用类固醇治疗效果不佳时可考虑使用免疫抑制剂。

关于摘除伤眼问题，交感性眼炎发病后摘与不摘伤眼对交感眼视力的结局无明显影响，至于摘除伤眼的时间与交感眼的最后视力也没有明显关系。但是，如果交感眼发病，伤眼已经失明且无挽救希望时，应考虑摘除伤眼。如伤眼尚有视力，还有挽救希望，则应尽力挽救伤眼，不应为治疗交感眼而摘除伤眼。

对于交感性眼炎的预防，重在合理地处理伤眼。仔细清创缝合，防止伤口延迟愈合；防止葡萄膜嵌塞伤口；尽早取出眼内异物。值得注意的是，预防性眼球摘除并不能确实有效地预防交感性眼炎的发生。眼外伤或内眼手术后应用皮质激素主要是控制炎症，减少合并症，也不能预防交感性眼炎的发生。

总体来说，交感性眼炎的预后较好，类固醇和免疫抑制剂的应用使很多交感性眼炎保留有用视力。早期及时治疗对病情预后有决定性作用，若治疗延误，晚期合并症较多，视力预后差。目前，对于交感性眼炎的发生机制尚不清楚，对交感性眼炎的深入了解仍有待进一步研究探索。

（胡运韬）

第十五章 视觉电生理学的临床解析及研究方向

第一节 概　　述

视觉电生理检查包括一系列的检查方法,可以客观反映视觉系统的功能,在眼科临床和基础研究方面起着不可替代的作用。视觉系统由一系列组织构成,这些组织在履行其功能时产生不同的生物电反应,视觉电生理检查则是将这些电反应进行记录、并通过逆向分析来判断相应组织功能的过程。为了解不同组织或区域的视功能,逐步出现的视觉电生理检查可包括闪光视网膜电图(flash electroretinogram, FERG)、图形视网膜电图(pattern electroretinogram, PERG)、多焦视网膜电图(multifocal electroretinogram, mf-ERG)、闪光视觉诱发电位(flash visual evoked potential, FVEP)、图形视觉诱发电位(pattern visual evoked potential, PVEP)、多焦视觉诱发电位(multifocal visual evoked potential, mf-VEP)、眼电图(electro-oculogram, EOG)等检查项目。其中历史最长、应用最广、临床价值最大,同时也是对其机制了解最多的是闪光 ERG(FERG)。

ERG 是一种可与视网膜结构紧密联系的、无创的检查方法,能客观地反映视网膜功能,尤其对视细胞层和双极细胞层有着很高的辨析度。ERG 的发展经过了 100 余年的过程,1865 年,瑞典生物学家 Holmgren 最早记录到了蛙眼的 ERG,1877 年,Dewar 记录到了人眼的 ERG,自1941 年美国心理学家 Riggs 使用了接触镜电极后,ERG 开始用于日常临床检查。1933 年,芬兰科学家 Granit 提出了 ERG 3 个主要成分起源的学说,其于 1967 年获得的诺贝尔生理或医学奖就包括这一部分的贡献。经过百余年众多科学家和医学家的不断探索以及电子计算机的应用,人们逐渐认识到 ERG 可以在细胞水平逐层、逐列地反映视网膜功能。在许多情况下,ERG 是唯一可以用来客观了解视网膜功能的检查方法。

第二节 常规闪光 ERG 和多焦 ERG

临床 ERG 的发展经历了三个阶段,第一个阶段即闪光 ERG,是用闪光刺激整个视网膜区域,记录整个视网膜反应的总和。闪光 ERG 对诊断累及视网膜大部分区域视杆、视锥系统的疾病起着不可取代的作用。但因为是反映整个视网膜的功能,故不能对病灶进行精确的定位,而且对周边的微小病灶也不敏感。第二个阶段是局部 ERG,记录视网膜对局部光或图形刺激的反应。由于局部反应的电信号比较低,须进行叠加的次数较多。如需分别提取多部位的信号,必须在各个部位分别叠加,故整个记录时间很长,在不同记录时段记录的变异使各个部位的变异无法进行比较。这类方法目前较少应用。第三个阶段是多焦 ERG,可同时分别刺激视网膜后极部黄斑区及周围多个不同部位,用一个通道常规电极记录多个不同部位的混合反应信号,再经计算机程序处理,把对应于各部位的波形分离提取出来,从而反映各部位的视功能。整个检查的时间相对较短,同时这种技术可以分析视觉系统的线性成分和非线性成分,从而可以了解视网膜视锥系统不同层次(感光细胞层和神经节细胞层)的功能。多焦 ERG 的优点是可以了解黄斑部及其周围的视网膜尤其是视锥系统的功能,但是对累及整个视网膜和周边视网膜的疾病则无法做出判断。

因此常规闪光 ERG 和多焦 ERG 是两个相辅相成的视觉电生理检查,两者的作用不可互相替代。在了解视功能方面,多焦 ERG 并不意味着比闪光 ERG 先进。可以认为闪光 ERG 是一项基础检查,对可能影响视网膜功能的疾病都需闪光

ERG 检查；而对累及黄斑及其周围的疾病应该在闪光 ERG 检查的基础上再做多焦 ERG 检查。将闪光 ERG 和多焦 ERG 结合起来，可以对整个视网膜的功能做出较为完整的判断。此外，目前对多焦 ERG 各成分起源的研究，也多是借鉴闪光 ERG 的理论和方法。

（雷　博）

第三节　如何解析 ERG

一、解析 ERG 的两个概念

美国著名视觉电生理和遗传性眼病学者 Paul A. Sieving 曾经说过："记录 ERG 不难；但是要记录到正确的、重复性好的数据很难；对大多数人来说，如何理解所得到的 ERG 数据更难"。的确，国内众多眼科医师和医学生普遍反映视觉电生理是整个眼科学的难点之一。在临床教学工作中，我们提出利用两个概念帮助理解 ERG 是如何逐层、逐列地反映视网膜功能，取得了较好的效果。

1. **交响乐概念**　视网膜是许多种排列有序的细胞组成的精细结构，而 ERG 就像是所有视网膜神经细胞演奏的交响乐，视网膜神经细胞的反应构成 ERG 中不可或缺的成分，这些细胞的总和反应共同组成了 ERG。而每一种细胞都有其独特的功能，构成视网膜电图中的特定组成部分。若某一种细胞出现功能损伤，将会导致视网膜电图的异常。这个交响乐的指挥棒则是记录 ERG 中所用的背景光和刺激光，这些光的联合应用引发了不同类别细胞产生反应。

2. **多米诺骨牌概念**　ERG 是光诱发的视网膜神经细胞产生的一连串反应。视网膜细胞逐层传导视觉信息，依次从感光细胞层到双极细胞层再到神经节细胞层。当光刺激视网膜时，视网膜细胞从外层至内层依次兴奋。任意一层视网膜功能发生障碍，都会导致视觉信息传导的异常，并且影响下一层视网膜细胞视觉信息的传递。因此在分析 ERG 的过程中，要注意反应的顺序，一般情况下反映视细胞功能的反应在前，而反映双极细胞和节细胞的反应在视细胞的反应之后。

视网膜是眼球后部一层非常薄的结构，其功能是将光信号转化为神经信号。神经视网膜由三层神经元组成。第一层神经元是视细胞层，包括视锥细胞和视杆细胞，视细胞的功能是将光转化为神经信号。人的视网膜上共有 1.1 亿～1.3 亿个视杆细胞和 600 万～700 万个视锥细胞。第二层是双极细胞层，负责接收视细胞的视觉信号并将其传递到神经节细胞。第三层是神经节细胞层，负责接收双极细胞的视觉信号并将其传递到视皮层。约有数个到数百个视细胞通过数个到数十个双级细胞与一个神经节细胞相联系。视信息在视网膜上形成视觉神经冲动，沿上述路径将视信息传递到视中枢形成视觉。ERG 是这些功能相对独立的细胞群对光产生的生物电复合物，是视网膜对光反应的综合电反应。

二、解析 ERG 的步骤

那么如何利用 ERG 在细胞水平逐层、逐列了解视网膜的功能呢？首先要明确反应是来自视杆系统还是视锥系统（即列），然后再判断其来自哪一个细胞层（即层），包括感光细胞层（包括视杆细胞和视锥细胞）、双极细胞层或视网膜神经节细胞层。国际临床视觉电生理学会（ISCEV）制定并不断修订 ERG 的记录标准。我们对以此为标准记录的 ERG 进行解析。

1. **区分两个系统的反应**

（1）视杆细胞系统：视杆系统功能的特点是对光非常敏感，但是精确度低。造成这种特点的原因取决于其结构。可以简单地这样理解，越靠近视网膜周边部视杆细胞的密度就越大，数十个视杆细胞与一个视杆双极细胞发生突触连接，而多个视杆双极细胞又与一个神经节细胞发生突触连接。这样结构的结果是多个视网膜视杆细胞接受的光刺激在节细胞水平反映出同样的反应，因此视杆系统的视觉精度差。在另一方面，视杆细胞对于光信号刺激的阈值比视锥细胞低很多，具有更高的敏感性。因此，视杆细胞对于暗视野的光信号刺激更为敏锐。

在暗适应的条件下用低强度光诱发的 ERG 反应（相当于 ISCEV 记录 ERG 标准的暗适应 0.01 反应）来源于视杆系统。此时视杆细胞和视锥细胞都处于待兴奋状态。由于视杆细胞的高敏感性，低强度的光即可诱发其产生反应，而此时这种强度的光还未达到诱发视锥细胞产生反应的强度。此时 ERG 仅有 b 波而没有 a 波。

在暗适应的条件下用高强度光诱发的 ERG 反应（相当于 ISCEV 的暗适应 3.0 和 10.0 反应）来源于视杆系统和视锥系统，是视杆系统和视锥系统反应的总和，所以也被称为视杆系统和视锥系统混合反应。此时视杆细胞和视锥细胞都处于待兴奋状态，由于刺激光的强度远远超过了兴奋视杆细胞的强度阈值，同时也超过了兴奋视锥细胞的强度阈值，使两个系统都发生了反应。此时 ERG 既有 b 波也有 a 波。

（2）视锥细胞系统：虽然视杆细胞的数目远远多于视锥细胞，但是视锥系统对于人类的意义却更为重要。有研究者称人类视锥系统所传输的视觉信息占整个视觉信息的 80% 以上。因此挽救和恢复视锥系统的功能是眼科研究和疾病治疗中更为重要同时也是更为艰巨的任务。

视锥系统功能的特点是对光敏感度低，因此，需要较强的光刺激才能诱发视锥细胞的反应。但是视锥系统的精确度较高。少数几个视锥细胞，甚至一个视锥细胞与一个视锥双极细胞发生突触连接，少数几个甚至一个视锥双极细胞又与一个神经节细胞发生突触连接。这种情形特别表现在灵长类黄斑区的视锥系统，信号通过视锥细胞接受后以单一传导的形式传给相应的神经节细胞。这样的结构使得少数或单个视网膜视锥细胞接受的光刺激在节细胞水平呈点对点相互对

应，因此视锥系统的视觉精度高，白昼的视力精度远高于夜视力。另外，视锥系统的双极细胞分为两种。这些原因使得视锥系统的功能比视杆系统复杂得多。

色觉的形成也起源于视锥细胞。人类的视锥细胞有 3 种，包含不同的视色素，是色觉形成的基础。每种视锥细胞对于光谱的吸收波长有所不同。S-cones（短波长视锥细胞）主要对短波敏感，其峰敏感区域集中于蓝光部分（$\lambda_{max} = 420nm$）。M-cones（中波长视锥细胞）主要对以绿光为主（$\lambda_{max} = 530nm$）的中波敏感。而 L-cones（长波长视锥细胞）则对以红光为主（$\lambda_{max} = 560nm$）的长波敏感。利用视锥细胞对不同波长光线的敏感度不同，可以设计诱发这些细胞反应的单色光 ERG 的记录方法。但是视锥系统所共同拥有的特性是对光刺激的敏感度低，这和视杆系统有很大的区别。不同的 ERG 记录程序就是利用这些特点有效地把视锥和视杆系统的功能区别开来。

在明适应的条件下用高强度光诱发的 ERG 反应（相当于 ISCEV 记录 ERG 标准的明适应 3.0 反应和明适应 30Hz 闪烁光 ERG 反应）来源于视锥系统。此时视杆细胞的功能被背景光压抑，而视锥细胞则处于待兴奋状态。当刺激光超过了兴奋视锥细胞的强度阈值时就会引发视锥系统反应。明适应 3.0 ERG 既有 b 波也有 a 波（图 2-15-1，见文末彩插）。

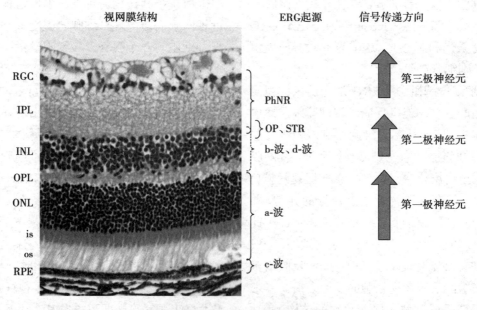

图 2-15-1 ERG 各波的起源示意图
ERG 各波的产生顺序遵循从第一级神经元到第二级、然后至第三级神经元的规律

2. 区分视网膜各层的反应 在 ERG 的分析过程中,通常把视网膜分为外层和内层。外层即通常所说的视细胞层;内层指双极细胞层和神经节细胞层。从对视功能的解析度来说,ERG 对外层的解析度要高于内层,这是因为视网膜外层的功能很少受视网膜内层功能的影响,而视网膜内层的功能受视网膜外层功能的制约。ERG 的 a 波一般反映视网膜外层即视细胞层的功能;ERG 的 b 波、振荡电位(OP)、暗视阈值反应(STR)、明视负波反应(PhNR)等其他成分反映视网膜内层的功能。

(1)视细胞层:a 波是 ERG 中最重要的两个成分之一,表现为一个负向的波形。无论暗适应 ERG 或明适应 ERG 的 a 波均需由较高强度的刺激光才能诱发。a 波起源于光感受器层细胞,主要反映感光细胞的功能。暗适应强光下诱发的 ERG a 波是视杆细胞反应和视锥细胞反应的复合物。而明适应 ERG a 波主要是视锥细胞的反应,但也包含一部分 OFF- 双极细胞(视锥系统)的反应成分,这一点在分析视锥系统功能时要注意。a 波的振幅及潜伏期是客观评判视细胞功能的最主要指标。异常的视细胞功能变化将会引起振幅的减小甚至消失和潜伏期延长等改变。

(2)双极细胞层:b 波是 ERG 中第二个最重要的组成部分,也是 ERG 中最大的反应。b 波通常是指位于 a 波后面的一个振幅较大的正向波,反映视网膜内核层区域的功能。其成分主要由两类反应极性相反的细胞即正向的 ON- 双极细胞和负向的 OFF- 双极细胞所产生的反应复合而成。因为 ON- 双极细胞的反应大于 OFF- 双极细胞所产生的反应,所以 b 波一般为正向波。视杆细胞系统只有正向的 ON- 双极细胞,所以视杆系统的 b 波是正向的。视锥系统有 ON- 和 OFF- 两种双极细胞,在一般记录条件下 ON- 双极细胞的反应占主导地位,因此所见到的视锥系统 ERG 的 b 波也是正向的。在非人类灵长类动物和人类,若延长刺激光的时间至 $100\sim400ms$,则可将 ON- 双极细胞和 OFF- 双极细胞的反应区分开来。此时 OFF- 双极细胞在撤光时产生的正向反应被称为 d 波(图 2-15-2)。

(3)源于视网膜内层的反应:ERG 对起源于视细胞和双极细胞层的反应有很好的辨识度,但目前对起源于双极细胞层以上的内层视网膜反应却不如对外层那样可以精确的定位和定量。这是因为视网膜内层的细胞反应受到外层细胞反应的影响而不易确定,另外内层各种细胞间的联系也复杂得多。深入研究 ERG 成分与内层视网膜组织结构之间的关联是近年来的一个焦点,在以下几个方面取得了进展。

1)振荡电位:振荡电位(oscillatory potential,OP)是叠加在 b 波上升支上的若干个高频率的小波。OP 可分别源于视杆系统和视锥系统,但 OP 起源目前尚不清楚,一般认为其来源于视网膜内层双极细胞、无长突细胞和神经节细胞及其之间

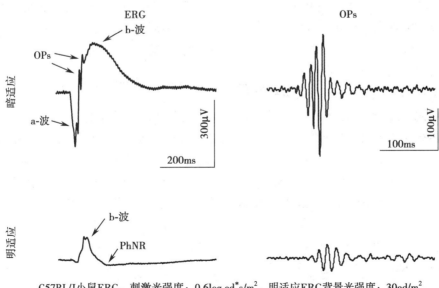

C57BL/J小鼠ERG。刺激光强度:$0.6log\ cd^*s/m^2$,明适应ERG背景光强度:$30cd/m^2$

图 2-15-2 暗适应 ERG 和明适应 ERG 主要波形的实例

的神经连接,因此 OP 反映的是视网膜内层的功能。OP 在强光刺激下诱发的 ERG 中比较明显,进行 OP 分析时需要将其从复合的 ERG 信号中提取出来。提取 OP 主要有两种方法,一是在记录时直接设定参数得到 OP,即如 ISCEV 标准;二是从已记录的混合 ERG 信号中提取。但无论应用何种方法,提取 OP 时要正确设置包括通频带和阶等参数,否则,所得到的非纯净 OP 反应中含有低频率的 a 波和 b 波成分,会严重影响 OP 的测量和分析。

除了有振幅和潜伏期两项指标,OP 还有另外一个独特的指标即频率。用傅里叶转换可对 OP 的频谱进行分析,即把 OP 反应中各个频率的成分分析出来。在动物实验中发现,OP 的频谱在不同物种、不同背景光和不同光强度刺激时都是不同的。在视杆系统功能为主的动物中,小鼠和大鼠的 OP 暗适应主峰频率为 100～110Hz;家兔的暗适应 OP 则有多个峰频率分别为 75Hz、150Hz、180Hz;小鼠和大鼠的明适应 OP 主峰频率约为 65Hz,家兔的明适应 OP 主峰频率为 100Hz。目前虽然有关于疾病状态下 OP 频率反应变化的报道,但相关 OP 的频率与视功能关系的研究还不多。

2)明视负波反应:在对恒河猴和鼠类明适应 ERG 的研究中发现了一种慢负电位,即明视负波反应(photopic negative response,PhNR)。PhNR 起源于视锥系统,通常紧随 b 波出现,但是如果光刺激间期足够长,它可能还会尾随 d 波出现。PhNR 可能由视网膜神经节细胞产生,但在鼠类又被发现与无长突细胞有关。目前 PhNR 主要用于与视神经功能相关如青光眼的研究。在实验性恒河猴青光眼模型中,在视野缺损还不严重的阶段,PhNR 的振幅会相对降低或者消失,而 a 波和 b 波没有明显的改变。由于恒河猴的视网膜与人类的视网膜极其相似,所以认为 PhNR 可能对青光眼等影响视网膜神经节细胞的疾病有价值。PhNR 已被应用于视网膜疾病和神经眼科学疾病的临床诊断中。

3)暗视阈值反应:暗视阈值反应(scotopic threshold response,STR)是在完全充分暗适应的条件下,用很弱的刺激光强度所记录到的长潜伏期、小振幅的负向波。STR 起源于视杆系统,

1986 年首次在猫眼中发现。因为引发这一反应的光强非常低,接近暗视觉的阈值,因此被命名为 STR。STR 是由内层视网膜产生的,可能与一些无长突细胞和神经节细胞有关。STR 是测量内层视网膜功能的一个指标。由于 STR 信号的振幅很小,所以较难被获得。信号的记录必须在完全暗适应的条件下。另外,动物种间 STR 差异较大,一般在猫和猴中较容易记录到一个负向的 STR。在大鼠中,STR 主要表现为一个具有约 200ms 潜伏期的负向波(nSTR),但足够的光刺激则可以引起一个小的、附加的正向成分(pSTR),该成分潜伏期约 100ms,早于 b 波反应约 30ms,有关 STR 在人类疾病方面的报道还不多。

3. 其他 ERG 成分 除上述成分之外,ERG 还有 c 波、x 波、m 波、i 波、早期感受器电位等。因临床应用较少,此处不再赘述。

(雷 博)

第四节 视觉电生理的研究进展和方向

在众多眼科检查项目中,视觉电生理检查属于历史较为长久的一个。由于其具有的客观性、敏感性、多信息性和非侵入性的特点,在临床和科研工作中起着不可或缺的作用。尤其其客观反映视觉系统功能的特点,使之在眼科疾病的诊断和预后、伪盲判定、药物疗效和药物毒性的评价等方面成为一种不可替代的检查方法和研究手段。临床视觉电生理的发展趋势包括以下几个方面。

一、视网膜功能与形态的结合

光学相干断层扫描技术(optical coherence tomography,OCT)、激光扫描检眼镜(scanning laser ophthalmoscope,SLO)等众多形态学检查方法的出现使视网膜疾病的检查学发生了革命性的改变。但如何将形态学发现与功能学检查结果结合起来,对疾病做出完整的诊断是眼科和视觉工作者所面临的新的挑战。诚然,视觉系统的终极目标是视功能,而眼科医师的终极目标是帮助患者恢复视功能。目前,已有同时检测视网膜形态和功能的设备出现。

二、数学模拟视网膜细胞功能

数学理论和应用介入的程度可反映一门学科的发展水平。对于 ERG a 波的分析已经到了数字化的水平，利用数学模型公式可对 ERG 的 a 波进行模拟和拟合，得到视细胞对光反应的敏感度（sensitivity, S）等指标。这项技术首先来源于对视杆细胞单细胞的研究，现已比较成熟并用于相关全视野 ERG 视杆细胞功能受损疾病的研究。

$$P3(i, t) = \{1 - \exp[-iS(t - td)^2]\} RmP3$$

其中 P3 是反应的振幅，为反应时间 t 和刺激光强度 i 的函数，S 是对光反应的敏感度，td 是光刺激到 ERG 开始出现反应的延长时间，RmP3 是 ERG a 波振幅的饱和反应值。对全视野 ERG 视锥细胞的功能也可以利用改进的公式进行模拟和拟合。

也有学者用数学公式对 b 波的反应进行模拟，但仍处于研究阶段。

三、视锥系统和视杆系统之间的联系

视网膜是脑的一部分，人们对视网膜神秘而又复杂功能的认识还处于原始阶段。例如，传统的观念认为视杆系统和视锥系统的信号传递是相互孤立的，但近来发现这两个系统在不同层面存在着联系（crosstalk）。这些联系在解剖学上得到

了证实，但对其认识还不够深入。

近来，美国和德国的研究者相继发现哺乳动物视杆系统有第三通路。与视杆系统第一通路即视杆细胞与视杆系统 ON- 双极细胞直接相连和视杆系统第二通路即视杆细胞和视锥细胞通过缝隙相连不同，这一通路的解剖学基础是视杆细胞与视锥系统 OFF- 双极细胞通过突触相连。目前，对这一新的视杆系统通路认识还很肤浅，而这条通路存在的意义及其功能尚不清楚（图 2-15-3，见文末彩插）。

利用一种改进的 ERG 记录分析手段——暗视闪烁光视网膜电图、转基因小鼠和可特异性阻断视网膜内神经传导的药物，可在活体动物中分离出视杆系统第三通路的反应并证实其功能。研究发现这条通路的阈值在视杆系统反应和视锥系统反应之间，而其所引发的反应也是 ERG 的构成成分之一。以暗视闪烁光视网膜电图为标准，视杆系统第三通路的反应幅值约占整个视杆系统反应的 20%。

对这条通路功能的认识有着重要的临床意义。在某些疾病如先天性静止性夜盲中，视杆系统和视锥系统 ON- 双极细胞功能发生障碍但患者往往还有一定的视力和色觉，研究的结果可对这类疾病的临床表现做出合理的解释，即在疾病状态下部分视杆细胞的反应绕过了传统的第一和

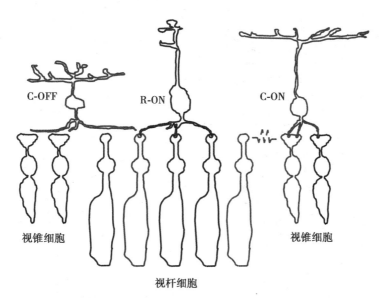

图 2-15-3　视杆系统第一（蓝色）、第二（绿色）和第三（红色）通路示意图
R-ON: 视杆系统 ON- 双极细胞；C-ON: 视锥系统 ON- 双极细胞；C-OFF: 视锥系统 OFF- 双极细胞

第二视杆系统通路，经视锥系统的 OFF- 双极细胞将视杆细胞的信号传递到了节细胞层。

可以预见，利用视网膜电生理技术进行的研究不仅可以加深对视网膜内信号转导的认识，更有助于深入了解相关疾病的机制和临床表现。

（雷　博）

第十六章　眼科用药的现状与展望

第一节　眼科用药药物动力学特点

眼科给药方式除口服、肌注（肌内注射）、静脉注射外，还经常采用眼局部外用、局部注射和局部离子透入等给药方式。由于眼球内部的房水、晶状体和玻璃体均没有血管直接与全身血液循环沟通，全身用药时由于血-房水、血-视网膜屏障的存在，药物渗入眼内部组织受到一定限制，因此药物在眼内的分布比其他组织更复杂。影响药物浓度的因素较多，包括给药量、药物的吸收量及吸收速率、药物在给药组织中的分布和结合、药物在循环中的转运、药物的生物转化等。采用局部点药的给药方式时，影响药物眼内浓度变化的因素主要包括：①药物在结膜囊内药代动力学的变化；②药物的角膜通透性；③药物在眼内的分布和清除过程。

结膜囊最多容纳 30μl 液体，其中泪液占 7～10μl，因此最多可容纳 20μl 药液，而滴眼液每滴平均约 39μl，超过了正常结膜囊容量，因此滴药后约有一半的药液从结膜囊溢出。大部分存留于结膜囊内的药物通过眨眼产生的泵浦作用进入泪道而丢失，通过鼻咽部黏膜将药物吸收入血产生全身副作用。短时间结膜囊内液体恢复至滴药前水平，此后，随着泪液的分泌和排泄，药物不断被稀释，从而减少了眼内药物的利用量。

角膜是由上皮-基质-内皮组成的结构，是脂质-水-脂质的夹心层，这就使脂溶性物质容易通过角膜上皮层和内皮层，而水溶性物质容易通过角膜基质层。药物通过角膜各层能力的不同构成了一种选择性药物通透屏障，只有兼具水溶和脂溶两种特性的药物才能通过完整的角膜。药物通过角膜后，必须通过房水到达相应的作用部位才能发挥药效。但随着房水的流动更新，部分药物又被排出清除，再加上晶状体囊膜等屏障作用，使药物很难到达相应的靶组织发挥药理作用。

鉴于眼科药物动力学自身特点，在眼科疾病的诊断、治疗和预防过程中，必须考虑到眼科用药的有效性。眼部屏障使目前临床常用药物到达眼内受限，药物很难达到在眼内的有效浓度，因此影响疗效。眼科药物通过各种屏障到达靶组织的过程值得深入探讨。寻找既能达到眼内有效药物浓度、延长作用时间，同时又减少药物毒副作用的眼药剂型及行之有效的给药方法仍是今后眼科工作者的研究方向，也值得研究生立题研究。

（范皎洁）

第二节　眼科药物评价标准

一、首先要考虑药物的安全性

无论是全身用药还是局部用药都要考虑到安全性，不仅要注意对其他器官与系统的安全性，还要注意该药物对眼内各种组织和细胞的安全性。因此，在评价某种眼科药物时，在动物实验阶段就有必要通过生理学、生化学、病理组织学、免疫学、细胞生物学、分子生物学等研究方法的应用判定该药物的安全性，包括对屈光间质透明度和视觉感受系统视功能的影响。要在强调其治疗作用的同时，时刻关注可能产生的不良反应，包括副作用、毒性反应和过敏反应等。在动物实验的基础之上，临床验证和应用阶段也要注意观察对全身各系统及眼部组织的安全性，在充分发挥药物治疗作用的同时，减少或避免不良反应是值得立项研究的一个课题。

二、要注意到药物的有效性

用药要有明确的目的，从此目的出发就必须

考虑到药效。药物的有效成分能否到达眼部的靶组织、靶细胞是一个不可回避的重要问题。例如，药品包括西药和中药。中药包括单体及单体的合理组合，中成药和诸多方剂中每个方剂又是由许多味生药饮片组成，每味生药饮片含有多种成分。接下来，一个新的问题接踵而来，即这些药物的有效成分能否通过血-眼屏障？有些药物宣称能预防及治疗白内障和玻璃体混浊，但是有一个问题必须首先提出来，那就是这些药物的有效成分（而且有标记性特征）能否到达眼的房水及玻璃体？随着现代生物技术及分析提纯技术的发展，中药单体及单体的合理组合越来越受到重视，而如何判定单体的有效性又是面临的重大课题。

三、注意全身用药的眼部影响

全身其他器官与系统用药也会对眼组织产生直接或间接影响。眼组织血供丰富，体循环中的药物可选择性沉积在某种眼组织中产生副作用，例如用于治疗心律失常的胺碘酮可以引起视神经病变，抗癫痫类药物可引起急性闭角型青光眼，烟酸可以引起囊样黄斑水肿、角膜表面炎症等，抗结核药物乙胺丁醇引起色觉变化、视野缺损、单侧或双侧视神经炎。研究药源性眼病必将成为眼科学的一个重要课题。

四、药物的最佳用量

不论是直接进入眼内的药物，还是间接作用于眼部的药物，都存在一个最佳有效量及最小中毒量的范围。对每一种眼部用药，均应通过优选法或其他的科学方法确定其最佳用量。优选法这一数学成果与眼科药理学结合起来必将产生新的成果。

五、模拟药物作用的实际环境

测定抗生素的作用浓度时，要考虑到体外法与体内用药之间的差别，要考虑到眼内组织的特殊性，包括温度、pH 值、渗透压及多种生化物质共同存在的内环境。药物配方中 pH 值会影响该药物的脂／水溶解度之比，从而影响组织对药物的通透性，酸碱性不同的药物在相同的 pH 值环境中其通透性并不尽相同，此外，溶液的 pH 值也会影响药物的稳定性及患者的舒适度。建立更接近人眼环境的体外实验模型或动物实验模型是研究生进行眼科药物研究的基础。

（范皎洁）

第三节　眼科药物剂型

眼用药物常用剂型包括滴眼剂、眼膏、眼用凝胶、眼用注射剂及眼用新剂型。滴眼剂不会引起视物不清，且具有价格低、患者易于接受、容易配制等优点，故应用十分广泛。眼膏的基质一般为凡士林、羊毛脂或灭菌液状石蜡，与滴眼剂相比，其优点主要表现在：生物利用度高、起效缓慢、药物作用维持时间长、减少给药次数及减轻因全身吸收引起的不良反应等，缺点是油腻感强，使用后视物模糊。眼用凝胶是通过制剂改进控制释放，具有眼膏的优点，最突出的优势在于其透明度和折光率较好，不会造成视物模糊而给患者带来不便。可溶性聚合物如透明质酸钠、甲基纤维素、聚乙烯醇等新型赋形剂可增加泪液黏度，使药物均匀分布，减少表面张力，降低药物排出速率，延长药物在结膜囊内保留时间，从而提高药物的生物利用度。眼用注射剂领域，玻璃体腔注射抗 VEGF 类药物在治疗新生血管性眼底疾病如年龄相关性黄斑变性、糖尿病视网膜病变方面展现出了良好的效果，已广泛应用于临床。随着生物医学技术的发展，缓释药物制剂、膜控释药物系统、眼植入剂、药物隐形眼镜及眼部超声波-液体微喷射等给药新技术不断出现。玻璃体内缓释激素植入剂在视网膜静脉阻塞导致的黄斑水肿治疗中凭借药物释放的持久和稳定性，有效减少了玻璃体腔注射次数，大大提升患者治疗的便利性。纳米制剂作为药用载体具有许多优势，在眼部用药领域显示出了良好的应用前景。近年来发展出的纳米新剂型如聚合物胶束、纳米粒、树枝状聚合物、脂质体、纳米原位凝胶载体系统等可以增加药物的稳定性、缓控释性及靶向作用，同时提高药物生物利用度，减少给药频率。相信新型制备技术和给药技术相结合使眼科用药更符合临床及患者需要，具有更加广泛的应用前景。研究生可以参考、借鉴，拓展新的科研思路。

（范皎洁）

第四节　眼科药物给药途径

一、眼表局部给药

由于常规滴眼液通常与眼表面接触时间较短，所以可以通过剂型设计来延长药物的作用时间，例如凝胶、胶体制剂、软膏剂、插入剂、生物黏附给药系统。在与角膜表面短暂的接触过程中，脂溶性药物转运能力较水溶性药物强，不但可以进入上皮细胞，缓慢释放到角膜基质中，还可进一步到达前房。

二、注射给药

药物经结膜下注射后会渗透到巩膜，巩膜渗透性优于角膜，且不依赖于药物的脂溶性，对于蛋白质大分子也有一定的渗透作用，这一点与角膜和结膜区别明显。为了增加药物在局部的储库效应，可以将药物制备成微球制剂进行结膜下注射。将药物注射于结膜下方，能显著提高药物在眼部的生物利用度，特别是向眼后段的递送。运用这种方法已将多种抗生素和糖皮质激素成功地经巩膜送达动物眼的玻璃体中。玻璃体内注射是一种治疗眼后部疾病的有效方法。但是，眼内注射的危险性也相对较高。随着注射次数的增加，罹患白内障、视网膜脱离甚至眼内炎的概率相应增加。缓释剂型可以持续释放药物、减少注射次数，是未来玻璃体腔注射药物的研究方向。

三、眼内植入给药

眼内植入是一类经手术植入眼球内的控释给药系统。与传统的药物治疗相比，眼内植入具有如下优点：①平稳释药性，这种给药方式能够消除因间歇给药和药量不均匀而产生的峰、谷现象，可在特定部位以恒定的速率持续释药并维持治疗浓度，较少剂量就可达到疗效；②低毒性，通过手术将药物植入眼内，可避免引起全身不良反应；③靶向性，植入给药能够绕过血-眼屏障将治疗药物直接传输到作用部位；④延长性，药物在植入部位缓慢释放，延长了在眼部的作用时间。根据所用材料不同分为可生物降解型和不可生物降解型。后者需要在药物释放完毕后手术取出，

治疗费用昂贵且患者依从性较差。可生物降解型无须手术摘除，全身副作用小，生物相容性和持续释药性都更好。眼内植入给药是目前治疗眼后段疾病较有效的方法，抗病毒药、糖皮质激素通过该途径直接进入玻璃体腔用于巨细胞病毒性视网膜炎、黄斑水肿、葡萄膜炎等疾病的治疗。目前，植入剂系统并不局限于玻璃体腔内，例如环孢素可以通过该系统植入结膜下治疗干眼症。研究开发新的植入药物载体依然任重而道远。

（范皎洁）

第五节　眼科用药存在的问题及解决措施

目前眼科药物应用方面存在若干问题，如何在临床工作中合理用药、规范化用药，以促进药物疗效和减少药物毒副作用，是值得探讨的重要问题。

一、眼科用药存在的问题

目前眼科用药存在的问题主要表现在"以药养医"，抗菌药滥用及公众对眼科用药的使用误区等方面。WHO调查显示，我国已经成为世界上滥用抗菌药最为严重的国家之一，每年有20万人死于药品不良反应，其中有40%是由于滥用抗菌药造成的。患者在没有就诊的情况下，私自购买不对症的眼药，将用于治疗疾病的眼药作为长期"保健"用药，往往造成严重不可逆的后果。

二、药物滥用原因

（一）医生自身因素

有些医生偏重本专业理论，其他学科知识相对匮乏，药理基础不足，缺乏全局意识；适应证过宽或失控；治疗方案不当；不负责任地追求药物疗效，使用广谱抗菌药物，"撒大网捞小鱼"；不同专科的医生在临床用药前未详细询问病史造成错误的用药指导。例如，对于临床常见的原发性闭角型青光眼患者，眼科医生给患者开具毛果芸香碱的处方进行缩瞳，但该药物的一个不良反应就是胃痉挛，引起患者呕吐。而有呕吐症状的胃痉挛患者去内科就诊时，内科医生会给他开具阿托品来解痉，但服用阿托品又会加重青光眼患者的

病情。可见，详细的问诊及全面过硬的临床基本功是医生减少药物滥用的重要因素。个别医生在不良导向的驱动下，违背职业道德，给患者用新药、贵药，多开药、开好药给患者增加了经济负担，也造成了过度用药。

（二）患者自身因素

在我国，很多患者不愿到医院就诊，而是容易受广告影响或者听朋友介绍自行在药店购买眼药，久"治"不愈，既耽误眼病治疗，又加重经济负担。用药时也不详细阅读药品说明书，导致用药错误。例如一些过敏性结膜炎的患者，为减轻局部不适，长期自行购买、使用糖皮质激素类滴眼液，结果导致激素性青光眼，视功能受到严重不可逆的损害。另一部分患者就诊后使用医生开具的处方病情得到缓解，但忽视医生要求其复诊的要求，擅自继续长期使用眼药水作为"保健"用药，产生了严重的视功能损害。患者应该了解的是：即便是同一种治疗效果的眼药，医师也会根据每位眼病患者的综合情况，选择不同的剂型、浓度、给药周期进行个体化治疗，以达到最佳的治疗效果。

（三）药师自身因素

临床药师业务素质不高，缺乏药学综合知识，不能给予合理用药指导。

三、眼科不合理用药的表现

（一）滴眼液的不合理配伍

盐酸洛美沙星滴眼液与地塞米松磷酸钠注射液混合，会导致药物溶解度下降，呈结晶析出。醋酸可的松不能与甲基纤维素滴眼液同用，因前者包含助悬剂吐温-80，可与后者所含的苯扎溴铵络合而失效。硫酸锌滴眼液不能与新霉素滴眼液同用，以免生成不溶性络合物影响疗效。眼科医生要重视滴眼液的配伍禁忌，使药物发挥最佳效果。

（二）用法用量不合理

近年来，随着药品常识和安全用药知识的广泛宣传，大多数患者购买眼药后会认真阅读说明书的毒副作用和注意事项，这也证实了公众用药安全意识在不断提高。但仍有部分患者仅关注药品的不良反应、毒副作用，忽视了用法用量和注意事项，而这些内容恰恰来源于详尽的临床研究

和完善的药物警戒体系，能够保障患者的用药安全。例如，眼药水与眼膏根据病情不同，使用时间也不相同，即使同种药品也因人而异，如急性卡他性结膜炎时，抗生素眼药水可1次/h，而一般要求仅为3~4次/d。一般滴眼剂中为防止每次开启过程中污染致病菌，在其中要酌情加入一定量的抑菌剂，在实验室条件下能够在1小时内杀灭被污染的致病菌，所以患者使用的眼药水给药间隔时间不可忽视。

（三）未考虑儿童用药特点

滴眼剂对成人一般来说是安全的，但对于儿童应注意，因为婴幼儿皮肤黏膜面积较成人大，所以吸收比成人多，局部用药容易因过量吸收发生不良反应。儿童用药的依从性较成人差，对于幼儿患者，常因哭闹、流泪，导致药物不能在眼内停留足够长的时间，而未能达到理想的治疗效果。所以，针对儿童患者，应当考虑延长药物与眼表结构接触时间的新剂型。

（四）滥用抗生素

眼睛独具生理屏障，一般处于无菌状态，因此不必大量全身使用抗生素来预防细菌感染。目前，眼科临床工作中存在眼科手术后过度使用抗生素的现象，应当引起关注。抗生素滥用的形式包括：固定的治疗方案、无指征盲目使用、抗菌药物选择不当；病原学送检率低；用药起点高；给药时间和次数不合理；联用和预防用药较多；围手术期应用抗菌药物不合理；用药疗程过长。另外，患者自行滥用抗生素的现象也较为多见，需要积极进行宣传教育。

（五）滥用激素

糖皮质激素能够减轻炎症反应造成的眼组织损害，是眼科常见用药，但长期使用很容易增加病毒、真菌感染的危险，还会引起激素性青光眼和白内障等眼部并发症。溃疡型单纯疱疹性角膜炎的患者会因使用激素而影响溃疡的修复，加速溃疡的恶化，严重者甚至导致穿孔发生。糖皮质激素的使用是一门艺术，合理正确的使用事半功倍，滥用则会对眼球造成严重的危害。

（六）围手术期不合理用药

眼科内眼手术属于严格无菌手术，术前或术后过度应用药物可能造成严重后果。根据手术需要，选择合适的围手术期药物；根据药物在体内

作用的规律,设计给药次数。药物选择不合理、预防给药方法不合理或滥用预防性抗生素都会造成耐药菌的产生,从而增加治疗难度。

四、解决措施

(一)建立药物监测系统

任何一种药物都具有双重性:治疗作用和毒副作用、适应证和禁忌证。所以,我们应对不同个体制定最佳给药方案,特别是使用毒性大、用药时间较长的药物最好密切观察病情变化,时刻监测药物毒副作用的发生,以便为临床用药提供依据,保证药物疗效。监测内容包括药物的安全性、药物的有效性、最佳给药量、最佳给药时间及给药途径。

(二)加强医务人员对眼科用药的监管

医院要注重加强对医务人员业务能力的培训,提高业务水平,强调用药的准确性,防止滥用错用。医师在开具处方前应确定疾病状态及发展程度,了解患者所患其他疾病,根据患者的身体情况和药动学、药效学特点,选择合适的药物、剂量和间隔时间。药师对药物药理性、化学性的配伍禁忌处方可以拒绝发药或提出合理建议。医师及药师都有责任主动解释和强调说明书里需要患者特别留意的毒副作用和注意事项,指导患者合理用药。

(三)制定药物合理使用规范

2005年版《中华人民共和国药典》中首次规定了眼用制剂在开启后最多可使用4周这个时间上的限制。另外,某些临时配制的滴眼剂,也应该在规定时间内使用。药物的给药间隔要求遵循具体药物的药代动力学原理,滴眼剂也要根据药物在体内作用的规律,设计合理的给药次数。若根据病情需要联合应用时,应避免与使药效减弱或增加不良反应的滴眼剂合用。此外,掌握正确的滴眼剂使用方法十分重要,细节决定成败。

(四)加强对自行用药患者的宣传教育

眼科工作者要担负其社会责任,向广大群众做好用药宣传教育工作,让患者和广大群众了解眼科常用药物性能和毒副作用,掌握其用法、用量,避免发生使用错误。还要向社会呼吁,让全社会都来监督和抵制不良的药品宣传,防止误导。药师在患者购买使用滴眼液时,应注意辩证引导合理使用滴眼液,杜绝滥用的现象。医院眼科、药剂科、宣传科可互相协作,在眼科门诊、病区、药房处张贴合理使用眼药的宣传图解或者利用眼科患者候诊区的电视播放宣讲用药知识。详细的介绍可以帮助患者理解用药流程,还可节省医师或药师指导的时间。

(五)增加医药监管力度

从监管角度、行业自律角度、药品生产流通体制的角度提出可行性建议,科学引用新药,改变以药养医局面。加大宣传,提高公众安全合理用药的意识。

(范皎洁)

第六节　展　望

一、抗真菌药的开发属当务之急

近年来,由于糖尿病、获得性免疫缺陷病患者增多,抗生素、激素和抗肿瘤药物的广泛使用以及器官移植和介入技术的发展,真菌性角膜炎的发病率逐渐上升。随着抗真菌药物的广泛应用,真菌的耐药问题日益凸显,抗真菌药物开发面临严峻挑战。真菌的顽固性、深部组织浸润性、现有抗真菌药物缺乏使真菌性眼病的治疗成了棘手的问题。另外,真菌性角膜炎的一大部分患者是与植物接触密切的农民,由于经济水平限制,加上现有抗真菌药物价格偏高增加了他们就医的负担。抗真菌药分子量较大,不易穿透角膜,生物利用度极低,且对角膜有刺激作用,降低患者的依从性,容易导致治疗失败。目前,新型抗真菌药物的研发主要集中于改进现有的送药系统,纳米类载体成为靶向治疗的新策略,它可以最大程度地提高眼部药物吸收效率,延长药物作用时间,减少全身吸收的副作用。希望不久的将来会有更多高效、价格合理的抗真菌药问世供临床应用。

二、发挥中草药滴眼液的优势

中草药历史悠久,与中华民族的繁衍生息密不可分。传统的中草药在临床治疗中主要制成膏丹丸散方剂型,通常吸收快、刺激性小且使用方便,因此日益引起广泛关注。临床上一些慢性炎症、过敏性眼病，没有很好的治疗方法，而以中草药提取物为主要成分的滴眼液治疗上述疾病具有一定的优势。中药滴眼剂目前在临床上主要用于角膜炎、结膜炎、白内障等疾病的治疗，并且中草药制品为我国优势，具有较强的竞争力。我国应加强中药现代化，使传统药物得到进一步发扬光大。开发中药滴眼剂应采用现代化科研设计筛选和验证处方，以药品的安全有效、质量可控作为研发的目的，加强新药的临床前试验研究，开展科学化、规范化的临床科研观察，为临床安全用药服务。

三、眼科药物缓释剂的开发

受限于眼部的特殊结构和生理因素，能够顺利到达眼部的药物只占给药量的 1%～5%，普遍存在作用时间短、生物利用度低的问题。制备稳定、高效、安全的眼用制剂符合未来眼病治疗的需求，这其中，眼科药物缓释剂的开发具有重要的临床意义。虽然许多药物仍处在实验室研究阶段，但是均展现出了良好的应用前景。例如，白内障手术后炎症反应可以通过植入前房的地塞米松缓释植入剂得到很好的控制，药物持续释放 7～10 天，与局部类固醇治疗相比，抗炎持续时间长、效果更好。肝素、组织型纤溶酶原激活物（t-PA）、非甾体抗炎药、Ⅳ型胶原等抑制后囊膜混浊具有良好效果，可以研制以上药物的缓释剂型作用于前房内持续释放，有效降低后发性白内障的发病率。缓释剂型还较多应用于干眼症、黄斑水肿等疾病的治疗，均获得了良好的效果。缓释剂型的开发难点主要集中于药物载体，目前，纳米剂型处于研究的前沿，聚合物胶束、纳米粒、纳米混悬剂、脂质体、乳剂、树枝状聚合物等纳米材料表现出令人振奋的优质载体特性，能有效地增加药物的生物利用度，减少毒副作用，且在难溶

性药物、靶向给药、基因治疗等方面具有显著的优势。但很多新剂型仍处于试验阶段，真正上市的很少，要实现商品化还需要解决许多问题。例如：新剂型稳定性差、载药量较少、辅料刺激性较大、药物释放不完全等，需要进一步关注其质量控制和安全性评价。我们相信，眼科新剂型的开发会成为人类征服眼科疾病的一个有力工具。

四、治疗性眼镜的开发是创新点

治疗性眼镜药物利用度高，且使用者一般无刺激和不适感。目前，我们应用湿房镜在治疗干眼症的领域获得了很好的口碑。受此启发，可以拓宽其应用范围，在镜片内侧的挥发池中加入可挥发且具有治疗作用的中草药成分。这样既有缓释的作用，增加了患者白天用药的依从性，又能重复使用，同时具有眼镜、眼罩的保护作用。目前已申报专利，即将开发推广。目前许多药物已经被开发装载于隐形眼镜用于眼部给药，药物长时间停留于眼镜上，使高浓度药物通过浓度梯度进入角膜，显著提高药物的生物利用度，同时也表现出更好的治疗效果。近年来发展迅速的分子印迹隐形眼镜利用酶 - 底物或抗体 - 抗原之间的相互作用，对模板分子进行专一识别，具有更大的药物装载量和控释性。

综上所述，眼科药物具有独特的自身特点，对于临床眼科医生来说，当前更多关注的问题包括药物控释系统、药物合理运用与个体化治疗、新药与基因工程药物研发、量效关系及药源性眼病等。眼科药物新剂型与基因工程药物的成功研发将会进一步提高眼病的治疗水平，目前这方面正在进行许多探索，相信不久的将来可以为眼科疾病的治疗提供新的方法。

（范皎洁）

第十七章　中西医结合眼科学现状与前景

第一节　中医在眼底病诊治方面的现状、存在的问题及展望

眼底病是一类眼科临床常见病，由于发病率高，致盲率高，严重危害人们的身体健康。中医眼科有数千年眼病防治历史，由于现代医学技术的进步，近几十年中医、中西医结合眼科眼底病学的研究有了长足的进步，下文将就其研究现状、存在的问题及未来的展望展开论述。

一、中医在眼底病研究的现状

眼底病在中医眼科学属于"内障眼病"，五轮疾病分类中属于"瞳神疾病"，由于历史上检查手段的局限，过去的中医眼科不能对眼底病进行具体的检查，只能根据视觉等改变对眼病进行命名和治疗，如视力突然下降，诊断为"暴盲"，视物模糊诊断为"视瞻昏渺"。治疗上认为"内障多虚""瞳神疾病多属肾"，这些认识有其历史的贡献，但对疾病科学的解析上有明显的局限性。从20世纪50年代以来，边缘学科及现代诊疗学的飞速发展，随着西医眼底病学研究的发展与进步，中医眼底病学研究也有了长足的进步。

（一）临床、基础研究同步进行

临床上，中医眼科也引入现代检查手段进入临床，为眼底病诊断、跟踪及疗效评价提供现代依据，如直接检眼镜、间接检眼镜、OCT、FFA/吲哚菁绿（ICG）、B超、视野计、眼电生理检查等都成为中医眼科临床常规的检查手段。基础研究方面，结合分子生物学、免疫学、遗传学、基因学、药代动力学及毒理学研究等。在中药新药研发方面，按照药物临床试验质量管理规范（GCP）要求进行，逐步与国际接轨。

（二）开展全国范围重点眼底病专病研究

自从2011年开始，由国家中医药管理局牵头，中国中医科学院眼科医院为组长单位，组织全国二级医院、三级医院中医眼科学专家开展了眼底病专病研究，确立了多个常见眼底病临床路径并在多中心临床开展研究，第一批研究的眼病有视网膜静脉阻塞、原发性开角型青光眼、视神经萎缩、年龄相关性黄斑变性、糖尿病视网膜病变。目前正在临床观察及方案的优化过程中，并不断增加眼底病新病种的临床研究。为推进中医眼底病规范化研究向前迈出了一大步。

（三）病症学的研究

"病证结合"将中医对"证"的推理性判断和西医对"病"的实证性认识结合起来，以病统证，是目前中医眼底病发展的基本方向。张仲景《伤寒杂病论》奠定了中医学辨证论治的理论体系，并继承《内经》中寓辨证于辨病的思想，将病、证和症作为一个有机整体，通过"依症辨病，据病辨证和随症加减"的基本方法，确立了病、证、症结合论治的诊疗模式，至今仍指导临床并在逐渐完善之中。如糖尿病视网膜病变，病理改变是微血管病变，周细胞丧失，基底膜增厚，内皮功能障碍，眼底表现为微血管瘤，静脉充盈，患者自觉视疲劳、干涩、暗处视力下降，中医病机为久病入络，络脉郁滞，中医治以益气养阴，行血通络，方用生脉散合补阳还五汤加减。药用人参、麦冬、五味子、生黄芪、桃仁、红花、当归、赤芍、川芎、黄连、地龙、葛根。实现了从眼病、病理到中医治疗的病症学结合过程。

（四）围手术期中医治疗的研究

玻璃体视网膜手术是现代眼科手术最重要的组成部分，是20世纪末眼科最引人注目的成就之一，给一些复杂眼底病的治疗带来曙光，但眼部解剖的复位永远不是眼科医师追求的终极目

标。视功能的恢复，患者视觉质量的改善才是治疗的最终目的。如手术前后配合中药口服，有利于减少视网膜出血，减轻水肿，保护和提高视功能。视网膜脱离手术后口服利水渗湿、活血通络中药，有利于视网膜下液吸收，保护黄斑部视网膜结构进而提高视功能。

（五）中医理论的创新及探索

西医是科学，中医也是科学。几千年来中医积累了丰富的实践经验，并用哲学思维方式进行了总结，有些用猜想与假设试图解释，形成了古老的学说体系，古老的医学学术体系需要与现代医学相结合，形成新积累的医学学术体系，同时我们应该发掘、研究与继承古老医学实践经验。事实上，探讨中医中药医疗实践经验中的机制，使之发扬光大，不仅是中医中药学的需求，也是西医西药学的需求，更是中西医结合学的历史使命！有学者在中医传统的"五轮学说"基础上，突破"瞳神属肾"的认识局限，提出"内五轮假说"和"后五轮假说"，将视网膜病与五脏的关系更紧密地联系起来，如认为"视神经及视网膜神经上皮层内属于肝，脉络膜及视网膜血管内属于心，黄斑内属于脾，玻璃体内属于肺，视网膜色素上皮层内属于肾"，将眼底不同部位归属于不同脏。还有学者提出"眼内病变辨证法"，将出血、水肿、渗出、萎缩、变性与机化等病理改变进行辨证分析，以指导临床治疗用药。还有学者提出"目系（视神经）与五轮学说""目系（视神经）与脏象学说"，将视神经病变与脏腑辨证结合起来进行辨证与治疗。有学者提出视网膜静脉阻塞发生发展过程与五脏病机关系密切，病理过程也符合五行生克规律，如针对出血，应责之于心、脾、肝三脏。针对水肿、渗出，应主要责之于肺，另外与脾、肾二脏相关。针对视盘改变，当责之于肝。黄斑病变多责之于脾。新生血管可责之于心、肾二脏。近几年，在眼底病研究方面，学者们从不同角度探讨中医眼底病理论。

古人认为视网膜色素变性属于"阳衰不能抗阴之病"，治疗上主张调整阴阳，这一机制究竟有无理论依据？也有学者从广泛存在于细胞内的两种环核苷酸（作用于细胞内的第二信使），即cAMP（属阳）和cGMP（属阴）这一对作用相反，自成体系的基础理论给予阐述。认为这种能双向

调节的化合物可能就是阴阳的本质。已知cGMP主要分布于视杆细胞（夜视细胞）中，而cAMP则主要分布于视锥细胞（明视细胞）中。按中医理论白天为阳，夜间为阴，两者相辅相成。此外视锥细胞中也有少量cGMP存在，视杆细胞中也有少量cAMP存在，这和中医"阴中有阳，阳中有阴""阴阳互根"极其相似。由此可见，调整阴阳，可能就是调整cGMP、cAMP这一对环核苷酸。而在年龄相关性黄斑变性（ARMD）方面，有学者研究表明：脾虚湿困证多数是ARMD早期病例，肝肾亏虚证多数是ARMD晚期病例。肝肾亏虚证与CFH基因Y402H中TC/CC基因型及等位基因C相关，脾虚湿困证与CFB基因R32Q的GA基因型及等位基因A相关。探讨了中医证型与基因型的关系，为中医证型寻找客观依据。

（六）单味中药的研究

有学者在药物眼内通透性方面进行了深入的研究，实验证实冰片可以促进药物穿过血-眼屏障，并且可以无毒性地促进亲水性和亲脂性药物的角膜穿透性，尤其能够促进亲水性药物的穿透性，因此，冰片可以作为一种安全有效的眼部给药药物的促透剂。

薄荷醇可以无毒副作用地促进眼部药物的角膜和巩膜穿透性。冰片和薄荷醇作为促透剂所制成的滴眼剂可透过血-眼屏障及眼表屏障，进入眼球内部的有效成分可提高10%～200%的生物利用度。

枸杞子是一味世人皆知的明目中药，传统中药杞菊地黄丸中医主治"视物昏暗"，枸杞子为其主药，那么何为枸杞子的明目作用？有学者研究证实枸杞子的水提取物具有神经保护作用，能够保护视网膜的缺血-再灌注损伤，并且能通过下调视网膜中活性物质的表达来保护视网膜神经节细胞、神经元及视网膜血管来阻止视网膜的缺血性损伤。另外，枸杞多糖可能通过调控信号通路及抑制氧化应激来减轻视网膜神经节细胞的继发性损伤。此系列的研究成果主要是为损伤后的视网膜神经节细胞的保护和存活寻找新的治疗措施，为青光眼等眼病新疗法的开发提供重要的依据，同时也证实了中药枸杞子的明目作用。

（七）常见眼底病临床研究

在中医对眼底病的研究中，治疗的主要方法

为辨证论治、单方验方、中药注射、针灸治疗。近几年随机对照研究相关文献明显增多，在糖尿病视网膜病变研究方面，主要集中在非增殖期病变。

二、存在的问题

中医眼底病诊治是中医眼科学理论体系的一部分，起源于阴阳五行等朴素的唯物论与辩证法，在临床经验积累的基础上，历经数千年，积累了丰富的实践经验。从世界范围来看，国外很多国家已将中药列入医疗保险范围。国外特别是东南亚国家对中医研究热情有增无减，因此目前中医研究眼底病存在问题之一就是重视问题。

中医眼底病学说有其独特的理论体系，这种理论体系建立在国学基础之上，目前评价体系基本按照西医方法，有学者认为这种评价体系不利于中医学术的发展。

临床治疗是中医眼底病研究的主要内容，但缺乏循证医学证据是其不足。

中医临床治疗方面的百家争鸣是其特色，同时缺乏标准化、规范化又是其弱点。

三、解决问题的建议及展望

1. 建立科学的认识论，实事求是看待和研究中医眼底病治疗经验，"取其精华，去其糟粕"是今后眼底病研究需要遵循的原则。

2. 治疗学仍是今后中医眼底病研究的重点，病症结合是主要模式，结合眼底病变部位，病理改变的辨病、辨证论治是主流治法。

3. 主流治疗要在循证医学基础上确立统一临床路径，但允许其他中医治疗方法并存，如理疗、针灸、穴位注射、民间疗法等，以保存丰富的中医眼底病治疗内容。

4. 重视中药单体与单体配伍的研究。

5. 用药途径的改变，如中药有效成分玻璃腔注射、局部贴敷这些新疗法值得探索。

6. 重视边缘学科发展对中医眼底病研究的渗透，如表观遗传学、干细胞学说、基因学等。

7. 随着现代计算机数字化研究的深入，眼底病微观辨证、疗效判断、治疗观察引入数字化也是今后研究的重点。

8. 更进一步而言，中医研究眼底病一些共性问题是：①辨证论治目前尚无具体规范、统一的分型标准，无统一作为衡量各型差异的客观指标。同时研究样本量过小，研究结果缺乏说服力。今后有必要引入循证医学的方法，严格进行科研设计，开展多中心、前瞻性、随机对照研究。②在中医药治疗眼底病机制研究方面，深入到分子、基因水平的研究较少，大多研究只是对一些临床指标的改善进行评价，缺乏深层次探讨。今后在条件允许的情况下，各家合作，从不同分型、不同角度进行深入研究，将有利于指导中医药治疗眼底病进一步走向科学化。③动物实验研究较少，应建立眼底病病症结合动物模型，进一步研究探讨疗效，再进行严谨、高层次的循证医学验证，为防治眼底病提供科学客观的依据。

（杨明明　崔　浩）

第二节　探讨中西医结合眼科学面临的新问题

一、中国中西医结合眼科学的发展情况

一个专业分支已得到学术界认可，成立了独立的二级学术组织——中国中西医结合学会眼科专业委员会，吸纳了一批眼科学专家，开展了学术会议，举办了学习班，出版了一批以中国中西医结合眼科学冠名的学术专著乃至规划教材，开展了相关的本科教学工作和研究生教学工作，取得了越来越多的成绩。

然而，中西医结合眼科学仍然存在许多新问题，有些问题是原则性和根本性的。这有待于进一步解决。

二、中西医结合眼科学面临的问题

中西医结合眼科学的发展方向、前进道路还面临许多问题、争议乃至误区。

1. 把中西医结合误认为是中西医"接合"或中西医混合。在中医眼科里开展西医眼科学的手术，或者在西医医院眼科里开展针灸或应用中药，就被认为是完成"中西医结合眼科学"了。

2. 在论文或专著里，叙述一大篇西医眼科学的理论机制，再叙述一大段中医理论的脏象学说、八纲辨证、六经辨证、三焦辨证或卫气营血辨证之后，再介绍一些西医眼科学手术、处置、用

药。然后，再介绍一些中医的"理法方药"或针灸、方剂等，就被认为是已经全面实现"中西医结合眼科学"了。

3. 把西医的细胞培养、动物实验等研究方法和传统的中药方剂叠加起来。这些方剂有的组方很大，很复杂，应用西医的实验方法判断中药方剂的某些实验结果，也被认为是全面实行"中西医结合眼科学"了。

4. 此外，还存在一些较为极端的观点，认为"中西医结合眼科学是不可能实现的，不存在可行性。"其理由是"因为那是两个完全不同的思想体系和完全不同的思想方法，不可能结合到一起"。

5. 有人把中西医结合比喻成"马和驴杂交生成的骡子"，这个比喻是错误的。暗示中西医结合眼科学成果不能传承、不能传代、不能继承。好像一谈"传承"，就是某一门、某一派的传承。认为只有那样才算"传承"。其实中西医结合不但能传承，而且能不断发展，不过没有太多的"门户之见"而已。把中西医结合比做"骡子"的谬误应该改正！不能认为中西医结合"非驴非马"。

6. 认为"中西医结合眼科学是企图否定中医，企图搞垮中医"，是采取"孙悟空钻到铁扇公主肚皮的办法去瓦解中医"。

凡此种种，不一而足，我们不能赞成这些观点。我们认为：中医眼科学和西医眼科学需要结合，能够结合。不是"接合"，不是"混合"，而是融合。是水乳交融，形成一门既源于中学（包括中医眼科学），又源于西学（包括西医眼科学）的独立的新学科——中西医结合眼科学。这门学科是有"源"之水，有"源"之流。"流"来自"源"而又更宽广，更长远，更丰富，更接近大海。

可是，形成一门独立的新学科不是一件简单轻松的事，不是一项一蹴而就的工作。

三、中西医结合眼科学应该真正成为一门独立的学科

（一）思想体系有一致性

一门独立学科的形成，需要在现有成就的基础上，进一步建立独立的学术体系、理论框架和实施原则。中西医结合眼科学的建立需要完成大量的工作。形成中西医结合眼科学是可行的。

中医及西医眼科均是防治眼病，给人类带来光明的工作。两者的目的是一致的，使命是相同的。这是两者结合最重要的基础。

中医眼科是遵循"平衡"的理论，讲究"阴阳共存，阴阳互根，阴阳平衡，阴阳转化"。西医眼科学也在遵循"平衡"的理论，讲究"一分为二""正负互补"，矛盾着的双方互相矛盾，互相依存，在一定条件下相互转化。中医眼科强调"中庸"，西医眼科学强调适中、适度，强调"生理范围"。两者在根本哲学思维上是一致的、统一的。统一在"平衡"的根本思想上。

一切平衡都是相对的平衡，都是动态平衡。貌似静止、稳定，实则多变，平衡在很多内部、外部因素的作用下会不再平衡——"失衡状态"。在一定范围内，这种"失衡"仍然处在可以调节的生理范围。

这就提出了中医眼科和西医眼科学的另一个交汇点——"调节"。

中医眼科强调诸多因素之间的"相生""相克"，西医眼科学也重视诸多因素之间的"上调"和"下调"。毫无疑问，"相生"可以理解为"上调"；"相克"可以理解为"下调"。自身因素的"相生相克"也好，"上调下调"也罢，都有一定的范围，都有一定的"限度"。超出了生理调节的范围，便为病理性失衡，便为病态。中医讲"过与不及都是病"，是很有道理的。

自身因素的调节达不到力度了，产生病理性"失衡"了，就需要借助于医疗手段的干预，使其重新达到新的平衡状态。中医讲"寒则温之""虚则补之"是很有道理的。在有关"平衡"与"调节"的思维方法上，中医眼科和西医眼科学有着完全可以结合的思想体系和哲学思维，不能认为两者是截然不同的思想体系，不能认为两者之间有不可逾越的"鸿沟"。

（二）中医药学的宝贵经验

几千年来，中医中药的先贤们在实践中总结出宝贵而丰富的经验。能在广大空间里的亿万种物质中筛选出几百种（乃至千余种）可以入药治病的"饮片"，这是非常了不起的经验。这些药物称为"生药"。前人进一步总结、积累经验，发现了这些"饮片"之间哪些可以配伍，组成方剂，哪些不可以配伍。中医药学中的"十八反""十九畏"便应运而生了。

前人又总结了炮制的经验，知道了"盐炒""酒炙""蒸煮"的经验等。

前人总结了用药的剂量。

前人发明了用药的剂型，包括"水煎""酒浸""丸散膏丹"等。

上述经验是千百年来实践的总结，其间付出的艰辛、尝试乃至种种风险和代价是可想而知的。

曾有一种意见认为中医药"不科学""不了解机制"就不该继续应用，这种意见是错误的。因为千百年来大量的实践经验可以作为应用的根据。几千年前人类不懂得现代营养学，根据实践经验要饮食。如果等到懂得现代营养学理论机制后再去进食，早就因饥渴而灭绝了。

真实可靠的经验可以借鉴和应用，但不能仅仅满足于经验的借鉴和应用，不能满足于经验阶段。应该不断地研究探讨其理论机制。

（三）经验需要上升为理论

这是一个必要的重大飞跃过程。在这一过程中，需要进行艰难的研究与探索。对经验的总结，不能把想象当成理论，不能把猜测当作理论。在探讨研究的过程中，"大胆的假设"是允许的，但紧接着，必须有"小心的求证"。中药为什么能治病？是由于其中的化学物质即化学成分。多数情况下，一种中药含许多种化学成分，多味中药配伍成方剂，情况就更为复杂了。有时一味中药或多味中药含有的成分中有着多种不同的气味，仅仅分为酸咸苦甘辛是原始的、古老的、粗糙的。

仅用"寒性""热性""温性""凉性"不能对药物性质进行更加细微准确的分类。需要研究其单体成分的药理活性，还要研究其单体成分相互配伍之后乃至经过炮制之后的活性变化。

就像我们在工业上对石油进行分离和深加工后，才出现了汽油、煤油、沥青、焦油等。这绝不是对石油功效的否定，而是让其更加发扬光大。

又像我们在冶金工业中把铁矿石冶炼，提取出铁和其他元素，实现了冶铁工业上的革命，历史由青铜器时代进入了铁器时代。如果抱残守缺，把住铁矿石不许冶炼，冶炼就被视为"异端""另类"，就不能有钢铁事业的发展。

对中药单体的研究和应用，将有利于对药品成分的鉴定和监控，有利于药理机制的深入探究，能把中药治病原理更深入，更科学地说清楚。也有利于制药化学工业的发展。

这一方面，将会成为现在和将来相当长的时期内开发新药的重要方向之一。

在现阶段乃至今后相当长的时期内，丸散膏丹、汤剂浸剂仍然需要应用和生产，但其质量监控仍离不开对主要标志性单体成分的认识。

只有深入研究中药中各种单体成分的药物活性、毒性、副作用及其相互作用，才能使中西医结合眼科学由猜测和想象阶段上升为理论，才能更加普遍地指导实践。使宝贵的实践经验"破茧化蝶"，完成学术上质的飞跃。

（四）正确理解视觉器官与全身整体间的关系

很多全身其他器官、系统的改变会反映在眼部。如高血压动脉硬化与眼底、甲状腺功能亢进与突眼，尤其是大脑中枢神经系统与眼的关系就更密切了，12对脑神经中，第二至第十对脑神经及交感神经、副交感神经都和眼部密切相关。而且，脑与眼部之间还有重要的"孔""窍"相通，如视神经孔、眶上裂等。这些都是客观存在，我们也没有必要非要去讲"肝开窍于目"。诚然，肝病也会在眼部有其表现，如"黄疸"，但那时，可能全身皮肤也会有所表现了。

至于角膜和肝脏之间的关系，就更加间接得多了。

当我们把"思维""精神""情感""聪明"简称为"神明"时，那么，我们就可以说"脑主神明"，因为这些主要是脑的功能。而心脏的功能是提供血液循环的动力。安眠药是作用到脑，全身麻醉药是作用到脑。对昏迷不醒状态不能不治疗脑，当然，也可能同时治疗其他疾病。

有些经过器官移植后的患者（包括心脏移植）其性格、情感可能会有改变，原因可能是多方面的，至少心理学是不可或缺的。

视觉系统与全身整体的关系密不可分，这是毫无疑问的。但是，究竟是怎样一种关系，不是简单的猜测和凭空想象就可以上升为真正的理论的。

药物的颜色与其药理活性之间的关系也不那么简单。明矾和面碱的颜色很接近，鸦片（大烟膏子）和黑芝麻的颜色也很接近，但性质却大相径庭。

毋庸置疑,针灸方法是可行的、有效的。其经验是宝贵的。人体各部分之间是相互联系的,体表内脏相关学说是有道理的,神经传导与神经反射是不能否认的。试想一下,神经干麻醉后对所属部分的针灸效果会不会产生影响?产生怎样的影响?也是值得立项研究的课题。

(五)举例说明可供眼科研究生深入研究的中药单体

中医药学是一个伟大的宝库,努力发掘其药理机制,研究其单体及单体配伍是一条切实可行的中西医结合途径。举例如下:①三七皂苷;②丹参素;③丹参酮ⅡA;④人参皂苷等。

(杨明明 崔 浩)

第十八章 防盲治盲中的流调难点及解决方案

第一节 防盲治盲的最新进展

一、世界的防盲治盲现状

盲与视力损伤是一个全球性的健康问题，据世界卫生组织估计，2018 年全球大约有 13 亿人患有某种形式的视力损伤，其中，中重度视力损伤人数 2.17 亿，3 600 万人失明。随着预期寿命的延长以及人口的增长，这一数字还有进一步上升的趋势。据统计，近 90% 视力损伤和盲的人群生活在收入处于中等水平以下的国家，而且 80% 的视力损伤是可以预防或可以治愈的。

过去 20 年的数据显示，许多国家在预防和治疗视力损伤方面取得了重大进展，随着社会经济的发展和人们生活水平的提高，视力因传染病（例如沙眼、盘尾丝虫病）受到损害的人数大大减少。摩洛哥和加纳两国分别在 2007 年和 2010 年报告消除了沙眼。目前有 65 个国家做了眼病的流行病学调查，研究结果显示，非传染性年龄相关性眼病在增加，目前致盲的主要原因是白内障（39%）、未予矫正的屈光不正（18%）、青光眼（10%）、年龄相关性黄斑变性（7%）、角膜混浊（4%）、糖尿病视网膜病变（4%）、沙眼（3%）、儿童盲（3%）以及盘尾丝虫相关盲（0.7%）。近几十年来，世界卫生组织等国际组织和各国政府为防盲治盲做了大量工作。1999 年 2 月 17 日在日内瓦发起"视觉 2020，享有看见的权利"行动，目标是在全球范围内加强合作，于 2020 年前根治可避免盲。它通过以下几方面的努力来实现目标：预防和控制眼病；培训眼保健人员；加强现有的眼保健设施和机构；采用适当和能负担得起的技术；动员和开发人力和财力资源用于防盲工作。目前防盲治盲的工作成绩，得益于建立了许多成功的国际伙伴关系，其中

包括非洲和美洲的盘尾丝虫病控制项目和 WHO 在全球范围内实施的消灭沙眼盲的联合行动。

2013 年 WHO 在《面向普遍的眼健康：2014—2019 全球行动计划》中提出了眼健康的概念。普遍眼健康全球行动计划的愿景是建设任何人都不应当无故发生视觉损伤的世界，对于发生了不可避免视觉丧失的人应当能够充分发挥他们的潜能，而且让所有需要眼保健的人都能充分接受综合的眼保健服务。WHO 提出的具体目标是，到 2019 年可避免的视觉损伤患病率在 2010 年的基础上降低 25%。

为了实现全球眼健康行动计划，世界健康大会成员国一致同意在现有的防盲工作基础之上制订具体的防盲计划，争取政策和经济上支持，建立眼保健服务机构，充分利用循证医学的知识，降低防盲治盲的成本，促进学术交流，分享国际防盲治盲的经验教训；加强防盲治盲工作中利益相关者合作与协作，联合宣传活动将有助于提高全球对于盲的认识，动员其他资源防治可避免盲；在不同层面系统地掌握和分析防盲治盲的趋势与进展以减少可治愈盲。该计划充分地考虑到各个国家的防盲经验，认为消灭可治愈盲，不但应该要加强初期眼保健的建设，而且还应该建立更多的眼保健服务机构，需要配备较多的专业技术人员和经济适用的设备，提供可负担和可以近距离接触、便捷的服务，特别在缺医少药的人群中。

二、我国的防盲治盲情况

中国是世界上盲和视力损害最严重的国家之一，WHO 提出的眼健康，更是我国国民健康的重要组成部分，没有普遍的眼健康，就没有完整的"健康中国"。解放以前，由于经济落后，眼病情况十分严重。当时主要的致盲原因是沙眼、维生素 A 缺乏、眼外伤和青光眼。眼科医师不足千人，主要

集中在大城市。20世纪50年代,我国把沙眼列为紧急防治的疾病之一。1959年,眼科医师队伍比解放初增加10倍,眼科医师积极投入沙眼防治工作中,开展沙眼流行病学、临床诊断、分类标准、药物治疗及病理等方面研究工作。1955年,汤飞凡、张晓楼首次分离出沙眼衣原体。通过几十年开展爱国卫生运动和群众性沙眼防治活动,随着我国社会经济的发展和人民生活水平的提高,沙眼的患病率和致盲率显著下降。我国广泛推广世界卫生组织控制沙眼"SAFE战略",与国际狮子会合作发起"视觉第一中国行动"项目(三期),2014年底,活动性沙眼、沙眼性倒睫患病率分别为0.196%、0.002%。2015年5月18日,在瑞士举行的世界卫生大会上,国家卫生和计划生育委员会李斌主任在一般性辩论发言中正式宣布:2014年中国达到了世界卫生组织(WHO)根治致盲性沙眼的要求。我国已提前实现了消灭致盲性沙眼的目标,沙眼已经不再是我国的公共卫生问题。

随着生活水平的日益提高和公民预期寿命的延长,20世纪80年代的眼病调查显示盲的主要原因在组成方面较以前有很大的差别,致盲的主要原因依次是:白内障、青光眼、角膜病、沙眼、眼底病。其中白内障占40%~70%。手术是解除白内障盲的最有效手段,所以防盲的重点转为白内障的筛查与手术治疗。国家对此十分重视,将防治白内障盲纳入国家发展规划,重点开展以复明为主的白内障手术,实施了一系列国家级白内障盲防治项目,包括"视觉第一中国行动"一期和二期项目、中西部地区儿童先天性疾病和贫困白内障患者复明救治项目、西部十二省(区)市眼科流动手术车项目,以及百万贫困白内障患者复明工程,治疗白内障盲取得了显著成效。通过以上防盲治盲项目,培养了大批眼科医生和辅助人员,组派多批次医疗队赴农村和边远、贫困地区,为白内障患者实施了白内障复明手术,建立和完善了多所县医院眼科,提供了质优价廉的人工晶状体。同时,白内障手术技术也在不断提高,从小切口囊外白内障摘除术发展到超声乳化白内障吸除合并IOL植入,手术效果也逐渐提升。随着国家医疗保险和新农村合作医疗政策的实施,社会经济和人民生活水平的提高,白内障盲和中重度视觉损伤的工作得到了社会各界的广泛关注和支持,我国的白内障手术率(cataract surgical rate,CSR)明显提高,1988年,我国白内障年手术量约14.3万例,CSR仅为每年83例/百万人群。2000年,白内障年手术量达48.1万,CSR为每年370例/百万人群。2009年,白内障年手术量突破100万例,CSR为每年800例/百万人群。2015年,白内障年手术量突破200万例,达到245万例,CSR为每年1 782例/百万人群,较"十一五"末期提高了56%。2017年,我国白内障年手术量突破300万例,CSR为每年2 205例/百万人群。国家卫生和计划生育委员会发布的《"十三五"全国眼健康规划(2016—2020年)》提出,我国CSR要在2020年年底达到每百万人白内障手术例数2 000例以上,这一目标已经提前实现。但从省份层面而言,仍然有CSR相当低的城市,2006年和2014年全国九省眼病调查结果表明,盲和中重度视觉损伤患病率的增加和白内障手术覆盖率低与相关人群的年龄(高龄)、性别(女性)、受教育程度以及地域明显相关,因此农村、中西部地区以及贫困、教育程度不高的地区应是防盲治盲和视觉损伤的重点区域。在"十二五"期间,我国眼科医疗卫生事业快速发展,县医院眼科服务能力进一步提升。目前,我国约90%的县设有眼科医疗机构,其中约90%可以独立开展白内障复明手术。在"十三五"期间,继续做好贫困人口的白内障复明工作是完成"精准扶贫"的重要工作。

我国眼健康事业取得的成就还表现在公共眼病防治网络的完善,各级各类眼科机构的医疗和研究水平不断提升,医务人员的队伍逐渐壮大,我国每5万人口中有1.1个眼科医生,达到了WHO在2020年要求每5万人群中有1个眼科医生的标准,部分城市医院的眼科机构和眼科医生主动到边远地区开展眼病的防治工作和医疗技术的推广工作。

虽然我国眼健康事业得到了巨大的发展,但依然面临许多挑战。"十三五"时期是推动我国眼病防治工作的关键期和机遇期,《"十三五"全国眼健康规划(2016—2020年)》提出了提升人民群众眼健康水平的切实可行的措施。在计划实施过程中,第一,强调健康促进工作的重要性,充分利用全国爱眼日、世界爱眼日、世界青光眼周等健康宣传日(周)开展宣传活动,普及眼健康知识,使公众增强眼病防治的健康意识。白内障和屈光不正在盲和中重度视觉损伤中占到75%的比重，且可以通过现有的医疗手段很好地解决，是防盲治盲工作的重点。我国的眼科医疗资源分布不均，大量偏远农村及贫困白内障患者无法接受复明手术，因此解决这部分人口白内障致盲仍是今后工作的重点，除继续提高CSR外，还要重视手术质量及手术覆盖率。第二，在儿童青少年中开展屈光不正的筛查与科学矫正，减少因未矫正屈光不正导致的视觉损伤，在每个县均应有合格的验光师提供验光服务。第三，继续巩固沙眼防治成果，防范其流行复燃。第四，在糖尿病视网膜病变的防治中，以分级诊疗制度为基础，建立糖尿病视网膜病变的早期筛查、诊断及治疗的有效模式，加强与内分泌科的合作，争取早期、有效干预疾病进展。第五，普遍开展早产儿视网膜病变防治培训，降低早产儿视网膜病变发病率和致残率。第六，年龄相关性黄斑变性的发病率逐年递增，该病治疗费用高，治疗周期长，致盲率高，需早期诊断，合理治疗以有效地控制病情进展。第七，建立眼科医疗机构与低视力康复机构的合作、转诊工作机制，在三级综合医院眼科和眼科专科医院普遍开展低视力门诊服务。

随着我国经济快速发展、人口老龄化加剧，眼病谱发生了明显的变化，从感染性眼病转变为年龄相关性眼病，这类疾病需要尽早发现，适时干预。因此，防盲工作也是从对患病人群的治疗向眼健康管理、眼病的预防进行转变。相信"十三五"期间，在政府的主导下，在社会各界的共同努力下，我国的眼健康工作一定能取得重大进步。

（范皎洁）

第二节 眼科流行病调查的基本特点

一、眼病流行病学调查特点

眼科研究生应予了解并掌握样本大小的计算：样本大小的计算是通过盲的患病率、患病率的允许误差、置信区间来计算的。应用单纯随机抽样计算样本大小的公式为：

$$N=Z^2(P)(1-P)/B^2$$

（N：样本量；Z：统计量，置信区间为95%时，

$Z=1.96$，置信区间为90%时，$Z=1.64$；P：概率；B：误差值）

然而单纯随机抽样计算样本大小的方法不能应用到整群抽样的调查中。整群抽样的主要缺点是样本分布的均匀性较差，误差也较单纯随机抽样方法大。为了弥补这种缺陷，增强样本对总体的代表性，通常须用抽样作用系数来矫正所得的结果，作用系数一般在2左右。另外还要考虑到受检率的大小。

二、抽样战略

可能性比例（probability-proportional-to-size，PPS）多级整群抽样（multi-stage stratified cluster random sampling）是最常见的抽样方法。从调查的目的出发，如果既包括农村又有城市，农村调查样本由村庄组成，城镇样本由街道组成，那么这个调查的抽样方式要根据农村和城镇的住所合并后来抽取样本。

三、道德认同

按照国际惯例，所有的调查应该遵循赫尔辛基宣言所提出的原则，要得到当地政府的同意，给所有参加者提供知情同意书，同意书中讲明调查的意义，被调查者有何权利。是否同意参加是被调查者的自愿行为。

四、预试验

作为项目的一部分，举办了全面训练之后，为了检验培训的效果，预试验是非常重要的。预试验完全按正式试验的要求进行，但此部分资料不计算在正式调查之中。

五、资料的管理和质量控制

收集资料有纸质和电子两种形式，资料首先要通过人工检查，所有变量由一个数据录入员输入带密码保护的Microsoft Office Access数据库。输入后再检查和纠正数据输入错误。找出离群所有的数字信息，原始数据被复制到外部硬盘和DVD内存储。

六、白内障手术及其手术效果问题

世界人口正在出现老龄化，目前每年新增白

内障患者达 40 万人，而且这一数字还会以 8%～10% 的速度递增，40 岁以上人群每增加 10 岁，需要手术的量就增加一倍，90 岁以上基本都需要手术。因此白内障是防盲治盲优先考虑的眼病，而且通过手术大多数白内障患者的视力都会得到很好的恢复，是见效最快的复明项目。

（一）白内障手术率

白内障手术率（cataract surgical rate，CSR）是衡量不同地区眼保健水平的重要指标，目前各国之间 CSR 差别很大，美国约为 5 000，拉美（阿根廷）约为 1 600，非洲为 200，我国 2017 年统计数据为 2 205，提前实现了《"十三五"全国眼健康规划（2016—2020 年）》提出的我国 CSR 要在 2020 年年底达到 2 000 以上的目标。由于白内障手术率统计较为复杂，并且单纯采用 CSR 存在着一些不足之处，比如没有考虑到不同人群中白内障盲人发生情况的差别、没有考虑到各国掌握的白内障手术适应证不一致的情况、没有考虑到过度医疗的问题等，所以大多数学者更为重视白内障手术覆盖率。

（二）白内障手术覆盖率

白内障手术覆盖率（cataract surgical coverage，CSC）是指特定地区白内障手术人数占应做白内障手术的比例，它是衡量白内障防治水平更为精准的指标。由于采用的标准、计算方法和调查的人群不同，白内障手术覆盖率差别较大，许多发展中国家 CSC 水平较低。根据 2014 年覆盖全国东、中、西部 9 省市的眼病调查结果，我国 CSC 已由 2006 年的 35.7% 提升至 2014 年的 62.8%，翻了一倍。虽然我国防治白内障盲已经取得重大进展，但与其他国家相比还有不小差距，且我国各省白内障手术率及手术覆盖率也存在较大的差异。

（三）白内障手术效果

白内障手术技术的掌握水平参差不齐，人工晶状体的植入率不同，所以白内障手术后的疗效差距较大。在经济落后的巴基斯坦，白内障手术不植入人工晶状体，手术效果无法令人满意，只有 5% 的人疗效较好（视力范围 6/6～6/18），51.4% 的患者处于中等水平（视力范围 6/18～6/60），而 43.1% 的患者手术效果较差（视力范围低于 6/60）。目前主流的白内障手术方式是超声乳化合并人工晶状体植入手术，随着科技的进步，手术成功率及满意度都更为提高，WHO 建议白内障手术后 85% 的眼睛应该获得好的结果（视力范围 6/6～6/18），10% 获得中等疗效（视力范围 6/18～6/60），疗效差的（视力 6/60）要低于 5%。在新时代背景下，我国的白内障手术已从防盲手术逐步转变为屈光性白内障手术，同时提供功能性人工晶状体，帮助患者不仅"看得见"，还要"看得清"，未来将更注重治疗的精准化，满足患者个性化需求。

（四）白内障手术的障碍

阿根廷的一项研究对于双眼白内障盲的患者进行问卷调查，结果显示不能接受手术的最首要原因是经济负担较重，承担不起治疗的费用（32%），其次是没有在意白内障的影响（21%）、身体条件差不是手术的适应证（18%）和等待扶贫手术的机会（11%）。白内障手术治疗时应该强调使患者恢复视力和生活质量的高成功率，向患者提供可负担的服务，政府应该对涉及民生的防盲治盲工作加强重视，合理配置眼科资源，使农村和边远地区的白内障患者得到及时的治疗。

（五）屈光不正的矫正

屈光不正未矫正的原因如下：没有提供可负担得起的屈光矫正设备，而且文化程度也起了重要的作用。为此要提高公民对屈光不正危害性的认知，有些地区屈光矫正设备是免费的，但配镜率仍然很低，即使是较发达的国家情况也是如此。

对视损伤的危险人群的日常视力要定期检查，尤其对儿童。屈光不正矫正的费用应进一步降低，开发收费低廉的矫正设备，培养足够的验光人员，提供方便的验光服务，普及验光设备，必须让任何人都能负担得起，使屈光不正得到及时恰当的治疗。

（范皎洁）

第三节　防盲治盲存在的问题、难点与解决方法

一、防盲治盲存在的问题及解决方法

（一）资金问题

流行病学研究需要大量的人员参与，由于调查地点随机、路途遥远、需要人员和设备的运输，

所以需要大量资金,然而资金来源有限,有时解决非常困难。

(二)不能按照规定的程序完成调查

在流行病学调查之前,按照流行病的方法学需要制定调查程序,该调查程序对于保证调查结果的可靠性非常重要,然而为了尽快完成调查任务或节省开支,有的调查不能完全按照程序去做,针对这一情况,调查之前要成立质量监督小组,由项目负责人亲自挂帅,制定明确的调查程序和时间表,按照此规定严格执行。

(三)诊断标准不一致

由眼科医生或流行病专家对流调队员进行为期一个月以上有关调查方法和专科检查的培训,人手一本调查手册,其中规定方针、责任和每个岗位队员的职责。参加调查人员分为至少两个组,进行调查前、中、后均可以进行组间调查结果的一致性检验,每次检验必须达到标准,该检验由质量监督小组或客体主管部门监督执行。

(四)调查的标准与设备不统一

1. 盲和视力损伤的标准不统一　长期以来,国际上采用的盲和视力损伤的标准并非一致,这给流行病学研究的开展和国际交流造成了一定的影响,妨碍了不同国家或地区之间的相互比较,WHO于1970年提出了盲和视力损伤的标准并鼓励各个国家的研究人员积极地采用这一标准,此标准将盲和视力损伤分为5级,一个人两只眼中较好眼最佳矫正视力<0.3而≥0.05为低视力者(视力损伤1、2级),较好眼最佳矫正视力<0.05为盲人(视力损伤3、4、5级),另外视野情况也考虑在内,中心视野半径≤10°时为盲人,我国目前采用这一标准。而有些国家由于社会和经济状况不同,采用的盲和视力损伤的标准是:视力正常,双眼中较差眼的视力≥0.3者;视力损伤,双眼中较差眼的视力<0.3,但≥0.1者;单眼盲,双眼中较差眼的视力<0.1、较好眼视力≥0.1者;经济盲,双眼中较好眼的视力<0.1,但≥0.05者;社会盲,双眼中较好眼的视力<0.05者。还有一些眼病研究中采用美国标准,即视力损伤指较好眼的最佳矫正视力<0.5(20/40)>0.1(20/200),盲指较好眼的最佳矫正视力≤0.1(20/200)。对于不同的分类方法在交流中应该引起注意。期望一个统一的诊断标准的诞生,否则所得的资料无法进行比

较,也不能顺利交流。

因为屈光不正是引起视力损伤的重要原因之一,WHO对视力损伤的定义是建立在最好矫正视力的基础之上的,而人们在日常生活中的视力并不全是最好矫正视力,这就导致对视力损害的患病率低估38%,因此用日常生活视力代替最好矫正视力有其优点。

2. 眼病调查时所应用的设备不同造成诊断结论的差别　大型的眼病现场调查由于受到地域的限制,所采用的设备有很大的差别,例如有的眼病调查采用的眼压计为压平式的,有的调查采用的是压陷式的;有的调查应用眼底照相(摄像)的方式,而有的调查采用直接检眼镜检查;验光的方法也不同,由于屈光不正是重要的盲和视力损伤的原因,所以验光方法的不统一严重影响调查的结论。

(五)调查结果与防盲治盲政策的制定脱节

由于很多调查是为科研而做,结果的产生多数是以论文的形式来体现的,而且多数是以发表国外的论文为主,由于论文的写作、修改、投稿、再修改、发表需要很长的周期,所以从调查开始到调查结果的公布需要很长的时间,然而在此期间由于政治、经济和社会的高速发展,这个时间间隔会使调查的结论失去时效性。如果该结论作为防盲治盲政策制定的依据,那么就会部分失去其指导作用。解决方法:为了真实地了解某一时期的眼病发病规律,有目的地组织某次眼病的流行病学调查,调查结论直接提供给政策制定部门,同时进行相关的学术交流。

二、防盲治盲的难点

(一)被调查地点的组织工作

流行病学调查要取得被调查地点的地方政府或当地防盲或防疫网络的支持,因为这一网络比较健全,县、乡、村都有专业人员负责,大约95%的村庄都有一个诊所,配备一名全科医生,提供基本的医疗和疾病预防服务,上一级卫生部门为乡镇卫生院。而且这一网络人员对当地的人口构成十分清楚,在这一网络的支持下,被调查对象会更好地了解调查的意义、权利和调查程序,使参与调查的反应率明显提高。

(二)被调查对象的接受程度

由于对调查程序的不理解或觉得自己没有眼

病而没有必要接受眼病检查,有的受检者会拒绝接受调查,使得调查结果出现误差,这样会严重影响调查结果的准确性。解决的方法是:①采取鼓励政策,免费提供医疗咨询、治疗,必要时采取其他激励措施;②身体不好的受检人员不能亲自到现场,调查人员要带着便携设备到其家中为其检查;③最少访问 3 次拒绝参加的,方可认为是放弃调查。

(范皎洁)

第四节　防盲治盲的广泛科研空间

一、研究生科研立项参考

1. 盲和视力损伤的流行病学调查。

2. 白内障的患病率、手术疗效、接受手术的障碍、手术覆盖率的断面研究。

3. 角膜病及相关因素的流行病学调查。

4. 屈光不正的患病与危险因素研究。

5. 盲和视力损伤与死亡率的关系研究。

6. 年龄相关性黄斑变性及其危险因素的研究。

7. 视网膜血管性疾病、高度近视性视网膜病变、糖尿病视网膜病变的患病率研究。

8. 青少年中屈光不正的研究。

9. 眼的生物学参数研究。

10. 眼外伤的患病率及危险因素与交感性眼

炎的调查研究。

11. 国人青光眼的调查研究。

12. 各种眼病的 5 年或 10 年发病率的研究。

13. 眼病的分子流行病学研究。

14. 各种眼病的致病危险因素如年龄、性别、受教育程度、饮酒、吸烟、高血压、肥胖、糖尿病与眼病发病的关系的临床流行病学研究。

二、科研价值

流行病学研究是研究特定人群中疾病、健康状况的分布及其决定因素,并研究防治疾病及促进健康策略和措施的科学。它是预防医学的一个重要学科。研究的方法包括监测、观察、假设检验、分析研究以及试验等。涉及被研究人群的时间、地区、不同人群的分析。研究影响健康的所有物理、生物、社会、文化以及行为因素。

虽然采用的研究方法有很大的相似性,但是不同的特定时间断面,不同的地区,不同的人群在不同的致病因素作用下的眼病流行病学研究都有其特殊性、实用性和创新性,因此调查我国盲和低视力的患病率不但有助于了解我国盲的实际情况,也可以了解实施防盲治盲的实际效果,有助于规划今后防盲治盲工作。眼科研究生应在实践基础上,为眼病流行病调查提出创新性思路、创新性方法及创新性器械。

(范皎洁)

第十九章 眼科检查技术的方法及存在的问题

第一节 视功能检查方法及其影响因素

视功能检查包括视觉心理物理学检查（如视力、视野、色觉、暗适应、立体视觉、对比敏感度等）及视觉电生理检查两大类。目前，视觉质量的客观评估也已作为术前分析和判断术后视觉质量的重要参考，如波前像差分析等。

一、视力

（一）视力表的设计

视力表（visual acuity chart）主要是根据视角原理设计的。正常情况下，人眼能分辨出两点间最小距离所形成的视角称为最小视角即 1 弧分角（1′角）。国际标准视力表 1.0 的标准为可看见 1′角空间变化视标的视力。

我国所用的视力表是缪天荣教授融合了数学、光学、视觉生理学和心理物理学等多个学科设计的对数视力表，其视标是翻滚 E，相邻两行视标大小之恒比为 1.26 倍（0.1log 单位）。

（二）视力检查方法及注意事项

1. 若远视力低于 1.0 时，须检查小孔视力。

2. 远视力检查联合近视力检查可大致了解被检者的屈光状态。

3. **儿童视力检查** 对于小于 3 岁不能合作的患儿检查视力需耐心诱导观察，根据检查注视反射及跟随反射是否存在来大致了解患儿视力情况。采用视动性眼球震颤和视觉诱发电位等检查可客观地评估婴幼儿视力。对于 3 岁以上不能配合普通视力检查的儿童，可使用图形视力表。

（三）影响视力测量的因素

理论上人眼应该能看到无穷远处物体，但实际上人眼的视力受到诸多因素的限制。

1. **光学系统的限制** 人眼并非完美的光学系统，存在着各种成像偏差。角膜像差、晶状体像差、人工晶状体和眼镜片像差等都使得人眼的最佳视力受到限制。

2. **解剖因素** 视网膜上光感受细胞的数量、大小、位置、分布决定了个体最小分辨角。瞳孔作为"光圈"可以调节光线进入眼内量，小瞳孔可以减少像差、增加景深，提高视力，但是瞳孔过小，光线进入过少会减少视网膜照明从而降低视力。

3. **外界环境** 外界照明环境、视标设计的对比度、拥挤现象、视标阅读的难易程度都对视力有一定影响。

4. **个体因素** 个体文化水平、心理因素、阅读时间也是不可忽视的因素。

二、视野

视野（visual field）是指眼向正前方固视时所见的空间范围。相对于视力的中心视锐度（视力）而言，它反映了周边视锐度。

（一）视野计的发展阶段

视野计（perimeter）的发展经历了最早的手动视野计、Goldmann 人工半球形动态视野计及目前计算机控制的静态定量视野计三个阶段。

（二）视野检查的分类

1. **动态视野检查（kinetic perimetry）** 即传统的视野检查法，如平面视野计。动态视野检查的优点是检查速度快，适用周边视野的检查，缺点是小的、旁中心相对暗点发现率低。

2. **静态视野检查（static perimetry）** 为计算机控制的自动视野检查。定量静态视野检查快捷、规范。

（三）视野检查方法

常用的视野检查方法有对照法、Amsler 表、平面视野计、弧形视野计、Goldmann视野计、自动视野计。

对照法是最简单的视野检查方法,缺点是不够精确,且无法客观记录。Amsler表用于检查早期黄斑病变及其进展情况或测定中心、旁中心暗点。Goldmann视野计将背景照明、刺激光标大小及其亮度进行标准化,可供进行动态及静态视野检查,同时它为发展更精确的现代视野计奠定了基础。自动视野计(automated perimeter)是由电脑控制的静态定量视野计,能自动监控被检者固视的情况,并能对多次随诊的视野进行统计学分析,提示视野缺损的进展情况,Octopus、Humphery视野计具有代表性。

(四)视野检查的影响因素

视野检查属于心理物理学检查,反映的是被检者的主观感觉。影响视野检查结果的因素主要有三方面:

1. 被检者方面 精神因素(如警觉、注意力、视疲劳及视网膜光阈值波动);生理病理因素(如瞳孔直径、屈光间质混浊、屈光不正等)。

2. 仪器方面 存在动态与静态视野检查法的差异;平面屏与球面屏的差异;单点刺激与多点刺激的差异;背景光及视标的差异等。

3. 操作方面 不同操作者检查方法和经验不同易造成人为偏差。

三、色觉

色觉检查主要分为视觉心理物理学检查(主观检查)和视觉电生理检查(客观检查)。主观检查法包括假同色图检查、色相排列检测和色盲检查镜。

1. 假同色图(pseudoisochromatic plate) 即色盲本(图2-19-1,见文末彩插),利用不同类型的颜色混淆特性来鉴别异常者,为最简单、快速并广泛应用的色觉检测方法,缺点是不能精确判定色觉异常的类型和程度,而且需要被检者有一定的认知和判断力。

2. 色相排列检测 主要有Farnsworth-Munsell(FM)-100色调测验法和Farnsworth panel D-15色调测验法,FM-100色调测验法灵敏度较高但操作比较复杂。Panel D-15测验法简单,便于携带,适合大规模临床普查,但灵敏度、准确性不如色盲检查镜。

3. 色盲检查镜(anomaloscope) 能正确诊断各种色觉异常的类型,还可进一步较准确地测定辨色能力。但检查较费时间,需专门人员操作。

四、暗适应

暗适应检查可反映光觉的敏锐度是否正常,可对夜盲症状进行量化评价。检查暗适应的方法

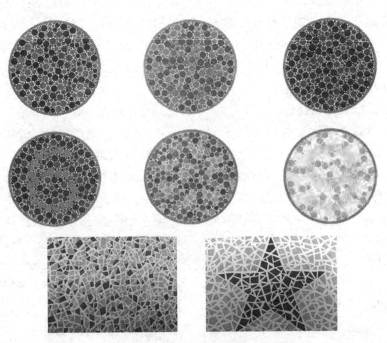

图 2-19-1 假同色图

有对比法和暗适应计。

1. **对比法**　由被检者与暗适应正常的检查者同时进入暗室,对比其暗适应能力。此法步骤比较简单,但精准度欠佳。

2. **暗适应计(dark adaptometer)**　通常先做5～15分钟的明适应后,再做30分钟的暗适应测定,将各测定点连接画图,即成暗适应曲线。某些疾病如视网膜色素变性(RP),其视杆细胞受损先于视锥细胞,在疾病早期暗适应曲线即可表现为视杆细胞曲线异常,而视锥细胞曲线基本正常。

五、立体视觉

立体视觉(stereoscopic vision)也称深度觉,是感知物体立体形状及不同物体相互远近关系的能力。立体视觉以双眼单视为基础。外界物体在双眼视网膜相应部位(即视网膜对应点)所成的像,经过大脑枕叶视觉中枢的融合,综合成一个完整的、立体的单一物像,这种功能称为双眼单视。双眼单视功能分为三级:Ⅰ级为同时视;Ⅱ级为融像;Ⅲ级为立体视。可用障碍阅读法、Worth四点试验(Worth 4 dot test)、同视机、随机点体视图、Bagolini 线状镜(Bagolini striated glass)等方法检查。

同视机(synoptophore)检查是看远的立体视觉,可以定性及定量地检查立体视觉,使用不同的画片可检查三级功能。随机点体视图(random-dot stereogram):制成同视机画片可检查看远的立体视觉,制成图片可检查看近的立体视觉。常用的有 Titmus 立体图(图 2-19-2)和颜少明立体视觉图(正常立体视锐度≤60″)。前者用偏振光眼镜,后者用红绿眼镜检查。两者均可做定量检查,卡片价廉携带方便。

六、对比敏感度

对比敏感度(contrast sensitivity)指在明亮对比变化下,人眼对不同空间频率的正弦光栅视标的识别能力。人眼所能识别的最小对比度,称为对比敏感度阈值,阈值越低则敏感度越高,视力越好。倒 U 形的对比敏感度函数曲线(图 2-19-3)能更加全面地了解人眼的形觉功能,能提供比传统视力表更多的信息(低频区反映视觉对比度情况、中频区反映视觉对比度和中心视力综合情况、高频区反映视敏度)。

对比敏感度最初曾多用 Arden 光栅图表进行检查,方法简便,适用于普查,但欠精确,最高只能测定 6c/d。现多用对比敏感度测试卡(functional

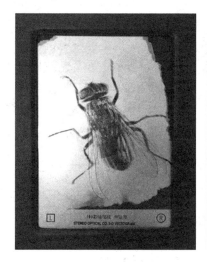
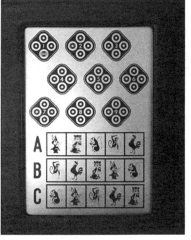
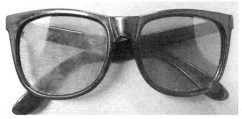

图 2-19-2　Titmus 立体图

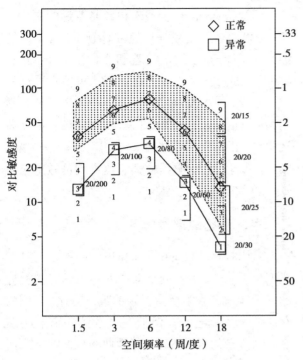

图 2-19-3 对比敏感度函数曲线

acuity contrast test chart，FACT 卡）以及计算机系统检测（如 Takaci-CGT-1000 型自动眩光对比敏感度检查仪）。此外，近年来使用的激光对比敏感度测定仪（将激光干涉条栅直接投射在视网膜上），可记录不同空间频率的对比敏感度阈值（激光视力）。

七、视觉电生理

视觉电生理可以客观反映视觉系统的功能，常用的检查有视网膜电图（electroretinogram，ERG）、视觉诱发电位（visual evoked potential，VEP）和眼电图（electrooculogram，EOG）。不同视觉电生理检测方法及其波形检测的视觉组织结构关系概述见表 2-19-1。

表 2-19-1 视觉组织结构与相应的电生理检查

视网膜组织结构	电生理检查
光感受器	闪光 ERG 的 a 波
双极细胞、Müller 细胞	闪光 ERG 的 b 波
无长突细胞等	闪光 ERG 的 OPs 波
神经节细胞	图形 ERG*
视神经及视路	VEP*
色素上皮	EOG

*光感受器和双极细胞功能正常时

（一）视网膜电图

是闪光或图形刺激视网膜时通过角膜电极记录到的一组视网膜电位波形，代表了从光感受器到无长突细胞的视网膜各层细胞对光刺激电反应的总和。通过改变背景光、刺激光及记录条件，分析不同的波，可辅助一些视网膜疾病的诊断。

1. 闪光 ERG（flash ERG） 是用闪光刺激整个视网膜区域，记录整个视网膜反应的总和。检查内容包括视杆细胞反应、暗适应最大反应、振荡电位、视锥细胞反应、闪烁光反应五部分（图 2-19-4）。缺点是不能对病灶进行明确的定位诊断，而且对周边的微小病灶也不敏感。

2. 图形 ERG（pattern ERG） 图形 ERG 的起源与视网膜神经节细胞的活动密切相关，可用于原发性开角型青光眼（图形 ERG 的改变早于图形 VEP）、黄斑病变等的辅助诊断。

3. 多焦 ERG（multifocal ERG，mfERG） 即多位点视网膜电图。可同时分别刺激视网膜后极部黄斑区及周围多个不同部位，用一个通道常规电极记录多个不同部位的混合反应信号，再经计算机程序处理，把对应于各部位的波形分离提取出来，从而反映各部位的视功能，优点是可以了解黄斑部及其周围的视网膜尤其是视锥系统的功能，但是对累及整个视网膜的疾病则无法做出判断。

（二）视觉诱发电位

是视网膜受闪光或图形刺激后在枕叶视皮层诱发出的电活动。它不受注意力、学习动机等影响，可用于伪盲检查。从视网膜神经节细胞到视皮层任何部位神经纤维病变均可导致 VEP 异常（图 2-19-5）。由于 VEP 的记录受图形对比度、翻转频率、滤波器、采样频率等的影响，因而 VEP 用于测视力存在标准化的问题。按刺激光形态可分为闪光 VEP 和图形 VEP。前者适合于视力严重受损不能施行图形 VEP 检查者，需要被检者的合作程度不如图形 VEP 高，但其振幅和潜伏期变异较大；后者常用棋盘格图形翻转刺激，波形较稳定、可重复性更好。

（三）眼电图

记录的是眼的静息电位（不需额外光刺激），其产生于视网膜色素上皮。EOG 异常可见于视网膜色素上皮、光感受器细胞疾病、中毒性视网

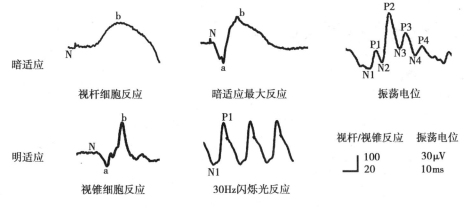

图 2-19-4　闪光 ERG 五种反应示意图

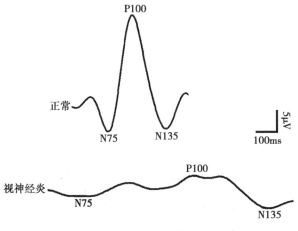

图 2-19-5　视觉诱发电位

膜疾病等。一般情况下 EOG 反应与 ERG 反应一致，EOG 可用于某些不接受 ERG 角膜接触镜电极的儿童被检者。

八、波前像差分析

波前像差分析是一种客观视觉质量检查。物理光学上所指的像差指实际波阵面与理论上无偏差状态下的波阵面在相位改变相同的条件下，经一定时间在介质中传播形成的路程差，即光程差（optical path difference，OPD），也可称为波阵面像差或波前像差（wave front aberration）。

对于人眼，像差主要来源于光学系统的缺陷，如各屈光介质固有的成像缺陷、调节时的动态变化及屈光介质间的相互影响等。行波前像差检查时很多因素可影响检查结果。正常瞳孔大小时，眼高阶像差的平均值接近于零，当瞳孔增大至 7mm 时，各级高阶像差均增加。这是因为瞳孔散大时，光线经过透镜的面积增加，而透镜周边的屈光力比中央强，因而形成球差。泪膜破坏后角膜表面不规则改变可以增加高阶像差。年轻个体一般角膜球差为正值，晶状体球差为负值，随着年龄的增长晶状体球差朝正像发展，对角膜的补偿就会减少。眼睛的调节也会引起波前像差的变化。

波前像差仪的基本原理是选择性地监测通过瞳孔的光线，将其与无像差的理想光线进行比较，再通过数学函数将像差以量化形式进行表达。常用的波前像差仪有 Shack-Hartmann 波前像差分析仪、Tscherning 波前像差分析仪、Tracey 波前像差分析仪、OPD-Scan 波前像差分析仪。OPD-Scan 波前像差分析仪速度快、取样多，测量范围也较大，临床应用较广泛。光学质量分析系统（optical quality analysis system，OQAS）能够客观分析人眼光学系统的光学质量，工作原理是一近红外点光源经过一系列消色差双透镜、反射镜和人眼屈光间质后于视网膜成像，视网膜成像反射的光再次通过眼屈光介质、双透镜、反射镜后由照相机接受成像，计算机分析该成像，因此 OQAS 属于双光程检测系统。OQAS 的主要参数有调制传递函数、斯特列尔比、客观散射指数、晶状体条件的幅度和泪膜功能的评价。

临床上可应用波前像差仪检查并了解角膜及眼球的波前像差，用于指导屈光手术、角膜接触镜的镜片设计和改良，以及对白内障、青光眼及其他角膜手术后的视觉质量进行客观评估。

（姚　进　汤凌云）

第二节　角膜检查的各种方法及进展

角膜是人眼球屈光系统的重要组成部分,随着仪器设备的研发,对角膜的检查已从简单的角膜表层形态学检查,发展到全角膜形态功能学检查及病原学检查,还通过角膜生物力学的检查观察其在角膜疾病发生发展中的作用,这些检查方法使人们对角膜的认识有了更深入的了解。

一、眼表综合分析仪

Keratograph 眼表综合分析仪是目前最精确的 Placido 环式角膜地形图。它基于 Placido 环原理和穿透摄像技术设计,是用来评估眼表状态的多功能临床检测仪器,应用于角膜眼表检查和干眼诊断。

Keratograph 眼表综合分析仪目前临床应用主要包括:①非侵入泪河高度(non-invasive tear meniscus height,NITMH);②非侵入泪膜破裂时间(non-invasive keratograph tear break-up time,NIKBUT);③脂质层(lipid layer)观察;④睑板腺拍摄和睑板腺开口观察(图 2-19-6);⑤眼红分析;⑥ Imaging 角膜点染观察等全套眼表检查方案,其在临床受到广泛关注。

Keratograph 眼表综合分析仪应用白光或红外光源检测 NIKBUT 和 NITMH,无须荧光素染色和钴蓝光检查,客观、非侵入地检测泪液分泌量和泪膜稳定性并记录干眼观察指标,从而快速准确找出干眼病因,指导医生制定有效的针对性治疗方案。同时由于其可配合程度高,有望在学龄期儿童睑板腺功能障碍型干眼诊断和治疗随访中发挥重要的应用价值。在 Sjögren 综合征早期诊断和评价外分泌腺功能中,可客观反映患者病情程度,具有一定的临床应用价值。但受检者在检测时存在反射性刺激因素是其不足,有待于设备的进一步改进和完善。

二、角膜形态测量有关仪器

临床上,用于角膜形态测量的除角膜盘/照相角膜镜和角膜曲率计等传统设备之外,近几年逐渐发展出各种能够更全面、快速和方便测量评估角膜形态的角膜地形分析系统。主要包括计算机辅助角膜地形图分析系统、Orbscan 角膜地形图系统、Pentacam 眼前节测量及分析系统和眼前节光学相干断层扫描仪分析系统。

(一)计算机辅助角膜地形图分析系统

计算机辅助角膜地形图分析系统具有获取信息量大、测量精度高、易于建立数字模型和受角膜病变影响较小等特点。其构成原理主要引入两种方法:①等高线法,等高线是由地面高度相同的点所连成的闭合曲线,反映地势起伏高低的等高线地形图用等高距标记高程,等高距是相邻

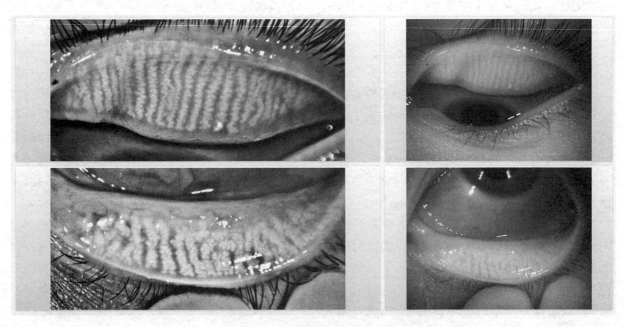

图 2-19-6　睑板腺拍摄和睑板腺开口观察

两条等高线之间的高度差；②分层设色法，采用计算机彩色编码技术将角膜不同曲率和屈光力总值用各种不同颜色表示。冷色（深蓝、浅蓝）代表平坦的角膜部分（弱屈光力），暖色（红、橙、黄）代表陡峭的角膜部分（强屈光力），中间色为绿色。这些颜色相当于地形图中的分层设色法，有定量分析和定性诊断的功能。

计算机辅助角膜地形图分析系统具有广泛的临床应用价值，研究生可以从以下几个方面考虑和应用：①角膜屈光手术的术前检查和术后疗效评价，术前根据角膜地形图充分了解角膜形态，尤其是角膜散光、圆锥角膜及接触镜诱发的角膜扭曲等；术后用于评价疗效；②现代白内障手术可通过手术切口中和术前散光，因此可根据术前角膜地形图来指导手术切口设计；③可以对角膜移植术后角膜散光做出准确的判断，从而指导矫正角膜移植术后的散光；④可计算角膜表面的屈光力，指导角膜接触镜的验配，提高准确性。

（二）Orbscan 角膜地形图系统

1997 年 Orbscan 应用于临床及科研。它分别从左右两边发射 20 条裂隙光以 45°投射于角膜进行水平扫描，共拍摄到 40 个裂隙切面，每个切面得到 240 个数据，共 9 600 个数据，最后计算出全角膜前后表面的高度、角膜前表面屈光力地形图及全角膜厚度图。此外，它还可检测前房深度和晶状体厚度等参数。Orbscan Ⅱ地形图仪是由 Orbscan 系统加 Placido 盘组成，结合 Placido 盘镜面反射测量的角膜前表面反射像点坡度得到角膜曲率值。测量参数包括：①表面高度，角膜的高度地形彩色编码图显示角膜与一参考平面的相对高度；② Diff 值，Diff 值是每个角膜实际测得的后表面顶点距理想参考球面基准值两者之间的差值；③曲率值，角膜前表面反射像测量角膜前表面角膜曲率值分布；④厚度，全角膜的厚度是根据角膜前后表面的高度差而获得的；⑤前房深度和晶状体厚度。

（三）Pentacam 眼前节测量及分析系统

Pentacam 眼前节测量及分析系统是根据 Scheimpflug 成像原理进行旋转扫描三维测量的眼科仪器。Scheimpflug 定律认为移动三个平面，如果被摄图像平面、镜头平面和胶片平面彼此相交于一条线或一个点，便可获得更大的焦深。三维断层扫描，采集角膜数据点，可高达 13.8 万个数据点。Pentacam 内置的 Scheimpflug 摄像机用波长 475nm 的蓝色光源，在 2 秒内随同被检眼光轴旋转 180°，可得到共轴的 50 帧裂隙图像，25 000 个不同的高度点，计算机软件分析和构建出三维的眼前段图像。测量结果显示有：①角膜前后表面高度图；②角膜前后表面地形图（角膜屈光力图）；③角膜厚度；④前房深度、前房容积和前房角；⑤晶状体密度和囊膜结构；⑥角膜前后表面波前像差的 Zernike 多项式（图 2-19-7，见文末彩插）。

Pentacam 眼前节测量及分析系统可以全方位地了解角膜形态特点，包括角膜曲率图、角膜前、后表面高度图、角膜厚度图等。

（四）眼前节光学相干断层扫描仪分析系统

眼前节光学相干断层扫描仪（anterior segment optical coherence tomography，AS-OCT），即眼前节 OCT，目前在眼科医学临床领域应用非常广泛，可用来测量全角膜厚度、角膜各层厚度、前房深度、前房宽度、房角、虹膜、睫状肌、晶状体厚度、晶状体前后表面曲率半径等一系列参数，具有直观、分辨率高的优点（图 2-19-8）。其成像原理是利用低能量的近红外光源照射待测组织，依据光的相干性产生干涉，用于组织断层成像。OCT 轴向分辨率可达 1～10μm，其活体和实时成像特点在手术引导、活体组织检查和治疗效果的动态研究等方面能够发挥重要作用。与其他检查手段相比，非接触、无创伤、成像速度快、图像质量高、患者耐受性高均是其优势。此外，检查时可通过目镜或摄像头对患者的眼位进行监控，保证了良好的可重复性，临床应用操作更方便。

谱域 OCT 虽然实现了高速扫描和超高分辨率，但其扫描范围有限，对眼前节进行扫描时最大扫描直径仅能达到 8mm，因此一次扫描无法获得整个角膜和前房的图像。而时域 OCT 虽然扫描范围较宽，但是扫描速度慢且分辨率低。因此前节 OCT 仍有待于研究发展。

三、角膜内皮显微镜

角膜内皮显微镜是一种非侵入式的检查仪器，能客观、快速、准确地检测角膜内皮细胞的情况。它是利用镜面反射光学原理，由显微镜改

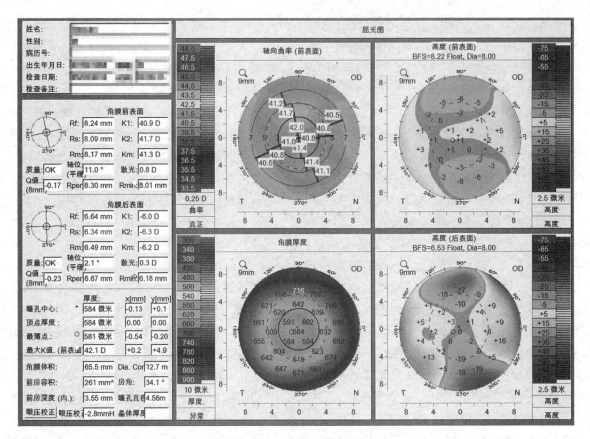

图 2-19-7 正常角膜地形图

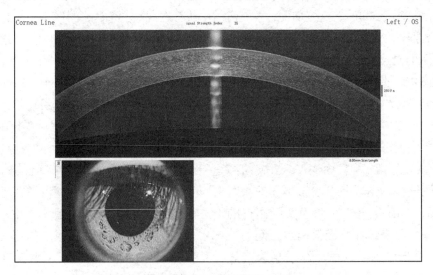

图 2-19-8 正常眼前节 OCT

眼前节 OCT 显示局部角膜组织结构和角膜的厚度

装而成。1919 年，Vogt 最早描述在裂隙灯下，用高倍镜看到镜面反射的活体角膜内皮细胞，但未被眼科医师们在临床上充分利用。1968 年，Maurice 设计，改装、试制成功，并命名为镜面反射显微镜。此后，又经 Bourne、Laing 等加以改进、完善，终于能对活体角膜放大到 100 倍以上

的内皮细胞进行形态观察、密度计算、图像拍照、录像，进而获得重要资料。

角膜内皮显微镜主要用于角膜内皮细胞的筛查评估，可观察角膜内皮细胞的密度和形态。但各公司的分析软件不同，故正常值有所差别，临床观察只能用同一型号仪器进行检查对比。但对

于细小的病变，角膜内皮显微镜不如角膜共聚焦显微镜。角膜瘢痕、角膜水肿、角膜溃疡、密集的后表面沉积物或各种原因导致的前房消失，都会影响角膜内皮显微镜的检查结果。

四、共聚焦显微镜检查

眼科活体共聚焦显微镜（*in vivo* confocal microscope，IVCM）是近来出现的一种新型高放大倍率的显微镜。能对活体角膜及结膜组织进行无创检查，并且可实现实时动态和四维观察，具有高精密度、高放大倍率等优点。在角膜的病理、生理、创伤愈合及疾病诊断中有以往其他检查设备无可比拟的优势。眼科医生可以在活体角膜上观察到组织细胞学变化，使角膜及其疾病的研究进入一个新的层面。

共聚焦显微镜分辨率小至 1μm，活体显示细胞结构。由点及面、由浅至深穿透显示各层结构变化，直接观察病灶区，对真菌性角膜的真菌菌丝和孢子检出阳性率在 95% 以上，在临床诊断中极具价值（图 2-19-9）。此外对组织损伤修复的观察，可以作为观察评价的辅助手段。在角膜水肿或混浊时，共聚焦显微镜仍可以对角膜的深部组织进行检查，被认为是目前对角膜病临床研究具有价值的工具之一。

现在共聚焦显微镜检查已经从大家最常用的感染性角结膜疾病，拓展到了更宽的领域，特别是在很多科研的方向进行前瞻性研究。可以用于

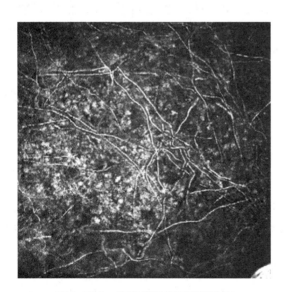

图 2-19-9　临床共聚焦显微镜检查
真菌性角膜溃疡，可见大量真菌菌丝

对睑板形态进行观察，角膜屈光手术后角膜手术界面的变化、角膜切口的愈合、上皮下神经纤维的修复。同时共聚焦显微镜开启了干眼症诊疗的细胞水平时代，比如早期干眼角结膜树突状细胞（DC）增多活化，炎症细胞增多，角结膜上皮细胞密度下降，上皮基底膜下神经（SBN）纤维弯曲变细、串珠样改变、反射性增高、密度及长度降低等。

五、角膜生物力学测量

目前常用的角膜生物力学活体测量仪器有眼反应分析仪和可视化角膜生物力学分析仪。

（一）眼反应分析仪

眼反应分析仪（ocular response analyzer，ORA）是一种新型非接触式喷气式眼压计，是目前临床常用的测量活体角膜生物力学性能的仪器。其原理是通过脉冲气流使角膜发生两次压平，得到两次压平眼压值，两次压平眼压值之差即为角膜滞后量（corneal hysteresis，CH），两次压平眼压值的平均值即模拟 Goldmann 眼压值（IOPg），并进行矫正，得到角膜矫正眼压（IOPcc）。角膜阻力因子（corneal resistance factor，CRF）反映角膜受气流压迫产生形变时的阻力（包括黏性阻力和弹性阻力）累积效应。CH 反映角膜黏性阻力。有研究表明，CH、CRF 与中央角膜厚度（central corneal thickness，CCT）呈显著正相关关系。

（二）可视化角膜生物力学分析仪

尽管 ORA 能够有效分析评估 CRF 和 CH，但 CRF 和 CH 均为经验参数，无法直接表明角膜生物力学特性。可视化角膜生物力学分析仪（corneal visualization scheimpflug technology，Corvis ST）作为一种新型的测量角膜生物力学性能的仪器，频率快，测量区域广，可获得多项角膜生物力学性能相关参数。其原理基于高频 Scheimpflug 照相机对角膜形变过程进行超高频拍照，客观地显示角膜形变及恢复过程，同时记录角膜形变幅度图、角膜压平长度图和角膜形变速率图，获得反映角膜生物力学特性的一系列参数：①第一压平时间，即在空气脉冲作用下角膜中央从凸变平的时间；②第一压平长度，即在空气脉冲作用下角膜中央从凸变平的长度；③第一压平速度，即在空气脉冲作用下角膜顶点在中央角膜从凸变平的速

度；④第二压平时间，即角膜从被压陷变凹恢复变平的时间；⑤第二压平长度，即角膜从被压陷变凹恢复变平的长度；⑥第二压平速度，即角膜从被压陷变凹恢复变平的速度；⑦最大压陷时间，即角膜顶点自初始状态到发生最大变形的时间；⑧最大压陷两点峰间距离，即角膜顶点离初始状态最远时角膜发生形变的两个端点间的距离；⑨最大压陷曲率半径，即角膜顶点离初始状态最远时的曲率半径；⑩最大形变幅度，即角膜顶点离初始状态最远时角膜发生的形变幅度；⑪IOP；⑫CCT。目前角膜生物力学在近视防控研究、扩张性角膜疾病（如圆锥角膜筛查）、屈光手术术式的选择和评估以及青光眼诊疗方面等有很好的参考价值。

（姚　进　徐英男）

第三节　人工晶状体度数测量的各种方法及优缺点

随着白内障手术从复明手术到屈光手术的转变，人工晶状体（intraocular lens，IOL）的设计也日益精进。IOL 种类繁多，功能各异，目前人工晶状体常用的分类方法可根据焦点的多少分为单焦晶状体、双焦晶状体、三焦晶状体；根据是否球面分为球面晶状体和非球面晶状体，如双焦和三焦晶状体均是非球面晶状体；还有一种比较特殊的是结合散光矫正的晶状体即环曲面人工晶状体（toric intraocular lens，TIOL）。人工晶状体的选择应结合三方面因素：一是眼部检查结果，二是患者的视物需求，三是患者的经济基础。如何根据检查结果选择合适的人工晶状体与屈光度是本节的要点。

与晶状体类似，IOL 作为屈光介质的重要组成部分，其主要功能就是屈光。人工晶状体屈光力计算公式有很多，根据几何光学原理推导出来的 Binkhorst 公式：$P=[N(4R-L)]/[(L-C)(4R-C)]$，其中 P 为人工晶状体的屈光力（D），L 为眼轴长度（mm），C 为前房深度（mm），R 为角膜半径（mm），N 为房水折射率的 1 000 倍（取 1 336）。从中可以发现人工晶状体的度数主要与眼轴、前房深度、角膜曲率有关。

目前人工晶状体的测量主要通过 A 型超声（A 超）、光学生物测量仪（IOL Master）、第三代光程差分析系统（optical path difference scan Ⅲ，OPD-Scan Ⅲ）和眼前节测量及分析系统（Pentacam）等仪器进行。

一、A 型超声

A 超可以测量眼轴长度、角膜曲率、前房深度（图 2-19-10）。其中测量眼轴长度是其最重要的功能，尤其是对有一些角膜病变、严重白内障等屈光介质混浊的眼睛，A 超的检出率仍然较高，排除操作熟练度等主观因素，使用 A 超计算所推荐的人工晶状体屈光度，在术后也很接近预期目标屈光值。

需要注意的是，操作者的熟练程度直接关系到测量的准确性，测量时探头接触角膜如果过度按压或者接触不良，眼轴长度测量结果均不准确；同时，如果眼轴长度过长（如高度近视）或过短（如小眼球），应测量双眼轴长作为比较和参考，在没有屈光参差的情况下双眼眼轴长度相差不应超过 0.5mm。

二、光学生物测量仪

光学生物测量仪（IOL Master）目前已作为人工晶状体度数测量的首选。其原理应用部分相干干涉技术并经过改良研制开发的人工晶状体度数测量工具。相较 A 超，IOL Master 可获得更多的眼部生物测量参数。最新的 IOL Master 700 采用扫频 OCT 的测量原理，实现了从角膜顶点至视网膜的全眼轴长可视化测量，它除了可以测量出视轴方向上的眼轴长度（AL）、前房深度（ACD）、去掉角膜厚度的房水深度（AQD）、晶状体厚度（LT）、中央角膜厚度（CCT）、白到白的角膜直径（WTW）、瞳孔直径（PD）、角膜曲率（K 值）、视轴中心点等数据，同时还具有术中导航定位功能（图 2-19-11）。

（一）眼轴测量

正常情况下 IOL Master 测出的眼轴长度比 A 超偏长，这是因为 A 超测量的界面是从角膜顶点到视网膜内界膜，而 IOL Master 测量的是从泪膜到视网膜色素上皮层的距离。两种仪器所用原理也不相同，A 超是根据声波的时间与振幅的关系来探测回波情况，而 IOL Master 是利用光学成像技术。多数研究表明 IOL Master 比 A 超

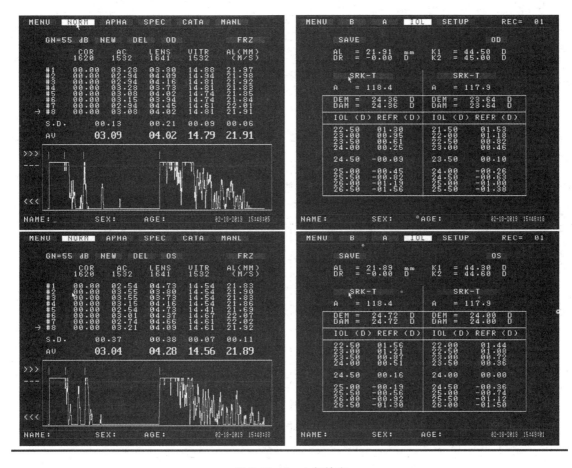

图 2-19-10 A超检查

的结果更加精确，可能是由于 A 超的探头直接接触角膜，对角膜有一定程度的压陷影响了其精确性。

（二）角膜曲率测量

角膜曲率的测量从原来 IOL Master 500 的 6 点（2.5mm）升级至 IOL Master 700 的 18 点（1.5mm、2.5mm、3.5mm），同样采用远心光学技术，保证测量位置不受操作时对焦准确性的影响。同时三环的测量模式，进一步提高了准确性和一致性。

（三）导航功能

IOL Master 700 的导航功能进一步提高了白内障手术的精准性。术前行无赤光眼前节照相，通过结膜与巩膜上的血管进行定位，术中根据导航可以明确白内障手术切口位置，精准环形撕囊，准确摆放人工晶状体位置，保证人工晶状体的居中性。对于 Toric 晶状体可以定位具体散光轴向，减少了传统裂隙灯手工定位的误差。

三、光程差分析系统和眼前节测量及分析系统

随着人们对白内障术后视觉质量要求的提高，双焦点和三焦点人工晶状体的植入也越来越多。高端人工晶状体的测量和选择不同于单焦点人工晶状体，其主要影响参数有散光、角膜球差、高阶像差、瞳孔、Kappa 角或 Alpha 角。是否适合高端人工晶状体植入，可通过第三代光程差分析系统（OPD-Scan Ⅲ）与眼前节测量及分析系统（Pentacam）的检查结果来评价这些影响参数。

（一）OPD 与 Pentacam 的功能

OPD 的功能主要有波前像差仪、Placide 环角膜地形图（仅基于角膜前表面测量角膜参数）、自动验光仪、自动角膜曲率计、瞳孔尺寸测量、日瞳夜瞳视轴位移、隐形眼镜验配测量、后照影像、角膜疾病筛查（角膜导航器）（图 2-19-12，见文末彩插）。

	IOL计算（多个公式）	
OD 右	（！）标记一个不确定测量值。 （*）标记一个手动编辑值。 --- 标记一个失败测量。	**OS** 左

OD	OS
AL: 22.02 mm　（SD=9 μm） ACD: 3.28 mm　（SD=6 μm） LT: 3.85 mm　（SD=8 μm） SE: 44.49 D D1: 44.17 D　@ 52° D2: 44.80 D　@ 142° ΔD: −0.63 D　@ 52°　　　WTW: 11.7mm Ref: ---　　　　　　　　　　VA: --- 目标屈光度：计划　　　　　SIA: --- LS: 有晶状体；GS: 玻璃体； 屈光手术：未治疗；LVC模式：---	AL: 22.14 mm　（SD=5 μm） ACD: 2.79 mm　（SD=6 μm） LT: 4.59 mm　（SD=8 μm） SE: 44.23 D D1: 44.06 D　@ 109° D2: 44.41 D　@ 19° ΔD: −0.35 D　@ 109°　　　WTW: 11.5mm Ref: ---　　　　　　　　　　VA: --- 目标屈光度：计划　　　　　SIA: --- LS: 有晶状体；GS: 玻璃体； 屈光手术：未治疗；LVC模式：---

OD

SRK®/T		Haigis 式组	
a常数：118.43		A0: +0.647　A1: +0.400　A2: +0.100	
IOL（D）	Ref（D）	IOL（D）	Ref（D）
+25.50	−0.82	+25.00	−0.57
+25.00	−0.46	+24.50	−0.19
+24.50	−0.10	+24.00	+0.18
+24.00	+0.26	+23.50	+0.55
+23.50	+0.61	+23.00	+0.92
Hoffer®Q		**Holladay 2**	
pACD: +5.22		ACD: +5.220	
IOL（D）	Ref（D）	IOL（D）	Ref（D）
+25.50	−0.59	+26.00	−0.75
+25.00	−0.23	+25.50	−0.39
+24.50	−0.12	+25.00	−0.04
+24.00	+0.47	+24.50	+0.31
+23.50	+0.82	+24.00	+0.65

OS

SRK®/T		Haigis 式组	
a常数：118.43		A0: +0.647　A1: +0.400　A2: +0.100	
IOL（D）	Ref（D）	IOL（D）	Ref（D）
+25.00	−0.57	+24.50	−0.64
+24.50	−0.21	+24.00	−0.25
+24.00	+0.15	+23.50	+0.13
+23.50	+0.51	+23.00	+0.50
+23.00	+0.86	+22.50	+0.88
Hoffer®Q		**Holladay 2**	
pACD: +5.22		ACD: +5.220	
IOL（D）	Ref（D）	IOL（D）	Ref（D）
+25.50	−0.68	+25.50	−0.69
+25.00	−0.33	+25.00	−0.33
+24.50	−0.03	+24.50	+0.02
+24.00	+0.38	+24.00	+0.37
+23.50	+0.73	+23.50	+0.72

注释

图 2-19-11　IOL Master 700 检查

Pentacam 可以提供角膜前后表面曲率、总角膜屈光力、角膜厚度、眼前节 Scheimpflug 成像图以及角膜的散光、球差、不规则性等的图像和数据信息（图 2-19-13，见文末彩插）。

OPD 在术前可以通过 PSF 点扩散函数模拟一个点光源在视网膜成像的情况，通过 MTF 图和风景图评估患者的视觉情况；术后可以判断人工晶状体光学中心放置是否合适、是否有偏斜；通过用后照法帮助判断是否有后发性白内障。而 Pentacam 可以测量 OPD 无法测量的角膜后表面曲率，对圆锥角膜等疾病进行筛查。

（二）角膜散光

白内障手术进入到屈光手术时代，角膜散光问题是不能规避的。根据角膜散光轴向可以分为顺规散光（屈光力最大子午线在 90°±30°）、逆规散光（屈光力最大子午线在 180°±30°）和斜轴散光。一般人眼对顺规散光耐受力较高，对于顺规散光大于 1.5D 或逆规散光大于 1D 且地形图上散光形态对称可考虑 Toric IOL。角膜顺规散光 <0.75D 时（规则散光），选择三焦点人工晶状体效果较好。角膜散光≥0.75D（或不规则散光）时则不适合植入三焦点人工晶状体。

（三）像差

人眼光学系统不是完美的光学系统，存在许多像差，即与理论上的理想状态是有偏差的。像差的存在使得物体经过人眼后不能汇聚成一个点，而是一个弥散斑，从而影响视觉质量。像差主要分为球差、彗差、场曲、像散、畸变、色差以及波像差。其中球差是限制透镜分辨本领最主要的因素，目前能通过非球面晶状体进行干预，除此之外的其他高阶像差，目前还无法通过人工晶状体进行矫正。人的角膜球差平均为 +0.28μm，在选择人工晶状体时目标是使人全眼保持部分正球差（0.1~0.3μm），可达较好视觉质量，又

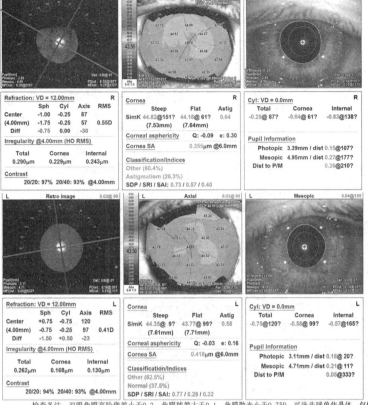

检查备注：双眼角膜高阶像差小于0.3，角膜球差大于0.1，角膜散光小于0.75D，可选非球单焦晶体。仅供临床参考

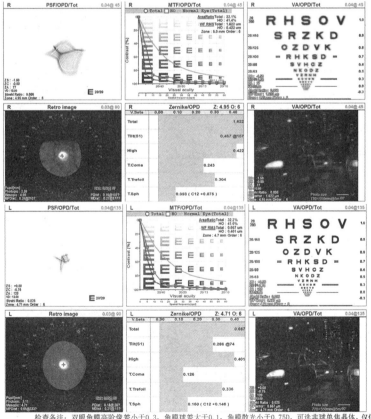

检查备注：双眼角膜高阶像差小于0.3，角膜球差大于0.1，角膜散光小于0.75D，可选非球单焦晶体。仅供临床参考

图 2-19-12　OPD-ScanⅢ检查

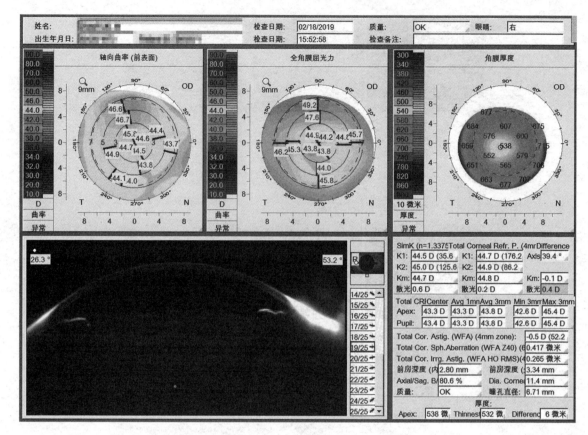

图 2-19-13 Pentacam 检查

保持一定焦深（维持精细视觉）。如角膜球差小于 0.1μm，无须选择非球面晶状体，仍可保持 +0.2μm 左右球差；若角膜球差大于 0.1μm 可以考虑选择非球面、双焦或三焦点人工晶状体。由于三焦点人工晶状体为负球差（-0.18μm），因此角膜球差需要 > +0.18μm 才能保证术后全眼正球差状态。虽然除球差外的高阶像差无法矫正，但是依然需要关注，当角膜上的高阶像差大于 0.3μm（4.0mm 直径）时，不建议选择双焦或多焦点人工晶状体，选择常规 IOL 效果较好。

（四）瞳孔

瞳孔对眼的入射光线具有选择作用，在明视与暗视条件下不仅瞳孔大小发生变化，瞳孔中心位置也发生改变，对于高端晶状体来说，瞳孔的大小和位置都有着一定的限制，瞳孔直径过大时，三焦 IOL 光学区以外的光线进入眼内，易引起眩光或光晕，影响视觉质量。植入多焦点人工晶状体对瞳孔的一般要求：日间瞳孔 >3.2mm；夜间瞳孔 <5.5mm，日夜瞳孔 Kappa 角和瞳孔中心偏移量均为越小越好。

随着人们对白内障术后视觉质量的要求越来

越高，术前对人工晶状体度数的准确测量和选择越来越重要，熟悉各种测量方法的适用范围和优缺点，有助于帮助临床精准选择人工晶状体，有助于患者获得最佳术后视觉质量。

（姚　进　汤凌云）

第四节　眼科超声检查不同方法的解读要点

眼部超声检查广泛用于眼部疾病的诊断和治疗效果的评估，尤其在屈光介质混浊时，更发挥重要作用。除传统的用于眼部诊断的 A 型超声、B 型超声外，彩色多普勒超声以及超声生物显微镜检查、超声造影等技术的出现，大大拓宽了超声检查的应用范围，超声成为眼科重要的临床检查手段。

一、A 型超声扫描

A 型超声扫描简称 A 超，是应用 8～12MHz 的超声在眼球或眼眶组织进行探测，将所探测组织的界面回声以波峰形式显示，按回声返回探头的时间顺序依次排列在基线上,构成与探测方向一致的一维线性图像。标准化 A 超是指测试探头产生的曲线有明确的形状,采用 S 形曲线,接触或水浴技术均可应用。A 型超声诊断法是将超声回声信号以波的形式显示出来,纵坐标表示波幅的高度即回声的强度,横坐标表示回声的往返时间即超声所探测的距离或深度(图 2-19-14)。

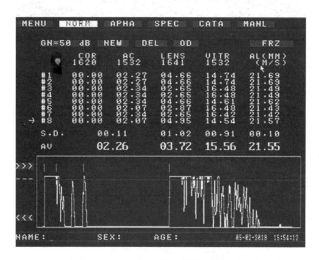

图 2-19-14 正常 A 型超声像图

临床上 A 超是定量测量探头到回声源的距离。可用于角膜厚度测量(20~30MHz 探头)以及眼轴长度测量、白内障人工晶状体度数的计算及诊断某些先天性疾病,如小眼球畸形、真性小眼球及先天性青光眼(10MHz 探头)。而标准化 A 超(8MHz 探头)回声信号的波峰高度由反射界面的性质决定,比 B 型超声更加准确。可用于定量测量、肿瘤定性以及区分增殖膜与视网膜。如血管瘤在 A 超上显示瘤体内反射为波峰高度及长度较为一致的中高波,而恶性肿瘤组织结构复杂,其波峰高度高低不一。

(一)A 超的解读要点

首先需注意波形的观察。球壁波应保持垂直,即波峰由基线升高应呈 90°,由于声衰减,其后呈 45°。当波形异常时提示探测有偏差,易导致测量结果不准确,此时需要重新测量。在进行人工晶状体度数的计算时,必须测量双眼轴长作为比较和参考。如果眼轴长度过长或过短,或没有屈光参差的情况下双眼眼轴长度相差 0.5mm以上,均应重复测量,以免导致大的计算误差。在鉴别膜组织性质时,当垂直于基线的高波峰

波幅高度达 100% 为视网膜脱离,如波峰高度<100%,从基线到峰顶可见多个高频结节,为膜组织反射。

(二)A 超的优缺点

光学测量方法的检测原理决定了其对于屈光间质严重混浊者无法检测的不足。在晶状体混浊严重时其检出率较低,因此 A 超仍然是不可替代的检测手段。但与光学测量的检测结果比较,A超的检测结果偏小,并且随眼轴增长而越加明显。同时,虽然 A 型超声探测的信息量少、盲目性大,但对各种参数量的变化颇为敏感,是理想的眼生物测量手段。此外,在对实性与液性占位性病灶的鉴别方面也有发展前景。A 超检查为接触性检查,存在一定的感染风险,并且由于需要表面麻醉,可能会导致角膜曲率成像不清,影响测量。

二、B 型超声

B 型超声简称 B 超,可提供眼球内虹膜之后至眼球后壁之后组织的实时二维图像,是将回声信号以光点明暗即灰阶的形式显示出来,光点的强弱反映回声界面反射和衰减超声的强弱(图 2-19-15)。主要方法包括接触法和水浴法。接触法操作相对简单,但不能清晰地显示前房。

作为一种无痛无害、诊断迅速、方便快捷的显像技术,B 超在眼科应用广泛,已经成为重要的临床诊断技术。根据 B 超检查可对多种眼科疾病进行诊断并指导治疗,如当存在屈光间质混浊,无法观察眼内情况时,可通过 B 超检查显示眼内结构;可通过 B 超检查是否存在肌肉附着之后的巩

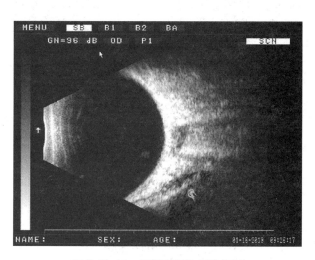

图 2-19-15 正常眼部 B 超声像图

膜裂伤；对眼球穿通伤患者，可通过 B 超检查确认是否存在眼内异物；对观察眼内肿瘤、视网膜脱离、脉络膜脱离、视盘病变等有其独特的优势。

（一）B超的解读要点

临床上可通过动态 B 超检查鉴别病理状态，如可通过玻璃体腔内条带状回声是否存在后运动来鉴别视网膜脱离和玻璃体后脱离。陈旧性眼病导致的眼内致密钙化灶，如眼球痨，可使图像质量下降。眼内硅油可使扫描的图像变形，因此硅油眼患者在进行 B 超检查时，应取直立位。一般来说，强度足够的情况下，增益越低分辨率越高。临床上通常以高增益观察玻璃体的轻度混浊及后脱离情况，而使用低增益观察视网膜及脉络膜变化。

（二）B超的优缺点

B 超是无创性检查技术，可对病灶进行定位及测量，并可重复观察，尤其在屈光介质混浊时，B 超更是显示了它的优势，是常规的辅助检查之一。但 B 超声像图缺乏特异性，且难以显示病灶整体的空间位置和构型，当病灶过小或声阻抗差不大的情况下，难以显示病变。此外，其准确性依赖于超声设备的性能及检查人员的操作技术和经验。

三、彩色多普勒超声

彩色多普勒成像（color Doppler imaging，CDI）可检测眼球后部血管的位置、血流方向和流速，用于研究眼球的组织结构，眼球后血流动力学特征以及病理状态下的改变和临床疗效。CDI 应用彩色多普勒原理，以彩色表示血流方向，朝向探头的血流显示为红色，显示在频谱图的 X 轴上；背向探头的方向显示为蓝色，显示在频谱图的 X 轴下（图2-19-16，见文末彩插）。

CDI 具有高性能、多功能、高分辨率、高清晰度等特点，诊断准确度高，临床应用广泛，可显示所要检查部位的血流二维彩色图；对鉴别眼内肿瘤及眼内出血有重要价值；通过血流显示，可协助血管性和非血管性眼内占位的诊断和鉴别诊断；同时可以了解眼部缺血性疾病的血流动力学情况，如眼缺血综合征、视网膜中央动脉或静脉阻塞、青光眼视神经萎缩等。

（一）彩色多普勒的解读要点

CDI 的应用在一定程度上提高了玻璃体腔内

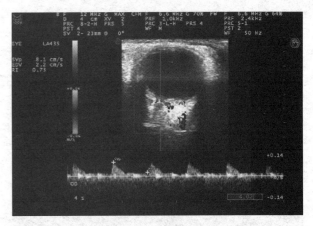

图2-19-16　正常眼部彩色多普勒声像图

病理膜诊断的准确性和敏感性。如果在玻璃体内发现与视网膜中央动静脉相延续的血流信号、频谱分析为动静脉伴行的血流频谱，则表明玻璃体内有视网膜成分存在。

但 CDI 技术也存在漏诊和误诊的可能，如受到声波入射角度与血流方向垂直的影响，行 CDI 检查时就可能探查不到血流信号而造成漏诊，也可能由于脱离视网膜上缺乏血管（如周边部视网膜脱离、急性视网膜坏死等）而导致假阴性出现，在这种情况下，尚需结合病变的形态，以保证诊断的准确性与可靠性。

（二）彩色多普勒超声的优缺点

CDI 是一种无创性检查手段，操作简便，重复性好，可以对患者进行连续的动态观察，能够精确判定血流动力学变化情况，对伴有眼部特殊结构改变的疾病，既可以显示其结构，又可显示其血流动力学情况。但 CDI 仍有许多问题亟待解决，如目前尚无正常和异常频谱形态统一的判定标准，尚未建立各参数统一的正常值，缺乏 CDI 指导临床治疗的相关研究，且当病变组织与正常组织界面之间的声阻抗差异较小时，图像上难以显示出其差异性。

四、超声生物显微镜

超声生物显微镜（ultrasound biomicroscopy，UBM）是应用超高频 B 超检查眼球前段得到近似显微图像的断面图（图2-19-17），现在被广泛使用的为 50MHz，5mm×5mm，分辨率 50μm，且不受角膜混浊的干扰。成像原理与普通超声波成像原理相同。由 UBM 探头发出高频的超声脉冲，扫

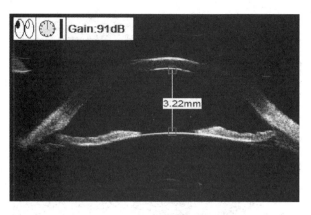

图 2-19-17 正常眼部 UBM 图像

描物体，由于物体内部密度不一，所以其声阻抗不同，反射和散射的超声波被同一探头接收，通过信号传递、滤过、放大、处理后形成数字信息，再由数 - 模转换形成二维图像。

UBM 的应用明显地扩大了在活体眼中超声研究的范围，是诊断眼前节疾病的一种可靠技术。通过 UBM 检查，可对眼前段正常解剖形态结构进行静态显示和活体测量；可进行眼前段结构形态学改变相关疾病的观察，尤其是占位病变的显示；可进行眼前段组织的动态活体观察，如睫状肌麻醉后前房深度、虹膜和睫状体厚度改变等。此外，UBM 还广泛用于青光眼、眼外伤、眼前段肿瘤等疾病的诊断和治疗评估。可根据眼前段的结构关系用于青光眼诊断、治疗方案选择及术后评估；也可用于角膜移植术前检查、屈光手术前后角膜的检查；眼前段肿瘤的诊断和定位；可以对眼外伤造成的眼前段组织损伤做出明确诊断，能清楚显示房角后退、虹膜根部离断、睫状体离断或脱离、前房或房角异物等情况。

（一）超声生物显微镜的解读要点

进行 UBM 检测时，应注意探头的扫描方向，如放射状扫描指探头标记与角膜缘垂直，适合观察房角等结构，而水平状扫描是指探头标记平行于角膜缘，可观察睫状突数量等。检查过程中，与声束垂直的平面成像清晰，如角膜中央、虹膜、晶状体前囊；而与声束方向倾斜的界面回声弱，如角膜中周、房角、晶状体后囊。此外，由于 UBM 检查需要接触眼表，因此有传染性眼病、内眼手术或眼球破裂伤缝合手术后 7 天内不适宜进行。

（二）超声生物显微镜检查的优缺点

超声生物显微镜对眼前段检查有独特优势，

对于眼外伤后眼前部解剖结构的变化进行明确诊断、指导治疗并探讨其发病机制。但目前 UBM 仅局限于二维图像的显示和频谱多普勒的测量，未能将彩色多普勒血流成像应用于其中，不能对血管微循环进行显像。此外，超声束的穿透力弱，仅能对前段进行检测。

五、计算机辅助的三维超声成像

计算机辅助三维超声检查技术是在既往二维超声诊断的基础上，提供了 z 切面，通过计算机进行三维重建，将重建好的三维图像在计算机屏幕上显示出来。与二维超声相比，三维超声成像具有更高的空间分辨率，所含的信息量更大，更加直观地显示病变与相邻组织之间的关系。

三维血流成像可以更直观地观察到血管之间的走形关系及分布，尤其是肿瘤内部血管的分布。应用三维超声重建技术还可以对眼内占位性病变的容积进行准确测量以评估治疗效果。目前，三维超声检查技术在眼科的应用还属于起步阶段，需要更多的探索和研究。

六、超声造影

超声造影是将对比剂注入人体组织，在超声波的作用下，利用对比剂自身谐振产生的谐波进行成像的一种新型超声诊断技术，减少了 CDI 可能会出现的假阴性，给占位性病变提供了更可靠的检查方法，它的出现可以说是超声诊断技术的一次革命性飞跃。

（一）超声造影的解读要点

其原理是通过观察对比剂（六氟化硫微气泡）在病灶内的充盈以及消退过程，应用时间 - 强度分析曲线软件对对比剂在病变内的填充过程进行定量分析。恶性肿瘤内对比剂的时间 - 强度曲线常为快进快出型，良性肿瘤的时间 - 强度曲线为快进慢出型。

（二）超声造影检查的优缺点

超声造影的优点是不受屈光间质混浊的影响，可以判断是否存在实性占位病变，为临床鉴别诊断提供更多的依据。对比剂六氟化硫（SF6）稳定性好，经呼吸系统代谢，发生过敏反应的概率低，且不增加肾脏的负担。但目前尚无对 18 岁以下患者进行相关安全性方面的研究报告。

七、不同疾病的超声诊断

1. 视网膜脱离 B超可见玻璃体内条带状回声，一端与视盘相连，另一端与周边部的眼底光带或锯齿缘相连。眼球运动时，可见此带轻度震颤（图2-19-18）。彩色多普勒可见脱离的光带上有血流信号（图2-19-19，见文末彩插）。

2. 脉络膜脱离 B超可见脱离膜多位于眼球赤道部，形态呈半环状，凸面向球心，脉络膜全脱离则呈X形，光带中部相吻合，但不与视盘相连，冠状切面玻璃体内多个连续的弧形条带，称为玫瑰花征（图2-19-20）。回声带较典型视网膜脱离为厚，后运动缺乏。彩色多普勒表现：脱离的光带上可见血流信号。频谱为动脉型血流频谱，与睫状后动脉相似（图2-19-21，见文末彩插）。

3. 视网膜母细胞瘤 B超检查可见球形、半球形或不规则形肿块向玻璃体腔内隆起，边缘不

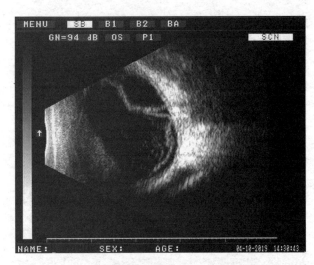

图 2-19-20 脉络膜脱离B超声像图

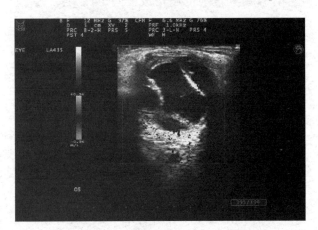

图 2-19-21 脉络膜脱离彩色多普勒声像图

光滑，内部回声不均，常见钙化、液化，肿块无后运动。彩色多普勒表现：肿块内彩色血流较丰富，频谱与视网膜中央动静脉的频谱特征基本相同。

4. 脉络膜黑色素瘤 B超中典型肿瘤呈蘑菇状，内部可见低回声，具有挖空显像。彩色多普勒表现为肿瘤内血运极为丰富，为小动脉频谱。

5. 闭角型青光眼与恶性青光眼 两者均表现为前房极浅，是否存在后房消失是两者的鉴别要点。

6. 睫状体离断与睫状体脱离 两者UBM检查均可见睫状体与眼球壁之间存在低回声间隙，睫状体是否与巩膜突相连是两者的鉴别要点。

超声检查是眼部疾病辅助检查的重要手段之一，需要严格掌握眼部超声检查的适应证和禁忌证，同时结合多种影像学检查方法，以及临床检查资料，科学分析超声影像，才能更好地发挥作用。

（姚　进　孙光丽）

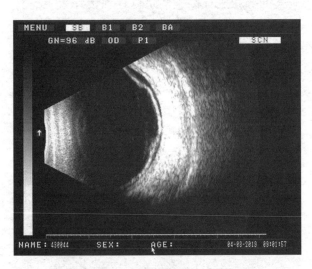

图 2-19-18 视网膜脱离B超声像图

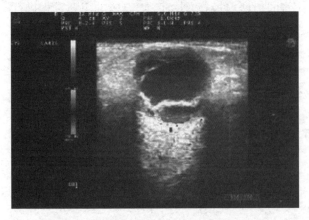

图 2-19-19 视网膜脱离彩色多普勒声像图

第五节　眼底血管造影检查侧重点及意义

眼底血管造影包括荧光素眼底血管造影（fundus fluorescein angiography，FFA）和吲哚菁绿血管造影（indocyanine green angiography，ICGA），是检查和记录视网膜、脉络膜大血管至毛细血管生理及病理状况的重要诊断技术。

一、眼底血管造影的基本原理

眼底血管造影的基本原理是将对比剂通过静脉注射，当荧光物质通过血液循环到达眼底血管时，用适合激发该荧光物质的光照射眼底，眼底血管里的荧光物质受到激发而发射一种特定波长的荧光，再通过高速摄影或实时摄像得到图像，经计算机图像处理系统进行处理并记录下来（图 2-19-22）。

FFA 是以荧光素钠为对比剂，最大激发光波长为 465～490nm，激发出的最大荧光波长为 520～530nm。荧光素钠的分子量约 332kDa，60%～80% 的荧光素钠在血液中与血浆白蛋白结合，不能发出荧光；大约 20% 游离在血液中，可被蓝光激发出荧光。

ICGA 是以吲哚菁绿为对比剂，利用近红外光或红外激光作为激发光源，荧光发生在红外光谱，可穿透色素、较厚的出血和渗出物，最大激发光波长为 805nm，激发出的最大荧光波长为 835nm。吲哚菁绿的分子量较大约 775kDa，与蛋白的结合率非常高约 98%，可较好地显示脉络膜血管及血液循环状态。

二、眼底血管造影与光学相干断层扫描血管成像的对比

眼底血管造影是眼底各种荧光现象的综合呈现，并随着造影时间的推移而动态发生变化，同时可以很好地显示视网膜内屏障和视网膜外屏障异常的动态变化以及色素改变等，但无法进行视网膜脉络膜血管的分层观察。

光学相干断层扫描血管成像（optical coherence tomography angiography，OCTA），又称血管成像 OCT，是一种新型的检查手段。相较于眼底血管造影，无须注射对比剂，成像快速且不受检查时间间隔的影响。其次，由于不受荧光渗漏的影响，可清晰显示视网膜微血管细节。此外还可将不同层面的视网膜脉络膜血管分层显示，准确地确定组织血管的位置及深度，但无法观察到视网膜内、外屏障破坏的动态变化。

因此，两者观察侧重点不同，应为相互补充，全面多角度来观察疾病，尚不能完全替代对方。

三、眼底血管造影解读的侧重点及意义

（一）FFA

解读 FFA 图像时，应该注意根据不同时间荧光的强弱变化，观察分析视网膜异常荧光表现。异常荧光表现有低荧光和高荧光。低荧光表现

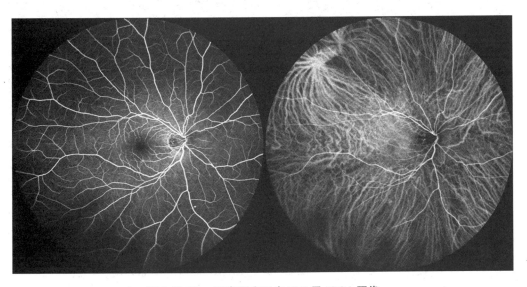

图 2-19-22　正常眼底同步 FFA 及 ICGA 图像

常有两种：一是遮蔽荧光，存在于造影全过程，多见于色素、血液、棉絮斑或渗出阻碍荧光；二是充盈缺损，多发生于动静脉期，如糖尿病、眼动脉阻塞、脉络膜血管萎缩等疾病导致的视网膜或脉络膜动、静脉或毛细血管无灌注。高荧光表现常有三种：一是透见荧光，RPE 脱失所致，多见于 RPE 萎缩区；二是荧光渗漏，特点是荧光逐渐增强、边界不清，多见于新生血管、毛细血管扩张、微动脉瘤；三是荧光着染，多发生于瘢痕、视神经组织、巩膜，特点是造影后期逐渐增强、边界清晰。

当观察到荧光改变时，首先要结合异常荧光出现时间早晚来判断发生部位；其次判断荧光变化的原因，是视网膜血管充盈引起的，还是 RPE

屏障功能异常，或者是色素的原因。只有通过这样的分析方法，才可能理解及解释异常荧光表现，从而准确诊断。

（二）ICGA

解读 ICGA 图像时，首先应该理解脉络膜循环以及吲哚菁绿药物动力学与 FFA 的视网膜循环和荧光素钠药物动力学之间的区别。ICGA 早中期像反映的是眼底血管的红外荧光，而晚期像则反映的是 RPE 细胞内的红外荧光，可以很好地呈现 RPE 细胞的形态和功能，两者之间有明显的图像反转现象（图 2-19-23）。因此应该重视对 ICGA 晚期影像的观察。

ICGA 的异常荧光表现也有低荧光和高荧

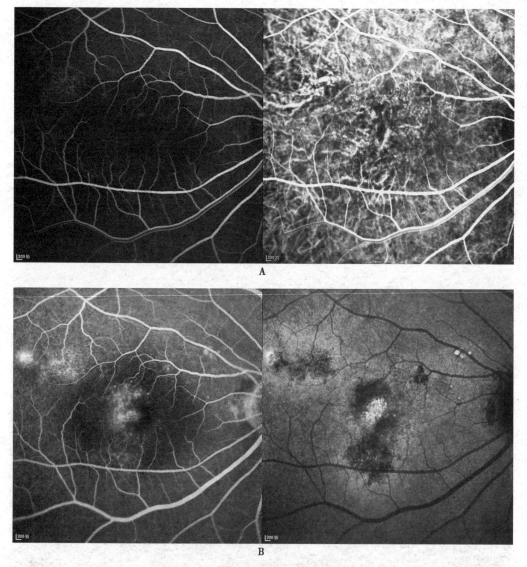

图 2-19-23　ICGA 早晚期图像的反转现象

A. ICGA 早期像（25 秒），红外荧光主要位于视网膜和脉络膜血管内，背景红外荧光相对较弱；B. ICGA 晚期像（30 分钟），视网膜和脉络膜血管呈黑色无红外荧光，背景呈均一的颗粒状强红外荧光光。低荧光表现有色素、出血、渗出、瘢痕导致的荧光遮蔽和脉络膜血管病理性病变（如炎症等）、血管阻塞、萎缩等导致的血管充盈缺损。高荧光有假荧光、RPE 窗样缺损、组织着染、异常血管，以及发生于视盘、视网膜或脉络膜血管、RPE 脱离的荧光渗漏，均表现为高荧光。

（三）眼底血管造影检查的侧重点及注意事项

1. 造影前应详细检查眼底，明确主要观察眼及病变部位，以便造影过程中有的放矢。

2. 造影中除了后极部，同样要关注周边部，明确病灶所在的象限、部位及层次。对于某些疑难、细微病变，应注意双眼眼底同一部位、同一拍摄角度、相近拍摄时间的对比观察。对相同疾病的不同表现应注意鉴别（图 2-19-24）。

3. **不同部位的拍摄重点**

（1）视盘和黄斑区：注意有无充盈缺损、着染、渗漏、新生血管等情况。黄斑部位需在静脉早期注意拱环及其附近的改变。黄斑区病变、细小或局部的病灶可选用小角度镜头拍摄观察细节（图 2-19-25）。血流或血管壁搏动等动态观察可拍摄录像。

（2）视网膜血管：注意动静脉充盈时间、管径粗细、形态分布、有无渗漏、着染、异常吻合、侧支形成、新生血管等，注意毛细血管充盈情况、有无扩张、渗漏，无灌注区等（图 2-19-26）。

（3）色素上皮：注意荧光的充盈时间、亮度、形态等（图 2-19-27）。

4. 占位性病变、后巩膜葡萄肿等原因引起的

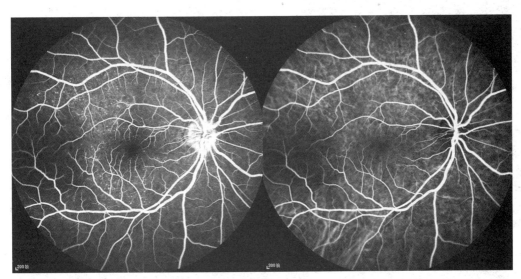

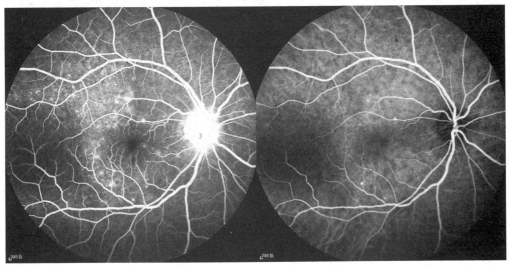

图 2-19-24　原田病 FFA 静脉期及 ICGA 同步图像

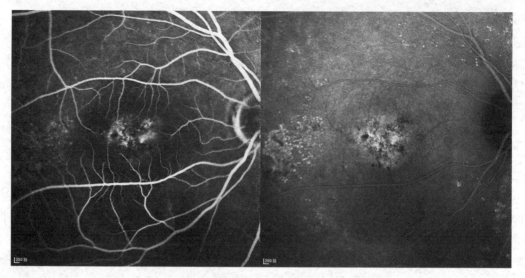

图 2-19-25 黄斑区 FFA 及 ICGA 同步图像

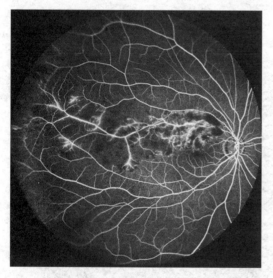

图 2-19-26 缺血型分支静脉阻塞广角 FFA 图像

突起或凹陷的病灶,应使用不同焦平面拍摄,同时注意不同时期的对比(图 2-19-28)。

5. **造影报告** 报告的描述应以协助临床诊断及指导治疗为宗旨,重点突出,描述准确。同时,一定要结合临床检查及其他相关检查综合考虑后再给予诊断。

眼底血管造影是重要的眼底辅助检查手段之一,对视网膜及脉络膜血液循环异常或血-眼屏障功能破坏导致的眼底疾病的诊断和治疗随访、观察、评估具有不可或缺的价值。但是,眼底血管造影也有其局限性,作为有创检查,仍存在一定的风险和限制,比如对比剂注射过程存在过敏

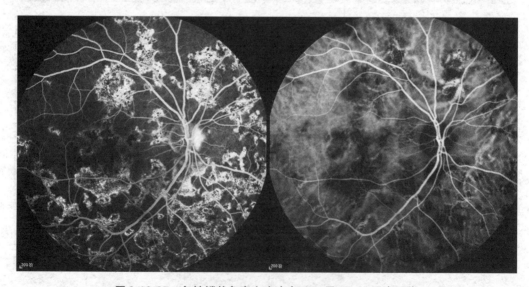

图 2-19-27 急性鳞状色素上皮病变 FFA 及 ICGA 同步图像

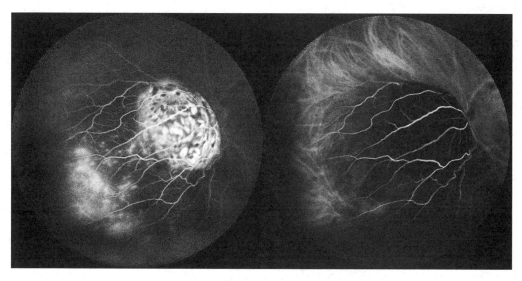

图 2-19-28　脉络膜黑色素瘤 FFA 及 ICGA 同步图像

反应可能，轻者如恶心、呕吐、皮肤瘙痒，严重者可发生休克甚至死亡，尤其对有青霉素药物过敏史、肝肾功能异常、哮喘等病史患者应慎用或禁用；在造影中晚期，由于异常高荧光渗漏影响，往往无法清晰明确地观察血管形态；另外，眼底血管造影是将不同深度的视网膜脉络膜血管全层叠加呈现于一个二维平面，无法分层观察，而血管成像 OCT 的问世则弥补了眼底血管造影的这些不足。

（姚　进　赵　玥）

第六节　光学相干断层扫描的新进展及存在的问题

光学相干断层扫描技术（optical coherence tomography，OCT）是无创非侵入活体组织断层扫描，1994 年应用于临床以来已成为黄斑部疾病诊断的"金标准"之一。目前主要用于眼前节、视网膜、脉络膜、青光眼及视神经疾病的检查。但是，OCT 无法直接观察到视网膜血管信息。

近年来，在 OCT 技术基础上衍生的一种新型无创眼底血管分层成像方法——光学相干断层扫描血管成像（optical coherence tomography angiography，OCTA），以其显著的优势越来越受到临床医生的重视。OCTA 不仅可以对视网膜、视神经进行分层观察，而且可以与该层面的血液循环状况相结合，检测有关视网膜、视神经和脉络膜的不同层面血流信息，并可对微血管形态变化以及

相关参数变化进行定量分析，评估疾病的发展转归，对视网膜脉络膜疾病的早期诊断和随访观察都具有重要的临床意义。

一、OCT 及 OCTA 的基本原理

OCT 利用弱相干光干涉仪的基本原理，依据入射弱相干光背向反射或散射信号探测，对不同深度层面的组织进行二维或三维结构成像。1991 年由 Huang 等首先报道，随着技术的不断发展改进，已从时域 OCT 发展为频域 OCT（spectral-domain OCT，SD-OCT），设备的分辨率、穿透力及分层能力也在不断提升。时域 OCT 需要不断通过参考光臂的移动来获取不同组织深度的成像信息；而频域 OCT 可通过频域分离探测器获取宽带干涉信号，然后利用傅立叶变换获得深度扫描的信息，在整个过程中不需要移动参考光臂，成像速度更快。近年发展的扫频光源 OCT（swept-source OCT，SS-OCT）扫描深度更深，速度更快。

血管成像 OCT（OCTA）的原理是通过测量连续横断面扫描中反射 OCT 信号幅度的变化来探测血管腔中的血细胞运动。可分为全频幅、全频幅 + 相位、分频幅 3 种方法。分频幅去相干血管成像（split-spectrum amplitude-decorrelation angiography，SSADA）技术，是在全频幅的基础上，将频幅分割为数段，从而增加对血流运动对比的识别力，获得微血管影像。去相干是一种可量化变异值的数学函数，只要信号强度超过光学或电子噪声，就可以被识别为运动产生的去相关信号。

扫描获得的每幅图像都有着与水平方向平衡的轴向分辨率，从而降低了对球后血流搏动引起的轴向眼动的敏感性。这种适当削弱的轴向信号可增加相干范围，来自血细胞等运动颗粒的反射信号可与邻近结构发生干涉，进而增强散斑对比度。

与 OCT 相比，OCTA 最大的优势在于应用了 SSADA 算法，提高了信噪比的流量检测和毛细血管网的连贯性。另一优势在于分层扫描（enface）后获得三维图像，可以在任意方位显示二维横断面图像，有助于立体全面地分析评价疾病。

二、血管成像 OCT 与眼底血管造影的对比

与传统眼底血管造影相比，血管成像 OCT 无须静脉注射对比剂，避免了各种不良反应的发生；成像快速，全程只需 5～6 秒；检查不受时间间隔的影响，可随时了解疾病的变化及治疗效果。由于分辨率高且不受荧光渗漏的影响，对视网膜微血管、异常血管、黄斑区拱环等细节的显示都较造影更清晰。最后，血管成像 OCT 能显示不同分层面的视网膜脉络膜血流、结构 enface 及断层 OCT 图，可更全面地评估病灶的深度、大小及其周边组织的情况（图 2-19-29）。

三、OCT 及血管成像 OCT 的临床应用

OCT 及血管成像 OCT 可应用于多种眼部疾病，尤其是各种视网膜、脉络膜血管性疾病及青光眼、视神经疾病。

（一）正常黄斑区视网膜脉络膜 OCT 图像

见图 2-19-30。

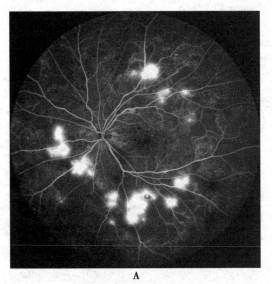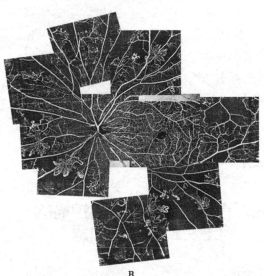

图 2-19-29　FFA（A）与血管 OCT 拼图（B）的比较

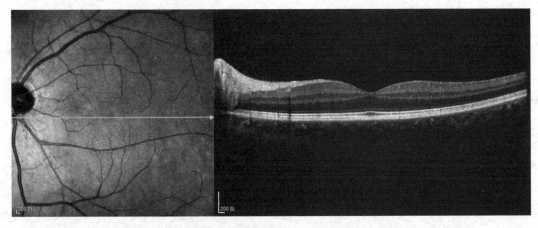

图 2-19-30　正常黄斑区视网膜脉络膜 OCT

（二）正常黄斑及视盘 OCTA 图像

见图 2-19-31 和图 2-19-32（见文末彩插）。

（三）脉络膜新生血管

血管成像 OCT 能够非常直观地显示脉络膜新生血管（choroidal neovascularization，CNV）的细节形态以及病灶周围视网膜水肿、渗出等改变（图 2-19-33，见文末彩插），同时还能定量测量 CNV 面积（图 2-19-34，见文末彩插）。

（四）视网膜血管疾病

血管成像 OCT 能观察视网膜血管疾病的异常视网膜微血管变化，如无灌注区、视网膜新生血管、毛细血管扩张等（图 2-19-35）。此外，无血流区面积（图 2-19-36，见文末彩插）、血流密度（图 2-19-37，见文末彩插）及黄斑无血管区（foveal avascular zone，FAZ）（图 2-19-38，见文末彩插）均可量化分析。

（五）青光眼

血管 OCT 能观察视盘盘内及盘周血管、微血管形态以及血流变化，从而了解青光眼和神经眼科疾病中组织结构（神经纤维和节细胞）和功能改变（血流）之间的对应关系或先后顺序，全面了解疾病的发病机制。

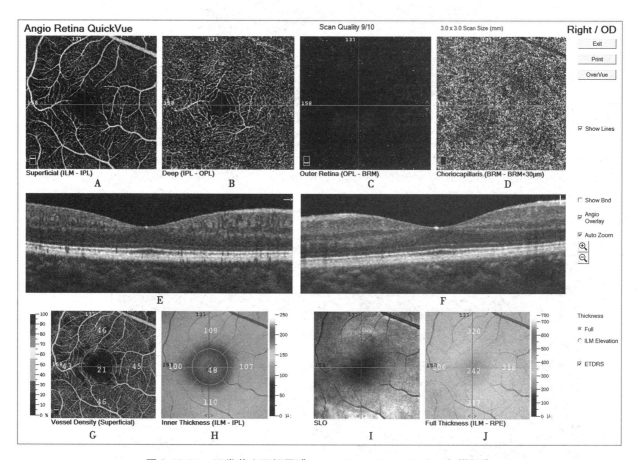

图 2-19-31　正常黄斑区视网膜 3mm×3mm Angio Retina 扫描报告

A～D. 黄斑区不同默认分层面血流图（A. 浅层血管丛、B. 深层血管丛、C. 外层视网膜、D. 脉络膜毛细血管）；E. 对应绿色扫描线的断层 OCT 图；F. 对应红色扫描线的断层 OCT 图；G. 浅层毛细血管层血流密度图；H. 内层视网膜厚度图；I. 黄斑区结构 enface 图；J. 全视网膜厚度图

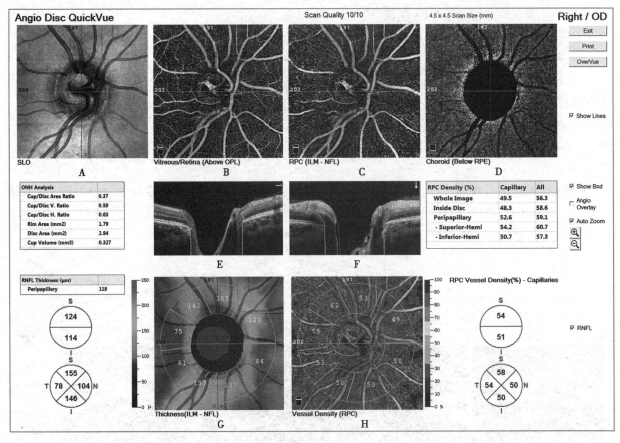

图 2-19-32 正常视盘 4.5mm×4.5mm Angio Disc 扫描报告

A. 视盘结构 enface 图；B～D. 视盘不同默认分层层面（B. 玻璃体 / 视网膜、C. 放射状盘周毛细血管、D. 脉络膜）血流图；
E. 对应绿色扫描线的断层 OCT 图；F. 对应红色扫描线的断层 OCT 图；G. 神经纤维层厚度图；H. RPC 血流密度图

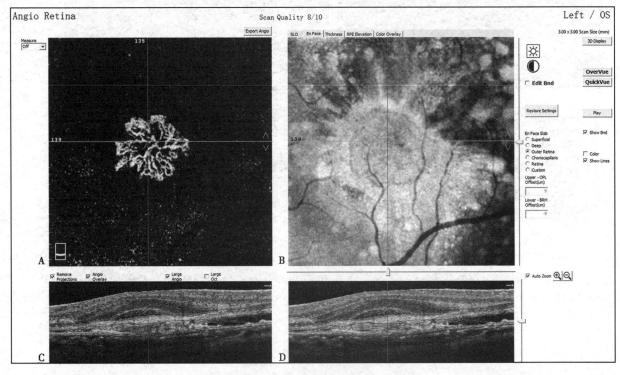

图 2-19-33 CNV 的血管成像 OCT 图

A. 外层视网膜血流图；B. 结构 enface 图；C、D. 断层 OCT 图（C 图叠加血流）

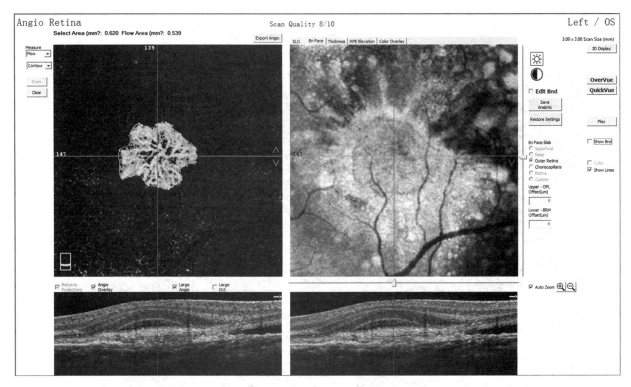

图 2-19-34　CNV 面积测量

选定区域内的新生血管被自动标记为黄色，其黄色部分的面积总和则显示在报告下方以 Flow Area 表达，单位为 mm²

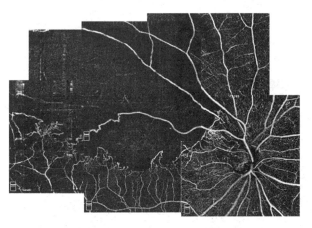

图 2-19-35　缺血型 BRVO 的血管 OCT 拼图

四、OCT 及血管 OCT 存在的不足

OCT 技术仍存在一定的局限性。首先，其纵向分辨率仍然较低。其次，由于视网膜色素上皮层色素组织对光线的吸收使得其深层的信号减弱，限制了对脉络膜、巩膜组织的成像，因此穿透深度仍需扩展。虽然扫频源 OCT 增加了一定的穿透深度，但缺点是降低了分辨率。

血管 OCT 的成像特性会使浅层大血管信号向深层投射，虽然已有去投射技术，但在某些情况如眼球晃动等，一些层面仍会出现投射的血管信号，一些非血管组织也会被误认为血流信号。患者屈光间质混浊、固视差等均会影响成像质量。血流速度太快或太慢时也无法进行识别。目前临床血管 OCT 最大扫描范围为 12mm×12mm，因此观察仍受范围的局限。同时也无法显示血管的"渗漏"，对葡萄膜炎及 CNV 活动性等无法明确判断。

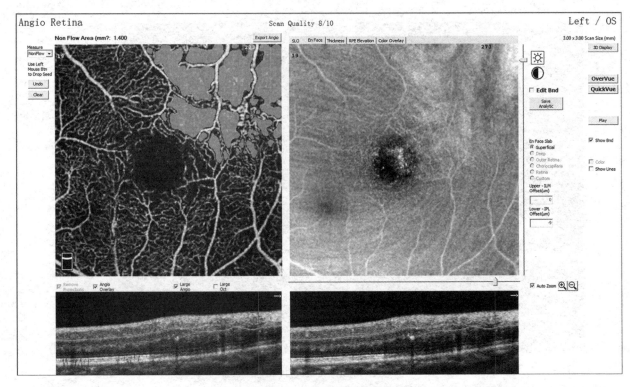

图 2-19-36　无血流区面积测量

无血流区以黄色标记，其面积总和以 Non Flow Area 表达，单位为 mm²

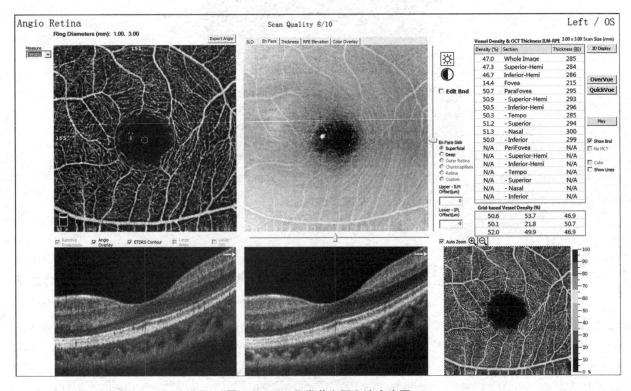

图 2-19-37　正常黄斑区血流密度图

血流密度图（右）以冷暖色调表示血液循环的多寡

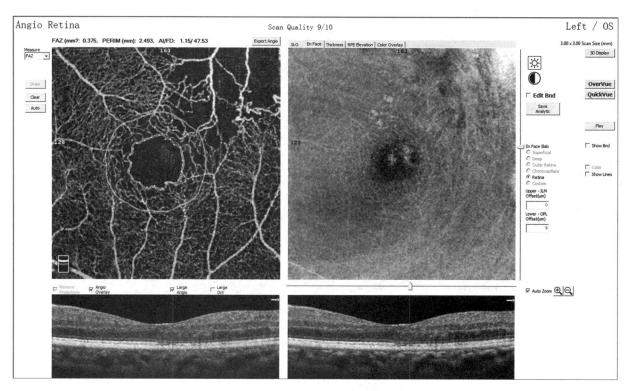

图 2-19-38　FAZ 参数测量

FAZ 面积（单位为 mm²）、FAZ 周长（单位为 mm）、非圆度指数（AI）、FD-300（单位为%）

（姚　进　赵　玥）

第二十章 眼组织工程材料学

第一节 组织工程材料学的发展背景

随着工程学、材料学和生命科学各自的发展以及相互之间的渗透和融合，衍生出一门以细胞生物学和材料学相结合，进行体外或体内构建组织或器官的新兴科学——组织工程学。组织工程学不仅为解除患者痛苦提供了一种新的治疗方法，更重要的是提出了"复制"组织、器官的新思想，它标志着"生物科技人体时代"的到来，是"再生医学的新时代"，是"一场深远的医学革命"。其中涉及的生物材料是一种与生物体组织接触，用于评估、治疗、置换生物体任何组织、器官、增进和恢复其功能的材料。

组织工程的源细胞可以来源于三个方面：胚胎干细胞、自体或同种异体组织细胞和组织干细胞。而种子细胞在体外如何培养扩增，如何保持增殖及分化能力是目前研究的重点，干细胞在体外培养过程中的细胞老化、形态代谢功能和基因表达改变是制约组织工程中获取高质量种子细胞的关键问题。生长因子的调控作用也十分重要，能高效、微量地调节细胞行为的调控因子，往往是多种生长因子的连续、序贯、协同作用，单一生长因子对不同种类细胞或同一细胞的不同阶段又有不同的作用，因此对生长因子的研究必须个体化、综合化。

作为细胞组织或器官再生的支架，支架材料在组织工程学中占有举足轻重的地位。生物支架材料所形成的三维结构不仅为细胞获取营养、代谢和生长提供有利空间，也为植入的细胞分泌细胞外基质——不只是组织与器官的支持物质，同时还具有指示细胞表型，调节细胞的生长、增殖和分化，调控细胞的形态，控制许多生长因子的启动、活化和呈递，启动信号转导等功能。并最终为相应的组织或器官提供良好的微环境。所以，支架材料应该具备足够的力学性能和良好的生物机械性能，如可塑的三维空间结构；良好的生物相容性；良好的表面活性，有利于细胞的黏附、生长、增殖，并为分泌基质提供良好的微环境；良好的生物稳定性，便于加工、灭菌和消毒等。

（关立南）

第二节 眼组织工程材料

构建眼科的组织工程材料与其他器官不同，需要具备以下条件：①良好的生物相容性，与组织有较好的亲和力和舒适度；②具有透氧性和润湿性；③具有良好的光学性质和折光率，透明度与通光体结构相似；④具有一定的力学强度，如弹性、韧性、硬度等；⑤具有可塑性，易精加工；⑥降解产物无毒性。下文将具体介绍支架材料的种类。

目前组织工程中的生物材料主要包括：无机材料、有机高分子材料（生物可降解合成高分子材料）、生物衍生物材料、复合材料等。

（一）无机材料包括金属和生物陶瓷材料

医用金属材料是指一类作用于生物材料的金属或合金，属于生物惰性材料，除具有较高的机械强度和抗疲劳性能、良好的生物力学性能及相关物理性质外，还必须具有优良的抗生理腐蚀性、生物相容性、无毒性、易加工处理和符合临床实际的手术操作技术。金属材料主要应用于眼眶的骨整形。

生物陶瓷材料根据其在生理环境的化学活性可分为惰性生物陶瓷、表面活性生物陶瓷、可降解的磷酸钙类生物陶瓷。其中具有表面活性的羟基磷酸钙经常被用作义眼台的制作材料。

（二）组织工程可降解合成高分子材料

聚乳酸（polylactic acid，PLA）、聚乙醇酸（polyglycolic acid，PGA）、聚二氧杂环乙烷以及此类共聚物是美国 FDA 唯一批准使用的一类可降解的合成聚合物。它们已经在外科领域应用超过 30 年，取得了良好的实际效果。目前为止，PLA 家族是应用最广泛的合成聚合物。通过改变聚合物中乳酸和乙醇酸的比例，可以使聚合物具有不同的理化性能和降解时间，同时具有良好的机械和生物学性能。其他生物可降解合成高分子材料如聚氨基酸类、水凝胶类同样备受关注。此外，共聚物在眼科的应用也拥有良好的前景，如人工晶状体及眼科手术缝线的合成与制作。

（三）天然衍生生物材料

天然衍生生物材料是指来源于动、植物或人体，经过物理、化学、生物学方法加工处理而得到的材料。典型的天然衍生生物材料包括：甲壳素、壳聚糖、葡萄糖、胶原、明胶、纤维素、海藻酸钠、琼脂、淀粉等，此类材料具有良好的生物相容性，有力学性能又易于加工，可降解又无毒害，安全性高。如眼科手术中的黏弹剂。天然衍生生物材料除作为支架材料以外，还可以作为眼科药物的缓释载体材料，其具有特殊的药理活性，提高药物的生物利用度。

（四）复合型生物材料

复合型生物材料包括无机和有机材料的复合材料、天然和合成材料的复合材料，通过不同的组合加工，可以集中不同材料的优势为一体，可以克服单一材料的缺陷，因此开发复合生物材料是眼组织工程学的需求所在，以及解决单一材料性能缺陷的有效途径。其优势在于生物活性和生物相容性较好、可精确调节组成比例、机械力学性能好、重现性高等特点，主要应用于眼骨整形、眼内植入物的制作。目前应用于眼组织工程的复合型生物材料主要包括：无机材料与天然高分子复合形成的复合材料、无机材料与合成高分子材料形成的复合材料、天然高分子与合成高分子材料复合形成的复合材料、天然高分子材料与天然高分子材料复合形成的复合材料。

（关立南）

第三节　生物材料在眼科的应用

一、眼睑皮肤及睑板

1. **皮肤**　组织工程皮肤是由活性细胞接种在支架材料上形成的组织工程化皮肤，是一种活性生物敷料，可为天然皮肤和人工皮肤，天然皮肤包括自体皮、异体皮或异种皮（如羊膜、胎盘、腹膜等）；人工皮肤一般应用医用高分子材料，包括天然高分子材料（如明胶、甲壳素）和合成的高分子材料（如聚氨酯、硅橡胶等）。组织工程皮肤是美国 FDA 批准最早应用于临床的产品。其代表产品有 Transcycte、Epical、Dermagraft 和 Apligraf。Dermagraft 是在 PGA/PGL 编制的网上种植成纤维细胞，经过体外培养后形成真皮支架。成纤维细胞可分泌多种细胞外基质蛋白填充网孔，并可分泌多种细胞因子，具有较高的生物活性，较强的抗感染能力，不易被蛋白酶降解。Valle 研制的双层皮肤替代品，通过活检获得少量皮肤，分离培养上皮细胞和成纤维细胞，再与人源性胶原制成的支架材料复合，构成组织工程化皮肤。我国伍津津教授应用组织工程法体外重建毛囊，在胶原凝胶中成功诱导出毛囊上段角质形成细胞，最终建立活性皮肤替代物。

2. **睑板**　睑板是由致密的结缔组织、丰富的弹力纤维和大量睑板腺组成，是眼睑的支架组织。组织工程软骨在眼睑的整形重建外科手术中起到了举足轻重的作用。目前应用多种材料及技术方法将小的凝胶结构模块进行组装构建，通过"模块化"方法组装构建人工软骨，如 Fang 等制备的含有合成肽聚（g-苯甲基-L-谷氨酸，PBLG）的多孔微球支架，Stevens 等利用 G 链段含量高的海藻酸盐钠和 $CaCl_2$ 制备的可注性水凝胶支架。但水凝胶材料的生物力学方面还存在较大的缺陷，也是目前未广泛应用于临床的主要原因。

二、角膜

（一）人工角膜

人工角膜多由光学区和支架两部分组成。光学区生物材料不仅须具有良好的生物相容性，防止生物降解等特性外，还要有足够的硬度，良好的光学性能、屈光指数高等特性。目前选用的生物材料主要有硅凝胶、水凝胶聚甲基丙烯酸甲酯（PMMA）等。用 PMMA 作为光学区的模型有 Dohlman 型、Strampelli 型、Cardona 型，虽挽救了部分患者的视力，但仍存在如感染、钙盐蛋白沉积等较严重的并发症。硅凝胶兼有结构稳定、透光率高的优势。水凝胶则具有良好的亲水性、渗透性、弹性和较好的透光率。支架部分在人工角膜中占有非常重要的地位，其材料往往是引起人工晶状体手术并发症的主要因素。因此理想的人工角膜周边支架材料不仅需要具有支持光学区的屈光功能，还需要与角膜组织形成永久性的固定。早期应用的支架材料是无微孔的非渗透性材料，临床效果并不理想。目前应用于眼科的人工角膜均是有微孔的生物材料，可以改善角膜的新陈代谢，有利于细胞的长入，随后开发出了多孔聚四氟乙烯、氟碳化合物、碳纤维等应用于临床。

为了提高人工角膜的稳定性，减少并发症的发生，研究人员对生物材料进行了改良。例如 PMMA 人工角膜表面共价结合 I 型胶原，可减少感染的发生率。

（二）组织工程生物角膜

1. 组织工程角膜上皮　应用组织工程学和细胞生物学技术体外培养扩增种子细胞，利用组织工程技术构建生物角膜上皮的研究不断兴起，干细胞诱导技术转化角膜缘干细胞的技术蓬勃发展。体外培养、移植和人工角膜上皮构建，为眼表疾病的治疗带来了新的思路、方法和方向，角膜缘干细胞的发现、鉴定和体外培养成功，在眼科学领域具有划时代的里程碑意义。

2. 组织工程角膜基质

（1）高分子聚合物：在组织工程角膜支架材料的发展中，被用作支架材料的物质主要有天然高分子聚合物和合成高分子聚合物。天然高分子聚合物如透明质酸钠、硫酸软骨素、胶原等。胶原作为一种天然载体被广泛应用于组织工程学。它是一种结缔组织的结构蛋白，不但可作为细胞外的支持物，而且对细胞的形态和功能也产生作用。它最突出的优点是所含有的某些氨基酸序列使之能与细胞保持良好的亲和力，有利于细胞的传递、黏附以及形成组织。胶原具有特有的网状结构，可适合多种类型细胞的生长，与细胞相互作用，相互协调并成为细胞组织正常生理功能的一部分，胶原还可与其他材料复合，是体外角膜组织培养最早使用的载体。另外一种较常应用于角膜基质构建的是壳聚糖，壳聚糖是自然界唯一存在的聚阳离子多糖，结构上类似于动物体内的糖胺聚糖。同样也具有抗原性低和生物相容性好的特点，透明性、力学性能都较好，降解产物对人体无毒，可自然降解。纤维蛋白单体在凝血酶的作用下可聚合成立体网状结构的纤维蛋白凝胶，有利于细胞黏附、增殖和分泌基质。这些天然生物材料具有细胞信号识别功能，可促进角膜细胞的黏附、增殖和分化，并且具有良好的生物相容性及生物可降解性等优点。但由于天然高分子聚合物机械强度较低，多用于修饰材料以提高细胞黏附率和生物相容性。

人工合成的高分子聚合物如聚乙醇酸、聚乳酸等为角膜的培养和重建提供了可选择的支架材料，其机械性能改善但存在生物组织相容性、细胞亲和力不及天然高分子材料的缺点。

（2）脱细胞角膜基质：细胞外基质（extracellular matrix，ECM）具有独特的组成和结构特点，不但为多细胞生物体在负载和运动条件下保持形态提供了稳定构架，还对它们的形态发生和再生能力起十分重要的作用。其组织结构、物理性质更接近自然角膜。异体天然角膜基质来源丰富，拓展了组织工程角膜材料的来源。通过脱细胞的处理，最大限度保留了原有组织的三维立体结构和细胞外基质，同时也大大降低了免疫原性。目前研究最广泛的脱细胞角膜基质来源于猪角膜，无论是对脱细胞角膜基质的机械性能研究还是用于角膜生理功能恢复的研究，结果都表明其明显的优势，是组织工程角膜领域的希望。

3. 组织工程角膜内皮　角膜内皮细胞在成年后没有明显的增殖现象，从而导致细胞密度随着年龄或眼部疾病的影响而不断减少。因代偿机制使角膜内皮细胞扩张及移行而不是细胞增殖来维持单层细胞的连续性，从而保持正常功能。一旦失代偿，角膜就会丧失透明性而导致角膜内皮盲，目前只能通过角膜移植来治疗。虽然这种手术成功率较高，但仍然受到了供体角膜缺乏、术后并发症、角膜供体老龄化等现状的限制。因此，能否直接进行内皮细胞移植以恢复损伤的内皮,已成为当前众多角膜病医生研究的热点。

(三)组织工程角膜种子细胞

在组织工程角膜发展初期,研究者大部分致力于研究出一种相对完美的生物支架材料用于恢复角膜的一部分生理功能,但随着研究的进一步深入发现,单独依靠支架材料来行使角膜的全部生理功能并保持其长期良好适应性是不太现实的。组织工程角膜的研究进入一个新的领域即种子细胞的研究,以期构建出更加接近于天然角膜的组织工程角膜。一般的研究思路是将种子细胞在体外培养扩增,接种在支架材料上,形成角膜等效物来进行角膜移植。选择理想的种子细胞应考虑到以下要求:在不违背伦理的情况下,采用微创手段即可容易获得;无免疫原性;有较强的分裂增殖能力,功能旺盛;在体外能连续传代,并且传代培养后能保持其形态、功能和遗传物质的稳定。

种子细胞的选择经历了以下几个阶段:①角膜上皮细胞,体外培养的角膜上皮细胞不能长期体外培养和扩增,易老化,构建植片的上皮屏障作用逐步丧失,通透性增加,影响到角膜组织自身修复和角膜的正常结构,不能用于移植的种子细胞;②角膜缘干细胞,随着对很多眼表疾病病因认识的不断深入,以及角膜缘组织和角膜中央组织在体外培养角膜上皮细胞时所表现出来的不同特性,人们认识到在体外可以稳定无限增殖、生命周期长的角膜缘干细胞可以成为组织工程角膜上皮的理想的种子细胞;③胚胎干细胞,属全能干细胞,是从早期胚胎内的细胞团分离出来的一种高度未分化的细胞系,体外诱导其向角膜细胞、视网膜细胞的分化均已有较多报道;④口腔黏膜上皮细胞;⑤骨髓间充质干细胞;⑥表皮干细胞;⑦诱导多能干细胞(详见角膜病)。

三、人工晶状体、角膜接触镜、青光眼引流器等眼内植入物

目前临床常用的折叠型人工晶状体和角膜接触镜多由生物材料制成,富有弹性,可以弯折。手术安全简单,表面麻醉下即可植入,创口无须缝合。折叠式人工晶状体的材料多为硅凝胶、水凝胶、亲水性或疏水性丙烯酸酯等。角膜接触镜常选用聚甲基丙烯酸甲酯(PMMA)或聚羟乙基丙烯酸甲酯(PHEAM)等材料制成。近年来随着纳米技术和3D打印记忆材料的诞生,越来越多的具有光学特性的生物材料应用于临床,为精准屈光手术开辟了更新的领域。

青光眼植入物,如Ahmed阀、XEN、iStent等多由高分子聚合物或非磁性钛合成。视网膜手术中的环扎带或硅胶海绵同样是生物材料的主流。

四、人工玻璃体

玻璃体手术治疗视网膜疾病离不开各种替代材料,气体和硅油等为疏水性材料,生物相容性低,不适用长期使用。目前,人工玻璃体多选用聚乙烯醇水凝胶,虽降低了毒性刺激及其膨胀性,但在眼科领域的应用有待于进一步研发。

五、义眼台

义眼台为眼球摘除后整形修复的替代植入物,应具有组织相容性好、质量轻、易于血管、神经、肌肉组织渗透生长的特性。它包括由化学合成及珊瑚转化的多孔海绵状羟基磷灰石或医用生物活性陶瓷组成的球状机体,其能在生理环境中与组织细胞界面形成化学键结合,其中含有能通过人体新陈代谢途径置换的钙、磷等元素,或含有能与机体组织发生键合的羟基。义眼台具有多种型号,可以根据眼眶体积选择性植入,羟基磷灰石义眼台是目前眼科最理想的生物填充物。其内部有互相连通的气孔结构,孔隙率高达70%左右,当羟基磷灰石义眼台植入眶腔内,能与周围眼组织形成良好结合。

六、眼眶

眼眶骨及软骨结构复杂,多孔、薄壁、骨腔窦腔交通错综。因此,应用于眼眶的骨及软骨生物材料不仅应具有一定的机械强度、生物相容性、易消毒和支持骨细胞生长和功能分化的表面化学性质和微结构,同时应具备良好的骨传导、骨连接、易于塑型等特性。

用于眼眶骨组织工程的基质材料主要包括人工合成材料、天然衍生材料和复合材料。常用的人工合成材料有聚乳酸、羟基磷灰石生物陶瓷、磷酸钙骨水泥、羟基磷灰石-聚乳酸复合材料等。天然衍生材料包括天然骨衍生材料、天然高分子

衍生材料（胶原、纤维蛋白、藻酸盐等）以及珊瑚骨衍生物材料。天然衍生材料作为骨组织工程的支架材料，具有生物相容性好、能够形成与人骨类似的多孔结构、降解产物易于被吸收而不产生炎症反应等优点，但也存在力学性能差、难以加工成形、降解率与成骨速率不协调等问题。人工合成可降解聚合物材料，其组成成分、分子量、力学性能、降解速度等都可预先设计和控制，易于构建多孔三维结构，但却因其降解产物多使体内酸度过高，容易诱发炎症。针对这些材料的优缺点，通过复合的方法取长补短是现阶段骨组织工程材料研究的必然选择。

水凝胶是较为理想的软骨生物材料，其优势在于可以微创治疗、有利于保护细胞、有利于营养物质的运输和细胞分泌物的交换。在提高水凝胶支架细胞相容性的同时，也可维持软骨细胞在支架中的正常功能，是构建人工软骨修复物成败的关键。聚乳酸多孔支架具备良好的力学性能，琼脂水凝胶具有良好的生物相容性和维持软骨细胞正常表型的功能。研究表明，将两者的优势相结合，用水凝胶填充多孔支架，"软硬兼施"，从而达到模拟天然软骨细胞外基质的目的。

七、眼科手术附属材料

1. **眼科缝线** 眼科缝线属显微缝线，对其强度、韧性和降解度要求极高。根据其生物降解性能可分为非吸收缝线和吸收缝线。非吸收类材料包括合成材料如聚酯、尼龙、聚丙烯等，天然材料包括蚕丝、木棉等；韧度强，多应用于外路网脱手术缝合。可吸收材料包括胶原纤维、壳聚糖等，胶原纤维具有炎性反应轻、形成瘢痕小、易于打结等优势；壳聚糖具有一定的抗菌消炎作用，强度韧性适中、易保存易消毒、原料来源广等特点。还有其他类别的人工缝线如聚乳酸、聚羟基乙酸、聚对二氧杂环己酮等，具有良好的生物稳定性和抗张强度，适于缝合时间较长的伤口。

2. **黏弹剂** 透明质酸钠、明胶、α-氰基丙烯酸酯等高分子材料制成的黏弹剂广泛应用于内眼手术中，具有良好的生物特性，如弹性、内聚性、弥散性，起到良好的支撑力，同时具备保护细胞、维持眼内微环境的作用。

3. **药物缓释系统** 药物缓释系统是指利用医用高分子作为药物载体或介质制成一定剂型，控制药物在体内的释放速度，药物在一定的时机范围内按一定速度缓慢释放到指定位置，使药物的有效浓度始终处于某一稳定水平，从而达到有效的治疗目的。当前医用高分子材料已成为重要的研究领域。医用高分子材料制成的高分子纳米微粒作为载体，可以更有效地控制药物的释放速度，如目前应用于眼科的新型眼内激素缓释剂。

（关立南）

第四节 展　望

人眼是光学、力学、化学交叉，结构微小精密、功能复杂的器官，其对生物支架的合成材料要求也更为苛刻。这些生物材料不再仅仅是保持细胞在符合生理的解剖位置上，还需要促进细胞通过细胞表面黏附蛋白附着到聚合物表面并表达相应的产物。更好地模拟细胞外基质，诱导细胞黏附及分化。目前组织工程技术构建单一的组织较为成熟，但对具有复杂功能器官的构建研究才刚刚起步，比如视网膜的生物材料选择及构建。这种复杂器官的构建对种子细胞的种类、数量、比例、功能，生物材料的种类、表面活性、三维空间构想均有严格的要求。如何将各种细胞按照器官的正常结构在支架材料上进行三维有序排列和组装，并形成接近正常的有序结构是个难题。更值得关注的是怎样保证在器官形成过程中不同组装之间的完美整合，以及构建后的器官与受体的完美整合和各项生理功能的正常发挥将是更为艰巨的挑战。

（关立南）

第二十一章 视力障碍辅助技术

第一节 概　　述

人类获取的信息中，有 70%～80% 来自视觉，视觉是人类认识和改造世界的主要途径，对人类的学习、工作、生活都有着重要的意义。视力障碍（简称视障）是指由于各种原因导致双眼不同程度的视力损失和／或视野缩小，难以从事正常人所能从事的工作、学习或其他活动。视障人士除主诉视物模糊、中心视力下降外，还常常合并其他的症状，如视物变形、复视、畏光、视物变色、色觉障碍、虹视、飞蚊症、闪光感、视野缺损与中心暗点、夜盲、视疲劳、双眼单视功能障碍、黑矇等。视障不仅给残疾人带来困难，而且也给有眼病的老年人造成不便。

目前我国有视力残疾者 1 800 多万人，其中，盲人有 600 多万，低视力者有 1 200 多万人。随着科学技术的进步，人们的寿命都普遍延长。人口增长加之人口老龄化等社会现象使视力受损成为各个国家重要的社会问题。约 70% 视力严重受损的人群是 80 岁以上的成年人。年龄相关性黄斑变性（age-related macular degeneration，ARMD）是发达国家老年人首位的致盲性眼病，现在随着人们生活水平的提高，平均寿命的延长，患病人数呈显著上升趋势。随着医疗技术的发展，针对渗出性 ARMD 的干预措施取得了进展，保留了患者部分视力。患者可通过康复治疗，充分利用残余视力，弥补中心视力损伤。除 ARMD 以外，导致永久性视力低下的病因还包括糖尿病视网膜病变、青光眼、视神经病变和色素性视网膜炎。其中，青光眼在老年人中更为普遍，据估计，到 2040 年，全球青光眼的患病人数将从 6 430 万增加到 11 180 万，成为全世界最常见的不可逆性视力损害的病因。其他较不常见的眼部疾病，如

葡萄膜炎、先天性眼病与遗传性眼病因为从小发病，而且对视力的影响严重，在很大程度上增加了患者和社会负担，而包括创伤、脑卒中、神经退行性疾病和肿瘤、中枢神经系统获得性或进行性疾病的患者，往往有视力障碍，但在原发病的转诊过程中会被忽视。因此，视力康复专家可以在帮助此类患者转诊方面发挥重要作用。

据文献报道，老年视障已成为影响我国 3.5 亿老年人日常生活的重点问题，是造成老年人跌倒的最主要原因。视障对生活质量有重大影响，与正常人相比，视力障碍者跌倒风险增加近 2 倍，髋部骨折风险增加 4 倍以上。老年人由于视障而害怕跌倒也会导致活动受限。研究发现，视力受损可以导致死亡率增加；社会隔离增加了抑郁和焦虑障碍而需要家庭社区服务；阅读困难会导致获取信息的问题和自我用药的错误。早期青光眼也会对心理社会功能产生负面影响，50% 以上的青光眼患者即使双目视野丧失的比例相对较小但仍然会对其活动有一定影响。尽管有些低视力患者在未经正式检查的情况下成功地将视力丧失的影响降至最低，但如果没有进行低视力康复，大多数人将无法阅读标准的印刷品，无法安全、独立地进行日常活动，甚至需要家庭成员留在家中提供帮助，上述种种限制将大大降低他们的生活质量。因此，视障不仅影响众多残疾人和老年人的生活质量，也给其家庭乃至社会带来巨大的经济负担。

随着科技的发展，以简单放大镜为主的视障辅助技术已经不能满足当今视障人士的社会生活需求。特别是人工智能、计算机视觉、干细胞移植等高科技的兴起，给眼病诊治康复带来了新方法，为视障人士带来了重获光明的希望。约有 80% 视障人士可以通过视障康复辅助技术提高功能性视力，提升生存质量，进而融入社会。视力

障碍辅助技术是指用来帮助视障人士及老年人进行视功能补偿或代偿，以促进其独立生活并充分发挥潜力的多种技术（助视器及软件等视障辅助器具）、服务（眼病诊断、视功能评估、助视器适配及使用训练）和系统（视障辅具的研发、生产、供应、服务和管理）的总称。作为世界卫生组织新认定的卫生技术之一，视障辅助技术也是国家日益重视发展的健康服务技术。辅助技术通常被定义为无论设备或产品系统，还是工作模式上获得用于增加、保持、修改或定制地改善或提高残疾人的功能。对于视力低下的人，视障辅助技术可以表现为多种形式，与之前单一助视器适配使用有很大不同。

目前每 10 名需要帮助的人中就有 1 人可以使用辅助技术。低视力康复的目标是"通过一种或多种方式减少视力损伤导致残疾的影响。"其中一种方法是提供辅助技术。辅助技术的应用为残疾人提供与康复需求相关的辅助器具，同时也为残疾人提供全方位的辅助器具使用的相关因素支持，包括提供社会和心理支持的团队、辅助技术的使用训练以及环境适应。总之，根据残疾人的需要量身定做辅助技术可以减少残疾对其的影响，提高自我管理意识，极大地提高残疾人的生活质量。

不同区域和国家，平均有 5%~10% 的人需要进行低视力康复。最近的全球调查报告称，36% 的国家没有低视力康复服务，仅有 10% 的国家能够提供视障辅助技术服务。事实上，世界卫生组织估计全球 10 亿人需要辅助技术的帮助，但只有 1/10 的人可以获得辅助技术。大多数地方的视障康复服务主要是单学科，仅提供助视器和初级眼保健，缺乏应有的康复服务。即使在某些被报道有低视力康复覆盖的国家，其视障康复服务水平也较差。越来越多证据表明以人为中心的多学科低视力康复服务具有可用性、可及性及重要性。所有眼科医生应推荐视障康复作为他们保健的延续，并为有关视力丧失患者提供康复资源的信息，让全社会意识到视障康复可以改善患者补偿视力损失的能力，使患者充分地使用剩余的视力完成阅读、日常生活活动及确保自身安全，这无疑将大大增强视障患者的幸福感。此外，建议眼科医生或验光师在为患者进行视障康复训练之前，先进行眼病治疗及视障程度评估；当然如果条件允许，最佳方案是同时进行疾病治疗和视障康复。视障康复的眼科医生需要定期重新评估患者的病情，以防止进一步的视力丧失。如果发现患者的视觉功能在治疗过程中发生变化，需将其转诊至临床医生重新评估。所有眼科医生都可以建议中心视野丧失的患者使用周边完整视网膜进行优先视网膜注视，这对阅读和训练是有益的。辅具是视障康复的重要组成部分，世界卫生组织发表了 25 个基本型辅具目录，其中 9 个助视器用来为发展中国家帮助视障人士学习、工作和生活。

就视障人士而言，日常生活的需求与获得康复辅助技术帮助之间存在矛盾。十九大报告提出"发展残疾人事业，加强残疾康复服务"。当前我国视障辅助技术的研发水平与国际上存在较大差距，2017 年 9 月国家民政部、发展改革委、教育部、科技部等 24 个部门和单位联合制定了《支持国家康复辅助器具产业综合创新试点工作政策措施清单》，加强视障辅助技术的研发已经成为扶残助老、改善民生、提升产业的重要举措。

（胡建民）

第二节 视障辅具

视力障碍者在周围环境中的活动和参与能力下降，任何一种可以补偿或代偿这种受损能力的装置或设备叫视障辅助器具，简称视障辅具。视障辅具包括视觉性辅具和非视觉性辅具（图 2-21-1）。

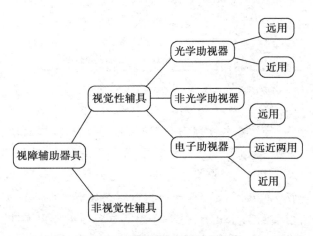

图 2-21-1 视障辅助器具的分类

一、视觉性辅具

视觉性辅具（助视器）是指可以改善视障人士功能性视力的任何一种装置或设备，包括：光学助视器、非光学助视器、电子助视器和其他辅具。

（一）光学助视器

光学助视器是一种通过光学原理或方法，提高视障人士视觉活动水平的器械或装置。通常根据使用距离分为近用光学助视器和远用光学助视器。

光学助视器的原理：放大作用，即增大目标在视网膜上的成像。①相对体积放大作用：目标实际的体积或大小增大了。即当实际目标增大时，视网膜成像也随着增大，两者的关系呈正比，也可解释为目标增大几倍，视网膜成像也相应增加几倍。常见的有大字印刷品，如大字书、大字报纸等；还有用毡制粗笔尖代替一般圆珠笔，前者写出的字比后者粗大很多。②相对距离放大作用：相对距离放大作用也叫移近放大作用，即将目标例如书刊向眼睛移近而产生放大作用。当目标向眼睛移近时，视网膜成像也随之增大。例如，当目标距离眼40cm时，视网膜成像为1倍；当目标距离眼20cm即为原距离的1/2时，视网膜像放大2倍；当目标离眼为10cm即为原距离的1/4时，视网膜像放大4倍；依此类推。③角放大作用：是指物体通过光学系统后视网膜成像大小，与不通过光学系统视网膜成像大小之比。最常见的光学助视器之一的放大镜便是根据此工作原理。④投影放大作用：即把目标放大投射到屏幕上，如电影、幻灯以及台式电子助视器（CCTV）等，都称为投影放大。

1. 近用光学助视器主要有眼镜式助视器（包括球镜、柱镜、三棱镜等）、放大镜（包括手持式放大镜、立式放大镜、镇纸式放大镜、胸挂式放大镜等）。

（1）眼镜式助视器：眼镜式助视器是安装在眼镜架上的凸（正）透镜（图2-21-2）。当物体位于透镜焦距处或附近时，它们提供最大放大率，产生平行光线，并在光学无穷远处形成图像。眼镜式助视器的优势有：外观与常规框架眼镜相似、双手自由、视野更大、对于长时间阅读更为舒适、加至+10D仍可以保持双眼视、可与其他辅助器

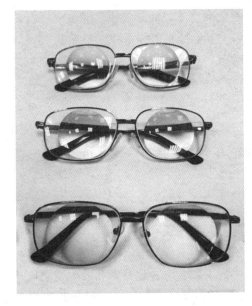

图2-21-2　眼镜式助视器

具一起使用。缺点有：固定的光学中心使得对偏心视觉的适应变得困难、高倍率透镜视野范围变小、工作距离近易遮挡光线、在有充足调节力的儿童中往往不能被很好地接受。但是对于无晶状体或人工晶状体患者来说，这是一个很好的选择。

（2）手持式放大镜：手持式放大镜可以是球面或非球面的凸透镜，其手柄允许将它们固定在不同的位置（图2-21-3）。它们增加视网膜图像的大小，使图像聚焦，产生一个虚拟的、直立的图像，其距离大于透镜的焦距。当物体（或阅读物）位于手持式放大镜的焦点处，经光学放大镜后，以平行光线出射，所以患者应戴上其矫正眼镜。一般这种情况下，等效屈光度就等于手持式放大

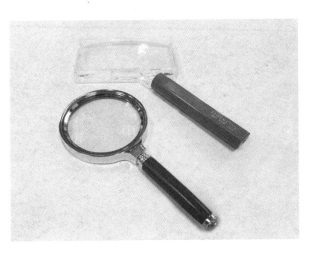

图2-21-3　手持式放大镜

镜本身的屈光度。如果物体始终位于手持式放大镜的焦点上,那就把物体和手持式放大镜同时移远或移近,等效屈光度保持不变(图2-21-4)。

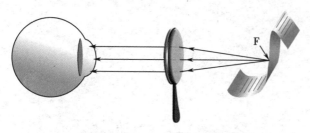

图 2-21-4 手持式放大镜的工作距离

手持式放大镜离物体的距离需要在焦距处,以提供最大放大率。观察者和放大镜之间的距离不同;距离越大,视野越小。对于视野狭窄的患者,可变的镜眼距离是一个优势,因此对于偏心固视和视野小于 10° 的患者,这是首选的辅助方法。该设备可以添加照明。与眼镜式助视器相比,它提供了更好的工作距离,对于进行价格标签和电话号码等短时间的阅读很有用。但是,它也存在一些缺点,如视野小、阅读速度比眼镜慢、占用手、难以保持焦距。这些缺点限制了它在儿童或运动协调性差的患者中应用。

(3)立式放大镜:将凸(正)透镜固定在刚性支架上以接近物体。从看台出来的光线不是平行的,而是发散的,需要调节力或适度的阅读附加镜才能使图像聚焦(图2-21-5)。该设备可以添加照明,可供那些不能拿着手持放大镜的患者选择。由于焦点固定,立式放大镜对儿童很有效。

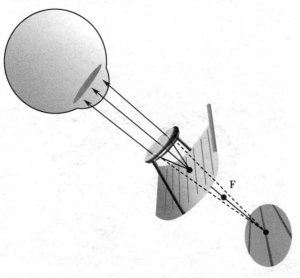

图 2-21-5 立式放大镜的光学原理

焦距由支架的高度决定。如果物体定位的距离小于焦距,图像与眼睛的距离是有限的,患者需要调节或需要矫正眼镜。

2. 远用光学助视器主要是中远距离眼镜式助视器和望远镜(包括单筒望远镜、双筒望远镜)等。

(1)中远距离眼镜式助视器:外观与常规框架眼镜相似,左右两边分别由前后两片镜片组成,工作原理与单筒望远镜相同,通过旋转拉伸两块镜片的距离进行视物目标的放大或缩小(图2-21-6)。调节双眼中远距离眼镜式助视器时先遮盖一只眼,进而调整另一只眼的清晰度。调整好再遮盖已调好的,进行另外一个镜片的调整。使用时最远可清晰观察 3m 处的目标物,主要运用于看电视等中距离活动。由于中远距离眼镜式助视器瞳孔距离固定,且镜面弯曲度较大,若患者头部较大,会由于两个镜片系统的光轴不平行而发生重影。

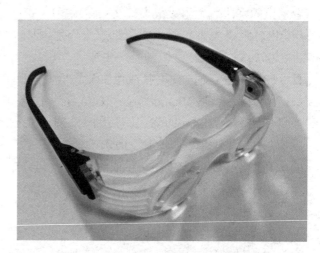

图 2-21-6 中远距离眼镜式助视器

(2)望远镜:望远镜是由物镜和目镜两个光学系统组成,物镜是离所观察的目标近的正透镜,目镜是离观察者眼睛近且屈光力较物镜大得多的正或负透镜,根据目镜的类型可分为伽利略望远镜和开普勒望远镜,若目镜是负透镜则为伽利略望远镜;若是正透镜,则为开普勒望远镜。

(二)非光学助视器

非光学助视器主要有控制光线传送(包括太阳帽、眼镜遮光板、滤光镜等)、照明、加强对比度、大字电话、裂口器等。

1. 滤过有害光线 滤光镜可有效阻挡有害光线进入眼睛,提高对比敏感度,保护眼睛免受蓝光、紫光和紫外线的辐射及干扰（图 2-21-7，见文末彩插）。低视力专用滤光镜是一款矫正眼镜，同时也是可佩戴的滤光镜。佩戴后能阻挡有害光线，提高对比敏感度，防止眩光。但也因为有些镜片颜色稍深，视物时失真，不易被接受。

滤光镜应该过滤 400nm 以下的紫外线辐射，最大限度地减少视力损失和色差。使用时应考虑其舒适性，防紫外线、红外线和可见光，增强对比度和减少眩光的作用。

选择滤光片时应考虑以下几个因素：透镜颜色、光致变色性、光密度、偏振度和保护光谱。这些滤光片可以安装在眼镜、夹片或隐形眼镜中。

可以针对不同的情况规定不同的滤光镜，密切关注要实现的目标、照明水平、成本，尤其是个人偏好。

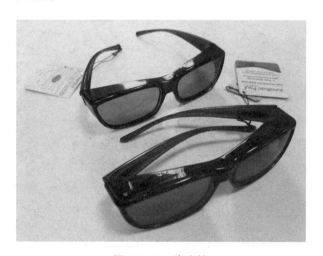

图 2-21-7 滤光镜

2. 合适的照明对视障人士十分重要，有助于提高患者的舒适度、对比敏感度，在一定程度上可以提高视力。黄斑部损害、视神经萎缩、病理性近视等，常需较强的照明；白化病、先天性无虹膜等，常需较暗的照明；角膜中央部混浊或核性白内障，需较暗照明，要注意避免强光使瞳孔缩小，视力下降；白内障术后无晶状体眼在强光下易出现眩光，因而常需较暗照明；老年视障人士往往比正常老年人需要更强的照明。

自然光可为大多数低视力儿童提供充足的照明；然而，人工光可以更好地控制照明。首选 60～75W 的白炽灯，因为它比荧光灯能提供更连续的光谱，但较难找到。荧光灯强调"较冷"的蓝色光谱，加强眩光。每个人，即使是那些视力不好的人，也应该避免使用没有扩散器的单管荧光灯，因为它们的光谱是间歇性的，会导致眼睛疲劳和调节能力的抑制。

光线应直接照射在阅读材料上并避免表面反射。焦点应放在与视力较好的眼睛相对应的肩部高度，与视觉轴形成 45° 角。当使用自然光时，儿童应背靠窗户坐着或坐在光源的一侧，以获得最佳的照明和视觉效果。

3. 增加对比度是根据视障人士的功能需求，对视障人士阅读或视物环境目标进行对比度的改变，让目标物与环境有强烈的色彩反差，从而帮助视障人士更容易辨认（图 2-21-8）。如书籍刊物应有强烈的黑白对比；门诊内的设备、地板与墙壁等的对比度要强一些；视障人士的周围环境，如室内家具、桌椅及其上物品，均要求有强的对比度。

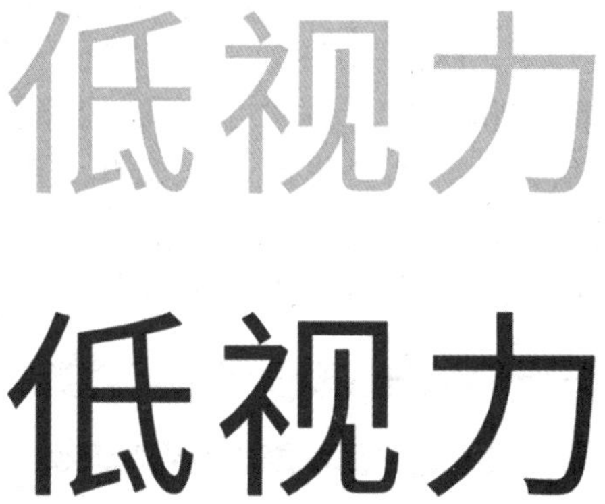

低视力

低视力

图 2-21-8 增加对比度

4. 目标物放大是增大目标在视网膜上的成像，从而提高辨别能力。注视目标越大，视障人士的视角越大，越容易被患眼看清。尽量将患者采用的阅读和家中需要辨认的物体加大尺寸，如大字印刷品、大字号的电话拨号盘、大本日历、大字挂钟等（图 2-21-9）。用于视障儿童或其他年龄患者的文娱活动，有大扑克牌等。与光学辅助设备相比，大尺寸打印允许无限制的视野，允许更正常的工作距离和更快的阅读速度。它对学龄前儿童或处于低视力辅助器具早期训练阶段的儿童特别有用。它也可以与其他放大方法一起使用，所选光学辅助设备需要较低的放大倍率。然而，很少有书籍能大规模印刷，因为它们更昂贵，而且比标准印刷品更大、更重，使得搬运和运输变得困难。

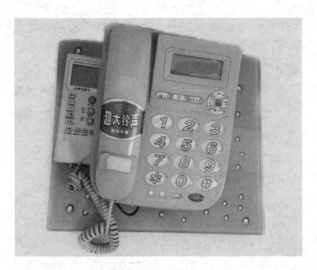

图 2-21-9　大字电话

5. 减少目标物拥挤现象可使用裂口器及线条标记以减少目标物拥挤现象（图 2-21-10）。裂口器是一种专门为视障人士制作的阅读卡片。在整张深色的纸板上开一条窄长的缝隙，放在书籍或报刊上，只露出当前阅读的 1～2 行，由鲜艳颜色的纸板制成，裂口大小与相应文本相适。可以使视障人士更加容易找到文字，避开了整排文字的拥挤效应。在一定程度上提高视力，减少阅读带来的疲劳，但阅读范围受到限制。

图 2-21-10　裂口器

6. 提高身体舒适度是为了更好地接受和适应光学辅具，视障人群难以采取正确的姿势进行阅读等活动，所以身体舒适性是关键。一个 45°角的阅读倾斜板可以为他们提供很好的帮助。

（三）电子助视器

电子助视器包括手持式电子助视器和台式电子助视器。

1. 手持式电子助视器是一种便携、自带屏幕机体、内嵌摄像头的电子助视器（图 2-21-11）。可通过内嵌摄像头压贴目标内容传输至机体屏幕，使用者使用按键操作进行放大或缩小、改变对比度等设置，改善目标内容的阅读环境提高阅读效率。在使用时要掌握摄像头的位置，通过借鉴物来掌握换行的方法。手持式电子助视器画面清晰，无像差，亮度、放大倍率可调节，可变化底色，改变目标物对比度，适合不同低视力眼病患者，且方便随身携带。但是其屏幕较小，阅读范围受限，所以多为近用。可在平板电脑或手机内安装助视软件，也可达到近用助视器的效果，其接受度较高。

2. 台式电子助视器通过外置摄像头将近或远的阅读目标传输至显示器中，对阅读目标进行放大、缩小或改变对比度等方式处理，提高视障人士的阅读功能（图 2-21-12）、对阅读目标搜寻定

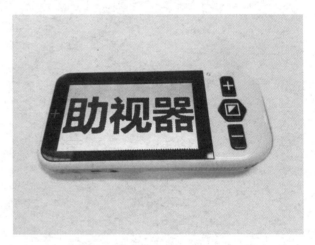

图 2-21-11　手持式电子助视器

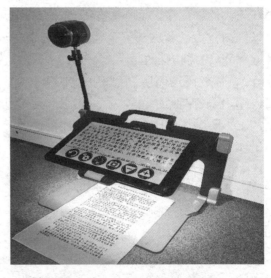

图 2-21-12　台式电子助视器

位的准确度，根据视障人士自身情况设置放大倍率及对比度等功能要求，以掌握视近或视远目标的阅读方式。

台式电子助视器优点为放大倍数高；视野大；可有正常的阅读距离和使用正常辐辏；对比度及亮度可以改变。缺点为不能随身携带，价格相对较高。

二、非视觉性辅具

非视觉性辅具（即盲用辅具）是指利用视觉以外的其他感官功能代偿，提高视障人士活动能力的装置或设备，包括：听觉补偿，如读屏软件、听书机、语音寻物器等；触觉补偿：如盲杖、盲文等。

三、视障辅具应用的新进展

新时代电子技术的飞速发展让我们步入了人工智能时代，智能手机和平板电脑的广泛使用能够有效帮助视障人士；三维打印正在作为新的辅助器具成为未来触觉替代辅助器具。虽然目前新的辅助技术为数不多，但一些世界上的高科技公司已经做出承诺，称未来将提升辅助技术来帮助视力受损的人。面对新技术可能出现的突破与挑战，如何广泛利用最新辅助技术解决实际问题并被患者广泛采用是我们努力的方向。

目前国际上关于辅助器具的介绍和视频网站有很多，辅助技术所应用的新技术，在未来工作当中，可以让眼视光的临床医生以及视障人士从中学习到许多好的经验和做法。另外，依据循证医学得出来的辅助技术应用的新进展，可以应用到眼视光的临床工作中，也可以让新技术开发进入一个新阶段，人工智能时代的到来促进了辅助技术开发，20 年前头戴式视频放大系统、低视力增强系统被广泛宣传，而当今更有迭代的效果视觉功能上的设备类型（eSight）。实际上，在开发过程中需要坚持严格的评估，技术先进的辅助技术可以创造新的解决方案，智能手机和平板电脑现在无处不在，而且越来越多用于低视力康复，提升辅具的发展速度。自动驾驶、计算机视觉和人工智能深度学习的应用实现视障辅具的可穿戴式，进一步提升了市场辅助技术的发展前景。

（胡建民）

第三节 人工视网膜装置

视网膜色素变性（retinitis pigmentosa，RP）、年龄相关性黄斑变性（age-related macular degeneration，ARMD）等，是遗传和年龄相关性致盲的主要眼病。传统的治疗方案往往是延缓疾病进展及治疗并发症。近年来，涌现出许多新的治疗方案，包括基因治疗、干细胞治疗、细胞/组织移植治疗、人工视网膜植入等，其中人工视网膜植入作为一种新的治疗方案，为终末期失明患者带来了新的希望。RP 和 ARMD 有共同的病理特征，即外层视网膜（如光感受器和视网膜色素上皮）发生不可逆变性，而内层视网膜（如双极细胞、视网膜神经节细胞）和视路的下游区通常保持相对完好。如果采取某种方法，替代病理损坏的外层网膜产生对光的感受和相应的电流或使神经递质释放，使内层视网膜即内核层和神经节细胞得到激活，产生神经冲动，并传送给视皮层，引起一定的视觉。这种能够激活内层视网膜的装置称为人工视网膜装置，又称视网膜假体。

一、发展历史

早在 18 世纪，Leroy 教授曾提出神经系统电刺激可以诱导光幻视的理论，并用电流刺激大脑使盲者产生了光感。1929 年，德国神经外科医生 Otfrid Foerster 用电刺激枕叶视觉皮层，使患者看到光斑（光幻视）。1956 年，澳大利亚 Graham Tassicker 提出了电子视觉假体的概念。他描述了一种植入盲人视网膜和脉络膜之间的电极阵列，并报道利用该电极对视网膜施加电刺激可以诱发光幻视。1968 年，Brindleyhe 和 Lewin 开创性地构建第一代视觉假体，植入到视觉皮层上产生光幻觉，但没有产生足够的视力，也说明利用电刺激可以安全诱发多点光幻视。1997 年，Dawson 等将刺激电极植入受试者的内视网膜表面，也成功地诱发光幻视。此后，视觉假体研究如雨后春笋般涌现，美国、德国、比利时等国家都相继展开。理论上，视皮层若是保存一定功能，视觉通路上的任何一段都可以植入刺激电极进行视觉修复。因此，按照植入部位不同，视觉假体可以分为视皮层假体、视神经假体、视网膜假体三大类，此外还有外侧膝状体假体等。

1. 视皮层假体　视皮层假体是将刺激电极植入大脑皮层内，与枕叶皮层神经元直接对话来修复视觉。其不仅适用于眼底疾病，还适用于青光眼视神经损伤疾病的患者。但由于其植入手术操作繁杂、手术风险大、术后脑内电极长期组织安全性及稳定性仍需进一步考量，且复原视觉能力有限，目前临床上开展受限。

2. 视神经假体　视神经假体是通过外部摄像头采集图像，经过图像处理、编码后对视神经纤维施加模式化电脉冲刺激，从而使患者产生视觉感受。但由于视神经纤维束密集排列，视神经在走行过程中逐渐扭转分散，对于视神经电刺激所实现的空间分辨率、外界图像信息的编码策略提出了更多的挑战。

3. 视网膜假体　视网膜假体也称为人工视网膜装置，是一种替代病理损坏的外层网膜的装置，其模拟外层视网膜产生对光的感受和相应的电流或使神经递质释放，使内层视网膜即内核层和神经节细胞得到激活，产生神经冲动，并传送给视皮层。

随着玻璃体视网膜手术技术的不断提升，视网膜植入电极手术风险、手术并发症发生率明显小于视皮层假体、视神经假体植入术，逐渐被权威机构所接受。其次，视网膜黄斑区域的光感受器细胞（视锥细胞）、双极细胞和视网膜节细胞的比例为 1:1:1，因此在黄斑区域放置多电极刺激芯片更易产生 Holmes 视网膜拓扑视觉。另外，有研究表明，在视觉通路的起始端进行刺激更容易产生有效视觉。综上所述，人工视网膜装置是目前最成功的人工视觉植入系统。

二、分类

根据视网膜电极放置的位置可以分为：视网膜上假体、视网膜下假体和脉络膜上腔假体等。其中视网膜上假体是将微电极阵列植入到视网膜的玻璃体腔侧，直接刺激视网膜表层的神经节细胞及轴突；视网膜下假体是将电极植入到视网膜光感受器细胞和色素上皮层之间，面向并刺激视网膜的双极细胞等。而脉络膜上腔假体是将电极植入到整个视网膜外侧的脉络膜与巩膜之间的腔隙中，相隔色素上皮层对内侧的视网膜神经细胞进行刺激。

此外，视网膜假体根据视网膜电极刺激的方式又可以分为：电刺激型人工视网膜、非电刺激型人工视网膜。其中电刺激型人工视网膜是利用植入的假体将外部视觉信号转化为电信号，直接刺激内层的视网膜神经细胞，以取代感光细胞，使患者产生光幻视，但其在生物抗性、长期稳定性以及视网膜毒性等方面存在缺陷；非电刺激型人工视网膜是利用植入的假体将外部视觉信号转换为非电信号，包括基于神经递质释放的化学型人工视网膜、基于磁刺激的人工视网膜和基于光刺激的人工视网膜，通过此非电信号激活视网膜内的神经细胞而达到传递视觉信息的目的，弥补了电刺激型人工视网膜系统方面的缺陷。

三、工作原理

在 RP 和 ARMD 的发病过程中，外层视网膜会发生不可逆变性，而内层视网膜和视路的下游区通常保持相对完好。因此人工视网膜装置旨在重建外层视网膜的功能，即取代受损的光受体功能，有效捕捉周围环境视觉图像，转化视觉信号为神经电信号，激活内层视网膜，使之产生神经冲动经视路传到大脑中枢。

四、人工视网膜装置的临床运用

（一）ArgusⅡ人工视网膜装置

ArgusⅡ人工视网膜装置（仿生眼）是美国 Second Sight 公司发明的首款用于治疗成人严重视网膜色素变性的植入性设备，是一种视网膜上假体，于 2013 年由 FDA 获准进入美国市场。ArgusⅡ仿生眼根据有无植入眼内，大致分为外在部位及内在部位。外在部分包括：①安装在眼镜上的视频摄像机；②安装在头侧部可收发相机拍摄图像信号的电子元件即视觉处理单元（visual processing unit，VPU）；③安装在摄像机侧臂上的外部线圈，用来通过射频遥感和感应能量达到无线传输的目的。内在部分包括：①内在线圈，接收外部线圈发出的射频遥感信号并将其转化为电信号；②专用集成电路（application specific integrated circuit，ASIC），收集外部线圈发出的数据和能量，并产生合适的电脉冲，进而刺激微电极；③外部视网膜阵列，其由 60 个微电极组成，可形成 20°视野，黏附于视网膜上。其中内在线圈和 ASIC 被密封在一个放置于眼球表面的密闭单元内，60 个微电极组成的阵列是这个装置唯一在眼内的部分，这两个部分通过一条经过巩膜的导线连接。ArgusⅡ人工视网膜装置通过视网膜玻璃体手术技术植入。

（二）Alpha-IMS 人工视网膜装置

Alpha-IMS 人工视网膜装置是由 AG 公司研发的第一代视网膜植入体，是一种视网膜下假体，利用受试者自身光学系统获得图像，将一个光电原件植入到眼底后极部，在此接受原本指向视网膜的外界入射光，以微光敏二极管阵列（micro-photodiode array，MPDA）构成的光电元件将电磁光波转化成电流，进一步激活残留的内层视网膜。和 ArgusⅡ不同的是，Alpha-IMS 仿生眼利用受试者自身的眼组织来获取图像，因此没有外部摄像机。其也分为内在及外在部分，内在部分包括：①视网膜下的硅质光电 MPDA；②埋藏在耳后皮下的电感线圈；③连接 MPDA 和线圈的硅质导线。外在部分包括放于眼外的参考电极部分。由于硅质导线在眼外走行的距离较长，安装 Alpha-IMS 仿生眼需要一个训练有素的团队，多科室相互合作，包括玻璃体视网膜专业、眼整形外科专业、耳鼻喉或颌面外科专业的医师。

五、人工视网膜装置的疗效评估

人工视网膜装置的疗效评估包括生物安全性评估及视觉疗效评估，其中生物安全性评估一直以来受到很多关注。在对植入人工视网膜装置患者随访中发现，术后发生的严重不良事件主要为结膜糜烂、低眼压、结膜分离和无菌性眼内炎，少数为装置移位、角膜混浊、孔源性和牵引性视网膜脱离、视网膜撕裂、葡萄膜炎、感染性角膜炎和角膜溶化等，发生的并发症均经眼科治疗后好转。除植入系统安全性外，植入系统的视觉疗效也备受关注。由于提升的视力水平仍低于标准视力敏感度测试水平，因此需建立一种新的视力评估方法。极低视力视觉功能观察评估量表（functional low-vision observer rated assessment，FLORA）可用于评估接受过各类视觉治疗，且当前视力水平接近"极低"视力患者的视觉功能和生活质量。

六、人工视网膜装置存在的挑战

尽管人工视网膜装置显著提高了患者的视力水平，但是其提供的并非是正常的视觉，而是通过诱发一系列不规则、边缘模糊的光点，由这些光点组成了轮廓化的视觉感受，视觉质量很是粗糙，但是这对于失明的患者而言，有很大的意义。

视网膜植入系统所带来的另一挑战是图像的持久性问题。ArgusⅡ视网膜植入系统可以由视觉刺激产生图像，但产生的图像还是会在数秒内消失，若患者想持续看到一个物体，需要靠不断摇动头部来"刷新"摄像机的图像捕获，使图像重复产生。

另一个问题是如何实现微电极精准刺激。目前所能生产的视网膜下电极直径的单位是 μm，无法刺激单个的双极细胞，微电极的刺激会传遍整个视网膜，刺激全部双极细胞和神经节细胞，造成刺激位置的不相关性。

七、展望

随着生物技术、材料科学的发展及对视功能和视网膜神经科学的深入研究，目前人工视网膜装置已从理论变成现实，从论证到相应的临床试验，由此开启了视网膜疾患治疗的新篇章，为视力丧失的 RP 及 ARMD 患者带来了新的治疗策略。其凭借稳定、优质的性能显著提高了患者的视力水平，改善了生活质量，得到了越来越多国家的青睐，其广阔的治疗前景也令全世界越来越多的研究者和团体参与到研发新一代视网膜植入系统的竞争当中。相信在不久的将来，随着人造视网膜软件和硬件系统的提升，以及人类对视网膜与视觉传输处理的生理病理学机制的进一步揭示与认知，将会对外层视网膜疾患的治疗带来革命性进展，为广大盲人带来光明与希望。

（胡建民）

第四节　无障碍信息技术

残疾人辅助技术通常被定义为某种可改善或提高残疾人功能的设备或产品系统。在面对随时出现新技术突破的刺激下，不难发现低视力康复临床医生已面临一些重要的挑战。例如，应如何验证这些价格高昂的新技术对视力低下的人有用与否，在实际生活中能否被广泛采用？处于新技术发展时代下，低视力康复临床医生能否正确地为特定的视力低下者提供相应的辅助技术？面对这些令人振奋的新兴辅助技术，低视力康复临床医生应如何训练视力低下者使用这些技术？

视障无障碍信息技术是指视力障碍人士在任何情况下都能平等、方便、无障碍地获取和利用信息的方法和手段。由于视觉生理缺陷，视力障碍用户在信息访问能力上存在着一定的障碍，从而被主流信息社会排斥在外。所以，解决被网络化、信息化社会逐渐边缘化的视力障碍人士问题，改善视力残障人士社会生存状况，帮助其融入主流社会、共享信息文明，具有十分重要的现实意义。

一、产品种类

1. 盲用读屏软件是专为视力障碍人士设计的屏幕朗读软件，可以帮助其上网。读屏软件可以在当前计算机的主流操作系统下运行，充分利用视力障碍人士的听觉，将计算机的视觉信息转换成语音信息，使视力障碍人士能够独立操作计算机以获取信息。

2. 盲文电子显示器也称盲文点显器或点字机，它能将计算机上的信息用盲文同步显示，便于盲人摸读。通常与读屏软件配合使用，能将读屏软件读出的文字信息通过盲文显示到点显器上。点显器上的盲文按点会自动凸起，盲人通过触觉来感受文字。

3. 快速盲文打印机可以将计算机上的文字信息，甚至图片信息在纸张上打印成盲文文件。该打印机以紫外固化胶水为印刷介质，普通纸张为承印材料，按照盲文进行排版，形成盲文印刷品。主要以蘸胶和喷胶的方式将微量紫外胶水放在普通纸张上，然后采用紫外发光二极管（LED）固化胶点以形成盲文凸点。

4. 盲用读书机也称盲读机，可以将书面文本直接翻译成语音，适于盲人"听"读。这套系统是由一个台式扫描器和电脑相连，由相应汉字识别软件对扫描的文字进行识别，将识别结果存入编辑器中再读出声来。

5. 电子助视器由图像扫描器和高清晰度电子显示屏组成，可以放大纸张、书本甚至是立体物体上的图像和文字，可以用彩色、黑白等多种对比度方式、多种放大倍数显示，方便不同眼睛敏感度的视力障碍人士使用。

6. 网络收音机可以收听各门户网站实时报道的新闻，收听网络中的学习资料、娱乐信息、音乐歌曲等，使视力障碍人士更方便地从网络中获取信息。

二、研究进展

（一）基于 RaspberryPi 的智能终端

一款依托开源硬件系统平台和百度智能云语音平台，在终端实现浏览网页、播放多媒体、阅读电子书、收发邮件等功能的系统。

1. **基于 RaspberryPi 和 Arduino 的硬件设计** RaspberryPi 作为近年来风靡全球的廉价迷你电脑，可满足音频输入输出、蓝牙通信、串口通信、有线/无线上网等需求，而且还有一系列 GPIO 接口以及开源资源用于开发以及应用。介于 RaspberryPi 的 GP10 接口以及后续扩展，产品开发者选用 Arduino 作为"中继站"，用于与多种传感器以及 4×4 矩阵键盘通信。

2. **基于百度智能云语音平台的语音服务方案** 凭借多年在语音核心技术的钻研和创新，百度智能云语音平台积攒了雄厚的语音处理经验，并为众多开发人员和开发项目提供了优质的语音技术服务。无须操心繁杂的技术细节和枯燥的性能优化，开发人员仅借助百度语音便可轻松快速开展语音信号处理的研究和创新。这不仅降低了开发者入门学习的门槛，也极大缩短了开发周期，提高了开发效率。通过百度智能云平台，百度语音为开发者提供了行业领先、效果完美、接入流程简单、基础业务永久免费的语音识别、语音合成技术支持，并且以 SDK（软件接口）、RESTAPI（网页接口）方式，通过离线在线融合模式来满足不同开发者的不同需求。

3. **基于听觉认知心理的网页信息筛选推送** 当今为视障人群设计的读屏软件更多是基于视觉的角度并未充分发挥听觉的优势，而该系统实现了基于听觉认知过程和心理层面来筛选重组网页信息的功能。通过程序设计，把标题和正文分别抓取出来，并过滤出广告，然后把标题、导航内容传至语音模块，由用户选择播放的下一级内容，将用户的体验方式从"探索模式"转变为"选择模式"。

此设计通过语音识别、语音合成和矩阵键盘来实现视障人群与智能终端的交互，通过多传感器联动，提高可操作性，通过 RaspberryPi 连接互联网以获取丰富的在线资源，最终实现集浏览网页、播放本地和网络音乐、阅读电子书、接收邮件于一身的无视觉输出的便携式智能终端，最大化地为视障人群提供实用性功能和丰富多彩的娱乐功能。

（二）视障助行产品

视障人群最大的问题就是出行难。常见视障人群出行的辅助方法是人工陪同、手杖助行、导盲犬、盲道的指引。国家通过无障碍设施构建了一个无障碍环境对视障人群出行提供帮助。一些企业机构也根据市场的需求，研发了越来越多的视障助行产品。随着科技快速发展，市场上陆续出现了各种电子导航产品，原理多是声波定位、激光扫描和拍摄等技术转换，以听觉信息和触觉信息为主。虽然国家提供的无障碍设施以及一些企业的视障助行产品为视障人群出行提供了一定的帮助，但它们并不能成为视障人群出行的可靠保证。大多数助行产品都只是基于技术层面上的研究，缺少对用户体验的重视，因而使得市场上的许多视障助行产品未能解决实际问题。

1. 主要产品

（1）折叠电子盲杖：目前视障助行产品中销量处于前列的产品，主要选用的硬件有超声测距传感器、测距传感器、积水传感器以及导航定位（GPS）等硬件，通过发射能量波并接收障碍物的回波来定位，提供障碍物信息来实现技术支持。

（2）Eyeronman 震动马甲：其主要硬件有激光雷达、超声波和红外线传感器等，通过这些传感器实现感官体验，将信息转化为背心内相应位置的震动。

（3）"天使眼"智能眼镜：主要选用的硬件有双目摄像头、数据传输软板、骨传导震子耳机及镜片，基于视觉识别、视觉定位的技术，将视觉信号转化为听觉信号，通过耳机传输给用户。

2. 智能交互研究

（1）视觉识别：视觉识别是第一阶段，它包括助行产品对周围场景的理解，同时可以辅助助行产品完成特定任务。视觉识别是通过丰富的传感器例如摄像头、红外线等，获取人体所处周围环境的图像，然后提取目标的视觉特征从而实现对目标的跟踪和识别。视觉信息的识别可以提供大量的线索来获取用户活动周围的障碍物信息，从而帮助视障人群出行。视觉识别在方式上可以分为两种：二维（2D）图像识别、三维（3D）图像识别。2D 图像识别主要是对获取到的图像进行物体检测和整体场景的识别。3D 图像识别主要是借助可以获取深度信息的传感器，例如激光、红外线、超声波测距以帮助视障人群感知物体的位置或大小。

视障可穿戴式助行产品在视觉识别阶段要克服不同应用场景条件下光照剧烈变化、背景复杂多变、视障人群因运动导致的图像模糊、拍摄角度不一致等诸多因素带来的问题，且由于视障用户在视觉上的缺失，他们对外界环境信息的获知相对薄弱，因此对于外界情况的应变能力也相对弱一些，所以视障穿戴式助行产品在进行视觉识别时可考虑采用多种传感器综合设计。

（2）视觉描述：视觉描述是第二阶段，这是视障用户感知外界环境信息的一个重要输入渠道。视觉描述功能是通过目标检测和分类技术将用户感兴趣的部分从复杂的背景中分离出来并对其进行分类描述。视障可穿戴式助行产品的视觉描述功能主要是将视障人群面临的环境目标障碍物的识别结果、距离、方位信息以及所处的地理位置及时传达给视障用户。

视障人群的助行产品在发挥视觉描述功能时，如果将视觉转换为听觉就会干扰视障人群对周围环境声音的收集。所以对于视障人群视觉描述的表现形式，触觉的动态提示会比音效提示更安全、更直接。

（3）视觉问答：视觉问答是最后一个阶段。视觉问答功能是根据视障人群的个人需求与助行产品进行的语音交互。视障智能助行产品的视觉问答功能需启动语音识别、输出系统和人机对话。用户根据产品的视觉描述可以进行场景提问，例如物体类别、障碍物位置和红绿灯颜色、目的地导航等。产品接收到用户的语音输入后，对不同语速和不同语音内容进行识别，提取关键字与内部程序相匹配，确定匹配后根据关键词属性进行语音输出或者对用户的运动信息进行提示。在这一阶段的设计中要考虑到语音内容识别的准确性、设备输出信息的及时性。这样才能让用户在使用产品时操作更加精准，减少失误操作带来的伤害。

（胡建民）

第五节　人工智能与视障辅助技术

人工智能的迅速发展将深刻改变人类社会生活，甚至改变世界。为抢抓人工智能发展的重大战略机遇，构筑我国人工智能发展的先发优势，加快建设创新型国家和世界科技强国，按照党中央、国务院部署要求，国务院于 2017 年 7 月 8 日印发《新一代人工智能发展规划》。

经过 60 多年的演进，特别是在移动互联网、大数据、超级计算机、传感网、脑科学等新理论、新技术以及经济社会发展强烈需求的共同驱动下，人工智能加速发展，呈现出深度学习、跨界融合、人机协同、群智开放、自主操控等新特征。大数据驱动知识学习、跨媒体协同处理、人机协同增强智能、群体集成智能、自主智能系统成为人工智能的发展重点，受脑科学研究成果启发的类脑智能蓄势待发，芯片化、硬件化、平台化趋势更加明显，人工智能发展进入新阶段。当前，新一代人工智能相关学科发展、理论建模、技术创新、软硬件升级等整体推进，正在引发链式突破，推动经济社会各领域从数字化、网络化向智能化加速跃升。

人工智能与眼科学、视觉科学、脑科学等医疗科技的融合，促进了视障辅助技术的发展。作为视障辅助技术的重要组成部分，人工视觉智能的长期目标是建立人类同水平的人工视觉，是由眼科视光学，脑科学、认知科学、人工智能等共同研究，形成交叉学科的智能科学。眼科视光学、脑科学从分子水平、细胞水平、行为功能水平研究自然智能机制，建立脑视觉模型，揭示人脑视觉的本质；认知科学是研究人类感知、学习、记忆、思维、意识等人脑心智活动过程的科学；人工视觉智能研究用人工的方法和技术，模仿、延伸和扩展人的视觉智能，实现机器视觉智能。所以，人工视觉智能科学不仅要进行功能仿真，而且要从机制上研究，探索视觉智能的新概念、新理论、新方法。人工视觉智能的研究作为视障辅助技术研究的突破性进展，将会对信息时代产生重大影响，对人类文明产生重大影响。

科学发展到今天，一方面是高度分化，学科在不断细分，新学科、新领域不断产生；另一方面是学科的高度融合，更多地呈现交叉和综合的趋势，新兴学科和交叉学科不断涌现。

大学科交叉的这种普遍趋势，在人工视觉智能学科方面表现尤其突出。学科交叉将催生更多的研究成果，对于视障辅助技术整体而言，要有所突破，需要多个学科合作协同，在交叉学科研究中实现创新。

（胡建民）

第六节　视障康复工作模式

视障辅助技术的进步，也使视障康复工作的模式取得重要改变。之前由于视障辅助技术处于初步发展阶段，相比助听器、人工耳蜗、外骨骼机器人及自动驾驶多功能轮椅等，该技术相对不完善，特别是相关助视器的使用不如助听器及假肢轮椅等能够快速帮助残疾人改善残疾引起的功能障碍。因此，视障康复工作的推进较为困难。

视障康复服务仍然充满挑战。由于世界各国经济发展水平不一致，视障康复工作水平也不一样。专业康复人员数量缺乏和地理分布不均，康复成本过大、时间过长和交通困难、服务站点缺少等，都是进行视障康复的主要障碍。此外，年龄、性别、语言等障碍，转诊率低、缺乏对视障的诊断和对服务的了解都会对视障康复服务的接受产生负面影响。对于那些低收入者、农村居民、老年人、多重残疾人以及妇女、儿童、少数民族群众、难民等，在得到视障康复服务方面也存在一定困难。

人们普遍缺乏对视障康复服务及医疗保健中的服务和辅助技术的认识，甚至连眼科医师等相关从业人员都对视障康复认识不足，造成转诊不及时等后果，这也是视障康复工作中的一个障碍。此外，对于辅具适配的处方和培训往往需要眼科医生、视光医师、职业治疗师、社会工作者、特殊教育教师、定向行走训练师等组成的多学科工作团队支持。若缺乏专科团队的支持，视障人士往往放弃使用辅具。因此，视障人士使用辅具需要专业人员的帮助和支持。

许多国家没有提供国家层面的视障康复辅助技术服务，有的患者需要直接从药房、私人诊所或互联网得到辅具，有的患者依靠不稳定的捐赠或慈善服务得到有限的辅具。这些手段通常不适合推广辅具的应用训练，也缺乏辅具维修及跟进机制。而对于视障人士来说，他们能使用的辅具，必须是适配的、负担得起且质量合格的。使用最新尖端技术的辅助技术由于成本原因不太容易获得，即使免费或低成本辅助技术也将面临类似的挑战。因此，辅具使用的可行性非常重要。世界卫生组织全球援助合作技术倡议已开发出优先辅具清单，列举出符合国际标准的辅具。2018年1月26日，在世界卫生组织执行会议上，会员国建议于2018年5月21日至26日世界卫生大会期间采用基本型辅具清单，这必将有助于加强全球视障康复合作的工作。

国际防盲组织也制定可全球合作的低视力服务清单。该清单包括全球合作伙伴单位的辅具及其操作流程、诊断设备和仪器等。国际防盲组织适用于三个保健级别的工作组：初级/社区卫生保健提供者，训练有素的眼科保健专家和低视力专家。低收入和中等收入国家的眼科保健提供者可以使用标准列表帮助他们找到来自可靠供应商的辅具及适当的设备仪器和耗材。国际防盲组织低视力工作组还对低视力康复课程提供了指导，眼科医生、特殊教育教师和社区康复工作者等可通过学习该课程以提高自身的服务水平。

面对我国1 400多万视障残疾人，我国1 508家三级医疗机构中提供低视力诊疗康复服务的有559家（37.07%），未提供服务的有949家（62.93%），各级医疗机构开展低视力康复服务方面差异大。在提供服务的机构中，已设立低视力专业门诊的有338家（60.47%），低视力年平均门诊量为964例。从事低视力医疗康复服务专业人员2 993人，平均每家三级医疗机构有低视力专业医师1.98人、护士0.46人、技师0.41人、辅助人员0.22人。三级医疗机构以儿童功能性视力康复训练、低视力社区教育宣传和助视器验配为

主要低视力服务类型。因此，我国三级医疗机构低视力学科建设亟待加强，专业人员总量偏低、人才梯队建设不完善、服务质量低、服务类型单一，无法满足我国低视力患者全方位的服务需求。因此，关注视障康复模式非常重要。

一、综合性多学科视障康复模型

视障康复服务是眼科保健的一部分，包括诊断、治疗以及康复。视障康复服务在世界各国差异较大。例如，视障康复可以仅由一名能提供助视器的临床医师提供，也可以由一支由多学科专家组成的综合康复队伍提供全方位的服务。眼科医师的主要职责是将患者转诊以进行视障康复，使视力损害的患者能实现目标，维持生活质量。少数眼科医师可以提供助视器使用、训练、环境适应或社区资源等咨询或指导。多学科综合康复团队包含各种专业人员，如临床医师（特别是眼科医师或视光医师）、评估视觉功能的眼科技术人员、评估患者视觉功能并提供助视器使用指导或替代措施的工作人员（如职业治疗师或视障康复治疗师）、辅助技术培训师、定向行走训练师、眼镜商、社会工作者、心理学家或职业顾问等。初级保健医师可以在支持视力损害患者方面发挥关键作用，因此鼓励视障康复医师与初级保健医师进行沟通。

患者的康复需求差异很大：一些患者只要求可以阅读，而其他患者则希望得到更广泛的干预措施，包括对助视器等设备的使用培训。视力康复临床医师在初步评估时通常根据患者问题的复杂性、目标、心理社会状况和个人属性（不仅仅是视力）来量身定制所需的护理和学科水平。

美国眼科学会的三级视障康复模式概述了如何进行视障康复。

1. 1级——眼科保健的延续 对于视力损害的识别及回应。

1级包含所有的眼科医师，这些眼科医师在视障康复中占有最重要的地位。当眼科医师碰到报告中有"完成视觉任务困难、好眼最佳矫正视力低于20/40、对比敏感度降低、暗点、周边视野缺损"等，应该正确"识别"出这些患者并"回应"其应该进行视障康复。综合眼科医师应认识到即使是轻微的、不能矫正的部分视力丧失的影响，

并告知患者可以通过视障康复以改善阅读等任务。应鼓励眼科医师与患者进行这些对话，并将其转诊进行视力康复。另外，眼科医师也应关注眼科患者的抑郁筛查。学会中关于如何充分利用剩余视力、提供有关可用服务信息的视障康复讲义也可以提供给患者。患者必须了解到尽管没有进一步的眼部治疗，视障康复有助于提升他们的功能性视力，提高他们的生存质量，便于他们融入正常社会。

2. 2级——视障康复服务。

2级视障康复服务由对视障康复感兴趣且具有专业知识的临床医师提供。这一级别的视障康复模式包括一些但不包括所有综合性多学科视障康复要素。可在一个能独立提供低视力评估的临床医生诊所处完成。

3. 3级——综合性多学科视障康复服务。

3级视障康复服务也可以由对视障康复感兴趣且具有专业知识的临床医师提供。其中包括：对视觉功能的全面评估、有医疗保险资助的职业治疗师在多个疗程中提供的康复培训，还包括交通服务、有声读物、支持团体或自助组织等一系列社区服务和心理社会支持。3级服务通常由多学科团队提供，包括临床医师（特别是眼科医师或视光医师）、职业治疗师或视障康复治疗师、心理社会支持工作人员（如社会工作者、心理学家）、训练师（如定向行走训练师）等。

二、未来的视障康复工作模式

未来的视障康复工作模式倡导改善眼科健康管理准入条件。首先，通过社区康复和全科医学的倡导，拥有一个强大的、在增强残疾人个人能力方面起作用的辅助技术，使他们能完成日常生活，能够接受教育获得工作，并参与和贡献社区建设。眼健康管理需要在多学科协作中开展合作，为所有残疾人创造一个新的环境，改变其旧的视障康复意识，提升他们的权益，紧密与残疾人联合会及慈善机构合作来制定以残疾人为中心的服务政策和计划，提升残疾人的生活质量。

其次，建立横向低视力康复服务团队，将现有的卫生设施纳入公共卫生、教育以及社会制度中以提供全面的以人为中心的眼健康管理：建立强有力的跨部门联盟的多学科团队以满足各种残疾人士的需要。支持将视障康复、理论和实用与眼健康教育相结合进行培训，以解决提供视障康复服务专业人员培训不足的问题。

最后，建立视障康复工作网络，以方便访问服务和提供持续保健：建立或加强所有级别的视障康复服务，理想情况下，将这些服务集成到现有基础设施中，构建社区、市、省分级诊疗服务；建立与残疾人联合会联系的多渠道协作和沟通服务；确保临床与技术支持人员能保护残疾人的权利和尊严，并在康复服务方面受过充分的训练，并按要求实施培训；建立无障碍信息技术和无障碍设施技术，提升残疾人的功能能力。

总之，有关获得辅助技术的问题是多方面和复杂的。人口趋向老龄化，慢性致残原因越来越多，人民对美好生活的向往及对辅助技术的需求也在不断增加，超过了目前视障康复人员的工作能力，我们应致力于提升残障人士和康复工作人员对视障康复的认知，提升康复工作人员工作技能及辅助技术研发水平，使视障残疾人能够获得经济实惠、安全、有效的辅具，并使他们能够通过无障碍信息技术和外界互动。此外，社会需要进行更广泛的变革，如改变对残疾人的态度、新的对残疾人友好的立法和社会环境，有助于增加辅助技术的使用和需求。

（胡建民）

第二十二章 研究生需要掌握的写作技巧

第一节 英语科技论文写作概要

随着我国经济的迅速发展和国家对科技投入的大幅度增加，我国科学研究水平正迅速提高，在国际性杂志上中国人撰写的论文越来越多，很多大学已把 SCI 论文作为衡量大学研究水平的一个重要标志，有人把它戏称为是大学的"GDP"，一些学校已把 SCI 论文作为获得博士学位的必要条件。尽管这些做法还有一定的争议，但是中国科技要走向国际、与国际接轨，把我们的研究成果以目前国际科技界"通用"语言——英语发表在国际性杂志上已是不争的事实。

众所周知，不同语言在思维方式上、表达形式上均有很大不同，中文和英语有着更大的差异，我们自小学、中学、大学一直到博士研究生，都在学习英语，但由于受到母语根深蒂固的影响，大部分硕士、博士研究生在用英语撰写科技论文时还带有深深的中文痕迹，严重影响着我们论文的发表和与国际同行的交流。

如何写好英语科技论文、如何提高投稿的接受率已成为摆在医学科学研究工作者，特别是硕士、博士研究生面前的一个重要课题。

作者近年来在 SCI 杂志发表论文 210 余篇，以第一和／或通讯作者发表的 SCI 论文 203 篇，有些发表在 *Nature Genetics*、*Lancet Infect Disease*、*JACI*（2 篇）、*ARD*（2 篇）、*Progress Retinal Eye Research*、*Ophthalmology*（6 篇）、*Investigative Ophthalmoogyl Visual Science*（34 篇）等杂志上。这些高水平的杂志不但对研究内容、水平有很高的要求，对英文写作水平也有很高的要求。作者在撰写论文或修改研究生论文过程中对此深有体会，现将其总结如下，以飨读者。由于文中所谈均是管见所及，难免有错漏之处，还请各位专家和同道批评指正。

一、从研究内容上要从不同侧面、不同水平阐明同一个问题

人们认识自然界的过程是一个不断拓展和完善的过程，这就决定了科学研究的局限性，也就是说，我们的每一项研究不可能把所有问题都囊括进去，也不可能在所有层面、所有纬度把疾病搞清楚，但这并不影响科学研究的严谨性和完整性，我们研究课题应就某一方面、某一问题讲述一个相对完整的故事，譬如说，我们要研究某种分子在某种疾病中的作用，首先要研究这种分子在疾病过程中在基因和蛋白水平表达（相关组织或体液中的表达）的变化及其与正常对照之间有无差异，并且要用不同的方法进行检测，互相印证，如用免疫组织化学、流式细胞检测技术、蛋白质印迹法等方法确定蛋白水平的变化。在疾病中此种分子的表达无改变，则提示它在疾病中起作用的可能性很小，如有动态变化则提示它可能参与了该疾病的发生，也可能是一种伴随现象。在此基础上，则应进行体外实验研究该分子的功能，如评价它对某些细胞、生物学行为、细胞因子产生的影响，在确定作用后还应进行基因沉默、敲除转染实验或过表达实验，即加入特异性抗体后观察对这些细胞功能的影响，基因敲除或过表达对细胞生物学行为和功能影响，如有可能还应进行体内实验，即将它们导入正常动物体内，确定是否还具有此种功能，或在基因敲除鼠评价对疾病发生及严重程度有无影响。进行这么一个完整的实验，我们应该能确定出此种分子到底与疾病有无关系、有什么样的关系以及在疾病中起什么样的作用。

一个好的研究应包括三个层面：表达层面（即前面所举的分子表达的时空研究）、功能研究

（即前面所叙述的各种体内外功能实验）和机制的研究，机制的研究和阐明往往代表着研究的水平，是我们应该推崇的，但在国内有时会因研究生急于毕业或追求文章数量等原因，限制了论文的深度和影响力，有时也会出现把一个完整的论文拆成数篇论文发表的现象，结果是每篇文章均不是一个完整的故事，这样的论文很难被 SCI 杂志接受，至少难以被高影响力的 SCI 杂志所接受。

二、在形式上要符合所投寄英文杂志的要求或习惯

不同杂志对来稿有不同的要求和习惯，要想投寄文章被接受，一个非常简单但也非常重要的方面是在形式上、格式上要符合所投寄杂志的要求。绝大多数杂志要求论文主体写作的顺序是引言、方法、结果和讨论，但有些杂志要求将方法放在讨论之后。因此在撰写文章和确定投稿杂志时应仔细阅读相关杂志的投稿须知，最好能阅读该杂志中的几篇文章，以熟悉该杂志的要求。

三、文章题目要能清楚表达文章的核心内容

文章的题目应力求简洁明了，并且应充分表达出文章的核心内容。西方人在写文章题目时喜欢用完整的句子将内容表达出来，使读者看了题目即能明白文章的核心内容，而一些作者则喜欢使用"……的研究""……的分析"之类的题目，这类题目虽然在杂志中也常能见到，在语法上、内容上无大的问题，但它们很难使人了解到文章的确切内容，因此最好能够使用能确切表达文章核心内容的题目。我们有一篇论文，题目是"IL-23 promotes CD4$^+$ T cells to produce IL-17 in Vogt-Koyanagi-Harada disease"，这一题目很好地表达了文章的主题内容，它显示出 4 方面的内容：① IL-23 和 CD4$^+$T 细胞之间的关系——是前者促进后者的关系；② IL-23 和 IL-17 之间的关系——前者增加后者产生的关系；③ CD4$^+$T 细胞与 IL-17 之间关系——前者产生后者的关系，即母子关系；④福格特 - 小柳 - 原田病中 IL-23、CD4$^+$T 细胞及 IL-17 三者之间的关系。如我们把题目改成习惯上使用的题目，则可能是"Study on the relationship among IL-23，IL-17 and CD4$^+$T cells

in Vogt-Koyanagi-Harada disease"或"Production of IL-17 by IL-23 promoted CD4$^+$ T cells in Vogt-Koyanagi-Harada disease"，第一个题目虽然显示出 IL-23、IL-17、CD4$^+$T 细胞和 VKH 病几个关键词，但它们之间到底是什么样的关系并没有表达出来，第二个题目虽然显示出 IL-23 与 CD4$^+$T 细胞、IL-17 之间具有联系，但并未说出这种联系的性质以及 CD4$^+$T 细胞产生 IL-17 的量是多还是少，因此也难以使读者明白文章的核心内容。可见使用确切的题目可以表达一个完整和清晰的画面和内容。

四、摘要应清晰表达研究的目的、方法、结果和结论

不同杂志对摘要有不同的要求，在撰写英文文章和投寄稿件时应符合所投寄杂志的要求，多数杂志采用"目的（背景）、方法、结果和结论"式的摘要。

（一）目的

目的（purpose，aim，objective）或背景部分主要用来简单介绍为什么做此项研究或做此项研究想达到什么目的。常用的形式有两种，一种是直接叙述研究的目的（直接式介绍），另一种则是先介绍背景然后再介绍目的（背景式介绍），下面将分别介绍两种形式。

1. **直接式介绍**　直接式介绍研究的目的在文献中应用广泛，它简明扼要、直截了当，下面介绍一些常用的句式。

To characterize the clinical features of Vogt-Koyanagi-Harada syndrome in Chinese patients.

To compare the effectiveness of corticosteroids and cyclosporine A in the treatment of Vogt-Koyanagi-Harada syndrome.

To describe the clinical picture and electro-physiological findings in Behcet's disease.

To elucidate the effects of IL-23 on the production of IL-17 by CD4$^+$T cells.

To determine whether GATA-3 is involved in the development of anterior chamber associated immune deviation.

To develop a technique to image cell death in the eye of a live mouse and to apply this technique to characterize the role of apoptosis in the evolution of endotoxin induced uveitis.

To evaluate the dynamic changes of ciliary body during acute anterior uveitis using ultrasound biomicroscopy.

To evaluate the likelihood that corticosteroids eye drops alone may control acute anterior uveitis.

To examine the role of transforming growth factor-β in epithelial wound healing.

To explore the pathogenic role of lipopolysaccride in murine cornea.

To investigate the role of mast cells in vernal keratoconjunctivitis.

To quantitatively assess retinal thickness by optical coherence tomography in normal individuals and patients with Behcet's disease.

To test the hypothesis that T-bet expression is altered in patients with Behcet'sdisase.

To investigate gutmicrobiota composition and fecal metabolic phenotype in patients with acute anterior uveitis.

To develop and evaluate asset if diagnostic criteria for VKH disease using data from Chinese patients.

To confirm the association between new genetic loci reported in an immunochip study and BD in a Han Chinese population.

The aim (purpose) of this study was detected the possible role of IL-23R in VKH disease.

The study was designed to address the importance of lipopolysaccharides a virulence factor in corneal disease.

We aimed to examine C4 CNVs for 1027 patients with Vogt-Koyanagi-Harada syndrome and 2083 controls.

This study aimed to investigate the association of interleukin-10 gene polymorphisms with Behcet's disease in the Chinese Han population.

To replicate the association of IL-23R-Cloef141 and ADO-INF365-EGRZ with VKH syndrome in four sets of multinational populations in Aisa.

To measure changes in the choroidal vascularity index in VKH disease during a recurrent anterior uveitis attack.

To estimate the prevalence of visual impairment among the uveitis patients in a tertiary center.

2. 背景式介绍　在写目的时，可用一到两句话简单描述一下研究背景，然后描述本文的研究目的。常用的有以下几种形式：

（1）介绍已经明确或公认的事实或规律，然后转向自己研究的领域及目的。

例 1：Behcet's disease is a systemic autoimmune disease. IL-23 has been shown to play acritical role in autoimmune disease. The aim of this study was to examine whether it is involoved in Behcet's disease.

例 2：Monocyte chemoattractant protein is a chemokine with chemoattractant properties for monocytes. This study aimed to determine its role in the development of endotoxin induced uveitis.

例 3：Previous studies has implied that interferon-gamma（INF-γ）is involved in the pathogenesis of endotoxin induced uveitis（EIU）. This study investigated the source of INF-γduring EIU.

例 4：High-salt has been shown to play a role in the pathogenesis of autoimmune diseases. In this study we examined the effect of high-salt on the production of inflammatory cytokines by ARPE-19 cells and the possible mechanisms involved.

（2）首先写出目前存在的主要问题或困难，然后叙述本项研究的目的是要解决业已存在的问题或克服业已存在的困难。

例 1：Alterations of ciliary body and pars plana in patients with intermediate uveitis are not detected by conventional techniques. The purpose of this study was to evaluate the changes in this region using ultrasound biomicroscopy.

例 2：The humoral immune response to retinal S-antigen in uveitis is poorly understood. We therefore investigated this response in a murine model of this disease.

例 3：The pathogens of Behcet's disease remains poorly understood. This study was conducted to investigate whether an aberrant DNA methylation of

GATA3 confered risk to this disease.

（3）首先提出一个假设，然后叙述本项研究拟验证这一假设。

例：Corticosteroids and a varity of immunossupressive agents are effective in the treatment of uveitis. A combination of corticosteroids with cyclosporine should theoretically be more effective in controlling of intraocular inflammation in Behcet's disease. The purpose of our study was to assess the efficacy of this combination in the treatment of patients with Behcet's disease.

（二）材料和方法

材料和方法主要描述研究对象、具体的检查方法以及所使用的统计学方法。不同杂志对此部分的要求不尽相同，有些要求描述到具体的方法，有些则要求概括叙述所用方法，下面给出几个实例。

例1. Retinal whole mounts or cryostate sections from outbred Dutch Landrace pigs were analyzed for the presence of microglia, macrophages-monocytes, major histocompatibility complex class II-postive cells, granulocytes and lymphocytes by using specific monoclonal antibodies followed by immunohistochemical staining.（摘自 Yang P, Chen L, Zwart R, et al. Invest Ophthalmol Vis Sci, 2002, 43: 1488-1492）

在这一段中仅用一句话描述了用一种实验方法、两种技术（平片技术、切片技术）来研究5种细胞，显得干净利索。

例2. Intravitreal injection of fluorescently tagged ovalbumin or antibodies to MHC-II, F4/80, CD11c, B7-1 and B7-2 was performed to label cells in the murine cornea. Light and transmission electron microscopy were used to examine corneal histology. Intravital microscopy, epifluorescence microscopy and confocal microscopy were used to evaluate the labeled cells. *In vitro* staining was performed to validate the *in vivo* staining and localize the labeled cells. Three-dimensional rotatable images were taken to evaluate relationships between two differently labeled cells.（摘自 Meng Q, Yang P, Jin H, et al. Molecular Vision, 2007, 13: 475-486）

在此段中，叙述了在活体标记细胞的方法、观察组织学改变的光镜、电镜方法、观察荧光标记细胞的方法以及评价标记细胞之间关系的方法，虽然方法较多，但层次还是比较分明，给人一种一目了然的感觉。

例3. A total of 410 patients with Vogt-Koyanagi-Harada syndrome were enrolled in this study. Patients who consulted us within 2 weeks after a uveitis attack were classified into group 1; between 2 weeks and 2 months into group 2; and after 2 months into group 3. The history and clinical findings of all of the patients were reviewed. Laser flare-cell photometry, fundus fluorescein angiography, indocyanine green angiography, optical coherence tomography, B-scan ultrasonography, and ultrasound biomicroscopy were performed in certain cases. Corticosteroids were mainly used to treat patients in groups 1 and 2, whereas cyclosporine or chlorambucil in combination with corticosteroids were prescribed for patients in group 3.（摘自 Yang P, Ren Y, Li B, et al. Ophthalmol, 2007, 114: 606-614）

在此段中描述了研究对象、分组、临床检查、辅助检查类型以及用药治疗的情况，实际上仅用了5句话即把上述多种内容表达清楚了。

例4. Blood samples were taken from 25 patients with VKH disease and 16 healthy controls. Peripheral blood mononuclear cells（PBMCs）were subjected to analysis of IL-23p19 mRNA and IL-23 protein expression using RT-PCR and ELISA, respectively. The IL-17 levels in the supernatants of PBMCs and CD4$^+$ T cells cultured in the absence or presence of recombinant（r）IL-23, rIL-12, or anti-IFN-γ were determined by ELISA.（摘自 Chi W, Yang P, Li B, et al. J Allergy Clin Immunol, 2007, 119: 1218-1224）

在此段中，仅用3句话介绍了研究对象、标本来源、分离细胞的方法、培养细胞的条件以及测定细胞因子的方法，实际上在实验研究中所涉及的主要内容在此摘要中基本上都包括了。

例5. The history, clinical characteristics,

best corrected visual acuity（BCVA），full-field electroretinogram（ERG），intraocular inflammation，complications，and extraocular manifestations were analyzed retrospectively.（摘自 Ji Y，Hu K，Li C，et al. Am J Ophthalmol，2018，196：121-128）

此段中，一句话完整地描述了文章分析和探讨的研究参数。

（三）结果

结果与实验方法应相互对应，一般而言，应按照方法中叙述的先后顺序来描述结果，更重要的是应将结果表达得准确无误，不应给出结论性的东西，现介绍几个实例。

例 1. Patients with active uveitis showed an elevated level of IL-23p19 mRNA in PBMCs，and increased production of IL-17 by polyclonally stimulated PBMCs and CD4$^+$T cells.

在这一句话中表达出 3 层意思：①患者的 PBMCs IL-23 mRNA 水平是增高的；②患者的 IL-17 产生也是增加的；③患者 PBMCs 和 CD4$^+$T 细胞在多克隆刺激情况下可产生大量的 IL-17。

例 2. T-bet$^+$ cells and TUNEL$^+$ cells in the iris whole-mounts displayed a similar pattern in cell number，cellular morphology and distribution.

这一句话清楚地表达出 T-bet$^+$ 细胞和 TUNEL$^+$ 细胞在虹膜中的关系，两者在细胞密度、形态学和分布特征上均是相似的。

例 3. Histological examination revealed severe changes in the ciliary body following intravitreal injection of lipopolysaccharide.

此句非常简单，但包括了 4 个要素：①组织学检查；②玻璃体内注射；③细菌脂多糖；④睫状体改变。本句清楚地表达出 4 者之间的关系。

例 4. An upregulation of inducible co-stimulator（ICOS）could be observed on day 7 and was very pronounced on day 13，followed by a decreased on day 21 in the murine spleen after immunization with S-antigen.

此句话表达了 5 个要素：① ICOS 表达；② ICOS 表达的动态变化；③时间点；④动物及组织；⑤研究的特定条件（S 抗原免疫）。一个句子将 5 个要素表达得清清楚楚。

例 5. There was no difference between patients suffering from BD or VKH with healthy controls concerning allele and genotype frequencies of rs11755527，rs122121193，rs3757247 and rs2474619.

此句包含了 4 个方面的含义：①比较了 BD 与正常人；②比较了 VKH 与正常人；③比较的是 4 个 SNP 等位基因和基因型；④比较的结果是无差异。

（四）结论

结论是对研究结果提炼和概括出的一般事实和规律。结论部分一定要呼应目的，也就是说通过研究要回答是否达到预定的研究目的。

1. 目的和结论直接对应

Purpose：To characterize the clinical features of Chinese patients with Fuchs' syndrome.

……

Conclusion：Fuchs' syndrome in Chinese patients is characterized by a mild uveitis with characteristic KPs，varing degrees of iris depigmentation，and occasionally，heterochromia.

本研究目的是要探讨中国人 Fuchs 综合征的临床特征，在结论中直接回答了它的特征是什么，这种对应直截了当，使人一目了然。

2. 直接对应并引申出规律性的东西

Purpose：To study the expression of ICOS and its association with T cell effector function in experimental autoimmune uveoretinitis（EAU）.

……

Conclusion：ICOS expression is upregulated in association with T cell effector capacity in EAU. It is presumed that the ICOS/B7RP-1 costimulatory pathway may play a role in the development of EAU.

目的是研究 ICOS 在 EAU 中的表达及其与 T 细胞效应功能之间的关系，在结论中第一句话即回答了这一问题，第二句话则是将整个实验结果提炼出结论性的东西，即 ICOS/B7RP-1 通路在 EAU 中起着一定作用。

值得注意的是，在写结论这一部分时应恰如其分给出在什么条件下、在什么范围内得到的结论，而不要把一些特定条件下或一定范围内的结果总结为一般性的规律。如我们在"Clinical Features of Chinese Patients with Fuchs' Syndrome"

一文的结论中写道"Fuchs' syndrome in Chinese patients is characterized by a mild uveitis with characteristic KPs, varying degrees of iris depigmentation, and, occasionally, heterochromia. Exudates adjacent to the ciliary body and subclinical retinal and optic nerve involvement were common in the patients who were studied by UBM and FFA."在此段描述中,有两个限定,第一个是在中国 Fuchs 综合征患者中发现的临床特征,第二个则是我们在进行 UBM 和 FFA 检查的患者中发现了睫状体附近的渗出和亚临床视网膜和视神经受累是常见的,因此并不能说"Exudates adjacent to the ciliary body and subclinical retinal and optic nerve involvement were common in these patients."这是因为没检查到患者,我们并不知道是否有这些改变。可见设定在一定范围内的结论显得非常贴切,从逻辑上看显得无懈可击。

3. 隐性对应　隐性对应是结论与目的看起来似乎并不对应,但实际上结论部分不但与目的对应,还与文章题目以及整篇文章内容相对应,现举例如下。

文章题目:Phenotypes, distribution, and morphological features of antigen-presenting cells in the murine cornea following intravitreal injection of fluorescently tagged reagents.

Purpose:To investigate the phenotype, distribution and morphologies of different antigen-presenting cells(APCs)in the murine cornea.

…

Conclution:Intravitreal injection of labeled antibodies can be adapted to visualize labeled cells in the cornea. APCs with distinct morphologies, phenotypes and distribution may contribute to immunologically privileged feature of the cornea.

摘要的目的是要研究小鼠角膜中 APCs 的形态学、表型及分布特征,但在结论中并未直接回答 APCs 的形态学特征、表型及分布规律这些问题,而是从 3 个方面对应了"目的"和文章的题目:①玻璃体内注射标记抗体可以用来观察角膜中的 APCs,此句对应了文章题目,因为玻璃体内注射荧光素标记抗体用于标记角膜中细胞这一方法尚未见报道,这一方法从技术层面是否可行、是否

实用都不得而知,如果不提供此方面的信息,后面叙述的 APCs 的表型、形态学特征及分布都无从谈起;②间接或隐性回答了角膜中有不同的表型、不同形态学特征和不同分布的 APCs,体现在"APCs with distinct morpholoyies, phenotypes and distribution";③引申出角膜中 APCs 的意义,指出不同类型、不同形态学特征和不同分布的 APCs 可能在维持角膜免疫赦免特性中有重要作用。

五、引言提供研究的背景、基础及意义

引言部分主要描述研究背景、研究的合理性及其基础、可行性及可能的意义,在有些引言中还简要描述研究的主要结果。

引言的长短视杂志的要求而定,也与研究内容的多寡、涉及的范围等有关。但不管怎样,引言应条理清晰,使人一看即明白做此项研究的根据及意义。一般有以下两种写作方式。

(一)由大至小,逐渐聚焦

此种写作方式是首先从大的范围界定框架,然后一步一步缩小范围,最后聚焦在本项研究的主要内容上。

例 1:Uveitis is a relatively common eye disease and one of the important causes for visual impairment throughout the world. It has various clinical patterns and characteristics in different countries. In order to investigate the patterns of uveitis, numerous studies have been performed worldwide during past decades. Most of these studies were based on the patients from America, European countries, Australia, and few countries in Asia. Only one study is available in the international literature to address uveitis etiologies in Chinese patients from the Taiwan region. In the current study, a retrospective analysis was performed based on the data from uveitis patients referred to the uveitis department of the Zhongshan Ophthalmic Center, a tertiary center for uveitis in China, during the past 8 years in order to determine the distribution of causes and types of uveitis. The current data were compared with studies published previously. The possible underlying causes of the difference in uveitis entities between China and other countries were also discussed herein. (摘自 Yang P，Zhang Z，Zhou H，et al. Curr Eye Res，2005，30：943-948)

从这一引言可以看出有以下几层意思，并可看到描述事物的范围在不断缩小：

第一层：界定出研究的疾病是葡萄膜炎。

第二层：界定出研究的是葡萄膜炎的临床类型而不是发病机制、诊断和治疗等其他领域，作者的意图清晰可见。

第三层：描述了世界范围内葡萄膜炎临床类型研究的概况。

第四层：将视野聚焦于中国葡萄膜炎临床类型研究，指出存在的不足和盲点。

第五层：界定出作者研究的范围，患者、地域、时间及方法。

通过上面的分析可理出作者的思路。

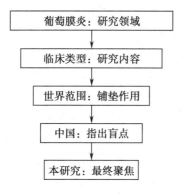

例 2：Vogt-Koyanagi-Harada（VKH）disease is an autoimmune disorder. Studies have revealed a strong polarised Th1 immune response in VKH patients. T-bet，a transcriptional factor，has been shown to be involved in Th1 cell development. It has been shown that T-bet promotes Th1 development and IFN-γ production，and reprograms a committed population of fully polarised Th2 cells into the Th1 phenotype. T-bet also has a key role in controlling Th1 cell differentiation and effector functions *in vivo*. T-bet has been implicated in several autoimmune diseases，including Crohn's disease，coeliac disease，and Behcet's disease（BD）. Whether T-bet is also involved in the pathogenesis of VKH disease is not yet known and was therefore the subject of the study reported here. Our results show that T-bet is increased during an active uveitis episode and may

thus have a role in the pathogenesis of this disease. (摘自 Li B，Yang P，Huang X，et al. Br J Ophthalmol，2005，89：1410-1412)

从这一段可以看出作者的思路也是从大至小不断缩窄至"T-bet 与 Vogt-Koyanagi-Harada（VKH）综合征关系的研究"。

第一层：界定出研究领域是 VKH 综合征，不是其他类型的葡萄膜炎，更不是其他眼病。

第二层：界定出研究内容是 VKH 综合征的发病机制，不是诊断、治疗等方面。

第三层：引出 VKH 综合征的免疫学发病机制。

第四层：将视野缩窄至 Th1 细胞及其反应。

第五层：将视野进一步缩窄至 T-bet 这一 Th1 细胞的转录因子上。

第六层：聚焦在 VKH 综合征与 T-bet 上。

通过上面的分析将作者的思路归结如下。

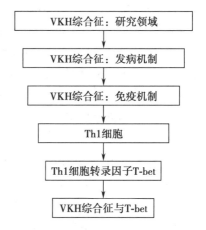

（二）直线拓展，直捣黄龙

此种写作方式适用于描述两个或更多的事物，它们之间可能有或无内在联系。如在最近的一项研究中，我们建立了在活体眼观察眼前段细胞死亡的方法，用此方法探讨了内毒素诱导葡萄膜炎迅速消退的机制，评价细胞死亡的方法与葡萄膜炎迅速消退机制之间并无内在联系，在写引言时，我们采用了直接拓展的方式。

例 1：Recent studies on apoptosis have opened a new avenue for investigating the mechanisms by which inflammatory diseases subside. Apoptosis is involved physiologically in the control of development. It is considered to be an important mechanism for deletion of unwanted cells from the body，thereby maintaining the stability of microenvironments within the body. Apoptosis plays a major role in maintaining immune privilege within the eye. The role of apoptosis in uveitis has been studied in patients and in animal models induced with retinal antigens. These studies provided evidence that apoptosis is involved in the resolution of intraocular inflammation. In EIU，a model that may be especially relevant to human uveitis associated with ankylosing spondylitis or Crohn's disease，a recent study revealed the presence of apoptosis of the infiltrating cells. A variety of techniques have been developed to investigate the process of cellular apoptosis in different contexts. Most of these studies have been performed in vitro with tissue cross sections or wholemounts. Indeed，these studies have provided abundant data for understanding the process of apoptosis physiologically and pathologically. Visualization of the apoptotic cells in vivo should provide additional information about this process including its kinetics. Recently，Dumont et al and Narula et al have developed an in vivo technique using annexin V labeling to image apoptotic cells in the living heart. … Cells labeled with fluorescently tagged annexin V or propidium iodide can be visualized with a fluorescence microscope. Our research group and others have successfully established a method to image leukocyte migration in vivo in the BALB/c iris during EIU. Based on these studies，we have extended the technique to visualize apoptotic cells in the anterior segment of the eye after endotoxin injection by labeling with fluorescent annexin V and propidium iodide.（摘自 Yang P，Smith JR，Danodar KS，et al. Invest Ophthalmol Vis Sci，2003，44：1993-1997）

在这段文字中，我们首先介绍了凋亡的生理意义及其在炎症包括葡萄膜炎模型——EIU 中的可能作用，然后顺着凋亡这一主线拓展至建立一种在活体评价凋亡的方法，接下来叙述利用此种方法评价炎症细胞凋亡在 EIU 消退中的作用。

例 2：IL-23 is a novel heterodimeric cytokine belonging to the IL-12 family. It is composed of a unique p19 subunit and a common p40 subunit that is shared with IL-12. IL-23 has been shown to play a pivotal role in the development and maintenance of autoimmune diseases. The mechanisms by which IL-23 induces autoimmunity are not completely understood. Accumulating evidence suggests that IL-17 is one of the important effectors involved in these mechanisms. IL-23 induces the differentiation of a unique subset of $CD4^+$ T cells that mainly produce a large amount of IL-17，IL-6，and TNF-α but a low level of IFN-γ. These IL-17-producing $CD4^+$ T cells，defined as T helper $(T_H)_{IL-17}$ cells，have been shown to be crucial for the development of certain autoimmune diseases.

Vogt-Koyanagi-Harada（VKH）disease is an autoimmune disease characterized by a bilateral granulomatous panuveitis and systemic disorders including poliosis，vitiligo，alopecia，and central nervous system and auditory signs. It is one of the common uveitis entities in China as well as in Japan. As yet，it is not clear whether IL-23 and IL-17 are involved in this disease. In view of the role of IL-23 and IL-17 in certain autoimmune diseases，the present study was therefore designed to examine the expression of IL-23 and IL-17 and the effect of IL-23 on the production of IL-17 by peripheral blood mononuclear cells（PBMCs）and $CD4^+$ T cells from patients with VKH disease before and after treatment. …（摘自 Chi W，Yang P，Li B，et al. J Allergy Clin Immunol，2007，119：1218-1224）

在此引言中，首先介绍了 IL-23、IL-17 及其在自身免疫性疾病中的作用，然后拓展至 VKH 综合征与 IL-23、IL-17 的可能联系，最终列出本项研究的目的及意义。

六、方法应描述得具体、准确

方法部分应详细描述研究对象（患者、正常对照、动物、动物模型等），如是患者则应详细描述所用的诊断标准、纳入标准、排除标准、知情同意书，如是动物则需描述所用动物的品系、雌雄、鼠龄、实验方法、动物麻醉和处死方法及伦理委员会批件，实验中所用试剂应写明生产公司、批号,所用设备应注明公司、型号,分析的参数和方法应详尽、具体,此外,应叙述用于不同资料的统计学分析方法。

主要有两种形式来描述研究所用的方法,一种是以试验方法作为小标题进行描述,如:①Patients and controls;②Cell isolation and culture;③RNA preparation and RT-PCR;④ELISA for … factors;⑤Immunohistochemistry;⑥Statistical analysis;另一种形式是按研究内容进行描述:如:①Inductction of anterior chamber-associated immune deviation;②Expression of PD-1 and PD-1 ligand mRNA assayed by fluorescent quantitative real-time PCR;③Expression of PD-1and PD-1 ligand protein assayed by western blotting;④Phenotype of PD-1 detectd by flow cytometry analysis;⑤*In vitro* proliferation assay and cytokine measure by enzyme-linked immunosorbent assays;⑥Adoptive transfer;⑦Statistical analysis。

由于实验方法大多有文献可以借鉴和参考,所以写起来相对比较容易,但应注意避免照抄国外的句子,建议在写此部分时至少要参考数篇文献中有关实验方法的描述,使所写的句子有别于文献中的句子。

七、结果应表达得详尽、层次分明

结果部分用来描述实验中所取得的主要结果,此部分可分段描述结果,也可根据实验内容的多寡和叙述的方便,列出数个小标题分别叙述。不管怎样描述,都应把主要结果表达得详尽和充分,并应层次分明。在撰写结果这一部分应注意以下问题。

(一)各小标题之间应相互对应

小标题可以用句子或短语来表达,用短语的较多,但不管是用短语还是句子,都应上下对应,即要么用短语,要么用句子,而不应将两者混用。

1. **短语式小标题**　短语式的小标题有两种,一种是按检查方法列出的小标题,另一种则是根据实验所得结果列出的小标题,前者往往看不出具体结果(见下面例1、例2),而后者则往往显示出具体的研究结果(例3)。

例1:在描述对一组患者进行临床检查和辅助检查结果时,可用:①Visual acuity;②Compli-cations;③Focal macular ERGS;④Optical coherence topography;⑤Fluorescence angiography。

这些小标题仅列出研究所做的检查或某一方面的结果,文中是按检查条目来叙述结果的,并没有说明到底有哪些改变或异常。

例2:在描述对葡萄膜炎模型进行的组织学分析和某种蛋白研究时,可用以下表达方法:①Experimental autoimmune uveoretinitis model;②Histopathology;③Protein electrophoresis and Western blot analysis;④Immunohistochemistry;⑤Statistical analysis。

从这些小标题中,同样看不出具体的结果,只是列出了作者叙述结果时是按此种顺序展开的。

例3:在描述 PD-1 及其配体 PD-L1、PD-L2 在前房相关免疫偏离(ACAID)形成中的变化时,在结果部分我们使用了以下小标题:①Upregulated expression of PD-1,PD-L1 and PD-L2 in the spleen of ACAID mice;②Increased frequency of splenic CD4$^+$PD-1$^+$T cells in ACAID mice;③Ag-specific suppressive activity of CD4$^+$PD-1$^+$T cells from ACAID mice *in vitro*。

从这些小标题中可以看出作者得到的具体研究结果,即在 ACAID 鼠中有 PD-1 及其配体表达增加、CD4$^+$PD-1$^+$T 细胞的比例增加,ACAID 鼠脾脏细胞中 CD4$^+$PD-1$^+$T 细胞在体外有抗原特异性的抑制作用。

2. **句子式小标题**　句子式的小标题使用较少见,有些杂志不习惯使用此类小标题,有些杂志则对此无要求。此种小标题直截了当地表达实验结果,将结果表达得非常清晰。

例如我们探讨了 IDO 在 ACAID 形成中的作用,在叙述结果时我们使用了以下小标题:①Expression of IDO is upregulated during the development of ACAID;②I-MT(IDO 的抑制剂)inhibits the induction of ACAID;③I-MT alters IFN-γ/IL-4 cytokine secretion。

(二)应递进式地叙述结果

要想使读者能够明白无误并非常容易理解你的研究结果,应按一定的顺序递进式地表达结果,例如,在探讨一种分子在疾病中的可能作用时,我们可以将结果按以下层次进行描述:①该分子在疾病中基因水平的表达;②该分子在蛋白水平的表达；③具有该分子的细胞在体外的功能；④特异性抗体或 siRNA 在体外培养时对它们功能的影响；⑤将此类细胞过继转移给正常动物能否诱导出此种疾病。这样的描述使读者能够紧跟你的思路，毫不费力地了解你所描述的结果，如果打乱这一叙述顺序，先描述特异性抗体对这些细胞的影响，再来描述此分子在疾病中的表达，如此描述使读者摸不清楚你为什么要这样做，搅乱读者思维的做法是应绝对禁止的。

（三）叙述结果时应避免使用结论性语言

在结果部分主要描述的是你所取得的具体实验或检查结果，如视网膜 S 抗原免疫 Lewis 大鼠后 12 天时出现了葡萄膜炎，13 天时葡萄膜组织中出现可诱导共刺激分子(ICOS)阳性细胞，这些细胞的密度、分布、形态学特征如何等，这些都是具体的描述，而不是一种概括的或笼统的表述，更不能用结论性语言来概括，如我们不能简单地将结果描述为 ICOS 阳性细胞在实验性葡萄膜炎中表达增高具有重要意义。

（四）在叙述每项结果之前可简单叙述实验方法

有较多研究内容的文章，特别是要发表在较高影响因子杂志的文章，实验结果的描述特别重要，为了在描述上衔接，可考虑在实验结果之前简单叙述一下实验背景和方法。

例 1：To further determine the identity of ICOS positive cells, freshly isolated cells from the retinae, spleens and inguinal lymph nodes of normal rats and rats on day 7, 13 and 21 after immunization were costained with ICOS and $CD4^+$, followed by two-color FACS analysis. As shown in Fig. 3a, a few $ICOS^+CD4^+$ cells were detected in normal spleens and inguinal lymph nodes, whereas essentially no $ICOS^+CD4^+$ cells were seen in the normal retinae. (摘自 Xing L, Yang P, Wu C, et al. Graefe Arch Clin Exp Ophthalmol, 2006, 244: 1650-1658)

此段首先叙述了实验的目的，然后简单叙述了实验方法，接着叙述结果，显得衔接紧凑。

例 2：ICOS has been shown to be an important costimulatory molecule that regulates immune responses. However, the role of ICOS in the Th1-mediated uveitis has not been addressed. Thus, we set out experiments to evaluate the expression of ICOS and its ligand, B7RP-1, during EAU. The expression of ICOS gene in the splenocytes before and after S-antigen immunization was assessed by quantitative real-time PCR. As shown in Fig. 1, ICOS was scarcely detectable in normal splenocytes. The expression was somewhat increased 7 days after S-antigen immunization. (摘自 Xing L, Yang P, Wu C, et al. Graefe Arch Clin Exp Ophthalmol, 2006, 244: 1650-1658)

值得注意的是此种背景和方法的描述不宜过多，特别是在文章结果相对单一、内容相对少或结果特别多的情况下不宜使用，否则有重复的感觉，也影响讨论的撰写。

（五）合理使用图表

结果部分主要展示作者的结果，有一些结果用语言表达即可，有一些需借助图表的形式表达，不同杂志对图表的要求不尽一致，但均应遵循以下原则：①简洁原则，力求用最简洁的图表表达结果；②一致性原则，即用一致的放大倍数、实验条件、表达方式来描述实验结果，如在显示免疫组织学结果时，患者和对照者应取相同组织的相同部位、同样放大倍数的图片，否则读者难以确定病变组织和正常组织到底在细胞密度上、细胞形态上有无差别，当然为了显示某一区域、某一细胞的特殊结构，可以额外提供倍数大或小的照片；③对应原则，即所用图表内容与结果中文字描述应对应，图表是对文字描述的形象化和简单化，两者之间的不对应将会造成读者的误解和困惑；④清晰原则，即用清晰的图表表达结果，临床资料图片、实验照片均应清晰无误，为了清晰显示所指内容，可使用箭头、图示等方法。

八、讨论要讲述一个完整的故事

讨论部分非常重要，是作者对整个研究的分析、综合、概括和提炼，也是作者要根据自己的研究结果给读者叙述一个完整的故事。讨论部分反映着作者的思维活动、文字驾驭能力、研究设计的合理性、结果的可靠性和科学性、分析判断的逻辑性及整个研究的意义。实验结果是不可变动的，但不同的讨论方式所揭示的研究意义有很大不同，因此写好讨论这一部分如何强调都不过分。根据作者个人的体会，在撰写此部分时应注意以下事项。

1. 要注意写作的格式 不同作者撰写讨论的格式可能不同，但在科技文献中最常用的一种格式为：在讨论的第一段概要介绍自己的主要结果，特别是作者自己的发现，然后按结果的先后顺序或逻辑关系再逐一展开讨论。

如我们探讨了 IL-23/IL-17 在 VKH 综合征中的作用，发现以下结果：①活动期患者 PBMCs 的 IL-23p19 mRNA 表达显著高于非活动期患者和正常对照；②活动期 VKH 综合征患者血清 IL-23 水平高于非活动期和正常人，活动期患者 PBMCs 培养上清中 IL-23 水平高于非活动期和正常对照；③在 CD3 和 CD28 抗体刺激的情况下，活动期患者 PBMCs 和 $CD4^+$ T 细胞产生 IL-17 的量显著高于非活动期患者和正常对照；④ rIL-23 对 IL-17 的产生有显著促进作用，rIL-12 则抑制 IL-17 的产生；⑤活动期 VKH 综合征患者产生的 IFN-γ 水平显著高于静止期和正常人，rIL-23 和 rIL-12 均可促进 IFN-γ 的产生，但后者的刺激作用更强。在这篇文章的讨论中，我们首先概要地描述了实验的主要结果。

In the present study, we found an increased expression of IL-23p19 mRNA in PBMCs and an elevated level of IL-23 protein in the serum and supernatants of cultured PBMCs of patients with VKH syndrome with active uveitis. There was a markedly enhanced production of IL-17 by PBMCs and $CD4^+$ T cells of patients with VKH syndrome with active uveitis after polyclonal stimulation. We also found that IL-23 promoted IL-17 production by PBMCs and $CD4^+$ T cells of patients with VKH syndrome and normal control subjects in conjunction with anti-CD3 and anti-CD28 stimulation and that IL-12 inhibited IL-17 production. IL-23 stimulated a considerably higher production of IL-17 by the polyclonally stimulated PBMCs and $CD4^+$ T cells of patients with VKH syndrome with active uveitis than of patients with VKH syndrome with inactive uveitis and normal control subjects. Polyclonal stimulation resulted in a higher secretion of IFN-γ by PBMCs of patients with VKH syndrome with active uveitis than of patients with VKH syndrome with inactive uveitis and normal control subjects. Although both IL-12 and IL-23 promoted IFN-γ production by these PBMCs, IL-12 possessed a stronger stimulatory activity. The production of IFN-γ by these stimulated PBMCs was higher in patients with VKH syndrome with active uveitis than in patients with VKH syndrome with inactive uveitis and normal controls in the presence of rIL-12 or rIL-23. Moreover, IFN-γ negatively regulated IL-17 production by polyclonally stimulated PBMCs in patients with VKH syndrome with active uveitis and normal controls. These results suggest that IL-23 may play a unique role in the pathogenesis of VKH syndrome possibly through promoting the secretion of IL-17.（摘自 Chi W, Yang P, Li B, et al. J Allergy Clin Immunol, 2007, 119: 1218-1224, 已把文中 disease 改为 syndrome）

在随后的讨论中，我们按 IL-23 和 IL-17 的关系、产生 IL-23 和 IL-17 的细胞、IL-23/IL-17 通路与传统的 IL-12/IFN-γ 之间的关系等展开了讨论。

在第二段中，我们叙述了研究 IL-23 的目的、产生 IL-23 的细胞及这些细胞产生 IL-23 的水平。我们的思路是，要确定 IL-23 是否在 VKH 综合征发病中起作用，首先要检测它与疾病的相关性，即在疾病中有无变化，紧接着叙述 IL-23 主要是由 PBMCs 产生的，因此我们要测定 PBMCs 中 IL-23 的表达，结果发现 IL-23p19 mRNA（代表 IL-23）和蛋白水平在活动期 VKH 综合征患者均升高，这结果表明 IL-23 主动参与疾病的发生。

To test whether IL-23 is involved in the development of VKH syndrome, we first assayed its levels in the serum of patients with VKH syndrome with or without active uveitis and normal control subjects. We found that serum IL-23 levels were markedly increased in patients with VKH syndrome with active uveitis. This result demonstrated that increased IL-23 levels are correlated with the active intraocular inflammation in these patients. Because IL-23 is primarily produced by activated antigen-presenting cells that are present in PBMCs, we further assayed the production of IL-23 by PBMCs.

It has been reported that IL-23 is composed of a unique p19 subunit and a common p40 subunit shared with IL-12. Therefore, using RT-PCR, we only examined the IL-23p19 mRNA expression in PBMCs. The results showed that PBMCs from both patients with VKH syndrome and normal control subjects expressed a limited amount of IL-23p19 mRNA. However, its expression in PBMCs was modestly increased in patients with VKH syndrome with active uveitis. A similar result was observed also for the IL-23 level in the supernatants of cultured PBMCs. IL-23 was most highly expressed in the unstimulated PBMCs of patients with VKH syndrome with active uveitis. The production of IL-23 by PBMCs stimulated with SAC, a potent stimulator for this cytokine, was further tested. The results showed that both IL-23p19 mRNA in PBMCs and IL-23 levels in the supernatants of cultured PBMCs were markedly increased in patients with VKH syndrome and healthy individuals following stimulation with SAC. Moreover, the SAC-induced up-regulation of IL-23p19 mRNA and IL-23 was significantly increased in patients with VKH syndrome with active uveitis. The preceding studies revealed a strong association between elevated levels of IL-23 and the activity of intraocular inflammation seen in patients with VKH syndrome. These results suggest that IL-23 may be actively involved in the pathogenesis of VKH syndrome.（摘自 Chi W，Yang P，Li B，et al. J Allergy Clin Immunol，2007，119：1218-1224，已把文中 disease 改为 syndrome）

在确定 IL-23 与 VKH 综合征相关的基础上，第三段着重讨论了 IL-23 的效应分子——IL-17 在患者中的表达情况。

IL-23 has been shown to induce IL-17, which primarily functions as an effector cytokine. To understand whether the upregulated IL-23 in patients with VKH syndrome with active uveitis promotes the syndrome via induction of IL-17, we measured its production in patients and controls. IL-17 was undetectable in the serum of both patients and control subjects. We assayed IL-17 production by PBMCs from patients with or without active uveitis and from control subjects. The results showed a significantly increased production of IL-17 by PBMCs in active patients with VKH syndrome after polyclonal stimulation compared with inactive patients with VKH syndrome and normal control subjects. … Because CD4$^+$ T cells play an essential role in the development of autoimmune syndromes, we further measured the production of IL-17 by CD4$^+$ T cells. The present results also showed a significantly elevated IL-17 production by CD4$^+$ T cells in active patients with VKH syndrome. In recent studies on some autoimmune syndrome models, such as experimental autoimmune encephalomyelitis and collagen-induced arthritis, IL-17-producing CD4$^+$ T cells are highly pathogenic. Therefore, these IL-17-producing CD4$^+$ T cells in patients with VKH syndrome may be actively involved in this syndrome. …（摘自 Chi W，Yang P，Li B，et al. J Allergy Clin Immunol，2007，119：1218-1224，已把文中 disease 改为 syndrome）

在确定 IL-23、IL-17 在活动期 VKH 综合征患者表达均显著增高的基础上，即应探讨两者之间的关系，因此，接下来在第四段中主要讨论了 rIL-23 对 IL-17 产生的影响，由于以往认为 IL-12/IFN-γ 通路在自身免疫性疾病中起着重要作用，所以在第四段中也讨论了 rIL-12 对 IL-23 的影响。

Because IL-23 and IL-17 were coincidently increased in patients with VKH syndrome with active uveitis, and IL-17 can be induced by IL-23, we further examined whether IL-23 could enhance the production of IL-17 in VKH syndrome. IL-23 and IL-12 are both members of the IL-12 family. Although sharing a common p40 subunit, they exhibit distinctive biologic activities. Therefore, IL-12 was used as a control in the present experiment. Our findings showed that IL-23 induced polyclonally stimulated PBMCs and CD4$^+$ T cells to secrete IL-17 in patients with VKH syndrome and healthy individuals, whereas IL-12 inhibited the production of this cytokine. More importantly,

IL-23-induced IL-17 production by these activated cells was markedly higher in patients with VKH syndrome with active uveitis than in patients with VKH syndrome with inactive uveitis and in normal control subjects. These results revealed that IL-23, but not IL-12, induced IL-17 production and that the PBMCs and CD4[+] T cells of patients with active uveitis most highly respond to the IL-23 stimulation. These results suggest that the up-regulated IL-23 in patients with active uveitis may sensitize CD4[+] T cells to produce IL-17, which in turn induces the intraocular inflammation in these patients with VKH syndrome. Similar to a recent study in which IL-12 was shown to down-regulate IL-17 production in healthy individuals, we found an inhibition of IL-17 production by IL-12 in both patients and control subjects, which may represent a down-regulation pathway of autoimmunity.（摘自 Chi W，Yang P，Li B，et al. J Allergy Clin Immunol，2007，119：1218-1224，已把文中 disease 改为 syndrome）

在确定了 rIL-23 对 IL-17 有促进作用，rIL-12 对 IL-17 有抑制作用后，就应该确定 rIL-23 是否也可以通过诱导 IFN-γ 而发挥作用，以及 IFN-γ 对 IL-17 的影响，这正是第五段讨论的内容，根据实验结果，我们发现 IL-23 可诱导 IFN-γ 的产生，后者对 IL-17 有抑制作用，这些结果则揭示出体内有一个负反馈机制，最终影响疾病的活动性。

We also found that both IL-12 and IL-23 promote IFN-γ production by polyclonally stimulated PBMCs from patients and control subjects. It is well established that IL-12 induces the development of IFN-γ-producing T_H1 cells. High levels of IL-12 and IFN-γ are often detected in the inflammatory sites of certain autoimmune syndromes. Recent studies have shown that IL-23 induces IFN-γ production by T cells of healthy individuals. The present results are consistent with those findings. More importantly, IL-23 induces PBMCs of patients with VKH syndrome with active uveitis to produce a large amount of IFN-γ. Therefore, the upregulated IL-23 in patients with active uveitis may also modulate the inflammation by promoting IFN-γ secretion. It has been demonstrated that IFN-γ potentiates the production of IL-12 via a positive-feedback pathway. The present results showed that IL-12 inhibited IL-17 production. Therefore we further investigated the influence of IFN-γ on the production of IL-17 in patients with VKH syndrome with active uveitis and normal control subjects using anti-IFN-γ. The result showed that IFN-γ negatively regulated the production of IL-17 by polyclonally stimulated PBMCs from patients and normal control subjects. These results may imply that IL-12 and IFN-γ play a protective role in VKH syndrome by inhibiting the overexpression of IL-17, which has been suggested by recent study in mice.（摘自 Chi W，Yang P，Li B，et al. J Allergy Clin Immunol，2007，119：1218-1224，已把文中 disease 改为 syndrome）

在厘清上述各种关系后，最后给予总结，也就是作者对实验结果的升华和提炼，得出 IL-23 通过 IL-17 而引起 VKH 综合征这一结论。通常在这一段，作者还应指出研究工作的不足、目前存在的主要问题以及以后应该研究的方向，从结尾部分可以看到已包括了这些内容。

In summary, the present results revealed that the expression of IL-23p19 mRNA in PBMCs, the levels of IL-23 in serum and supernatants of PBMCs, and the production of IL-17 by polyclonally stimulated PBMCs and CD4[+] T cells are all significantly increased in patients with VKH syndrome with active uveitis. Furthermore, IL-23 enhances the production of IL-17 by polyclonally stimulated PBMCs and CD4[+] T cells of patients with VKH syndrome and normal control subjects, whereas IL-12 and IFN-γ antagonize its production. IL-23 modestly and IL-12 robustly up-regulate the expression of IFN-γ in patients and control subjects. These results suggest that up-regulated IL-23 and IL-17 production may be responsible for the inflammatory responses of VKH syndrome. An interesting result has been recently reported that IL-27, another member of the IL-12 family, can also suppress IL-17 production by activated CD4[+] T cells. It is necessary to examine the role of IL-27 on the production of IL-17 in patients with VKH syndrome. It is also important to study the transcription mechanism of IL-23-induced development of IL-17-producing CD4$^+$ T cells in VKH syndrome. An in-depth understanding of the IL-23/IL-17 pathway may contribute to the development of new therapeutic agents for the prevention and treatment of autoimmune syndromes including uveitis.（摘自 Chi W,

Yang P, Li B, et al. J Allergy Clin Immunol, 2007, 119: 1218-1224，已把文中 disease 改为 syndrome）

从上面这一例子可以看出，讨论实际上反映了作者思维过程，可以看出作者的思路是否清晰，同时讨论也是一个叙述故事的过程，使读者感觉到你的实验合情合理，结果可信，分析、判断和推理符合逻辑，结论正确。讨论还是一个抽丝剥茧的过程，逐层剥去外衣，最后找到核心的东西。

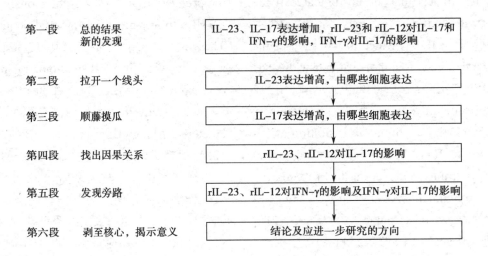

2. **要围绕着自己的结果进行讨论** 科技英语论文讨论的大忌是大段大段地引用和讨论已发表的、别人的结果，而说到自己结果时往往一笔带过，最典型的句子是"我们的结果与国外报道的一致，这一结果提示……在……发生中起重要作用"，整个讨论都是围绕别人结果进行的，实际上这是国人在写作时经常犯的一个毛病。

正确的写法是以自己的结果作为讨论的轴线，别人的结果应作为背景知识、铺垫、印证材料或在结论中作为进一步研究的线索。

3. **要掌握本研究领域的过去、现在以及将来走向** 讨论的撰写需要作者搞清楚此领域过去的研究情况、目前的研究水平以及将来的研究趋势，掌握这些资料使我们可以恰如其分地评价我们自己的研究结果和意义。有些人在写作时喜欢使用在国内或国际首次进行了某某研究的句子，在国际性杂志投稿中应尽可能避免使用此类句子，以免引起审稿人的反感。有些所谓的"首次"研究并不是首次，此外，有些首次只是说在你所圈定的特定情况下别人没有研究过，此种首次并

不一定具有多大意义。

4. **讨论应有一主线** 讨论中切忌把很多事情缠绕在一起，线条应十分清楚，作者的意图应清晰可辨，我的一个博士生在写一篇英语文章时，讨论共写了5段，其中4段的最后都绕到某某分子表达增高在疾病发生中起着重要作用这么一句话上。

5. **讨论不是结果的重复** 实验设计是根据需要设定的不同方面的实验，结果是相应实验所得到的具体结果，讨论则是根据逻辑上或内容上的需要将相关的实验结果总结概括在一起，提炼和升华出具有普遍性的结论甚至是原理和规律，因此它不是将研究结果简单的再重复。

九、参考文献引用应恰当

参考文献是科技论文中不可缺少的部分，它不仅要按照投寄杂志的要求正确书写，更重要的是在文中要恰当引用，此领域已做的相关重要的研究一般均应引用，有意忽略与自己研究相关的文献，或无意遗漏此类文献对文章的发表均有不

利的影响。参考文献的引用大致上分为以下几种：

1. **经典文献的引用**　所谓经典文献是指在该领域具有奠基性或具有划时代意义的论文，引用此类文献的目的是作者希望将自己的研究确立在一个非常重要的领域或具有无可争辩的基础或依据上，如我们在"Clinical features of Chinese patients with Fuchs' syndrome"一文中，在谈及诊断标准时，我们引用了1955年Kimura等所写的一篇论文："The diagnosis of Fuchs' syndrome was principally a clinical one and generally based on the classic described by Kimura et al in 1955"。

2. **背景引用**　将别人的研究工作作为自己研究的依据或背景，在此基础上提出自己的研究思路，此种文献引用被称为背景引用，多用在前言部分。

Vogt-Koyanagi-Harada（VKH）syndrome is an autoimmune disorder.[1] Studies have revealed a strong polarised Th1 immune response in VKH syndrome.[2-4] T-bet，a transcriptional factor，has been shown to be involved in Th1 cell development. It has been shown that T-bet promotes Th1 development and IFN-γ production，and reprograms a committed population of fully polarised Th2 cells into the Th1 phenotype.[5-9] T-bet also has a key role in controlling Th1 cell differentiation and effect or functions in vivo.[10, 11] T-bet has been implicated in several autoimmune diseases，including Crohn's disease，[12] coeliac disease，[13] and Behcet's disease（BD）.[14, 15] Whether T-bet is also involved in the pathogenesis of VKH syndrome is not yet known and was therefore the subject of the study reported here. Our results show that T bet is increased during an active uveitis episode and may thus have a role in the pathogenesis of this disease.（摘自Li B，Yang P，Huang X，et al. Br J Ophthalmol，2005，89：1410-1412，已把文中disease改为syndrome）

这段文字中引用了多篇文献，介绍了VKH综合征是一种Th1细胞介导的疾病，T-bet是Th1细胞的转录因子，其他研究已经发现T-bet与其他自身免疫性疾病有关，这些文献的引用是说明为什么我们要对VKH综合征进行研究，如果没有这些文献作铺垫，那么将使我们的研究显得唐突、缺乏依据或者说莫名其妙。

3. **印证引用**　作者为了讨论自己结果的可靠性、科学性，往往引用一些相关的研究结果，达到互相印证的效果，如我们在"Upregulation of T-bet expression in peripheral blood mononuclear cells during Vogt-Koyanagi-Harada disease"一文的讨论中写道："Our findings are in agreement with studies on T-bet expression in other autoimmune diseases，such as Crohn's disease，[12] coeliac disease，[13] and Behcet's disease（BD）.[14]"此种引用看起来是说我们的结果，实际上它表达的意思是其他的结果与我们的结果一致，我们的结果是可靠的，是正确的。

4. **矛盾引用**　作者发现自己的结果与一般原理或以往别人结果不相符时，不应回避，应指出自己的结果与别人的结果不相似或不同的地方，作者将此种引用称为矛盾引用。在引用相关文献后应分析出现此种不同结果的可能原因。下面叙述一个例子，以说明这一引用及处理此类问题的技巧。

It is interesting to note that the T-bet[+] cells disappear rapidly from the iris and spleen after LPS challenge. This appears to conflict with the fact that Th1 cells mainly mediate cellular immunity and are implicated in delayed type hypersensitivity reactions and autoimmune disease[13]. Other studies have shown that EIU is an acute and selflimiting intraocular inflammation[2, 5, 7, 16, 20, 26, 32]. The rapid resolution of EIU and short-lived T-bet[+] cells in the iris and spleen suggest that T cells activated by T-bet may exert effects，if present，for a relatively short time. On the other hand，our study revealed that the cells in the iris underwent apoptosis immediately during EIU，which is in agreement with results reported by Smith et al.[27] and our group[33]. Furthermore，a similar result was also observed concerning the profile of T-bet[+] cells and TUNEL[+] cells in this model. It is presumed that apoptosis may be involved in the disappearance of T-bet[+] cells. However，further experiments using double staining and other relevant techniques are needed to clarify the relationship between T-bet[+] and apoptotic cells. It will also be necessary to examine whether the apoptotic cells are of Th1 or Th2 background in the future.（摘自 Li B，Yang P，Chu L，et al. Graefes Arch Clin Exp Ophthalmol，2007，245：407-413）

5. 反面引用 作者为了指出以往研究结果的造假、漏洞或伪科学性，或质疑以往研究方法的正确性、结果的可靠性、推理的逻辑性等，将前人的结果引用至本文中，此种引用被称为反面引用。在没有确凿证据的情况下，一般不要使用此种引用方法。

（杨培增）

第二节 国家自然科学基金项目的撰写要点

自然科学基金是 20 世纪 80 年代初，为推动我国科技体制改革，变革科研经费拨款方式，由中国科学院 89 位院士（学部委员）致函党中央、国务院建议的科研项目。国务院于 1986 年 2 月 14 日批准成立国家自然科学基金委员会（自然科学基金委）。自然科学基金坚持支持基础研究，逐渐形成和发展了由研究项目、人才项目和环境条件项目三大系列组成的资助格局。30 多年来，自然科学基金在推动我国自然科学基础研究的发展，促进基础学科建设，发现、培养优秀科技人才等方面取得了巨大成绩。

国家自然科学基金作为我国支持基础研究的主渠道之一，面向全国，重点资助具有良好研究条件、研究实力的高等院校和科研机构中的研究人员。

一、撰写要求

1. 申请程序 国家自然科学基金的项目评审严格实行"依靠专家，发扬民主，择优支持，公正合理"的评审原则，采用同行专家通讯评审和会议评审两级评审制度。

2. 评议指标 国家自然科学基金委对国家科学基金的资助原则提出 4 点新的要求：①强调加强基础研究；②调整结构；③突出创新；④提高绩效。

定量评议和定性评议，主要是从项目的科学价值、学术水平的创新性、研究目标、预期成果、技术路线。研究方法、研究条件、工作基础、申请者的胜任能力等方面进行考核和评估。

二、撰写技巧及要点

1. 国家自然基金项目申请书的撰写反映了研究者的研究策略和设计思路，包含了研究工作的全盘计划和方略，是研究前期准备阶段的重要内容之一。申请书的核心内容是：为什么做？做什么？怎么做？

2. 研究的题目 精准的题目能够充分地体现出研究目的、研究问题、研究方法和研究类型，是对研究内容的总体把握和概括，反映了研究课题的核心内容，包括了研究工作的科学问题、工作假说、因果关系和创新点。研究题目的字数一般以不超过 20 字为宜。

3. 研究的依据 翔实的研究依据是研究课题能够得到认可的保证。研究题目和方向确定以后，研究者需要结合科学研究发展趋势中迫切需要解决的关键科技问题来论述其科学意义和应用前景，充分展示该课题需要实施的必要性。申请书要求其研究依据部分的具体内容应包括研究意义、国内外研究现状和发展动态、当前存在的主要问题、课题的研究假设，以及预期的初步研究结果等。

4. 研究的内容、目标，以及拟解决的关键科学问题 是研究方案制定过程中需要重点考虑的部分。研究者需要抓住本质，根据研究重点确定科学合理的研究目标。研究内容，是对研究题目分解后形成的具体研究问题，应紧扣目标、层次分明、重点突出、逻辑清晰，研究者确保研究结果的真实可靠。最后，研究者根据课题研究的内容和目标，梳理出清晰的待解决的关键科学问题，再次明确研究目的。医学研究首先需要做到高功效、高可靠和低假阳性率，保障研究结论真实性，因此，样本量的计算评估至关重要。另外，是否有样本量计算的过程是项目评审专家评审一个项目计划书是否科学、合理、完善的重要指标之一，具有一票否决的重要性。

5. 研究基础 包括与本项目相关的研究工作积累、已取得的研究工作成绩、研究成员的队伍规模及科研技能、已具备的实验条件，以及尚缺少的实验条件的拟解决途径。研究基础是项目能够顺利开展的前提和保障，是研究者研究功底的直接体现。一般要求申请者在项目实施之前做好充分的准备并具备扎实的理论、实践和硬件基础。

6. **研究路线及可行性分析**　研究路线是研究内容的具体体现，它包括了研究中每个阶段要做什么、怎么做、什么时间做，以及阶段性的成果是什么。科学的研究路线包含准备、实施和总结三个阶段。研究者根据研究设计进行可行性的阐述，分析包括人员配置、技术支持、资金保障以及伦理道德等指标是否满足研究设计的要求，如果不能满足，研究者需及时对研究内容进行修正，或终止该课题的申请和实施。

7. **研究计划**　在研究路线的基础上，制订明确的年度工作计划是研究能够顺利实施、得到预期结果的必要条件。在制订每个阶段的工作计划时，研究者应根据具体的工作量和项目期限，合理统筹安排，保证每个阶段的工作内容都能得到高质量的完成。研究实施过程中，每个阶段的具体内容不同，任务不同，其所采用的方法和预期结果也往往不同，研究者也应在研究计划中对这些细节做出详细的阐述。

8. **预期的研究成果**　研究在实施之前，研究者应预先考虑其最终研究成果的数量及呈现形式。在预期研究成果的压力下，研究工作者才能够更加积极有效地投入研究工作中。另外，根据研究者制订的预期研究成果，评审专家也能够客观地评估出项目实施的科学价值。

9. **结语**　科学严谨的研究方案既是研究项目能通过专家评审的首要条件，也是科研工作者能够顺利开展研究的前提。国家自然科学基金项目研究方案的制定是一个复杂的过程，需要研究者具有扎实的研究基础、理论功底，也需要研究者能够统筹全局、与时俱进，在找准方向、切准问题的同时，做到有条不紊的合理规划和实施。

（杨明明）

第三节　开题报告的写作要点

开题报告是研究生学位论文工作的重要环节，是为阐述、审核和确定学位论文题目而做的专题书面报告，它是研究生实施学位论文课题研究的

前瞻性计划和依据，是监督和保证研究生学位论文质量的重要措施，同时也是训练研究生科研能力与学术作品撰写能力的有效实践活动。开题者把自己所选课题的概况（即开题报告内容）向有关专家、学者、科技人员进行陈述。然后由他们对科研课题进行评议。开题报告也是毕业论文答辩委员会对学生答辩资格审查的依据材料之一。

开题报告的内容一般包括题目、立论依据（选题的目的与意义、国内外研究现状）、研究方案（研究目标、研究内容、研究方法、研究过程、拟解决的关键问题及创新点）、条件分析（仪器设备、协作单位及分工、人员配置）等。开题报告要把计划研究的课题、如何研究、理论适用等主要问题写清楚。

一、撰写要求

1. **研究背景**　即提出问题，阐述研究该课题的原因。研究背景包括理论背景和现实需要。还要综述国内外关于同类课题研究的现状。

2. **目的与意义**　指通过该课题研究将解决什么问题（或得到什么结论），而这一问题的解决（或结论的得出）有什么意义。

3. **实施计划**　是课题方案的核心部分，它主要包括研究内容、研究方法和时间安排等。

4. **可行性论证**　是指课题研究所需的条件，即研究所需的信息资料、实验器材、研究经费、学生的知识水平和技能及教师的指导能力。

5. **预期成果及其表现形式**　预期成果一般是论文或调查（实验）报告等形式。

二、写作要点

1. **恰当选择科研课题**　科研选题的正确与否关系到科研的成败。科研设计的前提是大量阅读有关文献。充分了解国内外相关领域的新动态、新进展，选择自己的切入点。研究生论文选题应遵循以下几项原则：①创新性，前人没有专门研究过或虽已研究但尚无理想的结果，有待进一步探讨或是在学术界有分歧、争议，需要进一步深入研究；②实用性，所选题目具有良好的应用前景，具有一定的应用价值；③可行性，研究生论文都是要在规定的时间内完成的，所以其难度和所需工作量要适度，同时还要考虑完成既定研

究内容所需要的实验条件与配套设施。

2. 题目 是学位论文中心思想的高度概括，要求：①准确、规范，反映出研究的深度和广度，反映出研究的性质，反映出实验研究的基本要求——处理因素、受试对象及实验效应等。用词造句要科学、规范。②简洁，要用尽可能少的文字表达，一般不得超过20个汉字。

3. 课题的科学性和创新性 是指在已知科学理论和技术的基础上，依据前人取得的成果，进行某个或某些方面的深入探讨；创新性则是指在已知科学理论和技术的基础上加以创新，一般选择前人未做过或虽已做过但尚待解决的问题，包括新材料、新方法、新发现、新观点等。研究生只有广泛查阅相关文献，才能充分了解该领域的新进展和研究现状，并从中分析课题的科学依据和提出创新性思维。

4. 课题的技术线路可行性和可靠性 技术线路是开题报告的重要内容，写得要详细、具体，为评阅人审议课题的可行性和可靠性提供方便。技术线路的主要内容包括：①选用的动物种类、标准及来源（如果是临床课题应说明所选人群的来源、标准及基本情况）；②各种关键试剂的来源；③实验方法的过程及关键步骤；④标本的采集及处置方法；⑤检测结果的判断、数据的收集及处理方法；⑥各种指标的检测单位或人员。

5. 研究方案 要考虑：①研究的目标，只有目标明确、重点突出，才能保证具体的研究方向，才能排除研究过程中各种因素的干扰。②研究的内容，要根据研究目标来确定具体的研究内容，要求全面、翔实、周密，研究内容笼统、模糊，甚至把研究目的、意义当作内容，往往使研究进程陷于被动。③研究的方法，选题确立后，最重要的莫过于方法。即便是已研究过的课题，只要采取一个新的视角，采用一种新的方法，也常能得出创新的结论。④研究的过程，整个研究在时间及顺序上的安排，要分阶段进行，对每一阶段的起止时间、相应的研究内容及成果均要有明确的规定，阶段之间不能间断，以保证研究进程的连续性。⑤拟解决的关键问题，对可能遇到的最主要、最根本的关键性困难与问题要有准确、科学的估计和判断，并采取可行的解决方法和措施。⑥创新点，要突出重点，突出所选课题与同类其

他研究的不同之处。

6. 总结 由于开题报告是用文字体现的论文总构想，因而篇幅不必过大，但要把计划研究的课题、如何研究、理论适用等主要问题写清楚。同时要坚持先进性、科学性、实用性及可行性的原则。

（杨明明）

第四节 结题报告的写作要点

结题报告是一种专门用于科研课题结题验收的实用性报告。它是研究者在课题研究结束后对科研课题研究过程和研究成果（可以包括正反两方面的结果和经验）进行客观、全面、实事求是的描述，是课题研究所有材料中最主要的材料，也是科研课题结题验收的主要依据。

一、撰写内容及要求

一篇规范的、好的结题报告，需要回答好三个问题：一是"为什么要选择这项课题进行研究？"即研究这项课题有什么理论意义和现实意义。二是"这项课题是怎样进行研究的？"要着重讲清研究的理论依据、目标内容、方法、步骤，讲清研究的主要过程。三是"课题研究取得哪些研究成果？"包括实践成果和理论成果。

二、写作要点

1. 题目 是结题报告思想的浓缩和灵魂的体现。它不仅表明研究者所要研究的主要目的、内容和对象，而且还规范了研究的范围、思路和方法。一个好的课题名，要符合准确、规范、简洁、醒目的要求。

2. 突出创新亮点 明确研究对象、研究任务与目标、研究假设、核心概念的界定等，根据研究进展，提出尚需进一步研究的问题，针对研究的缺陷分析和讨论，提出需要改进的事项等。创新是科研的生命和灵魂，创新性研究指的是别人没有提出的，或者是有人提出但没有解决或没有完全解决的科研难题。

3. 课题研究成果 本章节需要重点撰写，这个部分是整篇结题报告中最为重要的部分。一个结题报告写得好不好，是否能全面、准确地反映

课题研究的基本情况，使课题研究成果具有推广和借鉴价值，就看这部分的具体内容写得如何。一般说来，这部分文字内容要占整篇结题报告篇幅的一半左右。

"课题研究成果"这个部分内容的表述，要注意两个问题：第一，不要只讲实践成果，不讲理论成果。一个结题报告的研究成果，应当包括理论成果和实践成果两个部分。我们所说的理论成果，就是通过研究得到的新观点、新认识，或者新的策略、新的教学模式等。这些就是研究的理论成果，这样的研究成果才有借鉴和参考的价值。第二，研究成果的陈述要进行综合归纳和提炼。有些课题在研究过程中，撰写出多篇学术论文。这些学术论文，就是课题研究的部分主要成果，不能仅仅作为报告的附件，或者在报告中列一张表就作为研究成果了。要将这些论文的主要观点提炼、归纳到报告中去。如果一个课题分为几个子课题来研究，在结题报告的成果表述中，也要将这几个子课题研究的成果进行提炼、归纳。同时也应注意这些子课题的研究成果必须体现所确定的研究目标。

4. 附录部分　包括引文出处、参考文献、附表、附图、答谢等。引文、参考文献应遵循代表性原则，选择比较权威的期刊杂志。

结题报告应符合上述基本格式的要求，但在具体写作上可灵活掌握，形式上可兼具特色，但其总体要求是突出重点。要求撰写者把握从立项到结题的全程轨迹、把握课题预定目标、探索重心和研究成果的"全素"关节、把握研究评价者乃至实践者的全员意见。突出重点既需要突出研究成果的创新特色，更需要突出实践中已有效果的评述和将有效果的预测。总之，脚踏实地地做好研究，是写好结题报告的基础，把结题报告写好，是研究工作的继续，是研究真正成功、真正结题的标志。

（杨明明）

第五节　演示文稿的制作要点

Power Point（PPT）是一种演示文稿图形程序，是功能强大的演示文稿制作软件，可协助制作者独自或联机创建永恒的视觉效果。它增强了多媒体支持功能，利用 PPT 制作的文稿，可以通过不同的方式播放，也可将演示文稿打印成一页一页的幻灯片。随着办公软件应用的普及，答辩人在毕业论文陈述时经常以幻灯片讲稿软件配合投影仪作为辅助。所以制作 PPT 也成为毕业论文答辩的一个重要准备工作。但如何使用 PPT 设计出一部内容展示良好、表现形式优美的演示文稿，依然是一个见仁见智的问题。

制作 PPT 要从整体布局、颜色搭配、风格协调等方面进行考虑，再细化到背景、文字、表格、图片、颜色等。PPT 页面布局的四条原则，即重复原则、相近原则、对比原则、对齐原则。以下从内容、模板、文字、图片等方面详细介绍。

1. PPT 的第一张应该明确标注课题、答辩人姓名、所属单位、课题执行时间、指导教师姓名。一般建议主体部分的开始加上一张答辩大纲，可以使听众提前熟悉答辩人 PPT 的结构，增强陈述的效果。幻灯片的主体部分，即介绍课题研究内容的部分，应包括研究目的，研究方案或流程表、研究结果、课题的创新之处、应用前景及课题展望等。最后一张一般是致谢部分，对所有对毕业论文有贡献的人以及团体表示感谢。

2. PPT 在选择模板时，首先应注意整个 PPT 一定要使用统一的模板，作为学术性较强的医学毕业论文 PPT，最好慎用较为华丽的或深色背景的模板，因为这会给人华而不实的印象。答辩人应尽量采用较简洁和低调的白色底色模板，会使整个 PPT 较为清晰，又无喧宾夺主之感。另外，很多图表的背景也是白色，搭配白底色 PPT 会更加协调。

3. PPT 的文字　首要原则是"少"！有的答辩人详细论述某件事情会在 PPT 中加入大段的文字，并在陈述的时候直接"朗读"，这是答辩时的大忌之一。在答辩时，听众一方面要听取答辩人的口头陈述，另一方面要思考并了解答辩内容的逻辑，很难将注意力集中在大段的文字上。答辩人应采用更直观的方式（例如图片）作为 PPT 的主要内容，将描述图表的文字在答辩前熟记，可以达到更好的效果。

4. PPT 的图片　应保证在每张幻灯片中的位置统一，并且不应使用过多不同的版式，否则将给听众杂乱无章之感，对于照片类的图像数据建议采用 jpg 或 png 等位图格式。jpg 格式的图像效果足以满足一般观看的需要；png 格式的图像未经过压缩，画质较好，大小适中。而 tiff 格式的图像虽然具有印刷品等级的高质量，但是无法明显体现在 PPT 中，且此种格式的文件占用磁盘空间较大，所以 tiff 格式的图像一般情况下不适合用于 PPT，如果是柱形图类的主要以点、线和文字组成的、对于颜色要求不高的图像数据，则建议采用 wmp 或 emf 等矢量图的格式，这些格式的图像画质好、占用磁盘空间小、缩放不会影响图像质量，而且矢量图有无色透明的背景（或者说没有背景），便于和谐地安放在各种底色的 PPT 模板上。总而言之，答辩人应保证图片大小合适，文字清晰可见。如果答辩人有一定的图形软件使用技巧，可以尝试使用 Abobe Photoshop 等专业图形处理软件制作和处理图片，以达到更好的效果。

5. 准备答辩 PPT 的其他注意事项和技巧　尽量多用图表，少用文字；适当使用校徽或机构的标志点缀 PPT；放在 PPT 中的所有数据、图片应是毕业论文中最核心、最无争议的部分，尽量不要放与主题关系不大或可靠性不大的结论；PPT 的页数不要太多，为了表达流畅，可以适当加入一点动画效果，但不可过多以免使 PPT 显得混乱；致谢部分列出致谢对象的名字或名称即可，避免大段文字抒情。

（杨明明）

第六节　老师能给你带来什么？

老师能给你带来什么？这个问题不但是问学生的，也是问老师的。

对学生而言，知道老师能给你带来什么，就意味着在硕士、博士研究生期间最大化地从老师那里"获取"你应该得到的东西，为以后自己的工作和事业奠定良好的基础；对老师而言，知道老师能给学生带来什么，就意味着老师首先要有一个自我判断：我是否是一个合格的老师？怎样才能成为一个合格的老师？怎样做才能对得起老师这个称谓。如果老师和学生都能清楚知道并能正确回答这一问题，那将会建立和谐的师生关系，老师和学生各得其所，更重要的是能为国家培养出更多、更优秀的人才。

在回答老师能给学生带来什么这一问题之前，先要弄清楚师生的关系，老师和学生到底是什么关系呢？中国有一句老话，可以清晰准确地阐明这种关系："一日为师，终身为父"。记得 2010 年秋天，在我的导师张效房教授 90 岁寿辰纪念讲座上，我有幸作为学生代表发言，与在座的各位师兄弟、姐妹以及来自全国各地的眼科专家、同道分享自己的体会和感悟，我说了这样一段话：人到中年，儿女们最大的幸福就是回到家里能叫一声爹娘，学生们最大的幸福就是毕业后 20 年、30 年、40 年以及更长的时间，在工作时、学习中、事业上遇到困难或有疑惑，还有导师为你释疑解惑，为你指点迷津。我的发言赢得了大家的掌声，有人说我讲的就是"一日为师，终身为父"，但比"一日为师，终身为父"显得更加亲切、质朴，更能引起大家的共鸣。

既然我们认定师生关系在某种程度上是父与子的关系，那么弄清楚"一日为师，终身为父"的确切内涵对学生和老师都特别重要。根据自己的体会，我认为它包含了以下 3 个方面的含义。

第一层含义是表达了学生对老师的尊重。在人与人的关系中，在中国文化这一背景下，父与子的关系应该是最牢固和最亲密的关系，把老师称作父亲意味着对老师最高的尊重。

第二层含义是说明了老师的责任。既然尊你为父亲，那就意味着你的责任重大，父母的责任体现在把孩子培养成才，老师的责任则是把学生培养成有用人才、优秀人才和国家的栋梁之才。我曾看到，有些老师在招研究生时非常积极，可是在研究生入学后对学生放任自流、不管不问、疏于管教、任其疯长，这岂不是误人子弟吗？

第三层含义是指学生的权利。既然是做儿女，那儿女必然有自己的要求和权利，比如学生有使用老师科研经费、科研平台的权利，有要求老师好好培养、支持你的权利，有要求老师给你学习、锻炼机会的权利，有使用老师隐形影响力（软实力）的权利，也有在科学研究中与老师平等讨论、对话，并指出老师观点中需要完善甚至错误之处的权利。

从上述"一日为师，终身为父"3 个方面的含义再讨论"老师能给学生带来什么"这一问题即显得不言而喻了。著者根据自己当学生和老师的体会，谈以下几点看法。

第一，老师对学生世界观、价值观和人生观的形成有重要影响。幼儿园、小学、中学、大学的老师在学生知识体系的形成、性格的塑造和人文素质的培养中扮演着重要角色，对他们世界观、价值观和人生观形成的雏形也起着重要作用。硕士、博士研究生与社会各层面的接触更为广泛，他们的分析、判断能力也愈发增强，以往初步形成的世界观、价值观、人生观也会得到进一步反思、修正、充实和完善，甚至对其产生迷茫、拷问、疑惑和不解。在此阶段，作为他们接触最多、最为尊敬甚至可能被尊为人生榜样和楷模的导师，对他们的影响显得尤为重要，对其世界观、价值观、人生观的进一步塑造和加强起着无人可及的作用。

我的导师张效房教授已达百岁高龄，前些年因肿瘤摘除一侧肾脏，因脑血栓做过1次介入手术，目前仍然工作在临床教学第一线，出门诊、查病房，审定稿件（他是《中华眼外伤职业眼病杂志》名誉主编），每天工作到凌晨2～3点，几十年如一日，从不懈怠。他曾患带状疱疹病毒感染，大小便失禁，病毒感染引起的疼痛更是令人无法忍受的，需要用吗啡类药物始能缓解。我去病房探望他，当时他刚能下地活动，就见他坐在病房桌子前审改稿件。我劝他等身体完全恢复后再改稿件，他说病毒感染引起的疼痛受不了，但一工作，就不疼了。他的话令在场的学生们非常动容，无不肃然起敬！前几年，他获得"最美医生"殊荣受记者采访时说，工作就是生命，哪一天不能工作了，生命就失去了意义！他那种将生命融入救死扶伤伟大事业中的崇高情怀，一丝不苟、孜孜不倦、无私奉献的精神潜移默化地影响着一代又一代的学生和周围的人，对学生世界观、价值观、人生观的影响也是巨大和深远的。

第二，老师对学生科研素质、职业素养和创新思维能力的提升具有重要的作用。小学、中学、大学更多的是学习知识，而硕士、博士研究生期间则更多的是科研素质、人文素质、职业素养、创新能力、思维方式的训练和提升，老师的责任心、科研能力、严谨程度、人文情怀和素质，研究的起点及预见性，文章发表的档次和水平，对学

生的影响是无人比拟的，也可能是终生的。从某种意义上而言，老师的水平就是学生的起点，起点越高学生各方面提升的可能性越大，以后成才的概率越高。如果你遇到一位老师，他（她）指导你做很多事情，那是把你真的当成了自己的儿女，那是老师对你的器重。请好好珍惜！

第三，好的老师能够根据学生各自的特点，因人施教、具体指导，给学生施展才华的平台和空间。硕士、博士研究生阶段是他们人生最重要阶段之一，知识结构已基本形成，风华正茂、精力充沛、朝气蓬勃，是人生和事业的起步阶段，他们中的许多都藉以通过硕士、博士研究生阶段的训练、研修和深造，插上腾飞的翅膀，好的老师即是学生前进的领头羊、助推器，说得直白一点，学生找的即是为他们插上翅膀的人和前进的助推器，我不知道我们的老师是否都考虑过"我能胜任吗？"这一问题。我认为一个优秀的老师除了前面所说的，对学生世界观、价值观、人生观的影响和素质能力的培养以外，还应具备以下几个特质和能力：①有良好的专业知识；②有极强的科学研究能力和很高的科学研究水平，对学生课题方向、实验中所出现的问题及根据实验结果进行拓展和延伸都能做出切实可行的指导和帮助；③具有修枝剪权的能力，我们经常把老师比作园丁，一般的理解是园丁负责浇水施肥，其实老师更重要的作用是修枝剪权，避免产生枝繁却不叶茂的局面；④能够提供学生施展才华的科研平台和空间；⑤能够申请到足够的研究经费，供学生们研究所用，毕竟实验和科研是要经费支撑的，如果老师没有经费，怎么谈得上培养学生？

第四，可以利用老师的影响力（软实力）。从学生进入老师门下的那一天起，你的人生即被烙下深深的烙印，你走到哪里，老师的影响力就会跟随到哪里，我们经常会听说，他是某某的学生，正是这个"某某"，你有可能被推上一个新的台阶，有可能获得意外的支持和帮助，也有可能是相反的结果。

学生可以利用老师影响力这层含义，一方面使我们懂得了利用老师影响力这一权利的正当性，另一方面也应努力使这种"利用"达到最大化，当然无休止的"利用"和不适当的"滥用"，可能会带来相反的效果。此外老师愿不愿意让你

利用,愿意让你利用到什么程度,这应该是每个硕士、博士研究生应该考虑的问题,还有老师的影响力和软实力也不可能是老师一个人的事情。众人拾柴火焰高,每个学生的参与和努力也是构筑这一影响力的重要因素,只有这一影响力足够大,对学生的正向推动作用才会大。这样,你才会站在更大的平台上,站在更高的人的肩膀上,相信你的人生会更加顺利、丰盈,事业更加蓬勃和成功,你会走得更远,飞得更高!

(杨培增)

参 考 文 献

[1] 张新卿. 临床医学硕士研究生综合能力的培养. 中国高等医学教育, 2005, 4: 89-90

[2] 李树宁. 临床病例引导下的眼科研究生教学模式探讨. 眼科, 2014, 23(4): 280-281

[3] 赵建立. 加强医学生人文素质教育构建和谐医患关系. 南京医科大学学报(社会科学版), 2008, 8(1): 63-65

[4] 徐源, 杨福寿, 胡昕. 医学生医患沟通与换位思考能力的培养. 西北医学教育, 2012, 20(6): 1073-1075

[5] 王伟. 关于研究生创新能力培养的思考. 中医教育, 2008, 27(6): 56-59

[6] 余乐, 李琳, 刘叔文. 医学八年制学生基础阶段科研能力培养的探索. 医学信息, 2011, 24(6): 3663-3665

[7] 宋亭, 赖永洪, 陈耀勇, 等. 医学硕士研究生综合素质培养模式探索. 中国高等医学教育, 2011, 12: 125-141

[8] 雷德亮, 陈富舟, 谷蔚琼, 等. 临床医学七年制学生科研能力培养新模式的探索. 医学与哲学, 2005, 26(5): 74-75

[9] 曲丹, 郑贵亮, 陈晰辉, 等. 论临床医学专业研究生课题实施与科研能力的培养. 中国高等医学教育, 2013, 8: 124

[10] 赵艳, 闫惠平, 张永宏. 重视综述写作培训在医学研究生科研能力培养中的作用. 北京医学, 2012, 34(6): 501-502

[11] 马建民, 刘骁. 眼肿瘤眼眶病硕士研究生的临床及科研能力培养. 眼科, 2016, 25(5): 351-354

[12] 中华医学会眼科学分会角膜病学组. 干眼临床诊疗专家共识(2013 年). 中华眼科杂志, 2013, 49(1): 73-75

[13] 刘祖国, 张晓博. 解读国际泪膜与眼表协会 2017 年干眼专家共识中的干眼定义与分类. 中华眼科杂志, 2018, 54(4): 246-248

[14] Craig JP, Nichols KK, Akpek EK, et al. TFOS DEWS Ⅱ Definition and classification Report. Ocul Surf, 2017, 15(3): 276-283

[15] Bron AJ, de Paiva CS, Chauhan SK, et al. TFOS DEWS Ⅱ pathophysiology report. Ocular Surf, 2017, 15(3): 438-510

[16] Galor A, Levitt RC, Felix ER, et al. Neuropathic ocular pain: an important yet underevaluated feature of dry eye. Eye Nature, 2015, 29(3): 301-312

[17] Deveney T, Asbell PA. Patient and physician perspectives on the use of cyclosporine ophthalmic emulsion 0.05% for the management of chronic dry eye. Clin Ophthalmol, 2018, 12: 569-576

[18] Epitropoulos AT, Donnenfeld ED, Shah ZA, et al. Effect of oral re-esterified omega-3 nutritional supplementation on dry eyes. Cornea, 2016, 35(9): 1185-1191

[19] Shang X, Zhang M. Body and organ donation in Wuhan, China. Lancet, 2010, 376(9746): 1033-1034

[20] van Essen TH, Roelen DL, Williams KA, et al. Matching for Human Leukocyte Antigens(HLA) in corneal transplantation - to do or not to do. Prog Retin Eye Res, 2015, 46: 84-110

[21] 张明昌, 谢华桃. 重视人工生物角膜移植手术的适应证选择及围手术期处理. 中华眼科杂志, 2018, 54(12): 881-882

[22] 崔浩, 王宁利. 眼科学. 2 版. 北京: 人民卫生出版社, 2008

[23] Coleman AL, Caprioli J. The logic behind target intraocular pressure. Am J Ophthalmol, 2009, 147(3): 379-380

[24] 孙兴怀, 戴毅. 少年儿童中易于误诊为青光眼的常见现象分析. 中国眼耳鼻喉科杂志, 2009, 9: 69-72

[25] Fan DS, Chiu TY, Congdon N, et al. Measurement of intraocular pressure with pressure phosphene tonometry in children. J Pediatr Ophthalmol Strabismus, 2011, 48(3): 167-173

[26] Kageyama M, Hirooka K, Baba T, et al. Comparison of ICare rebound tonometer with noncontact tonometer in healthy children. J Glaucoma, 2011, 20 (1): 63-66

[27] Tonnu PA, Ho T, Newson T, et al. The influence of central corneal thickness and age on intraocular pressure measured by pneumatonometry, noncontact tonometry, the Tono-Pen XL, and Goldmann applanation tonometry. Br J Ophthalmol, 2005, 89 (7): 851-854

[28] 孙兴怀. 对青光眼诊治过程中眼压的评价. 中华眼科杂志, 2003, 39: 451-453

[29] 孙兴怀. 谨慎诊治少年儿童高眼压症. 中华眼科杂志, 2012, 48: 81-484

[30] Tanaka H, Borres M, Thulesius O, et al. Blood pressure and cardiovascular autonomic function in healthy children and adolescents. J Pediatr, 2000, 137 (1): 63-67

[31] Kass MA, Gordon MO, Gao F, et al. Delaying treatment of ocular hypertension: the ocular hypertension treatment study. Arch Ophthalmol, 2010, 128 (3): 276-287

[32] Kass MA, Heuer DK, Higginbotham EJ, et al. The ocular hypertension treatment study: a randomized trial determines that topical ocular hypotensive medication delays or prevents the onset of primary open-angle glaucoma. Arch Ophthalmol, 2002, 120 (6): 701-713

[33] Scuderi G, Contestabile MT, Scuderi L, et al. Pigment dispersion syndrome and pigmentary glaucoma: a review and update. Int Ophthalmol, 2019, 39 (7): 1651-1662

[34] Siddiqui Y, Ten HR, Cameron JD, et al. What is the risk of developing pigmentary glaucoma from pigment dispersion syndrome. Am J Ophthalmol, 2003, 135 (6): 794-799

[35] Arifoglu HB, Simavli H, Midillioglu I, et al. Comparison of Ganglion Cell and Retinal Nerve Fiber Layer Thickness in Pigment Dispersion Syndrome, Pigmentary Glaucoma, and Healthy Subjects with Spectral-domain OCT. Semin Ophthalmol, 2017, 32 (2): 204-209

[36] 北京医学会眼科学分会青光眼诊治新技术共识小组. 中国人色素播散综合征诊断标准探讨. 中华眼科杂志, 2015, 51 (4): 255-256

[37] 阿不都艾则孜, 徐晓燕. 色素性青光眼误诊分析. 中国实用眼科杂志, 2009, 2009 (10): 1208-1209

[38] 沈杰, 江文. 色素性青光眼一例误诊. 临床误诊误治, 2009, 22 (2): 79

[39] Koch EC, Staab J, Fuest M, et al. Blood Pressure and Heart Rate Variability to Detect Vascular Dysregulation in Glaucoma. J Ophthalmol, 2015, 2015: 798958

[40] Plateroti P, Plateroti AM, Abdolrahimzadeh S, et al. Pseudoexfoliation Syndrome and Pseudoexfoliation Glaucoma: A Review of the Literature with Updates on Surgical Management. J Ophthalmol, 2015, 2015: 370371

[41] Donaldson DD. Transillumination of the iris. Trans Am Ophthalmol Soc, 1974, 72: 89-106

[42] Tran HV, Zografos L. Primary choroidal melanoma in phakomatosis pigmentovascularis IIa. Ophthalmol, 2005, 112 (7): 1232-1235

[43] Voutilainen-Kaunisto R, Niskanen L, Uusitupa M, et al. Iris transluminance in type 2 diabetes. Acta Ophthalmol Scand, 2002, 80 (1): 64-68

[44] Sugar HS, Barbour FA. Pigmentary glaucoma; a rare clinical entity. Am J Ophthalmol, 1949, 32 (1): 90-92

[45] Scheie HG, Fleischhauer HW. Idiopathic atrophy of the epithelial layers of the iris and ciliary body; a clinical study. AMA Arch Ophthalmol, 1958, 59 (2): 216-228

[46] Campbell DG. Pigmentary dispersion and glaucoma. A new theory. Arch Ophthalmol, 1979, 97 (9): 1667-1672

[47] Moroi SE, Lark KK, Sieving PA, et al. Long anterior zonules and pigment dispersion. Am J Ophthalmol, 2003, 136 (6): 1176-1178

[48] Lehto I, Ruusuvaara P, Setala K. Corneal endothelium in pigmentary glaucoma and pigment dispersion syndrome. Acta Ophthalmol (Copenh), 1990, 68 (6): 703-709

[49] Niyadurupola N, Broadway DC. Pigment dispersion syndrome and pigmentary glaucoma-a major review. Clin Exp Ophthalmol, 2008, 36 (9): 868-882

[50] Karickhoff JR. Pigmentary dispersion syndrome and pigmentary glaucoma: a new mechanism concept, a new treatment, and a new technique. Ophthalmic Surg, 1992, 23 (4): 269-277

[51] Liebmann JM, Tello C, Chew SJ, et al. Prevention of blinking alters iris configuration in pigment dispersion syndrome and in normal eyes. Ophthalmol, 1995, 102 (3): 446-455

[52] Pavlin CJ, Macken P, Trope GE, et al. Accommodation and iridotomy in the pigment dispersion syndrome. Ophthalmic Surg Lasers, 1996, 27 (2): 113-120

[53] Haynes WL，Johnson AT，Alward WL. Inhibition of exercise-induced pigment dispersion in a patient with the pigmentary dispersion syndrome. Am J Ophthalmol，1990，109（5）：601-602

[54] Andersen JS，Pralea AM，Delbono EA，et al. A gene responsible for the pigment dispersion syndrome maps to chromosome 7q35-q36. Arch Ophthalmol，1997，115（3）：384-388

[55] Steudel W，Ichinose F，Huang PL，et al. Pulmonary vasoconstriction and hypertension in mice with targeted disruption of the endothelial nitric oxide synthase（NOS 3）gene. Circ Res，1997，81（1）：34-41

[56] Mikelsaar R，Molder H，Bartsch O，et al. Two novel deletions（array CGH findings）in pigment dispersion syndrome. Ophthalmic Genet，2007，28（4）：216-219

[57] Fingert JH，Heon E，Liebmann JM，et al. Analysis of myocilin mutations in 1703 glaucoma patients from five different populations. Hum Mol Genet，1999，8（5）：899-905

[58] Vincent AL，Billingsley G，Buys Y，et al. Digenic inheritance of early-onset glaucoma：CYP1B1，a potential modifier gene. Am J Hum Genet，2002，70（2）：448-460

[59] Aragon-Martin JA，Ritch R，Liebmann J，et al. Evaluation of LOXL1 gene polymorphisms in exfoliation syndrome and exfoliation glaucoma. Mol Vis，2008，14：533-541

[60] Joyce S，Tee L，Abid A，et al. Locus heterogeneity and Knobloch syndrome. Am J Med Genet A，2010，152A（11）：2880-2881

[61] Kuchtey J，Chang TC，Panagis L，et al. Marfan syndrome caused by a novel FBN1 mutation with associated pigmentary glaucoma. Am J Med Genet A，2013，161A（4）：880-883

[62] Rezaei KA，Gary W.Abrams.Primary Retinal Detachment Chapter 1：The History of Retinal Detachment Surgery. Berlin：Springer，2005

[63] Pall BP，Saurabh K. Evolution of retinal detachment surgery down the ages.Sci J Med & Vis Res Foun，2017，2：3-6

[64] Kreissig I. Primary retinal detachment：A review of the development of techniques for repair in the past 80 years.Taiwan Journal of Ophthalmol，2006，6（4）：161-169

[65] 杨培增，范先群. 眼科学. 9 版. 北京：人民卫生出版社，2018

[66] 徐国兴. 激光眼科学. 北京：高等教育出版社，2011

[67] Jack Kansky. 临床眼科学. 徐国兴，译. 福州：福建科技出版社，2006

[68] 唐仕波. 黄斑部疾病手术学. 北京：人民卫生出版社，2005

[69] 徐国兴. 眼科学基础. 2 版. 北京：高等教育出版社，2014

[70] 克雷西格. 视网膜脱离最小量手术实用指南. 惠延年，译. 北京：北京科学技术出版社，2004

[71] Lin W，Xu GX. Over-expression of CNTF in bone marrow mesenchymal stem cells protects RPE cells from short-wavelength，blue-light injury.In Vitro Cellular & Developmental Biology - Animal，2018，54（5）：355-365

[72] Xu W，Wang XT，Xu GX，et al. Light-induced retinal injury enhanced neurotrophins secretion and neurotrophic effect of mesenchymal stem cells in vitro. Arq Bras Oftalmol，2013，76（2）：105-110

[73] Huang LB，Xu W，Xu GX. Transplantation of CX3CL1-expressing Mesenchymal Stem Cells Provides Neuroprotective and Immunomodulatory Effects in a Rat Model of Retinal Degeneration. Ocular Immunology & Inflammation，2013，21（4）：276-285

[74] Xu W，Wang XT，Xu GX，et al. Stromal cell-derived factor 1α-stimulated mesenchymal stem cells confer enhanced protection against light-induced retinal degeneration in rats. Curr Eye Res，2014，39（1）：69-78

[75] Xu GX，WB thoreson. Effects of LPA on DNA Synthesis and Proliferation In cultured human RPE cells. Invest Ophthalmol & Vis Sci，1997，38（4）：671

[76] Xu GX，Yang J，Sun TS，et al.Primary culture of human retinal pigment epithelium in vitro. International Journal of Ophthalmology，2004，4（1）：12

[77] Pansky A，Roitzheim B，Tobiasch E. Differentiation potential of adult human mesenchymal stem cells. Clin Lab，2007，53（1-2）：81-84

[78] Villeneuve LM，Reddy MA，Lanting LL，et al. Epigenetic histone H3 lysine 9 methylation in metabolic memory and inflammatory phenotype of vascular smooth muscle cells in diabetes. Proc Natl Acad Sci U S A，2008，105（26）：9047-9052

[79] Chaturvedi N，Porta M，Klein R，et al. Effect of candesartan on prevention（DIRECT-Prevent 1）and progression（DIRECT-Protect 1）of retinopathy in type 1 diabetes：randomised，placebo-controlled trials. Lancet，

2008，372（9647）：1394-1402

[80] Sjølie AK, Klein R, Porta M, et al. Effect of candesartan on progression and regression of retinopathy in type 2 diabetes（DIRECT-Protect 2）：a randomised placebo-controlled trial. Lancet, 2008, 372（9647）：1385-1393

[81] Falkner-Radler CI, Krebs I, Glittenberg C, et al. Human retinal pigment epithelium（RPE）transplantation: outcome after autologous RPE-choroid sheet and RPE cell-suspension in a randomised clinical study. Br J Ophthalmol, 2011, 95（3）：370-375

[82] Cereda MG, Parolini B, Bellesini E, et al. Surgery for CNV and autologous choroidal RPE patch transplantation: exposing the submacular space. Graefes Arch Clin Exp Ophthalmol, 2010, 248（1）：37-47

[83] Krishna Y, Sheridan C, Kent D, et al. Expanded polytetrafluoroethylene as a substrate for retinal pigment epithelial cell growth and transplantation in age-related macular degeneration. Br J Ophthalmol, 2011, 95（4）：569-573

[84] Hartong DT, Berson EL, Dryja TP. Retinitis pigmentosa. Lancet, 2006, 368（9549）：1795-1809

[85] Chopdar A, Chakravarthy U, Verma D. Age related macular degeneration. BMJ, 2003, 326（7387）：485-488

[86] 王宁利，刘旭阳. 基础眼科学前沿. 北京：人民卫生出版社，2018

[87] Zhang JX, Wang NL, Lu QJ. Development of Gene & Stem Cell Therapy for Ocular Neurodegeneration. Int J Ophthal, 2015, 8（3）：622-630

[88] Gordon K, Del Medico A, Sander I, et al. Gene therapies in ophthalmic disease. Nat Rev Drug Discov, 2019, 18（6）：415-416

[89] Jacobson SG, Acland GM, Aguirre GD, et al. Safety of recombinant adeno-associated virus type 2-RPE65 vector delivered by ocular subretinal injection. Mol Ther, 2006, 13（6）：1074-1084

[90] Maguire AM, Simonelli F, Pierce EA, et al. Safety and efficacy of gene transfer for Leber's congenital amaurosis. New Engl JMed, 2008, 358（21）：2240-2248

[91] Bainbridge JW, Smith AJ, Barker SS, et al. Effect of gene therapy on visual function in Leber's congenital amaurosis. N Engl J Med, 2008, 358（21）：2231-2239

[92] 韩如意，金子兵. 遗传性眼底病基因和干细胞治疗趋势与面临的挑战和机遇. 中华眼底病杂志，2018，34（6）：519-525

[93] Bennett J, Wellman J, Marshall KA, et al. Safety and durability of effect of contralateral-eye administration of AAV2 gene therapy in patients with childhood-onset blindness caused by RPE65 mutations: a follow-on phase 1 trial. Lancet, 2016, 388（10045）：661-672

[94] Russell S, Bennett J, Wellman JA, et al. Efficacy and safety of voretigene neparvovec（AAV2-hRPE65v2）in patients with RPE65-mediated inherited retinal dystrophy: A randomised, controlled, open-label, phase 3 trial. Lancet, 2017, 390（10097）：849-860

[95] Constable IJ, Pierce CM, Lai CM, et al. Phase 2a Randomized Clinical Trial: Safety and Post Hoc Analysis of Subretinal rAAV.sFLT-1 for Wet Age-related Macular Degeneration. EBioMedicine, 2016, 14: 168-175

[96] Osborne A, Khatib TZ, Songra L, et al. Neuroprotection of retinal ganglion cells by a novel gene therapy construct that achieves sustained enhancement of brain-derived neurotrophic factor/tropomyosin-related kinase receptor-B signaling. Cell Death and Dis, 2018, 9（10）：1007

[97] Millington-Ward S, Chadderton N, O'Reilly M, et al. Suppression and Replacement Gene Therapy for Autosomal Dominant Disease in a Murine Model of Dominant Retinitis Pigmentosa. Mol Ther, 2011, 19（4）：642-649

[98] Maeder ML, Stefanidakis M, Wilson CJ, et al. Development of a gene-editing approach to restore vision loss in Leber congenital amaurosis type 10. Nat Med, 2019, 25（2）：229-233

[99] Cideciyan AV, Jacobson SG, Beltran WA, et al. Human retinal gene therapy for leber congenital amaurosis shows advancing retinal degeneration despite enduring visual improvement. Proc Natl Acad Sci USA, 2013, 110（6）：517-525

[100] Schwartz SD, Hubschman JP, Heilwell G, et al. Embryonic stem cell trials for macular degeneration: a preliminary report. Lancet, 2012, 379（9871）：713-720

[101] Schwartz SD, Regillo CD, Lam BL, et al. Human embryonic stem cell-derived retinal pigment epithelium in patients with age-related macular degeneration and Stargardt's macular dystrophy: follow-up of two open-label phase 1/2 studies. Lancet, 2015, 385（9967）：509-516

[102] Song WK, Park KM, Kim HJ, et al. Treatment of

Macular Degeneration Using Embryonic Stem Cell-Derived Retinal Pigment Epithelium: Preliminary Results in Asian Patients. Stem Cell Reports, 2015, 4 (5): 860-872

[103] Takahashi K, Yamanaka S. Induction of pluripotent stem cells from mouse embryonic and adult fibroblast cultures by defined factors. Cell, 2006, 126(4): 663-676

[104] Mandai M, Watanabe A, Kurimoto Y, et al. Autologous Induced Stem-Cell-Derived Retinal Cells for Macular Degeneration. New Engl J Med, 2017, 376 (11): 1038-1046

[105] Nazari H, Zhang L, Zhu D, et al. Stem cell based therapies for age-related macular degeneration: The promises and the challenges. ProgRetin Eye Res, 2015, 48: 1-39

[106] Diniz B, Thomas P, Thomas B, et al. Subretinal Implantation of Retinal Pigment Epithelial Cells Derived From Human Embryonic Stem Cells: Improved Survival When Implanted as a Monolayer. Invest Opthalmol & Vis Sci, 2013, 54(7): 5087-5096

[107] Redenti S, Neeley WL, Rompani S, et al. Engineering retinal progenitor cell and scrollable poly(glycerol-sebacate) composites for expansion and subretinal transplantation . Biomaterials, 2009, 30(20): 3405-3414

[108] Surrao DC, Greferath U, Chau YQ, et al. Design, Development and Characterization of Synthetic Bruch's Membranes. Acta Biomater, 2017, 64: 357-376

[109] Vugler A, Carr AJ, Lawrence J, et al. Elucidating the phenomenon of HESC- derived RPE: anatomy of cell genesis, expansion and retinal transplantation . Exp Neurol, 2008, 214(2): 347-361

[110] da Cruz L, Fynes K, Georgiadis O, et al. Phase 1 clinical study of an embryonic stem cell-derived retinal pigment epithelium patch in age-related macular degeneration. Nat Biotechnol, 2018, 36(4): 328-227

[111] Xiang P, Wu K C, Zhu Y, et al. A novel Bruch's membrane-mimetic electrospun substrate scaffold for human retinal pigment epithelium cells. Biomaterials, 2014, 35(37): 9777-9788

[112] Ugarte M, Hussain AA, Marshall J. An experimental study of the elastic properties of the human Bruch's membrane-choroid complex: relevance to ageing. Br J Ophthalmol, 2006, 90(5): 621-626

[113] Warnke PH, Alamein M, Skabo S, et al. Primordium of an artificial Bruch's membrane made of nanofibers for engineering of retinal pigment epithelium cell monolayers. Acta Biomater, 2013, 9(12): 9414-9422

[114] Sorkio A, Haimi S, Verdoold V, et al. Poly(trimethylene carbonate) as an elastic biodegradable film for human embryonic stem cell-derived retinal pigment epithelial cells. J Tissue Eng Regen Med, 2017, 11(11): 3134-3144

[115] Zhang Z, Foks MA, Grijpma DW, et al. PTMC and mPEG-PTMC microparticles for hydrophilic drug delivery. J Control Release, 2005, 101(1-3): 392-394

[116] Kuriyan AE, Albini TA, Townsend JH, et al. Vision Loss after Intravitreal Injection of Autologous "Stem Cells" for AMD. New Engl J Med, 2017, 376(11): 1047-1053

[117] Deng WL, Gao ML, Lei XL, et al. Gene Correction Reverses Ciliopathy and Photoreceptor Loss in iPSC-Derived Retinal Organoids from Retinitis Pigmentosa Patients. Stem Cell Reports, 2018, 10(4): 1267-1281

[118] Yu W, Mookherjee S, Chaitankar V, et al. Nrl knockdown by AAV-delivered CRISPR/Cas9 prevents retinal degeneration in mice. Nat Commun, 2017, 14(8): 14716

[119] Kai Y, Suo Q, Wang YV, et al. Restoration of vision after de novo genesis of rod photoreceptors in mammalian retinas. Nature, 2018, 560(7719): 484-488

[120] Browning, DJ, Stewart MW, Lee C. Diabetic macular edema: Evidence-based management. Indian J Ophthalmol, 2018, 66(12): 1736-1750

[121] Meyer-Schwickerath, G. Light coagulation: a method for treatment and prevention of the retinal detachment. Albrecht von Graefe's Archiv fur Ophthalmologie, 1954, 156(1): 2-34

[122] Michels S, Rosenfeld PJ, Puliafito CA, et al. Systemic bevacizumab(Avastin) therapy for neovascular age-related macular degeneration twelve-week results of an uncontrolled open-label clinical study. Ophthalmol, 2005, 112(6): 1035-1047

[123] Gross JG, Glassman AR, Jampol LM, et al. Panretinal Photocoagulation vs Intravitreous Ranibizumab for Proliferative Diabetic Retinopathy: A Randomized Clinical Trial. Jama, 2015, 314(20): 2137-2146

[124] Menzler J, Neubauer A, Ziemssen F. Navigated laser

in diabetic macular edema: the impact of reduced injection burden on patients and physicians-who wins and who loses. Int J Ophthalmol, 2019, 12(2), 342-345

[125] Herold TR, Langer J, Vounotrypidis E, et al. 3-year-data of combined navigated laser photocoagulation (Navilas) and intravitreal ranibizumab compared to ranibizumab monotherapy in DME patients. PloS one, 2018, 13(8): e0202483

[126] Kernt M, Ulbig M, Kampik A, et al. Navigated Laser Therapy for Diabetic Macular Oedema. Eur Endocrinol, 2014, 10(1), 66-69

[127] Payne JF, Wykoff CC, Clark WL, et al. Randomized Trial of Treat and Extend Ranibizumab with and without Navigated Laser for Diabetic Macular Edema: TREX-DME 1 Year Outcomes. Ophthalmol, 2017, 124(1), 74-81

[128] 魏文斌, 史雪辉. 同仁眼底激光治疗手册, 北京: 人民卫生出版社, 2014

[129] Liang J, Williams DR, Miller DT. Supernormal vision and high-resolution retinal imaging through adaptive optics. J Opt Soc Am A Opt Image Sci Vis, 1997, 14(11): 2884-2892

[130] Li S, Xiong Y, Li J, et al. Effects of monochromatic aberration on visual acuity using adaptive optics. Optom Vis Sci, 2009, 86(7): 868-874

[131] Li J, Xiong Y, Wang N, et al. Effects of spherical aberration on visual acuity at different contrasts. J Cataract Refract Surg, 2009, 35(8): 1389-1395

[132] Li SM, Zhan S, Li SY, et al. Laser-assisted subepithelial keratectomy(LASEK) versus photorefractive keratectomy(PRK) for correction of myopia. Cochrane Database Syst Rev, 2016, 22(2): CD009799

[133] Qi Y, Duan AL, You QS, et al. Posterior scleral reinforcement and vitrectomy for myopic foveoschisis in extreme myopia. Retina, 2015, 35(2): 351-357

[134] Wollensak G, Spoerl E. Collagen crosslinking of human and porcine sclera. J Cataract Refract Surg, 2004, 30(3): 689-695

[135] Wollensak G, Iomdina E. Long-term biomechanical properties of rabbit sclera after collagen crosslinking using riboflavin and ultraviolet A(UVA). Acta Ophthalmol, 2009, 87(2): 193-198

[136] Wang M, Zhang F, Qian X, et al. Regional Biomechanical Properties of Human Sclera After Cross-

linking by Riboflavin/Ultraviolet A. J Refract Surg, 2012, 28(10): 723-728

[137] Ou-Yang BW, Sun MS, Wang MM, et al. Early Changes of Ocular Biological Parameters in Rhesus Monkeys After Scleral Cross-linking With Riboflavin/Ultraviolet-A. J Refract Surg, 2019, 35(5): 333-339

[138] Sun M, Zhang F, Ouyang B, et al. Study of retina and choroid biological parameters of rhesus monkeys eyes on scleral collagen cross-linking by riboflavin and ultraviolet A. PloS one, 2018, 13(2): e0192718

[139] Iseli SP, Spoerl E, Wiedemann P, et al. Efficacy and Safety of Blue-light Scleral Cross-linking. J Refract Surg, 2008, 24(7): 752-755

[140] Zhang M, Zhang FJ, Zhang XM, et al. Efficacy of Blue-Light Cross-linking on Human Scleral Reinforcement. Optometry & Vision Science 2015, 92(8): 873-878

[141] Li Y, Liu C, Sun M, et al. Ocular safety evaluation of blue light scleral cross-linking in vivo in rhesus macaques. Graefes Arch Clin Exp Ophthalmol, 2019, 257(7): 1435-1442

[142] 吴护平, 林志荣. 角膜胶原交联技术及临床应用. 福州: 厦门大学出版社, 2016

[143] Kozobolis V, Gkika M, Sideroudi H, et al. Effect of Riboflavin/UVA Collagen Cross-linking on Central Cornea, Limbus and Intraocular Pressure. Experimental Study in Rabbit Eyes. Acta Medica, 2016, 59(3): 91-96

[144] Wollensak G, Spoerl E, Seiler T, et al. Riboflavin/ultraviolet-a-induced collagen crosslinking for the treatment of keratoconus. Am J Ophthalmol, 2003, 135(5): 620-627

[145] Hafezi F, Mrochen M, Iseli HP, et al. Collagen crosslinking with ultraviolet-A and hypoosmolar riboflavin solution in thin corneas. J Cataract Refract Surg, 2009, 35(4): 621-624

[146] 张晓, 姜良柱, 徐艳云, 等. 等渗与低渗核黄素诱导的角膜交联术治疗圆锥角膜的疗效观察. 山东大学耳鼻喉眼学报, 2016, 30(2): 87-90

[147] Hafezi F. Limitation of collagen cross-linking with hypoosmolar riboflavin solution: failure in an extremely thin cornea. Cornea, 2011, 30(8): 917-919

[148] Sachdev MS, Gupta D, Sachdev G, et al. Tailored stromal expansion with a refractive lenticule for crosslinking the ultrathin cornea. J Cataract Refract

Surg, 2015, 41(5): 918-923

[149] Ghanem VC, Ghanem RC, de Oliveira R. Postoperative pain after corneal collagen cross-linking. Cornea, 2013, 32(1): 20-24

[150] 陆立新, 卢双红, 金涛, 等. 角膜交联术治疗进展期圆锥角膜并发症的观察. 眼科, 2017, 26(5): 333-336

[151] Pollhammer M, Cursiefen C. Bacterial keratitis early after corneal crosslinking with riboflavin and ultraviolet-A. J Cataract Refract Surg, 2009, 35(3): 588-589

[152] Rana M, Lau A, Aralikatti A, et al. Severe microbial keratitis and associated perforation after corneal crosslinking for keratoconus. Cont Lens Anterior Eye, 2015, 38(2): 134-137

[153] Kim BZ, Jordan CA, McGhee CN, et al. Natural history of corneal haze after corneal collagen crosslinking in keratoconus using Scheimpflug analysis. J Cartaract and Refractive Surgery, 2016, 42(7): 1053-1059

[154] Zhang XY, Zhao J, Li M, et al. Conventional and transepithelial corneal cross-linking for patients with keratoconus. PLOS ONE, 2018, 13(4): 1-15

[155] Cantemir A, Alexa AI, Galan BG, et al. Outcomes of iontophoretic corneal collagen crosslinking in keratoconic eyes with very thin corneas. Medicine, 2017, 96(47): e8758

[156] Kai L, Min H, Fen C, et al. Clinical and microstructural changes with different iontophoresis-assisted corneal cross-linking methods for keratoconus. Int J Ophthalmol, 2019, 12(2): 219-225

[157] Wollensak G, Lomdina E. Biomechanical and histological changes after corneal crosslinking with and without epithelial debridement. J Cataract Refract Surg, 2009, 35(3): 540-546

[158] Lesniak SP, Hersh PS. Transepithelial corneal collagen crosslinking for keratoconus: six-month results. J Cataract Refract Surg, 2014, 40(12): 1971-1979

[159] 胡敏, 曾庆延. 不同经上皮角膜胶原交联方法治疗进展期圆锥角膜的早期疗效观察. 国际眼科杂志, 2018, 18(1): 45-49

[160] Cantemir A, Alexa AI, Galan BG, et al. Iontophoretic collagen cross-linking versus epithelium-off collagen cross-linking for early stage of progressive keratoconus - 3 years follow-up study. Acta Ophthalmol, 2017, 95(7): 649-655

[161] Jouve L, Borderie V, Sandali O, et al. Conventional and Iontophoresis Corneal Cross-Linking for Keratoconus: Efficacy and Assessment by Optical Coherence Tomography and Confocal Microscopy. Cornea, 2017, 36(2): 153-162

[162] Caporossi A, Mazzotta C, Paradiso AL, et al. Transepithelial corneal collagen crosslinking for progressive keratoconus: 24-month clinical results. J Cataract Refract Surg, 2013, 39(8): 1157-1163

[163] Ummuhani OT, Nilay Y, Novruzlu S, et al. Protein Oxidation Levels After Different Corneal Collagen Cross-Linking Methods. Cornea, 2016, 35(3): 388-391

[164] Zhu F, Reinach P, Zhu H, et al. Continuous-light versus pulsed-light accelerated corneal crosslinking with ultraviolet-A and riboflavin. J Cataract Refract Surg, 2018, 44(3): 382-389

[165] Gore DM, Leucci MT, Anand V, et al. Combined wavefront-guided transepithelial photorefractive keratectomy and corneal crosslinking for visual rehabilitation in moderate keratoconus. J Cataract Refract Surg, 2018, 44(5): 571-580

[166] Kapasi M, Dhaliwal A, Mintsioulis G, et al. Long-Term Results of Phototherapeutic Keratectomy Versus Mechanical Epithelial Removal Followed by Corneal Collagen Cross-Linking for Keratoconus. Cornea, 2016, 35(2): 157-161

[167] Graue-Hernandez EO, Pagano GL, Garcia-De la Rosa G, et al. Combined small-incision lenticule extraction and intrastromal corneal collagen crosslinking to treat mild keratoconus: Long-term follow-up. J Cataract Refract Surg, 2015, 41(11): 2524-2532

[168] Jin H, He M, Liu H, et al. Small-Incision Femtosecond Laser-Assisted Intracorneal Concave Lenticule Implantation in Patients With Keratoconus. Cornea, 2019, 38(4): 446-453

[169] He M, Jin H, He H, et al. Femtosecond Laser-Assisted Small Incision Endokeratophakia Using a Xenogeneic Lenticule in Rhesus Monkeys. Cornea, 2018, 37(3): 354-361

[170] Nicula C, Pop R, Rednik A, et al. 10-Year Results of Standard Cross-Linking in Patients with Progressive Keratoconus in Romania. J Ophthalmol, 2019, 2019: 8285649

[171] Spadea L. Corneal collagen cross—linking with riboflavin and UVA irradiation in pellucid marginal degen-

eration. J Refract Surg, 2010, 26(5): 375-377

[172] Sharif W, Ali ZR, Sharif K. Long term efficacy and stability of corneal collagen cross linking for post-LASIK ectasia: an average of 80mo follow-up. Int J Ophthalmol, 2019, 12(2): 333-337

[173] Celik HU, Alagöz N, Yildirim Y, et al. Accelerated corneal crosslinking concurrent with laser in situ keratomileusis. J Cataract Refract Surg, 2012, 38(8): 1424-1431

[174] Schnitzler E, Sporl E, Seiler T. Irradiation of cornea with ultraviolet light and riboflavin administration as a new treatment for erosive corneal processes, preliminary results in four patients. Klin Monbl Augenheilkd, 2000, 217(3): 190-193

[175] Makdoumi K, Mortensen J, Sorkhabi O, et al.UVA-riboflavin photochemical therapy of bacterial keratitis: a pilot study. Graefes Arch Clin Exp Ophthalmol, 2012, 250(1): 95-102

[176] Garg P, Das S, Roy A. Collagen Cross-linking for Microbial Keratitis. Middle East Afr J Ophthalmol, 2017, 24(1): 18-23

[177] Garduño-Vieyra L, Gonzalez-Sanchez CR, Hernandez-Da Mota SE.Ultraviolet-a light and riboflavin therapy for acanthamoeba keratitis: a case report. Case Rep Ophthalmol, 2011, 2(2): 291-295

[178] Gao XW, Zhao XD, Li WJ, et al. Experimental study on the treatment of rabbit corneal melting after alkali burn with Collagen cross-linking. Int J Ophthahmol, 2012, 5(2): 147-150

[179] Li SM, Kang MT, Wu SS, et al. Studies using concentric ring bifocal and peripheral add multifocal contact lenses to slow myopia progression in school-aged children: a meta-analysis. Ophthalmic Physiol Opt, 2017, 37(1): 51-59

[180] Sun YY, Li SM, Li SY, et al. Effect of uncorrection versus full correction on myopia progression in 12-year-old children. Graefes Arch Clin Exp Ophthalmol, 2017, 255(1): 189-195

[181] Li SY, Li SM, Zhou YH, et al. Effect of undercorrection on myopia progression in 12-year-old children. Graefes Arch Clin Exp Ophthalmol, 2015, 253(8): 1363-1368

[182] Li SM, Ji YZ, Wu SS, et al. Multifocal versus single vision lenses intervention to slow progression of myopia in school-age children: a meta-analysis. Surv

Ophthalmol, 2011, 56(5): 451-460

[183] Li SM, Kang MT, Wu SS, et al. Efficacy, safety and acceptability of orthokeratology on slowing axial elongation in myopic children by meta-analysis. Curr Eye Res, 2016, 41(5): 600-608

[184] Li SM, Wu SS, Kang MT, et al. Atropine slows myopia progression more in Asian than white children by meta-analysis. Optom Vis Sci, 2014, 91(3): 342-350

[185] Li SM, Li SY, Kang MT, et al. Near work related parameters and myopia in Chinese children: the Anyang Childhood Eye Study. PLoS One, 2015, 10(8): e0134514

[186] Li SM, Kang MT, Peng XX, et al. Efficacy of chinese eye exercises on reducing accommodative lag in school-aged children: a randomized controlled trial. PLoS One, 2015, 10(3): e0117552

[187] Espinoza GM. Orbital Inflammatory Pseudotumors: Etiology, Differential Diagnosis, and Management. Curr Rheumatol Rep, 2010, 12(6): 443-447

[188] Wirostko E, Johnson L, Wirostko B. Chronic orbital inflammatory disease: parasitisation of orbital leucocytes by mollicute-like organisms. Br Med J, 1989, 73(11): 865-870

[189] Lin YJ, Yang TM, Lin JW, et al. Posterior fossa intracranial inflammatory pseudotumor: a case report and literature review. Surg Neurol, 2009, 72(6): 712-716

[190] Zerilli TC, Burke CL. Orbital psuedotumor after an upper respiratory infection: a comprehensive review. Optometry, 2010, 81(12): 638-646

[191] Belanger C, Zhang KS, Reddy AK, et al. Inflammatory Disorders of the Orbit in Childhood: A Case Series. Am J Ophthalmol, 2010, 150(4): 460-463

[192] 颜建华, 吴中耀, 李永平. 特发性眼眶炎性假瘤的神经内分泌调控机制初探. 眼科研究, 2005, 23(1): 49-51

[193] Jin R, Zhao P, Ma X, et al.Quantification of Epstein-Barr Virus DNA in Patients withIdiopathic Orbital Inflammatory Pseudotumor. PLoS One, 2013, 8(1): e50812

[194] Hsuan JD, Selva D, Mcnab AA, et al. Idiopathic sclerosing orbital inflammation. Arch Ophthalmol, 2006, 124(9): 1244-1250

[195] Kapur R, Sepahdari AR, Mafee MF, et al. MR imag-

ing of orbital inflammatory syndrome, orbital cellulitis, and orbital lymphoid lesions: the role of diffusion-weighted imaging. Am J Neuroradiol, 2009, 30(1): 64-70

[196] Gumus K, Mirza GE, Cavanagh HD, et al. Topical Cyclosporine A as a steroid-sparing agent in steroid-dependent idiopathic ocular myositis with scleritis: A case report and review of the literature. Eye Contact Lens, 2009, 35(5): 275-278

[197] Kapadia MK, Rubin PA. The emerging use of TNF-(alpha) inhibitors in orbital inflammatory disease. Int Ophthalmol Clin, 2006, 46(2): 165-181

[198] Osborne SF, Slim JL, Rosser PM. Short-term use of Infliximab in a case of recalcitrant idiopathic orbital inflammatory disease. Clin Experiment Ophthalmol, 2009, 37(9): 897-900

[199] Kim SJ, Flach AJ, Jampol LM. Nonsteroidal Anti-inflammatory Drugs in Ophthalmology. Surv Ophthalmol, 2010, 55(2): 108-133

[200] Matthiesen C, Bogardus C Jr, Thompson JS, et al. The efficacy of radiotherapy in the treatment of orbital pseudotumor. Int J Radiat Oncol Biol Phys, 2011, 79(5): 1496-1502

[201] 李静, 马建民. 特发性眼眶炎性假瘤病因及发病机制的研究进展. 中华实验眼科杂志, 2012, 30(5): 471-475

[202] 张敬学, 马建民. 特发性眼眶炎性假瘤的诊断. 中华实验眼科杂志, 2013, 31(3): 310-312

[203] 李静, 马建民. 特发性眼眶炎性假瘤的治疗进展. 中华实验眼科杂志, 2012, 30(6): 571-576

[204] 李静, 马建民. 免疫球蛋白 G4 相关性眼眶病的研究进展. 中华实验眼科杂志, 2012, 30(10): 949-954

[205] 马建民, 李金茹, 葛心, 等. 特发性眼眶炎性假瘤患者血清中 IgG 及其亚型水平的研究. 临床眼科杂志, 2015, 23(2): 105-107

[206] 崔忆辛, 马建民. 良性淋巴上皮病变的研究进展. 中华实验眼科杂志, 2013, 31(1): 96-100

[207] Hamano H, Kawa S, Horiuchi A, et al. High serum IgG4 concentrations in patients with sclerosing pancreatitis. N Engl J Med, 2001, 344(10): 732-738

[208] Aalberse RC, Stapel SO, Schuurman J, et al. Immunoglobulin G4: an odd antibody. Clin Exp Allergy, 2009, 39(4): 469-477

[209] 马建民, 李静. 重视 IgG4 相关性眼眶疾病的研究. 中华实验眼科杂志, 2015, 33(12): 1060-1063

[210] Okazaki K, Uchida K, Ohana M, et al. Autoimmune-related pancreatitis is associated with autoantibodies and a Th1/Th2-type cellular immune response. Gastroenterology, 2000, 118(3): 573-581

[211] Zen Y, Fujii T, Harada K, et al. Th2 and regulatory immune reactions are increased in immunoglobin G4-related sclerosing pancreatitis and cholangitis. Hepatology, 2007, 45(6): 1538-1546

[212] Umehara H, Okazaki K, Masaki Y, et al. Comprehensive diagnostic criteria for IgG4-related disease (IgG4-RD), 2011. Mod Rheumatol, 2012, 22(1): 21-30

[213] Kihara M, Sugihara T, Hosoya T, et al. Clinical significance of complement as a biomarker of disease activity in 4 cases of IgG4-related disease with retroperitoneal fibrosis. Clin Exp Rheumatol, 2013, 31(6): 947-949

[214] 马建民, 王霄娜, 葛心, 等. IgG 亚型与泪腺良性淋巴上皮病变发病关系的研究. 临床眼科杂志, 2016, 24(3): 193-195

[215] 李静, 葛心, 马建民, 等. 泪腺良性淋巴上皮病变临床表现及诊断思路的研究. 临床眼科杂志, 2012, 20(3): 193-195

[216] 崔忆辛, 葛心, 马建民, 等. 泪腺良性淋巴上皮病变治疗方式的探讨. 临床眼科杂志, 2013, 21(6): 513-515

[217] 王霄娜, 马建民. 泪腺良性淋巴上皮病变的病因及发病机制. 国际眼科纵览, 2014, 38(3): 208-211

[218] Himi T, Takano K, Yamamoto M, et al. A novel concept of Mikulicz's disease as IgG4-related disease. Auris Nasus Larynx, 2012, 39(1): 9-17

[219] Wallace ZS, Khosroshahi A, Jakobiec FA, et al. IgG4-related systemic disease as a cause of "idiopathic" orbital inflamation, including orbital myositis, and trigeminal nerve involvement. Surv Ophthalmol, 2012, 57(1): 26-33

[220] 李静, 葛心, 马建民. IgG4 相关性眼眶炎性假瘤一例. 中华眼科医学杂志(电子版), 2014, 4(4): 225-226

[221] 李静, 马建民. 儿童免疫球蛋白 G4 相关性眼眶炎性假瘤 1 例. 转化医学杂志, 2014, 3(4): 252-254

[222] Lauer SA. Ocular adnexal lymphoid tumors. Curr Opin Ophthalmol, 2000, 11(5): 361-366

[223] Nakayama R, Matsumoto Y, Horiike S, et al. Close pathogenetic relationship between ocular immunoglobulin G4-related disease (IgG4-RD) and ocular

adnexal mucosa-associated lymphoid tissue (MALT) lymphoma. Leuk Lymphoma, 2014, 55(5): 1198-1202

[224] Cheuk W, Yuen HK, Chan AC, et al. Ocular adnexal lymphoma associated with IgG4$^+$ chronic sclerosing dacryoadenitis: a previously undescribed complication of IgG4-related sclerosing disease. Am J Surg Pathol, 2008, 32(8): 1159-1167

[225] Kuhn F, Pieramici DJ. Ocular Trauma: Principles and Practice. New York: Thieme Medical Publishers, 2002

[226] Chan CK, Chhablani J, Freeman WR. Prognostic indicators for no light perception after open-globe injury: eye injury vitrectomy study. Am J Ophthalmol, 2012, 153(4): 777

[227] Feng K, Hu YT, Ma Z. Prognostic indicators for no light perception after open-globe injury: eye injury vitrectomy study. Am J Ophthalmol, 2011, 152(4): 654-662

[228] Feng K, Shen L, Pang X, et al. Case-control study of risk factors for no light perception after open-globe injury: eye injury vitrectomy study. Retina, 2011, 31(10): 1988-1996

[229] Soni NG, Bauza AM, Son JH, et al. Open globe ocular trauma: functional outcome of eyes with no light perception at initial presentation. Retina, 2013, 33(2): 380-386

[230] Heidari E, Taheri N. Surgical treatment of severely traumatized eyes with no light perception. Retina, 2010, 30(2): 294-299

[231] Salehi-Had H, Andreoli CM, Andreoli MT, et al. Visual outcomes of vitreoretinal surgery in eyes with severe open-globe injury presenting with no-light-perception vision. Graefes Arch Clin Exp Ophthalmol, 2009, 247(4): 477-483

[232] Damico FM, Kiss S, Young LH. Sympathetic ophthalmia. Semin Ophthalmol, 2005, 20(3): 191-197

[233] Arevalo JF, Garcia RA, Al-Dhibi HA, et al. Update on Sympathetic Ophthalmia. Middle East Afr J Ophthalmol, 2012, 19(1): 13-21

[234] du Toit N, Motala MI, Richards J, et al. The risk of sympathetic ophthalmia following evisceration for penetrating eye injuries at Groote Schuur Hospital. Br J Ophthalmol, 2008, 92(1): 61-63

[235] Faulborn J, Topping TM. Proliferations in the vitreous cavity after perforating injuries. A histopathological study. Albrecht Von Graefes Arch Klin Exp Ophthal-

mol, 1978, 205(3): 157-166

[236] Coles WH, Haik GM. Vitrectomy in intraocular trauma. Its rationale and its indications and limitations. Arch Ophthalmol, 1972, 87(6): 621-628

[237] Winthrop SR, Cleary PE, Minckler DS, et al. Penetrating eye injuries: a histopathological review. Br J Ophthalmol, 1980, 64(11): 809-817

[238] Coleman DJ. Pars plana vitrectomy. The role of vitrectomy in traumatic vitreopathy. Trans Am Acad Ophthalmol Otolaryngol, 1976, 81(3 Pt 1): 406-413

[239] Faulborn J, Atkinson A, Olivier D. Primary vitrectomy as a preventive surgical procedure in the treatment of severely injured eyes. Br J Ophthalmol, 1977, 61(3): 202-208

[240] Brinton GS, Aaberg TM, Reeser FH, et al. Surgical results in ocular trauma involving the posterior segment. Am J Ophthalmol, 1982, 93(3): 271-278

[241] Cupples HP, Whitmore PV, Wertz FD, et al. Ocular trauma treated by vitreous surgery. Retina, 1983, 3(2): 103-107

[242] Ryan SJ, Allen AW. Pars palana vitrectomy in ocular trauma. Am J Ophthalmol, 1979, 88(3 Pt 1): 483-491

[243] Conway BP, Michels RG. Vitrectomy techniques in the management of selected penetrating ocular injuries. Ophthalmol, 1978, 85(6): 560-583

[244] Han DP, Mieler WF, Schwartz DM, et al. Management of traumatic hemorrhagic retinal detachment with pars plana vitrectomy. Arch Ophthalmol, 1990, 108(9): 1281-1286

[245] Hermsen V. Vitrectomy in severe ocular trauma. Ophthalmologica, 1984, 189(1-2): 86-92

[246] Vatne HO, Syrdalen P. Vitrectomy in double penetrating eye injuries. Acta Ophthalmol, 1985, 63: 552-556

[247] Ahmadieh H, Soheilian M, Sajjadi H, et al. Vitrectomy in ocular trauma. Factors influencing final visual outcome. Retina, 1993, 13(2): 107-113

[248] Dalma-Weiszhausz J, Quiroz-Mercado H, Morales-Canton V, et al. Vitrectomy for ocular trauma: a question of timing. Eur J Ophthalmol, 1996, 6(4): 460-463

[249] Feng K, Hu Y, Wang C, et al. Risk factors, anatomical, and visual outcomes of injury eyes with proliferative vitreoretinopathy: eye injury vitrectomy study. Retina, 2013, 33(8): 1512-1518

[250] Mittra RA, Mieler WF. Controversies in the management of open-globe injuries involving the posterior

segment. Surv Ophthalmol，1999，44（3）：215-225

[251] Winthrop SR，Cleary PE，Minckler DS，et al. Penetrating eye injuries：a histopathological review. Br J Ophthalmol，1980，64（11）：809-817

[252] 张效房. 眼内异物的定位与摘出. 2 版. 北京：科学出版社，2001

[253] Pieramici DJ，Sternberg P Jr，Aaberg TM Sr，et al. A system for classifying mechanical injuries of the eye （globe）. The Ocular Trauma Classification Group. Am J Ophthalmol，1997，123（6）：820-831

[254] Sandhu HS，Young LH. Ocular siderosis. Int Ophthalmol Clin，2013，53（4）：177-184

[255] Sneed SR. Ocular Siderosis. Arch Ophthalmol，1988，106（7）：997

[256] 戴怡康，周行涛，卢奕. 眼铁锈症临床分析. 中华眼科杂志，2005，41（2）：173-175

[257] Sangermani C，Mora P，Mancini C，et al. Ultrasound biomicroscopy in two cases of ocular siderosis with secondary glaucoma. Acta Ophthalmol，2010，88（1）：1-2

[258] Yeh S，Ralle M，Phan IT，et al. Occult intraocular foreign body masquerading as panuveitis：inductively coupled mass spectrometry and electrophysiologic analysis. J Ophthalmic Inflamm Infect，2012，2（2）：99-103

[259] Sychev YV，Verner-Cole EA，Suhler EB，et al. Occult nonmetallic intraocular foreign bodies presenting as fulminant uveitis：a case series and review of the literature. Clin Ophthalmol，2013，7：1747-1751

[260] Monteiro ML，Coppeto JR，Milani JA. Iron mydriasis. Pupillary paresis from occult intraocular foreign body. J Clin Neuroophthalmol，1993，13（4）：254-257

[261] Lit ES，Young LH. Anterior and posterior segment intraocular foreign bodies. Int Ophthalmol Clin，2002，42（3）：107-120

[262] Kaushik S，Ichhpujani P，Ramasubramanian A，et al. Occult intraocular foreign body：ultrasound biomicroscopy holds the key. Int Ophthalmol，2008，28（1）：71-73

[263] Deramo VA，Shah GK，Baumal CR，et al.Ultrasound biomicroscopy as a tool for detecting and localizing occult foreign bodies after ocular trauma. Ophthalmol，1999，106（2）：301-305

[264] 齐亚卡尔，稽训传，孙兴怀. 亚临床型铁锈症和继发性青光眼临床分析. 中华眼科杂志，1994，30（6）：420-422

[265] Bhattacharjee H，Bhattacharjee K，Gogoi K，et al. Microbial profile of the vitreous aspirates in culture proven exogenous endophthalmitis：A 10-year retrospective Study. Indian J Med Microbiol，2016，34（2）：153-158

[266] 蔡用舒. 创伤眼科学. 北京：人民军医出版社，1988

[267] 孙茹茹，汤湛，王俏. 眼部给药新剂型. 中国药学杂志，2016，51（23）：1993-1998

[268] 赵家良. 我国眼健康事业的回顾与展望. 中华眼科杂志，2018，54（8）：561-564

[269] 杨晓慧，胡爱莲，王宁利. 从防盲治盲到全面的眼健康. 眼科，2017，26（1）：1-3

[270] FANG JJ，Yong Q，Zhang KX，et al. Novel injectable porous poly（gammabenzyl-L-glutamate）microsphere for cartilage tissue engineering：Preparation and evaluation. J Mater Chem B，2015，3（6）：1020-1031

[271] Stevens MM，Qanadilo HF，Langer R，et al. A rapidcuring alginate gel system：Utility in periosteumderived cartilage tissue engineering. Biomaterials，2004，25（5）：887-894

[272] 詹磊磊，安磊，冯晶晶，等. 中国大陆三级医疗机构低视力服务专业人员配置和服务提供情况分析. 中华眼视光学与视觉科学杂志，2019，21（4）：297-301

中英文名词对照索引

A 型肉毒毒素	botulinum toxin type A，BTXA	230
Goldmann 压平眼压测量	Goldmann applanation tonometer，GAT	138
IgG4 相关性疾病	IgG4-related disease，IgG4-RD	254
S- 腺苷甲硫氨酸	S-adenosylmethionine，SAM	120

A

| 暗视阈值反应 | scotopic threshold response，STR | 270 |
| 暗适应计 | dark adaptometer | 293 |

B

白内障囊外摘出术	extracapsular cataract extraction，ECCE	89
白内障手术覆盖率	cataract surgical coverage，CSC	288
白内障手术率	cataract surgical rate，CSR	286，288
变应性肉芽肿性血管炎	Churg-Strauss syndrome，CSS	79
表观遗传学	epigenetics	120
表面不对称性指数	surface asymmetrical index，SAI	45
表面规则性指数	surface regularity index，SRI	45
波前像差	wave front aberration	211，295
玻璃体后腔	retrovitreal space	152
玻璃体后脱离	posterior vitreous detachment，PVD	150，152
玻璃体黄斑牵引	vitreomacular traction，VMT	153
玻璃体黄斑粘连	vitreomacular adhesion，VMA	153
玻璃体劈裂	vitreoschisis	152
玻璃体视盘牵拉综合征	vitreopapillary traction syndrome	153
玻璃体视网膜交界面	vitreo retinal interface，VRI	150，151
部分相干干涉光学测量技术	partial coherence interferometry，PCI	99，112

C

彩色多普勒成像	color Doppler imaging, CDI	306
超声生物显微镜	ultrasound biomicroscopy, UBM	306
成肌细胞	myoblast	93
成视网膜细胞瘤蛋白	retinoblastoma protein	55
磁共振成像	magnetic resonance imaging, MRI	226
粗纤维	coarse fiber	226
促甲状腺激素受体	thyroid stimulating hormone receptor, TSHR	247

D

带状疱疹病毒性睑皮炎	herpes zoster palpebral dermatits	31
单纯疱疹病毒性睑皮炎	herpes simplex palpebral dermatitis	31
单纯疱疹性角膜炎	herpes simplex keratitis, HSK	69
单色像差	monochromatic aberration	211
单神经支配纤维	singly innervated fiber, SIF	226
蛋白酶 3	proteinase 3, PR3	79
倒睫	trichiasis	33
动态视野检查	kinetic perimetry	291
端粒限制性酶切片段	telomere restriction fragment, TRF	57
对比敏感度	contrast sensitivity	293
多焦点人工晶状体	multifocal intraocular lens	106
多焦视觉诱发电位	multifocal visual evoked potential, mf-VEP	266
多焦视网膜电图	multifocal electroretinogram, mf-ERG	266
多觉型感受器	polymodal receptor	46
多神经支配纤维	multiply innervated fiber, MIF	226

E

恶性黑色素瘤	malignant melanoma	39

F

翻译后修饰	post-translational modification, PTM	126
放射状角膜切开术	radial keratotomy, RK	212, 213
飞秒激光	femtosecond laser	123, 214
飞秒激光辅助原位角膜磨削术	femtosecond laser-assisted laser in situ keratomileusis, FS-LASIK	212

非接触式眼压计	non-contact tonometer，NCT	138
非晶体蛋白	non-crystallin	126
非侵入泪河高度	non-invasive tear meniscus height，NITMH	296
非侵入泪膜破裂时间	non-invasive keratograph tear break-up time， NIKBUT	296
非球面人工晶状体	aspheric intraocular lens	109
非甾体抗炎药	nonsteroidal anti-inflammatory drug，NSAID	48，246
非增生性糖尿病视网膜病变	non-proliferative diabetic retinopathy，NPDR	189
分频幅去相干血管成像	split-spectrum amplitude-decorrelation angiography， SSADA	313
缝性白内障	sutural cataract	114
复制性衰老	replicative senescence	57

G

干细胞龛	niche	50
高危角膜移植患者	high-risk keratoplasty patients	59
高眼压症	ocular hypertension，OHT	133，138，139
功能获得性	gain-of-function	195
骨髓间充质干细胞	bone mesenchymal stem cells，BMSC	187
骨髓来源的细胞	bone marrow-derived cell，BMC	167
光程差	optical path difference，OPD	295
光学低相干反射测量	optical low-coherence reflectometry，OLCR	100
光学相干断层扫描技术	optical coherence tomography，OCT	270，313
光学相干断层扫描血管成像	optical coherence tomography angiography，OCTA	309，313
光学质量分析系统	optical quality analysis system，OQAS	295
光晕	halo	109
鬼像	ghost image	109

H

后巩膜加固术	posterior scleral reinforcement，PSR	216
后囊膜混浊	posterior capsular opacification，PCO	92
后囊膜皱褶	posterior capsular striae，PCS	97
环曲面人工晶状体	toric intraocular lens，TIOL	111，300
黄斑瘤	xanthelasma	38
黄斑水肿	macular edema，ME	182
黄斑无血管区	foveal avascular zone，FAZ	315

彗差	coma	211
活体共聚焦显微镜	*in vivo* confocal microscope，IVCM	299
活性氧机制	reactive oxygen species，ROS	190

J

机械法准分子激光角膜上皮瓣下磨削术	epipolis laser in situ keratomileusis，Epi-LASIK	214
机械感受器	mechanoreceptor	46
机械性眼外伤	mechanical ocular injury	258
基础板层	basal lamina	150
基底细胞癌	basal cell carcinoma	38
基因导向性酶前体药物疗法	gene-directed enzyme prodrug therapy，GDEPT	97
基质细胞衍生因子 -1	stromal cell-derived factor-1，SDF-1	168
激光扫描检眼镜	scanning laser ophthalmoscope，SLO	270
急进型后极部 ROP	acute posterior ROP，AP-ROP	172
急性泪囊炎	acute dacryocystitis	86
急性泪腺炎	acute dacryoadenitis	83
甲基 -CpG 结合蛋白 2	methyl-CpG binding protein 2，MeCP2	121
甲状腺相关性眼病	thyroid-associated ophthalmopathy，TAO	247
假同色图	pseudoisochromatic plate	292
假性调节	pseudoaccommodation	124
假性脱落综合征	pseudo exfoliation syndrome，PEX	146
间充质干细胞	mesenchymal stem cell，MSC	167
睑板腺囊肿	chalazion	28
睑内翻	entropion	33
睑外翻	ectropion	34
睑腺炎	hordeolum	27
睑缘炎	blepharitis	29
交感性眼炎	sympathetic ophthalmia，SO	264
胶质细胞源性神经营养因子	glial cell-derived neurotrophic factor，GDNF	195
角化棘皮瘤	keratoacanthoma	38
角膜后沉着物	keratic precipitate，KP	156
角膜基质环植入术	intrastromal corneal ring segment，ICRS	213
角膜胶原交联术	corneal collagen crosslinking，CXL	220
角膜结膜干燥症	kerato conjunctivitis sicca，KCS	41
角膜曲率	keratometry，K	99
角膜曲率计	keratometer	98
角膜新生血管	corneal neovascularization，CNV	59

角膜缘干细胞	limbal stem cells, LSCs	43, 51
角膜缘干细胞缺乏	limbal stem cell deficiency, LSCD	52
角膜缘干细胞移植	limbal stem cell transplantation, LSCT	52
角膜缘上皮隐窝	limbal epithelial crypts, LECs	51
角膜滞后量	corneal hysteresis, CH	299
角膜阻力因子	corneal resistance factor, CRF	299
接触性睑皮炎	contact dermatitis of eyelid	32
结节性多动脉炎	polyarteritis nodosa, PAN	79
睫状神经营养因子	ciliary neurotrophic factor, CNTF	195
晶体蛋白	crystallin	126
晶体后纤维增生症	retrolental fibroplasia, RLF	172
晶状体上皮细胞	lens epithelial cells, LECs	97
静态视野检查	static perimetry	291
聚乳酸	polylactic acid, PLA	321
聚乙醇酸	polyglycolic acid, PGA	321

K

抗中性粒细胞胞质抗体	anti-neutrophil cytoplasmic antibody, ANCA	79
颗粒纤维	granular fiber	226
可溶性血管内皮生长因子受体1	soluble vascular endothelial growth factor receptor-1, sVEGFR-1	182
可视化角膜生物力学分析仪	corneal visualization scheimpflug technology, Corvis ST	299
可调节人工晶状体	accommodating intraocular lens	104
溃疡性睑缘炎	ulcerative blepharitis	30

L

泪道功能不全	insufficiency of lacrimal passage	85
泪道阻塞	obstruction of lacrimal passage	85
泪器	lacrimal apparatus	83
泪器病	lacrimal apparatus disease	83
泪腺多形性腺瘤	pleomorphic adenomas	84
泪腺腺样囊性癌	adenoid cystic carcinoma of the lacrimal gland	84
泪腺炎	dacryoadenitis	83
泪小管炎	canaliculitis	87
泪液分泌系统	lacrimal secretory system	83

泪液排出系统	lacrimal excertory system	83
冷觉感受器	cold thermoreceptor	46
立体视觉	stereoscopic vision	293
连续环形撕囊术	continuous curvilinear capsulorhexis，CCC	124
鳞屑性睑缘炎	squamous blepharitis	30
鳞状细胞癌	squamous cell carcinoma	39
流泪	lacrimation	83
乱睫	aberrant lashes	33

M

脉络膜视网膜静脉吻合支	chorioretinal venous anastomosis，CRVA	183
脉络膜新生血管	choroidal neovascularization，CNV	167，315
慢性泪囊炎	chromic daryocystitis	86
慢性泪腺炎	chronic dacryoadenitis	84
毛细血管瘤	capillary hemangioma	37
免疫球蛋白G	immunoglobulin G，IgG	254
明视负波反应	photopic negative response，PhNR	270

N

纳米羟基磷灰石	nano-hydroxyapatite，nHA	239
囊袋内固定	endocapsular fixation	95
脑源性神经营养因子	brain-derived neurotrophic factor，BDNF	195
内睑腺炎	internal hordeolum	27
内界板层膜	internal limiting lamina，ILL	151
内皮前体细胞	endothelial progenitor cell，EPC	167
内眦赘皮	epicanthus	40
年龄相关性核性白内障	age-related nuclear cataract，ARNC	127
年龄相关性黄斑变性	age-related macular degeneration，ARMD	325，331

P

胚胎干细胞	embryonic stem cells，ESCs	53
膨胀压	swelling pressure	151
皮肤干细胞	skin derived precursors，SKPs	54
皮样囊肿	dermoid cyst	38
皮脂腺癌	sebaceous gland carcinoma	39

频域 OCT	spectral-domain OCT，SD-OCT	313
平滑微相位技术	smooth microphase technology，SMT	113

Q

前部板层角膜移植术	anterior lamellar keratoplasty，ALK	82
前弹力层下激光角膜磨削术	sub-Bowman keratomileusis，SBK	214
前房深度	anterior chamber depth，ACD	99，101
前囊膜混浊	anterior capsule opacification，ACO	96
强脉冲光	intensive pulsed light，IPL	48
羟基磷灰石	hydroxyapatite，HA	238
青春期高眼压症	adolescence ocular hypertension	141
青春期眼压波动	adolescence IOP fluctuation	141
青少年型开角型青光眼	juvenile onsetopen-angle glaucoma，JOAG	141
氰基丙烯酸辛酯组织黏合剂	cyanoacrylateglue	18
球差	spherical aberration	100，211
屈光性晶状体置换术	refractive lens exchange，RLE	215
全基因组关联分析	genome-wide association study，GWAS	119
醛糖还原酶	aldose reductase，AR	129

R

人工晶状体	intraocular lens，IOL	89，212，300
人类白细胞抗原	human leukocyte antigen，HLA	73
人类疱疹病毒 4 型	human herpes virus 4，HHV-4	240
人胚胎干细胞	human embryonic stem cells，hESCs	188
肉毒毒素	botulinum toxin	230
肉芽肿性多血管炎	granulomatosis with polyangitis，GPA	79
乳头状瘤	papilloma	38
弱视	amblyopia	3，4

S

扫频光源 OCT	swept-source OCT，SS-OCT	313
扫频源光学相干断层成像	swept-source optical coherence tomography，SS-OCT	100
色盲检查镜	anomaloscope	292
色素上皮衍生因子	pigment epithelium-derived factor，PEDF	58，170

色素痣	nevus	37
色像差	chromatic aberration	211
闪光视觉诱发电位	flash visual evoked potential，FVEP	266
闪光视网膜电图	flash electroretinogram，FERG	266
上睑下垂	ptosis	35
上皮 - 间质转化	epithelial-mesenchymal transition，EMT	92
少年儿童高眼压症	juvenile ocular hypertension，JOHT	140
神经生长因子受体	nerve growth factor receptor，NGFR	241
生长激素	growth hormone，GH	241
视觉处理单元	visual processing unit，VPU	332
视觉诱发电位	visual evoked potential，VEP	294
视力表	visual acuity chart	291
视盘放射状切开术	radial optic neurotomy，RON	179
视网膜电图	electroretinogram，ERG	294
视网膜动脉阻塞	retinal artery obstruction，RAO	178
视网膜静脉阻塞	retinal vein obstruction，RVO	178，180
视网膜色素变性	retinitis pigmentosa，RP	331
视网膜神经节细胞	retinal ganglion cell，RGC	132
视野	visual field	291
视野计	perimeter	291
嗜酸性肉芽肿性多血管炎	eosinophilic granulomatosis with polyangitis，EGPA	79
双行睫	distichiasis	40
水痘 - 带状疱疹病毒	varicella-zoster virus，VZV	31
水分离术	hydrodissection	95
随机点体视图	random-dot stereogram	293
髓过氧化物酶	myeloperoxidase，MPO	79

T

糖胺聚糖	glycosaminoglycan，GAG	247
糖尿病黄斑水肿	diabetic macular edema，DME	189
糖尿病视网膜病变	diabetic retinopathy，DR	189
特发性眼眶炎性假瘤	idiopathic orbital inflammatory pseudotumor，IOIP	239
同视机	synoptophore	293
图形视觉诱发电位	pattern visual evoked potential，PVEP	266
图形视网膜电图	pattern electroretinogram，PERG	266

W

外睑腺炎	external hordeolum	27
晚期糖基化终末产物	advanced glycation end products，AGEs	127
微 RNA	microRNA，miRNA	121
微光敏二极管阵列	micro-photodiode array，MPDA	333
微纤溶酶	microplasmin	154
韦格纳肉芽肿	Wegener granulomatosis，WG	79

X

细胞壁缺陷型细菌	mollicute-like organisms，MLO	240
细胞外基质	extracellular matrix，ECM	322
细胞周期	cell cycle	54
细纤维	fine fiber	226
先天性眼睑缺损	congential coloboma of upperlid	40
纤维蛋白胶	fibringlue	18
显微角膜板层刀	microkeratome	214
显微镜下多血管炎	microscopic polyangitis，MPA	79
限制点	restriction point，R 点	55
小带状白内障	zonular cataract	114
小切口角膜基质透镜摘除术	small incision lenticule extraction，SMILE	212，222
新生儿泪囊炎	neonatal dacryocystitis	85
血管发生	vasculogenesis	167
血管瘤	hemangioma	37
血管内皮生长因子	vascular endothelial growth factor，VEGF	58，167，172，195，200
血管内皮细胞	vascular endothelial cell，VEC	167
血管平滑肌细胞	vascular smooth muscle cell，VSMC	167
血管生成	angiogenesis	58，167
血管生成抑制 / 抗血管生成	angiostatic/anti-angiogenic	64
血管消退及血管阻塞	angioregressive/angioocclusive	64

Y

衍射型多焦点人工晶状体	diffractive multifocal intraocular lens	125
眼电图	electrooculogram，EOG	266，294
眼反应分析仪	ocular response analyzer，ORA	299

眼睑闭合不全	hypophasis	34
眼睑痉挛	blepharospasm	36
眼睑皮肤松弛症	blepharochalasis	36
眼眶成纤维细胞	orbital fibroblast，OF	247
眼眶特发性炎性假瘤	idiopathic orbital inflammatory pseudotumor，IOIP	256
眼内压	intraocular pressure，IOP	143
眼前段新生血管	anterior segment neovascularization，ASN	183
眼前节光学相干断层扫描仪	anterior segment optical coherence tomography，AS-OCT	297
眼球壁	eye wall	258
眼铁质沉着症	ocular siderosis	263
氧诱导视网膜病变	oxygen-induced retinopathy，OIR	175
药物性玻璃体松解术	pharmacologic vitreolysis	154
胰岛素受体底物1	insulin receptor substrate-1，IRS-1	65
溢泪	epiphora	83
吲哚菁绿血管造影	indocyanine green angiography，ICGA	309
荧光素眼底血管造影	fundus fluorescein angiography，FFA	174，178，309
荧光原位杂交	fluorescence in situ hybridisation，FISH	61
有效晶状体位置	effective lens position，ELP	99，101，124
诱导多能干细胞	induced pluripotent stem cell，iPSC	50
原发性闭角型青光眼	primary angle-closure glaucoma，PACG	130
原发性玻璃体视网膜淋巴瘤	primary vitreo retinal lymphoma，PVRL	162
原发性开角型青光眼	primary open-angle glaucoma，POAG	132
圆锥角膜	keratoconus	222

Z

早产儿视网膜病变	retinopathy of prematurity，ROP	172
造血干细胞	hematopoietic stem cell，HSC	167
增生性玻璃体视网膜病变	proliferative vitreoretinopathy，PVR	150，262
增生性糖尿病视网膜病变	proliferative diabetic retinopathy，PDR	189，202
长链非编码RNA	long noncoding RNA，lncRNA	121
折射型多焦点人工晶状体	refractive multifocal intraocular lens	125
振荡电位	oscillatory potential，OP	269
正常眼压性青光眼	normal tension glaucoma，NTG	139
脂质层	lipid layer	296
中央角膜厚度	central corneal thickness，CCT	299
周期蛋白依赖性激酶	cyclin-dependent kinase，CDK	55

专用集成电路	application specific integrated circuit，ASIC	332
转化生长因子 -β2	transforming growth factor-β，TGF-β2	56
准分子激光光学屈光性角膜切削术	photorefractive keratectomy，PRK	212，214
准分子激光上皮瓣下角膜磨削术	laser epithelial keratomileusis，LASEK	214
准分子激光原位角膜磨削术	laser in situ keratomileusis，LASIK	212，214
自动视野计	automated perimeter	292
自主神经系统	autonomic nervous system，ANS	141

登录中华临床影像库步骤

▍公众号登录 >>

扫描二维码
关注"临床影像库"公众号

点击"影像库"菜单
进入中华临床影像库首页

临床影像库
中华临床影像库内容涵盖国内近百家大
型三甲医院临床影像诊断中所能见... ˅

7位朋友关注

关注公众号

影像库

▍网站登录 >>

输入网址 medbooks.ipmph.com/yx
进入中华临床影像库首页

进入中华临床影像库首页

注册或登录

PC 端点击首页"兑换"按钮
移动端在首页菜单中选择"兑换"按钮

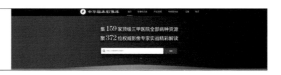

输入兑换码,点击"激活"按钮
开通中华临床影像库的使用权限

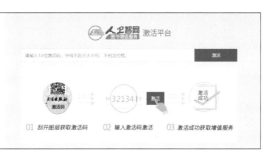

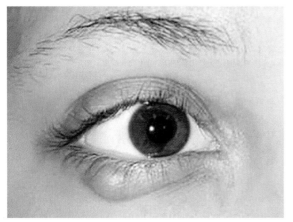

图 2-1-1　睑板腺炎

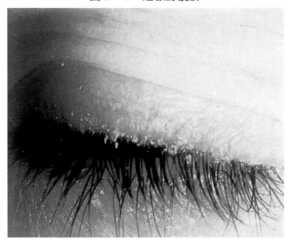

图 2-1-2　睑板腺囊肿

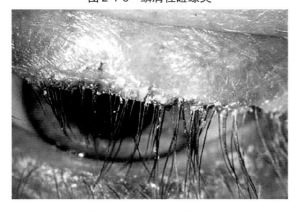

图 2-1-3　鳞屑性睑缘炎

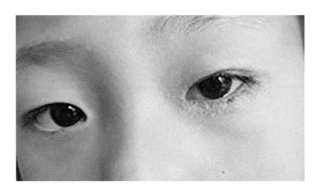

图 2-1-5　接触性睑皮炎

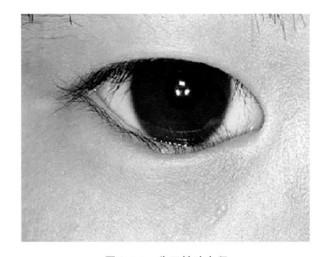

图 2-1-6　先天性睑内翻

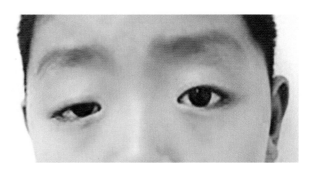

图 2-1-7　先天性上睑下垂

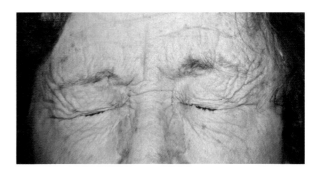

图 2-1-8　原发性眼睑痉挛

图 2-1-4　溃疡性睑缘炎

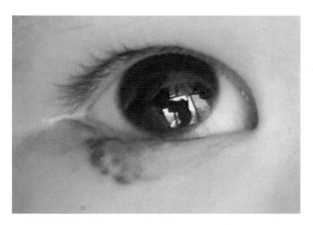

图 2-1-9　毛细血管瘤

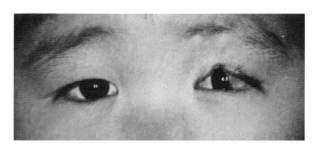

图 2-1-11　先天性眼睑缺损

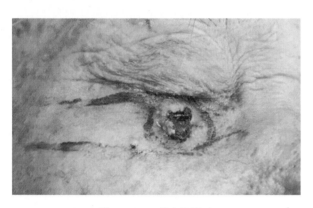

图 2-1-10　基底细胞癌

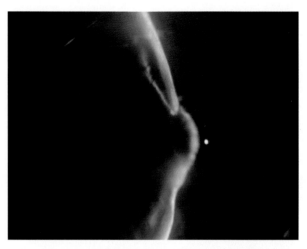

图 2-3-3　右眼角膜裂隙灯显微镜切面照相

右眼角膜鼻上方溃疡灶,切面可见溃疡灶侵入角膜基质深层

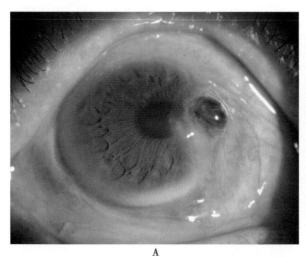

A

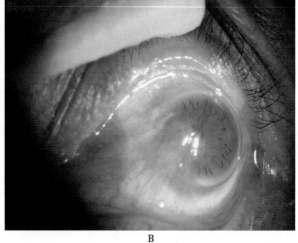

B

图 2-3-2　双眼前段照相

A. 右眼结膜充血(+),鼻侧纤维血管组织增生肥厚呈三角形状侵入角膜内约 4mm,角膜鼻上方可见一溃疡灶,大小约 3mm×4mm,其间可见一大小约 2mm×2mm 的穿孔灶,颞下方角膜缘可见少量新生血管侵入;B. 左眼结膜充血(+),鼻侧纤维血管组织增生肥厚呈三角形状侵入角膜内约 3mm,角膜鼻上方处可见纤维膜局限性变薄,大小约 2mm×2mm

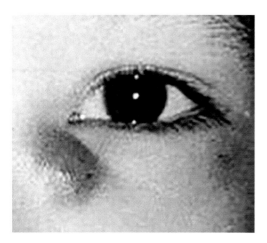

图 2-4-2　急性泪囊炎

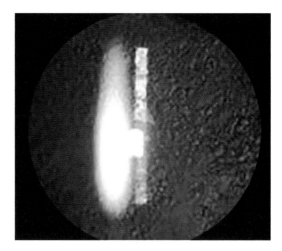

图 2-5-2　Elschnig 珍珠

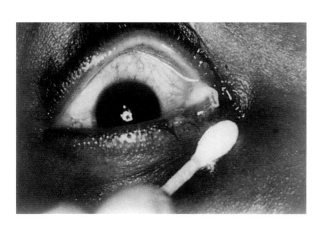

图 2-4-3　急性泪囊炎

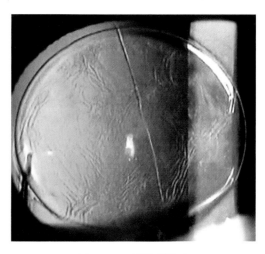

图 2-5-3　纤维膜增殖

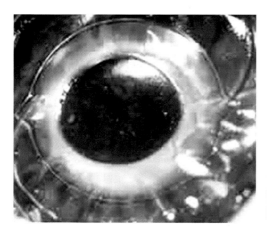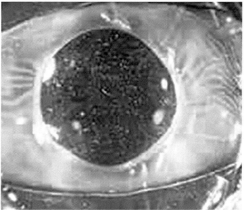

图 2-5-4　Soemmering 环

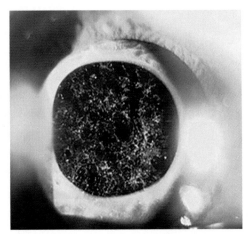
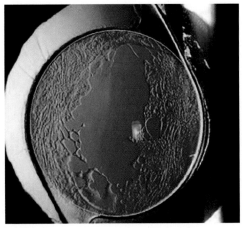

图 2-5-5　混合型 PCO

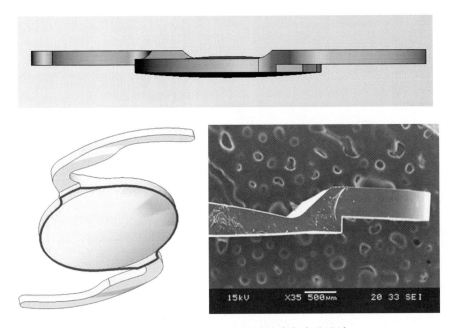

图 2-5-6　IOL 全外周 360° 连续的直角方边设计

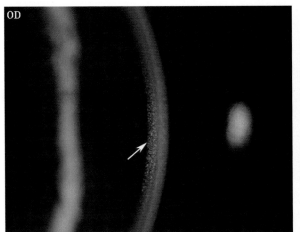
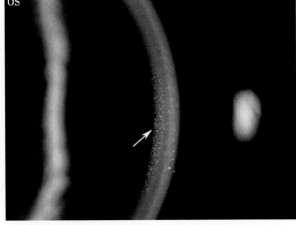

图 2-6-1　患者双眼裂隙灯前段照相

箭头：角膜后色素细胞沉着

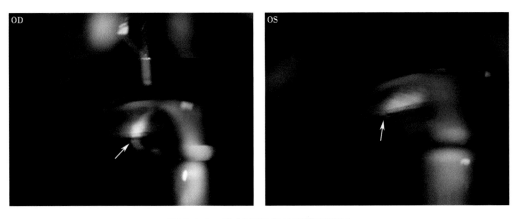

图 2-6-2　患者双眼房角镜检查照相

箭头：小梁网均匀一致性色素颗粒沉着

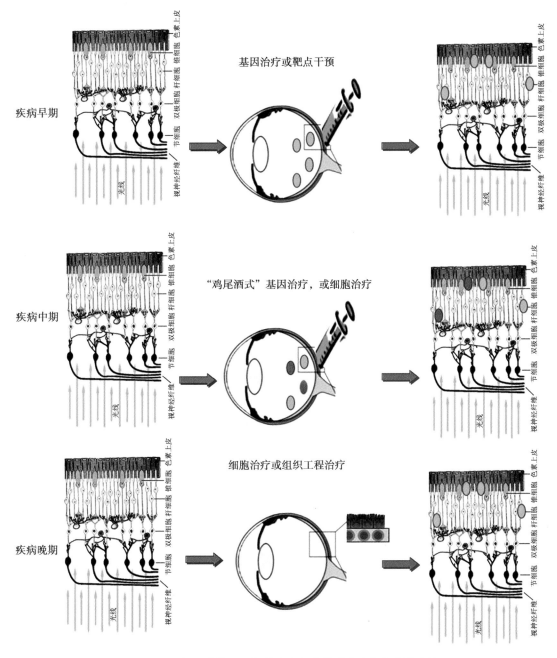

图 2-10-1　视网膜神经退行性病变细胞基因治疗技术应用路径

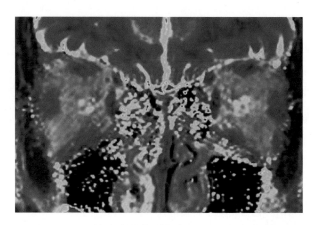

图 2-12-2　健康志愿者冠状位 T$_2$ mapping 参数图

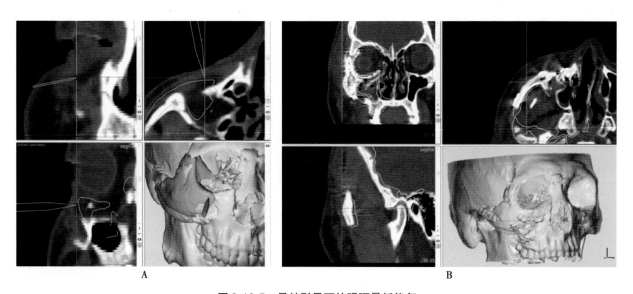

图 2-13-5　导航引导下的眼眶骨折修复

A. 术中导航,检查眶缘及眶壁的复位情况;B. 术后验证,术前设计(绿色部分)与术后 CT 基本吻合一致

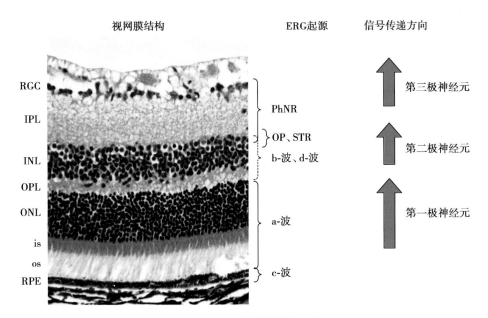

视网膜结构　　　　　ERG起源　　信号传递方向

RGC
　　　　　　　　　　　　PhNR
IPL
　　　　　　　　　　　　OP、STR　　　　　第三极神经元
INL　　　　　　　　　　b-波、d-波　　　　第二极神经元
OPL
ONL
　　　　　　　　　　　　a-波　　　　　　　第一极神经元
is
os
RPE　　　　　　　　　　c-波

图 2-15-1　ERG 各波的起源示意图

ERG 各波的产生顺序遵循从第一级神经元到第二级、然后至第三级神经元的规律

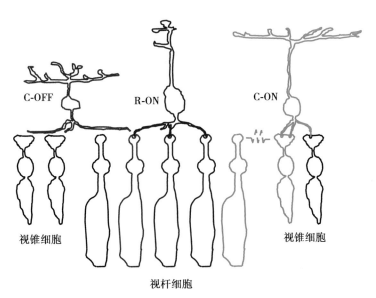

C-OFF　　　　R-ON　　　　　　C-ON

视锥细胞　　　　　　　　　　　　　　视锥细胞

视杆细胞

图 2-15-3　视杆系统第一（蓝色）、第二（绿色）和第三（红色）通路示意图

R-ON：视杆系统 ON- 双极细胞；C-ON：视锥系统 ON- 双极细胞；C-OFF：视锥
系统 OFF- 双极细胞

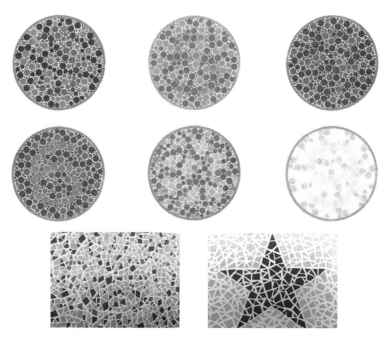

图 2-19-1　假同色图

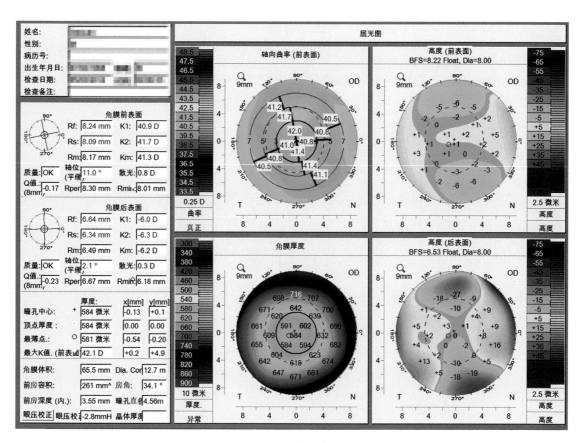

图 2-19-7　正常角膜地形图

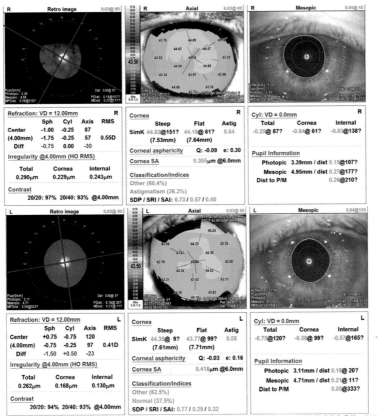

检查备注：双眼角膜高阶像差小于0.3，角膜球差大于0.1，角膜散光小于0.75D，可选非球单焦晶体。仅供临床参考

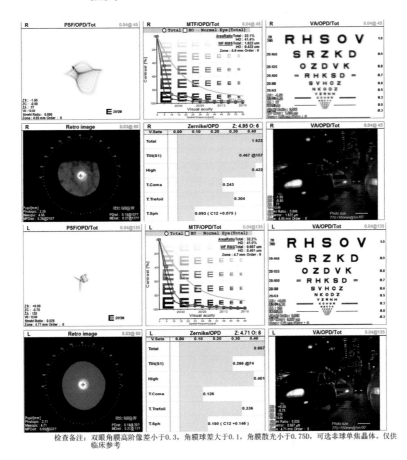

检查备注：双眼角膜高阶像差小于0.3，角膜球差大于0.1，角膜散光小于0.75D，可选非球单焦晶体。仅供临床参考

图 2-19-12　OPD-ScanⅢ检查

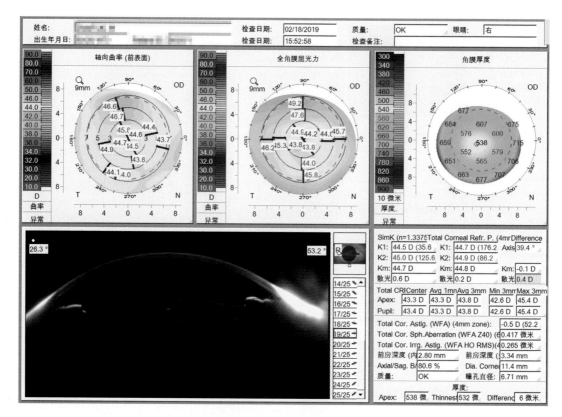

图 2-19-13　Pentacam 检查

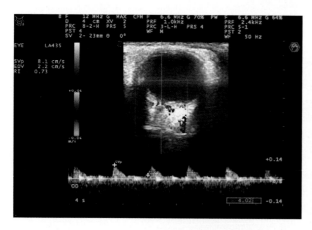

图 2-19-16　正常眼部彩色多普勒声像图

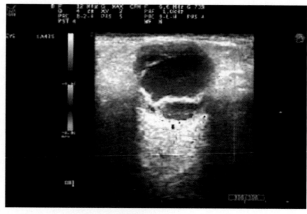

图 2-19-19　视网膜脱离彩色多普勒声像图

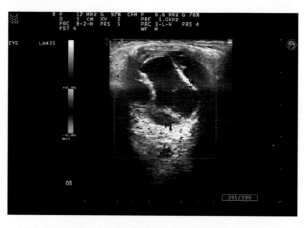

图 2-19-21　脉络膜脱离彩色多普勒声像图

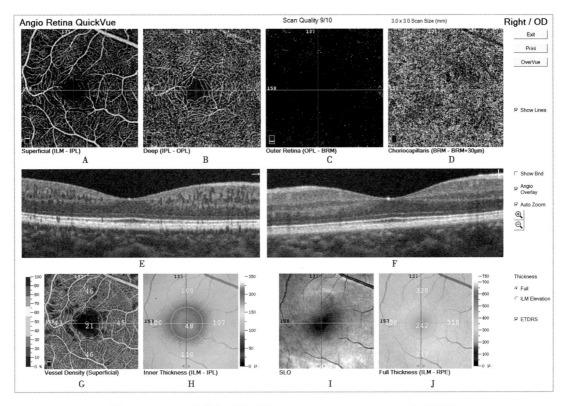

图 2-19-31　正常黄斑区视网膜 3mm×3mm Angio Retina 扫描报告

A～D. 黄斑区不同默认分层面血流图（A. 浅层血管丛、B. 深层血管丛、C. 外层视网膜、D. 脉络膜毛细血管）；E. 对应绿色扫描线的断层 OCT 图；F. 对应红色扫描线的断层 OCT 图；G. 浅层毛细血管层血流密度图；H. 内层视网膜厚度图；I. 黄斑区结构 enface 图；J. 全视网膜厚度图

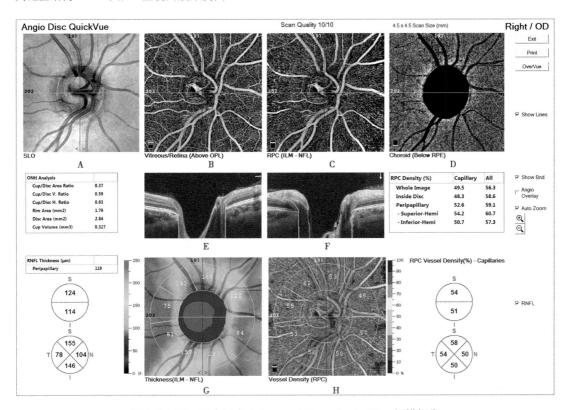

图 2-19-32　正常视盘 4.5mm×4.5mm Angio Disc 扫描报告

A. 视盘结构 enface 图；B～D. 视盘不同默认分层面（B. 玻璃体 / 视网膜、C. 放射状盘周毛细血管、D. 脉络膜）血流图；E. 对应绿色扫描线的断层 OCT 图；F. 对应红色扫描线的断层 OCT 图；G. 神经纤维层厚度图；H. RPC 血流密度图

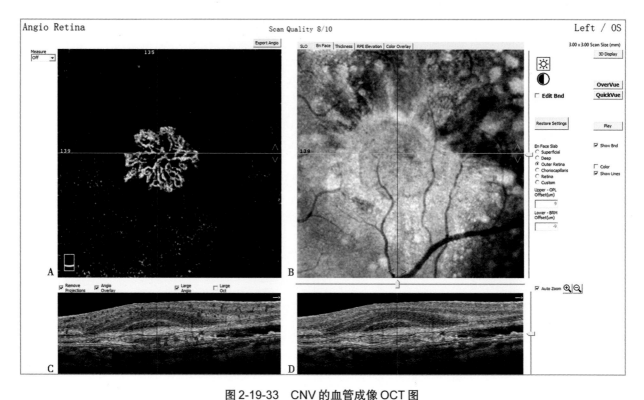

图2-19-33　CNV的血管成像OCT图

A. 外层视网膜血流图；B. 结构 enface 图；C、D. 断层 OCT 图（C 图叠加血流）

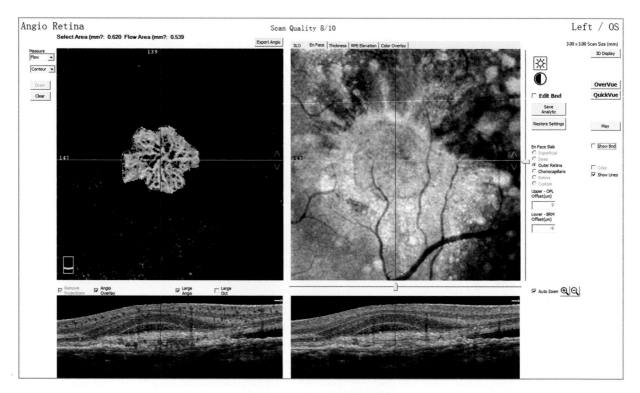

图2-19-34　CNV面积测量

选定区域内的新生血管被自动标记为黄色，其黄色部分的面积总和则显示在报告下方以 Flow Area 表达，单位为 mm²

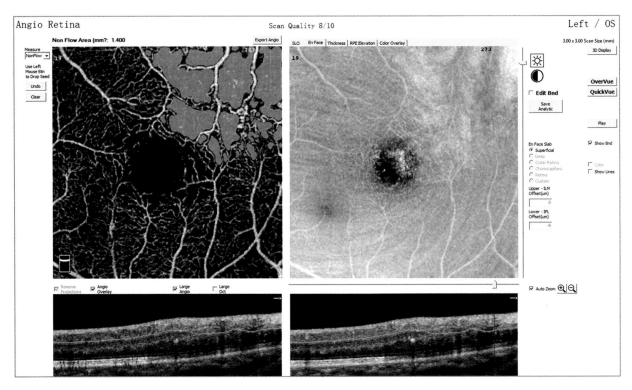

图 2-19-36　无血流区面积测量

无血流区以黄色标记，其面积总和以 Non Flow Area 表达，单位为 mm²

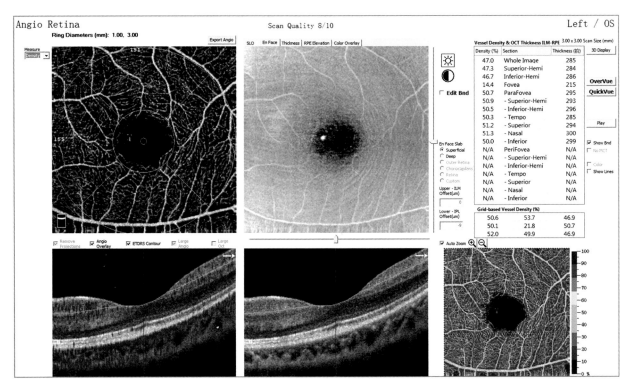

图 2-19-37　正常黄斑区血流密度图

血流密度图（右）以冷暖色调表示血液循环的多寡

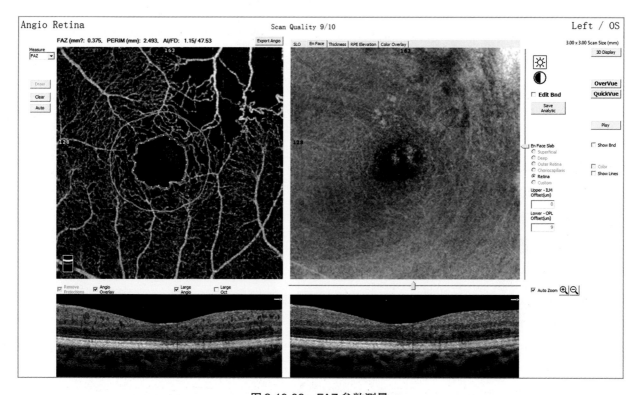

图 2-19-38　FAZ 参数测量

FAZ 面积（单位为 mm²）、FAZ 周长（单位为 mm）、非圆度指数（AI）、FD-300（单位为 %）

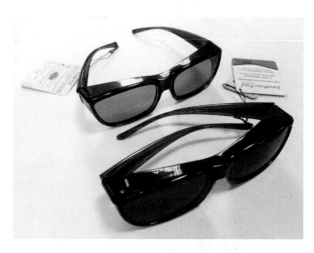

图 2-21-7　滤光镜